Teuscher · Melzig · Lindequist
Biogene Arzneimittel

DAMBACH, ELISABETH

Biogene Arzneimittel

Ein Lehrbuch der Pharmazeutischen Biologie

Eberhard Teuscher, Triebes
Matthias F. Melzig, Berlin
Ulrike Lindequist, Greifswald

6., völlig neu bearbeitete Auflage

214 Formelabbildungen, 4 Abbildungen
und 14 Tabellen

 Wissenschaftliche Verlagsgesellschaft mbH Stuttgart

Anschriften der Autoren:

Prof. Dr. Eberhard Teuscher
Goethestr. 9
07950 Triebes

Prof. Dr. Matthias F. Melzig
Institut für Pharmazie
Freie Universität Berlin
Königin-Luise-Str. 2+4
14195 Berlin

Prof. Dr. Ulrike Lindequist
Institut für Pharmazie
Ernst-Moritz-Arndt-
Universität Greifswald
Friedrich-L.-Jahn-Str. 17
17487 Greifswald

Ein Warenzeichen kann warenrechtlich geschützt sein, auch wenn ein Hinweis auf etwa bestehende Schutzrechte fehlt.

Bibliografische Information der Deutschen Bibliothek
Die Deutsche Bibliothek verzeichnet diese Publikation in der Deutschen Nationalbibliografie; detaillierte bibliografische Daten sind im Internet über http://dnb.ddb.de abrufbar.
ISBN 3-8047-2073-0

Jede Verwertung des Werkes außerhalb der Grenzen des Urheberrechtsgesetzes ist unzulässig und strafbar. Das gilt insbesondere für Übersetzungen, Nachdrucke, Mikroverfilmungen oder vergleichbare Verfahren sowie für die Speicherung in Datenverarbeitungsanlagen.

© 2004 Wissenschaftliche Verlagsgesellschaft mbH
Birkenwaldstraße 44, 70191 Stuttgart
Printed in Germany
Satz: epline, Kirchheim unter Teck
Druck und Bindung: freiburger graphische betriebe, Freiburg
Umschlaggestaltung: Atelier Schäfer, Esslingen

Vorwort zur 6. Auflage

Die erste Auflage des Buches ist 1970, vor nunmehr über 30 Jahren, unter dem Titel „Pharmakognosie" als zweibändiges Taschenbuch erschienen. Die folgenden Auflagen des Taschenbuchs, wie auch die 5., im Großformat erschienene Lehrbuchausgabe „Biogene Arzneimittel", haben bei einem großen Leserkreis gute Aufnahme gefunden. Von den Studenten in gleicher Weise geliebt und gehasst, hat das „Grüne Ungeheuer" zur Ausbildung von zwei Apothekergenerationen beigetragen.

Die Pharmazeutische Biologie hat in den letzten Jahrzehnten weiter an Bedeutung zugenommen. Unsere Kenntnisse auf diesem Gebiet sind stark gewachsen. Wir wissen heute sehr viel mehr über Inhaltsstoffe, Wirkungen und Wirkungsmechanismen von biogenen Arzneimitteln als vor drei Jahrzehnten. Neue Drogen haben unseren Arzneischatz bereichert. Die Gentechnologie hat die Anzahl der zur Verfügung stehenden biogenen Arzneistoffe explosionsartig vermehrt. Mitgewachsen ist, wie bei anderen Lehrbüchern, somit auch von Auflage zu Auflage der Umfang des Buches. Nicht gewachsen sind die Aufnahmekapazität der Leser und die Zeit, die unseren Studenten zum Lernen zur Verfügung steht. Um dieser Diskrepanz Rechnung zu tragen, wurde versucht, durch Straffung wieder zum Taschenbuchumfang zurückzukehren, ohne das bewährte Konzept aufzugeben. Trotz seines Taschenbuchcharakters soll das Buch aber auch ein Nachschlagewerk sein.

Um Studenten und anderen Lesern die Furcht vor dem riesigen Berg an Wissen zu nehmen und Anfängern den Einstieg in die Materie zu erleichtern, haben wir darüber hinaus aus unserer Sicht besonders wichtige Fakten durch seitliche Kennzeichnung mit grauen Balken hervorgehoben. Das heißt aber nicht, dass der übrige Text übergangen werden sollte.

Bei der Straffung des Textes haben wir, ohne die Biologie und Chemie zu vernachlässigen, besonderen Wert auf die Darstellung der Wirkungen, Wirksamkeit, Wirkungsweisen, Indikationen, Applikationsformen, Dosierungen, Nebenwirkungen und Anwendungsrisiken der Arzneistoffe gelegt. Die Angaben zur Dosierung sind als Richtwerte zu verstehen, die die Größenordnung vergegenwärtigen sollen, in der die Arzneistoffe angewendet werden.

Von Erstautor und Verlag konnten zwei kompetente Hochschullehrer als Mitautoren für das Buch gewonnen werden, Frau Prof. Dr. Ulrike Lindequist, Greifswald, für das Sachgebiet Antibiotika (Kap. 34), und Herr Prof. Dr. Matthias F. Melzig, Berlin, für die Sachgebiete Biotechnologie, Gentechnik, Hormone, Immunpräparate und Stammzellen (Kap. 4, 5, 33, 35, 36, 37).

Gegenstand des Buches sind, wie in den vorangegangenen Auflagen, Drogen, Drogenzubereitungen und isolierte biogene Reinstoffe sowie mit klassischen Methoden oder gentechnologisch hergestellte Hormon-, Enzym-, Blut- und Immunpräparate der Monographien des Europäischen, Deutschen, Österreichischen und Schweizerischen Arzneibuchs sowie des Deutschen Arzneimittel-Codex. Auch wichtige Drogen und Wirkstoffe, die noch keine Aufnahme in die Arzneibücher gefunden haben oder die zukünftig von Bedeutung sein könnten, wurden berücksichtigt.

Wie bereits in früheren Auflagen haben wir versucht, durch Hinweise auf halbsynthetische Derivate von Naturstoffen oder vollsynthetische Analoga sowie auf von Naturstoffen abgeleitete pharmazeutische Hilfsstoffe eine Brücke zur Pharmazeutischen Chemie und zur Pharmazeutischen Technologie zu schlagen. Toxikologische Aspekte biogener Stoffe, über die der Pharmazeut informiert sein sollte, wurden ebenfalls mit einbezogen.

Bei der zitierten Literatur haben wir uns, wenn möglich, vorwiegend auf in leicht zugänglichen deutschsprachigen Zeitschriften oder Büchern erschienene Übersichtsarbeiten beschränkt, die für den interessierten Leser Dinge enthalten, die über die von uns gebotenen Fakten hinausgehen.

Das Buch ist nicht nur für Studenten der Pharmazie gedacht. Studenten der Biologie, Biochemie, Medizin, Humanbiologie und Chemie sowie Apotheker, Mediziner und Naturstoffchemiker werden ebenfalls, so glauben wir, darin für sie Wissenswertes finden.

Frau Helga Sprecher und Herrn Prof. Dr. Ewald Sprecher, Wedel, danken wir für wertvolle Hinweise für die Gestaltung des Buches. Herrn Dr. Eberhard Scholz, Wissenschaftliche Verlagsgesellschaft mbH Stuttgart, danken wir für die konstruktive Zusammenarbeit bei der Gestaltung, Abfassung und Drucklegung des Buches sowie für das Eingehen auf unsere Wünsche. Der Erstautor dankt seiner Frau, Dr. Gisela Teuscher, für die Unterstützung beim Lesen der Korrekturen. Herrn Dr. Michael Lalk danken wir für die Unterstützung bei der Erstellung der Formelabbildungen.

Den Kollegen, die durch ihre Hinweise geholfen haben, Fehler der 5. Auflage zu beseitigen, herzlichen Dank. Kritische Hinweise auf bei der Fülle des zu verarbeitenden Stoffes kaum zu vermeidende Fehler der 6. Auflage werden dankbar begrüßt.

Triebes, Berlin, Greifswald, im Frühjahr 2004
Eberhard Teuscher, Matthias F. Melzig, Ulrike Lindequist

Geleitwort zur 1. Auflage (1970)

Die Pharmakognosie machte in den letzten Jahrzehnten eine bemerkenswerte Entwicklung durch, die sich in der Form und im Inhalt einiger Lehrbücher niedergeschlagen hat. Zu Beginn dieses Jahrhunderts wurde die Pharmakognosie als eine deskriptive Disziplin gelehrt. Ihr Inhalt waren die Morphologie und Anatomie der Drogen. Ihr Ziel war die Erkennung der Droge nach „äußeren" Merkmalen. Dabei spielte auch der „Wertbegriff" eine gewisse Rolle, denn man hatte früh erkannt, daß bestimmte Herkünfte sich durch besondere therapeutische Qualität auszeichnen und häufig morphologisch zu charakterisieren sind. Obwohl die alte Vorstellung der „Signaturlehre", daß man an äußeren Merkmalen der Pflanze oder ihrer Organe erkennen könne, wofür sie therapeutisch zu verwenden sei, als unwissenschaftlich überwunden war, blieb die Bedeutung der Betrachtung der Droge nach morphologisch-anatomischen Kennzeichen zur Unterscheidung von Verwechslungen und Fälschungen und zur Diagnose von Handelssorten erhalten. Eine solche diagnostisch-deskriptive Pharmakognosie konnte aber weder als Wissenschaft befriedigen, noch in genügendem Maße den therapeutischen Wert der Droge erfassen.

Zur gleichen Zeit schritt die phytochemische Erforschung der Drogen fort. Man erkannte, daß molekulare Gestalten entscheidend für die Wirkung einer Droge waren. Es war folgerichtig, der Auffindung der Wirkstoffe, der Frage ihrer Ausbildung unter inneren und äußeren Bedingungen mehr Aufmerksamkeit zu widmen. Dem großen Fortschritt der Phytochemie, Biochemie und Genetik auf der einen Seite und der Pharmakologie auf der anderen entsprach nur langsam der Unterricht. Obwohl gerade im deutschsprachigen Kulturkreis wichtige Impulse in dieser Richtung gesetzt wurden, blieb die Universität im Grunde konservativ.

Einzelne Gelehrte bemühten sich um einen neuen Inhalt der Lehre der Pharmakognosie. Die schon fast handbuchartige Darstellung der Heildrogen von Richard Wasicky (1932) war eine bahnbrechende Tat. Hier werden neben der Morphologie die Phytochemie und Pharmakologie behandelt. Man darf wohl sagen, daß eine vergleichbare Veröffentlichung seither nicht versucht worden ist. Dann ist auf das Lehrbuch der Pharmakognosie von Jaretzky hinzuweisen, das von der 1. zur 2. Auflage (1949) eine wesentliche thematische Erweiterung erfahren hat. Ihnen folgte die „Einführung in die allgemeine Pharmakognosie" von Moritz (1. Auflage 1936), die jüngst als „Einführung in die Pharmazeutische Biologie" in der 4. Auflage (von O. Moritz und D. Frohne) erschienen ist und im neuen Titel Inhalt und Abgrenzung noch besser zum Ausdruck bringt. In der gleichen Richtung, wenn auch mit anderer Disposition, folgte dann (1963) das „Lehrbuch der Allgemeinen Pharmakognosie" von

Steinegger und Hänsel, das in seiner 2. Auflage (1968) die Bezeichnung „allgemein" fallen läßt und dafür eine Ergänzung im Titel führt „Auf phytochemischer Grundlage".

Nun ist Phytochemie auch nur eine besondere Art der Beschreibung, eine Beschreibung mit chemischen Mitteln, die gewiß eine immer vollkommenere Möglichkeit der Bewertung der Droge gestattet. Phytochemie ist Naturstoffchemie, gleichgültig ob sie von pharmazeutischen oder „eigentlichen" Chemikern betrieben wird.

So wie jede Disziplin nur soweit Wissenschaft in einem höheren Sinne ist, als sie auf dem mühevollen Weg der Erarbeitung vieler einzelner Erkenntnisse zu einer „allgemeinen" Erkenntnis, zu einer Theorie, beiträgt, hat auch die Naturstoffchemie die Theorie und die Methodik der organischen Chemie ganz entscheidend gefördert, sie hat auch im Zusammenspiel mit Pharmakologie und Biochemie die therapeutische Chemie zu einer Entwicklung angeregt, die die Wunschbilder Paul Ehrlichs zur Erfüllung zu bringen scheint.

Daraus ergibt sich, wie unscharf die Grenzen der Disziplinen werden. Das ist für manchen Kollegen Anlaß zum Streiten, für andere Ursache eines beglückenden Gefühls, daß durch Generationen hindurch Auseinanderstrebendes wieder zusammenfindet. Die Kernfrage einer Naturwissenschaft ist das „Warum". Soweit Pharmakognosie eine Wissenschaft bleiben soll, wird sie also nicht nur die histologische und phytochemische Seite der Droge prüfen, sondern fragen müssen, wie die therapeutischen Werte, die Wirkstoffe, zustande kommen. Biochemie und auch Cytologie wie Züchtungsforschung (angewandte Genetik) werden damit wichtige Hilfswissenschaften der modernen Pharmakognosie.

Diesem trägt die vorliegende kurze Einführung Rechnung, die kein Ersatz für die anderen hier genannten Lehrbücher sein soll, sondern die durch ihren geringen Umfang und durch die Berücksichtigung der Biochemie das Lehrbuch den gegenwärtigen zeitlich eingeengten pharmakognostischen Unterrichtsmöglichkeiten anzupassen versucht und sich gleichzeitig darum bemüht, die Pharmaziestudenten an die großen Entwicklungen in der Biologie heranzuführen. Gleichzeitig legt das Buch die theoretischen Grundlagen für die Qualitätskontrolle der Drogen, die in erster Linie eine Kontrolle ihrer Wirkstoffe nach Art und Konzentration sein muß.

Kurt Mothes

Inhaltsverzeichnis

Vorwort zur 6. Auflage V

Geleitwort zur 1. Auflage VII

Abkürzungsverzeichnis XVI

1 Pharmazeutische Biologie 1

2 Drogen als Arzneistoffe oder Arzneimittel 3
    2.1   Begriffsbestimmung 3
    2.2   Nomenklatur 4
    2.3   Handels- und Gebrauchsformen 4
    2.4   Prüfung 6
    2.5   Lagerung 13
    2.6   Haltbarkeit 15
    2.7   Risiken beim Umgang mit Drogen 15
    2.8   Zubereitungen aus Drogen 16
    2.9   Phytopharmaka 21
    2.10   Nahrungsergänzungsmittel 27

3 Chemisch definierte biogene Arzneistoffe 31
    3.1   Begriffsbestimmung 31
    3.2   Rolle von Wirkstoffen im produzierenden Organismus 31
    3.3   Biosynthese von Sekundärstoffen 32
    3.4   Gewinnung biogener Reinstoffe 34
    3.5   Prüfung biogener Reinstoffe 35
    3.6   Suche nach neuen Wirksubstanzen 36

4 Biotechnologische Verfahren zur Produktion von Arzneistoffen 41
    4.1   Begriffsbestimmung und Einführung 41
    4.2   Mikrobiologische Systeme 41
    4.3   Zellsysteme Höherer Pflanzen und Tiere 46
    4.4   Transgene Pflanzen 51
    4.5   Transgene Tiere 52

5 DNA-rekombinationstechnisch hergestellte Wirkstoffe ... 53

- 5.1 Begriffsbestimmung ... 53
- 5.2. Gentechnische Grundlagen ... 53
- 5.3 Wirtsorganismen für die Produktion rekombinanter Wirkstoffe ... 59
- 5.4 Muteine ... 60
- 5.5 Qualitätskriterien für rekombinante Wirkstoffe ... 60

6 Pflanzen als Lieferanten von Arzneistoffen ... 62

- 6.1 Arznei- und Gewürzpflanzen als Nutzpflanzen ... 62
- 6.2 Taxonomie ... 62
- 6.3 Chemotaxonomie ... 65
- 6.4 Schwankungen des Wirkstoffgehaltes ... 66
- 6.5 Züchtung von Arzneipflanzen ... 67
- 6.6 Sammlung und Anbau von Arzneipflanzen ... 69
- 6.8 Einsatz von Pflanzenschutzmitteln ... 71
- 6.9 Ernte und Aufbereitung von Arzneipflanzen ... 72

7 Tiere als Produzenten von Arzneistoffen ... 75

8 Kohlenhydrate und verwandte Verbindungen ... 76

- 8.1 Begriffsbestimmung ... 76
- 8.2 Monosaccharide ... 76
- 8.4 Cyclitole ... 87
- 8.5 Uronsäuren ... 88
- 8.6 Ketoaldonsäuren ... 89
- 8.7 Aminozucker ... 89
- 8.8 Oligosaccharide und Polysaccharide ... 90

9 Fruchtsäuren ... 135

- 9.1 Fruchtsäuren als Arzneistoffe ... 135
- 9.2 Fruchtsäurereiche Drogen ... 138

10 Fettsäuren und ihre Ester ... 141

- 10.1 Chemie ... 141
- 10.2 Stoffwechsel ... 149
- 10.3 Vorkommen und Gewinnung ... 153
- 10.4 Fette Öle und Fette als Arzneimittel, Diätetika und Arzneiträger ... 155
- 10.5 Fettsäuren und Fettalkohole als pharmazeutische Hilfsstoffe ... 166

10.6	Partialsynthetische Fettsäureester als pharmazeutische Hilfsstoffe	167
10.7	Wachse als pharmazeutische Hilfsstoffe	168
10.8	Glycerophosphatide als Arznei- und Hilfsstoffe	171

11 Polyine ... 174

12 Alkamide ... 177

13 Terpene ... 179

13.1	Chemie	179
13.2	Stoffwechsel	182
13.3	Monoterpene als Arzneistoffe	183
13.4	Sesquiterpene als Arzneistoffe	192
13.5	Diterpene als Arzneistoffe	198
13.6	Triterpene als Arzneistoffe	201
13.7	Tetraterpene als Arzneistoffe	206
13.8	Polyterpene als pharmazeutische Hilfsstoffe	209

14 Steroide ... 213

14.1	Chemie	213
14.2	Stoffwechsel	215
14.3	Verbreitung	218
14.4	Sterole als Arzneistoffe	220
14.5	Gallensäuren als Arzneistoffe	222
14.6	Herzwirksame Steroide	224

15 Saponine ... 239

15.1	Chemie	239
15.2	Biogenese	241
15.3	Verbreitung	244
15.4	Pharmakokinetik	245
15.5	Pharmakodynamik	245
15.6	Standardisierung	247
15.7	Saponindrogen als Expektoranzien und Antitussiva	248
15.8	Saponindrogen als Diuretika	253
15.9	Saponindrogen als Antiexsudativa	254
15.10	Saponindrogen als Geriatrika	255

16 Phenylpropanderivate 259
- 16.1 Chemie 259
- 16.2 Stoffwechsel 259
- 16.3 Phenylpropanderivate als Arzneistoffe 262

17 Abbauprodukte von Phenylpropanderivaten 279
- 17.1 Biogenese 279
- 17.2 Benzoesäure und ihre Derivate 279
- 17.3 Benzaldehyd und seine Derivate 281
- 17.4 Benzylalkohol und seine Derivate 283
- 17.5 Hydroxybenzene 284

18 Polyketide 286
- 18.1 Chemie 286
- 18.2 Biogenese 286
- 18.3 Verbreitung und Bedeutung 288
- 18.4 Flechtensäuren 289
- 18.5 Acylphloroglucinole 291
- 18.6 Gingerole und Curcuminoide 296
- 18.7 Kava-Lactone 301
- 18.8 Phenylchromanderivate 302
- 18.9 Xanthone 328
- 18.10 Cannabinoide 329

19 Naphthalenderivate 336
- 19.1 Einfache Naphthalenderivate 336
- 19.2 Isohexenylnaphthazarine 338
- 19.3 Lovastatin 340

20 Anthracenderivate 342
- 20.1 Chemie 342
- 20.2 Biogenese und Verbreitung 345
- 20.3 Pharmakologie 349
- 20.4 Toxikologie 350
- 20.5 Anthracenderivate als Laxanzien 352

21 Gerbstoffe 358
- 21.1 Chemie und Verbreitung 358
- 21.2 Pharmakologie 363
- 21.3 Toxikologie 364
- 21.4 Gerbstoffe als Arzneimittel 364

22 Bitterstoffe ... 370
- 22.1 Allgemeines ... 370
- 22.2 Bitterstoffdrogen als Stomachika ... 372

23 Ätherische Öle ... 383
- 23.1 Eigenschaften, Zusammensetzung, Analytik ... 383
- 23.2 Bildung, Speicherung und Verbreitung ... 390
- 23.3 Gewinnung ... 392
- 23.4 Haltbarkeit und Lagerung ... 393
- 23.5 Pharmakologie ... 394
- 23.6 Toxikologie ... 400
- 23.7 Ätherische Öle als Arzneimittel ... 401

24 Harze, Balsame und Gummiharze ... 438
- 24.1 Eigenschaften, Bildung, Speicherung, Zusammensetzung ... 438
- 24.2 Harze, Gummiharze und Balsame als Arzneistoffe ... 439

25 Aminosäuren ... 446
- 25.1 Chemie, Bedeutung ... 446
- 25.2 Aminosäuren als Arzneistoffe ... 449

26 Einfache Amine und Amide ... 454

27 Cyanogene Glykoside ... 457

28 Glucosinolate ... 461

29 Alliine ... 467

30 Alkaloide ... 473
- 30.1 Begriffsbestimmung ... 473
- 30.2 Chemie und Klassifizierung ... 473
- 30.3 Biogenese und Metabolismus ... 476
- 30.4 Speicherung ... 476
- 30.5 Verbreitung und ökologische Bedeutung ... 477
- 30.6 Pharmakologie ... 477
- 30.7 Alkaloide als Arzneistoffe ... 479

31 Peptide und Proteine 570

- 31.1 Chemie und Begriffsbestimmungen 570
- 31.2 Strukturebenen von Proteinen 573
- 31.3 Eigenschaften von Proteinen 575
- 31.4 Gewinnung und Analytik von Proteinen 576
- 31.5 Pharmakologie von Peptiden und Proteinen 577
- 31.6 Peptid- und Proteotoxine 578
- 31.7 Lectine 584
- 31.8 Enzyme 587
- 31.9 Kollagen und Kollagenabbauprodukte als Arznei- und Hilfsstoffe 599
- 31.10 Protamine als Arzneistoffe 602
- 31.11 Thaumatin 603

32 Blut 605

- 32.1 Zusammensetzung des Blutes 605
- 32.2 Blutgerinnung 605
- 32.3 Fibrinolyse 606
- 32.4 Blut und Blutzubereitungen als Arzneimittel 607

33 Hormone 623

- 33.1 Allgemeine Prinzipien der Hormonwirkung 623
- 33.2 Eicosanoide 626
- 33.3 Steroidhormone 633
- 33.4 Iodthyronine 642
- 33.5 Neurotransmitter und Mediatoren 644
- 33.6 Peptid- und Proteohormone 649

34 Antibiotika 684

- 34.1 Allgemeines 684
- 34.2 Aminoglykosidantibiotika 687
- 34.3 Triterpenantibiotika 694
- 34.4 Polyketidantibiotika 695
- 34.5 Chloramphenicol 708
- 34.6 Lincosamide 709
- 34.7 Mitomycin 711
- 34.8 Fosfomycin 711
- 34.9 β-Lactamantibiotika 712
- 34.10 Polypeptidantibiotika 724
- 34.11 Lebende Mikroorganismen als biogene Arzneimittel 736

35 Immunpräparate ... 740

- 35.1 Resistenz und Immunität ... 740
- 35.2 Antigene ... 741
- 35.3 Antikörper ... 741
- 35.4 Zellen und Organe des Immunsystems ... 744
- 35.5 Monoklonale Antikörper ... 745
- 35.6 Komplementsystem ... 753
- 35.7 Immunantwort ... 754
- 35.8 Unspezifische Immunabwehr ... 755
- 35.9 Immunpräparate zur aktiven Immunisierung ... 756
- 35.10 Immunpräparate zur passiven Immunisierung ... 773
- 35.11 Immunsuppressiva ... 779

36 Stammzellen ... 785

- 36.1 Begriffsbestimmung ... 785
- 36.2 Embryonale Stammzellen ... 785
- 36.3 Fetale Stammzellen ... 786
- 36.4 Adulte Stammzellen ... 787
- 36.5 Therapeutisches Klonen ... 788

37 Nukleinsäuren und Nukleinsäure-Konstrukte ... 790

- 37.1 Allgemeines ... 790
- 37.2 Virale Konstrukte ... 791
- 37.3 Antisense-Therapeutika ... 792

Indikationsverzeichnis ... 795

Kapitelüberschreitende Literatur ... 807

Sachregister ... 811

Abkürzungsverzeichnis

♣	kennzeichnet Drogen
♦	kennzeichnet Reinstoffe
♥	kennzeichnet Blutkonserven, Blutpräparate und Immunpräparate
≥	mindestens
≤	höchstens
BfArM	Bundesinstitut für Arzneimittel und Medizinprodukte, Bonn (www.bfarm.de)
BHK	baby hamster kidney, Zellkultur aus den Nieren junger Hamster
BMG	Bundesministerium für Gesundheit, Bonn (www.bmgesundheit.de)
cAMP	zyklisches Adenosinmonophosphat
CD	Zelloberflächenantigene (clusters of differentiation)
cDNA	complementary DNA (zur RNA komplementäre einzelsträngige DNA)
cGMP	zyklisches Guanosinmonophosphat
CHO	chinese hamster ovary, Zellkultur aus den Ovarien von Hamstern
COMT	Catechol-ortho-Methyltransferase
COX	Cyclooxygenase
CSF	Kolonie stimulierender Faktor/Wachstumsfaktor
d	Tag (dies)
DAB	Deutsches Arzneibuch 2003
DAC	Deutscher Arzneimittel-Codex 2003
DC	Dünnschichtchromatographie
DEV	Droge-Extrakt-Verhältnis
ED	Einzeldosis
EGF	epidermaler Wachstumsfaktor
ELISA	enzyme linked immunosorbent assay, immunologische Methode der Gehaltsbestimmung
EMEA	European Agency for the Evaluation of Medicinal Products, London, kurz Europäische AM-Zulassungsbehörde (www.emea.eu.int)
ESCOP	European Scientific Cooperative of Phytotherapy, Exeter, GB
GABA	γ-Aminobuttersäure
GC	Gaschromatographie
h	Stunde (hora)
HAB	Homöopathisches Arzneibuch 2003
HDL	high density lipoprotein

HPLC	high performance liquid chromatography
i. c.	intracutan, in die Haut
I. E.	Internationale Einheit
IF	Interferon
Ig	Immunglobulin
IL	Interleukin
i. m.	intramuskulär, in den Muskel
INN	International Non-proprietary Name, von der WHO festgelegter Freiname
i. v.	intravenös, in die Vene
kDa	relative Molekülmasse in Kilodalton
KG	Körpergewicht
Komm. E	Kommission E beim BfArM „Zulassungs- und Aufbereitungskommission für den humanmedizinischen Bereich, phytotherapeutische Therapierichtung und Stoffgruppe", Bonn
LD_{50}	Letale Dosis 50 (Dosis bei der 50% der Versuchstiere sterben)
LOX	Lipoxygenase
LT	Leukotrien
MAO	Monoaminoxydase
MRSA	Methicillin-resistente *Staphylococcus-aureus*-Stämme
MTD	mittlere Tagesdosis
NRF	Neues Rezeptformularium zum → DAC 2003
NYHA	New York Heart Association
ÖAB	Österreichisches Arzneibuch 2003
P	in Formelabbildungen Phosphat = $O-PO(OH)_2$
PBP	Penicillin bindende Proteine
PCR	polymerase chain reaction, Polymerase-Ketten-Reaktion, Methode zur Vervielfältigung von DNA
PG	Prostaglandin
PGI	Prostacyclin
PhEur	Pharmacopoea Europaea, Europäisches Arzneibuch 4. Ausgabe 2002, bis Nachtrag 4.04
PhEurE	PhEur-Einheit
PhHelv	Pharmacopoea Helvetica, Schweizerisches Arzneibuch 8. Ausgabe, bis 2001
PhHelvE	PhHelv-Einheit
p. o.	peroral, durch den Mund
RIA	Radioimmunoassay, radioimmunologische Methode zur Gehaltsbestimmung
s. c.	subcutan, unter die Haut

STIKO	Ständige Impfkommission am Robert Koch-Institut, Berlin (www.rki.de)
syn.	synonyme Pflanzenbezeichnung
SYNA	synthetische oder halbsynthetische Analoga
TD	Tagesdosis
TDM	Tagesmaximaldosis
TNF	Tumornekrosefaktor
TX	Thromboxan
V	Volumen
WHO	World Health Organisation der UNO, Genf (www.who.int)
ZNS	Zentralnervensystem

1 Pharmazeutische Biologie

Pharmazeutische Biologie ist die Wissenschaft von den biologischen Grundlagen der Pharmazie und von deren Nutzung zur Entwicklung, Gewinnung, Prüfung, Standardisierung, Verarbeitung und Anwendung von Arzneistoffen.

Teildisziplinen sind die Pharmakognosie und pharmazeutisch bedeutende Teilgebiete vor allem der Botanik, Chemie, Mikrobiologie, Biotechnologie, Pharmakologie und Toxikologie.

Pharmakognosie ist die Wissenschaft von den biogenen Wirkstoffen sowie den biogenen pharmazeutisch verwendeten Hilfsstoffen und deren mikrobiellen, pflanzlichen oder tierischen Produzenten.

Biogene Wirkstoffe sind Drogen, aus ihnen gewonnene reine Arzneistoffe oder Arzneistoffgemische, Gifte und Diagnostika sowie andere von lebenden Organismen produzierte Arzneistoffe, z. B. Antibiotika, Blutpräparate, Zytokine, Enzyme, Hormone, Immunglobuline, Immunseren, Impfstoffe und Vitamine.

Heute ist der Begriff Pharmakognosie größtenteils durch die Bezeichnung Pharmazeutische Biologie (im engeren Sinne) ersetzt worden. Dadurch wollte man die Entwicklung der Pharmakognosie von der pharmazeutischen Warenkunde, als die sie im 19. Jahrhundert verstanden wurde, zur modernen Wissenschaft deutlich machen. In einigen Ländern, besonders in Frankreich, wird anstelle von Pharmakognosie auch heute noch der im Mittelalter übliche Begriff Materia medica verwendet. Er wird vom Titel der lateinischen Übersetzung des Werkes des griechischen Arztes Dioskurides Pedanios (um 70 n. Chr.) abgeleitet, der über 600 Arzneipflanzen beschrieb.

Die Bezeichnung Pharmakognosie ist aus den griechischen Worten φαρμακον (Heilmittel, Gift) und γνωσις (Kenntnis) zusammengesetzt. Sie wurde vermutlich erstmals von dem Wiener Professor für Allgemeine Pathologie, Therapie, Materia medica und Rezeptierkunst J. A. Schmidt (1759–1809) in seinem Lehrbuch der Materia medica, erschienen 1811, verwendet.

Man verstand unter Pharmakognosie zunächst ganz allgemein „das Erkennen der Arzneikörper nach ihren sinnlichen Eigenschaften" (Schmidt 1811), d. h. die pharmazeutische Warenkunde, die „Untersuchung der Abstammung und Güte der Heilstoffe, Prüfung auf Reinheit sowie Ermittlung von Verwechslungen und Verfälschungen" (Martius 1825). Seitdem hat der Begriff einen entscheidenden Bedeutungswandel erfahren. Bereits im 19. Jahrhundert wurde die Untersuchung der aus der unbelebten Natur gewonnenen Arzneimittel von der sich selbstständig entwickelnden Pharmazeutischen Chemie übernommen. Die Warenkunde, zunächst einzige Aufgabe, wurde zum Teilgebiet der Pharmakognosie, die sich rasch zu einer selbstständigen Wissenschaft entwickelte. Wegbereiter dieser Entwicklung waren vor allem Friedrich August Flückiger (1828–1894), Professor für Pharmakognosie in Straßburg, und Alexander Tschirch (1856–1939), Professor für Pharmakognosie in Bern.

2 Drogen als Arzneistoffe oder Arzneimittel

2.1 Begriffsbestimmung

> **Drogen** (im Buch mit ♣ gekennzeichnet) sind biogene Arzneistoffe komplexer Natur: **Arzneidrogen**, die zum arzneilichen Gebrauch direkt in die Hand des Patienten gelangen oder vom Apotheker zur Herstellung von Zubereitungen für den Patienten verwendet werden, oder **Industriedrogen**, die zur Herstellung von Fertigarzneimitteln oder von arzneilich einsetzbaren Reinstoffen (im Buch gekennzeichnet mit ♦) dienen.

Strukturierte Drogen, d.h. zellulär organisierte Drogen, sind frische bzw. lebende, getrocknete oder auf andere Weise konservierte Mikroorganismen, Pflanzen oder Tiere bzw. Teile von ihnen. Nicht strukturierte Drogen, d.h. solche, die keine zelluläre Struktur aufweisen, sind aus Mikroorganismen, Pflanzen oder Tieren gewonnene Stoffgemische, z.B. ätherische Öle, Harze, Stärken, Fette, Wachse, isolierte Schleimstoffe und Tiergifte. Enzyme oder Enzymgemische, Blut, Blutpräparate und Immunpräparate (im Buch mit ♥ markiert) werden trotz ihrer komplexen Natur gewöhnlich nicht als Drogen bezeichnet.

Die Definition des Begriffes Drogen in der PhEur ist noch unklar und widersprüchlich. Abweichend von der oben gegebenen Definition bestehen dort **Pflanzliche Drogen** (Plantae medicinales PhEur, engl. herbal drugs, Plantae (!) medicinales wird wohl besser mit Arzneipflanzen übersetzt, dafür sprechen auch große Teile des Textes der Monographie) „im Allgemeinen (Anmerk. des Autors: Was heißt das?) aus noch unverarbeiteten ganzen, zerkleinerten oder geschnittenen Pflanzen, Pflanzenteilen, Algen, Pilzen oder Flechten und werden gewöhnlich in getrocknetem, manchmal auch im frischen Zustand verwendet (Anmerk. des Autors: Wozu?). Bestimmte Ausscheidungen (Anmerk. des Autors: Welche?), die noch nicht weiter verarbeitet worden sind, werden auch als pflanzliche Drogen betrachtet". Wollte man dieser Definition folgen, sind beispielsweise Einzeltees, Drogenpulver, ätherische Öle und fette Öle keine Drogen sondern **Zubereitungen aus pflanzlichen Drogen** (Plantae medicinales praeparatore PhEur) oder **Pflanzlichen Drogen (?) zur Teebereitung** (Plantae ad ptisanam PhEur).

2.2 Nomenklatur

> Die **Bezeichnung von Drogen oder Drogenzubereitungen** erfolgt in den Arzneibüchern meistens mit dem landessprachlichen und dem lateinischen Namen. Dabei sind die lateinischen Bezeichnungen vorzuziehen, weil sie international verständlich sind und eine Droge oder ein Drogenprodukt eindeutig charakterisieren. Bei der lateinischen Bezeichnung wird in der PhEur der Gattungsname, im Genitiv singularis stehend, der Bezeichnung des Organs oder des Produkts, im Nominativ singularis stehend, vorangestellt, z. B. Malvae folium.

Auch im DAB und in der PhHelv wird diese Art der Benennung praktiziert. Im ÖAB wird der Gattungsname nachgestellt, z. B. Folium Malvae. Werden mehrere Drogen von Pflanzen der gleichen Gattung aufgeführt, wird der Artname (Gattungsname und Epitheton) zur Kennzeichnung verwendet, z. B. Salviae trilobae folium und Salviae officinalis folium. Aus traditionellen Gründen hat man bisweilen alte Bezeichnungen beibehalten, z. B. Belladonnae folium, statt Atropae folium. Homöopathische Arzneibücher geben in der Regel nur den Artnamen an, z. B. Salvia officinalis, im Untertitel die Bezeichnung des Arzneimittels, z. B. Salvia.

Bei deutschen Drogenbezeichnungen wird oft statt einer Übersetzung des lateinischen Namens die Tradition und die sprachliche Kürze bevorzugt, z. B. Malvae folium: Malvenblätter (statt Malvenblatt, so aber im ÖAB) oder Sennae fructus angustifoliae: Tinevelly-Sennesfrüchte (statt: Frucht des Schmalblättrigen Sennesstrauchs).

In der PhEur, im DAB und in der PhHelv werden die Monographien nach den deutschen Namen geordnet, im ÖAB nach den lateinischen.

2.3 Handels- und Gebrauchsformen

> Unzerkleinerte Drogen, die so in den Handel kommen wie sie nach der Ernte und gegebenenfalls nach der Trocknung anfallen, bezeichnet man als **Ganzdrogen** (z. B. Frangulae cortex totus). Dazu gehören ganze getrocknete Pflanzen ebenso wie Blätter, Blüten, Samen, Früchte, Rindenstücke, Wurzelstücke und Harzbrocken. Zerkleinerung von Ganzdrogen führt zu **zerteilten oder bearbeiteten Drogen.**

Als Zerkleinerungsgrade werden im Drogenhandel gewöhnlich angegeben:

- concisus, grob geschnitten,
- minutim concisus, fein geschnitten,

- pulvis grossus, grobes Pulver, oder pulvis subtilis, feines Pulver, z. B. Frangulae cortex pulv. subt.

Nach DAB müssen grob geschnittene Drogen die Siebe 4000 bis 2800 (die Zahlen geben die Maschenweite in µm an) passieren, fein geschnittene Drogen Sieb 2000 und gepulverte Drogen die Siebe 710 bis 180. Das ÖAB untergliedert in grob zerschnitten (Sieb I = 8000), mittelfein zerschnitten (Sieb II, Maschenweite 6000 µm), fein zerschnitten (Sieb III = 4000 µm), grob gepulvert (Sieb IV = 750 µm), mittelfein gepulvert (Sieb V = 300 µm) und fein gepulvert (VI = 150 µm). Die PhEur und PhHelv fordern die Angabe der Siebnummer (Maschenweite in µm) hinter dem Drogennamen.

> Beim Zerkleinern anfallende feinere Anteile dürfen nur dann abgetrennt werden, wenn die zerkleinerte Droge als solche oder in Teemischungen verwendet werden soll. Bei Drogen, die zur Extraktion vorbereitet werden, darf der feine Anteil nicht entfernt werden. Sein Wirkstoffanteil ist gewöhnlich höher als der im groben Anteil, in dem mehr wirkstoffarme Festigungselemente enthalten sind.

Das Zerkleinern erfolgt, häufig nach leichtem Anfeuchten zur Erzielung glatter Schnittränder und zur Vermeidung eines hohen Anteils an staubförmigen Partikeln, in Mühlen unterschiedlicher Bauart, z. B. Schlagkreuzmühlen, Zahnscheibenmühlen, Schneidmühlen oder Hammermühlen. Durch Kühlen bis auf −5 °C kann eine Versprödung des Drogenmaterials und eine Erleichterung der Zerkleinerung ermöglicht werden. Das Klassieren, d. h. die Trennung des Drogengutes nach Zerkleinerungsgrad, wird in so genannten Windsichtern oder Siebmaschinen durchgeführt.

Die Zerkleinerung dient der Erreichung eines möglichst geringen Transportvolumens, einer hohen Packungsdichte bei der Extraktion und damit der Einsparung an Auszugsmittel sowie der Beschleunigung des Extraktionsvorganges durch Zerstörung von Permeationsbarrieren und Verkürzung der Diffusionsstrecken.

Ein zu hoher Zerkleinerungsgrad setzt die Haltbarkeit von Drogen durch erhöhten Sauerstoffzutritt und erhöhte Verdunstung der flüchtigen Inhaltsstoffe herab. Auch erschwert er die Filtrierbarkeit von Auszügen.

In die Hand des Patienten gelangen gewöhnlich nur grob bis fein geschnittene Drogen zur Bereitung von Arzneitees in loser Form oder in Teefilterbeuteln. Nur noch selten werden grob gepulverte Drogen zur Bereitung von Kataplasmen abgegeben. Als Behältnisse für die Abgabe von Tees sind Papierbeutel oder Pappschachteln wenig, Zellophan- oder Pergaminbeutel besser und Beutel aus polyethylenkaschierter Aluminiumfolie gut geeignet.

2.4 Prüfung

2.4.1 Standardisierung

> Bei der **Standardisierung** gilt es, Produkte nach vorgegebenen Qualitätsmaßen, so genannten Standards, zu prüfen und diesen Standards nicht entsprechende Chargen zu verwerfen oder sie bei Gehaltsüberschreitungen durch Mischen mit Chargen geringeren Gehalts an die Anforderungen der Standards anzupassen.

Die Standardisierung dient der Gewährleistung der pharmazeutischen Qualität, d. h. der Identität, der Reinheit und des Gehaltes an wirksamkeitsbestimmenden Inhaltsstoffen (im Folgenden kurz Wirksubstanzen genannt) oder anderer qualitätsbestimmender Parametern (z. B. Extraktgehalt). Nach Standards geprüfte Drogen werden durch Angabe des Standards gekennzeichnet, dessen Anforderungen sie entsprechen, z. B. Salviae officinalis folium PhEur.

> **Standards** sind Monographien der Arzneibücher, im deutschsprachigen Bereich PhEur, DAB, ÖAB, PhHelv und HAB, Monographien anderer offizieller Sammlungen, z. B. des DAC, und betriebsinterne Industrievorschriften. Die in den Arzneibüchern aufgeführten Drogen werden als offizinell bezeichnet.

In der Europäischen Union wird die Standardisierung anhand eines gemeinsamen Arzneibuches, der Europäischen Pharmakopoe (PhEur), durchgeführt. Produkte, die nicht oder noch nicht in der PhEur monographiert sind, werden nach nationalen Arzneibüchern geprüft.

Die Begriffe Standardisierung und Standard werden, auch in der Pharmazie, noch in anderem Sinne gebraucht (z. B. Standardisierung für die „Normierung" (Kap. 2.4.4) von Drogenextrakten mit unbekannten Wirksubstanzen, Standard z. B. für Referenzsubstanz).

2.4.2 Prüfung der Identität

> Die Prüfung auf Identität dient dem Ausschluss von Verwechslungen und Verfälschungen. Sie wird anhand der Sinnesprüfung (organoleptische Prüfung auf Aussehen, Geruch und Geschmack), bei strukturierten Drogen zusätzlich anhand des mikroskopischen Bildes, meistens des Drogenpulvers, bisweilen ergänzt durch Farbreaktionen, bei Drogen oder Zubereitungen auch durch DC, bei ätherischen Ölen durch GC, bei Reinstoffen und Stoffgemischen oft zusammen mit Reinheitsprüfungen anhand physikalisch-

chemischer Parameter wie Löslichkeit, relative Dichte, UV- und Lichtabsorption, Brechungsindex, optisches Drehungsvermögen, Schmelztemperatur, Siedetemperatur und Erstarrungstemperatur vorgenommen.

Die mikroskopische Untersuchung von strukturierten Drogen und der Vergleich mit in den Standards oder in der Literatur zu findenden Beschreibungen oder Abbildungen ist trotz aller Fortschritte der analytischen Technik die rascheste und sicherste Methode der Identifizierung. Da bei chromatographischer Analyse die Laufstrecken bzw. Retentionszeiten von äußeren Bedingungen beeinflusst werden, vergleicht man die chromatographischen Parameter der Drogeninhaltsstoffe mit denen von mitchromatographierten Reinstoffen (Referenzsubstanzen).

2.4.3 Prüfung der Reinheit

Die Reinheitsprüfung erfasst bei strukturierten Drogen fremde, den Beschreibungen der Standards nicht entsprechende Teile, den Gehalt an Wasser, Asche, salzsäureunlöslicher Asche und extrahierbaren Stoffen. Die Reinheit von nicht strukturierten Drogen wird anhand der oben genannten physikalisch-chemischen Parameter, bei fetten und ätherischen Ölen auch durch chemische Kennzahlen, und das durch HPLC oder GC ermittelte chromatographische Profil geprüft. Darüber hinaus gibt es spezielle Reinheitsanforderungen für Blut und Blutpräparate (Kap. 32) sowie Immunpräparate (Kap. 35).

Drogen müssen von sichtbaren Schimmelpilzen frei sein (PhEur 2.8.2). Der Anteil fremder Bestandteile, meistens auf 2% begrenzt, wird durch Aussammeln und Wägung der Beschreibung in den Standards nicht entsprechender Teile der Stammpflanze, Teile fremder Pflanzen und mineralischer Stoffe bestimmt (PhEur 2.8.2). Der Wassergehalt von strukturierten Drogen wird durch Ermittlung des Trocknungsverlustes (PhEur 2.2.32) oder bei Drogen mit hohem Gehalt an ätherischem Öl volumetrisch nach Destillation mit Toluol ermittelt (PhEur 2.2.13). Die Begrenzung des Wassergehaltes dient auch dazu, eine Verderbnis der Drogen zu verhindern. Bei Wassergehalten über 10% kann es zum Wachstum von Schimmelpilzen, zur Vermehrung von Schädlingen und zu enzymatischen Abbaureaktionen der Inhaltsstoffe kommen. Der Aschegehalt wird durch Verglühen der getrockneten Droge im Muffelofen erfasst (PhEur 2.4.16). Aus der erhaltenen Asche kann der Gehalt an salzsäureunlöslicher Asche nach Extraktion mit Salzsäure ermittelt werden (PhEur 2.8.1). Der Aschegehalt, besonders der an säureunlöslicher Asche, gibt u. a. Auskunft über Verunreinigungen mit Mineralien, z. B. Sand.

> Neben den in den Monographien vorgeschriebenen Reinheitsanforderungen müssen strukturierte Drogen den Anforderungen an die mikrobiologische Qualität und an die Grenzwerte von Pestizidrückständen entsprechen. Das Risiko der Verunreinigung mit Schwermetallen, Bakterientoxinen sowie Mykotoxinen und in besonderen Fällen mit radioaktiven Isotopen muss berücksichtigt werden.

Hinsichtlich der **Anforderungen an die mikrobiologische Qualität** wird in 4 Kategorien eingeteilt (PhEur 5.1.4):

- Sterile Zubereitungen,
- Zubereitungen zur kutanen Anwendung und Anwendung am Respirationstrakt,
- Zubereitungen zur peroralen oder rektalen Anwendung,
- pflanzliche Arzneidrogen.

Pflanzliche Arzneimittel, denen vor der Anwendung siedendes Wasser zugesetzt wird (Teedrogen), dürfen enthalten je ml oder g:

- Gesamtzahl koloniebildender, aerober Einheiten: höchstens 10^7 Bakterien und höchstens 10^5 Pilze,
- spezifizierte Mikroorganismen: höchstens 10^2 *Escherichia coli*.

Pflanzliche Arzneimittel, denen vor der Anwendung kein siedendes Wasser zugesetzt wird, dürfen enthalten je ml oder g:

- Gesamtzahl koloniebildender, aerober Einheiten: höchstens 10^5 Bakterien und höchstens 10^4 Pilze,
- spezifizierte Mikroorganismen: höchstens 10^3 Enterobakterien, *Escherichia coli* und Salmonellen dürfen nicht vorhanden sein.

Die mikrobiologische Prüfung kann nach der PhEur (2.6.12, 2.6.13) erfolgen.
   Die Verunreinigung mit Bakterien und niederen Pilzen resultiert vorwiegend aus der Besiedlung von Pflanzen mit diesen Organismen. Die Keimbelastung kann nach der Ernte bei unsachgemäßer Trocknung und Lagerung stark zunehmen. Sie entspricht etwa der von Lebensmitteln oder Gewürzen und liegt in der Regel zwischen 10^2 bis 10^8 Keime pro Gramm Droge. Sie ist etwa proportional der Drogenoberfläche, d.h. bei Blatt-, Blüten- und Krautdrogen ist sie besonders hoch. Meistens handelt es sich um für den Menschen ungefährliche aerobe Sporenbildner, Hefen, Schimmelsporen und coliforme Keime.
   Grenzwerte für Pestizide sind für 34 im Pflanzenschutz häufig eingesetzte Stoffe vorgeschrieben (PhEur 2.8.13). Für alle übrigen Pestizide gelten entweder EG-Richtlinien oder ihre Grenzwerte werden aus den von der FAO-WHO

(Food and Agriculture Organization in the World Health Organization) veröffentlichten ADI-Werten (Acceptable Daily Intake = Menge, die täglich ohne Bedenken aufgenommen werden kann) errechnet.

Wegen der großen Anzahl der Wirksubstanzen der Pflanzenschutzmittel, z. Z. werden weltweit über 500 verschiedene chemische Verbindungen eingesetzt, gestaltet sich ihr Nachweis sehr schwierig. Er wird erheblich vereinfacht, wenn die Art des beim Anbauer praktizierten Pflanzenschutzes bekannt ist. Importe aus Entwicklungsländern können hohe Konzentrationen an Pflanzenschutzmitteln enthalten, die teilweise mit unseren Methoden nicht erfasst werden. Eine Gefahr ergibt sich auch für diejenigen, die wild wachsende Arzneipflanzen in der Nähe von landwirtschaftlich genutzten Flächen sammeln und die gewonnenen Drogen selbst verbrauchen, da unsere Nutzpflanzen fast durchweg mit Pflanzenschutzmittel behandelt werden. Durch Abdrift kommt es zur Verunreinigung der in der Nähe wachsenden Arzneipflanzen.

Gemäß **Empfehlungen für Höchstmengen an Schwermetallen** in Arzneimitteln pflanzlicher und tierischer Herkunft (Arzneimittelkontaminanten-Empfehlung Schwermetalle, Entwurfs des BMG vom 17. 10. 1991) dürfen in einem Kilogramm Droge höchstens enthalten sein: 5,0 mg Blei, 0,2 mg Cadmium (für einige Cadmiumspeicherpflanzen, z. B. Johanniskraut, bis 0,5 mg) und 0,1 mg Quecksilber.

Die **Aflatoxin-Verbotsverordnung** vom 19. Juli 2000 fordert eine Begrenzung des Gehaltes von pflanzlichen Drogen an Aflatoxin B1 auf maximal 2 µg/kg und der Summe der Aflatoxine auf 4 µg/kg. Weitere Verbotsverordnungen für andere Mykotoxine, z. B. Ochratoxine, werden vorbereitet.

Bakterientoxine bzw. Mykotoxine werden von Bakterien bzw. Pilzen produziert. Diese Toxine gelangen in die Pflanzen, und damit in Nahrungsmittel und Drogen, wenn diese Mikroorganismen auf Pflanzen (epiphytisch) oder in ihnen (endophytisch) leben bzw. wenn die Gifte der im Boden lebenden Mikroorganismen von den Pflanzen durch die Wurzeln aufgenommen werden. Auch während unsachgemäßer Trocknung oder Lagerung werden derartige Toxine gebildet. Sie sind für Mensch und Tier akut oder chronisch toxisch. Bakterientoxine sind meistens Polypeptide oder Proteine. Mykotoxine (Abb. 2-1) gehören unterschiedlichen Stoffklassen an, sie sind z. B. Polyketide (Aflatoxine, Zearalenone, Ochratoxine), Terpene (Trichothecene, z. B. Desoxynivalenol) oder Alkaloide (z. B. α-Cyclopiazonsäure). Einige Mykotoxine werden beim Erhitzen zerstört, z. B. solche in Getreidemehlen beim Backprozess, andere sind relativ stabil und gehen auch in Drogenzubereitungen über. Bei pflanzlichen Nahrungsmitteln aus dem so genannten Bioanbau, bei dem keine Pflanzenschutzmittel eingesetzt werden, ist die Gefahr einer Mykotoxinaufnahme hoch, besonders dann, wenn die Produkte keinen Erhitzungsprozess durchlaufen.

Als **Grenzwert für radioaktive Isotope** werden laut EG-Norm höchstens 600 Bcq/kg, bezogen auf das Frischgewicht, zugelassen. Die Isotope stammen vorwiegend aus Reaktorunfällen und Kernwaffentests.

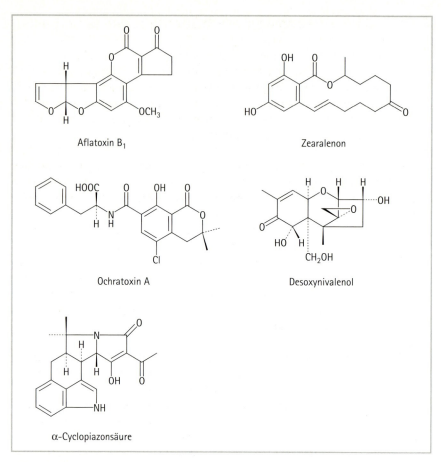

Abb. 2-1 Mykotoxine

Prüfungen auf die Vielzahl möglicher chemischer Verunreinigungen, zu denen auch Entwesungs- und Entkeimungsmittel bzw. deren Reaktionsprodukte, z. B. mit Pflanzeninhaltsstoffen, gehören, können in den Standards nicht vollständig verankert sein. Es wird aber vorausgesetzt, dass Verunreinigungen, die mit Hilfe der vorgeschriebenen Prüfmethoden nicht nachgewiesen werden, nicht erlaubt sind, wenn die Vernunft und eine gute pharmazeutische Praxis ihre Abwesenheit erfordern.

2.4.4 Gehaltsbestimmung, Wertbestimmung und Normierung

> **Gehaltsbestimmungen** erfolgen mit chemischen und/oder physikalisch-chemischen Verfahren. Sie setzen voraus, dass die wirksamkeitsbestimmenden Inhaltsstoffe einer Droge hinreichend bekannt und mit vertretbarem Aufwand analytisch erfassbar sind. Sind Gehaltsbestimmungen vorgeschrieben, verlangen die Standards einen Mindestgehalt an einer Hauptwirksubstanz oder mehreren Hauptwirksubstanzen.

Da sehr häufig Konventionsmethoden eingesetzt werden, erhält man oft keine Absolut- sondern nur Relativwerte, d. h. auch, dass der im Standard geforderte Gehalt mit der im Standard vorgeschriebenen Methode bestimmt werden muss.

Nicht immer lassen Gehaltsbestimmungen Rückschlüsse auf den therapeutischen Wert einer Droge zu. Oft sind viele Inhaltsstoffe an der Wirkung beteiligt, aber nur ein Einzelwirkstoff oder nur die Summe der Vertreter eines Wirkstoffkomplexes, z. B. der Gehalt an Hydroxyanthracenglykosiden, werden erfasst. Bei der Bestimmung von Wirkstoffkomplexen bleibt darüber hinaus unberücksichtigt, dass die Relation von stark wirksamen Komponenten zu schwach wirksamen Komponenten sehr variabel sein kann.

> **Wertbestimmungen** erfolgen mit physikalisch-chemischen, chemischen, organoleptischen, pharmakologischen oder mikrobiologischen Methoden. Sie werden durchgeführt, wenn sich die wirksamkeitsbestimmenden Inhaltsstoffe einer Droge schwer oder nicht quantitativ erfassen lassen und/oder wenn die Droge einen Wirkstoffkomplex enthält, dessen Komponenten, wie beispielsweise die herzwirksamen Steroidglykoside der Digitalis-purpurea-Blätter, sich in ihrer Wirkungsstärke unterscheiden, sodass eine Angabe des Gesamtgehaltes wenig über den therapeutischen Wert aussagt.

Wertbestimmungen führen nicht zu Gehaltsangaben, sondern zu Aussagen über:

- bestimmte physikalisch-chemische Parameter oder Wirkungen, z. B. die Quellungszahl bei Schleimstoffen, der hämolytische Index bei Saponinen,
- sensorisch bestimmbare Grenzwerte, z. B. der Bitterwert bei Bitterstoffen,
- mit Standardsubstanzen vergleichbare Wirkungen am Tier, auch als Wirkwerte bezeichnet, z. B. der Wirkwert von Drogen mit herzwirksamen Steroidglykosiden,
- bakteriostatische Wirkung von Antibiotika,
- katalytische Aktivitäten, z. B. von Enzymen wie Pepsin, Trypsin, Chymotrypsin, und Blutgerinnungsfaktoren,
- enzymhemmende Wirkungen, z. B. von Heparin und Antithrombin III.

> **Normierungen** (Einstellungen) begrenzen den Wirksubstanzgehalt oder den Wirkwert einer Droge nicht nur nach unten sondern auch nach oben, d. h. der Wirksubstanzgehalt oder Wirkwert der Droge muss innerhalb bestimmter Grenzen liegen. Normierungen werden vor allem bei Drogen und Drogenextrakten mit stark wirksamen Inhaltsstoffen mit geringer therapeutischer Breite durchgeführt, um Vergiftungen auszuschließen, aber auch um eine kalkulierbare Wirkung zu erreichen, u. a. bei einigen Zubereitungen aus Anthrachinon-, Ätherischöl-, Bitterstoff-, Flavonoid-, Gerbstoff- oder Saponindrogen.

Diese Drogen werden in der PhEur sowie im DAB als eingestellte Drogen und in der PhHelv als normierte Drogen bezeichnet. Das ÖAB weist in den Monographietiteln nicht gesondert auf die durchgeführte Normierung hin.

Gefordert wird beispielsweise die Normierung von

- Drogenpulver und -extrakten von Drogen mit stark wirksamen Alkaloiden, so von Belladonnablättern, Ipecacuanhawurzel sowie Opium und Chinatinktur,
- Drogenpulver mit herzwirksamen Steroidglykosiden, so von Adoniskraut, Digitalis purpurea-Blättern, Maiglöckchenkraut und Meerzwiebel,
- Drogenextrakten aus Aloe, Faulbaumrinde, Rhabarberwurzel und Sennesblättern.

Das Einstellen auf den vorgeschriebenen Gehalt erfolgt durch Verreiben mit inerten Substanzen, z. B. Milchzucker, oder durch Mischen von Drogenpulvern unterschiedlichen Gehalts. Bei der Normierung durch Mischen mit inerten Stoffen ist zu bedenken, dass neben der Konzentration der Hauptwirkstoffe auch die der Nebenwirkstoffe herabgesetzt wird.

Bei Phytopharmaka, bei denen mehrere Inhaltsstoffe an der Wirkung beteiligt sind oder deren Wirksubstanzen unbekannt sind, wird eine Normierung von Zubereitungen oder Fertigarzneimitteln anhand vom **Droge-Extrakt-Verhältnis (DEV)** versucht. Es gibt an, welche Masse der eingesetzten Droge welche Masse des nativen, getrockneten Extrakts geliefert hat (DEV_{nativ}). Beispielsweise besagt ein DEV von 5–7:1, Ethanol 70% (V/V), dass aus 5 bis 7 g Droge bei Extraktion mit 70%igem Ethanol nach dem Eindampfen 1 g Trockenextrakt erhalten wurde. Die Schwankungsbreite ergibt sich aus der Abhängigkeit der Extraktausbeute von der Drogencharge. Bei flüssigen Arzneiformen gibt ein DEV 1:5, Ethanol 50% (V/V), an, dass 1 g der Droge mit 5 g 50%igem Ethanol extrahiert wurde. Das DEV lässt nur dann eine Vergleichbarkeit von verschiedenen Fertigarzneimitteln mit der gleichen Drogenzubereitung zu, wenn die in ihnen enthaltenen Drogenextrakte unter den gleichen Bedingungen erhalten wurden, z. B. mit dem gleichen Extraktionsverfahren bei gleicher Extraktionszeit, mit der gleichen Menge Auszugsmittel, aus Ausgangsmaterial gleichen Zerkleinerungsgrades mit etwa gleicher Wirk- und

Begleitstoffzusammensetzung. Die Angabe des DEV erlaubt daher keinen sicheren Hinweis auf den therapeutischen Wert. Bei Trockenextrakten aus Drogen mit flüchtigen Wirksubstanzen, z. B. bei Thymiantrockenextrakt, vermittelt das DEV keine Aussagen über die Wirksamkeit, weil die flüchtigen Wirksubstanzen nicht berücksichtigt werden.

Auch eine **Spezifikation** einer oder mehrerer Wirksubstanzen, d. h. die **Angabe des Wirksubstanzgehaltes** innerhalb enger Grenzen, wird bei Fertigarzneimitteln bisweilen praktiziert, z. B. pro Kapsel 17,9 bis 24,1 mg Trockenextrakt aus Weißdornblättern mit Blüten, entsprechend 0,75 mg Flavonoiden, berechnet als Hyperosid. Für Drogen mit mehreren Wirksubstanzen lassen derartige Angaben nur Rückschlüsse auf die Wirksamkeit zu, wenn alle vermutlich an der Wirkung beteiligten Substanzen erfasst werden, z. B. pro Filmtablette 120 mg Trockenextrakt aus Ginkgo-biloba-Blättern, entsprechend 26,4 bis 32,4 mg Flavonglykosiden und 6,0 bis 8,4 mg Terpenlactonen, davon 3,36 bis 4,08 mg Ginkgolide A, B, C und 3,12 bis 3,84 mg Bilobalid.

An **Leitsubstanzen** orientiert man sich bei der Herstellung von Fertigarzneimitteln bei chargenspezifischen Kontrollen, Inprozess- und Endproduktkontrollen oder bei Haltbarkeitsbestimmungen, wenn die wirksamkeitsbestimmenden Inhaltsstoffe sehr komplex, mit vertretbarem analytischem Aufwand nicht bestimmbar oder unbekannt sind. Sie sind chemisch definierte, analytisch gut erfassbare Drogeninhaltsstoffe, deren quantitatve Erfassung ausschließlich der analytischen Kontrolle dient. An der Wirkung der Droge sind sie nicht oder nicht maßgeblich beteiligt. Über die therapeutische Qualität eines Fertigarzneimittels sagt der Gehalt an Leitsubstanzen nur dann etwas aus, wenn gezeigt wurde, dass Präparate mit dem gleichen Gehalt an der Leitsubstanz auch vergleichbare Wirkungen besitzen.

> Bei pharmakologischen und klinischen Untersuchungen ist jeder nach einem bestimmten Verfahren hergestellte Extrakt als gesonderter Wirkstoff zu betrachten. Ergebnisse der Untersuchungen sind nur für diesen Extrakt relevant und nur dann bedingt auf andere Extrakte übertragbar, wenn alle wesentlichen Wirksubstanzen bekannt und die Konzentrationen an diesen Wirksubstanzen im anderen Extrakt etwa gleich sind. Bei Austausch von Fertigarzneimitteln mit Extrakten verschiedener Hersteller aus der bzw. den gleichen Droge(n) ist nicht unbedingt die gleiche therapeutische Wirkung zu erwarten.

2.5 Lagerung

> Bei der Lagerung von Drogen kann es durch spontan ablaufende bzw. enzymatisch katalysierte Reaktionen, besonders Oxidations-, Hydrolyse- oder Polymerisationsprozesse, oder durch Verdunstung flüchtiger Stoffe zu

Verlusten von Wirk- und Farbstoffen kommen. Darüber hinaus können unangenehm riechende und schmeckende, eventuell toxische Zersetzungsprodukte entstehen sowie flüchtige Stoffe aus der Umgebung adsorbiert werden. Mikroorganismen können toxisch wirkende Bakterien- oder Mykotoxine in den Drogen anreichern. Insektenfraß kann die Drogen unbrauchbar machen. Diese Prozesse werden durch hohe Feuchtigkeit, hohe Temperaturen, Licht und hohen Zerkleinerungsgrad der Drogen gefördert.

Um der Verderbnis von Drogen vorzubeugen, ist bei der Lagerung Folgendes zu beachten:

- der Wassergehalt der Drogen darf nicht mehr als 12% betragen,
- die relative Luftfeuchte in den Lagerräumen sollte 60% und die Raumtemperatur 25 °C nicht übersteigen, am besten wird bei +5 °C in klimatisierten Räumen gelagert, keinesfalls auf einem so genannten Kräuterboden unter dem Dach, die Lagertemperatur sollte möglichst konstant sein, da bei Einwirkung warmer Luft auf kaltes Drogenmaterial Kondenswasserbildung auftritt,
- Lichteinfluss ist zu vermeiden, Licht trägt zur Radikalbildung bei und begünstigt so oxidative Veränderungen,
- Drogen sollten möglichst unzerkleinert gelagert werden, Zerstörung der Gewebe, besonders das Aufreißen der Sekretbehälter, sowie die Vergrößerung der Oberfläche begünstigen den Verlust flüchtiger Stoffe und das Eindringen von Sauerstoff,
- Drogen dürfen nicht zusammen mit flüchtigen Chemikalien oder anderen stark riechenden Drogen gelagert werden, sie nehmen den Geruch dieser Materialien an,
- Lagerung von getrockneten Kräutern in Säcken ist nicht zweckmäßig, beim Stapeln kommt es zur Grusbildung, formstabile Behälter sind zur Lagerung besser geeignet,
- Drogen sollten in dicht schließenden, gasdichten Behältern, bei kleineren Mengen beispielsweise in Gefäßen aus Porzellan, Glas oder Weißblech, aufbewahrt werden, Beutel aus Polyethylen oder Polypropylen sind ungeeignet, da das lipophile Material zwar Wasserdämpfe zurückhält, für flüchtige lipophile Stoffe aber durchlässig ist, gasdichte Behälter verhindern die Verdunstung flüchtiger Bestandteile sowie das Eindringen von Wasserdampf, Sauerstoff und Insekten,
- für Insektenfraß anfällige Drogen müssen in geeigneter Weise von lebenden Insekten und ihren Eiern befreit, d. h. einer Entwesung unterworfen werden, das kann durch Dämpfe von Methylbromid oder durch Druckentwesung mit CO_2, dem so genannten PEX-Verfahren, geschehen,
- flüssige oder halbfeste Drogen, z. B. ätherische und fette Öle, sind, um Sauerstoff weitgehend auszuschließen, in völlig gefüllten, gasdichten Gefäßen aufzubewahren,

- Drogengefäße sollten, bevor die nächste Charge eingefüllt wird, immer völlig entleert und gereinigt werden, zurückbleibende, mit Mikroorganismen oder Insekten kontaminierte Reste, bei fetten und ätherischen Ölen gebildete Radikale, beschleunigen den Verderb.

2.6 Haltbarkeit

> Die Haltbarkeit von Drogen ist auch bei sachgemäßer Lagerung begrenzt. Sie ist von der Art der Wirksubstanzen und Begleitstoffe abhängig und nimmt mit steigendem Zerkleinerungsgrad der Droge ab. Besonders geringe Haltbarkeit haben Drogen mit ätherischen Ölen, fetten Ölen, Gerbstoffen und glykosidischen Wirksubstanzen.

Ätherische Öle, fette Öle und strukturierte Drogen mit ätherischen und fetten Ölen sollten nach der Ernte nicht länger als 2 Jahre gelagert werden. Für sehr empfindliche ätherische und fette Öle, z. B. für Citronenöl, Kümmelöl, Citronellöl, Lavendelöl und Lebertran, sollten Lagerzeiten von einem Jahr nicht überschritten werden. Gegebenenfalls werden fetten und ätherischen Ölen Konservierungsmittel zugesetzt (PhEur).

Bei Drogen mit Gerbstoffen oder mit glykosidischen Wirksubstanzen, z. B. mit Anthrachinonglykosiden, herzwirksamen Steroidglykosiden, glykosidischen Bitterstoffen und Saponinen, wird eine Höchstlagerzeit von 3 Jahren nach der Ernte empfohlen.

Länger als 5 Jahre sollten Drogen nur dann gelagert werden, wenn ein erheblicher Wirkungsverlust sicher ausgeschlossen werden kann.

2.7 Risiken beim Umgang mit Drogen

> Drogen mit stark wirkenden und schleimhautreizenden Inhaltsstoffen können bereits in Mengen, die beim Pulvern oder Schneiden eingeatmet werden, Anlass zu Vergiftungen sein, z. B. Drogen mit stark wirkenden Alkaloiden, wie Ipecacuanhawurzel, oder mit herzwirksamen Steroidglykosiden, wie Digitalis-purpurea-Blätter. Kontakt mit Allergene enthaltenden Drogen oder Drogenzubereitungen, z. B. solche mit Sesquiterpenlactonen mit exozyklischer Methylengruppe, kann zu Kontaktallergien führen. Ein hohes Sensibilisierungspotenzial haben u. a. Arnika, Artischocken, Beifuß, Benediktenkraut, Mutterkraut, Rainfarn und Römische Kamille.

Beim Pulvern von Drogen, aber auch beim Umfüllen, sollten die Atemwege vor Stäuben geschützt werden. Für allergische Erkrankungen prädisponierte

Personen müssen den Kontakt mit allergieauslösenden Drogen und ihren Zubereitungen meiden.

2.8 Zubereitungen aus Drogen

2.8.1 Definition

Zubereitungen aus pflanzlichen Drogen (Plantae medicinalis praeparatore PhEur) werden durch Verfahren wie Extraktion, Destillation, Pressung, Fraktionierung, Reinigung, Anreicherung oder Fermentation gewonnen. Nach PhEur zählen dazu u. a. Extrakte, → ätherische Öle (Kap. 23), Presssäfte und verarbeitete Ausscheidungen von Pflanzen.

2.8.2 Extrakte

Auszugsmittel

Drogen werden wegen des hohen Anteils an wirkstoffarmen Gerüstsubstanzen fast ausschließlich in Form von Extrakten angewendet. Mit Wasser werden vorwiegend hydrophile, mit wässrig-ethanolischen Auszugsmitteln hydrophile und ein Teil der lipophilen und mit fetten Ölen oder anderen apolaren Lösungsmitteln vorwiegend lipophile Inhaltsstoffe extrahiert. Die extrahierten Stoffe können Wirksubstanzen sowie erwünschte und unerwünschte Begleitstoffe sein. Über die Wirkung entscheidet also nicht nur die Art der Droge, sondern auch die Art der Zubereitung.

Wasser, besonders heißes Wasser, ist ein zur Extraktion von Drogen geeignetes Auszugsmittel. Auch wenig wasserlösliche Stoffe gehen teilweise, bedingt durch die Anwesenheit natürlicher Lösungsvermittler, z. B. von Saponinen, in Lösung. Nachteile wässriger Auszüge sind ihr hoher Gehalt an Ballaststoffen, z. B. Gerbstoffen, die geringe Stabilität der Drogeninhaltsstoffe in wässrigem Milieu und der rasche Befall durch Mikroorganismen. Wässrige Extrakte sind daher zum sofortigen Verbrauch bestimmt.

In Ethanol-Wasser-Mischungen werden hydrophile Stoffe, z. B. Gerbstoffe, Glykoside und Alkaloidsalze, noch gut und lipophile Stoffe, z. B. Komponenten ätherischer Öle, bereits in ausreichendem Maße gelöst. Ethanol-Wassermischungen sind in jedem Verhältnis herstellbar, haben geringe Viskosität, verhindern die extraktionsbehindernde Quellung von Zellwänden und Schleimstoffen, töten Mikroorganismen ab und inaktivieren drogeneigene Enzyme. Ethanol ist in Dosen, die in Arzneimitteln enthalten sind, untoxisch. Bei

Kindern sollten Auszüge mit mehr als 30% Ethanol nicht zur Anwendung kommen.

Trockenextrakte können, da das Extraktionsmittel abgedampft wird, auch mit toxischen Auszugsmitteln gewonnen werden, z. B. Methanol oder Isopropanol.

Seltener wird mit meistens erwärmten fetten Ölen oder Fetten zur Gewinnung von Salben und Arzneiölen extrahiert. Medizinische Weine, das sind Auszüge von Drogen mit Wein bzw. Mischungen anderer Auszüge mit Wein, werden ebenfalls verwendet. Zum innerlichen Einsatz ätherischer Öle benutzt man auch aromatische Spiritusse, das sind ethanolische Lösungen ätherischer Öle, aromatische Wässer, das sind wässrige Lösungen bzw. Emulsionen ätherischer Öle oder Destillate von Auszügen aus Drogen mit ätherischen Ölen.

Wässrige Extrakte

> **Teegetränke** sind trinkfertige wässrige Auszüge aus **Pflanzlichen Drogen zur Teezubereitung** (Plantae ad ptisanam PhEur). In Form von Teegetränken werden besonders Drogen mit großer therapeutischer Breite eingesetzt. **Teegemische** (Species ÖAB, PhHelv, DAC) werden nach den allgemeinen Vorschriften dieser Monographien hergestellt und müssen diesen Vorschriften entsprechen. Rezepte für Teegemische sind u. a. in ÖAB, PhHelv, Standardzulassungen und im Neuen Rezept-Formularium (NRF) enthalten.

Teegemische können neben an der Wirkung beteiligten Drogen (Leitdrogen) und Drogen, die der Aromatisierung oder der Schönung dienen (Hilfsdrogen), auch Drogenextrakte, ätherische Öle oder andere Arzneistoffe enthalten. Die Anzahl der Leitdrogen eines Mischtees sollte bei Drogen mit unterschiedlichen Angriffspunkten 5 nicht übersteigen, da sonst die Einzelkomponenten des Teegemischs unterdosiert sind. Um eine Entmischung von Teegemischen bei Transport und Lagerung zu vermeiden, müssen alle Drogen etwa den gleichen Zerkleinerungsgrad besitzen.

> Bei der Bereitung von Teegetränken nähert sich mit steigendem Zerkleinerungsgrad, der Temperatur des Wassers, der Extraktionsdauer und der Häufigkeit des Umrührens die Menge der extrahierten Wirksubstanzen einem Maximum.

Dem Zerkleinerungsgrad sind aus Gründen der Stabilität der Droge und der Filtrierbarkeit des Auszuges Grenzen gesetzt. Bei Drogen mit flüchtigen oder thermolabilen Wirksubstanzen geht bei längerem Erhitzen ein Teil der extrahierten Wirksubstanzen wieder verloren.

Teegetränke aus Blüten-, Blatt, Frucht-, Samen- oder Krautdrogen werden in der Regel hergestellt, indem man 2 bis 5 g (Briefwaage!) grob geschnittene Droge mit etwa 150 ml kochendem Wasser (etwa 1 Tasse) übergießt und 5 bis

10 min bedeckt stehen lässt. Gelegentliches Umrühren fördert den Extraktionsvorgang. Anschließend wird abgeseiht. Auf diese Weise sollte man auch Teegemische zubereiten. Ein Anfeuchten der Drogen einige Minuten vor dem Zufügen des kochenden Wassers, sowie bei Drogen mit ätherischen Ölen das Zerquetschen ganzer Früchte (z. B. von Apiaceae oder Wacholderbeeren) unmittelbar vor dem Gebrauch, erhöht die Wirkstoffausbeute.

Hölzer, Rinden, Wurzeln und Wurzelstöcke werden in fein geschnittener Form durch Auskochen extrahiert. Dazu setzt man mit kaltem Wasser an und lässt unter wiederholtem Umrühren 10 bis 15 min kochen. Schleimdrogen werden zur Verhinderung der Verkleisterung der Stärke, Bärentraubenblätter zur Begrenzung des Gehaltes des Teegetränkes an magenreizenden Gerbstoffen, mit zimmerwarmem Wasser unter wiederholtem Umrühren etwa 60 min extrahiert. Kaltwasserauszüge sind aus bakteriologischer Sicht nicht unbedenklich. In den Drogen enthaltene Mikroorganismen werden nicht abgetötet und können sich während der Mazeration vermehren. Ein kurzes Aufkochen der Mazerate nach (!) dem Abseihen ist zu empfehlen.

> Hustentees sollen stark mit Rohrzucker oder Honig gesüßt, möglichst heiß und schluckweise getrunken werden. Magentees sowie Tees zur Behandlung von Durchfallerkrankungen sollte man nicht süßen.

Bei Hustentees (und Hustensäften) wirkt der Zuckeranteil auf osmotischem Wege leicht magenreizend und damit reflektorisch sekretionsanregend. Honig hat aufgrund der kleineren Moleküle der Zucker (D-Glucose + D-Fructose) bei gleicher Konzentration eine stärkere osmotische Wirkung als Rohrzucker. Durch langsames Trinken und die hohe Temperatur wird der inhalative Effekt ätherischer Öle verbessert und die Spreitung von Saponinen vom Rachen bis in den Bronchialbaum begünstigt. Stark gesüßte Hustentees können jedoch bei empfindlichen Patienten zur Magenreizung führen. Bei Magentees wird die erwünschte Bitterwirkung durch Süßen kaschiert und eine Fehlgärung begünstigt.

> Handelsformen von Einzeltees oder Teegemischen sind neben lose abgefüllten Tees Teefilterbeutel, Instant-Tees und Granulat-Tees.

Teefilterbeutel bieten den Vorteil der einfachen, gut dosierbaren Zubereitung bei wegen des Feinheitsgrades guter Ausbeute an Wirksubstanzen. Sie sollten, um Verwechslungen vorzubeugen, einzeln gekennzeichnet sein. **Instant-Tees**, die durch Sprühtrocknung wässriger oder wässrig-ethanolischer Auszüge bereitet werden und denen die bei der Sprühtrocknung entfernten ätherischen Öle, möglichst in mikroverkapselter Form, wieder zugesetzt wurden, sind ebenfalls sehr gut zur Bereitung von Teegetränken geeignet. **Granulat-Tees** werden durch Aufsprühen konzentrierter Drogenextrakte auf ein Trägermaterial gewonnen. Sie enthalten meistens große Mengen an Saccharose (Vorsicht bei Diabetikern! Kariogene Wirkung!). Ihr Wirkstoffgehalt ist oft wesentlich geringer als der von sprühgetrockneten Produkten.

Aufgüsse (Infusa ÖAB), **Abkochungen** (Decocta ÖAB) und **Mazerate** (Macerata ÖAB) sind wässrige Zubereitungen aus stark wirksamen Drogen. Sie werden in der Apotheke, wenn vom Arzt nicht anders vorgeschrieben, aus 1 Teil Droge und 10 Teilen Wasser hergestellt. Sie sind heute kaum noch gebräuchlich.

Aufgüsse werden bereitet durch Befeuchten der Droge mit kaltem Wasser, Übergießen mit kochendem Wasser nach etwa 5 min, Erhitzen unter Umrühren für 5 min bei 90 °C im Wasserbad, 30 min Abkühlenlassen und Abseihen. Zur Herstellung von Abkochungen befeuchtet man die Droge mit kaltem Wasser, übergießt sie nach etwa 5 min mit kochendem Wasser, belässt sie für 30 min bei 90 °C und seiht heiß ab. Mazerate erhält man durch Befeuchten der Droge mit kaltem Wasser und 60-minütiges Ausziehen mit zimmerwarmem Wasser unter Umrühren.

Zur äußerlichen Anwendung werden wässrige Extrakte in Form von Bädern, Spülungen oder Umschlägen eingesetzt. Dabei kann es über eine Wärmewirkung hinaus zur Aufnahme von Wirksubstanzen in die Haut, durch die Haut und, bei flüchtigen Stoffen, auch durch die Lungen kommen.

Wässrig-ethanolische Extrakte

> Wässrig-ethanolische Auszüge sind vor allem Extrakte: Tinkturen, Fluidextrakte, Dickextrakte (Zähflüssige Extrakte) und Trockenextrakte.

Extrakte (Extracta PhEur) sind Zubereitungen von flüssiger, halbfester oder fester Beschaffenheit, die üblicherweise aus pflanzlichem oder tierischem Material hergestellt werden.

- Standardisierte Extrakte (normierte Extrakte) werden auf einen vorgegebenen Gehalt von Inhaltsstoffen mit bekannter therapeutischer Aktivität innerhalb eines akzeptierten Intervalls durch Verschneiden mit inertem Material oder Mischen von Extraktchargen mit unterschiedlichem Gehalt hergestellt.
- Quantifizierte Extrakte werden auf einen bestimmten Bereich von Inhaltsstoffen eingestellt, die hinsichtlich ihrer therapeutischen Aktivität nicht definiert sind.
- Andere Extrakte sind durch den Herstellungsprozess definiert (z. B. durch das eingesetzte pflanzliche Material, Extraktionsmittel, Extraktionsbedingungen).
- **Tinkturen** (Tincturae PhEur) werden meistens mit Ethanol-Wasser-Mischungen durch Mazeration, Perkolation oder ähnliche geeignete, validierte Methoden, seltener auch durch Lösen oder Verdünnen von anderen Extrakten hergestellt. Das Verhältnis von Droge zu Extraktionsmittel

beträgt 1:5 oder 1:10. Homöopathische Tinkturen werden häufig aus Frischpflanzen oder aus Presssäften von Pflanzen, Verhältnis Pflanze zu Extraktionsmittel 1:1, bereitet.
- **Fluidextrakte** (PhEur, Extracta fluida) sind flüssige Extrakte, die durch die oben genannten Methoden, besonders Perkolation, oder durch Lösen von Dick-oder Trockenextrakten erhalten werden, im Allgemeinen entspricht ein Masse- oder Volumenteil Droge einem Masseteil des Extrakts.
- **Zähflüssige Extrakte, Dickextrakte, Spissumextrakte** (PhEur, Extracta spissa), sind durch Eindampfen teilweise vom Extraktionsmittel befreite, zähflüssige Zubereitungen.
- **Trockenextrakte** (PhEur, Extracta sicca) sind durch Eindampfen vom Extraktionsmittel befreite, feste Zubereitungen, der Trockenrückstand beträgt im Allgemeinen mindestens 95%.
- **Spezialextrakte** sind Extrakte, zu deren Herstellung Verfahren gewählt wurden, bei denen bestimmte Inhaltsstoffe der Droge angereichert oder/und störende Begleitstoffe eliminiert werden.
- **Mischextrakte** werden durch Extraktion von Drogenmischungen hergestellt. Sie unterscheiden sich in ihrer Zusammensetzung von Mischungen von Einzelextrakten, da sich die Inhaltsstoffe gegenseitig in ihrem Löslichkeitsverhalten beeinflussen. So können beispielsweise Saponine als Solubilisatoren wirken.

Tinkturen, die meistens mit 70%igem Ethanol hergestellt werden, sind sehr zweckmäßige Drogenzubereitungen. Sie erfassen ein weites Spektrum von Drogeninhaltsstoffen. Sie sind entweder selbst die Darreichungsformen oder sie werden in der Apotheke zu Rezepturarzneimitteln bzw. in der pharmazeutischen Industrie zu Fertigarzneimitteln verarbeitet. Der Einsatz von Fluid- und Dickextrakten ist sinnvoll, wenn die wirksamkeitsbestimmenden Inhaltsstoffe der Drogen gut löslich und wenig flüchtig sind. Trockenextrakte, die heute vielfach zur Herstellung der von den Patienten und daher von der pharmazeutischen Industrie bevorzugten festen Formen von Fertigarzneimitteln benutzt werden, sollten nur verwendet werden, wenn keine flüchtigen oder thermolabilen Inhaltsstoffe an der Wirkung beteiligt sind. Bei Drogen mit ätherischen Ölen ist daher der Einsatz von Trockenextrakten nicht sinnvoll. Selbst wenn eine Rückführung der ätherischen Öle in mikroverkapselter Form erfolgt, kommt der Aromaeffekt in festen Arzneiformen nicht zur Wirkung.

2.9 Phytopharmaka

2.9.1 Bedeutung von Phytopharmaka

> **Phytopharmaka** (Phytotherapeutika) sind aus Drogen gewonnene Zubereitungen, die, meistens in Form von Fertigarzneimitteln, zur **Phytotherapie** eingesetzt werden, d. h. im Sinne einer rationalen Therapie im Rahmen der naturwissenschaftlich orientierten Medizin. Biogene Reinstoffe und im Rahmen alternativer Therapiemethoden verwendete, aus Pflanzen gewonnene Präparate, wie Arzneimittel der homöopathischen und anthroposophischen Therapierichtungen, umfasst dieser Begriff nicht.

In den letzten Jahrzehnten haben die Besinnung auf naturverbundene Lebensformen, die so genannte grüne Welle, die sich häufenden Beobachtungen über gefährliche Nebenwirkungen einiger synthetischer Arzneistoffe und die Tatsache, dass zur Behandlung zahlreicher chronischer Erkrankungen, aber auch leichter Befindlichkeitsstörungen, bisher keine synthetischen Arzneimittel entwickelt wurden, immer mehr Menschen veranlasst, sich biogenen Arzneimitteln und alternativen Therapiemethoden zuzuwenden. Besonders Phytopharmaka mit großer therapeutischer Breite, so genannte Mite-Phytopharmaka, auch als soft drugs bezeichnet, erfreuen sich besonders in Deutschland, gefolgt von Frankreich, großer Beliebtheit und spielen eine große Rolle in der Selbstmedikation.

> Phytopharmaka werden oft auf von der Therapie mit synthetischen Arzneistoffen nicht erfassten, aber auch auf gleichen Anwendungsgebieten wie diese eingesetzt. Sie haben eine große therapeutische Breite und oft günstigere Wirkungen und geringere Nebenwirkungen als Reinstoffe. Nachteilig ist, dass Rückschlüsse aus analytischen Daten auf die Wirksamkeit in vielen Fällen nur bedingt möglich sind und dass sie geringere Haltbarkeit besitzen als Reinstoffe. Sie werden u. a. eingesetzt als Antidepressiva, Antidiarrhoika, Geriatrika, Herz-Kreislaufmittel, Immunstimulanzien, Laxanzien, Mittel zur Behandlung von Bronchitiden, fieberhaften Erkältungskrankheiten, Sedativa und Stomachika. Ihre Wirkung setzt auf einigen Anwendungsgebieten erst mit Verzögerung von mehreren Tagen bis Wochen ein. Daher sind sie besonders zur Behandlung chronischer Erkrankungen geeignet.

Die Wirkung einer Droge ist fast stets das Resultat einer Vielzahl von Inhaltsstoffen. Deswegen wird eine Droge oder der Extrakt aus einer Droge in der Gesamtheit als Wirkstoff betrachtet. Da die wirksamkeitsbestimmenden Inhaltsstoffe einer Droge oder einer Drogenmischung häufig unterschiedliche Angriffspunkte haben, obwohl sie die gleiche Wirkung ausüben, kommt es zwar zur Addition oder Potenzierung der Wirkung, nicht aber zur Addition von Nebenwirkungen. Begleitstoffe der Wirksubstanzen können die Pharmakokinetik günstig beeinflussen. Saponine können beispielsweise die Bioverfügbarkeit verbessern (Solubilisation). Gerbstoffe oder Schleimstoffe tragen durch Verzögerung der Resorption zur Vermeidung von Konzentrationsspitzen im Blut bei und verlängern die Wirkung (Retardwirkung). Geruchs- und Geschmacksstoffe, z. B. ätherische Öle, Bitterstoffe und Scharfstoffe, die oft für die Wirkung verantwortlich sind, z. B. bei Stomachika, können durch Reinstoffe nur schwer ersetzt werden.

Phytopharmaka sind bei gleicher oder besserer Wirkung oft billiger als isolierte biogene Reinstoffe oder Synthetika. Nachteil von Phytopharmaka ist, dass eine Rückschlüsse auf die Wirksamkeit erlaubende Standardisierung nur bei Drogen mit einer Wirksubstanz (z. B. Coffein) oder mit einem Komplex von Stoffen mit annähernd gleicher Wirkung (z. B. Anthrachinonglykoside) möglich ist. Auch können bei der Standardisierung nicht erfasste Nebenwirkstoffe die Wirkung der Hauptwirkstoffe beeinflussen.

Bei im Handel befindlichen Kombinationspräparaten ist die Anzahl der enthaltenen Drogenextrakte oft so hoch, dass der Gehalt an Wirksubstanzen aus einer Droge unterhalb der Konzentration liegt, die noch eine Wirkung hervorruft. Diese Präparate können nur akzeptiert werden, wenn ihre Wirksamkeit klinisch eindeutig nachgewiesen wurde. Kombinationen von Zubereitungen aus Drogen mit Wirksubstanzen mit gleichem Angriffspunkt, z. B. Anthrachinonderivaten, sind wenig sinnvoll.

Die Frage, ob bei einer Erkrankung ein Phytopharmakon oder ein biogener bzw. synthetischer Reinstoff eingesetzt werden soll, ist von Fall zu Fall zu entscheiden. Einer Mystifizierung der Anwendung von Phytopharmaka als natürlichste und ungefährlichste Art der Therapie ist entgegenzutreten. Auch Phytopharmaka können gefährliche Nebenwirkungen besitzen. Ebenso ist die Gefahr zu berücksichtigen, dass bei lebensgefährdenden Erkrankungen, z. B. bei Tumoren, eine Kausaltherapie zugunsten einer hier nicht wirksamen Phytotherapie unterbleibt.

2.9.2 Monographien zu Phytopharmaka

> Hinweise zur Wirkung, zu Anwendungsgebieten, zur Anwendungsart, zur Dosierung und zu Anwendungsrisiken von pflanzlichen Drogen wurden bzw. werden durch Auswertung vorhandenen Erkenntnismaterials in **Aufbereitungsmonographien der Kommission E** beim BfArM (s. u.), der ESCOP und der WHO niedergelegt.

Die etwa 380 im Bundesanzeiger veröffentlichten, von 1984 bis 1994 erarbeiteten, auch im Ausland sehr geschätzten **Aufbereitungsmonographien der Kommission E** zu Drogen und Drogenextrakten können in 3 Kategorien eingeteilt werden:

- Positivmonographien für wirksame Mittel mit positiver Nutzen-Risiko-Abwägung,
- Negativ-Monographien für Mittel mit negativer Nutzen-Risiko-Abwägung,
- Nullmonographien für Mittel, deren Wirksamkeit nur unzureichend belegt ist.

Diese **Aufbereitungsmonographien der Kommission E** dienten als Basis für die Zulassung von Phytopharmaka in Deutschland. Mit der 5. Novelle zum Arzneimittelgesetz der BRD vom August 1994 wurde die Erarbeitung von Aufbereitungsmonographien eingestellt und die Beweislast für den Wirksamkeitsnachweis von Arzneimitteln den Herstellern übertragen. Den Aufbereitungsmonographien kommt heute hierbei der Stellenwert von wissenschaftlichem Erkenntnismaterial zu.

Die **ESCOP (European Scientific Cooperative of Phytotherapy)** erarbeitet Beurteilungsgrundlagen für pflanzliche Arzneimittel (HMP, Herbal Medicinal Products) in Form so genannter Euromonographien (SPC, Summary of Product Characteristics). Diese Monographien, von denen bisher etwa 80 publiziert wurden, haben empfehlenden Charakter. Die HMPWP (Herbal Medicinal Products Working Party) bei der **EMEA (European Agency for the Evaluation of Medicinal Products)** erarbeitet auf der Basis dieser Monographien so genannte „Core Data" (Core Summaries of Product Characteristics, abrufbar unter www.emea.eu.int), die als Grundlage für Zulassungen in der EU dienen sollen. Die ESCOP hat auch ein so genanntes Pharmakovigilanzsystem eingerichtet, in dem beobachtete Nebenwirkungen von Phytopharmaka erfasst werden.

Die **WHO (World Health Organisation)**, Department of Essential Drugs and Medicines Policy, verabschiedet ebenfalls von Experten aus aller Welt erarbeitete Drogenmonographien (WHO Monographs on Selected Medicinal Plants), von denen bisher 58 in 2 Bänden (1999, 2002) publiziert wurden, darunter auch einige von in deutschsprachigen Ländern nicht gebräuchlichen Drogen. Diese Monographien sind ausführlicher als die ESCOP-Monographien und enthalten auch Drogenbeschreibungen und Strukturformeln.

Die ESCOP- und WHO-Monographien sowie die Core Data der EMEA, die laufend aktualisiert werden sollen, geben einen durch Literaturangaben belegten Überblick über den derzeitigen Wissenstand auf dem Gebiet der beschriebenen Droge. Die ersteren geben die Sicht von auf diesem Gebiet tätigen Wissenschaftlern wieder. Die Core Data spiegeln den Konsens der europäischen Zulassungsbehörde wider.

Die **Kooperation Phytopharmaka** mit Sitz in Bonn ist mit der Förderung der Erforschung und des Einsatzes von Phytopharmaka sowie mit der Erfassung von Erkenntnismaterial und gewonnenen therapeutischen Erfahrungen auf dem Gebiet der Drogen und Drogenextrakte befasst. In dieser Kooperation sind der Bundesfachverband der Arzneimittelhersteller (BHA), der Bundesverband der Pharmazeutischen Industrie (BPI), der Verband der Reformwaren-Hersteller (VRH) und die Gesellschaft für Phytotherapie vertreten.

2.9.3 Zulassung von Phytopharmaka

Phytopharmaka müssen, wie alle anderen Arzneimittel, amtlich zum Gebrauch zugelassen werden, in Deutschland durch das BfArM, in Österreich durch das Bundesministerium für soziale Sicherheit und Generationen und in der Schweiz durch die Swissmedic. Der pharmazeutische Unternehmer muss im Antrag auf Zulassung eines Arzneimittels u. a. die Art der Herstellung des Präparates und seine Zusammensetzung offen legen, Angaben zur Dosierung machen und Nachweise zur pharmazeutischen Qualität einschließlich der Angabe und der Validierung der zu ihrer Ermittlung angewendeten Methoden, zur Stabilität von Wirksubstanzen bzw. Leitsubstanzen im Rahmen der vorgesehenen Haltbarkeitsdauer, zur Wirksamkeit des Arzneimittels und zum Beitrag der enthaltenen Drogen zur Wirkung beibringen. Im nationalen Verfahren erteilte **Zulassungen** bilden die Grundlage für so genannte dezentrale Zulassungen in anderen Mitgliedstaaten der EU im so genannten „gegenseitigen Anerkennungsverfahren (Mutual Recognition)", wenn durch die zuständigen Behörden der Mitgliedsländer keine Zweifel an der Qualität, Wirksamkeit oder Unbedenklichkeit des Arzneimittels geäußert werden, die das CPMP (Committee for Propietary Medicinal Products) der EU als stichhaltig anerkennt. Darüber hinaus werden durch die EMEA für bestimmte Präparate, z. B. biotechnologisch hergestellte Produkte und therapeutische Innovationen, direkt **zentrale Zulassungen** erteilt.

Der Wirksamkeitsnachweis von Phytopharmaka aus Drogen mit anerkannter medizinischer Verwendung (mit so genanntem well-established medicinal use) kann anhand von bibliographischem wissenschaftlichem Material erfolgen. Liegen diese Voraussetzungen nicht vor, müssen die Wirksamkeit und Unbedenklichkeit durch klinische und präklinische Studien des Antragstellers bewiesen werden.

Präklinische Prüfungen umfassen pharmakologisch-toxikologische in-vitro-Untersuchungen und Tierversuche.

Klinische Prüfungen erfolgen in 3 Phasen am Menschen, entsprechend der internationalen GCP-Regeln (GCP = Good Clinical Practice):

- **Phase I:** Prüfung auf Wirkungen, Verträglichkeit und Pharmakokinetik meistens an 10 bis 50 gesunden Probanden,
- **Phase II:** Prüfung auf Wirkungsintensität mit dem Ziel der Dosisfindung an 100 bis 300 Patienten,
- **Phase III:** Prüfung auf Wirksamkeit und Unbedenklichkeit, meistens multizentrisch, d. h. in verschiedenen Kliniken oder Arztpraxen, an 1000 und mehr Patienten.

Zum Nachweis der klinischen Wirksamkeit sind kontrollierte, doppelverblindete Vergleiche mit Placebos (placebokontrolliert) bzw. mit etablierten Fertigarzneimitteln (verumkontrolliert) mit randomisierten Patientenmaterial mit genügend Teilnehmern notwendig, d.h. weder Patient noch Arzt dürfen wissen, welches der eingesetzten Präparate das Placebo, das Vergleichsarzneimittel oder das den potenziellen Wirkstoff enthaltende Verum ist (Doppelverblindung). Die Patienten müssen zufällig, z.B. durch ein computergeneriertes Lossystem, den Versuchsgruppen zugewiesen werden (Randomisierung). Bei Cross-Over-Studien bekommt Patientengruppe 1 zunächst eine bestimmte Zeit das Verum, Gruppe 2 das Placebo, dann nach einer ausreichenden Ruhepause (Auswaschphase), wird getauscht und Gruppe 1 erhält das Placebo, Gruppe 2 das Verum.

Der Wirksamkeitsnachweis für Phytopharmaka ist schwerer zu führen als der für Synthetika. Ihre therapeutische Breite ist sehr groß, die Effekte sind schwächer ausgeprägt als beim Einsatz von Reinstoffen, die Wirksamkeit wird oft erst nach längerer Anwendungsdauer sichtbar, auf einigen beanspruchten Indikationsgebieten, z.B. bei Sedativa und Antidepressiva, ist die an der Gesamtwirkung beteiligte psychodynamische Wirkung (Placebo-Effekt) hoch und etablierte objektivierbare Prüfverfahren fehlen oft. Die Verblindung ist bei einigen Phytopharmaka, besonders bei solchen mit ätherischen Ölen, Lauchölen oder Bitterstoffen, nicht möglich.

Nach der Zulassung erfolgen Anwendungsbeobachtungen und Phase-IV-Studien. Bei Anwendungsbeobachtungen wird die reguläre Therapie mit dem Arzneimittel in der zugelassenen Indikation systematisch beobachtet und dokumentiert. Bei klinischen Prüfungen der Phase IV handelt es sich um kontrollierte Studien an Patienten, um weitere Kenntnisse zur Wirksamkeit und Unbedenklichkeit zu erhalten.

Aufgetretene unerwünschte Arzneimittelwirkungen (UAW) müssen vom Hersteller an die Zulassungsbehörde gemeldet werden. Wenn sich ein Verdacht auf schwerwiegende unerwünschte Wirkungen ergibt, wird in Deutschland vom BfArM ein **Stufenplanverfahren** eingeleitet. Zusammen mit dem Hersteller (bzw. den Herstellern) werden die Berechtigung des Verdachts und die zu treffenden Maßnahmen beraten. Bestätigt sich der Verdacht, kann die Zulassung widerrufen werden. Die Schwere der unerwünschten Arzneimittelwirkungen entscheidet mit über die Verlängerung der Zulassung, die nach 5 Jahren erforderlich ist.

Eine Vielzahl der im Verkehr befindlichen Phytopharmaka, die bereits bei In-Kraft-Treten des oben beschriebenen Zulassungsmodus 1978 im Handel waren, befinden sich in der so genannten **Nachzulassung**, d.h. sie gelten als fiktiv zugelassen bis die Zulassungsunterlagen durch das BfArM bearbeitet worden sind. Die Nachzulassungen sollen bis 2005 abgeschlossen werden.

Bei der Herstellung von Arzneimitteln aus Drogen werden oft firmeneigene, spezielle Verfahren angewendet, bei denen die Hauptwirkstoffe angereichert und unerwünschte Begleitstoffe entfernt werden. Daher sind Phytopharmaka verschiedener Hersteller meistens nicht therapeutisch gleichwertig, auch wenn sie:

- aus der gleichen, arzneibuchkonformen Droge hergestellt werden (Drogenäquivalenz),
- den gleichen Gehalt an deklarierten Wirksubstanzen aufweisen (Wirkstoffäquivalenz),
- in der gleichen Arzneiform vorliegen (galenische Äquivalenz).

Das bedeutet, dass für jedes einzelne Präparat prinzipiell pharmakologisch-toxikologische und klinische Versuche durchgeführt werden müssen, um den therapeutischen Wert nachzuweisen. Eine Ausnahme bilden jedoch die bereits erwähnten bibliographischen Zulassungen, wenn der Antragsteller darlegen kann, dass eventuelle Unterschiede dieser Parameter nicht relevant sind.

> Neben den nach obigem Modus zugelassenen Phytopharmaka sind in Deutschland auch solche im Handel, die aufgrund ihrer belegten traditionellen Anwendung zugelassen sind. Darüber hinaus sind bestimmte Arzneimittel, für die eine so genannte Standardzulassung erteilt wurde, von der Pflicht der Zulassung freigestellt.

Nicht verschreibungspflichtige **traditionell angewendete Arzneimittel**, die seit 1978 im Verkehr sind, und deren Nachweis der Wirksamkeit vorwiegend auf langjähriger Erfahrung beruht, können in Deutschland auch ohne besonderen Wirksamkeitsnachweis durch bibliographische Unterlagen oder klinische Studien für den Verkehr nachzugelassen werden, wenn durch den Hersteller pharmazeutische Qualität und Unbedenklichkeit eidesstattlich bestätigt werden und auf der Arzneimittelpackung darauf hingewiesen wird, dass die Empfehlung für die Anwendung (nur) aus der Tradition abzuleiten ist (z. B.: Traditionell angewendet zur Förderung der Magenfunktion). Das BfArM hat im Bundesanzeiger eine Liste mit entsprechenden Wirkstoffen bzw. Wirkstoffkombinationen publiziert (www.bfarm.de).

Standardzulassungen werden in Deutschland vom Bundesministerium für Gesundheit für Arzneimittel erteilt, deren Anwendung in vorgegebenen Dosen unbedenklich ist. Dabei handelt es sich bevorzugt um Teedrogen und Teegemische, aber auch um Drogenzubereitungen. Für jedes Arzneimittel wird eine Monographie veröffentlicht, die Hinweise auf die qualitativen und quantitativen Merkmale des Arzneimittels und über die Gestaltung der Packungsbeilage enthält. Die Packungsbeilage muss u. a. über Anwendungsgebiete, Dosierung, Dauer der Anwendung, Aufbewahrung und Haltbarkeit Auskunft geben.

> Beim BfArM (früher Institut für Arzneimittel beim Bundesgesundheitsamt) ist eine vom Bundesminister berufene „Zulassungs- und Aufbereitungskommission für den humanmedizinischen Bereich, phytotherapeutische Therapierichtung und Stoffgruppe, Kommission E" (im Buch als Komm. E zitiert) etabliert, deren Mitglieder Pharmazeuten, Pharmakologen, Toxikologen und Vertreter der medizinischen Praxis sind. Diese Kommission muss vor der Zulassung von neuen Phytopharmaka, die der automatischen Verschreibungspflicht unterliegen, vom BfArM gehört werden. Gleiches gilt bei grundsätzlichen Fragen oder von der Behörde beabsichtigten Versagungen der Nachzulassung.

Weitere Hinweise zur Europäischen Kommission und zur Gesetzgebung zu Pharmazeutika sind unter http.//pharmacos.eudra.org und www.bfarm.de im Internet zu finden.

2.10 Nahrungsergänzungsmittel

> Nahrungsergänzungsmittel sind dazu bestimmt, die normale Ernährung zu ergänzen und bestehen aus Einfach- oder Mehrfachkonzentraten von Nährstoffen oder sonstigen Stoffen mit ernährungsspezifischer oder physiologischer Wirkung, die in dosierter Form in den Verkehr gebracht werden, z. B. in Form von Tabletten, Pulvern oder Flüssigkeiten.

Nahrungsergänzungsmittel sind im Grenzbereich zwischen Lebensmitteln und biogenen Arzneimitteln angesiedelt. In Betracht kommen u. a. Produkte mit Vitaminen, Mineralstoffen, essentiellen Fettsäuren, Phytosterolen, Aminosäuren und Präbiotika. Gesundheitsbezogene Werbeaussagen zu Nahrungsergänzungsmitteln sind nur mit Einschränkungen zulässig, auch wenn die Werbebehauptungen wissenschaftlich hinreichend gesichert sind.

Der Einsatz von Nahrungsergänzungsmitteln kann ohne Nutzen, sinnvoll oder schädlich sein, z. B. bei Vitaminüberdosierungen. Eine abwechslungsreiche und schmackhafte Ernährung bleibt die wesentliche Voraussetzung für die Gesundheit. Extrakte und Konzentrate aus Obst und Gemüse stellen keine Alternative zum täglichen Verzehr von Obst und Gemüse dar.

Literatur

Anonym (1997): Pflanzliche Arzneimittel: Kooperation Phytopharmaka feiert ihr 15-jähriges Bestehen. Dtsch Apoth Ztg 137 (46): 4131-4132
Anonym (1998): Phytopharmaka aktuell. Die Arzneipflanzenforschung geht neue Wege. Dtsch Apoth Ztg 138 (33): 3058-3060
Anonym (1999): Standards, Transparenz und fachliche Hintergründe des Phytopharmakamarktes. Z Phytother 20 (4): 215-217
Anonym (2001): Europäische Kommission. Kürzere Fristen für Arzneimittel in Europa. Dtsch Apoth Ztg 141 (30): 3509-3510
Anonym (2002): 4. BfArM-Dialogveranstaltung. Naturheilmittel in der Nachzulassung und in Europa. Dtsch Apoth Ztg 142 (16): 1971-1972
Anonym (2002): Allensbach-Studie. Phytos weiter auf Vormarsch. Dtsch Apoth Ztg 142 (17): 2101-2103
Anonym (2002): Nozebo-Effekt. Nebenwirkungen - reine Glaubensfrage. Dtsch Apoth Ztg 142 (41): 4969-4970
Bauer R et al. (1994): Pharmazeutische Qualität, Standardisierung und Normierung von Phytopharmaka. Z Phytother 15 (2): 82-91
Blasius H (1998): Qualität von Phytopharmaka (Symposiumsbericht). Dtsch Apoth Ztg 138 (19): 1758-1766
Brand N (1996): Alkohol in Arzneimitteln. Z Phytother 17 (2): 96-110
Braun R: Standardzulassungen für Fertigarzneimittel. Ringbuch, Fortsetzungswerk. Govi-Verlag, Eschborn, Deutscher Apotheker Verlag, Stuttgart
Eberwein B, Schulz R (2002): Phytopharmaka 2002. Z Phytother 23 (3): 120-128
Eder M, Mehnert W (2000): Pflanzliche Begleitstoffe - wertvolle Hilfsstoffe oder überflüssiger Ballast. Pharm uns Zeit 29 (6): 377-384
Ennet D (1989): Fremdstoffe in pflanzlichen Drogen. Dtsch Apoth Ztg 129 (13): 617-623
Eschrich W: Pulver-Atlas der Drogen, 8. Auflage. Deutscher Apotheker Verlag, Stuttgart 2004
ESCOP Monographs, The Scientific Foundation for Herbal and Medicinal Products, 2nd ed., Thieme Verlag, Stuttgart 2004
Frank B (1989): Mikroorganismen in Drogen. Dtsch Apoth Ztg 129 (13): 617-623
Franz G (2001): Pflanzliche Drogen in den aktuellen Arzneibüchern. Dtsch Apoth Ztg 141 (7): 794-802
Franz G (2002): Typen pflanzlicher Extrakte. Dtsch Apoth Ztg 142 (14): 1771-1775
Franz G, Koehler H: Drogen und Naturstoffe. Grundlagen und Praxis der chemischen Analyse. Springer-Verlag, Berlin, Heidelberg 1992
Frohne D: Anatomisch-mikrochemische Drogenanalyse, 3. Auflage Thieme-Verlag, Stuttgart 1985
Gabrio T et al. (1988): Prüfung von Drogen auf Rückstände von Pflanzenschutzmitteln, Mittel zur Steuerung biologischer Prozesse und Vorratsschutzmittel. Pharmazie 43 (7): 507-509
Gaedcke F (1999): Ist die Qualität pflanzlicher Extrakte angemessen gesichert? Z Phytother 20 (5): 254-263
Gaedcke F (2000): Bewertungsparameter für die Klassifizierung und Vergleichbarkeit von Phytopharmaka. Z Phytother 21 (4): 197-201
Gaedcke F, Steinhoff B: Phytopharmaka. Wissenschaftliche und rechtliche Grundlagen für die Entwicklung, Standardisierung und Zulassung in Deutschland und Europa. Wissenschaftliche Verlagsgesellschaft, Stuttgart 2000

Gaedcke F (2003): Herstell- und Qualitätsaspekte pflanzlicher Extrakte. Pharm uns Zeit 32(3): 192–201

Gerard D et al. (1990): Rückstandsfreier Vorratsschutz für Arznei- und Teedrogen. Dtsch Apoth Ztg 130(35): 2014–2018

Hahn A et al. (1999): Nahrungsergänzungsmittel, Möglichkeiten und Grenzen. Dtsch Apoth Ztg 139(25): 2470–2482

Hahn A et al.: Nahrungsergänzungsmittel. Wissenschaftliche Verlagsgesellschaft, Stuttgart 2001

Harnischfeger G (Hrsg.): Qualitätskontrolle von Phytopharmaka. Thieme-Verlag, Stuttgart 1985

Hausen BM (1991): Kontaktallergien durch Pflanzen und Pflanzenextrakte aus der Apotheke. Dtsch Apoth Ztg 131(20): 987–996

Hof H (2003): Pathogene Pilze (zu Mykotoxinen). Pharm uns Zeit 32(2): 96–103

Hohmann B et al.: Mikroskopische Drogenanalyse. Wissenschaftliche Verlagsgesellschaft, Stuttgart 2001

Kabelitz L (1996): Mikrobiologische Belastung an Heil- und Gewürzdrogen. Z Phytother 17 (2, Supplement): 9–16

Keller K (2001): Arzneimittelzulassung. Rechtlicher Status (Vortragsreferat). Dtsch Apoth Ztg 141(22): 2607–2609

Kneifel W et al. (2002): Microbial contamination of medicinal plants. A Review. Planta Med 68(1): 5–15

Länger R: Drogenanalyse. Compact Disk (Software). Deutscher Apotheker Verlag, Stuttgart 1997

Laubinger T, Krämer H: Arzneitee-Heilkräuter-Programm. Compact Disk (Software), Deutscher Apotheker Verlag, Stuttgart 2000

Laubinger-Jorks T (1999): Der Computer als Hilfsinstrument bei der Tee-Abgabe. Dtsch Apoth Ztg 139(7): 731–734

Meyer E: Tee-Rezepturen. Ein Handbuch für Apotheker und Ärzte. Deutscher Apotheker Verlag, Stuttgart 2004

Nahrstedt A (1989): Phytopharmaka: Zubereitungsformen und Inhaltsstoffe. Z Phytother 10(3): 83–86

Pank F (1998): Objectives and methods of medicinal plant breeding. 46th Ann Congress of the Soc. for Med. Plant Res. 1998 Vienna, Abstracts, PL06

Reuter HD (2001): Strategien für Europa. Bericht über das 6. Internationale ESCOP-Symposium am 10. und 11.Mai 2001 in Bonn. Z Phytother 22(3): 143–147

Schlemmer W (2002): Dichtung und Wahrheit bei der Bewertung von Studien. Dtsch Apoth Ztg 142(16): 2005–2006

Schlenger R (2002): Nach welchen Kriterien beurteilt man klinische Studien? Dtsch Apoth Ztg 142(36): 4324–4328

Schmidt PC (1997): Standardisierung: Ein Mittel zur Sicherung der pharmazeutischen Qualität von pflanzlichen Arzneimitteln. Dtsch Apoth Ztg 137(5): 315–322

Schulz V (2000): Psychodynamische und pharmakodynamische Wirkungen von Arzneimitteln. Z Phytother 21(1): 23–29

Schulz V (2002): Die Zukunft der Phytopharmaka in Europa. Dtsch Apoth Ztg 142(43): 5283–5286

Seitz R (1999): Phytopharmaka. Nachhaltige Nutzung der pflanzlichen Rohstoffe. Dtsch Apoth Ztg 139(44): 4271–4273

Seitz R (2000): Bewertung von Phytopharmaka. Dtsch Apoth Ztg 140(46): 5331–5332

Taschan H (2002): Gewürze und Heilpflanzen: Arzneimittel, Lebensmittel oder Nahrungsergänzungsmittel? Drogenreport 15(27): 24–25

Tegtmeier M, Konjer U (2001): Do saponins influence an extraction. Radix Sarsaparillae as additive for a common extraction with Cortex Condurango (Extraktmischungen versus Mischextrakte). Intern Congr Annual Meeting Soc Med Plant Res, 2001, Erlangen, Abstracts, p.260

Teuscher E, Lindequist U (1992): Giftstoffe mikrobieller Endo- und Epiphyten. Gefahren für Mensch und Tier? Dtsch Apoth Ztg 132 (42): 2231-2238

Tyler VE (1999): Phytomedicines. Back to the future. J Nat Prod 62 (11): 1589-1592

Uehleke B (2002): Klinische Entwicklung neuer Phytopharmaka. Z Phytother 23 (5): 219-225

Veit M (2000): Phytopharmaka: Die therapeutische Wirksamkeit ist entscheidend. Dtsch Apoth Ztg 140 (23): 2695-2696

Wagner H (2002): Neue Entwicklungen und Ergebnisse der phytomedizinischen Forschung. Z Phytother 23 (4): 164-168

Wagner H, Bladt S: Plant drug analysis. A thin layer chromatography atlas, 2. Ed. Springer-Verlag, Brooklyn, New York 1996

Wichtl M (1984): Standardisierung pflanzlicher Drogen und daraus hergestellter Zubereitungen. Schweiz Apoth Ztg 122: 946-954

Zündorf I, Dingermann Th (1997): Qualitätsbewertung – Bewertung der Qualität von Drogen. Dtsch Apoth Ztg 137 (36): 3107-3118

3 Chemisch definierte biogene Arzneistoffe

3.1 Begriffsbestimmung

Chemisch definierte biogene Arzneistoffe, auch als Monosubstanzen bezeichnet, sind Verbindungen, die von lebenden Organismen gebildet wurden oder von ihnen gebildet werden können und die in bestimmter Dosierung und in Form bestimmter Zubereitungen am oder im menschlichen oder tierischen Körper angewendet, in der Lage sind, Krankheiten, Leiden, Körperschäden oder krankhafte Beschwerden zu heilen, zu lindern oder zu verhüten.

3.2 Rolle von Wirkstoffen im produzierenden Organismus

Biogene Wirkstoffe können für den produzierenden Organismus Primär- oder Sekundärstoffe sein. **Primärstoffe** sind am Energie- und Baustoffwechsel des sie produzierenden Organismus beteiligte oder nur vorübergehend aus diesem Prozess ausgeschiedene Stoffe. Sie sind für den Produzenten lebensnotwendig und meistens bei allen Lebewesen strukturell gleich. **Sekundärstoffe** sind nicht unmittelbar am Energie- und Baustoffwechsel beteiligt. Sie können ihrem Produzenten aber oft in seiner Umwelt beträchtliche Überlebensvorteile verschaffen. Einige dienen auch der Steuerung der Aktivität von Zellen und Organen. Sekundärstoffe weisen bei verschiedenen Gruppen von Lebewesen unterschiedliche chemische Struktur auf.

Die Anzahl der monomeren Primärstoffe einschließlich der Bausteine ihrer polymeren Vertreter dürfte 1000 nicht übersteigen. Arzneilich verwendet werden vor allem Monosaccharide, Fettsäuren und Aminosäuren sowie deren Polymere bzw. Derivate wie Oligo- oder Polysaccharide, Triacylglycerole, Glycerophospholipide und Proteine.

Sekundärstoffe, z. B. Polyine, Alkamide, Terpene, Polyketide, herzwirksame Steroidglykoside, Saponine, cyanogene Glykoside, Glucosinolate, Alkaloide,

Peptidtoxine, Proteotoxine und Immunglobuline sowie Gerbstoffe, Bitterstoffe, Antibiotika und Phytoalexine unterschiedlicher biogenetischer Herkunft, stehen im Dienste der Abwehr von Räubern und Mikroorganismen. Hormone haben den Informationsaustausch zwischen den Zellen eines Mehrzellers zur Aufgabe. Pheromone, Farb- und Geruchsstoffe dienen der Kommunikation zwischen verschiedenen Lebewesen. Strukturell gleiche oder verwandte Vertreter von Sekundärstoffen kommen nur bei wenigen, meistens verwandten Lebewesen vor. Jede Gruppe von Lebewesen hat ihre eigenen Sekundärstoffe hervorgebracht. Dabei treten bisweilen auch „Parallelentwicklungen" auf. Die Anzahl der Sekundärstoffe ist daher sehr groß. Sie dürfte im Millionenbereich liegen. Von ihnen sind über 100 000 Vertreter bekannt.

In der Auseinandersetzung mit den Sekundärstoffen ihrer Nahrung haben Lebewesen, auch wir Menschen, im Verlaufe der Evolution Abwehrmechanismen gegen ihre toxischen Wirkungen entwickelt, z.B. transformierende Enzyme, besonders Cytochrom-P_{450}-abhängige Monooxygenasen, die helfen, Sekundärstoffe zu entgiften. Auch die Konjugation mit Glucose, Glucuronsäure oder Schwefelsäure spielt eine wesentliche Rolle bei der Umwandlung von lipophilen Sekundärstoffen in hydrophile, unwirksame, harngängige Metabolite. Diese chemoprotektiven Mechanismen schützen uns jedoch nicht nur vor Vergiftungen, sondern sie fördern auch den Abbau von als Arzneimittel eingesetzten Wirksubstanzen und begrenzen damit deren Wirkungsdauer. Aktivierung des Cytochrom-P_{450}-Systems, z.B. durch Johanniskraut oder Knoblauch, kann auch den Abbau von anderen Arzneimitteln begünstigen.

3.3 Biosynthese von Sekundärstoffen

Sekundärstoffe gehen aus Primärstoffen, wie Monosacchariden, Aminosäuren und aliphatischen Carbonsäuren, hervor. Sie werden häufig nur in bestimmten Entwicklungsstadien eines Organismus durch spezielle Syntheseleistungen spezialisierter Zellen gebildet, treten also nicht in allen Entwicklungsstadien und in allen Zellen des Produzenten auf. Diese Zellspezialisierung erfolgt oft erst nach Beendigung der Wachstumsphase der Zelle, in der sog. Idiophase.

Beispielweise dienen

- Monosaccharide als Vorstufen von Phenylpropankörpern, der Zuckeranteile von Glykosiden, von Aminoglykosidantibiotika, von Ascorbinsäure,
- Aminosäuren als Bausteine von cyanogenen Glykosiden, Glucosinolaten, Alliinen, Alkaloiden, Peptid- sowie Proteotoxinen, Peptid- und Proteohormonen, Immunglobulinen,

- aliphatische Carbonsäuren, z. B. Essigsäure, als Baustein von Polyketiden, Terpenen und Steroiden, Brenztraubensäure als Baustein von Phenylpropankörpern und Terpenen, Bernsteinsäure als Baustein einer Reihe von Naphthalen- und Anthracenderivaten, Fettsäuren als Bausteine von Polyinen, Alkamiden und Eicosanoiden.

Zur Biosynthese von Sekundärstoffen werden in spezialisierten Zellen spezifische Enzyme gebildet. Für die Bildung dieser Enzyme sind vermutlich Gene verantwortlich, die im Verlaufe der Evolution durch Mutationen aus Duplikaten von Genen des Primärstoffwechsels hervorgegangen sind.

Häufig handelt es sich bei den Enzymen des Sekundärstoffwechsels um Enzymkomplexe, z. B. bei der Biogenese der Polyketide oder Peptidantibiotika, die die Bausteine binden und erst das in mehreren Reaktionsschritten gebildete Produkt freisetzen. Während die den Grundkörper aufbauenden Enzyme hohe Spezifität besitzen, sind die modifizierenden Enzyme, z. B. Methyltransferasen oder Glykosyltransferasen, oft von geringerer Spezifität.

> Während monomere Primärstoffe meistens Glieder von Reaktionszyklen sind und einem ständigen Umsatz unterliegen, sind Sekundärstoffe fast stets Endprodukte von Reaktionsketten. Das schließt nicht aus, dass sie vom Produzenten wieder abgebaut werden können. Da sie häufig für die sie produzierende Zelle bzw. den Gesamtorganismus schädlich sind, werden sie an gesonderten Speicherplätzen fern vom Stoffwechsel, oft in physiologisch inaktiver Form, z. B. als Glykoside, abgelagert. Aus den Glykosiden werden, um eine Verteidigungsfunktion wahrnehmen zu können, bei einer mit einer Verletzung verbundenen Attacke auf den Produzenten durch einen Angreifer die physiologisch wirksamen Formen freigesetzt.

Zum Zweck der Ablagerung können Sekundärstoffe im Organismus transportiert werden. Der Ort ihres Vorkommens ist oft nicht mit dem Bildungsort identisch. Beispielsweise wird das Nicotin beim Tabak in den Wurzeln gebildet und zur Verteidigung der Pflanze in die Blätter transportiert. Hydrophile Sekundärstoffe, z. B. Alkaloidsalze und Glykoside, werden in den Vakuolen der Pflanzenzelle abgelagert. Tiere speichern hydrophile Gifte in speziellen Giftdrüsen. Lipophile Stoffe, z. B. ätherische Öle, werden bei Pflanzen in gesonderten Exkretzellen oder in Interzellularräumen deponiert und durch Korkmembranen vom Stoffwechselgeschehen abgeschirmt.

Die Freisetzung toxischer Produkte aus glykosidisch gebundenen Sekundärstoffen erfolgt bei Verletzung des Organismus durch Kontakt mit Enzymen, die sich an von den Glykosiden getrennten Orten befanden. So werden beispielsweise freigesetzt HCN aus cyanogenen Glykosiden, Alkylisothiocyanate aus Glucosinolaten, Lauchöle aus Alliinen, monodesmosidische Saponine aus bisdesmosidischen Saponinen und Sekundärglykoside aus Primärglykosiden von herzwirksamen Steroidglykosiden.

Die Aufklärung der Biosynthesewege von Sekundärstoffen erfolgt meistens durch Verfolgung der Stoffwechselwege mithilfe radioaktiv oder ^{13}C-markierter Vorstufen. In jüngster Zeit hat man auch begonnen, die an der Biosynthese beteiligten Enzyme zu charakterisieren und sie nach Isolierung der sie kodierenden Gene mithilfe mikrobieller Systeme in größeren Mengen herzustellen.

3.4 Gewinnung biogener Reinstoffe

Nichtflüchtige Reinstoffe werden zunächst durch Extraktion des Rohmaterials mit einem geeigneten Auszugsmittel, flüchtige durch Destillation angereichert. Anschließend werden die Stoffe unter Ausnutzung ihres unterschiedlichen physikalisch-chemischen Verhaltens getrennt, d. h. anhand der unterschiedlichen Flüchtigkeit, des Verteilungsverhaltens zwischen nichtmischbaren Auszugsmitteln, der Molekülgröße, der Adsorptionsfähigkeit, bei Ionen auch der Ladung, und, nur noch selten, durch chemische Reaktivitäten, z. B. durch Bildung unlöslicher Niederschläge mit Reagenzien. Teilweise erfolgt die Gewinnung auch durch Halbsynthese oder Synthese, bei Peptiden und Proteinen durch biotechnologische Herstellung.

Die **Extraktion** erfolgt bei festem Ausgangsmaterial nach dem Zerkleinern mit einem Auszugsmittel, das den zu isolierenden Stoff möglichst quantitativ und Begleitstoffe in möglichst geringem Maße erfasst. Polare Verbindungen, z. B. Salze, erfordern eine Extraktion mit dem polaren Auszugsmittel Wasser. Bei der Extraktion von löslichen Eiweißstoffen werden dem Wasser zur Verbesserung des Lösungsvermögens Salze in geringer Konzentration zugesetzt (sog. „Einsalzen"). Apolare Stoffe, z. B. Lipide, werden mit apolaren Auszugsmitteln, z. B. Methylenchlorid, extrahiert. Apolare Säuren oder Basen können durch Umwandlung in Salze zur Extraktion mit Wasser und umgekehrt ihre Salze durch Freisetzung der Säuren bzw. Basen zur Extraktion mit apolaren Auszugsmitteln vorbereitet werden. Das erlaubt beispielsweise die selektive Extraktion der lipophilen Alkaloidbasen mit apolaren Auszugsmitteln in basischem Milieu. Auch fraktionierte Extraktion mit Auszugsmitteln unterschiedlicher Polarität ist möglich. So werden fetthaltige Materialien oft zunächst mit einem sehr apolaren Auszugsmittel, z. B. Petrolether, entfettet, das die zu isolierenden Wirksubstanzen nicht löst.

Als Extraktionsverfahren können die mehrfache Mazeration, Digestion oder Wirbelextraktion gewählt werden. Erschöpfende, Auszugsmittel sparende Extraktionsmethoden sind die Perkolation oder die Soxhlet-Extraktion.

Falls die zu isolierenden Stoffe bereits in Wasser gelöst sind, z. B. in Kulturfiltraten von Mikroorganismen, in Körperflüssigkeiten oder in Presssäften, können sie durch mit Wasser nicht mischbare Auszugsmittel extrahiert, mit spezifischen Reagenzien ausgefällt oder an feste Adsorbenzien bzw. Ionenaustauscher gebunden werden.

Der **Stofftrennung** geht oft eine Entfernung eines Teiles oder des gesamten Auszugsmittels voraus. Das geschieht bei der Isolierung nichtflüchtiger Stoffen durch Abdampfen, meistens im Vakuum, bei wässrigen Auszugsmitteln auch durch Gefriertrocknung (Lyophilisation). Die Stofftrennung erfolgt bei flüchtigen Stoffen durch fraktionierte Destillation, bei nichtflüchtigen Stoffen durch Flüssig-Flüssig-Extraktion, Molekülsiebe oder durch präparative Chromatographie an Adsorbenzien, stationären flüssigen Phasen und Ionenaustauschern. Eiweiße isoliert man durch fraktionierte Fällung mit konzentrierten Salzlösungen, z. B. Ammoniumsulfat, oder mit Wasser mischbaren Auszugsmitteln, kleine Mengen auch durch Adsorptions-, Ionenaustausch- bzw. Affinitätschromatographie oder Elektrophorese. Bei Eiweißstoffen muss man, um Denaturierung auszuschließen, nahe dem Gefrierpunkt arbeiten.

Die **Reinigung** isolierter Stoffe kann durch Behandlung ihrer Lösungen mit Adsorbenzien und Umkristallisieren erfolgen. Makromolekulare Stoffe werden von kleinmolekularen durch Dialyse oder Molekülsiebe befreit.

Ein Reihe von biogenen Arzneistoffen kann auch durch **Vollsynthese**, z. B. Glycerol, Anethol, Thymol, Salicylsäure, Allylsenföl, Coffein, Theophyllin, Biotin, Riboflavin und einige Peptidhormone, oder ausgehend von anderen Naturstoffen durch **Halbsynthese** (Partialsynthese), gewonnen werden, z. B. Menthol aus Thymol, Campher aus α-Pinen, Vanillin aus Eugenol, Codein aus Morphin, Sorbitol aus Glucose, Vitamin D_2 aus Ergosterol und Steroidhormone aus unterschiedlichen Sterolen oder Steroidsapogeninen. Zur Gewinnung von Arzneistoffen setzt man in steigendem Umfang **biotechnologische Verfahren** ein (Kap. 4).

3.5 Prüfung biogener Reinstoffe

Die Prüfung chemisch definierter biogener Arzneistoffe erfolgt, wie die von Synthetika, anhand ihrer physikalischen bzw. physikalisch-chemischen Parameter und ihrer chemischen Reaktivität.

Zur **Prüfung der Identität** werden u. a. herangezogen: Aussehen, Hygroskopizität, Löslichkeit in bestimmten Auszugsmitteln, Schmelz-, Zersetzungs- oder Siedetemperatur, Absorption im UV oder Infrarot, die Bildung gefärbter oder fluoreszierender Stoffe bzw. Niederschlagsbildung mit Reagenzien oder das chromatographische Verhalten.

Die **Prüfung auf Reinheit** erfolgt u. a. anhand des Aussehens einer wässrigen Lösung, der Bestimmung ihres pH-Wertes, der optischen Drehung, des UV-Spektrums, bei flüssigen Substanzen auch anhand des Brechungsindex, durch die Prüfung, ob bei Dünnschicht-, Flüssig- oder Gaschromatographie nicht zulässige Banden auftreten und durch Bildung von Fällungen oder Färbungen nach Zusatz bestimmter Reagenzien.

Die **Gehaltsbestimmung** erfolgt titrimetrisch (oft mit potenziometrischer Endpunktbestimmung), kolorimetrisch, UV-spektrophotometrisch und mithilfe der HPLC oder GC.

In vielen Fällen wird auch eine **Wertbestimmung** durchgeführt, u. a. bei:

- zahlreichen Antibiotika (Kap. 34.1.4),
- einigen Peptid- bzw. Proteohormonen (Kap. 33.6.3),
- Enzymen, Enzyminhibitoren und Enzymaktivatoren (Kap. 31.8.3).

3.6   Suche nach neuen Wirksubstanzen

> Bemühungen, neue Drogen aufzufinden und ihr wirksames Prinzip anzureichern oder zu isolieren, unternahm man bereits im Mittelalter. Vom Beginn des 16. Jh. an wurden diese Bemühungen stark intensiviert. Einen entscheidenden Durchbruch brachte die Isolierung des Morphins aus dem Opium (1806) durch den Paderborner Apotheker Sertürner, dem rasch die Isolierungen weiterer Wirksubstanzen folgten, z. B. 1817 Emetin, 1818 Strychnin, 1820 Coffein und Chinin.

Die Behandlung von Erkrankungen mit biogenen Arzneimitteln, besonders mit Pflanzen, ist die älteste Methode der Therapie überhaupt. Bei der Erprobung der Genießbarkeit von Pflanzen oder beim Bedecken von Wunden mit Blättern oder Blattbrei beobachteten unsere Vorfahren bereits im Frühstadium der Menschwerdung auffallende Wirkungen, die sie zur Behandlung von Erkrankungen nutzen lernten, z. B. abführende, anthelminthische bzw. die Wundheilung fördernde Effekte. Um die für eine Behandlung erforderlichen Pflanzenteile stets vorrätig zu haben, wurden sie durch Trocknung konserviert. Später wurde durch Heilkundige, z. B. Medizinmänner, bei den Kulturvölkern durch Ärzte, bewusst nach Arzneipflanzen gesucht. Auch heute versucht man unter volkstümlich genutzten Drogen, besonders tropischer Länder, neue therapeutisch nutzbare Wirkungen aufzufinden.

Vom Beginn des 16. Jahrhunderts an versuchte man verstärkt, die Wirksubstanzen aus den Drogen zu isolieren. Vor allem die Destillierkunst wurde in den Dienst der Stoffisolierung gestellt. Viele flüchtige Stoffe und Stoffgemische, z. B. ätherische Öle, Bernsteinsäure, Benzoesäure, Campher und Thymol, wurden erhalten. Erst zu Beginn des 19. Jahrhunderts war die Chemie weit genug, die Isolierung von reinen, nicht flüchtigen Wirksubstanzen aus Drogen in größerem Umfang einzuleiten.

> Quellen für die Suche nach neuen Wirksubstanzen sind Drogen, deren Wirkungen aus der Volksmedizin bzw. Schulmedizin oder durch sog. wirkungsorientierte Screening-Untersuchung von biologischem Material bekannt sind. Auch ist man bemüht, neue Wirkungen bekannter Wirksubstanzen aufzufinden.

Wirkungsorientiertes Screening, d. h. Untersuchung auf bestimmte pharmakologische Wirkungen, wird beispielsweise auch mit Extrakten aus Organismen durchgeführt, die unseren Vorfahren für die Erprobung auf Nutzbarkeit nicht oder nur schwer zugänglich waren. Untersucht werden z. B. Kulturen von Bakterien, Cyanobakterien, Fadenpilzen und Hyphenkulturen höherer Pilze, Pflanzenzellkulturen, Grün-, Rot- und Braunalgen, und Meerestiere, besonders Schwämme. Zur Auffindung der Wirkungen von Inhaltsstoffen dieser Organismen werden meistens nur sehr einfach zu handhabende pharmakologische Testsysteme mit hohem Durchsatz eingesetzt. Daher hat man sich vor allem auf die Suche nach Antibiotika, Virostatika, Zytostatika und Enzyminhibitoren konzentriert.

> Extrakte aus biologischem Material werden auf eine Wirkung in Testsystemen geprüft und im Erfolgsfalle einer wirkungsgeleiteten Fraktionierung unterworfen. Wirksame Fraktionen werden weiter aufgetrennt bis der wirksame Reinstoff erhalten ist, dessen chemische Struktur aufgeklärt wird. Bisweilen werden auch alle in einem Extrakt für pharmakologische Testungen in ausreichenden Mengen vorkommenden Stoffe isoliert und auf ihre Wirkungen geprüft.

Zur **Stofftrennung** durch Fraktionierung werden heute besonders präparative chromatographische Verfahren angewendet. Sie basieren auf der Verteilung zwischen einer mobilen und einer stationären flüssigen Phase, letztere meistens an feste Partikel adsorbiert, auf der Adsorption, auf Molekülsiebeffekten, dem Ionenaustausch oder der Affinität von Proteinen zu Lectinen oder Antikörpern. Die Säulenchromatographie, durchgeführt mit flüssiger mobiler Phase LC (Liquid Chromatography), besonders die mit hohen Drücken betriebene präparative HPLC (High Performance Liquid Chromatography) erlaubt eine rasche Trennung und liefert Mengen reiner Stoffe, die zur pharmakologischen Testung und Strukturaufklärung ausreichen. Die Verteilung zwischen zwei nicht mischbaren Flüssigkeiten wird bei der CPC (Centrifugal Partion Chromatography), DCCC (Droplet Counter-Current Chromatography) oder RLCC (Rotation Locular Counter-Current Chromatography) genutzt. Auch elektrophoretische Trennmethoden werden eingesetzt, z. B. CE (Capillary Electrophoresis) und CEC (Capillary Electro-Chromatography). Zur Trennung von Peptiden und Proteinen dient besonders die SDS-PAGE (Sodium Dodecyl-Sulphate-Polyacrylamide Gel Elektrophoresis). Häufig werden Verfahren zur Trennung und zur Strukturaufklärung in Kombinationsgeräten vereinigt, z. B.

GC-MS (Gas-Chromatography/Mass-Spektrometry), HPLC/UV, HPLC/MS, HPLC/NMR, GC-IRMS (GC-Isotope Ratio Mass Spectrometry) und GC-FTIR (GC-Fourier-Transformation Infrared Spectrometry).

Die **Strukturaufklärung** erfolgte früher nur mit chemischen Methoden, d. h. durch Elementaranalyse, durch Untersuchung des chemischen Verhaltens zur Ermittlung der funktionellen Gruppen und durch partiellen Abbau zu bereits bekannten Verbindungen. Anschließend wurde oft eine Struktursicherung mithilfe der Synthese durchgeführt. Diese Art der Strukturaufklärung war sehr zeitaufwendig. Häufig lag zwischen der Isolierung des Wirkstoffes und der Strukturaufklärung mehr als ein halbes Jahrhundert. Digitoxin beispielsweise wurde 1869 von Nativelle isoliert. Erst 1945, nach etwa 80-jähriger Forschungsarbeit, durch Bemühungen mehrerer Generationen, lag die Formel des Digitoxins komplett vor.

Seit der Mitte des 20. Jahrhunderts erfuhren die Methoden der Strukturaufklärung durch die Nutzung physikalischer Verfahren eine enorme Weiterentwicklung. Die Entwicklung der Ultraviolettspektroskopie (UV-Spektroskopie), Infrarotspektroskopie (NIR-Spektroskopie), Kernresonanzspektrometrie (NMR-Spektrometrie), Massenspektrometrie (MS) und der Röntgenstrukturanalyse hatte zur Folge, dass jetzt mit der Mitteilung über die Isolierung eines Stoffes fast stets auch dessen Strukturformel, mit allen stereochemischen Details, veröffentlicht wird.

Ebenso wie die Methoden der Stoffisolierung und Stoffcharakterisierung wurden auch die **pharmakologischen Prüfungen** revolutioniert. So werden Versuche am höheren Tier heute teilweise oder ganz durch in-vitro-Experimente mithilfe von Organpräparaten, isolierten, kultivierten Zellen, Bakterien, niederen Organismen oder zellfreien Systemen ersetzt. Dadurch ist ein erhöhter Durchsatz möglich. Die Versuche sind humaner geworden und der Substanzverbrauch nimmt ab. Trotz Optimierung der Wirkungstests reicht die vorhandene Kapazität nicht aus, auch bedingt durch den ständig wachsenden Zustrom synthetischer potenzieller Pharmaka, um alle isolierten Naturstoffe pharmakologisch umfassend zu testen. So sind Tausende isolierter und in der Struktur bekannter Naturstoffe noch nicht ausreichend untersucht, von anderen, bereits eingesetzten ist nur eine (!) Wirkung bekannt. Hier sind noch viele therapeutisch und diagnostisch nutzbare Wirksubstanzen verborgen.

> Pharmakologische in-vitro-Methoden geben erste Hinweise auf mögliche therapeutische Wirkungen und Wirkungsmechanismen. Sie sind wegen ihres hohen Durchsatzes gut zur Kontrolle von Fraktionierungsschritten geeignet. Endgültige Aussagen über die Eignung eines Stoffes als Arzneimittel erlauben sie nicht. Ein in-vitro wirksamer Stoff muss erst beweisen, dass er die in vitro gezeigte Wirkung in vivo am Versuchstier bzw. am menschlichen Organismus ausübt und dass er eine ausreichend große therapeutische Breite besitzt.

Die Wirkung eines potenziellen Arzneistoffs, die in Versuchen mit zellfreien Extrakten, isolierten Zellen, niederen Organismen oder Organen höherer Tiere beobachtet wurde, muss nicht auch bei therapeutischem Einsatz auftreten. Es ist denkbar, dass der Stoff bei Anwendung am höheren Tier oder am Menschen die Zielstrukturen (Targets), d. h. besonders Rezeptoren, Ionenkanäle und Enzyme der Zielorgane, nicht oder nicht in wirksamer Konzentration erreicht. Er kann durch die Magensäure, die Verdauungsenzyme oder die Darmflora zerstört, nicht resorbiert oder bei der Leberpassage, die der peroralen Applikation als „first pass" immer folgt, schnell abgebaut werden. Auch bei parenteraler Anwendung kann der Stoff durch die Leber rasch zu physiologisch unwirksamen Produkten umgewandelt werden. Bisweilen sind die isolierten Inhaltsstoffe einer Droge nicht selbst wirksam, sondern ihre Stoffwechselprodukte, die nur im intakten Organismus durch Biotransformation entstehen. Daher können Wirkungen bei in-vitro-Untersuchungen auch übersehen werden.

Die Spezifität der Wirkung ist ebenfalls zu beachten. Ein Stoff, der isolierte Tumorzellen tötet, darf nicht als antitumoral wirksam bezeichnet werden, wenn nicht gezeigt wird, dass er auch in vivo Tumoren im Wachstum hemmt, aber gesunde Zellen weitgehend verschont. Oft beeinträchtigt ein in der Literatur so bezeichneter Stoff die Lebensfähigkeit aller Zellen, er ist einfach zytotoxisch. Das gleiche gilt für in vitro beobachtete Enzymhemmungen, auch hier ist die Spezifität der Wirkung nachzuweisen. Die Aussage, dass eine Verbindung ein Hemmstoff für ein untersuchtes Enzym sein soll, ist nur dann stichhaltig, wenn nachgewiesen wird, dass unter den Versuchsbedingungen nur dieses Enzym und nicht viele andere oder alle Enzyme beeinflusst werden. Eine Enzymhemmung durch Proanthocyanidine beispielsweise könnte einfach auf der Eiweißfällung durch diese Verbindungen beruhen, die alle Enzyme erfasst.

> Pharmakologische ex-vivo- und in-vivo-Experimente erlauben bessere Aussagen über die arzneiliche Eignung eines Stoffes als in-vitro-Experimente. Bei **ex-vivo-Experimenten** wird die Testsubstanz einem Tier appliziert. Anschließend werden Zellen oder Organe entnommen und ihr verändertes Funktionsverhalten untersucht. Hier sind Resorptionsschranken und eine mögliche Biotransformation berücksichtigt. Ergebnisse aus in-vivo-Experimenten am Tier sind von hoher Aussagekraft, Schlussfolgerungen auf die Wirkungen am Menschen sind dennoch nicht uneingeschränkt möglich. Oft unterscheiden sich Mensch und Tier hinsichtlich der Resorption, Biotransformation, Elimination und der Pharmakodynamik von Arzneistoffen.

Bei Versuchen, bei denen Lösungen von Wirksubstanzen durch Einspritzung in die Venen (intravenös, i. v.) oder ins Peritoneum (den Bauchraum, intraperitoneal, i. p.) des Versuchstieres appliziert wurden, bleibt offen, ob der beobachtete Effekt u. a. wegen der Resorptionsschranken und Biotransformationsmechanismen auch nach peroraler Anwendung beim Menschen eintreten würde.

Nicht nur abweichende pharmakokinetische Parameter können zu Fehlschlüssen führen, sondern auch die Tatsache, dass ein an tierischen Zielstrukturen wirksamer Stoff an denen des menschlichen Körpers wirkungslos sein kann.

> Voraussetzung für einen therapeutischen Einsatz einer Substanz ist nach toxikologischer und pharmakologischer Untersuchung immer die → klinische Prüfung.

Die Wirkstoffsuche hat nicht nur zu einer sehr großen Anzahl therapeutisch einsetzbarer biogener Reinstoffe geführt, sondern auch der Synthese von Arzneistoffen entscheidende Impulse erteilt. Sie hat biogene Stoffe zur Verfügung gestellt, die die Basis für die Synthese optimierter halbsynthetischer Stoffe darstellen (z. B. die Mutterkornalkaloide für die Halbsynthese ihrer weniger toxischen Dihydroderivate). Sie hat Leitstrukturen aufgezeigt, die für die Synthese neuer Arzneistoffe nutzbar waren und sind (z. B. Salicin aus der Weidenrinde als Vorbild für Acetylsalicylsäure, Lovastatin für andere Statine, Morphin für synthetische Opioide).

> Trotz aller Schwierigkeiten erscheint die Suche nach neuen Wirksubstanzen in biologischen Materialien zur Zeit aussichtsreicher zu sein als die Suche unter ungezielt synthetisierten Stoffen. Die Sekundärstoffe von Lebewesen sind in einem Jahrmilliarden dauernden Prozess auf Wirkungen an biologischen Systemen optimiert. Bei medizinisch oder volksmedizinisch genutzten Drogen ist die Toxizität tausendfach in Versuchen am Menschen überprüft.

Literatur

Caesar W (1995): Sekundärstoffe – physiologische aktive Verbindungen (Referate einer Vortragtagung) Dtsch Apoth Ztg 135 (37): 3395 ff
Dräger B (1996): Wie kommt Atropin in die Tollkirsche? Neues zur Regulation des pflanzlichen Sekundärstoffwechsels. Pharm uns Zeit 25 (5): 243–249
Hostettmann K et al. (1997): Rationelles Screening: Schnelle Detektion und Isolierung bioaktiver Substanzen in Pflanzenextrakten. Dtsch Apoth Ztg 137 (17): 1451–1458
Kleemann A, Roth HJ: Arzneistoffgewinnung. Thieme-Verlag, Stuttgart 1983
Luckner M: Secondary Metabolism in Microorganisms, Plants and Animals. Fischer-Verlag, Jena 1984
Ober D (2001): Warum gibt es Giftpflanzen? Dtsch Apoth Ztg 141 (18): 2127–2131
Teuscher E (1990): Sekundärstoffe – Favoriten bei der Suche nach neuen Arzneistoffen. Dtsch Apoth Ztg 130 (29): 1628–1633
Winterhoff H (2002): Pharmakologische Untersuchungen von Phytopharmaka. Z Phytother 23 (3): 116–119

4 Biotechnologische Verfahren zur Produktion von Arzneistoffen

4.1 Begriffsbestimmung und Einführung

Die Biotechnologie beschäftigt sich mit dem Einsatz biologischer Prozesse im Rahmen technischer Verfahren und industrieller Produktionen, wobei enge Verbindungen zur technischen Chemie und Verfahrenstechnik bestehen. Ziel biotechnologischer Verfahren unter pharmazeutischen Aspekten ist es, bestimmte stoffwechselphysiologische Leistungen biologischer Systeme zu optimieren und unter ökonomischen Gesichtspunkten zu nutzen.

Wegen ihres schnellen Wachstums und der vielfältigen Stoffwechselaktivitäten werden Mikroorganismen (Bakterien, Hefen, Pilze) und in begrenztem Umfang einzellige Algen eingesetzt. Zunehmend kommen aber auch Zellkulturen höherer Pflanzen und Tiere zum Einsatz. Die Kultivierung erfolgt zumeist in Fermentern oder Bioreaktoren, in vielen Verfahren lassen sich aber auch die lebenden Organismen oder auch nur die notwendigen Enzymsysteme an Trägermaterialien immobilisieren und zur Produktion verwenden.

Als neues Arbeitsgebiet ist die molekulare Biotechnologie auf die Übertragung von genetischen Informationen von einem Organismus auf einen anderen gerichtet. Dabei werden Methoden der Gentechnik (DNA-Rekombinationstechnik) angewendet, wobei das Ziel die Herstellung eines Produktes oder die Entwicklung eines kommerziellen Verfahrens ist.

4.2 Mikrobiologische Systeme

4.2.1 Systematischer Überblick

Biotechnologische Verfahren unter Nutzung von Mikroorganismen wurden schon Jahrtausende vor der eigentlichen Entdeckung von Bakterien, Hefen und Pilzen zur Herstellung und Konservierung von Nahrungsmitteln angewandt: Brotsäuerung, Herstellung von alkoholischen Getränken und Sauermilchprodukten. Mit Beginn der industriellen Produktion von Penicillin

Mitte des 20. Jahrhunderts nahm die Biotechnologie mikrobieller Systeme einen großen Aufschwung. Neben der Produktion von Naturstoffen, Nahrungsmitteln, pharmazeutischen Produkten und Grundstoffen aus Biomasse für die chemische Industrie werden Mikroorganismen auch zur Modifizierung von chemischen Stoffen (Biotransformation) zur Gewinnung von Arzneistoffen eingesetzt.

Bakterien und Pilze sind Forschungsgegenstand der Mikrobiologie. Sie leben in der Regel saprophytisch, parasitisch oder symbiontisch, lassen sich aber unter industriellen Bedingungen durchweg saprophytisch, d. h. auf organischen Substraten kultivieren.

Als Bakterien im weiteren Sinne werden alle Prokaryota bezeichnet. Sie sind einzellig oder können lockere Zellaggregate und Fäden bilden. Die Mehrzahl der Vertreter lebt heterotroph, einige Vertreter sind jedoch auch autotroph und können Licht (Phototrophie) oder anorganische Verbindungen (Chemotrophie) als Energiequellen nutzen.

In der Systematik lässt sich der Organisationstyp Bakterien in Archaea (Archaebakterien), ohne pharmazeutische Bedeutung, und Bacteria (Eubakterien) untergliedern. Die Eubakterien ihrerseits lassen sich in 4 Abteilungen einteilen, die gram-positiven Eubakterien (Posibacteriota), die gram-negativen Eubakterien (Negibacteriota), die Cyanophyta (Cyanobakteriota) und Prochlorophyta (Prochlorobacteriota). Die Cyanophyta, früher auch als Blaualgen bezeichnet, haben bisher nur geringe pharmazeutische Bedeutung (*Spirulina*), sind aber von großem toxikologischem Interesse. Die Prochlorophyta sind gegenwärtig ohne wirtschaftliche Bedeutung.

Pilze (Mycophyta) sind Eukaryota. Sie besitzen vorwiegend fädige Vegetationsorgane, die Hyphen, die zu parenchymähnlichen Geweben verwachsen sein können. Sie sind durchweg heterotroph. Unter ihnen sind besonders die Vertreter der Klasse der Schlauchpilze (Ascomycetes) und die der Sammelgruppe der Deuteromycetes (Fungi imperfecti) von pharmazeutischer Bedeutung. In der Gruppe der Deuteromycetes sind alle Pilze zusammengefasst, von denen keine geschlechtliche Fortpflanzung bekannt ist und die deshalb nicht echten Klassen bzw. Ordnungen zugeordnet werden können.

Weitere, in der Lebensmittelindustrie eingesetzte, aber auch pharmazeutisch bedeutende Produkte von Mikroorganismen sind Enzyme, besonders Proteasen, Amylasen, pektinolytische Enzyme und Lipasen. Bakterien werden darüber hinaus nach ihrer gentechnischen Manipulation zur Produktion von therapeutisch bedeutenden Peptiden und Proteinen benutzt (Kap. 5). Bei Halbsynthesen von Arzneistoffen (Kap. 4.2.4) und als Antigene zur aktiven Immunisierung von Mensch und Tier sowie zur Produktion von Impfstoffen und Immunseren (Kap. 34.9 u. 34.10) werden Bakterien ebenfalls verwendet.

4.2.2 Gewinnung mikrobieller Produzenten

Mikrobielle Stoffproduzenten sind seit langem bekannt. Bereits 1680 entdeckte Leeuwenhoek (1632–1723) Hefen in gärendem Bier. Hansen (1822–1880) legte 1879 die erste Reinkultur von Essigsäurebakterien an. Die Arzneistoffproduktion mithilfe von Mikroorganismen begann mit der Entdeckung der Penicillinbildung durch *Penicillium notatum* durch Fleming (1881–1955) im Jahre 1928.

> Heute wird durch intensives **Screening** aktiv nach mikrobiellen Arzneistoffproduzenten gefahndet. Das geschieht, indem man aus natürlichen Quellen isolierte oder bereits als Reinkulturen in Stammsammlungen vorhandene Keime auf ihre Produktbildung hin untersucht.

Die Untersuchung muss mit empfindlichen, aber einfachen Methoden erfolgen, die einen hohen Durchsatz erlauben (High Throughput Screening). Bei der Suche nach Antibiotikabildnern beispielsweise wird das Kulturfiltrat oder ein Zellhomogenat auf seine Fähigkeit untersucht, das Wachstum von Testkeimen, die zur Steigerung der Empfindlichkeit oft vorgeschädigt wurden, zu verhindern.

> Die auf diese Weise selektionierten Wildstämme, die häufig nur geringe Produktausbeuten liefern, sind Ausgangspunkte für eine weitere **Optimierung**. Sie erfolgt durch Erzeugung von Mutanten mit Hilfe chemischer Mutagene oder durch Röntgen- bzw. UV-Bestrahlung. Durch die Mutation werden entweder Regulatorgene zerstört, die eine für den Organismus unter natürlichen Bedingungen unökonomische Überproduktion von Primär- und Sekundärstoffen verhindern oder es werden Strukturgene ausgeschaltet, die beispielsweise Fermente kodieren, die eine weitere Umsetzung des gewünschten Stoffes oder seiner Vorstufen zu nicht erwünschten Produkten bewirken. Im Anschluss an die Behandlung mit Mutagenen muss eine Selektion der Mutanten erfolgen, d. h. es müssen Reinkulturen angelegt und ihre Produktausbeuten untersucht werden.

Produktionsstämme müssen nicht nur hohe Wirkstoffausbeuten liefern, sondern sie müssen noch anderen produktionstechnischen Erfordernissen genügen, z. B. müssen sie geringe Ansprüche an die Zusammensetzung des Nährmediums stellen, müssen sich rasch vermehren, müssen gut filtrierbar sein und dürfen keine vom gewünschten Produkt schwer abtrennbaren Nebenprodukte bilden.

4.2.3 Kultivierungsverfahren

Mikrobiologisches Ausgangsmaterial der mikrobiellen Produktsynthese im industriellen Maßstab sind Stammkulturen von Produktionsstämmen. Um Degenerationserscheinungen bei häufigem Überimpfen der Mikroorganismen zu vermeiden, werden sie meistens im konservierten Zustand aufbewahrt, z. B. in Form von Sporenverreibungen mit Sand oder in Form von in Gegenwart von Schutzflüssigkeiten lyophilisierten, also trockenen oder in Dimethylsulfoxid eingefrorenen oder bei −190 °C gelagerten Keimen. Ausgehend von diesen Stammkulturen wird bei Bedarf stufenweise in immer größere Nährlösungsmengen überimpft, bis die zur Beimpfung der Produktionsansätze notwendige Menge an Mikroorganismen erhalten ist.

> Die Fermentation, so wird die industrielle Produktsynthese mit Mikroorganismen bezeichnet, erfolgt fast immer in flüssigen Substraten. Als **Nährstoffe** werden möglichst billige Kohlenstoff- und Stickstoffquellen eingesetzt, als Kohlenstoffquellen beispielsweise Glucose, Saccharose, Melasse, Molkepulver, Malzextrakt oder Sulfitablaugen, und als Stickstoffquellen beispielsweise Casein oder dessen Hydrolysate, Hefehydrolysate, Maisquellwasser oder Pressrückstände der Soja- bzw. Baumwollölproduktion. Daneben benötigen Mikroorganismen auch Mineralsalze wie Natriumsalze, Kaliumsalze, Magnesiumsalze, Phosphate, Sulfate, Spurenelemente und oft gleichfalls Vitamine. Die pH-Führung ist ebenfalls von großer Bedeutung.

Durch Zusatz von Vorstufen des gewünschten Produktes, sog. Präkursoren, kann die Produktausbeute verbessert werden. Hohe Konzentrationen bestimmter Präkursoren können die Produktsynthese in eine gewünschte Richtung lenken.

Die **Fermentation** erfolgt meistens diskontinuierlich in sog. Batch-Kultur. Das bedeutet, eine bestimmte Zeit nach Abschluss des Wachstums der Mikroorganismen wird die Kultur beendet und das Produkt abgetrennt, da die erwünschten Sekundärstoffe meistens am Ende der Wachstumsphase gebildet werden. Natürlich müssen Fremdkeime ausgeschlossen werden. Nährlösungen, Apparaturen und Zuluft müssen also steril sein. Je nach eingesetztem Organismus und gewünschtem Produkt kann nach 2 bis 14 Tagen geerntet werden.

Eine kontinuierliche Kultur, d. h. nach einmaligem Ansetzen wird die Kultur unter ständiger Nährstoffzufuhr und der Entnahme der Produkte fortgeführt, ist nur mit hohem technischen Aufwand möglich.

Bei Kultivierung auf flüssigen Substraten schwimmen die Mikroorganismen entweder in Form von Häuten oder Matten an der Oberfläche, dann spricht man von Emerskultur, oder sie flottieren in der Lösung, dann spricht man von Submerskultur. Die Emerskultivierung erfolgt in flachen Glas- oder Metallbehältern, die Submerskultivierung in geschlossenen Tanks, sog. Fermentern, aus rostfreiem Stahl mit Rauminhalten bis zu 500 000 Liter. Bei der Submerskultur muss gerührt und, mit Ausnahme der Produktsynthese mit Anaerobiern, auch belüftet werden. Wenn möglich, wird die weniger raum- und arbeitsaufwendige Submerskultur der Emerskultur vorgezogen.

> Nach Beendigung der Fermentation werden die Mikroorganismen durch Zentrifugation oder durch Vakuumrotationsfiltration entfernt. Die Isolierung des Produkts erfolgt aus der mikrobiellen Biomasse oder aus dem Kulturfiltrat nach bereits beschriebenen Methoden der Stoffgewinnung.

In letzter Zeit hat die Produktion mit immobilisierten, abgetöteten oder lebenden Zellen an Bedeutung gewonnen, z.B. zur Herstellung von L-Asparaginsäure, Äpfelsäure oder Ethanol. Die Immobilisierung wird meistens durch Einschluss der Zellen in Polyacrylamid-, κ-Carageenan- oder Calciumalginat-Gele durchgeführt. Die Fermentation erfolgt in sog. Festbettreaktoren mit ständig strömender Lösung des umzusetzenden Substrates, die auch die Produkte abführt.

4.2.4 Halbsynthesen

> Halbsynthesen sind Synthesen, die von biogenen Verbindungen ausgehend, zum gewünschten Produkt führen. Sie werden gewöhnlich mittels synthesechemischer Verfahren durchgeführt. Aber auch Mikroorganismen oder aus ihnen isolierte Enzyme lassen sich vorteilhaft als Katalysatoren einsetzen. Sie ermöglichen die Durchführung von Umsetzungen unter milden Reaktionsbedingungen. Die erfolgenden Veränderungen sind stereospezifisch und die Ausbeuten in der Regel hoch.

Eine besondere Rolle spielen Mikroorganismen bei der **Halbsynthese von Steroidhormonen**. Die dabei eingesetzten Mikroorganismen sind Bakterien oder Pilze. Sie werden nach Anzucht für einige Tage mit einer Lösung des umzusetzenden Steroids in Kontakt gebracht oder man fixiert sie an unlöslichen Trägermaterialien und lässt sie auf diese Weise immobilisiert in Säulen mit der hindurchfließenden Steroidlösung reagieren.

Die der Steroidhormonproduktion zur Verfügung stehende Auswahl an Mikroorganismen erlaubt heute eine Durchführung fast aller hierzu erforderlichen Reaktionen, z.B. den Abbau der Seitenkette der als Ausgangsmaterial verwendeten Sterole, wie z.B. Cholesterol, Sitosterol, Stigmasterol, oder Sapogenine; regio- und stereospezifische Hydroxylierungen, z.B. von Progesteron zu 11β-Hydroxy-progesteron bei der Cortisonsynthese; Hydrierung von Carboxy-Gruppen zu Hydroxymethyl-Gruppen; Dehydrierung von Hydroxy-Gruppen zu Ketogruppen und die Einführung bzw. Hydrierung von Doppelbindungen.

Auch bei der **Herstellung synthetischer Analoga von Antibiotika** werden Mikroorganismen eingesetzt. So kann beispielsweise die zur Produktion von halbsynthetischen Penicillinen notwendige 6-Aminopenicillansäure durch Behandlung von Penicillin G mit abgetöteten Zellen von *Escherichia coli* erzeugt werden. Heute setzt man jedoch dafür meistens die isolierte und immobilisierte Penicillinacylase dieser Bakterien ein. Ampicillin wird aus 6-Aminopenicillansäure und Phenylglycinmethylester mithilfe von *Pseudomonas melanogenum* erhalten.

Ebenfalls von großer Bedeutung ist die Umwandlung von D-Sorbit in L-Sorbose durch *Acetobacter suboxidans* im Verlaufe der **Synthese von Ascorbinsäure**. Die sich anschließenden Schritte können mithilfe von *Gluconobacter melanogenum* und einer *Pseudomonas*-Art durchgeführt werden. Eine **stereospezifische Synthese von Ephedrin** ist mithilfe von *Saccharomyces cerevisiae* möglich.

Viele andere Transformationen von Naturstoffen durch Mikroorganismen sind bekannt, werden aber nur selten industriell genutzt.

4.3 Zellsysteme Höherer Pflanzen und Tiere

4.3.1 Biologische Voraussetzungen

Die zunehmenden Kenntnisse über Stoffwechselleistungen von Pflanzen und Tieren gepaart mit großen Fortschritten in der Zellbiologie und Biochemie eröffneten seit Mitte des 20. Jahrhunderts auch die biotechnologische Nutzung von eukaryotischen Zellsystemen aus Pflanzen und Tieren. Insbesondere durch gentechnische Methoden ist es heute möglich, bestimmte Eigenschaften mittels Gentransfer in Zellen von Pflanzen und Tiere einzuführen, die überhaupt erst eine Wirkstoffgewinnung unter wirtschaftlichen Gesichtspunkten erlauben.

Jede Zelle eines Vielzellers enthält die genetischen Informationen, über die auch die befruchtete Eizelle verfügt hat, aus der das Lebewesen hervorgegangen ist. Daher müsste jede Zelle in der Lage sein, unter geeigneten Bedingungen auch außerhalb des Organismus zu überleben, sich zu vermehren und alle Stoffwechselleistungen zu vollbringen, zu denen der Gesamtorganismus fähig ist, d. h. sie sollte omnipotent (totipotent) sein. Darüber hinaus trägt sie sicherlich noch Informationen in sich, die aus ihrer Stammesgeschichte stammen, die aber nicht mehr aktiviert werden können. Die Eigenschaft der Omnipotenz besitzen zwar die meisten Zellen einer Pflanze, aber nur sehr wenige eines tierischen Organismus, wie die Blastomeren und Stammzellen (Kap. 37).

Im Gegensatz zu den Informationen, die für den Ablauf des Energie- und Baustoffwechsels erforderlich sind, werden jedoch die, die zur Bildung von

Sekundärstoffen benötigt werden, nur in einem ganz bestimmten Entwicklungsstadium bestimmter Zellen eines Vielzellers abgerufen. Im tierischen Organismus produzieren z. B. nur β-Zellen der Langerhanschen Inseln der Bauchspeicheldrüse Insulin.

> Möchte man isolierte Zellen einer Pflanze oder eines Tieres zur Produktion der für dieses Lebewesen typischen, therapeutisch wichtigen Sekundärstoffe anregen, ist es daher nötig, die Zellen durch geeignete Maßnahmen in einen Zustand zu versetzen, in dem ihr Sekundärstoffwechsel abläuft. Dazu sind Kenntnisse über die Regulationsmechanismen der Genexpression notwendig, die es ermöglichen, das Programm für die Bildung von Sekundärstoffen auch in nicht organotypisch differenzierten Zellen aufzurufen.

4.3.2 Zellkultivierung

Die Voraussetzungen für die Kultivierung tierischer Gewebe oder Zellen außerhalb des Organismus, d. h. die Bedingungen für die sog. in vitro-Kultur, wurden bereits zu Beginn des vorigen Jahrhunderts geschaffen. 1907 gelang Harrison die Kultur von Gewebestückchen im hängenden Tropfen. Bereits 1923 kultivierte Carrel Gewebeexplantate in Kulturflaschen. 1952 zerlegten Moscona und Dulbecco tierische Gewebe in Einzelzellen und konnten die erhaltene Zellsuspension erfolgreich in halbsynthetischen Nährmedien kultivieren. Über die erste pflanzliche Zellkultur, die Kultivierung eines Zellstammes aus Karotten, berichtete 1937 Gautheret.

> Zur **Anlage von Zellkulturen** entnimmt man ein Stück tierischen oder pflanzlichen Gewebes unter aseptischen Bedingungen und legt es bei tierischen Geweben in flüssiges Nährmedium ein oder bei pflanzlichem Gewebe auf mit Agar verfestigtes Nährmedium auf. Diese Art der Kultivierung nennt man Explantatkultur. Es ist jedoch auch möglich, enzymatisch, bei tierischem Gewebe mit Proteinasen, z. B. Trypsin und/oder Kollagenase, bei pflanzlichen Geweben mit Pektinasen, in Einzelzellen zu zerlegen und Zellsuspensionen als Ausgangsmaterial zu verwenden.

Die **Nährmedien** sind sehr komplexe Gemische. Sie enthalten organische C-Quellen, N-Quellen, Vitamine, anorganische Ionen (besonders K^+, Na^+, Ca^{2+}, Mg^{2+}, Fe^{2+}, Cl^-, PO_4^{3-}, SO_4^{2-} sowie Spurenelemente) und Wachstumsfaktoren. Die am häufigsten eingesetzten C-Quellen sind Glucose oder Saccharose. Als N-Quellen dienen Aminosäuren oder Proteinhydrolysate, bei pflanzlichen Zellkulturen auch Nitrate oder Ammoniumsalze. Vitamine werden entweder in reiner Form oder, besonders bei pflanzlichen Zellkulturen, in Form von Extrakten aus vitaminreichen Quellen, z. B. aus Hefe, zugesetzt. Zur Förderung des Wachstums erwies sich die Gabe von Teilungsfaktoren als günstig. Bei

Pflanzen werden Auxine, Cytokinine und/oder Gibberelline verwendet. Bei tierischen Zellen enthält das im Nährmedium enthaltene Serum neben zur Zellanheftung erforderlichen Proteinen auch zahlreiche Wachstumsfaktoren. Zunehmend werden auch serumfreie Medien zur Kultivation von tierischen Zellen eingesetzt, da Serum die Abtrennung und Reinigung von produzierten Wirkstoffen erschwert. Zum Schutz vor Infektionen ist, besonders bei tierischen Zellkulturen, eine Zugabe von Antibiotika zweckmäßig.

Die **Wachstumsphase** (log phase) beginnt nach einer Latenzzeitphase (lag phase) von einigen Tagen.

Tierische Zellen wandern aus dem Explantat aus, teilen sich und bilden in der Regel eine sog. Monolayer, eine Schicht aus sich nicht überlagernden Zellen, auf dem Boden des Kulturgefäßes. Ist vollständiger Zellkontakt erreicht, hört die Zellteilung auf, es tritt sog. Kontakthemmung ein. Diese stationäre Phase wird erst überwunden, wenn, z. B. durch Entnahme von Zellen, wieder freie Bodenfläche geschaffen wird. In Suspension wachsen tierische Zellen meistens nur dann, wenn man ihnen die Möglichkeit gibt, sich an kleinen suspendierten Kügelchen aus inertem Material, sog. Microcarriern, anzuheften. Einige Tumorzelllinien wachsen allerdings auch in Suspension.

Explantate aus Pflanzengewebe bilden ein dreidimensionales Zellaggregat, als Kallus bezeichnet, das aus einem lockeren, blumenkohlähnlichen Zellhaufen besteht. Alle pflanzlichen Zellen lassen sich auch in belüfteten Suspensionskulturen vermehren, wobei kleine Zellaggregate gebildet werden.

Während tierische Zellen ihr **Differenzierungsmuster** in Kultur für einige Zeit beibehalten, beispielsweise können Herzzellen auch in Kultur spontan pulsieren, reembryonalisieren Pflanzenzellen schnell. Aus somatischen tierischen Zellen konnten bisher nie wieder ganze Tiere erhalten werden. Dagegen gelingt es, Pflanzenzellen zur Regeneration von intakten Pflanzen anzuregen.

Durch Entnahme von Zellen aus den erhaltenen Erstkulturen, den sog. Primärkulturen, und Einsaat in oder auf neue Nährmedien, können Zellkulturen vermehrt werden. Diese Vermehrung unter Anlage neuer Kulturen bezeichnet man als **Passagierung**.

Tierische Zellen aus Normalgewebe besitzen eine begrenzte Teilungsfähigkeit, die mit der Alterung des Organismus zusammenhängt und als Zellseneszenz bezeichnet wird. So teilt sich ein Fibroblast, der von einem menschlichen Fetus stammt, ca. 80-mal. Wird solch eine Zelle einem 40-jährigen Erwachsenen entnommen, dann teilt sie sich nur noch ca. 40-mal. Die Steuerungsmechanismen dafür sind noch nicht völlig aufgeklärt, allerdings scheinen Regulatorproteine des Zellzyklus eine wichtige Rolle zu spielen.

> Tierische Tumorzellen sowie in Kultur mutierte Zellen bilden sog. Permanentkulturen, die theoretisch unsterblich sind und auch für die Produktion von Wirkstoffen eingesetzt werden. Um das Teilungspotenzial von

tierischen Normalzellen mit wichtigen Potenzen zur Stoffproduktion, z. B. zur Bildung von Antikörpern, zu erhöhen, fusioniert man sie mit Tumorzellen (Kap. 34.5). Pflanzliche Zellen besitzen unbegrenzte Teilungsfähigkeit.

Massenkulturen, besonders Suspensionskulturen, mit großen Ausbeuten an Biomasse sind bei pflanzlichen Zellen realisierbar. Bei tierischen Zellen ist die Ausbeute an erreichbarer Biomasse pro Kulturgefäß relativ gering.

4.3.3 Zellkulturen Höherer Pflanzen als Arzneistoffproduzenten

Zell- und Organkulturen wurden ursprünglich für Forschungszwecke etabliert, allerdings lag es nach der biotechnischen Gewinnung von Antibiotika aus Bakterien und Pilzen nahe, auch pflanzliche Zellsysteme zur biotechnischen Produktion von Wirkstoffen einzusetzen. Sie würden eine Herstellung biogener Arzneistoffe erlauben, die unabhängig von Klima, Jahreszeit, Witterung, Schädlingen und Pflanzenkrankheiten sowie landwirtschaftlicher Nutzfläche wäre. Die Produktion wäre in kontinuierlicher Kultur in industriellem Maßstab durchführbar.

Obwohl man in der Lage ist, Zellen fast aller Arzneipflanzen mit guten Ausbeuten an Biomasse in Fermentern zu kultivieren, sind die erzielbaren Ausbeuten an Wirkstoffen meistens zu gering, um eine Produktion zu erlauben, die mit der Wirkstoffgewinnung aus Pflanzen konkurrieren könnte. Versuche, organotypische Kulturen, wie Wurzelhaarkulturen (hairy root cultures), durch Übertragung der Wurzelhaare induzierenden Plasmide von *Agrobacterium rhizogenes* auf Pflanzen zu erzielen, waren zwar erfolgreich, aber die Produktausbeuten ließen bisher keinen kommerziellen Einsatz zu. Die entscheidende Voraussetzung für eine Arzneistoffproduktion mittels pflanzlicher Zellkulturen ist dabei der Vergleich der Rentabilität gegenüber der traditionellen Gewinnung aus Arzneipflanzen mit nachfolgender Extraktion und Aufreinigung. Diese ökonomischen Gesichtspunkte sind dafür verantwortlich, dass nur sehr wenige Stoffe gegenwärtig mithilfe pflanzlicher Zellkulturen biotechnisch produziert werden. Dazu zählen Shikonin mit Kulturen von *Lithospermum erythrorhizon* und Ginsenoside mit einer Zellinie von *Panax ginseng*. Beide Produkte sind bisher nur in Japan zugelassen, und zwar biotechnologisch gewonnenes → Shikonin nur als Textilfarbstoff und in der Kosmetik, die getrocknete Zellmasse von *Panax ginseng* nur als Lebensmittelzusatzstoff.

Denkbar erscheint die Nutzung von Pflanzenzellkulturen zur Durchführung von Halbsynthesen. So ist es u. a. gelungen, β-Methyldigitoxin in guter Ausbeute mit Zellkulturen von *Digitalis lanata* zu β-Methyldigoxin zu hydroxylieren. Auch die Epoxidierung des relativ billigen Atropins zu Scopolamin wäre von Bedeutung. Zur Glykosylierung bieten sich Zellkulturen ebenfalls an.

Gentechnisch veränderte Zellkulturen pflanzlichen Ursprungs als Arzneistoffproduzenten sind zur Zeit noch im Versuchsstadium, allerdings ist bereits heute abzusehen, dass diese manipulierten Zellsysteme kaum eine gesteigerte Produktivität von gewünschten Stoffwechselprodukten aufweisen.

4.3.4 Zellkulturen Höherer Tiere als Arzneistoffproduzenten

Therapeutisch bedeutsame Proteine und Proteide weisen häufig komplizierte Tertiär- und Quartärstrukturen auf, die sich durch viele Disulfidbrücken, spezifische Glykosylierungsmuster und weitere poststranslationale Modifikationen auszeichnen. All diese Anforderungen können tierische Zellkultursysteme gewährleisten.

Zwar ist die Produktivität normaler tierischer Zellkulturen wie bei Pflanzenzellen so gering, dass sich eine wirtschaftliche Nutzung nicht lohnt, aber durch den Einsatz gentechnisch veränderter Tumorzellen mit unbegrenzter Lebensdauer werden heute eine Reihe pharmazeutischer Wirkstoffe biotechnisch produziert (Kap. 5). Trotz eines sehr großen technischen Aufwandes zur Kultivation tierischer Zellen haben heute biotechnische Verfahren viele klassische Isolationstechniken ersetzt. Biotechnologische Produktionsanlagen verlangen eine Prozessführung über mehrere Wochen, wobei besondere Anforderungen hinsichtlich Sterilität, Regeneration des Nährmediums, Sauerstoffversorgung, Reduzierung der mechanischen Belastung und Entsorgung von Stoffwechselprodukten gestellt werden.

Bisher werden vor allem Säugetierzellen, wie CHO-Zellen (chinese hamster ovary), BHK-Zellen (baby hamster kidney) oder Humane Diploidzellen (HDC) für Produktionszwecke eingesetzt. Das sind adhärent, d. h. auf Oberflächen fest haftend wachsende Zellen, die durch spezielle Technologien in Suspension kultiviert werden können, da diese Prozessführung wesentlich ökonomischer ist als die Kultivation auf festen Oberflächen. Die Fermentergröße für Säugetierzellen liegt bei maximal 10 m^3. Spezielle Produktionssysteme sind für die Massenproduktion von monoklonalen Antikörpern (Kap. 34.5) entwickelt worden. Dazu zählen neben klassischen Fermentern die Hohlfaserbioreaktoren, die eine Ausbeute von bis zu 5 g Antikörperprotein pro Liter Kulturmedium ermöglichen.

Von großer Bedeutung ist auch die Nutzung tierischer Zellkulturen als Wirte von Viren für die Gewinnung von Virusimpfstoffen (Kap. 34.9.1).
  Bei der Herstellung von Arzneistoffen, die mit Tumorzellen produziert wurden, muss auf eine besonders gründliche Reinigung zur Beseitigung von Onkogenen und Viren geachtet werden.

4.4 Transgene Pflanzen

Die Arbeit mit transgenen Pflanzen, in deren Genom DNA mit Informationen für die Bildung arzneilich bedeutender menschlicher Peptide oder Proteine eingeschleust wurde, steht noch ganz am Anfang.

> Zur genetischen Transformation von Pflanzenzellen setzt man „Genfähren" ein, die die neue Erbinformation übertragen und gleichzeitig gewährleisten, dass die Fremdinformation stabil ins Wirtsgenom integriert und auch korrekt abgelesen wird. Solch eine „Genfähre" für Pflanzen ist das Ti-Plasmid von *Agrobacterium tumefaciens*, einem weltweit vorkommenden, gram-negativen Bodenbakterium, das an Pflanzen Wucherungen, u. a. Wurzelhalsgallen, hervorruft.

Vom Ti-Plasmid wird nach einer Infektion ein bestimmter Teil, die T-DNA, stabil in den Zellkern der Wirtszelle eingebaut. Obwohl das Ti-Plasmid von Natur aus ein sehr leistungsfähiger Transfektionsvektor ist, gibt es viele Einschränkungen für dessen Nutzung als routinemäßiger Vektor. Es ist aber gelungen, das Ti-Plasmid so zu verändern, dass rekombinante DNA in die T-DNA eingebaut werden kann und infizierte Pflanzenzellen zu intakten und fertilen Pflanzen heranwachsen, die das neue Gen auch exprimieren. Mit Einschränkungen sind auch andere Verfahren der Genübertragung auf Pflanzen möglich, dazu gehören u. a. die Mikroinjektion, Elektroporation und Übertragung mittels Liposomen (nur bei Pflanzenzellen sinnvoll, die aus Protoplasten zu lebensfähigen Zellen regeneriert werden können).

> Pflanzen sind einfach anzubauen, können beträchtliche Mengen an Biomasse produzieren und sollten sich daher ideal als Bioreaktor für pharmazeutisch nutzbare Wirkstoffe eignen. Der Einsatz rekombinanter Pflanzen zur Produktion sekundärer Pflanzenstoffe hat sich bisher nicht durchgesetzt, da die erzielbaren Ausbeuten zu gering sind.

Therapeutisch nutzbare Proteine können in transgenen Pflanzen mit akzeptablen Ausbeuten hergestellt werden. Dazu zählen u. a. humanes Serumalbumin in Kartoffeln sowie Immunglobuline, monoklonale Antikörper, Wachstumsfaktoren (EGF) und humanes Interferon im Tabak. Auch die Produktion von Impfstoffen ist mit Hilfe von Kartoffelpflanzen möglich. Die Entwicklung all dieser Verfahren zur Massenproduktion der genannten Wirkstoffe ist noch nicht abgeschlossen.

4.5 Transgene Tiere

> In pluripotente embryonale Stammzellen können Genkonstrukte eingebaut werden, ohne ihre Pluripotenz zu schädigen. Werden solche rekombinanten Stammzellen per Mikroinjektion in eine vorbereitete Empfängerblastozyste eingebracht und in ein scheinträchtiges Muttertier implantiert, kann sich daraus ein transgenes Tier, d. h. ein Tier mit fremden Genen (Erbanlagen) entwickeln.

Einige dieser transgenen Tiere exprimieren dann das Fremdgen, d. h. realisieren die biologische Information, für die das Fremdgen kodiert und zeigen dadurch spezielle Eigenschaften. Diese Technik nutzt man u. a. zur Erzeugung von Tieren aus, die beispielsweise Transgenprodukte in die Milch sezernieren sollen. Dazu werden neben Mäusen zunehmend Rinder, Schafe, Ziegen und Schweine verwendet. In der Erprobungsphase sind u. a. die Gewinnung von Gewebeplasminogenaktivator, α-Antitrypsin, Blutgerinnungsfaktor IX, Lactoferrin, Urokinase und Interleukin-2. Obwohl diese Verfahren bereits das Stadium der Grundlagenforschung überwunden haben, ist noch kein auf diese Art hergestellter Wirkstoff in die Therapie eingeführt worden.

Literatur

Kreis W et al.: Biotechnologie der Arzneistoffe, Deutscher Apotheker Verlag, Stuttgart 2001

Glick BR, Pasternak JJ.: Molekulare Biotechnologie, Spektrum Akademischer Verlag, Heidelberg 1995

Dingermann T. Gentechnik, Biotechnik, Wissenschaftliche Verlagsgesellschaft, Stuttgart 1999

5 DNA-rekombinationstechnisch hergestellte Wirkstoffe

5.1 Begriffsbestimmung

Die Einführung gentechnischer Methoden in die Wirkstoffproduktion hat das Spektrum der für therapeutische und diagnostische Zwecke verfügbaren biogenen Wirkstoffe entscheidend erweitert und neue Möglichkeiten der Behandlung von Krankheiten eröffnet. Dieser Entwicklung Rechnung tragend, enthält das Europäische Arzneibuch eine eigene Monographie für DNA-rekombinationstechnisch hergestellte Produkte (Producta ab ADN recombinante, PhEur) und definiert folgendermaßen:

> DNA-rekombinationstechnisch hergestellte Produkte werden durch genetische Modifikation hergestellt, bei der die für das benötigte Produkt kodierende DNA gewöhnlich mit Hilfe eines Plasmids oder viralen Vektors in einen geeigneten Mikroorganismus oder eine geeignete Zelllinie eingeführt wird, in denen diese DNA exprimiert und translatiert wird. Das gewünschte Produkt wird dann durch Extraktion und Reinigung gewonnen. Die vor der Aufnahme des Vektors vorliegende Zelle oder der Mikroorganismus wird als Wirtszelle bezeichnet, die im Herstellungsprozess verwendete stabile Verbindung der beiden als Wirt-Vektor-System.

In der Regel handelt es sich dabei um Peptide und Proteine, deren gesamter Herstellungsprozess vom BfArM bzw. der EMEA genehmigt werden muss.

5.2. Gentechnische Grundlagen

5.2.1 Gewinnung rekombinanter DNA

> Ausgangspunkt der Gewinnung rekombinanter DNA ist zunächst die Isolation bzw. die Herstellung der für das gewünschte Produkt kodierenden DNA, wobei DNA unterschiedlicher Herkunft zu einem neuen Strang kom-

biniert wird und dabei rekombinante DNA (rDNA) entsteht. Dies erfolgt mittels gentechnischer Verfahren unter Zuhilfenahme von spezifisch arbeitenden Enzymen.

Restriktionsendonukleasen werden zur Isolation definierter Fragmente aus der Gesamt-DNA eingesetzt.

Sie arbeiten als sequenz- und positionsspezifische DNA-Hydrolasen. Gegenwärtig sind mehr als 300 solcher Enzyme aus den unterschiedlichsten Mikroorganismen verfügbar. Restriktionsendonukleasen erkennen verschiedene, spezifische DNA-Sequenzen, die zumeist aus 4 bis 8 Basenpaaren bestehen und fast immer als Palindrome angeordnet sind. Palindrome sind Erkennungssequenzen, die vom 5'-Ende zum 3'-Ende hin gelesen auf beiden DNA-Strängen die gleiche Sequenz aufweisen.

DNA-Ligasen verknüpfen die Enden von DNA-Fragmenten kovalent unter Verbrauch von ATP.

Dazu müssen die 5'-Enden der DNA-Fragmente am Zuckerrest phosphoryliert sein und die 3'-Enden eine freie OH-Gruppe tragen.

DNA-Polymerasen werden zur in vitro Synthese von DNA-Fragmenten und -Teilsequenzen eingesetzt.

Trotz unterschiedlicher Spezifität benutzen alle DNA-Polymerasen nur Abschnitte doppelsträngiger DNA als Substrat und synthetisieren die neue DNA matrizenabhängig vom 5'- zum 3'-Ende. Damit wird klar, dass DNA durch diese Enzyme nicht völlig neu synthetisiert werden kann, sondern nur vorhandene DNA-Stücke verlängert werden können. Ausgangspunkt für eine solche DNA-Verlängerung durch eine DNA-Polymerase sind häufig so genannte Primer, 15–30 Basen umfassende, chemisch synthetisierte Oligonukleotide.

Eine spezielle Form der DNA-Synthese zur Vervielfältigung eines DNA-Abschnittes ist die **Polymerase-Ketten-Reaktion** (PCR).

Dabei werden innerhalb eines mehrfach wiederholten Verfahrens beide komplementären DNA-Stränge durch eine spezifische Taq-DNA-Polymerase (DNA-Polymerase aus *Thermophilus aquaticus*) bei erhöhter Temperatur und unter Zugabe von zwei, den zur Vermehrung anstehenden DNA-Abschnitt begrenzenden, Primern gleichzeitig kopiert. Jeder Zyklus umfasst dabei drei Einzelschritte: 1. DNA-Denaturierung mit Bildung von Einzelsträngen; 2. Primer-Anlagerung und 3. DNA-Neusynthese. Dieser Prozess wird in programmierbaren PCR-Automaten (Thermocycler) innerhalb von wenigen Stunden 20 bis

70 mal wiederholt, nach 20 Zyklen ist die DNA 2^{20}, d.h. ca. 1 Million mal amplifiziert (vervielfältigt). Auch für analytische Fragestellungen in der Humangenetik, Diagnostik, Kriminalistik, Pathologie oder Umweltforschung ist die PCR heute ein unentbehrliches Hilfsmittel geworden.

> Bedeutsamer als die Klonierung von Genen ist die Gewinnung von **cDNA** (complementary DNA) als Ausgangspunkt für die Herstellung rekombinanter Produkte. Im Gegensatz zur DNA bei Prokaryoten, deren Gene aus einer ununterbrochenen Abfolge proteinkodierender DNA-Sequenzen bestehen, bestehen die Gene von Eukaryoten aus proteinkodierenden Sequenzen (Exons) und nichtkodierenden Abschnitten (Introns). Diese Introns werden nach der Transkription in das Primärtranskript durch spezielle Enzyme (snRNPs = small nuclear ribunucleoprotein particles) entfernt (RNA-Spleißen). Nur diese gespleißte mRNA, ohne regulatorische Sequenzen, wird in ein Protein translatiert (übersetzt) und ist damit der unmittelbare Ausgangspunkt für die Produktion eines Peptides oder Proteins.

> Mithilfe der **Reversen Transkriptase**, einer besonderen DNA-Polymerase, ist es möglich, die gespleißte mRNA als Matrize für die Synthese einer komplementären cDNA zu nutzen. Dies wird immer dann angewendet, wenn es sich um Produkte von eukaryotischen Genen handelt.

Dazu wird zunächst die Gesamt-RNA aus Zellen oder Geweben isoliert und die gewünschte, gespleißte mRNA abgetrennt. Aus dieser mRNA kann dann unter Verwendung der Reversen Transkriptase die entsprechende cDNA synthetisiert werden. Diese so in der Natur nicht auftretende „künstliche" DNA ist aus pharmazeutischer Sicht besonders wichtig, da die Arzneibücher für rekombinante Wirkstoffe fordern, dass die zur Produktion verwendeten klonierten Sequenzen möglichst klein gehalten werden sollen. Ist die Aminosäuresequenz eines Polypeptids bekannt, kann die entsprechende cDNA auch chemisch synthetisiert werden. Als Beispiel sei das Peptidhormon → Somatostatin (14 Aminosäuren) genannt. Diese Verfahrensweise ist gegenwärtig allerdings nur bei kleinen Polypeptiden ökonomisch sinnvoll.

5.2.2 Überführung rekombinanter DNA in einen Wirtsorganismus

> Der nächste Schritt ist die Überführung der rekombinanten DNA in einen anderen Organismus. Dazu muss die neukombinierte DNA identisch vermehrt (kloniert) werden, um in ausreichender Menge für die nachfolgenden Prozesse zur Verfügung zu stehen. Außerdem sind Vektoren als Transportmittel notwendig, die zumeist **Plasmide** darstellen.

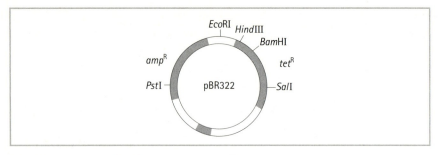

Abb. 5-1 Genkarte des Plasmidklonierungsvektors pBR322

Plasmide sind ringförmige, doppelsträngige DNA-Moleküle von Mikroorganismen, die außerhalb des Kernäquivalents liegen. Sie enthalten eine Genreserve zur Anpassung an besondere Umweltbedingungen und verschlüsseln spezifische Enzyme, die z. B. Antibiotika abbauen oder Abwehrstoffe bilden. Da sie viel kleiner als die chromosomale DNA sind und unabhängig von dieser sehr oft repliziert werden, kommen sie pro Zelle meistens in mehreren Kopien vor – eine günstige Voraussetzung für die Amplifikation (Vervielfältigung) von rekombinanter DNA. Plasmide sind besonders geeignete Klonierungsvektoren für kurze DNA-Fragmente, die Proteine mit bis zu 400 Aminosäuren kodieren. Heute werden neben Plasmiden, auch modifizierte Phagen oder Viren als Klonierungsvektoren genutzt.

> Damit Plasmide ihre Aufgaben als **Klonierungsvektoren** erfüllen, müssen sie bestimmte Eigenschaften besitzen, mit deren Hilfe man erkennen kann, ob eine Zelle ein Plasmid enthält oder nicht. Außerdem sollten möglichst viele Erkennungssequenzen für unterschiedliche Restriktionsendonukleasen vorhanden sein, die allerdings jeweils nur einmal auf dem Plasmid vorkommen.

Einer der meistgebrauchten Plasmidklonierungsvektoren für *Escherichia coli* ist pBR322 (Abb. 5-1), der über verschiedene Erkennungsstellen für Restriktionsendonukleasen (HindIII, SalI, BamHI, PstI, EcoRI) und zwei Gene für Tetracyclinresistenz (tet^R) und Ampicillinresistenz (amp^R) verfügt. Außerdem besitzt dieses Plasmid einen Replikationsstartpunkt, der allerdings nur in *E. coli* funktioniert. Die Antibiotikaresistenzgene verleihen den Plasmid-tragenden Bakterien die Eigenschaft, sich trotz der Gegenwart der entsprechenden Antibiotika vermehren zu können. Diese Eigenschaft nutzt man als Selektionsmechanismus zur Unterscheidung von erfolgreich transformierten und nicht transformierten Bakterien. Zum Einbau einer cDNA schneidet man das Plasmid mit einem Restriktionsenzym im Bereich eines der beiden Antibiotikaresistenzgene auf. Dieses lineare Plasmidmolekül mischt man nun mit der isolierten DNA, die man mit dem gleichen Enzym geschnitten hat. Durch Zugabe einer

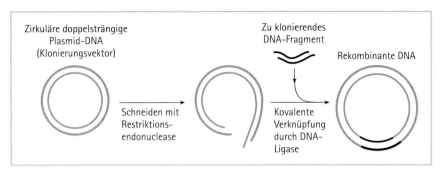

Abb. 5-2 Insertion eines DNA-Fragments in ein bakterielles Plasmid mit Hilfe von DNA-Ligasen. Das Plasmid wird mit einer Restriktionsendonuklease (in diesem Fall eine, die Strangüberhänge produziert) ausgeschnitten und mit dem DNA-Fragment (das mit derselben Restriktionsendonuklease geschnitten wurde), DNA-Ligase und ATP vermischt. Die Strangüberhänge bilden Basenpaare aus und die Brüche in der DNA-Kette werden von der DNA-Ligase vernäht, so dass ein vollständiges rekombinantes DNA-Molekül entsteht.

DNA-Ligase wird die cDNA an der Plasmidschnittstelle eingebaut und die Plasmid-DNA wieder zirkularisiert, d. h. ein DNA-Ring geschlossen (Abb. 5-2).

Das Einbringen der rekombinaten DNA mit Hilfe von Klonierungsvektoren in eine Bakterien- oder Pflanzenzelle wird als **Transformation** bezeichnet, bei Säugetierzellen nennt man diesen Prozess **Transfektion**. Die den Klonierungsvektor enthaltenden Wirtszellen bezeichnet man als Wirts-Vektor-Systeme oder Rekombinanten. Als mikrobielle Wirtszellen für rekombinante DNA haben sich plasmidfreie Bakterien oder Hefen bewährt. Sind Säugerzellen zur Expression notwendig, werden immortale (unsterbliche) Nagerzelllinien eingesetzt. Das Einschleusen des Klonierungsvektors in die Zielzelle erfordert die Überwindung der Membranbarriere.

Sowohl bei prokaryotischen als auch bei eukaryotischen Zellen wird die Membran für DNA-Konstrukte permeabel, wenn die Membranintegrität durch Behandlung mit Calciumionen gestört wird. Außerdem präzipitieren Ca^{2+}-Ionen DNA-Moleküle, sodass sie sich lokal auf der Zelloberfläche in hoher Konzentration niederschlagen und so leicht aufgenommen werden können. Die Effizienz dieses Verfahrens ist allerdings ziemlich gering, sodass heute auch andere Verfahren, wie die Elektroporation oder biolistische Methoden eingesetzt werden. Bei der Elektroporation setzt man die Mischung aus Zielzellen und Klonierungsvektor kurzen Elektropulsen einer bestimmten Feldstärke aus, die die Permeabilität der Membran vorübergehend erhöhen und damit auch die Aufnahme von DNA ermöglichen. Insbesondere für Säuger- und Pflanzenzellen sind biolistische Transfektionsverfahren geeignet. Dazu werden mikroskopisch kleine Wolfram- oder Goldkügelchen mit den Klonierungsvektoren beladen und mit hohem Druck auf die Zielzellen „geschossen".

Beim Durchtritt der Metallkügelchen werden die Klonierungsvektoren abgestreift und in das Wirtsgenom integriert.

Spezifischer und ebenfalls wesentlich effizienter als die vorgestellten Transformations- bzw. Transfektionsverfahren ist eine Infektion. Dabei wird die zu übertragende DNA aktiv über eine Wechselwirkung mit Rezeptoren durch Endozytose in die Zelle aufgenommen. Als Transportvehikel können dazu nur Bakteriophagen oder Viren eingesetzt werden. Die Verwendung dieser Methoden zur Herstellung von pharmazeutisch genutzten Wirkstoffen scheitert aber zumeist an den Anforderungen an die biologische Sicherheit und dem damit verbundenen biologischen Risiko des Produktes für den Anwender.

5.2.3 Selektion von Organismen mit rekombinanter DNA

Zur Selektion der rekombinanten Zellen erfolgt eine Kultivation in einem Medium, das die Antibiotika enthält, für die auf dem Plasmid Resistenzgene vorhanden sind. Damit überleben nur die Plasmid enthaltenden Zellen und können kloniert werden.

Neben den Resistenzgenen für Ampicillin oder Tetracyclin werden auch solche für Kanamycin für die Selektion bei Prokaryoten ausgenutzt. Klonierungsvektoren, die fremde DNA in Pflanzen- oder Säugerzellen einschleusen sollen, enthalten meist ein Neomycinphosphotransferase-Gen. Dadurch wird dem Selektionsmedium zugesetztes Neomycin durch Phosphorylierung inaktiviert und die transfizierten Zellen können ohne Beeinträchtigung ihrer Proteinsynthese kloniert werden.

Für die Selektion von rekombinanten Hefen wird häufig ein Prinzip ausgenutzt, das auf der Verwendung von Defektmutanten als Wirtsorganismus und dem funktionellen Ausgleich des Defektes durch den Klonierungsvektor beruht. Eine solche Hefemutante kann beispielsweise die Aminosäure Leucin oder das Nukleotid Uridin nicht mehr synthetisieren. Enthält der Klonierungsvektor dann eine Kopie des intaktes Gens, für das die Mutante defekt ist, können die plasmidenthaltenden Zellen ohne Zusatz von Leucin oder Uridin wachsen und kloniert werden.

5.3 Wirtsorganismen für die Produktion rekombinanter Wirkstoffe

> Als Zielorganismen für die Gewinnung DNA-rekombinationstechnisch hergestellter Produkte werden heute lediglich drei verschiedene Wirtsorganismen verwendet, eine apathogene Variante von *Escherichia coli*, verschiedene Varianten der Bäckerhefe *Saccharomyces cerevisiae* und zwei Zelllinien des Hamsters.

Die heute eingesetzten *E. coli*-Stämme sind so genannte K12-Stämme, deren biologische Sicherheit durch Entfernung der für ihre Pathogenität verantwortlichen Gene gewährleistet ist. Von diesen Bakterien geht kein biologisches Risiko mehr aus. Sie sind relativ leicht zu handhaben, stellen geringe Ansprüche an das Nährmedium und weisen eine schnelle Vermehrungsrate auf. Nachteilig ist das Unvermögen dieser prokaryotischen Organismen, posttranslationale Modifikationen an Proteinen, wie z. B. Glykosilierungen, durchzuführen. Die rekombinanten Produkte werden durch Extraktion gewonnen.

Hefen sind niedere Eukaryoten, die ebenfalls relativ einfach zu kultivieren sind und eine vergleichsweise schnelle Vermehrungsrate zeigen. *Saccharomyces cerevisiae* stellt ebenfalls kein biologisches Risiko dar und wird daher als GRAS-Organismus (generally recognized as safe) eingestuft. Hefen besitzen als eukaryotische Organismen die Fähigkeit, einfache posttranslationale Proteinmodifikationen auszuführen. Die Rekombinanten können so konstruiert werden, dass auch eine gesteuerte Ausschleusung der rekombinanten Produkte erfolgt.

> Ist die posttranslationale Modifikation des rekombinanten Proteins für dessen Wirkung unerlässlich, dann müssen Zelllinien von Säugetieren für die Produktion der rekombinanten Produkte eingesetzt werden.

Gegenwärtig werden nur zwei Hamster-Zelllinien für diese Zwecke benutzt, CHO (chinese hamster ovary cells) und BHK (baby hamster kidney cells), die durch onkogene Transformation immortal, d. h. unsterblich geworden sind. Beide Zellsysteme gelten als biologisch sicher und effizient. Die Kultivation von Säugerzellen ist technisch sehr aufwendig und erfordert komplex zusammengesetzte Nährmedien, die die Isolation und Reinigung der rekombinanten Produkte erschweren. Andere Zellsysteme (z. B. Insektenzellen) sind bisher an den umfangreichen Sicherheitsauflagen für Produktionszelllinien gescheitert.

5.4 Muteine

Es ist möglich, mittels gentechnischer Methoden auch Varianten von Proteinen herzustellen. Solche künstlichen, so nicht in der Natur vorkommenden rekombinanten Wirkstoffe bezeichnet man als Muteine. Durch die gezielte Veränderung auf DNA-Ebene können die Eigenschaften des Produktes variiert werden, die u. a. die Pharmakokinetik, Targetselektivität (Auswahl des Angriffspunktes) oder biologische Halbwertzeit betreffen und damit für die Therapie günstigere Eigenschaften aufweisen.

Zu den Muteinen gehören z. B. schnell wirksame Insuline (Insulin lispro) bzw. Enzyme oder Enzyminhibitoren, die nicht mehr glykosiliert sind (→ Reteplase) bzw. deren Primärstruktur durch Aminosäureaustausch verändert ist (→ Lepirudin, → Tenecteplase).

5.5 Qualitätskriterien für rekombinante Wirkstoffe

Für rekombinante Wirkstoffe gilt wie für alle biotechnisch hergestellten Stoffe der Grundsatz „Der Prozess ist das Produkt". Daher wurden durch die nationalen Zulassungsbehörden in der PhEur verbindliche Regeln für die Herstellung festgelegt. Die Produktion eines rekombinanten Wirkstoffs muss auf der Basis eines validierten und genehmigten Saatgutsystems beruhen, d. h. es muss ein stabiles Wirts-Vektor-System vorliegen, das die störungsfreie Ablesung der rekombinanten DNA in der Wirtszelle gestattet.

Das Saatgutsystem umfasst eine Master-Zellbank und eine Arbeits-Zellbank, die aus der Master-Zellbank hervorgegangen ist. Die Master-Zellbank stellt das homogene Wirts-Vektor-System dar und muss für den gesamten Produktionszeitraum portioniert gelagert werden. Durch Passagierung einzelner Master-Zellbank-Konserven wird die Arbeits-Zellbank erhalten, die für die eigentliche Produktion genutzt wird. Die Verwendung validierter Saatgutsysteme ist Voraussetzung für die Zulassung eines rekombinanten Wirkstoffs. Daher müssen auch alle Einzelkomponenten und Arbeitsschritte validiert werden, wie z. B. Charakterisierung der Wirtszellen, Herstellung des Vektors, Techniken der Vektorübertragung in den Wirtsorganismus, Stabilität des Klonierungsvektors, Induktion und Kontrolle der Expression, Nachweis der Kontaminationsfreiheit von potenziell infektiösen oder onkogenen Erregern.

Weiterhin müssen alle Schritte des Herstellungsprozesses validiert werden, d. h. Extraktion und Reinigung des Produktes sowie seine Charakterisierung.

In der Regel werden zum Identitätsnachweis eines rekombinanten Produktes die Aminosäureanalyse, die Sequenzanalyse von C- und N-Terminus sowie eine Peptidkartierung nach chemischer bzw. enzymatischer Spaltung eingesetzt. Bei Bedarf müssen posttranslationalen Modifikationen (z. B. Zuckerketten) gesondert analysiert werden. Auch immunologische Analysemethoden können zur eindeutigen Identifizierung des rekombinanten Produktes herangezogen werden.

> Wesentlich aufwendiger sind die Reinheitsprüfungen für DNA-rekombinationstechnisch hergestellte Produkte. Neben der chemischen Reinheit wird auch auf biogene Kontaminationen geprüft. Dazu zählt die Abwesenheit von Proteinen der Wirtszelle, die mittels immunochemischer Methoden festgestellt wird. Durch spezielle PCR-Analysen muss der Nachweis erbracht werden, dass keine Nukleinsäuren (DNA und RNA) im Produkt enthalten sind. Zur Prüfung von Gehalt und Wirksamkeit werden biologische Prüfverfahren eingesetzt, die eine schnelle und reproduzierbare Aussage ermöglichen. Als Bezugsgröße für die biologische Aktivität eines Produktes wird der Proteingehalt ermittelt.

Literatur

Dingermann T: Gentechnik, Biotechnik, Wissenschaftliche Verlagsgesellschaft, Stuttgart 1999

Dingermann T (2000): Gentechnisch hergestellte Arzneimittel: Rekombinante Wirkstoffe haben hohen Sicherheitsstandard. Dtsch Apoth Ztg 140 (22): 2556–2557

Urmoneit B (2001): Gentechnik. Dtsch Apoth Ztg 141 (3): 291–300

Zündorf I, Dingermann T (2001): Gentechnik und Arzneimittel. Neue Wirkstoffe bringen therapeutische Fortschritte. Dtsch Apoth Ztg 141 (13): 1555–1558

6 Pflanzen als Lieferanten von Arzneistoffen

6.1 Arznei- und Gewürzpflanzen als Nutzpflanzen

Arzneipflanzen oder Teile von ihnen dienen zur Gewinnung von Drogen, deren Zubereitungen, Wirksubstanzen oder Wirksubstanzgemischen. **Gewürzpflanzen** oder Teile von ihnen werden in frischer, getrockneter oder konservierter Form zur Geruchs- oder/und Geschmacksverbesserung von Speisen und Genussmitteln sowie zur industriellen Gewinnung von würzenden Zubereitungen eingesetzt. Viele von ihnen liefern auch Drogen, die bei Verdauungsbeschwerden eingesetzt werden.

In der Umgangssprache werden Arzneipflanzen, meistens nur solche mit großer therapeutischer Breite, die der Selbstmedikation dienen, auch **Heilkräuter** genannt.

Arzneipflanzen und Gewürzpflanzen sind **Nutzpflanzen**, unabhängig davon, ob sie als **Kulturpflanzen** züchterisch bearbeitet worden sind und landwirtschaftlich angebaut werden, oder ob sie, in ihrem genetischen Material vom Menschen nicht gezielt beeinflusst, als **Wildpflanzen** am natürlichen Standort gedeihen.

6.2 Taxonomie

Die **Taxonomie** hat die Aufgabe der Beschreibung und Benennung von Pflanzen sowie ihrer Gruppierung auf Grund gemeinsamer Merkmale und verwandtschaftlicher Beziehungen. Zur Beschreibung werden vor allem morphologische und anatomische Merkmale benutzt. Die Gruppierung erfolgt in nach Rangstufen geordneten taxonomischen Kategorien. Bei der Anwendung dieser Kategorien auf konkrete Pflanzen werden sog. Sippen gebildet, auch Taxa (Sing. Taxon) genannt. Diese Sippen sind, in aufsteigender Rangstufe und abnehmender Merkmalsgemeinschaft Art, Gattung, Familie, Ordnung, Klasse und Abteilung.

Eine **Art** (lat.: species) fasst eng verwandte Individuen zusammen, die sich durch große Ähnlichkeit erblicher Merkmale auszeichnen und die frei miteinander kreuzbar sind. Von einer anderen, ihr nahe stehenden Art, mit der sie in der Regel nicht kreuzbar ist, unterscheidet sie sich durch konstante Merkmale. Nahe verwandte, untereinander kreuzbare Arten werden bisweilen auch als **Kleinarten** in einer **Sammelart** zusammengefasst. Eine **Gattung** (lat.: genus, Plur.: genera) vereint ähnliche, miteinander verwandte Arten. Übergeordnete Sippen sind **Familie, Ordnung, Klasse** und **Abteilung**.

Die Taxa können weiter untergliedert werden, z. B. die Art in die infraspezifischen Taxa Unterart (lat.: subspecies, subsp. oder ssp. abgekürzt), Varietät (lat.: varietas, var.) und Form (lat.: forma, f.), bei Kulturpflanzen auch in Sorten, die Gattung in Sektionen (lat.: sectio, sect.) und diese wiederum in Serien (lat.: series, ser.), die Familien in Unterfamilien und diese in Triben.

> Die **Benennung der Pflanzen** mit wissenschaftlichen Namen wird nach dem „International Code of Botanical Nomenclature" (ICBN, Tokyo Code) aus dem Jahre 1994 vorgenommen. Spezielle Regeln für Kulturpflanzen enthält der „International Code of Nomenclature for Cultivated Plants" (ICNCP) aus dem Jahre 1995.

Eine Pflanzenart, z. B. der Rote Fingerhut, wird mit Hilfe der binären Nomenklatur benannt, d. h. durch einen Gattungsnamen, hier *Digitalis*, und ein spezifisches Epitheton (unterscheidendes Beiwort, Artbezeichnung, Plur. Epitheta), hier *purpurea*. Der Artname lautet somit *Digitalis purpurea*. Der wissenschaftliche Name einer Art wird meistens der lateinischen oder griechischen Sprache entnommen und im Druck kursiv wiedergegeben. Das Epitheton ist meistens ein Adjektiv, man schreibt es mit kleinem Anfangsbuchstaben. Bei Bastarden verschiedener Arten einer Gattung wird dem Epitheton ein × vorangestellt, z. B. *Mentha × piperita*. Sammelarten werden durch den Zusatz s. l. = sensu lato, im weiten Sinne) gekennzeichnet, z. B. *Valeriana officinalis* s. l.

> Zur eindeutigen Kennzeichnung, z. B. bei gleich lautenden wissenschaftlichen Namen für verschiedene Pflanzen (sog. Homonymen), und zur Würdigung des Erstbeschreibers oder der Erstbeschreiber, werden in der wissenschaftlichen Literatur der Autorname bzw. die Autornamen, meistens in abgekürzter Form, mit Kapitälchen gedruckt zugefügt, z. B. *Digitalis purpurea* L. (L. = LINNÉ). Wird der wissenschaftliche Name der Pflanze verändert oder ergänzt, gibt man den Namen des Erstbeschreibers in Klammern an (Klammerautor). Nicht mehr gültige Namen für eine Pflanze werden Synonyme genannt (abgekürzt syn.).

Beispielsweise wurde der Gewürznelkenbaum, *Syzygium aromaticum* (L.) MERR. et L. M. PERRY, 1753 von Carl von Linné (1707–1778) als *Caryophyllus aromaticus* beschrieben. 1939 ordneten ihn die nordamerikanischen Botaniker

Tab. 6-1 Einordnung von Pflanzen in taxonomische Kategorien am Beispiel des Roten Fingerhuts

Taxonomische Kategorie	Sippe	
	lateinische Bezeichnung	deutsche Bezeichnung
Art	*Digitalis purpurea* L.	Roter Fingerhut
Gattung	*Digitalis*	Fingerhut
Familie	Scrophulariaceae	Rachenblütler
Ordnung	Scrophulariales	Braunwurzartige
Klasse	Magnoliatae	Zweikeimblättrige Bedecktsamer
Unterabteilung	Magnoliophytina	Bedecktsamer
Abteilung	Spermatophyta	Samenpflanzen

Elmer Drew Merrill (1878–1956) und Lily May Perry (1895–1992) der Gattung *Syzygium* zu. Die Bezeichnung *Caryophyllus aromaticus* L. ist jetzt ein Synonym.

Die deutschen Artnamen sind in der Regel ebenfalls aus einem Substantiv und einem Adjektiv zusammengesetzt, z. B. Echte Kamille. Das Adjektiv sollte man groß schreiben, um den Begriff als Eigennamen zu kennzeichnen. Ebenso häufig kommen jedoch 2-gliedrige Substantive vor, bestehend aus dem Gattungsnamen und einem ergänzenden Beiwort, getrennt durch einen Bindestrich, z. B. Garten-Liebstöckel. Seltener bestehen die Artnamen nur aus einem Wort, z. B. Wermut.

In Kultur entstandene Varietäten werden als **Sorten** oder Cultivare (cv., von cultivated variety) bezeichnet. Sie erhalten neben dem Artnamen eine Sortenbezeichnung aus einer lebenden Sprache, die in einfache Anführungsstriche eingeschlossen wird, z. B. *Digitalis purpurea* 'Radiga'. Sorten mit gemeinsamen Merkmalen werden als Convarietäten (conv.) zusammengefasst.

Für die Charakterisierung von Arzneipflanzen sind besonders die Begriffe Rasse und chemische Rasse wichtig. Zu einer **Rasse** gehört die Gesamtheit der Individuen einer Art, die sich in bestimmten gemeinsamen, erblich konstanten Eigenschaften von anderen Gruppen der gleichen Art unterscheiden. Ist diese Rasse auf ein bestimmtes Areal beschränkt, so spricht man von einer **geographischen Rasse**. Besteht der Unterschied vorwiegend im Inhaltsstoffspektrum, bezeichnet man sie als **chemische Rasse**. Sind die an eine Rasse zu stellenden Bedingungen bei abweichender chemischer Zusammensetzung der Pflanze nicht voll erfüllt, spricht man auch von **Chemotypen** bzw. **Chemodemen**, die Grenzen sind fließend.

6.3. Chemotaxonomie

> Die **Chemotaxonomie** versucht verwandtschaftliche Beziehungen von Lebewesen anhand chemischer Merkmale bzw. chemischer Merkmalskombinationen aufzudecken. Zu einer derartigen Verwandtschaftsanalyse können Strukturen von Makromolekülen, besonders von DNA sowie Proteinen, oder von Mikromolekülen, besonders von Sekundärstoffen, herangezogen werden.

Große Verdienste um die Entwicklung der Chemotaxonomie der Pflanzen, die für uns als Pharmazeuten von besonderem Interesse ist, hat sich R. Hegnauer erworben.

Bei der Verwandtschaftsanalyse anhand der Sekundärstoffe geht man davon aus, dass viele Potenzen zur Produktion bestimmter Sekundärstoffe erst zu einem Zeitpunkt der Evolution herausgebildet wurden, als die Organismen sich bereits in abgegrenzte Sippen aufgegliedert hatten. Das heißt, gemeinsame Fähigkeiten zur Biosynthese bestimmter Sekundärstoffe deuten auf nahe Verwandtschaft hin oder umgekehrt ausgedrückt, haben verwandte Sippen gemeinsame biogenetische Fähigkeiten. So treten beispielsweise Benzylisochinolinalkaloide gehäuft auf bei den Magnoliidae, Glucosinolate bei den Capparales, Polyine bei Apiaceae, Araliaceae sowie Asteraceae und Tropolon-Alkaloide nur bei den Colchicaceae.

Daneben gibt es auch **erratisch vorkommende Stoffe**, die an mehreren Stellen des Reiches der Lebewesen „entwickelt" wurden. Dazu gehören beispielsweise die herzwirksamen Steroidglykoside, die nicht nur von vielen nicht verwandten Pflanzensippen, sondern sogar von einigen Tieren, so von verschiedenen Käfern, gebildet werden. Ihr Vorkommen sagt ebenso wenig über Verwandtschaften aus wie **konvergente Bildungen**. Das sind strukturell ähnliche Stoffe, die auf verschiedenen Wegen entstehen, so z. B. die Anthracenderivate, die bei *Rheum* aus Acetateinheiten hervorgehen und bei *Rubia* aus Shikimisäure, einem C_3-Körper und einem Hemiterpenrest gebildet werden. **Homologe Bildungen**, deren strukturelle Ähnlichkeit gering ist, die aber auf ähnlichen Wegen entstanden sind, erlauben hingegen Hinweise auf Verwandtschaften. Beispielsweise haben die Chinolinalkaloide und die Monoterpen-Indolalkaloide trotz erheblicher struktureller Unterschiede den gleichen biogenetischen Ursprung.

Fehlt die Fähigkeit zur Bildung von Sekundärstoffen, die für eine Sippe typisch sind, bei einer Art oder Gattung dieser Sippe, kann das als **Defektmutation** erklärt werden. Dieses Fehlen schließt eine Verwandtschaft nicht aus.

Nutzanwendungen der Chemotaxonomie für die Pharmazie sind die Hilfe bei der Strukturaufklärung neuer Wirksubstanzen, bei der Suche nach neuen Quellen für bekannte biogene Reinstoffe, bei der Identifizierung von Drogen und der Feststellung von Verfälschungen bzw. Verunreinigungen anhand typischer chemischer Merkmale.

6.4 Schwankungen des Wirkstoffgehaltes

Die **infraspezifische Variationsbreite**, d. h. die Unterschiedlichkeit von Pflanzen einer Art (infra = unterhalb, species = Art), besonders in der Zusammensetzung der Inhaltsstoffe und im Gehalt an den einzelnen Wirksubstanzen, ist für den Pharmazeuten von großer Bedeutung. Dabei kann es sich um **erbliche Variabilität** handeln, oder/und um durch äußere Einflüsse bedingte, nichterbliche **Modifikation**. Diese qualitativen, diskontinuierlichen Unterschiede und die quantitativen, kontinuierlichen Unterschiede spiegeln sich auch in den Drogen wider.

Genetisch bedingt ist beispielsweise die Variabilität des Echten Thymians, *Thymus vulgaris* L., von dem chemische Rassen bekannt sind, bei denen im ätherischen Öl des Krautes Thymol, Carvacrol, *p*-Cymen, Linalool, α-Terpineol oder Campher dominieren. Durch die Forderungen der PhEur, dass das ätherische Öl der Droge mindestens 40 % Thymol + Carvacrol enthalten muss, werden Rassen, bei denen *p*-Cymen, Linalool, α-Terpineol oder Campher Hauptbestandteile des ätherischen Öls sind, von der arzneilichen Verwendung ausgeschlossen.

Modifizierende Faktoren können beispielsweise sein Lichtqualität und -quantität, Temperatur, Niederschlagsmenge, Luftbewegung, physikalische und chemische Faktoren des Bodens und Stressfaktoren, z. B. Befall durch Mikroorganismen. Beim Anbau führen u. a. Aussaat- und Erntetermin, Düngung, Reifezustand bei der Ernte, Erntetechnik, Witterung bei der Ernte, die Schnittfolge und die Art der Nacherntebehandlung zu Unterschieden im Ertrag an Pflanzenmasse sowie im Gehalt an Wirksubstanzen.

Phytoalexine sind Sekundärstoffe, die von einigen Pflanzenarten gebildet werden, wenn sie Stressfaktoren ausgesetzt wurden, z. B. bei Verletzung oder Befall durch Mikroorganismen. Sie sind in der gesunden Pflanze nicht oder nur in Spuren vorhanden.

Phytoalexine dienen der Abwehr von Mikroorganismen. Sie sind zum Teil auch für den Menschen toxisch. So können beispielsweise die nach Infektion der Süßkartoffel, *Ipomoea batatas* (L.) LAM., in den Knollen auftretenden Furanosesquiterpene zu Leber- und Lungenerkrankungen führen.

6.5 Züchtung von Arzneipflanzen

6.5.1 Zuchtziele

> Ziele der Arzneipflanzenzüchtung sind sowohl pharmazeutischer als auch pflanzenbaulich-produktionstechnischer Art. Die pharmazeutischen Ziele sind an den Wirksubstanzen, die pflanzenbaulich-produktionstechnischen Ziele an der Optimierung des Ertrags und der Erntesicherheit orientiert.

Zu den pharmazeutischen Zuchtzielen gehören:

- Veränderung des Wirkstoffspektrums zugunsten erwünschter und zuungunsten unerwünschter Wirksubstanzen,
- Erhöhung des Gehaltes an Wirkstoffsubstanzen,
- Elimination unerwünschter Begleitstoffe.

Zu den pflanzenbaulich-produktionstechnischen Zuchtzielen gehören:

- Erhöhung der Ertragsleistung,
- Verbesserung der Ertragssicherheit, z. B. Widerstandsfähigkeit gegen Dürre, Frost, Insekten und Pflanzenkrankheiten, rasches Wachstum zur Unterdrückung des Aufkommens von Unkräutern,
- Erreichung von Ertragsstabilität, d. h. Erhaltung der züchterisch erarbeiteten Eigenschaften der Pflanze auch bei den Nachkommen,
- Verbesserung der Erntesicherheit, z. B. gleichmäßige Entwicklung der Pflanzen zur Erreichung gleichzeitiger Erntereife, aufrechtes Wachstum und hohe Standfestigkeit zur Ermöglichung des Abmähens, Anordnung der Blüten in einem Ebenstrauß, z. B. bei der Kamille, zur Erleichterung des Einsatzes von Pflückmaschinen, Ausbleiben des Abwurfs und der Öffnung der Früchte, Fehlen von Wurzelverzweigung.

6.5.2 Züchtungsmethoden

> In der Arzneipflanzenzüchtung angewendete Methoden sind, ebenso wie bei der Züchtung anderer Nutzpflanzen, Auslesezüchtung, seltener Kombinationszüchtung und Mutationszüchtung.

Bei der **Auslesezüchtung**, auch Selektionszüchtung genannt, versucht man unter Ausnutzung der natürlichen, genetisch bedingten infraspezifischen Variabilität durch wiederholte Auslese von Individuen, die den züchterischen Zielen am besten entsprechen, zu neuen Sorten zu gelangen. Wegen der großen Variabilität führt die Auslesezüchtung bei Arzneipflanzen zu guten und raschen Ergebnissen.

Bei der **Kombinationszüchtung**, auch Kreuzungszüchtung genannt, versucht man durch Kreuzung von Pflanzen wertvolle Eigenschaften der Elternpflanzen in den Nachkommen zu vereinen oder durch Erzielung günstiger Genkombinationen Nachkommen zu erhalten, deren wertbestimmende Eigenschaften die der Eltern übertreffen. Da Merkmale gewöhnlich durch mehrere Gene vererbt werden, sind die zunächst erhaltenen Bastarde nicht reinerbig. Sie würden bei Vermehrung durch Samen entsprechend der 2. Mendelschen Regel aufspalten. Um genetisch einheitliches Material zu erhalten, müssen die Hybriden einer über mehrere Generationen fortgesetzten Auslese unterworfen werden. Man kann jedoch auch verklonen, d. h. die Pflanze mit den erwünschten Eigenschaften vegetativ vermehren, z. B. durch Stecklinge, Stockteilung oder mithilfe von Zellkulturen, auch als Meristemkulturen bezeichnet. Bei sterilen Hybriden, z. B. bei der Pfefferminze, *Mentha* × *piperita* L., ist man sogar zur vegetativen Vermehrung gezwungen.

Zellkulturen können ebenfalls als Werkzeuge bei der Kombinationszüchtung eingesetzt werden. Durch Verschmelzung von durch Enzymbehandlung von der Zellwand befreiten Zellen, d. h. von Protoplasten, kann man Art- und in einigen Fällen auch Gattungskreuzungen durchführen, die auf Grund von Kreuzungsinkompatibilitäten bei intakten Pflanzen nicht möglich wären. Die so erhaltenen Zellen lassen sich zu intakten Pflanzen regenerieren. Auch haploide Zellkulturen werden eingesetzt. Man erhält sie durch sog. Antherenkultur, bei der aus unreifen Pollenkörnern haploide Zellen hervorgehen. Mit ihnen können rascher reinerbige Hybriden erhalten werden als mit diploiden Pflanzen. Sind beispielsweise bei einem Versuch 4 durch je 1 Gen vererbte Merkmale von 2 reinerbigen Eltern in einem reinerbigen Hybriden zu vereinigen, so sind in der F_2-Generation $2^{4+4} = 256$ Kombinationen möglich. Bei haploidem Material gibt es nur $2^4 = 16$ Kombinationen.

Treten die positiven Auswirkungen von Genkombinationen nur in der ersten Nachkommenschaftsgeneration auf, bei den sog. F_1-Hybriden, spricht man von Heterosis. Für die Praxis bedeutet das, dass man zur Aussaat derartiger Hybridsorten nur vom Züchter gewonnenes Saatgut der F_1-Generation verwenden kann oder dass man vegetativ vermehren muss. Sind die wertsteigernden Eigenschaften nach einer Kreuzung auch bei späteren Nachkommen sichtbar oder werden gar verstärkt, spricht man von einer Transgression.

Versuche durch Einschleusung von Fremd-DNA sog **transgene Pflanzen** zu erzeugen, die neue biosynthetische Potenzen besitzen, waren ebenfalls erfolgreich. Derartige Einschleusungen sind mithilfe von *Agrobacterium tumefaciens* als Genvektor möglich. Dieses Bakterium ist fähig, sein Plasmid, das sog. Ti-Plasmid (Ti = tumor inducing) in Zellen bestimmter Pflanzen zu integrieren. Baut man ähnlich wie bei der Erzeugung rekombinanter Peptide und Proteine durch andere Bakterien (Kap. 5) DNA-Teile, die die gewünschte neue Eigenschaft codieren, in dieses Plasmid ein, werden sie in die Pflanzen-DNA eingebaut und können bei der Pflanze die Bildung neue Wirksubstanzen auslösen (Kap. 4.4).

Die **Mutationszüchtung** versucht, die natürliche Variabilität der Pflanzen durch experimentell erzeugte Genmutationen zu vergrößern, um so eine breitere Basis für die Auslesezüchtung zu schaffen. Genmutationen können durch Röntgenbestrahlung oder durch chemische Mutagene ausgelöst werden. Auch Genommutationen, die durch Behandlung von Samen mit Colchicin provoziert werden, können zur Verbesserung der Eigenschaften von Arzneipflanzen führen. Beispiele dafür sind polyploide Sorten vom Echter Kamille, Baldrian und Pfefferminze, die sich durch sehr gute Wüchsigkeit und einen hohen Gehalt an ätherischen Ölen mit guten Komponentenspektren auszeichnen.

Von besonderem Interesse ist auch hier der Einsatz von haploiden Zellkulturen. Protoplasten dieser Kulturen werden mit Mutagenen behandelt und wieder diploidisiert. Dadurch werden für die erwünschte Eigenschaft homozygote, d.h. reinerbige Pflanzen erhalten, bei denen beide Allele mutiert sind.

6.6 Sammlung und Anbau von Arzneipflanzen

> Pflanzliche Drogen werden durch **Sammeln** von Arzneipflanzen aus Wildbeständen und **Anbau** gewonnen. Gesammelt werden bevorzugt Organe von Bäumen oder Sträuchern und massenhaft auftretende Pflanzen. Angebaut werden besonders züchterisch erhaltene Hochleistungssorten von ein- bis zweijährigen Pflanzen, die ein gehaltreiches, einheitliches, von chemischen und pflanzlichen Verunreinigungen freies Drogenmaterial liefern. In subtropischen und tropischen Ländern werden auch Bäume und Sträucher zur Drogengewinnung kultiviert.

Sammeln von wild wachsenden Arzneipflanzen hat auch heute noch große Bedeutung. Die in Europa jährlich gesammelte Menge wird auf etwa 30 000 t geschätzt. Das Sammeln ist häufig ökonomischer als der Anbau. Das gilt besonders für langsam wachsende Pflanzen wie für Sträucher und Bäume, z.B. für Wildrose, Faulbaum, Kastanie, Eiche, Linde und Birke, oder für Pflanzen, die in der Natur in Massen auftreten, z.B. Löwenzahn und Johanniskraut. Zudem gedeihen einige Pflanzen in Kultur nicht oder nur schlecht, dazu gehören beispielsweise Kalmus und Ackerschachtelhalm.

Anbau von Arzneipflanzen muss durchgeführt werden, wenn es gilt, Drogen von Pflanzen bestimmter chemischer Rassen zu gewinnen, wenn der Artenschutz es verlangt oder wenn die Sammlung unökonomisch ist bzw. den Bedarf nicht decken kann. In der EU werden etwa 70 000 ha für den Arzneipflanzenanbau genutzt, davon 7 500 ha in Deutschland und 4 300 ha in Österreich.

Der Anbau von Arzneipflanzen hat gegenüber der Sammlung eine Reihe von Vorteilen:

- durch Kultivierung von Hochleistungssorten werden hochwertige Arzneipflanzen gewonnen, die den Anforderungen der Standards genügen,
- das erhaltene Pflanzenmaterial ist sehr einheitlich,
- die Gefahr von Verwechslungen und Verfälschungen ist gering,
- die erhaltenen Pflanzen sind bei sachgemäßem Anbau weitgehend frei von Pflanzenschutzmitteln und Schadstoffen, z. B. Schwermetallen.

> Anbau erfolgt nach den Regeln der GAP-Richtlinie (Good Agricultural Practice) unter Verwendung von anerkanntem, arten- und sortenechtem Saatgut bzw. geeigneter Knollen, Zwiebeln oder Stecklingen. Beim Anbau entscheiden vor allem Lichtqualität und -quantität, Temperatur, Wasser- und Nährstoffversorgung über Ausbeute und Qualität.

Die Aussaat erfolgt zur Ermöglichung der Maschinenpflege als Reihensaat. In einigen Fällen wird nach Vorkultur im Frühbeet oder im Gewächshaus ins Freiland ausgepflanzt. Bei einigen Arzneipflanzen ist auch vegetative Vermehrung durch Knollen, Zwiebeln, Stecklinge oder Stockteilung üblich.

Licht spielt bereits bei der Keimung der Samen eine Rolle. Einige Samen keimen nur im Dunkeln, z. B. Anis, Eibisch, Knoblauch, Lavendel oder Liebstöckel, andere nur im Licht, z. B. Angelika, Baldrian, Fingerhut, Kamille und Kümmel. Die Lichtquantität beeinflusst die Ausbeute an Grünmasse. Der Beleuchtungsrhythmus entscheidet bei vielen Pflanzen darüber, ob eine Pflanze zur Blüte gelangt. Kurztagspflanzen blühen nur bei Unterschreiten einer bestimmten täglichen Belichtungsdauer, Langtagspflanzen nur bei deren Überschreiten. Das Blühen wiederum ist häufig Voraussetzung für die Ausbildung eines bestimmten Wirkstoffspektrums. Das gleiche gilt für das Erreichen des für jede Pflanze spezifischen Temperaturoptimums. Auch hinsichtlich der Wasser- und Nährstoffversorgung stellt jede Arzneipflanzenart eigene Ansprüche. Beide Faktoren nehmen nicht nur Einfluss auf die Ausbeute an Biomasse, sondern auch auf Wirkstoffspektrum und -konzentration.

Zukünftig wird sicherlich auch die Vermehrung auf dem Wege über Zellkulturen Bedeutung erlangen. Sie erlaubt eine vegetative Massenvermehrung, denn jede Zelle einer Kultur kann unter geeigneten Bedingungen zu einer Pflanze regeneriert werden. Da sie relativ teuer ist, wird sie nur dort eingesetzt werden, wo sie große Vorteile bietet, z. B. wo Samen schwer zugänglich sind bzw. schlecht keimen oder wo es darauf ankommt, große Uniformität des Pflanzenmaterials zu erreichen. Wenn man zur Anlage von Zellkulturen Vegetationskegel verwendet, die auch bei verseuchten Pflanzen virusfrei sind, lassen sich virusfreie Klone erhalten.

Arzneipflanzen, die mit guter Ausbeute in Mitteleuropa kultiviert werden können, sind u. a. Angelika, Anis, Bärlauch, Berg-Wohlverleih, Baldrian,

Kleine Bibernelle, Bockshornklee, Dill, Eibisch, Gelber Enzian, Fenchel, Roter Fingerhut, Wolliger Fingerhut, Hopfen, Johanniskraut, Echte Kamille, Knoblauch, Koriander, Krauseminze, Kümmel, Lavendel, Lein, Liebstöckel, Majoran, Mariendistel, Medizinalrhabarber, Melisse, Petersilie, Pfefferminze, Salbei, Sareptasenf, Schlafmohn, Schwarzer Senf, Weißer Senf, Sonnenhut, Spitzwegerich, Stechapfel, Thymian, Tollkirsche und Wermut.

Der kontrollierte Anbau in Europa schließt Qualitätsmängel weitgehend aus, wie sie bei Importware, besonders aus Entwicklungsländern, oft auftreten, z. B. Verunreinigungen, schwer kontrollierbare Pflanzenschutzmittelrückstände, starke mikrobiologische Kontamination, hoher Gehalt an Schwermetallen und, besonders bei Importen aus Ländern mit feuchtwarmem Klima, an Mykotoxinen.

6.8 Einsatz von Pflanzenschutzmitteln

> **Integrierter Pflanzenschutz** besteht in der Vorbeugung des Befalls von Pflanzen mit Schadorganismen, z. B. durch Verwendung von gesundem, widerstandsfähigem Saat- und Pflanzgut, durch die Wahl geeigneter Anbaustandorte sowie geeigneter Fruchtfolge, durch sachgemäße Bodenbearbeitung, intensive Pflege, bedarfsgerechte Düngung, Ausrottung von Zwischenwirten, aber auch durch Behandlung mit chemischen Pflanzenschutzmitteln, z. B. Pestiziden (Fungizide, Insektizide, Akarizide, Molluskizide), selten auch mit Herbiziden.

Die meisten Arzneipflanzen stehen noch auf der Stufe von Wildpflanzen. Sie sind daher unempfindlicher gegen Infektionen als unsere Kulturpflanzen. Jedoch werden auch im Arzneipflanzenanbau chemische Pflanzenschutzmittel eingesetzt. Gefahren der Verunreinigung mit Pflanzenschutzmitteln drohen auch durch Rückstände im Boden von Behandlungen dort früher kultivierter Pflanzen oder durch Abdrift beim Besprühen benachbarter Felder.

Pestizide dienen zur Bekämpfung von Schadorganismen. Fungizide sind gegen den Befall der Pflanzen durch mikrobielle Pilze gerichtet. Insektizide, Akarizide bzw. Molluskizide werden zur Bekämpfung von Insekten, Milben bzw. Schnecken benutzt.

Herbizide dienen zur Begrenzung einer Verunkrautung der Felder. Unkräuter beeinträchtigen nicht nur das Wachstum, sondern führen auch zur Verunreinigung der Drogen. Herbizide werden gewöhnlich vor der Aussaat oder vor dem Auflaufen der Saat eingesetzt. Muss die Anwendung bei voll entwickeltem Pflanzenbestand erfolgen, sind Wartezeiten vom Ausbringen des Herbizids bis zur Ernte der Pflanzen einzuhalten.

Pflanzenschutzmittel sind meistens organische Verbindungen sehr vieler Stoffklassen, die größtenteils auch für den Menschen toxisch sind. Für die gewonnenen Drogen schreibt die PhEur Grenzwerte an Pestizidrückständen vor (PhEur 2.8.13).

6.9 Ernte und Aufbereitung von Arzneipflanzen

> Für die Qualität von Drogen ist nicht nur die Qualität der Arzneipflanzen, sondern auch der Erntezeitpunkt, die sachgemäße Ernte und die Aufbereitung, besonders der Trockenprozess, von entscheidender Bedeutung.

Oberirdische Pflanzenteile erntet man kurz vor oder zu Beginn der Blüte, zu dieser Zeit ist ihre Wirkstoffkonzentration am größten. Man sollte sie nicht während oder kurz nach Regenperioden, sondern immer nach 1 bis 2 regenfreien Tagen ernten, da wasserlösliche Wirksubstanzen, z. B. Glykoside oder Alkaloidsalze, durch den Regen ausgewaschen oder wegen des durch den hohen Wassergehalt verlängerten Trockenprozesses durch postmortale Reaktionen oder Mikroorganismen abgebaut werden können. Die günstigste Erntezeit ist der späte Vormittag, wenn der Tau verdunstet ist. Pflanzen mit ätherischem Öl sollte man möglichst bei bedecktem Himmel ernten, Sonnenbestrahlung mindert den Gehalt an flüchtigen Stoffen. **Unterirdische Pflanzenteile** erntet man in der Ruheperiode der Pflanzen, also von Herbst bis Frühjahr. Während der Vegetationsperiode ist ihr Gehalt an Wirksubstanzen gering. **Samen und Früchte** erntet man kurz vor der Vollreife, da in vielen Fällen in unreifen Früchten der Gehalt an Wirksubstanzen gering ist. Zur Zeit der Vollreife besteht die Gefahr des Abfallens der reifen Früchte oder des Ausfallens der Samen. In einigen Fällen werden jedoch auch die unreifen Früchte geerntet (z. B. bei → Vanille, → Pfeffer). **Rinden** werden zu Beginn des Saftstromes im Frühjahr gewonnen. Dann ist der Wirkstoffgehalt hoch und sie lassen sich leicht ablösen.

Die **Ernte** erfolgt bei krautigen Arzneipflanzen durch Mahd mit speziellen Mähern, z. B. bei der Pfefferminze, mit Hilfe von Pflückmaschinen, z. B. bei der Kamille, mit Mähdreschern, z. B. beim Fenchel, oder mit Schwingsieb- oder Kettenrodern bei der Ernte von Wurzeln, z. B. beim Eibisch oder Baldrian. Einige Pflanzenteile müssen auch mit der Hand (händisch) geerntet werden, z. B. Rinden, Lindenblüten, Birkenblätter und Blätter, Blüten oder Früchte des Weißdorns. Zur Reinigung des Erntegutes werden Schwergutabscheider, Windsichter, Rebelanlagen und für Wurzeldrogen Waschanlagen eingesetzt.

> **Trocknung** ist die am häufigsten praktizierte Methode der Konservierung von Arzneipflanzen. Da während des Trocknungsprozesses Wirksubstanzminderungen und Kontaminationen auftreten können, muss die Trocknung

möglichst rasch aber schonend, unmittelbar nach der Ernte erfolgen. Nur selten sind postmortal ablaufende Vorgänge erwünscht, z. B. um Wirksubstanzen aus glykosidischer Bindung freizusetzen.

Bei der Trocknung werden im Verlaufe der Absterbevorgänge der Zellen Zellmembranen und Endomembransysteme zerstört. Von den Substraten räumlich getrennte Enzyme können nun Veränderungen der Wirksubstanzen auslösen. Spontan ablaufende Reaktionen führen ebenfalls zum Abbau von Inhaltsstoffen und zur Verfärbung der Drogen. Auch auf oder in den Arzneipflanzen vorhandene Mikroorganismen können, z. B. durch Bildung von Bakterien- oder Mykotoxinen, zu negativen Veränderungen des Trockengutes führen. Wird ein bestimmter Wassergehalt, etwa 12 %, unterschritten, kommt es durch Dehydratisierung zur Unterbrechung dieser Vorgänge.

Sind postmortale Prozesse erwünscht, fördert man sie durch Verzögerung der Trocknung. Ein Beispiel dafür ist die Fermentation der → Vanillefrüchte zur Freisetzung des Vanillins aus dem Glykosid Vanillosid. Auch zum Abbau unerwünschter Stoffe, z. B. der Bitterstoffe der → Kakaosamen, können die postmortalen Vorgänge genutzt werden.

Zur natürlichen Trocknung werden Arzneipflanzen in etwa 2 bis 5 cm hoher Schicht auf Tüchern oder Papier, möglichst auf Horden oder Gestellen, getrennt nach Pflanzenarten ausgebreitet. Ein Wenden zur Beschleunigung der Trocknung sollte besonders bei leicht zerkrümelnden Drogen unterbleiben. Sonnenbestrahlung ist zu vermeiden. Der Trocknungsprozess ist beendet, wenn Blätter rascheln, die Stängel sich leicht brechen lassen und Wurzeln, Samen und Früchte auch im Innern hart sind.

Die Trocknung bei erhöhter Temperatur erfolgt in Trocknungsanlagen. Die günstigste Trocknungstemperatur liegt für Blütendrogen bei 35 bis 40 °C, bei Blatt-, Kraut- und Samendrogen bei 45 bis 50 °C und bei Wurzeldrogen bei 50 bis 60 °C. Die Trocknungstemperatur sollte bei der Baldrianwurzel 40 °C nicht übersteigen.

Die Trocknungszeit sollte so kurz wie möglich gehalten werden, Übertrocknung führt zu Farbveränderungen, Drogenbruch und, besonders bei Arzneipflanzen mit ätherischen Ölen, zu Wirkstoffverlusten.

Bisweilen werden bei der Gewinnung von Krautdrogen, z. B. von Pfefferminze, die Pflanzen vor dem Trocknen gehäckselt. Anschließende Windfege zur Trennung der Blatt- von den Stängelfragmenten führt zu sog. Blattkrüll. Blätter und Blüten kann man durch Abstreifen, sog. Rebeln, von den Stängeln befreien. Nur Wurzeln, Wurzelstöcke sowie Knollen werden vor der Trocknung gewaschen und zur Beschleunigung des Trockenprozesses gespalten, bisweilen auch geschält.

Getrocknete Drogen werden meistens zerkleinert. Das Zerkleinern kann besonders bei Drogen mit ätherischen Ölen zu erheblichen Wirkstoffverlusten führen und den Abbau von Inhaltsstoffen durch oxidative Vorgänge begünstigen.

Die Entwesung, d. h. die Befreiung von vorratsschädigenden Insekten und ihren Eiern, kann durch Dämpfe von Methylbromid, Phosphorwasserstoff oder Blausäure geschehen. Wegen der Gefahr der Bildung toxischer Rückstände ist jedoch eine Druckentwesung mit CO_2 (bei etwa 40 bar, Carvex-Verfahren) oder mit tiefgekühlter Luft (−100 °C) am günstigsten.

Zur Reduktion der Keimzahl ist in deutschsprachigen Ländern bisher kein für Drogen geeignetes Verfahren zugelassen. Wegen der Empfindlichkeit der Wirksubstanzen gegenüber hohen Temperaturen verbieten sich Verfahren, die mit Erhitzung des Drogenmaterials verbunden sind. Wegen der nicht geklärten toxikologischen Unbedenklichkeit der gebildeten Zersetzungsprodukte bei der Behandlung mit γ-Strahlen oder mit Ethylenoxid dürfen auch diese Verfahren bei Drogen nicht eingesetzt werden. Bedingt geeignet ist eine kurzfristige Behandlung mit Wasserdampf, z. B. nach dem Bactosafe®-Verfahren.

Literatur

Bomme U et al. (1996): 20 Jahre pflanzenbauliche Forschung mit Heil- und Gewürzpflanzen an der Bayerischen Landesanstalt für Bodenkultur und Pflanzenbau. Arznei- und Gewürzpflanzen 1 (2): 76–85

Dachler M, Pelzmann H: Arznei- und Gewürzpflanzen – Anbau, Ernte, Aufbereitung. Österreichischer Agrarverlag, Klosterneuburg 1999

Erhardt W et al.: Zander. Handwörterbuch der Pflanzennamen. 17. Auflage. Eugen Ulmer, Stuttgart 2003

Franz Ch (1996): Züchtungsforschung und Züchtung an Arznei- und Gewürzpflanzen. Z Phytother (1, Supplement): 30–38

Frohne J, Jensen U: Systematik des Pflanzenreichs. Unter besonderer Berücksichtigung chemischer Merkmale und pflanzlicher Drogen. 5. Auflage. Wissenschaftliche Verlagsgesellschaft, Stuttgart 1998

Heeger EF: Handbuch des Arznei- und Gewürzpflanzenanbaus. Drogengewinnung. Deutscher Bauernverlag, Berlin 1956

Hegnauer R: Chemotaxonomie der Pflanzen, Bde. 1–11. Birkhäuser Verlag, Basel, Stuttgart 1962–2001

Lennartz M: Pflanzenschutz und Schädlingsbekämpfung. Wissenschaftliche Verlagsgesellschaft, Stuttgart 2003

Odenbach W (Hrsg.): Biologische Grundlagen der Pflanzenzüchtung. Parey Buchverlag, Berlin 1997

Pank F (1998): Objectives and methods of medicinal plant breeding. 46th Ann Congress of the Soc for Med Plant Res 1998 Vienna, Abstracts, PL06

Saito K, Yamazaki M, Murakoshi I (1992): Transgenic medicinal plants: Agrobacterium-mediated foreign gene transfer and production of secondary metabolites. J Nat Prod 55: 149–162

Schöpke Th (1997): Pharmazeutische Biologie: Botanik und Arzneipflanzen im Internet. Dtsch Apoth Ztg 137 (51/52): 4709–4715

Schwab W (2000): Pflanzenschutz: Gestern, Heute – Morgen? Pharm uns Zeit 29 (2): 107–114

Seitz R (1999): Phytopharmaka. Nachhaltige Nutzung der pflanzlichen Rohstoffe. Dtsch Apoth Ztg 139 (44): 4271–4273

7 Tiere als Produzenten von Arzneistoffen

Lebende Tiere spielen eine untergeordnete Rolle in der Therapie. Zu ihnen gehören die →Blutegel und Fliegenmaden (zur Wundbehandlung als sog. Freiläufer oder im Biobag).

Nicht strukturierte tierische Drogen sind

- → Lebertran,
- → Schweineschmalz,
- → Bienenwachs,
- → Wollwachs,
- → Schellack,
- → Gereinigte Rindergalle,
- → Catgut,
- → Seidenfaden,
- → Gelatine,
- → Bienengift und
- → Schlangengifte.

Darüber hinaus werden tierische Organe bzw. Exkrete zur Gewinnung von Enzymen, Enzyminhibitoren, Peptid- und Proteohormonen, Heparin und Cholesterol eingesetzt. Besonders hervorzuheben ist die Rolle der Tiere bei der Produktion von Immunseren.

Vom Menschen werden Blut zur Herstellung von Blutkonserven und Blutproteinen, Plazenten zur Gewinnung von Proteohormonen und Enzymen sowie Harn zur Gewinnung von Urokinase verwendet.

Ein Kapitel der Zukunft ist die Produktion von arzneilich bedeutenden Peptiden und Proteinen mit → transgenen Tieren (Kap. 4.5).

8 Kohlenhydrate und verwandte Verbindungen

8.1 Begriffsbestimmung

Kohlenhydrate sind aliphatische Polyhydroxy-monooxoverbindungen und deren Derivate. Sie haben größtenteils die allgemeine Formel $C_n(H_2O)_m$. Zu den pharmazeutisch bedeutenden monomeren Kohlenhydraten gehören die Monosaccharide und die von ihnen abgeleiteten Alditole (Zuckeralkohole), Cyclitole, Uronsäuren, Ketoaldonsäuren und Aminozucker. Zu den oligo- und polymeren Kohlenhydraten gehören die Oligosaccharide, Polysaccharide und Glykosaminoglykane. Monosaccharide und Oligosaccharide werden gewöhnlich als Zucker bezeichnet.

8.2 Monosaccharide

8.2.1 Chemie

Monosaccharide sind entweder aliphatische Polyhydroxyaldehyde, als Aldosen bezeichnet, oder Polyhydroxyketone, als Ketosen bezeichnet. Nach der Anzahl der C-Atome unterscheidet man Aldo- bzw. Ketotriosen (C_3), Aldo- bzw. Ketotetrosen (C_4), Aldo- bzw. Ketopentosen (C_5), Aldo- bzw. Ketohexosen (C_6) und Aldo- bzw. Ketoheptosen (C_7). Für die Monosaccharide sind Trivialnamen gebräuchlich.

Sie besitzen, mit Ausnahme des Dihydroxyacetons, mindestens ein Chiralitätszentrum, meistens jedoch mehrere. Bei n Chiralitätszentren sind 2^n Stereoisomere möglich, z. B. bei den Aldohexosen mit 4 Chiralitätszentren $2^4 = 16$.

Die Konfiguration des am weitesten von der Carbonylgruppe entfernten Chiralitätszentrums wird zur Zuordnung der Monosaccharide zu 2 Reihen benutzt. Je nachdem, ob dieses Chiralitätszentrum die Konfiguration des Chiralitätszentrums des D(+)-Glycerinaldehyds (nach der Cahn-Ingold-Prelog-Konvention R(+)-Glycerinaldehyd) bzw. des L(–)-Glycerinaldehyds = (S(–)-Glycerinaldehyd) besitzt, ordnet man es der D- bzw. L-Reihe zu. Die Richtung der Drehung der Ebene des linear polarisierten Lichts der wässrigen Lösung des Monosaccharids ergibt sich aus den Drehwerten aller chiralen C-Atome und wird in Klammern mit + (rechtsdrehend) oder – (linksdrehend) angegeben, z. B. D(–)-Fructose. Bei Verwendung der Projektionsformeln nach Fischer schreibt man die Strukturformel des Moleküls vertikal, das C-Atom mit der Oxogruppe nach oben und die die Zuordnung zur D- oder L-Reihe bestimmende Hydroxylgruppe nach rechts (D-Reihe) bzw. nach links (L-Reihe, Abb. 8-1).

Die Carbonylgruppe der Monosaccharide (Abb. 8-1, Mitte) kann durch eine intramolekulare Additionsreaktion mit einer in sterisch günstiger Stellung stehenden Hydroxylgruppe ein zyklisches Halbacetal bilden (Abb. 8-1, links und rechts), das als Lactol bezeichnet wird. Dabei entsteht eine neue Hydroxylgruppe, glykosidische Hydroxylgruppe genannt, und damit ein neues Chiralitätszentrum, das die Ursache für das Auftreten von 2 diastereomeren Cyclohalbacetal-Formen, sog. Anomeren, ist. In der D-Reihe wird das stärker rechtsdrehende Anomere als α-Form, das weniger stark rechtsdrehende als β-Form bezeichnet, in der L-Reihe das stärker linksdrehende als α-Form, das andere als β-Form. Konfigurationsbestimmungen ergaben, dass das Chiralitätszentrum, das das glykosidische Hydroxyl trägt, bei den α-Anomeren die gleiche und bei den β-Anomeren die entgegengesetzte Konfiguration hat, wie das die Zuordnung zur D- oder L-Reihe bestimmende Chiralitätszentrum. Bei Darstellung in Fischer-Projektionsformeln zeigt also das glykosidische Hydroxyl der α-D- und β-L-Formen nach rechts, bei β-D- und α-L-Formen nach links. Ist das H-Atom der glykosidischen Hydroxylgruppe unsubstituiert, stehen α- und β-Anomere in Lösung über die Oxoformen miteinander im Gleichgewicht (Cyclo-Oxo-Tautomerie).

Bei der Lactolbildung können hydrierte Pyran- oder Furan-Ringe entstehen. Dementsprechend bezeichnet man die Lactolformen der Monosaccharide als Pyranosen oder Furanosen. D-Glucose liegt beispielsweise in wässriger Lösung fast vollständig in Pyranoseform vor, davon etwa 64 % als β-Anomeres und 36 % als α-Anomeres. Bei der D-Fructose hingegen stehen etwa 68 % der Pyranoseform (2,7 % α-Pyranose und 64,8 % β-Pyranose) mit etwa 32 % der Furanoseform (6,5 % α-Furanose und 25,3 % β-Furanose) im Gleichgewicht.

Die Lactole werden zur Demonstration der räumlichen Verhältnisse oft in perspektivischer Darstellung mit Konformationsformeln nach Reeves wiedergegeben (Abb. 8-1, untere Reihe). Bei der D-Glucose wird bei dieser Art der Darstellung sichtbar, dass die raumfüllende CH_2OH-Gruppe am C-Atom 5 eine äquatoriale Stellung aufweist. Die glykosidische Hydroxylgruppe nimmt bei β-Anomeren der D-Reihe ebenfalls die energetisch begünstigte äquatoriale Lage ein, bei α-Anomeren der D-Reihe eine axiale Lage. Häufig werden jedoch auch die Ringformeln nach Haworth zur Darstellung der Monosaccharide verwendet (Abb. 8-1, mittlere Reihe). Die Projektionsformeln nach Fischer (Abb. 8-1, obere Reihe) sind heute nur noch bei vergleichenden Darstellungen

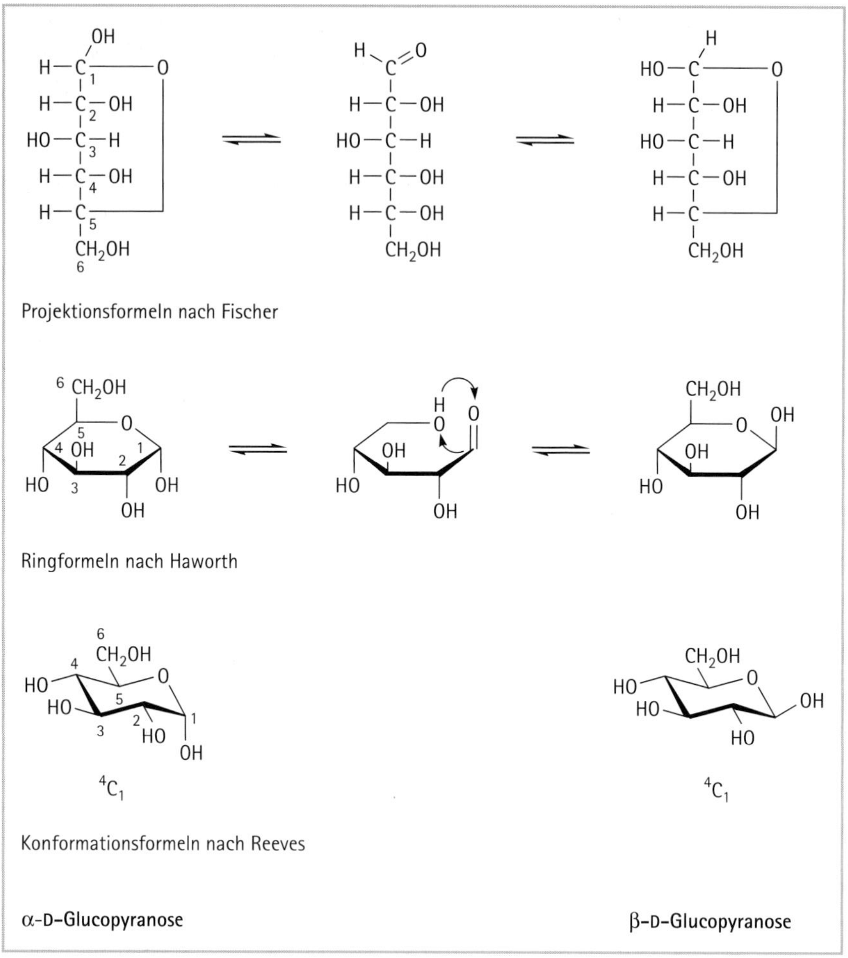

Abb. 8-1 Cyclo-Oxo-Tautomerie der D-Glucose

von Monosacchariden gebräuchlich. Da die meisten Lehrbücher der Pharmazeutischen Chemie Konformationsformeln verwenden, werden diese auch hier benutzt.

Die natürlich vorkommenden Pyranosen existieren in Lösung vorwiegend in Sesselkonformation (C-Konformation, von engl. chair, Abb. 8-1, unten). Dabei kann sich das C-Atom 1 über (1C-Konformation) oder unter der Ringebene (C1-Konformation) befinden. Das C-Atom 4 liegt dann jeweils auf der entgegengesetzten Seite der Ringebene ($^1C_4$ oder $^4C_1$). Bei der Mehrzahl der Pyranosen der D-Reihe dominiert die C1-Konformation ($^4C_1$), bei denen der L-Reihe die 1C-Konformation ($^1C_4$, Abb. 8-2). Die Furanosen bilden keine stabilen Konformationen.

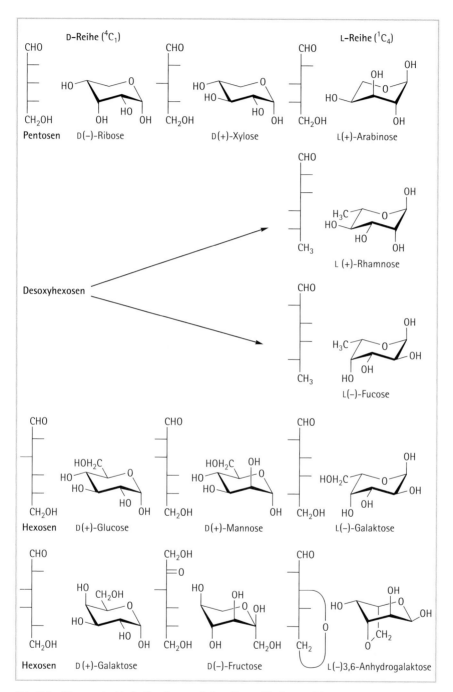

Abb. 8-2   Monosaccharide (in Oxo-Form und als α-Pyranoside dargestellt)

Weit verbreitete Monosaccharide sind in Abb. 8-2 dargestellt. Darüber hinaus kommen sporadisch andere Vertreter vor, besonders als Zuckerkomponenten von Heterosiden (Abb. 14-8 und 34-1).

8.2.2 Stoffwechsel

> Glucose nimmt im Stoffwechsel aller Lebewesen eine Schlüsselstellung ein. Von ihr leiten sich fast alle anderen organischen Verbindungen ab. Bei grünen Pflanzen entsteht sie im Verlaufe der Photosynthese. Von C-heterotrophen Lebewesen, zu denen auch der Mensch gehört, muss sie aufgenommen, aus anderen aufgenommenen Mono- oder Oligosacchariden erzeugt oder im Rahmen der sog. Gluconeogenese aus Aminosäuren, N-freien organischen Säuren oder anderen organischen Verbindungen synthetisiert werden.

Grüne Pflanzen bauen Monosaccharide aus CO_2 und H_2 auf. Der Wasserstoff wird von ihnen mit Hilfe der Lichtenergie durch Photolyse des Wassers gewonnen. Endprodukt der Photosynthese ist Glucose-6-phosphat, das in Glucose-1-phosphat umgewandelt werden kann. Beide Glucosephosphate sind Ausgangspunkte für die Biogenese anderer Kohlenhydrate.

Der erste Schritt bei der Nutzung des Glucose-1-phosphats für Biogenesen kann seine Reaktion mit einem Nucleosidtriphosphat zu einem Nucleosiddiphosphat-Glucosid sein. So wird aus Glucose-1-phosphat und Uridintriphosphat (UTP) Uridindiphosphat-Glucose (UDPG, „aktive Glucose", Abb. 8-3)

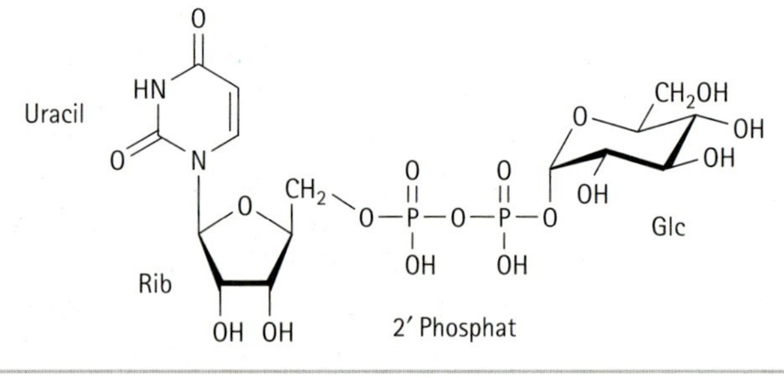

Abb. 8-3 Uridindiphosphat-Glucose (UDPG)

gebildet. Von hier kann Glucose in exergonischer Reaktion auf Akzeptoren übertragen oder nach Epimerisierung, Oxidation am C-Atom 6 mit oder ohne anschließende Decarboxylierung bzw. Epimerisierung in andere aktivierte Hexosen oder Pentosen umgewandelt werden (Abb. 8-4). Durch regiospezifische Hydrierung von Nucleosiddiphosphat-Monosacchariden können Desoxymonosaccharide entstehen. Verzweigtkettige Zucker werden entweder

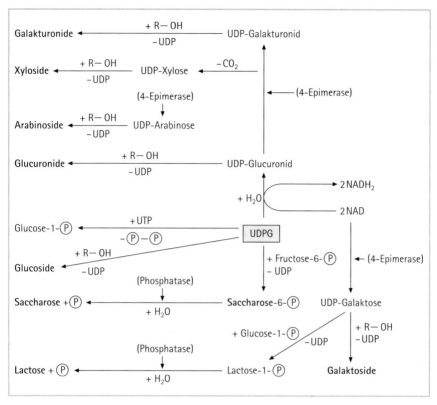

Abb. 8-4 Reaktionen von Uridindiphosphatglykosiden

durch C-Methylierung oder Ringöffnung eines Lactols zwischen 2 C-Atomen und erneuten Ringschluss an anderer Stelle gebildet. Aus Glucose-6-phosphat können im Verlaufe des oxidativen Pentosephosphatzyklus auch Pentosen und Tetrosen hervorgehen. Es ist auch Ausgangspunkt der Bildung der Cyclitole.

Der Abbau der Monosaccharide erfolgt hauptsächlich nach ihrer Umwandlung in Glucose-6-phosphat auf dem Embden-Meyerhoff-Parnass-Weg unter Bildung von Brenztraubensäure. Diese wird oxidativ decarboxyliert, wobei der verbleibende Acetylrest auf Coenzym A unter Bildung von Acetyl-Coenzym A übertragen wird. Der Acetylrest wird im Citronensäurezyklus unter Beladung von Wasserstoffdonatoren, $NADH + H^+$ sowie $FADH_2$, zu 2 CO_2 umgesetzt. Auch Fruchtsäuren wie Citronensäure, Bernsteinsäure, Fumarsäure und Äpfelsäure können aus dem Citronensäurezyklus entnommen werden. Brenztraubensäure und Acetyl-Coenzym A können auch als Bausteine vieler arzneilich bedeutender Stoffe dienen, z. B. der Fettsäuren (Kap. 10.2.1), der Terpene (Kap. 13.2), der Phenylpropanderivate (Kap. 17.1) und der Polyketide (Kap. 18.2). Ein Teil der Monosaccharide wird auch auf anderen Wegen katabolisiert, z. B. im oxidativen Pentosephosphatzyklus.

8.2.3 Monosaccharide als Arzneistoffe

Von pharmazeutischer Bedeutung sind die Aldopentose D(+)-Xylose, die Aldohexosen D(+)-Glucose und D(+)-Galactose sowie die Ketohexose D(−)-Fructose. Zuckerreiche Drogen sind u. a. Honig und Feigen.

♦ **Xylose** (Xylosum PhEur) kann als Süßstoff für Diabetiker und zur Prüfung der resorptiven Leistungsfähigkeit des Dünndarmes eingesetzt werden.

Xylose kommt in der Natur nicht frei vor. Ihre Gewinnung erfolgt durch hydrolytische Spaltung von Xylanen aus Maisstroh, Haferspelzen oder Laubholz. Xylose wird im menschlichen Organismus nicht in nennenswertem Maße metabolisiert. Daher ist ihre Konzentration im Kapillarblut oder die im Harn ausgeschiedene Menge nach peroraler Gabe ein Maß für die resorbierte Menge.

Die Aldopentosen D-Xylose und L-Arabinose dienen neben anderen Monosacchariden als Bausteine von Hemicellulosen, Schleimstoffen und, ebenso wie die D-Ribose, als Zuckerkomponenten von Heterosiden.

♦ **Glucose** (Dextrose, Traubenzucker) ist in Form von **Glucose-Monohydrat** (Glucosum monohydricum PhEur), von **Wasserfreier Glucose** (Glucosum anhydricum PhEur) oder **Glucose-Sirup** (Glucosum liquidum PhEur, ≥ 70 % Trockensubstanz, ≥ 20 % Glucoseäquivalente) offizinell. Glucose ist vor allem Bestandteil von Infusionslösungen zur parenteralen Ernährung. Darüber hinaus wird sie zur Behandlung des hypoglykämischen Schocks bei Insulinüberdosierung eingesetzt. Glucoselösungen dienen als Trägerlösung für parenteral oder peroral gegebene Elektrolytkonzentrate. Konzentrierte Infusionslösungen (10 bis 50 %ig) stehen im Dienste der Osmotherapie bei Hirn- und Lungenödemen. In der Galenik dient Glucose als Füll- und Bindemittel bei der Herstellung von Oral- und Vaginaltabletten, seltener auch zur Isotonisierung von Injektionslösungen und Dialyseflüssigkeiten. Glucose-Sirup wird als Süßungsmittel verwendet.

Frei kommt Glucose in vielen süßen Früchten vor. Zusammen mit Fructose ist sie ein wesentlicher Bestandteil des Bienenhonigs. Die Hauptmenge der Glucose findet sich gebunden in Oligosacchariden, besonders in der Saccharose, und in Polysacchariden, besonders in der Stärke, im Glykogen und in der Cellulose.

Zur Herstellung der Glucose hydrolysiert man Stärke mit verdünnten Säuren oder/und enzymatisch mit α-Amylasen und Glucoamylasen. Anschließend wird mit Ionenaustauschern entmineralisiert und mit Aktivkohle entfärbt. Glucose kristallisiert bei Temperaturen unter 50 °C aus Wasser als Monohydrat der α-D-Glucopyranose. Durch Trocknen in der Wärme wird wasserfreie Glucose erhalten. Glucose-Sirup ist ein eingeengtes Stärkehydrolysat, das neben Glucose auch Maltose und Dextrin enthält.

> ◆ **Galactose** (Galactosum PhEur) wird zur Leberfunktionsprüfung eingesetzt. Darüber hinaus verwendet man Galactosesuspensionen, i. v. appliziert, zur Erhöhung der Blutechogenität bei der Ultraschalluntersuchung des Herzens.

Galactose wird durch Hydrolyse von Lactose gewonnen. Ihre Eignung zur Leberfunktionsprüfung beruht darauf, dass sie durch die gesunde Leber in Glucose umgewandelt und damit dem menschlichen Stoffwechsel zugänglich gemacht wird. Die nach peroraler Gabe von 40 bis 100 g Galactose erfolgende Ausscheidung von nicht umgesetzter Galactose im Harn deutet auf Leberschäden hin.

> ◆ **Fructose** (Fructosum PhEur, Lävulose, Fruchtzucker) wird zur parenteralen Ernährung, u. a. bei Leberschäden, zur hypertonen Dehydratation, und als Süßungsmittel für Diabetiker verwendet. Bei der Anwendung zur parenteralen Ernährung ist unbedingt (!) Fructoseintoleranz beim Patienten auszuschließen.

Fructose ist die einzige in der Natur in größeren Mengen auftretende Ketohexose. Sie ist in Früchten und als Spaltprodukt der Saccharose im sog. Invertzucker, einem äquimolaren Gemisch von Fructose und Glucose, im Honig enthalten. In gebundener Form kommt sie in Saccharose, Raffinose und Fructanen, besonders im Inulin, vor.

Fructose wird aus Inulin oder Saccharose durch Hydrolyse mit verdünnter HCl gewonnen. Bei der Neutralisation der sauren Lösung mit aufgeschlämmtem Calciumhydroxid fällt die Fructose als Calciumfructosat aus, das nach Abtrennung mit CO_2 in Fructose und Calciumcarbonat zerlegt werden kann. Nach Reinigung mit Ionenaustauschern lässt man die Fructose auskristallisieren.

Die Anwendung der Fructose bei Leberschäden beruht auf der Annahme (!), dass sie von der Leber besser genutzt werden kann als Glucose. Da Fructose insulinunabhängig in die Zellen aufgenommen wird, kann sie auch bei Diabetikern eingesetzt werden. Selten tritt genetisch bedingte Fructoseintoleranz auf, sodass eine Fructoseinfusion sehr schwerwiegende Folgen haben und zum Tode führen kann.

> ♣ **Honig** (Mel DAB) wird von der Honigbiene, *Apis mellifera* L. (Apidae), aus Nektar (Blüten- oder Nektarhonig) oder aus süßen Sekreten der Blätter bzw. aus Blattlausausscheidungen (Blatt- oder Honigtauhonig) bereitet. Er besteht zu 50 bis 85 % aus Invertzucker, zu 1 bis 8 % aus Saccharose sowie aus geringen Mengen anderer Zucker, aus Eiweißen, Vitaminen und Pollen.

> Im Honig wurden antibiotisch wirksame Substanzen nachgewiesen (z. B. Pinocembrin). Man verwendet ihn als Nahrungs- und Süßungsmittel sowie als Adjuvans bei der Behandlung von Bronchialkatarrhen.

Die in den Sekreten der Pflanzen enthaltene Saccharose wird im Honigmagen der Bienen zu Invertzucker gespalten. Nach dem Vermischen mit Pollen wird der Honig in den Waben durch Wasserentzug, begünstigt durch die Stockwärme und Flügelfächeln, eingedickt. Je nach Art der von den Bienen besuchten Blüten unterscheidet man z. B. Robinienhonig, Rapshonig, Obstblütenhonig, Lindenhonig, Wiesenblütenhonig und Heidehonig. Er wird hauptsächlich durch Zentrifugieren der Waben unter gelindem Erwärmen (Schleuderhonig) oder, bei von Larven freien Waben, durch Auspressen gewonnen (Seimhonig bzw. Presshonig). Gereinigter Honig (Mel depuratum) ist von wasserunlöslichen Partikeln, darunter Pollen, befreit.

Die positive Wirkung des Honigs bei Bronchialkatarrhen beruht auf der durch die osmotisch ausgelöste Reizung der Magenschleimhaut bedingten reflektorischen Sekretionssteigerung in den Bronchien. Er begünstigt durch seine osmotische Wirkung die Wundreinigung durch Steigerung der Wundsekretion und wirkt durch Dehydratation antiseptisch. Daher wurde er früher zur Wundbehandlung benutzt. Im ersten Lebensjahr sollte Kindern wegen ihrer noch schwach entwickelten Darmflora kein Honig gegeben werden (mögliche Ansiedlung von pathogenen Bakterien).

♣ **Weiselfuttersaft, Gelée Royale,** hat nur einen Zuckergehalt von etwa 15 %. Dafür ist sein Gehalt an Eiweißstoffen (ca. 12 %), Lipiden (ca. 5 %) und Vitaminen sehr hoch. Daneben enthält er Stoffe, die offenbar Hormonfunktion für den Bienenorganismus besitzen, z. B. 10-Hydroxy-dec-2-en-säure, Dec-2-en-1,10-disäure und Testosteron (oder eine strukturell ähnliche Verbindung). Er wird von den Arbeitsbienen in den Futtersaftdrüsen produziert und dient der Ernährung der Bienenlarven, die zu Bienenköniginnen heranwachsen sollen. Beim Menschen soll er stoffwechselanregend wirken (?).

♣ **Feigen** (Caricae fructus PhHelv) sind die getrockneten Scheinfrüchte des Echten Feigenbaumes, *Ficus carica* L. (Moraceae). Sie enthalten etwa 50 % Invertzucker, Schleimstoffe, Citronensäure und Äpfelsäure. Sie werden als Nahrungsmittel und mildes Laxans verwendet. Der Feigenbaum ist ein von Indien bis zum Mittelmeergebiet verbreiteter kleiner Baum oder Strauch. Er wird in zahlreichen Sorten in Gebieten mit warm-gemäßigtem oder tropischem Klima angebaut. Die Feige geht aus den krugförmigen Blütenständen hervor, auf deren Innenseite sich die Blüten befinden. Sie besteht aus der fleischig gewordenen Blütenstandsachse, den fleischigen Perianthblättern und den Früchten. Ihre Wirksamkeit als Laxans ist nicht ausreichend belegt. **Zusammengesetzter Feigensirup** (Sirupus caricae compositus PhHelv) enthält u. a. ein Mazerat aus Sennesfrüchten.

8.3 Alditole

Alditole, auch Zuckeralkohole genannt, sind aliphatische Polyalkohole, die durch Reduktion von Monosacchariden entstehen. Von pharmazeutischer Bedeutung sind Glycerol, D-Xylitol, D(–)-Mannitol und D(–)-Sorbitol.

♦ **Glycerol** (Glycerolum PhEur, Glycerin, Propan-1,2,3-triol, Abb. 8-5) und **Glycerol 85%** (Glycerolum (85 per centum) PhEur) werden, rektal appliziert, als Abführmittel eingesetzt, besonders bei Stuhlverhalten im Enddarm. Wegen seiner Hygroskopizität verwendet man Glycerol in dermatologischen Zubereitungen zur Feuchthaltung der Haut und in der Galenik zur Herstellung von Gelatine-Glycerol-Globuli und -Suppositorien, sowie von fettfreien Salbengrundlagen.

Glycerol gewinnt man als Nebenprodukt der Fettverseifung oder synthetisch. Seine abführende Wirkung bei rektaler Anwendung kommt durch osmotisch bedingte lokale Reizung der Darmschleimhaut zustande und tritt nach etwa 90 Minuten ein. Die rektale Anwendung des Glycerols kann in Form von Mikroklysmen (ED 0,75 bis 4 g bei Erwachsenen, 0,5 bis 2 g bei Kindern bis 6 Jahre) oder Glycerolsuppositorien (NRF 6.15., für Kinder NRF 6.16, Suppositorium glyceroli ÖAB, Glyceroli suppositoria PhHelv) erfolgen.

♦ **Xylitol** (Xylitolum PhEur, *meso*-Xylitol, Xylit, optisch inaktiv, Abb. 8-5) wird als nicht kariogenes Süßungsmittel, auch für Diabetiker, und als energieliefernde C-Quelle in Infusionslösungen zur parenteralen Ernährung eingesetzt.

Xylitol wird durch Hydrierung von D-Xylose gewonnen. Frei kommt es in geringen Mengen in einigen Pflanzen vor, z.B. in Erdbeeren, Himbeeren, Pflaumen und Blumenkohl. Xylitol hat die Süßkraft der Saccharose und kann, da es nur teilweise resorbiert und von den Zellen insulinunabhängig aufgenommen wird, auch als Süßungsmittel für Diabetiker dienen. Es kann vom Menschen gut verstoffwechselt werden. Da Xylitol, wie auch die übrigen Zuckeralkohole, im Gegensatz zu Monosacchariden nicht mit den Aminosäuren von Infusionslösungen zu braun gefärbten Produkten reagiert (Ausbleiben der Maillard-Reaktion!) und keine Intoleranzerscheinungen bekannt sind, wird es sehr häufig als Energiequelle in Infusionslösungen zur parenteralen Ernährung eingesetzt. Hohe Xylitolkonzentrationen im Blut können allerdings toxische Effekte an Gehirn und Nieren auslösen. Wegen seiner nichtkariogenen Wirkung verwendet man Xylitol zum Süßen von Kaugummis, Hustenbonbons, Lutschtabletten, Mundwässern und Zahnpasten.

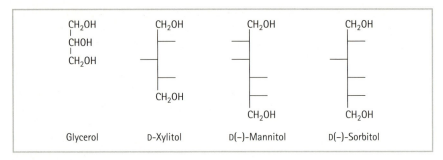

Abb. 8-5 Alditole (Zuckeralkohole)

♦ **Mannitol** (Mannitolum PhEur, Mannit, schwach linksdrehend, Abb. 8-5) wird in Form von 10 bis 20%igen Lösungen, i. v. appliziert, als Osmotherapeutikum bei Oligurie bzw. Anurie, bei Schockzuständen, Hirnödemen und Intoxikationen angewendet. Es kann, ebenso wie Manna (s. u.), als osmotisch wirksames Abführmittel, eingesetzt werden.

Mannitol wird in freier Form bei Braunalgen, Pilzen und bei einer Anzahl höherer Pflanzen, besonders bei Vertretern der Familien Oleaceae und Scrophulariaceae, gefunden. Es wird hauptsächlich durch Hydrierung von Invertzucker gewonnen. Dabei entstehen etwa 25% Mannitol und 75% Sorbitol. Die Trennung erfolgt durch fraktionierte Kristallisation. Mannitol wird vom menschlichen Darm nur unvollständig resorbiert. Es ist daher ein osmotisch wirksames, wegen seines süßen Geschmacks besonders in der Kinderpraxis beliebtes Abführmittel (TD 10 bis 30 g). Da es nur in geringem Maße verstoffwechselt, in den Nieren glomerulär filtriert und kaum rückresorbiert wird, hemmt es auf Grund der osmotischen Wirkung die Wasserrückresorption aus den Tubuli. Daher erfolgt nach Infusion von Mannitollösungen eine Steigerung der Harnausscheidung.

♣ **Manna** (Manna ÖAB) ist der eingetrocknete Siebröhrensaft der Manna-Esche, *Fraxinus ornus* L. (Oleaceae). Manna besteht vorwiegend aus Mannitol (70 bis 90%) und Stachyose (10 bis 15%). Es dient als mildes Abführmittel (ED 2 bis 16 g für ein Kind, 20 bis 30 g für einen Erwachsenen). Die Manna-Esche ist ein in Südeuropa beheimateter und besonders auf Sizilien angebauter Baum. Manna wird von Juli bis September durch täglich erfolgendes Anritzen der Rinde der Bäume gewonnen. Der austretende Saft wird nach dem Eintrocknen abgekratzt.

♦ **Sorbitol** (Sorbitolum PhEur, D-Sorbitol, Sorbit, D-Glucitol, schwach linksdrehend, Abb. 8-5) wird vorwiegend als Süßungsmittel für Diabetiker, als mildes Laxans und selten als Osmodiuretikum eingesetzt (Fructose-Intoleranz beachten!). Wie Glycerol verwendet werden **Sorbitol-Lösung 70%**,

> kristallisierend (Sorbitolum liquidum cristallisabile PhEur) und **Sorbitol-Lösung 70%, nicht kristallisierend** (Sorbitolum liquidum non cristallisabile PhEur, eine wässrige Lösung eines hydrierten partiellen Hydrolysates von Stärke, enthaltene Oligosaccharide wirken als Kristallisationsverzögerer).

Frei kommt Sorbitol in Mengen bis zu 10% in den Früchten der Vogelbeere, *Sorbus aucuparia* L. (Rosaceae), vor. Auch andere Rosaceen-Früchte enthalten Sorbitol. Man gewinnt es durch Hydrierung von Glucose. Es dient auch als Ausgangsmaterial für die Herstellung von → Sorbitan- bzw. Isosorbid-Fettsäureestern und Ascorbinsäure. Sorbitol wird im menschlichen Organismus zu Fructose, in geringem Maße auch zu Glucose umgewandelt. Wegen seines relativ geringen Preises ist es ein wichtiges Süßungsmittel für Diabetikernahrung. Da es nur unvollständig resorbiert wird, besitzt es, wie Mannitol, leichte Abführwirkung (TD 5 bis 15 g, nasogastrale Instillation von 250 ml 40%iger Lösung bei Vergiftungen nach Magenspülung). Es kann bereits ab 10 g/d, beim an Sorbitol gewöhnten Diabetiker ab 30 g/d, zu Blähungen und Diarrhoen führen. In der Volksmedizin wird Diabetikermarmelade bei chronischer Obstipation eingesetzt. Wegen des Auftretens von Fructose als Stoffwechselprodukt ist die parenterale Anwendung von Sorbitol bei Fructoseintoleranz kontraindiziert.

8.4 Cyclitole

> Cyclitole sind alizyklische Cycloalkane, die mehr als 3 Hydroxylgruppen besitzen (Abb. 8-6). In der Natur weit verbreitet sind Hexahydroxycyklohexanol, die Inositole, von denen 9 Stereoisomere existieren. Nur das myo-Inositol ist biologisch aktiv.
>
> ♦ **Myo-Inositol** (Inositolum ÖAB, DAC, myo-Inosit, meso-Inosit, Abb. 8-6) wird als Baustein der Phospholipide zur Leberschutztherapie, zur Atheroseprophylaxe und, zusammen mit Vitamin E und Cholin, bei progressiver Muskeldystrophie eingesetzt. Seine Wirksamkeit ist nicht ausreichend belegt.

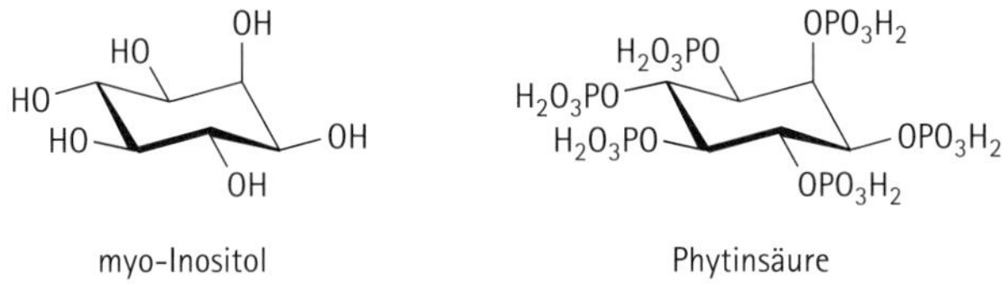

Abb. 8-6 Cyclitole

Myo-Inositol kann aus Maisquellwasser, einem Nebenprodukt der Maisstärkegewinnung, erhalten werden. Es kommt in Pflanzen vorwiegend in Form der Phytate vor, der Salze der Phytinsäure (1,2,3,4,5,6-Hexakis-phospho-myo-inositol, Abb. 8-6). Das Ca^{2+}-Mg^{2+}-Salz wird als Phytin bezeichnet. Myo-Inositol kann im menschlichen Organismus gebildet werden. Es dient in Form des Inositol-1,4,5-triphosphats (IP_3) als „second messenger". Inositolquellen der menschlichen Ernährung sind u. a. Getreideprodukte (z. B. 170 bis 250 mg/100 g im Weizenvollkorn) und Lebern von Schlachttieren (ca. 50 mg/100 g).

8.5 Uronsäuren

Uronsäuren sind aliphatische Polyhydroxyverbindungen mit endständiger Carboxyl- und endständiger Carbonylgruppe. Als Bausteine pharmazeutisch bedeutender Polymeren sind von Bedeutung D(+)-Glucuronsäure, D(+)-Galacturonsäure, D(−)-Mannuronsäure, L(+)-Guluronsäure und L(+)-Iduronsäure (Abb. 8-7).

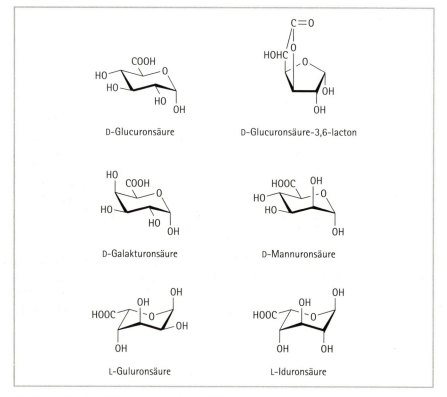

Abb. 8-7 Uronsäuren (als α-Anomere dargestellt)

Freie Uronsäuren liegen als Pyranosen oder Furanosen vor. Einige von ihnen bilden leicht γ-Lactone, z. B. die Glucuronsäure das Glucuronsäure-3,6-lacton (Abb. 8-7). In der Natur kommen sie in gebundener Form vor. Glucuronsäure und Iduronsäure sind Bausteine des Mucopolysaccharids → Heparin und Glucuronsäure sowie Galacturonsäure sind in pflanzlichen → Schleimstoffen gebunden. Mannuronsäure und Guluronsäure sind am Aufbau der → Alginsäure beteiligt. Darüber hinaus spielt Glucuronsäure eine Rolle als Kopplungspartner bei der Biotransformation von Xenobiotika im menschlichen Körper. Wie auch Galacturonsäure ist sie am Aufbau einiger Heteroside beteiligt.

8.6 Ketoaldonsäuren

Ketoaldonsäuren sind aliphatische Polyhydroxyverbindungen mit endständiger Carboxyl- und mit Ketogruppe. Die einzig pharmazeutisch bedeutende Ketoaldonsäure ist die L(+)-Ascorbinsäure (L(+)-2-Oxo-gulonsäure-γ-lacton, Abb. 9-1). Sie kann von Mikroorganismen und Pflanzen aus Glucuronsäure gebildet werden. Für den Menschen ist sie ein Vitamin: Vitamin C.

8.7 Aminozucker

Aminozucker (besser Desoxyaminozucker) sind aliphatische und alizyklische Amino-monooxo-polyhydroxyverbindungen (Abb. 8-8). Sie leiten sich formalchemisch von Monosacchariden durch Ersatz einer, seltener auch mehrerer Hydroxygruppen, durch Aminogruppen ab. Von pharmazeutischer Bedeutung ist D-Glucosamin, das auch als Baustein des Chitins und, neben D-Galactosamin, der Mucopolysaccharide dient. Darüber hinaus sind Aminozucker Bausteine der Aminoglykosidantibiotika (Kap. 34.2) und Makrolidantibiotika (Kap. 34.4.4).

♦ D-(+)-Glucosaminsulfat (TD 0,75 bis 1,5 g) wird zur Funktionsverbesserung und Schmerzlinderung bei leichten bis mittelschweren degenerativen Erkrankungen der Kniegelenke (Gonarthrose) eingesetzt. Es stimuliert die Biosynthese von Glykosaminoglykanen und fördert damit die Reparaturmechanismen der Gelenkknorpel.

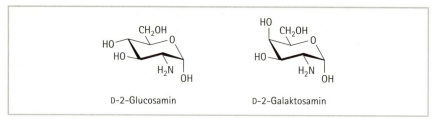

Abb. 8-8 Aminozucker

8.8 Oligosaccharide und Polysaccharide

8.8.1 Chemie und Nomenklatur von Glykosiden

Glykoside sind Verbindungen, die bei Reaktion der glykosidischen Hydroxylgruppe von Monosacchariden oder Oligosacchariden mit nucleophilen Reaktionspartnern unter Wasserabspaltung entstehen. Sind die Reaktionspartner R—OH-Verbindungen (Alkohole, Phenole, Mono- oder Oligosaccharide) werden die Glykoside wegen des beide Reaktionspartner verknüpfenden O-Atoms als *O*-Glykoside bezeichnet. Sind die Reaktionspartner Carbonsäuren, werden Acylglykoside gebildet. Bei Reaktion mit Partnern vom Typ R—SH, R—NH oder R—CH entstehen *S*-Glykoside (oder Thioglykoside), *N*-Glykoside oder *C*-Glykosylverbindungen. Glykoside, die nur aus Monosaccharidresten aufgebaut sind, bezeichnet man als Holoside. Sind am Aufbau „Nichtzucker" (Aglyka oder Genine, Sing.: Aglykon oder Genin) beteiligt, spricht man von Heterosiden. Als Oligosaccharide bezeichnet man Holoside, die aus wenigen Monosacchariden (als Grenze werden 8, 10 bzw. 20 Einheiten angegeben) oder ihren Abkömmlingen aufgebaut sind, Polysaccharide haben mehr als 8 Bausteine.

Liegt das mit seiner glykosidischen Hydroxylgruppe reagierende Mono- oder Oligosaccharid als α-Anomeres vor, sind die Reaktionsprodukte α-Glykoside, liegt es als β-Anomeres vor, sind sie β-Glykoside. Bei natürlich vorkommenden Heterosiden sind die Monosaccharide der D-Reihe fast ausschließlich β-glykosidisch gebunden, bei denen der L-Reihe vorwiegend α-glykosidisch.

Viele Glykoside werden mit Trivialnamen bezeichnet. Systematische Namen werden bei Holosiden aus den Namen der am Aufbau beteiligten Monosaccharide gebildet. Nichtreduzierend wirkende Disaccharide, das sind solche, bei denen die glykosidischen OH-Gruppen von zwei Monosacchariden miteinander reagiert haben (dicarbonylische Verbindungen, Trehalose-Typ), betrachtet man als Glykosyl-glykoside (z. B. Saccharose als Fructosyl-glucosid, Abb. 8-10). Bei reduzierend wirkenden Disacchariden ist die glykosidische OH-Gruppe eines Monosaccharids mit einer alkoholischen OH-Gruppe eines anderen Monosaccharids glykosidisch verbunden (monocarbonylische Verbindungen, Maltose-Typ). Man betrachtet sie als Glykosyl-glykosen (z. B. Lactose als Galactosyl-glucose, Abb. 8-10). Diese Grundnamen werden ergänzt durch Angaben über die:

- Zugehörigkeit der Monosaccharidkomponenten zur D- oder L-Reihe,
- Stereochemie der die Bindung eingehenden glykosidischen OH-Gruppe (α- oder β-),
- Spannweiten der Lactolringe (-furano- für den 5-Ring, -pyrano- für den 6-Ring),
- Nummer des C-Atoms, an dem der Glykosylrest gebunden ist (nur bei monocarbonylischer Verknüpfung).

Für Lactose ergibt sich somit der rationelle Name 4-(β-D-Galactopyranosyl)-D-glucopyranose und für Saccharose β-D-Fructofuranosyl-α-D-glucopyranosid.

Bei Oligo- oder Polysacchariden wird die Verknüpfungsstelle der Reste durch eingeklammerte, durch einen Bindestrich oder Pfeil getrennte Zahlenpaare zwischen den Namen der Monosaccharidreste gekennzeichnet, z. B. für das Trisaccharid Raffinose α-D-Galactopyranosyl-(1→6)-α-glucopyranosyl-(1→2)-β-D-fructofuranosid.

Bei der Verwendung von Kürzeln zur Kennzeichnung der Strukturen von Oligosacchariden oder von Teilstrukturen von Polysacchariden werden die ersten drei Buchstaben der Trivialnamen der Monosaccharide (z. B. Gal für Galactose, für Glucose jedoch Glc, um Verwechslungen mit Glu, dem Kürzel für Glutaminsäure, auszuschließen) verwendet. Zur Kennzeichnung der Ringweite benutzt man f (furano) oder p (pyrano). Uronsäuren werden durch die Anhängung von A (acid) und 2-Amino-2-desoxy-zucker durch N ausgewiesen, z. B. GlcA für Glucuronsäure, GalN für Galactosamin. So ergibt sich für Lactose β-D-Galp-(1→4)-D-Glcp und für Saccharose β-D-Fruf-(2→1)-α-D-Glcp.

Bei Heterosiden wird der rationelle Name aus dem Namen des Aglykons (bei einfachen Aglyka auch aus dem Namen des gebundenen Restes, also z. B. statt Ethanol Ethyl-), der Nummer des C-Atoms des Aglykons, an dem der Zuckerrest gebunden ist, und dem Namen des Mono- bzw. Oligosaccharids unter Ersatz der Endung „e" durch „id" gebildet. Rutin (Abb. 8-9) hat somit den Trivialnamen Quercetin-3-(6-α-L-rhamnopyranosyl)-β-D-glucopyranosid. Auch Trivialnamen von Oligosacchariden oder Kurzformen werden angewendet, so für Rutin Quercetin-rutinosid oder Quercetin-3-rhamnoglucosid.

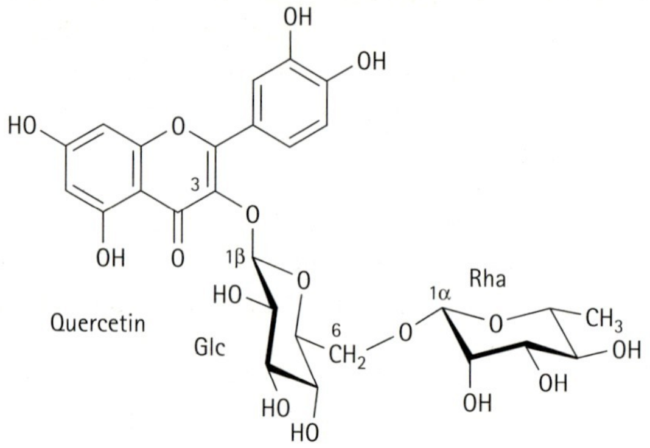

Abb. 8-9 Rutin, ein Heterosid

8.8.2 Biogenese von Glykosiden

Die Biogenese von Glykosiden erfolgt durch die Übertragung von aktivierten Monosaccharidresten von Glykosyldonatoren auf Glykosylakzeptoren. Donatoren sind Nucleosiddiphosphatglykoside, besonders UDP-Monosaccharid-Verbindungen, z. B. UDPG (Abb. 8-3) und ADP-Monosaccharid-Verbindungen. Selten fungieren auch Oligo- oder Polysaccharide als Glykosyldonatoren. Akzeptoren sind bei der Bildung von Holosiden Mono-, Oligo- oder Polysaccharide, bei der Bildung von Heterosiden sind es Aglyka. Die Transglykosylierungen werden durch spezifische Glykosyltransferasen katalysiert. So ist beispielsweise die UDPG-D-Fructose-2-glykosyltransferase für die Übertragung des Glucoserestes von UDPG auf die glykosidische OH-Gruppe der D-Fructose unter Bildung von Saccharose verantwortlich.

Die Monosaccharideinheiten werden bei der Bildung von Oligo- oder Polysacchariden bzw. Heterosiden mit mehreren Monosaccharidresten schrittweise angelagert. Bei der Biogenese von Polysacchariden dient ein Keimpolysaccharid, ein sog. „primer", als Glykosylakzeptor. Kettenverzweigungen, z. B. bei der Biogenese des Amylopektins oder Glykogens, werden durch „verzweigende Enzyme" gebildet, die einen Oligosaccharidrest vom Ende der wachsenden Polysaccharidkette auf eine andere Stelle der Kette transglykosidieren.

8.8.3 Spaltung von Glykosiden

Die enzymatische Spaltung von O-, S- oder N-Glykosiden erfolgt hydrolytisch, katalysiert durch spezifische Glykosidasen. Bei Polysacchariden werden durch Exoglykosidasen vom Kettenende her (!) Mono- oder Disaccharide abgespalten, durch Endoglykosidasen werden Polysaccharide unter

Angriff an glykosidischen Bindungen in der Kette (!) in Oligomere zerlegt. Polysaccharide können von Lebewesen auch phosphorolytisch zerlegt werden. Mit chemischen Methoden ist eine Säurehydrolyse möglich. Gegen Alkalien sind Glykosidbindungen relativ stabil. C-Glykosylverbindungen sind nur oxidativ oder reduktiv spaltbar.

Die Spezifität der Glykosidasen bezieht sich auf die Art der glykosidischen Bindung (O-, S- oder N-glykosidisch), die Konfiguration des die Glykosidbindung tragenden C-Atoms (α oder β), die Konfiguration der übrigen C-Atome, die Spannweite des Lactolringes (Pyranoside oder Furanoside) und bei Holosiden auf die Molekülgröße. Durch α-D-Glucosid-glucohydrolase wird aus α-D-Glucosiden, durch β-D-Glucosid-glucohydrolase aus β-D-Glucosiden Glucose abgespalten. Invertase (β-D-Fructofuranosid-fructohydrolase) setzt aus β-Fructofuranosiden, z. B. aus Saccharose, die Fructose frei.

α-Amylase (α-1,4-Glucan-4-glucanohydrolase) löst als Endoglykosidase die Bindungen von (1→4)-verknüpften Glucanen im Inneren des Moleküls, z. B. in Amylose. Dabei entstehen oligomere Bruchstücke, also wiederum Glucane, die im Falle der Stärke als Dextrine bezeichnet werden. β-Amylase (α-1,4-Glucan-maltohydrolase) spaltet, als Exoglykosidase am nicht reduzierenden Ende beginnend, von α-(1→4)-verknüpften Glucanen das Disaccharid Maltose ab. Glucoamylase (γ-Amylase, α-1,4-Glucan-glycohydrolase), ebenfalls eine Exoglykosidase, setzt vom nicht reduzierenden Ende her beginnend aus α-Glucanen Glucose frei. Cellulase (β-1,4-Glucan-4-glucanohydrolase) hydrolysiert die β-(1→4)-Bindungen im Cellulosemolekül.

8.8.4 Oligosaccharide und ihre Hydrierungsprodukte als Arznei- und Hilfsstoffe

Von den natürlich vorkommenden Oligosacchariden sind die Disaccharide Saccharose, Lactose und Maltose, und deren halbsynthetische Derivate Isomalt, Maltitol, Lactulose, Lactitol und das Tetrasaccharid Acarbose von pharmazeutischer Bedeutung (Abb. 8-10).

Weiterhin sind erwähnenswert die Trisaccharide Raffinose, z. B. als Begleiter der Saccharose in der Zuckerrübe auftretend, und die Gentianose (β-D-Glcp(1→6)-α-D-Glcp(1→2)β-D-Fruf), ein Speicherstoff der Gentianaceae. Als Tetrasaccharid sei Stachyose (α-D-Galp(1→6)α-D-Galp(1→6)α-D-Glcp-(1→2)β-D-Fruf) genannt, die besonders in Samen und Wurzeln von Lamiaceae und Fabaceae vorkommt.

♦ **Saccharose** (Saccharum PhEur, Rohrzucker, Rübenzucker, Sucrose, Abb. 8-10) wird eingesetzt als Geschmackskorrigens (für flüssige Zubereitungen meistens in Form des **Zuckersirup**, (Sirupus simplex DAB, ÖAB,

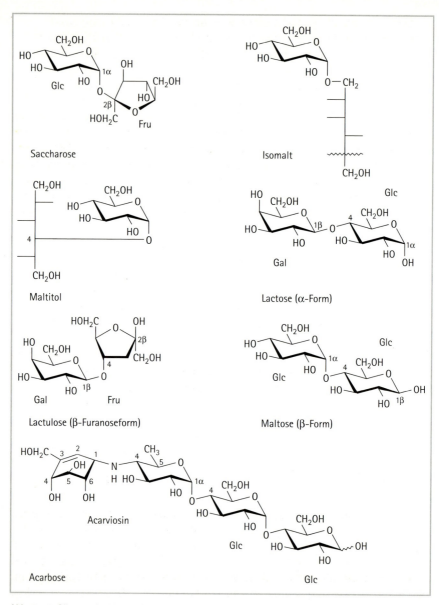

Abb. 8-10 Oligosaccharide

PhHelv), als Adjuvans in Hustensäften und Hustentees, das durch osmotisch bedingte Reizwirkung auf die Schleimhäute des Mund- und Rachenraumes sowie des Magens reflektorisch die Sekretproduktion der Bronchien fördert, als osmotisch wirksames Konservierungsmittel in Sirupen, als Gegensprengmittel für Oraltabletten, als Bindemittel bei der Granulierung, als Bestandteil von Drageeüberzügen und als Füllmittel bei der Einstellung von Extrakten. I. v. injiziert kann Saccharose als Osmodiuretikum verwendet werden.

Saccharose ist im Pflanzenreich weit verbreitet. Sie ist eine wesentliche Transportform der Kohlenhydrate in Pflanzen. Bei einigen Pflanzen dient sie auch als Speicherstoff.

Sie wird vorwiegend aus Zuckerrohr, *Saccharum officinarum* L. (Poaceae), oder der Zuckerrübe, *Beta vulgaris* L. ssp. *vulgaris* var. *altissima* DÖLL (Chenopodiaceae), gewonnen. Zuckerrohr ist ein ausdauerndes, bis 6 m hohes Gras. Der Presssaft des Stängels enthält 9 bis 17% Rohrzucker. Hauptanbauländer sind Indien, Brasilien und Kuba. Die Zuckerrübe ist eine Kulturpflanze, deren Rübe im Presssaft 12 bis 20% Saccharose enthält. Hauptanbauländer sind GUS, USA und Frankreich.

Andere Saccharoselieferanten, wie z. B. Zucker-Ahorn, *Acer saccharum* MARSH. (USA und Kanada), haben nur örtliche Bedeutung.

Saccharose dient vorwiegend als Nahrungs- und Genussmittel. Der hohe Verbrauch (in Europa Pro-Kopf-Verbrauch 35 bis 45 kg im Jahr) wird für das gehäufte Auftreten einer Reihe von Erkrankungen mitverantwortlich gemacht, z. B. für Karies, Diabetes mellitus, Nierenerkrankungen, Bluthochdruck, Herz-Kreislauf-Erkrankungen und Proteinmangelerkrankungen.

Als Süßungsmittel kann Saccharose nicht nur durch → Alditole, sondern auch durch Alditolglykoside ersetzt werden, die bei der Hydrierung von Disacchariden entstehen. Zu ihnen gehören Isomalt und Maltitol.

◆ **Isomalt** (Isomaltum PhEur, Palatinit®) ist ein Gemisch, das vorwiegend aus 6-α-D-Glucopyranosido-D-sorbitol (1,6-GPS) und 1-α-D-Glucopyranosido-D-mannitol (1,1-GPM) besteht. Es wird als nichtkariogenes, auch für Diabetiker geeignetes Süßungsmittel, z. B. in Lutschtabletten, Kaugummis und Hustenbonbons, verwendet.

Isomalt wird halbsynthetisch aus Saccharose hergestellt, die zunächst durch Umlagerung mit Hilfe von Bakterien (*Protaminobacter rubrum*) in 6α-D-Glucopyranosyl-fructose (Isomaltulose, Palatinose) überführt und anschließend katalytisch hydriert wird. Isomalt hat etwa die halbe Süßkraft der Saccharose. Da es durch die Mundflora nicht gespalten wird, ist es nicht kariogen. Im Dünndarm des Menschen wird es sehr langsam in seine Komponenten zerlegt und steht dem menschlichen Stoffwechsel nur teilweise zur Verfügung. Es ist daher auch als Süßungsmittel für Diabetiker geeignet, kann allerdings, wie die Zuckeralkohole, bei Aufnahme größerer Mengen zu Diarrhoen führen.

◆ **Maltitol** (Maltitolum PhEur, Maltit, D-Maltitol, 4-*O*-α-D-Glucopyranosyl-D-sorbitol) dient wegen seiner guten Wasserlöslichkeit als Zuckeraustauschstoff in Trinkgranulaten und Kautabletten sowie in Tablettenüberzügen. **Maltitol-Lösung** (Maltitolum liquidum PhEur) enthält ein Gemisch von Maltitol (≥50 %), Sorbitol und hydrierten Oligo- und Polysacchariden.

Maltitol wird halbsynthetisch durch katalytische Hydrierung von Maltose hergestellt, Maltitol-Lösung durch Hydrierung von partiell hydrolysierter Stärke. Maltitol besitzt etwa die gleiche Süßkraft wie Saccharose, beeinflusst den Blutzuckerspiegel nicht wesentlich, ist also auch als Süßungsmittel für Diabetiker geeignet. Es wirkt wie die übrigen Zuckeralkohole oder ihre Glykoside leicht laxierend.

◆ **Lactose-Monohydrat** (Lactosum monohydricum PhEur, Milchzucker, Saccharum lactis, 4-(β-D-Galactopyranosyl)-D-α-glucopyranose-Monohydrat, Abb. 8-10) wird als mildes Laxans eingesetzt. In der Galenik dient es, wie auch **Wasserfreie Lactose** (Lactosum anhydricum PhEur, 4-(β-D-Galactopyranosyl)-D-α-oder/und-β-glucopyranose), als Füllmittel bei der Herstellung von Pulvern, resorbierbaren Pudern und Trockenextrakten sowie als Füll- und Bindemittel bei der Herstellung von Granulaten und Tabletten. In der Säuglingsernährung wird Lactose zur Anreicherung der Kuhmilch mit Kohlenhydraten benutzt.

Lactose ist Energielieferant in der Milch der Säugetiere. Kuhmilch enthält etwa 4 % Lactose neben etwa 3 % Proteinen. Muttermilch ist ärmer an Proteinen (etwa 1,6 %) und reicher an Lactose (etwa 7 %) als Kuhmilch.

Lactose wird aus Molke gewonnen, wegen der Gefahr der BSE-Übertragung nicht aus Molke, die Labferment enthält. Lactose kristallisiert bei Temperaturen unter 93,5 °C als Monohydrat der α-Form (α-Konfiguration des Glucoserestes). Beim Trocknen entsteht die kristallwasserfreie, besser wasserlösliche und besser verdauliche β-Lactose.

Die im Darm des Erwachsenen nur in geringer Menge vorhandene Lactase (→ β-Galactosidase) kann große Lactosemengen nur unvollständig in Galactose und Glucose zerlegen. Durch die Darmflora wird die verbleibende Lactose teilweise zu Milch-, Essig- und Ameisensäure abgebaut. Lactose ist somit ein direkt und indirekt osmotisch wirksames Laxans (TD 10 g, bis auf 40 g erhöhbar, am besten in kalten Getränken). Bei Patienten mit genetisch bedingtem oder erworbenem Lactasemangel (5 bis 20 % der Europäer) kann Lactose bereits in den geringen Mengen, die in der Milch enthalten sind, zu Durchfällen und Flatulenz führen.

◆ **Lactulose** (Lactulosum PhEur, 4-β-D-Galactopyranosyl-D-fructofuranose, Abb. 8-10) und **Lactulose-Sirup** (Lactulosum liquidum PhEur, Lactulosegehalt ≥62 %) werden bei chronischen Obstipationen, auch bei älteren

Patienten und bei Schwangerschaft, zur Therapie von durch Ammoniak-Intoxikation ausgelöster Encephalopathie und zu Sanierungsversuchen von Salmonellendauerausscheidern eingesetzt.

Lactulose und Lactulose-Sirup werden halbsynthetisch durch Isomerisierung von Lactose mit verdünnten Alkalien bei etwa 100 °C hergestellt. Lactulose wird durch die Verdauungsenzyme des Menschen nicht hydrolysiert und sie wird auch nicht resorbiert. Durch Darmbakterien wird sie vor allem zu Milchsäure und Essigsäure metabolisiert. Sie ist somit ein direkt und indirekt osmotisch wirksames Laxans (TD initial 10 bis 20 g Lactulose entsprechend, in 1 bis 2 ED, dann tgl. 7 bis 10 g, bei Kindern 3 bis 6 g). Die Wirkung tritt erst nach etwa 2 Tagen ein. Nebenwirkungen sind Flatulenzerscheinungen. Lactulose hat darüber hinaus bifidogene Wirkung, d. h. sie fördert, da sie unzerlegt den Dickdarm erreicht, das Wachstum von *Bifidobacterium bifidus* und verhindert damit die Vermehrung von pathogenen Bakterien. Deshalb ist sie bei der Bekämpfung von Darminfektionen, besonders durch Salmonellen, hilfreich. Ihre Abbauprodukte hemmen durch Säuerung des Darminhaltes die Bildung und Resorption von NH_4^+-Ionen. Bei geschädigter Leber kann sie NH_4^+-Intoxikationen, die zu Encephalopathien führen können, verhindern.

♦ **Lactitol-Monohydrat** (Lactitolum monohydricum PhEur, 4-β-D-Galactopyranosyl-D-sorbitol-Monohydrat) wird zur Leberschutztherapie und als mildes Laxans verwendet.

Lactitol wird durch Hydrierung von Lactose gewonnen. Es wird durch die Verdauungsenzyme des Menschen nicht gespalten und es wird auch nicht resorbiert. Durch die Darmflora wird es zu Essig-, Propion- und Buttersäure abgebaut. Durch die Darmsäuerung kommt es zu einer verminderten Resorption von NH_4^+-Ionen und außerdem zu einem Abführeffekt (TD 10 bis 20 g). Die Selbstbehandlung mit Lactitol sollte nicht länger als 4 Wochen durchgeführt werden. Während der Schwangerschaft darf es nur auf ärztliche Empfehlung eingenommen werden.

♦ **Maltose** (4-α-D-Glucopyranosyl-D-glucopyranose, Abb. 8-10) ist Hauptbestandteil (mindestens 55%) des ♣ **Malzextraktes** (Extractum Malti), der als Roborans und bei chronischen Obstipationen, besonders von Kleinkindern, angewendet werden kann. Zur Gewinnung von Malzextrakt lässt man in Wasser eingeweichte Gerstenkörner 7 bis 9 Tage bei etwa 15 °C keimen. Während des Keimungsprozesses werden in den Körnern Amylasen, bevorzugt α-Amylase gebildet, die die Stärke hydrolysieren. Dabei entstehen neben Dextrin vorwiegend Maltose und Isomaltose. Anschließend wird gemahlen und der Verzuckerungsvorgang durch sog. Maischen, d. h. Erwärmen mit Wasser bei etwa 50 °C, zu Ende geführt. Nach Filtration wird im Vakuum eingedickt oder durch Sprühtrocknung vom Wasser befreit. Malzextrakt enthält neben Maltose Dextrin (höchstens 12%), Vitamine der B-Gruppe, Aminosäuren, Mineralsalze und Amylasen und dient als Roborans.

> ♦ **Acarbose** ist ein N-haltiges Pseudotetrasaccharid (Abb. 8-10), das aus einem Molekül Maltotriose aufgebaut ist, dessen endständiger Glucopyranosylrest in Position 5 statt einer Hydroxymethyl- eine Methylgruppe und in Position 4 einen Acarviosinrest (1-Amino-3-hydroxymethyl-4,5,6-trihydroxy-cyclohex-2-enylrest) trägt. Acarbose wird als Zusatztherapeutikum bei Diät oder in Kombination mit Antidiabetika, besonders bei Typ-II-Diabetes, eingesetzt (TD initial 150 mg vor den Mahlzeiten, später 300 mg).

Acarbose wird durch verschiedene Actinomyceten gebildet, u. a. durch Stämme der Gattung Actinoplanes. Sie wird im Verdauungstrakt fast nicht resorbiert und hemmt kompetetiv verschiedene Enzyme der Kohlenhydratverdauung des Darmes, z. B. Pankreasamylase, Glucoamylase, Saccharase, Maltase und Isomaltase. Ihre Anwendung führt zur Verzögerung der Spaltung von Oligo- und Polysacchariden und so zur Milderung von postprandial (d. h. nach der Nahrungsaufnahme) auftretenden Blutzuckerspitzen und damit von diabetischen Spätschäden. Nebenwirkungen sind zu Therapiebeginn Blähungen und Durchfälle, die durch die bakterielle Vergärung der in den Dickdarm gelangenden Kohlenhydrate ausgelöst werden. Auch Erhöhungen der Leberenzymwerte wurden vereinzelt beobachtet.

8.8.5 Polysaccharide als Arznei- und Hilfsstoffe

Allgemeines

> Polysaccharide, die nur aus Monosacchariden einer Art aufgebaut sind, bezeichnet man als **Homopolysaccharide** oder Homoglykane, z. B. Glucane, Mannane, Galactane, Arabane, Xylane etc. Polysaccharide, die verschiedenartige Monosaccharidbausteine enthalten, bezeichnet man als **Heteropolysaccharide** oder Heteroglykane, z. B. Galactomannane, Glucoxylane, Arabinogalactoxylane etc. Polymere, die überwiegend aus Uronsäureresten zusammengesetzt sind, nennt man **Polyuronide** oder Glykuronane.

Wie andere in der Natur vorkommende Polymere, bilden auch Polysaccharide räumliche Überstrukturen, die durch Wasserstoffbrücken, Dipolkräfte und Ionenbindungen stabilisiert werden. Der höchste Ordnungsgrad wird durch maximale Ausbildung von Wasserstoffbrücken zwischen gestreckten Polysaccharidketten erreicht, z. B. bei β-Glucanen wie Cellulose (Abb. 8-11). Es werden Fasern gebildet, die wegen der nur in geringem Maße möglichen Hydratation in Wasser nicht gelöst werden. Bei α-Glucanen, z. B. bei der Amylose, und besonders bei verzweigten Heteropolysacchariden, sind die

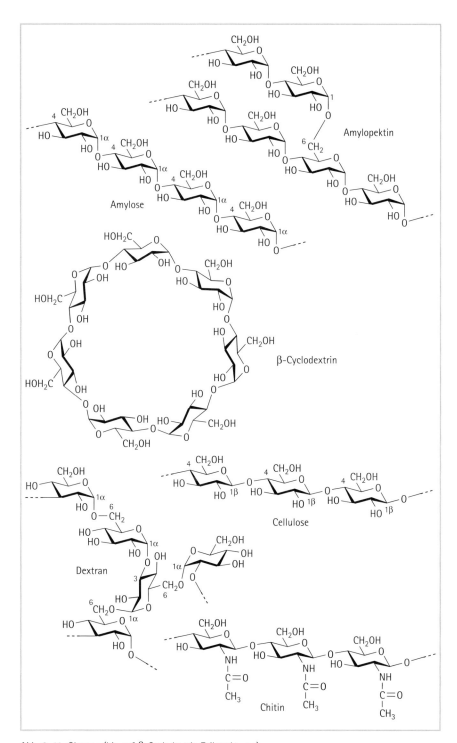

Abb. 8-11 Glucane (bis auf β-Cyclodextrin Teilstrukturen)

zwischenmolekularen Kräfte nur schwach ausgebildet. Derartige Moleküle werden leicht hydratisiert, quellen also stark und lösen sich, teilweise erst beim Erhitzen, kolloidal in Wasser. Durch Umordnung der zunächst geknäult vorliegenden Ketten zu dreidimensionalen Gittern gehen die gebildeten Hydrosole beim Abkühlen der Lösungen teilweise in Hydrogele über. Die Hydrogele schmelzen bei Erhöhung der Temperatur wieder.

Polysaccharide sind als Bausteine von Zellwänden bzw. Interzellularsubstanzen, als Reservestoffe und wasserspeichernde Quellstoffe in Pflanzen weit verbreitet. Zur Speicherung der Kohlenhydrate bedienen sich die höheren Pflanzen, um eine Beeinträchtigung des Wasserhaushaltes zu vermeiden, meistens wegen ihrer Molekülgröße osmotisch wenig wirksamer Verbindungen, hauptsächlich der Stärke, seltener auch des Inulins, der Hemicellulosen oder anderer Oligo- oder Polysaccharide. Ihre Rückumwandlung zu Monosacchariden und damit ihre Wiedereinbeziehung in den Stoffwechsel wird meistens nur durch ein Enzym katalysiert und ist damit leicht regulierbar. Für mechanische Aufgaben, z. B. zum Schutz der Zellwände, die durch den Tugordruck der Zellen stark beansprucht sind, wird Cellulose eingesetzt, die große Festigkeit besitzt. Hemicellulosen sind die Kittsubstanzen, die ähnlich wie beim Stahlbeton, die mechanische Beanspruchbarkeit der Bewehrung, d. h. der Cellulosefasern, in den Zellwänden stark erhöhen. Zur Wasserspeicherung dienen die verzweigten und daher stark quellbaren Schleimstoffe.

> Polysaccharide von pharmazeutischer Bedeutung sind die Glucane Stärke, Cellulose und Dextran, das Fructan Inulin, die Galactane Agar und Carrageenan, die Polyuronide Pektin und Alginsäure, die isolierten Schleimstoffe Arabisches Gummi und Traganth oder komplexe Schleimstoffe als Bestandteile von strukturierten Drogen.

Glucane

Stärke

> **Stärke** ist ein pflanzliches Glucan, das sich in 2 Fraktionen zerlegen lässt, in Amylose und Amylopektin. **Amylose** ist ein Linearpolymeres aus α-(1→4)-glykosidisch verknüpften Glucopyranoseeinheiten. Disaccharideinheit ist die Maltose. Die relative Molekülmasse beträgt 10^5 bis 10^6 Dalton. **Amylopektin** besteht aus α-(1→4)-glykosidisch verknüpften Glucoseresten, die durch 1,6-Verzweigungen büschelförmige Moleküle mit kurzen Seitenketten (12 bis 17 Glucoseeinheiten) bilden. Die relative Molekülmasse liegt zwischen 10^7 und 10^8 Dalton. Die Disaccharideinheiten des Amylopektins sind Maltose und Isomaltose (α-D-Glcp(1→6)-D-Glcp). Stärke quillt in kaltem Wasser und löst sich beim Erhitzen auf 69 bis 70 °C kolloidal. Konzentrierte Lösungen gelieren beim Abkühlen.

Frisch bereitete Lösungen enthalten Amylose in Form verknäulter einfacher Helices mit 6 Glucoseeinheiten pro Umlauf, die langsam in schwerer lösliche Doppelhelices übergehen. Amylose bildet mit Iod blau gefärbte Einschlussverbindungen, die bis 20% Iod enthalten. Beim Amylopektin bilden nur die Seitenketten kurze helicale Bereiche. Einschlussverbindungen des Amylopektins enthalten daher nur 0,8% Iod und sind rötlich gefärbt. Häufiger als bei der Amylose treten im Amylopektinmolekül esterartig gebundene Phosphorsäurereste auf. Der Anteil des Amylopektins im Stärkekorn beträgt in höheren Pflanzen in der Regel 70 bis 80%. Neben Amylose und Amylopektin kommt in der Stärke eine Zwischenfraktion, Amylopektin C, vor.

Speicherstärke liegt in Form von 2 bis 200 µm großen Körnern mit für die einzelnen Pflanzenarten charakteristischer Gestalt in den Amyloplasten vor, besonders in den Zellen ausdauernder Organe wie Wurzeln, Rhizomen, Knollen sowie Samen und des Marks der Bäume. Stärkekörner zeigen meistens um ein Bildungszentrum konzentrisch verlaufende Schichtungslinien, die durch unterschiedliche Packungsdichte der Moleküle bedingt sind und durch unterschiedlichen Wassergehalt sichtbar werden. Bisweilen treten in einem Amyloplasten mehrere Bildungszentren auf. Dann entstehen aus sich gegenseitig abplattenden Teilkörnern bestehende zusammengesetzte Stärkekörner, die bei mechanischer Beanspruchung leicht in die Teilkörner zerfallen. Die Stärkekörner zeigen im polarisierten Licht Doppelbrechung und den Charakter von Sphärokristallen.

Die Biosynthese der Stärke erfolgt durch Transglykosidierung von durch Bindung an ADP aktivierten Glucoseresten auf das nicht reduzierende Ende eines Keimpolysaccharids unter Ausbildung von α-(1→4)-glykosidischen Verknüpfungen. Durch Transfer von Bruchstücken des wachsenden Moleküls auf C-6-ständige OH-Gruppen, katalysiert durch ein spezielles Enzym, das sog. Q-Enzym, werden 1,6-Verzweigungen gebildet. Die Keimpolysaccharide entstehen in Umkehrung der phosphorolytischen Spaltung aus Glucose-1-phosphat-Molekülen.

Die Hydrolyse der Stärke wird durch α- oder β-Amylasen katalysiert. α-Amylasen kommen im pflanzlichen und tierischen Organismus und bei Mikroorganismen vor. β-Amylasen sind im Pflanzenreich verbreitet. In der Leber von Tier und Mensch sowie bei Mikroorganismen treten auch Glucoamylasen (γ-Amylasen) auf, die Glucosereste vom Kettenende her abspalten.

Zur Gewinnung von Stärke werden die stärkereichen Pflanzenteile, meistens nass, zerkleinert. Der Brei wird mit Wasser aufgeschlämmt und die Stärkekörner werden durch maschinelles Bürsten, Kneten oder durch Behandlung mit Wasserstrahlen aus den Zelltrümmern und bei Getreidestärke aus der Umhüllung durch Kleberproteine befreit. Durch Trennschleudern wird aus der Rohstärkemilch die Rohstärke gewonnen. Durch Schlämmen wird gereinigt. Die feinsten Zelltrümmer werden durch Fluten auf nur wenig geneigten Rinnen, durch Separatoren, Hydrocyclone oder Rinnenschleudern abgetrennt. Die Trocknung erfolgt auf Horden, auf Bandtrocknern, in rotierenden Zylindertrocknern, Teller- oder Ring-Etagentrocknern bei Temperaturen zwischen 30 und 45 °C auf einen Restwassergehalt von 10 bis 20 %. Die Hauptmenge der gewonnenen Stärke wird in der Nahrungsmittelindustrie verwendet bzw. zu Dextrin oder Glucose verarbeitet.

Beim Erhitzen von wasserarmen Stärkeprodukten über 170 °C entsteht Acrylamid (von 14 ng/g im Brot bis 3700 ng/g in Kartoffelchips) in Folge einer Maillard-Reaktion von reduzierenden Zuckern mit Aminosäuren, besonders mit Asparagin. Acrylamid wirkt in hohen Konzentrationen im Tierversuch karzinogen. Es gibt bisher keine Belege dafür, dass die geringen in Nahrungsmitteln enthaltenen Mengen eine Gefahr für den Menschen darstellen.

> Wesentliche stärkehaltige Nahrungsmittel für die menschliche Ernährung und Stärkelieferanten für die pharmazeutische Verwendung sind die Körner (Karyopsen) der nur als Kulturpflanzen bekannten Poaceae Reis, Weizen und Mais, die etwa 60 bis 80 % Stärke enthalten, und die unterirdischen Sprossknollen der Kartoffel (Solanaceae) mit 15 bis 25 % Stärke (bezogen auf die Frischsubstanz, 75 % bezogen auf das Trockengewicht).

♣ **Reisstärke** (Oryzae amylum PhEur) besitzt besonders kleine Stärkekörner. Ihre Teilkörner haben Durchmesser von 2 bis 5 µm. Sie wird aus den Körnern des Saat-Reises, *Oryza sativa* L. (Poaceae), gewonnen. Hauptanbauländer sind China, Indien, Pakistan, Indonesien, Japan und Thailand. Zur Stärkegewinnung werden vorwiegend bei der Reisaufbereitung anfallende zerbrochene Körner und Polierabfälle verwendet.

♣ **Weizenstärke** (Tritici amylum PhEur) stammt aus den Körnern des Saat-Weizens, *Triticum aestivum* L. (Poaceae). Hauptanbauländer sind die GUS, USA, China, Indien, Kanada, Frankreich, Türkei und Australien. Weizenstärke enthält neben Großkörnern mit 10 bis 60 µm Durchmesser Kleinkörner von 2 bis 10 µm Durchmesser.

♣ **Maisstärke** (Maydis amylum PhEur), wird aus den Körnern des Maises, *Zea mays* L. (Poaceae), gewonnen. Mais ist eine Kulturpflanze, deren Wildform auf dem amerikanischen Kontinent beheimatet war. Fast die Hälfte der Weltmaisernte wird in den USA eingebracht. Weitere wesentliche Anbauländer sind China, Brasilien und die GUS. Die Maisstärke weist Korngrößen von 2 bis 32 µm Durchmesser auf.

♣ **Kartoffelstärke** (Solani amylum PhEur) stammt aus den unterirdischen Sprossknollen der Kartoffel, *Solanum tuberosum* L. (Solanaceae). Die Wildform der Kartoffel ist in den Zentral-Anden beheimatet. Tetraploide Kulturformen werden heute in fast allen Erdteilen angebaut. Grundnahrungsmittel ist die Kartoffel nur in europäischen Ländern und in Teilen Nordamerikas. Die wichtigsten Erzeugerländer sind die GUS, Polen, China und Deutschland. Hauptexporteure sind die Niederlande, Frankreich und Polen. Die Größe der Stärkekörner beträgt 10 bis 100 µm.

♣ **Vorverkleisterte Stärke** (Amylum pregelificatum PhEur) ist ein in kaltem Wasser quellendes Pulver, das aus geplatzten Körnern von Mais-, Kartoffel- oder Reisstärke besteht und durch mechanische Behandlung von Stärke in Gegenwart von Wasser mit oder ohne Hitzeanwendung und anschließendes Trocknen gewonnen wird.

> Stärke dient in der Galenik als Füll-, Fließregulierungs-, Formentrenn-, Binde- und Sprengmittel bei der Tablettierung. Stärkekleister verwendet man zur Herstellung von Klebstoffgranulaten. Stärkeschleim wird, meistens zum Schutz vor Austrocknung unter Zusatz von Glycerol, als Grundlage für fettfreie Salben eingesetzt. Kleinkörnige Stärke, z. B. Reisstärke, ist als Pudergrundlage geeignet. Die großkörnige Kartoffelstärke verwendet man vorwiegend zur Herstellung von Glucose, Dextrin, Stärkekleister und, nach dem Maischen mit Gerstenmalz, zur Vergärung zwecks Gewinnung von Ethanol.

Stärke begünstigt, als Pudergrundlage eingesetzt, die Verdunstung von Schweiß durch Vergrößerung der verdunstenden Oberfläche und wirkt damit kühlend sowie austrocknend. Wundsekrete und Hautfett werden durch sie adsorbiert. Durch die Rollgleitwirkung hilft sie, die Beanspruchung entzündeter Gewebe, z. B. durch Textilien, Verbandstoffe und berührende Hautpartien, zu vermeiden. Bei Kontakt mit offenen Wunden kann Stärke die Bildung von Granulomen auslösen.

Regional als stärkehaltige Nahrungsmittel werden u. a. verwendet **Maniok** (Cassava, Tapioka), die Wurzelknollen des in Brasilien beheimateten, dort und in Indonesien, Zaire und Nigeria angebauten Strauchs *Manihot esculenta* CRANTZ (Euphorbiaceae), **Yam**, die unterirdischen Sprossknollen von Dioscorea-Arten (Dioscoreaceae), einjährigen vorwiegend in Südostasien angebauten Kletterpflanzen, **Batate**, die Wurzelknollen von *Ipomoea batatas* (L.) LAM. (Convolvulaceae), einer besonders in Japan und Indonesien angebauten Windenpflanze, **Pfeilwurz** (Arrowroot), die unterirdischen Sprossknollen von *Maranta arundinacea* L. (Marantaceae), vorwiegend in Westafrika und Ostindien angebaute Stauden, und die Stärke des Markparenchyms der Stämme der **Sagopalme**, *Metroxylon sagu* ROTTB. (Arecaceae), die auf dem Malaiischen Archipel vorkommt und dort und in Indien angebaut wird.

> ♣ **Dextrin** (Dextrinum PhEur) ist ein Produkt aus Mais- oder Kartoffelstärke, das durch Erhitzen mit oder ohne Zusatz von Säuren, alkalischen Lösungen oder anderen den pH-Wert beeinflussenden Agenzien gewonnen wird. Es dient zum Einstellen des Wirkstoffgehaltes von Trockenextrakten und als Gegensprengmittel bei der Herstellung von Lutschtabletten.

Zur Herstellung von Dextrin wird getrocknete Stärke bei 160 bis 220 °C geröstet (Röstdextrin) oder mit verdünnten, flüchtigen Mineralsäuren befeuchtet, wieder getrocknet und auf 100 bis 120 °C erhitzt (Säuredextrin). Dabei kommt es zu einer partiellen Depolymerisation. Durch Fällung mit Ethanol aus wässriger Lösung kann das erhaltene Produkt gereinigt werden. Dextrin löst sich in kaltem Wasser teilweise, leicht in siedendem Wasser und reagiert mit Iodlösung, je nach Molekülgröße und -verzweigung, unter Blau-, Violett-, Rot- oder Gelbfärbung. In der Technik verwendet man es zur Produktion von Leimen und Appreturen.

> ♣ **Cyclodextrine** bestehen aus beim enzymatischen Abbau von Stärke durch Bacillus-Arten, z. B. *B. macerans*, gebildeten, aus 6 bis 8 Glucopyranose-Einheiten aufgebauten ringförmigen Molekülen (Abb. 8-11). Je nach der Anzahl der Glucose-Einheiten bezeichnet man es als α-(6 Einheiten), β-(7 Einheiten) oder γ-Cyclodextrin (8 Einheiten). Cyclodextrine können mit Arzneistoffen Einschlusskomplexe bilden. Dadurch wird die Löslichkeit verbessert und ein Schutz vor Licht, Sauerstoff, hydrolytischer Zersetzung und, bei flüchtigen Stoffen, z. B. ätherischen Ölen, vor Verdunstung erreicht. Auch als Emulgatoren für O/W-Salben sind sie geeignet.

♦ **Carboxymethylstärke-Natrium** (Carboxymethylamylum natricum A oder B PhEur, CMS) wird halbsynthetisch aus Kartoffelstärke gewonnen. Sie wird wegen ihres guten Quellungsvermögens als Tablettensprengmittel verwendet.

♦ **Hydroxyethylstärke** (HES) ist ein halbsynthetisches Stärkeprodukt, das als Plasmaexpander und bei peripheren Durchblutungsstörungen zur Hämodilutionstherapie, z. B. bei Hörsturz, eingesetzt wird. Allergische Reaktionen, kolikartige Schmerzen und Nierenschäden sind bei längerfristiger oder wiederholter Anwendung möglich.

♦ **Cadexomer-Iod** ist ein Stärkeprodukt, in dessen Helices 0,9 bis 1,8 % Iod eingelagert sind. Es wird als Bestandteil von Salben oder Pellets zur Behandlung von infizierten nässenden Wunden der Haut, wie Ulcus cruris, Dekubitalulzera und Schürfwunden, benutzt.

Cellulose

> **Cellulose** ist ein aus β(1→4)-glykosidisch verknüpften Glucopyranoseresten aufgebautes Homopolysaccharid. Disaccharideinheit ist die Cellobiose (Abb. 8-11). Die Anzahl der Glucosereste pro Molekül liegt zwischen 500 und 25 000. Die Moleküle sind maximal 7 µm lang und haben eine Molekülmasse von $2,5 \times 10^6$ Dalton. Die gestreckten Moleküle sind durch intramolekulare Wasserstoffbrücken versteift und durch intermolekulare Wasserstoffbrücken zu einer Hierarchie faserförmiger Aggregate zusammengeschlossen.

Die intramolekularen H-Brücken werden zwischen den OH-Gruppen am C-3 bzw. C-2 eines Glucopyranoserestes und dem Ringsauerstoff bzw. der OH-

Gruppe am C-6 eines benachbarten Glucosepyranoserestes ausgebildet. Die intermolekularen H-Brücken haben die gleichen Ankerpunkte. In den Aggregaten verlaufen die Moleküle bei nativer Cellulose antiparallel (Cellulose I), bei regenerierter Cellulose parallel (Cellulose II) oder sie sind gefaltet. In den Molekülaggregaten alternieren Bereiche mikrokristalliner Struktur (Kristallite, Micellen) mit amorphen Bereichen.

Cellulose ist ein Strukturpolysaccharid der Zellwände höherer Pflanzen. Die Verkittung der Cellulosefasern erfolgt in den Primärwänden vorwiegend durch Pektine, in den Sekundärwänden durch Hemicellulosen, bei verholzten Zellen durch Lignin.

Der Anteil an Cellulose am Zellwandmaterial beträgt 25 bis 50%, in einigen spezialisierten Zellen, z. B. in Baumwollsamenhaaren, bis 98%, der an Pektinen bis 50%, an Hemicellulosen bis 50% und in verholzten Zellwänden an Lignin bis 55%.

> Cellulose wird auf Grund ihres hohen Polymerisationsgrades und der intra- und intermolekularen H-Brückenbildung kaum hydratisiert und ist unlöslich in Wasser, verdünnten Säuren, Alkalien und organischen Lösungsmitteln. Mit Iodlösung reagiert sie nur nach Vorbehandlung mit Zinkchloridlösung oder 70%iger Schwefelsäure unter Blaufärbung. Hemicellulosen sind eine Gruppe meistens wasserunlöslicher, aber mit Alkalien extrahierbarer Homo- oder Heteropolysaccharide.

Der Abbau der Cellulose kann durch das Enzym Cellulase (β-1,4-Glucan-glucanohydrolase) katalysiert werden. Primär entstehen dabei Cellodextrine, die weiter zu Cellobiose und Glucose gespalten werden können. Cellulasen wurden bei höheren Pflanzen und Mikroorganismen nachgewiesen. Bei Tieren kann der Celluloseabbau durch die Cellulasen der Mikroflora des Verdauungstraktes erfolgen.

> Baumwolle sind die bis 4 cm langen und bis 40 µm breiten, röhrenförmigen, aus fast reiner Cellulose bestehenden Samenhaare von Kulturformen der Gattung Gossypium, besonders von *G. hirsutum* L. (Malvaceae). Sie kann kapillar in wenigen Sekunden über das 20fache ihres Gewichtes an Wasser oder wässrigen Flüssigkeiten aufnehmen und ist dadurch und durch ihre auch in nassem Zustand sehr gute Formbeständigkeit hervorragend als Verbandwatte und zur Herstellung von Verbandmull sowie Tamponadebinden geeignet.

Die Wildformen der Baumwollpflanze sind auf dem amerikanischen und afrikanischen Kontinent beheimatet. Hauptanbauländer der Kulturformen sind GUS, USA und China. Weitere bedeutende Produktionsländer sind Indien, Pakistan, Brasilien, Türkei, Ägypten, Mexiko, Sudan und Syrien. Die Ernte der Samen erfolgt maschinell oder durch Handpflücke. Nach einer etwa einmonatlichen Nachreife werden die Flughaare durch sog. Egreniermaschinen von den Samen entfernt und zur Verringerung des Transportvolumens zu Ballen gepresst. Für medizinische Zwecke wird die Rohbaumwolle zur Verbesserung der Saugfähigkeit durch Kochen mit Alkalien entfettet (Beuchen). Danach wird mit Peroxiden oder Hypochloriten gebleicht und gewaschen, anschließend wird geschleudert und getrocknet. Dann werden die Fasern mit Schlagmaschinen von Fasertrümmern und anderen Verunreinigungen befreit und mit Wattekrempeln parallel ausgerichtet und zu einem Wattevlies vereinigt (Kardierung). Knötchen (Noppen) werden dabei größtenteils entfernt. Häufig werden auch sog. Kämmlinge, d. h. in Spinnereien anfallende, für den Spinnprozess zu kurze Fasern, für medizinische Zwecke verwendet, die durchschnittliche Faserlänge (Stapellänge) sollte jedoch 1 cm nicht unterschreiten.

♣ **Verbandwatte aus Baumwolle** (Lanugo gossypii absorbens PhEur) besteht aus den gereinigten, entfetteten, gebleichten und kardierten Fasern oder Kämmlingen der Baumwolle, die mindestens 1 cm lang sein müssen. Durch Sterilisation im Autoklaven wird sterile Verbandwatte erhalten.

♣ **Verbandmull aus Baumwolle** (Tela gossypii absorbens) ist ein Baumwollgewebe in Leinwandbindung (der Schussfaden liegt abwechselnd über und unter dem Kettfaden, das Gewebe hat von der Unter- und Oberseite das gleiche Aussehen). Die Flächenmasse des Gewebes (14 bis 32 g je m^2) wird durch die Garnfeinheit und die Fadendichte (Anzahl der Kett- und Schussfäden pro cm^2, 13 bis 24) bestimmt. **Tamponadebinden aus Baumwolle** (Obturamenta gossypii absorbentia) sind Baumwollgewebe in Leinwandbindung in Form fortlaufender Bänder mit gewobenen Rändern (auch als Webkantbinden bezeichnet).

♣ **Leinenfäden** werden durch Verspinnen der Bastfasern des Saat-Leins, *Linum usitatissimum* L. (Linaceae, → Leinsamen) gewonnen. Sie werden in der Chirurgie als nicht resorbierbares Nahtmaterial verwendet.

Zur Gewinnung der Leinenfäden werden die von den Fruchtkapseln befreiten, angewelkten Stängel des Saat-Leins zum Abbau des Pektinanteils durch Bakterien 2 bis 3 Wochen unter kaltem Wasser oder wenige Tage in 27 bis 35 °C warmem Wasser aufbewahrt (Röste). Nach dem Trocknen werden durch Knicken (Breche), Schwingen und Kämmen (Hecheln) der Parenchymanteil entfernt und die Fasern parallel ausgerichtet. Die Faserbündel werden zu Garn versponnen. Durch Verdrillen mehrerer Garnstränge wird der Rohzwirnfaden erhalten, der mit Wasserstoffsuperoxid oder Hypochlorit gebleicht und anschließend geglättet wird (Schönung).

♣ **Steriler Leinenfaden** besteht fast ausschließlich aus Cellulose. Er muss den Anforderungen entsprechen, die von der PhEur an **Sterile nicht resorbierbare Fäden** (Fila non resorbilia sterialia PhEur) bzw. **Steriler Leinenfaden im Fadenspender für Tiere** (Filum lini sterile in fuso ad usum veterinarium PhEur) gestellt werden.

In der Chirurgie werden durch Autoklavieren sterilisierte Leinenfäden, zur besseren Sichtbarmachung oft schwarz gefärbt, neben → Seidenfäden und synthetischen Fäden als nicht resorbierbare Fäden verwendet. Sie dienen als Naht- und Unterbindungsmaterial, besonders für Hautnähte und solche Ligaturen, bei denen eine längere Haltefestigkeit erwünscht ist als sie mit → Catgut erreicht werden kann.

♣ **Zellstoff** ist der durch Entfernung von Cellulosebegleitern mit chemischen Methoden abgetrennte, gereinigte und gebleichte, von kurzkettigen Anteilen befreite Celluloseanteil des Holzes. Zellstoff wird als Verbandzellstoff (Zellstoffverbandwatte) verwendet.

Zur Gewinnung von Zellstoff wird Holz entrindet, geschnitzelt und zur Entfernung des Lignins und anderer Cellulosebegleiter mit $CaHSO_3$-Lösung (Sulfitzellstoff), mit einer Lösung von NaOH, Na_2S, Na_2CO_3 und Na_2SO_4 (Sulfatzellstoff) oder nur mit Natronlauge (Natronzellstoff) einige Stunden unter Druck erhitzt. Bei dieser Art der Cellulosegewinnung erfolgt eine partielle Depolymerisation. Cellulosemoleküle mit einem Polymerisationsgrad > 2000 (α-Cellulose) bleiben zurück, kurzkettige Anteile (β-Cellulose) gehen, wie auch das Lignin, in Lösung. Nach dem Bleichen mit Chlor, Chlordioxid oder Hypochloritlösung und Waschen werden die erhaltenen Fasern in Wasser aufgeschwemmt, auf Siebbänder aufgebracht und die gebildete dünne Faserschicht auf geheizte Trommeln übertragen, dort zu mehreren übereinander liegenden, gekreppten Lagen vereinigt und getrocknet. Mikroskopisch unterscheiden sich die Fasern entsprechend ihrer Herkunft aus Nadel- oder Laubhölzern bzw. Stroh in der Länge, im Durchmesser und im Fehlen oder dem Vorhandensein von Tüpfeln bzw. in deren Gestalt.

♣ **Hochgebleichter Verbandzellstoff, Zellstoffverbandwatte** (Cellulosum ligni depuratum DAB, Cellulosum foliatum PhHelv) und **Steriler, hochgebleichter Verbandzellstoff, Sterile Zellstoffverbandwatte** (Cellulosum foliatum sterile PhHelv) dienen, z. B. in Form von Mull-Zellstoffkompressen und Tupfern, zum Aufsaugen von Exsudaten. Unmittelbar auf Wunden darf er nicht aufgebracht werden.

♣ **Viskose** (Zellwolle, regenerierte Cellulose) ist ein faserförmiges Celluloseregenerat, das durch Umwandlung von Cellulose in lösliches Cellulosexanthogenat, Verspinnen und Rückbildung der Cellulose in einem

Säurefällbad gewonnen wird. Viskose wird, zur Erhöhung der Formstabilität (Bauschelastizität) oft gemischt mit gleichen Teilen Baumwollfasern (Mischwatte), zur Herstellung von Verbandwatte, Verbandmull und Tamponadebinden eingesetzt.

Zur Gewinnung der Viskose wird aus Holz gewonnene Cellulose durch Tauchen in konzentrierte Natronlauge und anschließendes „Reifen" bei Luftzutritt (oxidative Kettenverkürzung) zunächst in Alkalicellulose überführt. Die Alkalicellulose wird in sog. Xanthatknetern mit Schwefelkohlenstoff in Cellulosexanthogenat umgewandelt. Die Lösung des Xanthogenats in verdünnter Natronlauge wird durch feine Düsen in ein schwefelsaures Fällbad gepresst. Durch Rückbildung der Cellulose werden feine Fäden erhalten, die zu Strängen vereinigt sowie zur Ausrichtung der Moleküle gestreckt und geschnitten werden. Anschließend wird gewaschen, entsäuert, entschwefelt, gebleicht und aviviert (zur Erhöhung der Geschmeidigkeit mit einem feinen Lipidfilm versehen). Um mattierte Fasern zu erhalten, kann der Xanthogenatlösung vor dem Verspinnen fein verteiltes Titandioxid ($< 1,5\%$) zugesetzt werden. Die Fasern können nach dem Trocknen durch Kardieren zu einem Wattefließ verarbeitet oder zu Garn versponnen werden. Wird die Viskoselösung über breite Filmgießer in das Fällbad eingebracht, entstehen Viskosefolien, die mit Glycerin als Weichmacher behandelt, als Cellophan® in den Handel kommen.

♣ **Verbandwatte aus Viskose** (Lanugo cellulosi absorbens PhEur), **Verbandwatte aus Baumwolle und Viskose, Mischverbandwatte** (Lanugo gossypii et cellulosi absorbens DAB, PhHelv) und **Sterile Verbandwatte aus Baumwolle und Viskose** (Lanugo gossypii et cellulosi absorbens sterilis PhHelv) dienen u. a. zum Aufsaugen von Exsudaten und zur Herstellung von Zahnwatterollen und Pellets.

♣ **Verbandmull aus Viskose** (Tela cellulosi) und **Tamponadebinden aus Baumwolle und Viskose** (Obturamenta gossypii et cellulosi regenerati absorbentia) werden als Wundauflagen, z. B. Mullkompressen, und zum Fixieren von Wundauflagen verwendet.

♣ **Collodiumwolle** (Pyroxilinum DAC) ist eine partiell mit Salpetersäure veresterte Cellulose, die aus Cellulose durch Behandlung mit einem Gemisch von Salpetersäure, Schwefelsäure und Wasser gewonnen wird. Das Handelsprodukt ist, um Explosionsgefahr zu vermeiden, mit etwa 35%igem Ethanol durchfeuchtet. Durch Auflösen in einer Mischung aus Ethanol und Diethylether wird **Collodium** (DAC, ÖAB), bei Zusatz von 3% Rizinusöl **Collodium elasticum** (DAC, ÖAB) erhalten. Beide Zubereitungen dienen als Wundverschluss oder Arzneiträger.

♣ **Mikrokristalline Cellulose** (Cellulosum microcristallinum PhEur, Polymerisationsgrad 200 bis 300) wird aus α-Cellulose durch Hydrolyse der amorphen Bereiche mit Mineralsäuren erhalten. Man verwendet sie, ebenso wie das durch mechanische Zerkleinerung von α-Cellulose erhaltene ♣ **Cellulosepulver** (Cellulosi pulvis PhEur, Polymerisationsgrad 1000 bis 1250) u. a. als Hilfsstoff bei der Tablettierung (Bindemittel, Sprengmittel) und Dragierung, als Füllmittel, als Pudergrundlage und zur Herstellung kalorienreduzierter Diätetika.

Celluloseester und -ether werden als pharmazeutische Hilfsstoffe eingesetzt: die Ester Celluloseacetat, Celluloseacetatbutyrat und Celluloseacetatphthalat, die Ether Carboxymethylcellulose (Carmellose, vernetzte Carmellose = Croscarmellose), Ethylcellulose, Hydroxyethylcellulose, Hydroxypropylcellulose, Methylcellulose, Methylhydroxyethylcellulose, Methylhydroxypropylcellulose und Methylhydroxypropylcellulosephthalat.

Dextran

Zahlreiche Mikroorganismen produzieren schleim- oder gelartige extrazelluläre Polysaccharide, mit denen sie an Oberflächen haften, ihre Territorien gegen andere Mikroorganismen abgrenzen und sich Nahrungsreserven anlegen. Einige dieser Polymere werden in der Lebensmittelindustrie und Pharmazie eingesetzt. In der Medizin verwendet wird Dextran. Von pathologischem Interesse sind u. a. *Streptomyces mutans* und *S. salivarius*, die auf unseren Zähnen, vorwiegend aus Saccharose, die sog. Plaque bilden und zur Zerstörung der Zähne beitragen können.

♣ **Dextran**, das von *Leuconostoc mesenteroides* (Streptococcaceae) gebildet wird, ist ein verzweigtes Glucan (Abb. 10-11), dessen Rückgrat aus alternierend α-(1→6)- und α-(1→3)-glykosidisch verbundenen Glucopyranoseresten aufgebaut ist, an das kurze Seitenketten an den C-Atomen 3 oder 6 angeknüpft sind. Lösungen von relativ kleinen Dextranmolekülen (M_r 40 kD) dienen vorwiegend zur Hämodilution bei Mikrozirkulationsstörungen in der Initialphase des Schocksyndroms, bei Hirnödem und zur Thromboseprophylaxe. Lösungen mit Dextranmolekülen mittlerer Größe (M_r 60 bis 70 kD) werden vorwiegend als Plasmaexpander zur Volumensubstitution bei Schockzuständen im Zusammenhang mit Traumen, Verbrennungen, Operationen und Infektionen eingesetzt. Zur Prophylaxe anaphylaktischer Unverträglichkeitsreaktionen von Dextraninfusionen können Dextranlösungen mit sehr kleinen Dextranmolekülen (M_r 1 kD) infundiert werden.

Infundierte kleinmolekulare Dextrane werden innerhalb weniger Stunden renal ausgeschieden. Dextrane mittlerer Molekülmasse garantieren in der Konzentration von 6 % einen dem der Plasmaproteine entsprechenden onkotischen Druck, d. h. die Lösungen sind isoonkotisch. Die Halbwertszeit für die Verweildauer dieser Moleküle in den Blutgefäßen beträgt auf Grund der hohen Molekülmasse mehr als etwa 24 h. Dextrane mit großen Molekülmassen können immunogen wirken. Daher können in Einzelfällen nach Dextraninfusionen anaphylaktische Reaktionen auftreten, denen durch eine „Neutralisation" der Dextranantikörper des Blutes durch kleine Dextranmoleküle (Dextran 1) vorgebeugt werden kann.

Bei der Biogenese des Dextrans werden Glucosereste von Saccharose auf Glucose bzw. auf bereits gebildete Dextranmoleküle übertragen, katalysiert durch das Enzym Dextransaccharase. Dabei wird Fructose frei. Die Molekülmasse der entstandenen Dextranmoleküle kann bis zu 10 000 kD betragen. Zur klinischen Verwendung hydrolysiert man das Nativdextran partiell mit Salzsäure und fällt fraktioniert mit Methanol. Durch Variation der Saccharosekonzentration und durch Zugabe von niedermolekularen Starterdextranen kann die mikrobiologische Synthese jedoch auch so gelenkt werden, dass Dextrane mit bestimmter Molekülmasse entstehen. Die Dextrane werden durch die Angabe der Molmasse in kD gekennzeichnet: Dextran 1, M_r etwa 1 kD, Dextran 40, M_r etwa 40 kD, Dextran 60, M_r etwa 60 kD und Dextran 70, M_r etwa 70 kD.

♣ **Dextran 1, Dextran 40, Dextran 60 bzw. Dextran 70 zur Herstellung von Parenteralia** (Dextranum 1, 40, 60 bzw. 70 ad inectabile) sind in der PhEur monographiert.

♣ **Dextranomer** ist ein mit Hilfe von Epichlorhydrin dreidimensional vernetztes Dextran. Es kann das Vielfache seines Gewichtes an Gewebsflüssigkeit aufnehmen und wird zur Behandlung nässender und infizierter Wunden eingesetzt. Das gepulverte Produkt wird auf die Wunde aufgestreut und nach Sättigung abgewaschen. Der Vorgang wird mehrmals wiederholt.

Dem Dextranomer ähnliche Produkte unterschiedlichen Vernetzungsgrades finden als Molekülsiebe (Sephadex®-Gele) in der analytischen und präparativen Chemie Verwendung.

Fructane

Fructane (Fructosane) sind aus β-D-Fructofuranoseresten aufgebaute Homopolysaccharide, die oft am Ende der Kette einen Glucoserest tragen. Bei Fructanen vom Inulin-Typ sind die Reste 2→1-glykosidisch verbunden, in denen vom Phlein- oder Laevan-Typ 2→6-glykosidisch. Der Polymerisationsgrad der Fructane höherer Pflanzen ist relativ niedrig (bis 50 Reste), der von Bakterien gebildeter Fructane kann Molekülmassen von mehr als 1000 kD erreichen. Von pharmazeutischer Bedeutung ist Inulin.

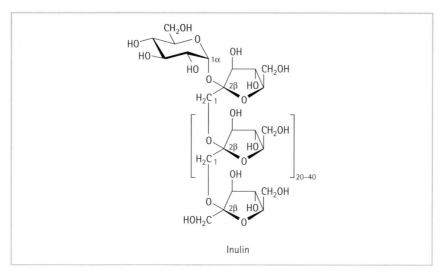

Abb. 8-12 Fructan

Fructane dienen einer Reihe höherer Pflanzen als Reservepolysaccharide. Inulin kommt in den Speicherorganen der mehrjähriger Asteraceae vor, Phlein in den Stängeln der Gräser. Laevane werden von verschiedenen Bakterien als Exopolysaccharide gebildet.

♣ **Inulin** (Abb. 8-12) ist aus 20 bis 40 verknüpften Fructofuranoseresten aufgebaut und durch einen α-D-Glucoserest terminiert. Es ist wasserlöslich. Es dient zur Gewinnung von Fructose und, da es nach intravenöser Applikation unverändert im Harn ausgeschieden wird, zur Nierenfunktionsprüfung (Inulin-Clearance). Es wird vor allem aus den Knollen des Topinambur, *Helianthus tuberosus* L. (Asteraceae), gewonnen, einer aus Südamerika stammenden, in weiten Teilen der Welt angebauten Kulturpflanze.

Galactane

> **Galactane** von pharmazeutischem Interesse sind die vorwiegend aus D-Galactose, L-Galactose, deren Sulfaten und 3,6-Anhydro-L-Galactose aufgebauten Polymere Agar und Carrageenan.

Galactansulfate bilden die amorphe Grundsubstanz der Zellwände der Rotalgen (Rhodophyta), deren Anteil den an fibrillären Material (1 bis 9% Cellulose) mengenmäßig übertrifft.

> ♣ **Agar** (Agar PhEur, Quellungszahl ≥ 10) wird aus Rotalgen-Arten, besonders aus Vertretern der Gattung Gelidium, gewonnen. Die Agarmoleküle (Abb. 8-13) bilden eine Kette alternierender β-(1→3)-verbundener D-Ga-

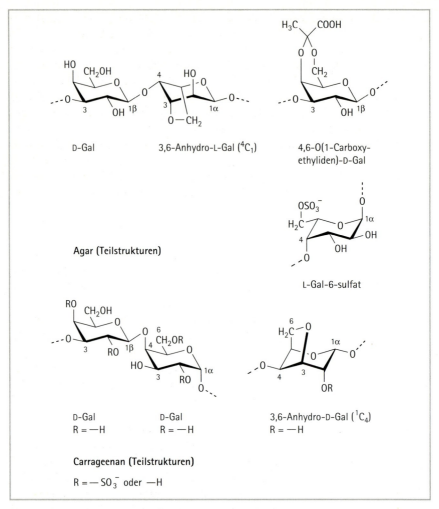

Abb. 8-13 Galaktane (Teilstrukturen)

lactopyranose-6-sulfatreste und α-(1→4)-verbundener L-Galactopyranose-6-sulfatreste. Die L-Galactose-6-sulfatreste wurden im Verlauf der Biogenese teilweise in 3,6-Anhydro-L-galactopyranosereste, die D-Galactose-6-sulfatreste mit Brenztraubensäure in 4,6-Ketale bzw. durch Methylierung in 6-Methylderivate umgewandelt. Der Sulfatgehalt liegt zwischen 0,3 und 7,0%. Agar kann als mildes Abführmittel oder als Füllmittel zur Herstellung kalorienarmer Diätetika verwendet werden. Die Galenik nutzt ihn als Tablettensprengmittel, zur Herstellung fettfreier Salbengrundlagen und als Pseudoemulgator. Hauptverbraucher sind Lebensmittelindustrie und Mikrobiologie, die ihn als Geliermittel verwenden.

Zur Gewinnung des Agars werden die Rotalgen, die bis zu 40 % Agar enthalten können, mit Süßwasser gewaschen, an der Sonne gebleicht und durch Kochen mit leicht angesäuertem Wasser extrahiert. Durch Zusatz verdünnter Säure wird enthaltenes Eiweiß gefällt. Nach Filtration, Klärung und Abkühlung wird das erhaltene Gel in Kühlanlagen (seltener traditionell in der Winterkälte) zum Gefrieren gebracht. Dann wird gemahlen. Nach dem Auftauen wird das Wasser mit den gelösten Salzen und organischen Verunreinigungen in Rotationsfilteranlagen entfernt. Dieser Vorgang kann mehrmals wiederholt werden. Abschließend wird getrocknet. Je nach Art der Gewinnung werden Agarflocken (beim Zermahlen des gefrorenen Gels) oder Agarbänder (beim Zerlegen des Gels in Stränge) erhalten. Haupterzeugerland ist Japan. Weitere Produzenten sind u. a. Korea, Vietnam, USA, Mexiko, Neuseeland und Südafrika.

Agar quillt in kaltem Wasser bis auf das 5fache seines Volumens und löst sich beim Erhitzen auf 80 bis 90 °C unter Bildung eines Sols. Bereits 0,5 %ige Sole bilden beim Abkühlen auf 30 bis 50 °C Gele, die beim Erhitzen bei 80° wieder verflüssigt werden. Die Fähigkeit von Agarlösungen zur Gelbildung steigt mit dem Gehalt an 3,6-Anhydro-L-galactoseresten und sinkt mit dem Sulfatgehalt. **Agarose** ist die fast sulfatfreie, gelierende Fraktion des Agars. **Agaropektin**, die Restfraktion, enthält 3 bis 10 % Sulfat. Agarose kann aus Agarlösungen durch Fällung des Agaropektins mit Polyethylenglykol erhalten werden.

Da Agar von Verdauungsenzymen nicht angegriffen wird, ist er wegen seiner Nachquellung im Darm als Volumenabführmittel geeignet (ED 5 bis 15 g, bis 2-mal tgl. mit Flüssigkeit gegeben).

> ♣ **Carrageenan** (Carrageenin) wird aus Rotalgen der Gattungen Gigartina, z. B. *G. stellata* STACKH., *G. pistillata* (GMEL.) STACKH., und Chondrus, z. B. *Ch. cripus* (L.) STACKH. sowie *Ch. ocellatus* HOLMES, gewonnen. Die Carrageenanmoleküle (Abb. 8-13) bilden eine Kette β-(1→3)- und α-(1→4)-verbundener, teilweise auch in 3,6-Anhydroform vorliegender D-Galactosereste. Die Galactosereste sind an den Hydroxylgruppen in Position 2 oder 4 bzw. 2 oder/und 6 mit Schwefelsäure verestert. Der Sulfatgehalt liegt zwischen 25 und 40 %. Carrageenan wird in der Galenik, der Lebensmittelindustrie und der Kosmetik als Gelbildner, Dickungsmittel und Pseudoemulgator eingesetzt. Es kann auch zur Herstellung kalorienarmer Diätetika verwendet werden.

In der Arzneimittelforschung wird Carrageenan wegen seiner Fähigkeit, bei Versuchstieren nach intracutaner Injektion lokale Entzündungsherde zu bilden, bei der Suche nach entzündungshemmenden Stoffen eingesetzt.

Carrageenan macht etwa 50 bis 80 % des Trockengewichtes der Algen aus. Seine Gewinnung erfolgt besonders an den Küsten der nördlichen Teile des Atlantischen Ozeans durch Heißwasserextraktion, Filtration der Extrakte über

Kieselgur und Fällung mit Ethanol. Es löst sich teilweise in kaltem Wasser, der Rest wird beim Erhitzen gelöst. Die hochviskösen Sole bilden, wenn der Carrageenangehalt 3% übersteigt, beim Erkalten Gele, die bereits bei relativ niedrigen Temperaturen wieder verflüssigt werden. Hauptfraktionen sind κ-Carrageenan und λ-Carrageenan. **κ-Carrageenan** löst sich in heißem Wasser, bildet Lösungen von geringer Viskosität, ist aber wegen seines hohen Anteils an 3,6-Anhydro-galactoseresten gut zur Gelbildung befähigt. **λ-Carrageenan** löst sich bereits in kaltem Wasser und bildet hochvisköse Lösungen.

♣ **Irländische Alge** (Carrageen ÖAB, Quellungsfaktor ≥ 18) besteht aus den in der Sonne gebleichten, getrockneten Thalli von *Gigartina stellata* und *Chondrus crispus*. Sie wird als Mucilaginosum in Hustentees eingesetzt.

Polyuronide

Polyuronide sind Polymere, die vorwiegend aus Uronsäureresten aufgebaut sind. Pharmazeutische Bedeutung besitzen Pektin und Alginsäure.

Pektin kommt als Grundsubstanz der primären Zellwände höherer Pflanzen, als Baumaterial der Mittellamelle und im Zellsaft gelöst vor. In den Zellwänden ist es teilweise kovalent mit den übrigen Polymeren verknüpft. Die Pektinmoleküle (Abb. 8-14) bilden eine Kette, die vorwiegend aus α-(1→4)-glykosidisch verknüpften D-Galacturonsäureresten aufgebaut ist, deren Carboxylgruppen teilweise mit Methanol verestert sind. Neben Galacturonsäureresten kommen in der Kette vereinzelt auch α-(1→2)-glykosidisch gebundene L-Rhamnosereste vor. Kurze Seitenketten, die neben Galacturonsäureresten L-Rhamnose-, D-Xylose-, L-Arabinose-, L-Fucose-, D-Galactose- und D-Glucuronsäurereste enthalten, sind vorhanden. Bei einigen Pflanzen ist ein Teil der Hydroxylgruppen acetyliert. Der Polymerisationsgrad liegt zwischen 25 und 2000. Durch die Veresterung mit Methanol wird die Parallellagerung der Molekülketten verhindert, damit die Ausbildung von Wasserstoffbrücken gehemmt und die Wasserlöslichkeit erhöht. Bei Brückenbildung durch Magnesium- oder Calcium-Ionen kommt es zur Abnahme der Löslichkeit.

Bei der Reifung fleischiger Früchte wird Pektin teilweise abgebaut. Dadurch wird das Fruchtfleisch weich. Der Abbau wird meistens durch Hydrolyse der Esterbindungen durch Pektinesterasen (Pektasen, z. B. Pektin-pektylhydrolase) eingeleitet und durch Hydrolyse der Glykosidbindungen, die zur Fragmentation der Ketten führt, durch Pektinase (z. B. Polygalacturonid-glycano-hydrolase) fortgesetzt. Das nunmehr gelöste Pektin ist zum großen Teil in den Fruchtsäften enthalten. Durch den Pektingehalt sind Fruchtsäfte in der Lage, bei saurer Reaktion und bei Zuckerkonzentrationen über 50% Gele zu bilden. Diese Eigenschaft wird bei der Herstellung von Gelees, Konfitüren und Marmeladen ausgenutzt. Bei der Herstellung von Fruchtsirupen jedoch muss, damit diese nicht gelieren, das Pektin durch Pektinasen gespalten werden.

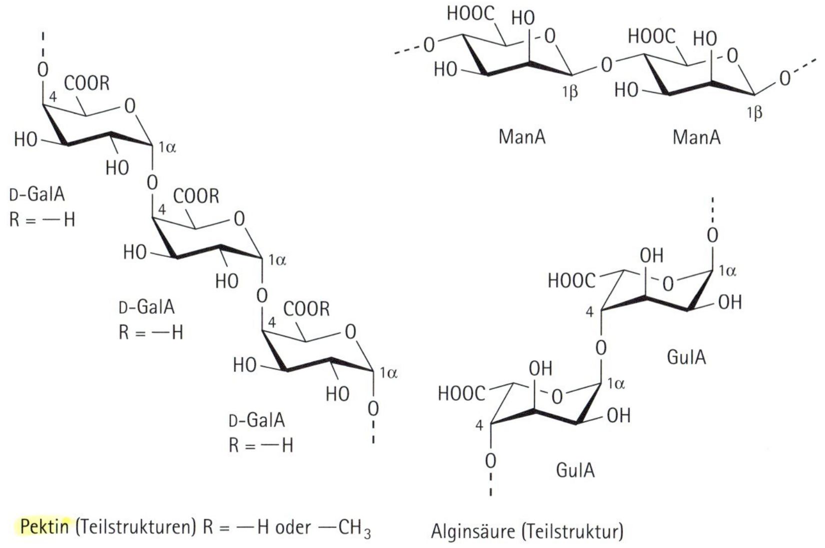

Abb. 8-14 Polyuronide (Teilstrukturen)

Pektin (Teilstrukturen) R = —H oder —CH₃   Alginsäure (Teilstruktur)

♣ **Pektin** (Pectinum ÖAB) kann bei Diarrhoe und Gastroenteritis angewendet werden. Auch zur Herstellung kalorienarmer Diätetika wird es eingesetzt. Sterile Pektinlösungen werden, lokal appliziert, als Hämostyptika benutzt. In der Galenik verwendet man es als Tablettensprengmittel und zur Verzögerung der Arzneistoffliberation aus Retardformen. Die Lebensmittelindustrie setzt Pektin u. a. als Geliermittel bei der Herstellung von Konfitüren und Fruchtgelees ein.

Man gewinnt Pektin aus den Rückständen der Fruchtsaftproduktion, besonders von Äpfeln oder Citrus-Früchten (Gehalt 10 bis 40%), oder aus ausgelaugten Rübenschnitzeln, den Abfällen der Saccharoseproduktion. Seine Anwendung bei Magen-Darm-Erkrankungen (TD etwa 10 bis 20 g) soll auf der Fähigkeit beruhen, bakterielle Toxine durch Ionenaustausch zu adsorbieren, einen diffusionshemmenden Schutzfilm zu bilden und nach Spaltung zu einer physiologischen Darmsäuerung zu führen.

♣ **Alginsäure** (Acidum alginicum PhEur) wird aus Braunalgen (Phaeophyta) verschiedener Gattungen gewonnen. Die Alginsäuremoleküle (Abb. 8-14) bilden eine Kette aus β-(1→4)-glykosidisch verknüpften D-Mannuronsäure- und α-(1→4)-glykosidisch verknüpften L-Guluronsäureresten (M_r 32 bis 200 kD). Neben Bereichen, die ausschließlich Mannuronsäure- oder Guluronsäurereste enthalten (M- bzw. G-Blöcke), kommen solche vor, in denen beide Bausteine gleich verteilt sind (GM-Blöcke). Das wasserlösliche ♣ Na-

> triumalginat (Natrii alginas PhEur) dient, oft kombiniert mit Aluminiumhydroxid, als Antazidum bei Sodbrennen oder in Form seiner Lösungen zur lokalen Blutstillung (Bildung eines Films aus unlöslichem Calciumalginat). Es ist Bestandteil von Zahnprothesenhaftmitteln. In der Galenik verwendet man wasserlösliche Alginate als viskositätserhöhende Stoffe, als Stabilisatoren für Emulsionen und Suspensionen, zur Retardierung der Arzneistoffliberation aus Peroralia sowie zur Herstellung von Granulierflüssigkeiten und fettfreien Salbengrundlagen. ♣ Calciumalginat wird in Form von Kompressen oder Tamponaden zur feuchten Behandlung von Wunden verwendet. Wie die ebenfalls wasserunlösliche, aber in Wasser quellende Alginsäure wird Calciumalginat auch als Tablettensprengmittel eingesetzt. Alginsäure und Alginate werden in der Technik, Lebensmitteltechnologie und Kosmetik in großem Umfang benutzt.

Die Gewinnung der Alginsäure erfolgt aus großen Braunalgen, besonders aus Macrocystis-, Laminaria- und Ecklonia-Arten, aus *Nereocystis luetkeana* (MERT.) POSTEL et RUPRECHT, *Ascophyllum nodosum* LE JOL. und *Alaria esculenta* GREV. Die Algen enthalten 12 bis 35% Alginsäure. Sie werden vorwiegend an den Küsten des nördlichen Teiles des Atlantischen und Pazifischen Ozeans geerntet. Nach dem Zerkleinern behandelt man die Algen zunächst zur Entfernung von löslichen Kohlenhydraten (Laminarin, Fucoidin, Mannitol) und Mineralsalzen mit verdünnten Säuren. Danach wird die Alginsäure, die in der intakten Alge vorwiegend als Calciumsalz vorliegt, mit heißer Sodalösung als Natriumalginat extrahiert und mit verdünnter Salzsäure ausgefällt. Die Alkali-, Ammonium- und Magnesiumalginate sind wasserlöslich.

Komplexe Pflanzenschleimstoffe

Chemie, Eigenschaften

> Schleimstoffe bilden mit Wasser kolloidale, hochviskose Lösungen, sog. Schleime. Sie sind meistens Gemische von Heteropolysacchariden, die oft auch Uronsäurereste als Bausteine enthalten. Durch starke Verzweigung der Molekülketten und Methylierung oder Acetylierung der OH-Gruppen ist die Ausbildung inter- und intramolekularer Wasserstoffbrücken erschwert und damit eine starke Hydratation möglich.

Dieser Definition gehorchen auch die bereits erwähnten Galactansulfate sowie die löslichen Alginate und lösliches Pektin. Auch Lösungen verkleisterter Stärke haben den Charakter von Schleimen.

> Schleimstoffe werden nicht unverändert resorbiert, sie haben also nur lokale Wirkung. Ihre Sole wirken puffernd (Uronsäuregehalt), lokal reizmindernd (Gleitwirkung) und die Resorption von Stoffen aus dem Darm ver-

zögernd (Verringerung der Diffusionsgeschwindigkeit durch Erhöhung der Viskosität, dadurch u. a. zur Vermeidung von Konzentrationsspitzen an Zuckern im Blut nach der Nahrungsaufnahme beitragend). Schwer verdauliche Schleimstoffe, z. B. Karaya-Gummi, Kutira-Gummi oder Tragant, können wegen ihrer starke Quellung im alkalischen Darmsaft als Volumenabführmittel eingesetzt werden. In der Galenik spielen sie eine Rolle als Rezepturhilfsstoffe.

Schleimstoffe dienen Pflanzen als Reservestoffe oder stehen auf Grund ihres großen Quellungsvermögens im Dienste der Wasserspeicherung. Sie entstammen der Mittellamelle oder der primären Zellwand (z. B. Agar, Carrageenan, Pektin, Alginsäure), der sekundären Zellwand (z. B. bei Leinsamen, Bockshornsamen, Eibischwurzeln) oder dem Zellinhalt. Als Ausgangsmaterial für ihre Bildung dienen oft andere Reserve- oder Gerüstpolysaccharide. Neben den oben genannten Schleimstoffen gibt es aber solche, die erst bei Verletzung der Pflanze gebildet werden, ausfließen, zu einem glasigen Produkt eintrocknen und dem Wundverschluss dienen. Die letztgenannte Gruppe bezeichnet man als Gummen (z. B. Arabisches Gummi, oder das bei Verletzung von Kirsch- oder Pflaumenbäumen austretende Gummi).

Die Qualität von Schleimdrogen kann anhand der Quellungszahl eingeschätzt werden. Die Quellungszahl gibt an, wie welches Volumen, angegeben in ml, 1 Gramm einer, meistens gepulverten Droge einschließlich des anhaftenden Schleimes, nach dem Quellen in einer wasserhaltigen Flüssigkeit nach 4 h einnimmt (PhEur). Auch die Viskosität von wässrigen Lösungen von isolierten Schleimstoffen kann als Qualitätsmerkmal genutzt werden.

Isolierte Schleimstoffe als Drogen

Isolierte Schleimstoffe von pharmazeutischer Bedeutung sind Arabisches Gummi, Traganth, in geringerem Maße auch Karaya-Gummi und Kutira-Gummi. Sie werden zur Herstellung von Schleimen (Mucilagines) verwendet, die als reizmildernde Mittel p. o. bzw. in Form von Klysmen, als Arzneiträger zur Geschmackskorrektur scharf und sauer schmeckender Arzneimittel oder zur Verbesserung der Gleitfähigkeit von Kathedern bzw. chirurgischen Instrumenten Anwendung finden. Tragant, das aus Tragant isolierte Bassorin, Indischer Tragant und Kutira-Gummi werden wegen ihrer starken Nachquellung im alkalischen Darmsaft als milde Laxanzien benutzt (ED etwa 3 g mit reichlich Flüssigkeit). Darüber hinaus spielen gepulverter Tragant und Karaya-Gummi eine Rolle als Zahnprothesenhaftpulver. In der Galenik dienen sie als Dickungsmittel, Quasiemulgatoren, Stabilisatoren von Suspensionen, Liberationsverzögerer in Retardformen, zur Herstellung fettfreier Salbengrundlagen und Binde- und Gegensprengmittel bei der Tablettierung. Zur Mikroverkapselung werden ätherische Öle in Schleimstofflösungen emulgiert, anschließend wird sprühgetrocknet. Aloe-vera-Gel wird bei Haut- und Schleimhautentzündungen angewendet.

♣ **Arabisches Gummi** (Acaciae gummi PhEur, Gummi arabicum) ist eine erhärtete, gummiartige Ausscheidung, die nach natürlichen Verletzungen oder dem Einschneiden des Stammes und der Zweige von *Acacia senegal* (L.) WILLD. oder anderer afrikanischer Acacia-Arten (Mimosaceae) austritt. Es besteht vorwiegend aus Calcium-, Kalium- und Magnesiumsalzen der Arabinsäure. Das Rückgrat des stark verzweigten Moleküls ist eine Kette β-(1→3)-verknüpfter D-Galactosereste. An den C-Atomen 6 sind ebensolche Ketten gebunden, die in Stellung 3, 4 oder 6 kurze Ketten aus (1→3)-verknüpften L-Arabinose- oder L-Rhamnoseresten bzw. zum Teil methylierte Glucuronsäurereste tragen. Daneben enthält es ca. 10% Glykoproteine. Arabisches Gummi wird vorwiegend in der Galenik benutzt.

Zur Gewinnung des Arabischen Gummis werden zu Beginn der Trockenzeit schmale Rindenstreifen von Stämmen der 3 bis 12 Jahre alten, bis 6 m hohen Bäume abgelöst. Nach etwa 4 Wochen wird das auf der Wundfläche ausgetretene, zu kugeligen, weißlichen oder bernsteingelben Gebilden erhärtete Gummi (sog. „Tränen") eingesammelt. Wichtigstes Erzeugerland ist der Sudan. Dort wird die Pflanze auch angebaut. In geringerem Umfang wird auch in anderen afrikanischen Ländern Arabisches Gummi erzeugt, z.B. in Äthiopien, Somalia, Gambia, Elfenbeinküste und Nigeria.

Arabisches Gummi löst sich in der doppelten Menge Wasser langsam zu einer viskösen, klebrigen Flüssigkeit. Das rasch in Wasser lösliche **Sprühgetrocknete Arabische Gummi** (Acaciae gummi dispersione desiccatum PhEur) wird durch Sprühtrocknung einer Lösung von Arabischem Gummi erhalten. Um bei Verwendung der nativen Droge als Rezepturhilfsmittel die Oxidation von Arzneistoffen durch enthaltene Oxidasen und Peroxidasen zu vermeiden, müssen die Enzyme durch Umfällen mit Ethanol (**Enzymfreies arabisches Gummi**, Gummi arabicum desenzymatum ÖAB) oder durch Erhitzen der gelösten Droge (**Gummischleim**, Mucilago Gummi arabici ÖAB) inaktiviert werden. Bei der Herstellung des Sprühgetrockneten Arabischen Gummis werden die Enzyme ebenfalls zerstört.

♣ **Tragant** (Tragacantha PhEur) ist die erhärtete, gummiartige Ausscheidung, die nach natürlichen Verletzungen oder dem Einschneiden aus Stämmen und Ästen von westasiatischen Astragalus-Arten (Fabaceae) ausgetreten ist. Gepulverter Tragant bildet mit Wasser ein schleimiges Gel. Tragant besteht vorwiegend aus dem wasserlöslichen Tragacanthin (Tragantin, bis 40%) und dem wasserunlöslichen, stark quellenden Bassorin (bis 60%). Das Tragacanthin lässt sich in Tragacanthsäure und einen Arabino-3,6-galactan-Proteinkomplex zerlegen. Tragacanthsäure besitzt ein Rückgrat aus einer Kette α-1→4-glykosidisch verknüpfter D-Galacturonsäurereste, die in den Positionen 3 kurze, aus D-Xylose-, L-Fucose- und D-Galactoseresten aufgebaute Seitenketten tragen. Bassorin ist ein Kohlenhydrat-Proteinkomplex, der L-Arabinose, D-Galactose, D-Galacturonsäuremethylester und L-Rhamnose enthält.

Astragalus-Arten (z. B. *Astragalus brachycentrus* FISCH., *A. echidnaeformis* SIRJ., *A. gummifer* LABILL., *A. microcephalus* WILLD.) sind kleine, dornige, in Gebirgsgegenden Griechenlands, der Türkei, des Irak, des Iran und Syriens vorkommende Sträucher. In den Zellen des Markes und der Markstrahlen dieser Pflanzen findet eine von den Zellwänden ausgehende starke Schleimbildung statt. Der Quellungsdruck ist so groß, dass der Schleim beim Anbringen von Einschnitten am Stamm herausgepresst wird. Er trocknet zu weißen, bandförmigen, etwa 10 mm breiten und 1 mm dicken Fladen ein (Blättertragant). Hauptlieferland der Droge ist der Iran.

♣ **Karaya-Gummi** (Indischer Tragant, Sterculia-Gummi) wird von Sterculia-Arten (z. B. *Sterculia urens* ROXB., *S. villosa* ROXB. Sterculiaceae) gebildet. Die Gewinnung erfolgt in Indien in ähnlicher Weise wie die des Arabischen Gummis. Bausteine sind α-1,4-D-Galacturonsäure-, α-1,2-L-Rhamnose- und β-1,3-D-Glucosereste, die teilweise acetyliert sind. ♣ **Kutira-Gummi** (Kutera-Gummi) ist ein ähnliches Produkt. Es wird aus *Cochlospermum gossypium* (L.) DC. (Cochlospermaceae, Heimat Hinterindien, Westafrika) gewonnen. Beide Drogen sind in ihren Emulgatoreigenschaften dem Tragant unterlegen. Sie sind ebenfalls als Bestandteile von Zahnprothesenhaftmitteln geeignet.

♣ **Aloe-vera-Gel** ist der farblose, aus den Parenchymzellen der frischen Blätter erhaltene farblose, schleimige Presssaft verschiedener Aloe-Arten, besonders von *Aloe barbadensis* (*A. vera* (L.) N. L. BURM.). Vor der Gewinnung werden die äußeren Schichten der Blätter mit den anthrachinonhaltigen Sekretzellen entfernt. Es wird in der Volksmedizin, aber auch in der Schulmedizin anderer Länder (GUS, Japan, USA) angewendet, äußerlich bei Hautschäden durch Hitzeeinwirkung, UV oder Röntgenstrahlen, bei Verätzungen, Wunden, Augenerkrankungen, Parodontopathien. In der Kosmetik ist es Bestandteil von pflegenden Ölen und Emulsionen, von Sonnenschutzmitteln, Lippenstiften, Aknepräparaten, Flüssigseifen, Shampoos und Rasierschäumen. Innerlich gegeben wird Aloe-vera-Gel bei Magen- und Duodenalgeschwüren eingesetzt. Wirksubstanzen sind neben schleimartigen Polysacchariden, besonders Glucomannanen (abdeckend, reizmildernd, phagozytosestimulierend), Glykoproteine (antiinflammatorisch) und Aloenine (6-Phenyl-2-pyron-glucoside, die Histaminfreisetzung hemmend).

Schleimstoffhaltige Drogen als Antitussiva

Schleimstofflösungen sind bei peroraler Applikation in der Lage, auf in der Schleimhaut des Rachens und Kehlkopfes befindliche Rezeptoren, die für den Hustenreiz verantwortlich sind, lindernd zu wirken. Damit sind sie als Antitussiva bei trockenem Reizhusten geeignet. Als Expektoranzien sind sie nicht wirksam. Ihre Wirkung wird durch die in Hustenteeaufgüssen und -sirupen enthaltene Saccharose verstärkt, die reflektorisch die Sekretproduktion auch in den unteren Abschnitten der Bronchien in Gang setzt. Sie werden oft mit Saponindrogen und Drogen mit ätherischen Ölen kombiniert. Von Bedeutung sind Malvaceen-Drogen, besonders Eibischwurzeln, und Wollblumen. Bei Huflattichblättern sind die Anwendungsbeschränkungen zu beachten.

♣ **Eibischwurzel** (Althaeae radix PhEur, Quellungszahl ≥ 10) besteht aus den geschälten oder ungeschälten, getrockneten Wurzeln vom Echten Eibisch, *Althaea officinalis* L. (Malvaceae). Hauptkomponenten der Schleimstoffe (10 bis 20%) sind verzweigte Rhamnogalacturonane mit kurzen Seitenketten aus β-D-Glucuronsäure- und β-D-Galactoseresten. Die Droge findet besonders in Form von Mazeraten (Abkochungen erstarren wegen der Verkleisterung der Stärke beim Abkühlen, Viskositätsabnahme der Schleimstoffe beim Erhitzen), **Eibischsirup** (Althaeae sirupus DAC, ÖAB) oder als Bestandteil von Teemischungen Verwendung.

Echter Eibisch ist eine in Asien beheimatete, in Steppengebieten und auf Salzböden vorkommende, bis 2 m hohe Staude, die in vielen Teilen der Welt eingebürgert wurde. Der Anbau erfolgt in Russland, den USA, in Belgien, Frankreich, Italien, Ungarn, Bulgarien und Rumänien, in geringem Maße auch in Deutschland. Die Wurzel wird im Herbst gegraben, gereinigt, meistens geschält oder gespalten und bei 40 °C getrocknet. Die Schleimstoffe, die neben reichlich Stärke in der Droge vorkommen, sind der Zellwand der Schleimzellen aufgelagert. Die ED beträgt 3 bis 6 g der Droge (TD bis 15 g) oder 2 bis 10 ml des Eibischsirups. Seltener wird das Mazerat aus der Eibischwurzel auch bei Gastroenteritiden eingesetzt.

Eine Reihe weiterer schleimhaltiger Drogen in Mitteleuropa vorkommender Malvaceae dienen als Bestandteile von Hustentees:

- ♣ **Eibischblätter** (Althaeae folium PhEur),
- ♣ **Malvenblüten** (Malvae sylvestris flos PhEur, von *Malva silvestris* L.),
- ♣ **Malvenblätter** (Malvae folium PhHelv, ÖAB, DAC: von *Malva silvestris* L. und *M. neglecta* WALLR.) und
- ♣ **Stockrosenblüten** (Alceae flos, Malvae arboreae flos, von *Alcea rosea* L., geringer Schleimgehalt, meistens als Schmuckdroge verwendet).

♣ **Königskerzenblüten, Wollblumen** (Verbasci flos PhEur, Quellungszahl ≥9) sind die getrockneten Kronblätter mit angewachsenen Staubblättern der Blüten der einheimischen Kleinblütigen Königskerze, *Verbascum thapsus* L., der Großblumigen Königskerze, *V. densiflorum* BERTOL., und der Windblumen-Königskerze, *V. phlomoides* L. (Scrophulariaceae). Sie enthalten neben Schleimstoffen (ca. 3%) auch Triterpensaponine (hämolytischer Index 350) und Iridoide, u. a. Aucubin und Catalpol, sowie deren 6β-Xyloside, die vermutlich an der antitussiven Wirkung beteiligt sind (TD 3 bis 4 g).

♣ **Huflattichblätter** (Farfarae folium) stammen vom Huflattich, *Tussilago farfara* L. (Asteraceae), einer einheimischen Staude. Sie enthalten 6 bis 10% Schleimstoffe (Quellungszahl ≥9) und neben untoxischen Pyrrolizidinalkaloiden, z. B. Tussilagin, auch geringe Mengen toxischer Pyrrolizidinalkaloide (0,00001 bis 0,015% Senkirkin und 0,00001 bis 0,001% Senecionin, Kap. 30.7.11), die Anwendungsbeschränkungen für die Droge notwendig machen (TD 4,5 bis 6 g, nicht mehr als 1 μg toxische Pyrrolizidinalkaloide/d, nicht länger als 6 Wochen pro Jahr anwenden). In Österreich ist die therapeutische Anwendung von Huflattichblättern verboten (BGBl Nr. 175 vom 16.7.1993, Verordnung 469, § 7). Auch in anderen Ländern sollte auf die Anwendung der Droge, von Huflattichblüten und Huflattichkraut und von aus ihnen hergestellten Fertigarzneimitteln verzichtet werden, wenn sie nicht von züchterisch erhaltenen Sorten stammen, die von Pyrrolizidinalkaloiden frei sind.

♣ **Lungenkraut** (Pulmonariae herba DAB) stammt von *Pulmonaria officinalis* L. (Boraginaceae). Es enthält neben 1 bis 4% Schleimstoffen bis etwa 3% teilweise lösliche Kieselsäure und Gerbstoffe. Lungenkraut ist eine einheimische, etwa 20 cm hohe, ausdauernde, in Laubwäldern vorkommende Pflanze.

Auch bei den Drogen → Isländisches Moos, → Spitzwegerichblätter und → Lindenblüten sind vermutlich neben anderen Wirksubstanzen Schleimstoffe für den antitussiven Effekt verantwortlich.

Schleimstoffhaltige Drogen als Volumenabführmittel

Einige Pflanzen lagern in den Epidermiszellen der Samenschale Schleimstoffe ab. Dadurch werden die Samen weitgehend vor dem Zerkauen und dem Zerreiben in den Kaumägen der Vögel sowie vor Verdauungsfermenten geschützt und rasch ausgeschieden (Gleitwirkung!). Die Schleimstoffe müssen, um ihren Zweck zu erfüllen, zumindest teilweise, unverdaulich sein. Sie quellen wegen ihres sauren Charakters im Darm stark nach und regen durch Dehnungsreiz auf die Darmwand die Peristaltik an. Außerdem verbessern sie die Gleitfähigkeit des Darminhaltes. Zu den durch Volumenreiz abführend wirkenden Samendrogen gehören Leinsamen, Flohsamen, Indischer Flohsamen und Indische Flohsamenschalen. Diese Abführmittel müssen unbedingt (!) mit großen Flüssigkeitsmengen (keine Milch oder alkoholischen Getränke) eingenommen werden, um Bolusbildung im Darm zu vermeiden.

♣ **Leinsamen** (Lini semen PhEur, Quellungszahl ≥ 4,5 für das Pulver, ≥ 4 für die Ganzdroge) sind die reifen Samen vom Saat-Lein, *Linum usitatissimum* L. (Linaceae). Der Schleimstoffgehalt der Samen beträgt 3 bis 20%. Die Schleimstoffe bestehen aus verzweigten Rhamnogalacturonanen mit L-Fucose- und D-Galactoseresten in den Seitenketten (ca. 80%) und neutralen Arabinoxylanen (20%). Weitere Inhaltsstoffe sind u. a. fettes Öl (30 bis 45%, → Leinöl), Proteine (ca. 25%), cyanogene Glykoside (0,1 bis 1,5%, Kap. 27), Lignanglykoside (seco-Isolariciolglykoside) und zyklische Octa- und Nonapeptide (Cyclinopeptide A–K). Wegen der unvollständigen Freisetzung von HCN aus den cyanogenen Glykosiden bestehen auch bei Daueranwendung der Droge keine toxikologischen Bedenken. Abkochungen der Droge werden auch bei entzündlichen Erkrankungen der Atemwege und des Verdauungstraktes, Leinsamenmehl auch zu Breiumschlägen bei lokalen Entzündungen verwendet.

Saat-Lein ist eine Kulturpflanze. Kultiviert wird *Linum usitatissimum* ssp. *usitatissimum* (Kapseln sich bei Fruchtreife nicht öffnend, sog. Schließ-Lein), dessen für den Anbau wichtige Sorten in der convar. *usitatissimum*, Faser-Lein (langstielige Sippe mit kleinen Samen) und der convar. *mediterraneum* (VAV. ex ELL.) KULPA et DANERT, Öl-Lein (große Samen, kurzstängelig) zusammengefasst werden können. Der Anbau erfolgt in Ländern gemäßigter und subtropischer Klimate, auch in Deutschland. Hauptlieferanten des deutschen Drogenmarktes sind u. a. Marokko und Argentinien.

Bei habitueller Obstipation, bei durch Abführmittel geschädigtem Kolon, bei Colon irritabile oder Divertikulitis werden 2 bis 3-mal täglich 1 bis 2 Esslöffel unzerkleinerter oder aufgeschlossener (d. h. leicht gequetschter, nicht geschroteter) Leinsamen mit mindestens (!) 150 ml Flüssigkeit pro Esslöffel eingenommen. Geschroteter Leinsamen quillt bereits im Magen stark und führt zu hoher Kalorienbelastung durch das fette Öl. Bei entzündlichen Erkrankungen des Magen-Darm-Traktes werden auch Abkochungen oder Mazerate der Droge eingesetzt (2 bis 3 Esslöffel geschrotete Samen zur Bereitung des Schleims). Leinsamenmehl oder die bei der Ölgewinnung anfallenden Pressrückstände (Placenta seminis lini, ED 30 bis 50 g) werden bisweilen äußerlich in Form von Kataplasmen verwendet.

♣ **Flohsamen** (Psyllii semen PhEur, Quellungszahl ≥ 10) bestehen aus den reifen Samen vom Flohsamen-Wegerich, *Plantago afra* L. (*P. psyllium* L.) oder Sand-Wegerich, *P. indica* L. (*P. arenaria* WALDST. et KIT., Plantaginaceae). ♣ **Indische Flohsamen** (Plantaginis ovatae semen PhEur, Quellungszahl ≥ 9) stammen vom Indischen Psyllium, *Plantago ovata* FORSSK. (*P.*

ispaghula ROXB.). Die Samen enthalten 10 bis 20% Schleimstoffe, die vorwiegend aus sauren Arabinoxylanen mit L-Rhamnose- und D-Galacturonsäure-Seitenketten bestehen. Auch die isolierten Samenschalen, ♣ **Indische Flohsamenschalen** (Plantaginis ovatae seminis tegumentum PhEur, Quellungszahl ≥ 40) werden eingesetzt.

Flohsamen-Wegerich und Sand-Wegerich sind von Südeuropa bis Vorderasien verbreitet und werden besonders in Frankreich kultiviert. Das Indische Psyllium kommt in Indien und Pakistan vor. Die Indischen Flohsamenschalen werden nach Zerkleinerung der Samen durch Windsichtung gewonnen. Die Drogen werden bei habitueller Obstipation und wenn eine erleichterte Darmentleerung mit weichem Stuhl erwünscht ist (z. B. bei Analfissuren, Hämorrhoiden, in der Schwangerschaft) angewendet, aber auch zur unterstützenden Therapie bei Durchfällen sowie Colon irritabile eingesetzt (Verlängerung der Darmpassage durch Wasserbindung). Tagesdosen sind bei Flohsamen 10 bis 30 g, bei Indischen Flohsamen 12 bis 40 g und bei Indischen Flohsamenschalen 4 bis 20 g. Die Drogen werden in Wasser leicht vorgequollen, morgens und abends mit mindestens (!) 150 ml Wasser auf 5 g gegeben.

Weitere Drogen, die wegen ihres Gehaltes an stark quellenden Schleimstoffen als Volumenabführmittel eingesetzt werden können, sind → Agar, → Tragant, → Indischer Tragant und → Karaya-Gummi.

Schleimstoffhaltige Drogen als Diätetika

Ballaststoffe der Nahrung, besonders unverdauliche und durch die Darmflora nur partiell abbaubare Polysaccharide wie Cellulose, Hemicellulosen, Pektine und andere Schleimstoffe, aber auch Lignin, sind für die menschliche Verdauung unentbehrlich. Sie stammen vorwiegend aus Vollkornprodukten, aus Obst, Gemüse und Kartoffeln. Vermutlich ist unsere an Ballaststoffen arme Nahrung für das Übergewicht vieler Menschen und das gehäufte Auftreten zahlreicher Erkrankungen verantwortlich, z. B. von Dickdarmtumoren und Herz-Kreislauf-Erkrankungen. Drogen mit hohem Anteil an unverdaulichen Kohlenhydraten werden zur Herstellung energiereduzierter Diätetika bei Adipositas (z. B. Cellulosepulver, Agar, Pektin) oder zur Erhöhung des Ballaststoffanteils der Nahrung eingesetzt, der etwa 30 g pro Tag betragen sollte. Ballaststoffreiche Drogen sind die gepulverten Samen einiger Hülsenfrüchtler (Guar, Johannisbrotkernmehl und Bockshornsamenpulver) und Weizenkleie.

- Ballaststoffe führen zum Sättigungsgefühl, ohne dass große Mengen hochkalorischer Nahrung aufgenommen wurden, sie beugen daher einer Adipositas vor,
- sie binden Wasser und führen durch Verbesserung der Stuhlkonsistenz und durch ihren Volumenreiz zu einer Beschleunigung der Darmpassage,

- sie verhindern durch Verzögerung des enzymatischen Abbaus der Nahrung und Beeinträchtigung der Diffusionsgeschwindigkeit (Erhöhung der Viskosität, Verlängerung der Diffusionsstrecken) das Auftreten von Konzentrationsspitzen von Zuckern, Aminosäuren und Fettsäuren im Blut nach der Nahrungsaufnahme,
- sie beeinflussen die Mikroflora des Darmes positiv,
- sie führen zur Bildung kurzkettiger Fettsäuren im Darm, besonders von Buttersäure, die eine Schutzfunktion für die Darmschleimhaut besitzen und die die Resorption basischer Substanzen hemmen, z. B. die von Ammonium-Ionen,
- sie adsorbieren Gallensäuren und Cholesterol, verhindern damit deren Rückresorption und verringern auf diese Weise den Cholesterolpool des Körpers, d. h. sie wirken antihypercholesterämisch,
- sie adsorbieren Toxine.

Einige Ballaststoffe mit Schleimstoffcharakter können vermutlich darüber hinaus die Adhäsion pathogener Bakterien an der Schleimhaut des Magens, z. B. von *Helicobacter pylori*, und Darmes kompetetiv hemmen.

> Die Samen der Hülsenfrüchtler (Fabales), z. B. Guar, Johannisbrotkernmehl und Bockshornsamenpulver, enthalten Reservepolysaccharide mit relativ einheitlichem Aufbau. Sie bestehen aus einer Kette β-(1→4)-verknüpfter D-Mannosereste, an die zum Teil in Stellung 6 α-glykosidisch D-Galactosereste angeknüpft sind. Beim Guar beträgt das Verhältnis von Mannose zu Galactose 1:1,4 bis 1:2, beim Johannisbrotkernmehl 1:3 bis 1:4 und beim Bockshornsamen etwa 1:1,2.

> ♣ **Guar** (Cyamopsidis seminis pulvis PhEur, Guar-Gummi, Guar-Mehl) ist das gemahlene Endosperm der Samen der Büschelbohne, *Cyamopsis tetragonoloba* (L.) TAUB. (Fabaceae). Es enthält etwa 85% Schleimstoffe, als Guaran bezeichnet.

> ♣ **Guargalactomannan** (Guargalactomannanum PhEur) ist ein partiell hydrolysiertes, gut wasserlösliches Produkt aus Guarschleimstoffen.

Die Büschelbohne ist eine in Indien, Pakistan, Burma, Sri Lanka, Australien, Südafrika und den Südstaaten der USA kultivierte, bis 60 cm hohe, einjährige Pflanze. Ihre jungen Hülsen werden als Gemüse verwendet. Bei Diabetikern lassen sich bei Anwendung der Droge (3-mal tgl. 5 g, Einnahme vor (!) den Mahlzeiten) Konzentrationsspitzen der Glucose im Blut nach der Nahrungsaufnahme vermeiden und Insulin oder orale Antidiabetika einsparen. Bei Hyperlipoproteinämie soll Gabe von Guar-Gummi den Triacylglycerol- und Cholesterolspiegel des Blutes senken. Guargalactomannan wird besonders als Stabilisator für Suspensionen und Emulsionen eingesetzt.

♣ **Bockshornsamen** (Trigonellae foenugraeci semen PhEur, Quellungszahl ≥ 6) stammen vom Bockshornklee, *Trigonella foenum-graecum* L. (Fabaceae). Neben 20 bis 45% Schleimstoffen enthält die Droge etwa 25% Proteine, bis 10% fettes Öl, 2 bis 3% Steroidsaponine und 0,2 bis 0,4% Trigonellin (Betain der *N*-Methyl-nicotinsäure).

Der Anbau des einjährigen, bis 60 cm hohen Bockshornklees, dessen Samenpulver auch als Gewürz verwendet wird, erfolgt u. a. in Südfrankreich, Nordafrika, der Türkei und Indien. Bockshornsamenpulver wird, ähnlich wie Guar, als Diätetikum bei Diabetes und Hyperlipoproteinämie eingesetzt. Das Pulver (3-mal tgl. 2 g vor den Mahlzeiten), Kaltwassermazerate (0,5 g/150 ml Wasser) oder Aufgüsse (3 g auf eine Tasse heißes Wasser) können wegen des leicht bitteren, würzigen Geschmacks der Droge auch bei Appetitlosigkeit eingesetzt werden (TD 6 g). Äußerlich angewendet, benutzt man das Pulver in Form von Breiumschlägen (50 g mit 250 ml Wasser anrühren, bis zum Aufkochen erhitzen und mit einem Mulläppchen als feuchtwarmer Umschlag auf die zu behandelnde Stelle auflegen).

♣ **Johannisbrotkernmehl** (Carubin, Karobenkernmehl) wird aus dem Endosperm der Johannisbrotsamen (Ceratoniae semen), den Samen des Johannisbrotbaumes, *Ceratonia siliqua* L. (Caesalpiniaceae), gewonnen. Es besteht zu 40 bis 60% aus Schleimstoffen. Der Johannisbrotbaum ist ein im Mittelmeergebiet angebauter, bis 10 m hoher Baum. Die 10 bis 20 cm langen Hülsen der Pflanze, auch Karoben genannt, enthalten neben den Samen im Fruchtmus etwa 30% Zucker, vorwiegend Saccharose. Der Presssaft der Früchte wird eingedickt als Sirup gegessen (Kaftanhonig) oder zu Ethanol vergoren. Die Droge wird bei habituellem Erbrechen der Säuglinge zur Erhöhung der Viskosität der Flüssignahrung, als Antidiarrhoikum und zur Herstellung energiereduzierter Diätetika verwendet.

♣ **Weizenkleie** besteht aus den äußeren Schichten (Fruchtwand, Samenschale, Aleuronschicht) der Früchte des Weizens, *Triticum aestivum* L., die bei der Gewinnung des Weizenmehls anfallen. Sie ist ein Diätetikum, das vor allem durch den hohen Gehalt an Ballaststoffen, weniger der quellenden Wirkung der Hemicellulosen wegen, Obstipationen verhindern kann. Sie wird in einer Dosierung von 15 bis 40 g/d bei chronischen Obstipationen und zur Ergänzung der Therapie des Morbus Crohn eingesetzt. Wie bei allen ballaststoffhaltigen Laxanzien wird die Wirkung erst nach einigen Tagen spürbar.

Die in handelsüblichen Quellstoffpräparaten enthaltenen Mengen, z. B. an Alginsäure, dürften kaum zu einer nennenswerten Gewichtsminderung führen.

Immunmodulatorisch wirkende Polysaccharide und Glykoproteine

Einige wasserlösliche Polysaccharide können die unspezifische Immunabwehr des Menschen stimulieren. Vermutlich werden diese Stoffe, wenn man sie in kleinen Mengen p. o. appliziert, von den Zellen des schleimhautassoziierten lymphatischen Systems der unspezifischen Abwehr im Rachen und Darm, mit denen sie in Kontakt kommen, ähnlich wie bakterielle Zellwandpolysaccharide, als fremd erkannt. Diese Zellen werden in einen Zustand erhöhter Abwehrbereitschaft versetzt. Dadurch können sie bei einer Attacke durch Infektionserreger rasch reagieren. Die Abwehrbereitschaft wird, vermutlich durch Rezirkulation immunkompetenter Zellen, in andere Bereiche des Körpers übertragen. Mischextrakte aus verschiedenen Drogen haben gegenüber Extrakten aus einer Droge den Vorteil, dass sich die bei den Einzeldrogenextrakten auftretenden Wirkungen addieren und dass auch auf den Extrakt aus einer Droge wenig oder nicht ansprechende Personen (Non-responder) erfasst werden.

Die Effekte werden bei temporärer oder chronischer Immunschwäche besonders deutlich und haben eine positive Wirkung bei der Prophylaxe und Therapie von Infektionen. Wegen der bei therapeutischer Anwendung erreichten geringen lokalen Konzentration dieser Stoffe, werden gegen sie, ebenso wie gegen durch die unspezifische Abwehr eliminierte Mikroorganismen, keine Antikörper gebildet, sodass eine wiederholte Anwendung möglich ist. Weil der Kontakt mit immunkompetenten Zellen bereits im Rachenraum stattfindet, sollten für die Anwendung Arzneiformen gewählt werden, die eine intensive Wechselwirkung mit diesen Zellen garantieren.

Zu den immunstimulierend wirksamen Polysacchariden gehören die aus holzbewohnenden Pilzen isolierten Glucane Lentinan, Schizophyllan und Krestin sowie Heteropolysaccharide und Glykoproteine höherer Pflanzen, z. B. von Echinacea-, Baptisia-, Thuja- und Eleutherococcus-Arten.

♣ **Lentinan** stammt aus dem ostasiatischen, in vielen Ländern kultivierten Shiitake- oder Pasaniapilz, *Lentinula edodes* (BERK.) SING., ♣ **Schizophyllan** aus dem kosmopolitisch verbreiteten Spaltblättling, *Schizophyllum commune* FR., und ♣ **Krestin** aus der ebenfalls weltweit verbreiteten Schmetterlings-Tramete, *Trametes versicolor* (L.) PIL. Lentinan und Schizophyllan besitzen ein Rückgrat von β-(1→3)-verknüpften Glucoseresten, an die in Position 6 Seitenketten angeschlossen sind. Beim Krestin sind die Glucosereste der Hauptkette β-(1→4)-verknüpft, außerdem sind Mannose-, Galactose- und Fucosereste sowie Proteinanteile im Molekül enthalten. Diese Drogen werden, besonders in Japan, in sehr niedrigen Dosen (z. B. 0,5 bis 1,0 mg Lentinan/d, i. v.) als Adjuvanzien bei der Tumorbehandlung mit Zytostatika oder mit Strahlentherapie eingesetzt.

♣ **Purpursonnenhutkraut** (Echinaceae purpureae herba), ♣ **Purpursonnenhutwurzel** (Echinaceae purpureae radix), ♣ **Echinacea-pallida-Wurzel** (Echinaceae pallidae radix) bzw. ♣ **Echinacea-angustifolia-Wurzel** (Echinaceae angustifoliae radix) stammen vom Purpur-Sonnenhut, *Echinacea purpurea* (L.) MOENCH, vom Blassen Sonnenhut, *E. pallida* (NUTT.) NUTT., bzw. vom Schmalblättrigen Sonnenhut, *E. angustifolia* DC. (Asteraceae). Flüssig- bzw. Trockenextrakte oder Presssäfte aus den Drogen werden p. o. in Fertigarzneimitteln zur Prophylaxe und unterstützenden Behandlung rezidivierender Infekte der Atemwege und ableitenden Harnwege angewendet.

Die Sonnenhut-Arten sind bis 2 m hohe, in Nordamerika beheimatete Stauden. Sie werden zur Drogengewinnung und als Zierpflanzen angebaut.

Besonders gut untersucht sind die Inhaltsstoffe des Purpursonnenhutkrautes. In ihm kommen verzweigtkettige Polysaccharide vor: ein 4-*O*-Methylglucuronoarabinoxylan (PS I, M_r 35 kD), ein saures Arabinorhamnogalactan (PS II, M_r 450 kD) und ein Xyloglucan (M_r 80 kD). PS I hat ein Rückgrat aus β-(1→4)-verknüpften Xylopyranoseresten. PS II besitzt ein Rückgrat aus α-(1→2)-verknüpften L-Rhamnopyranose- und α-(1→4)-verknüpften D-Galactoseresten. Weitere möglicherweise an der immunstimulierenden Wirkung beteiligte Inhaltsstoffe sind Alkamide, z. B. Isobutylamide der Undeca-2*E*,4*Z*-dien-8,10-diinsäure bzw. der Dodeca-2*E*,4*E*,8*Z*,10*E*/*Z*-tetraensäure, Kaffeesäurederivate, z. B. Cichoriensäure, ätherisches Öl, und eventuell auch Polyine. In der Wurzeldroge und den anderen Echinacea-Arten wurden ähnliche Inhaltsstoffe nachgewiesen.

Immunstimulierende Fertigarzneimittel werden auch durch Extraktion von Drogenmischungen hergestellt, die neben Drogen von Sonnenhut-Arten u. a. auch Baptisiawurzel und Thujatriebspitzen enthalten.

♣ **Baptisiawurzel** (Baptisiae tinctoriae radix) stammt vom Wilden Indigo, *Baptisia tinctoria* (L.) R. BR. (Fabaceae). Sie enthält neben Arabinogalactanen und Glykoproteinen Isoflavonglykoside, z. B. 6 % Baptisin (7,3′,4′,5′-Tetrahydroxyisoflavonrhamnosid) und geringe Mengen Chinolizidinalkaloide (u. a. 0,02 % Cytisin, 0,02 bis 0,09 % Methylcytisin, 0,05 bis 0,08 % (+)-Spartein). Der Wilde Indigo ist eine bis 1 m hohe, in Nordamerika beheimatete Staude, die auch in Mitteleuropa angebaut wird.

♣ **Thujatriebspitzen** (Summitates Thujae) stammen vom Abendländischen Lebensbaum, *Thuja occidentalis* L. (Cupressaceae), der in den Nadelwäldern Nordamerikas vorkommt. Sie enthalten neben ätherischem Öl (1 bis 4 %, Hauptkomponente Thujon) und Flavonderivaten immunstimulierend wirkende Polysaccharide und Glykoproteine.

→ Arnikablüten, → Ringelblumenblüten, → Ginseng, → Taigawurzel und → Isländische Flechte/Isländisches Moos enthalten ebenfalls immunstimulierend wirksame Polysaccharide. Auch einige andere Schleimstoffe, z. B. der →Eibischwurzel, besitzen wahrscheinlich eine derartige Wirkung.

8.8.6 Aminoglykane und Glykosaminoglykane

Aminoglykane sind aus Aminozuckern aufgebaute Polymere. Am Aufbau der Glykosaminoglykane sind neben Aminozuckern auch Uronsäuren und in geringerem Maße Monosaccharide beteiligt. Sie kommen nur im Tierreich vor. Pharmazeutisch bedeutende Vertreter sind das Aminoglykan Chitin und sein Abbauprodukt Chitosan sowie die Glykosaminoglykane Heparin und Hyaluronsäure.

Chitin

♣ **Chitin** (Abb. 8-11) ist ein 2-Desoxy-2-*N*-acetylaminoglucan, ein Polymeres aus 1→4-glykosidisch verknüpften 2-Desoxy-2-*N*-acetylglucosaminresten. Es kann als Hilfsstoff in der Galenik sowie zur Herstellung von Chitinsulfat und Chitosanhydrochlorid verwendet werden.

Chitin ist Bestandteil der Zellwände der meisten höheren Pilze und der Körperoberflächen vieler niederer Tiere, besonders des Außenskeletts der Insekten und Krebse. Die Gewinnung erfolgt aus Abfällen, die bei der Verarbeitung von Garnelen, Krabben und Muscheln für die menschliche Ernährung anfallen. Mit Schwefelsäure veresterte Chitinderivate können lokal als Hämostyptika eingesetzt werden. In der Galenik dient Chitin als Hilfsstoff bei der Herstellung von erodierbaren Inserten.

♦ **Chitosanhydrochlorid** (Chitosani hydrochloridum PhEur), Salz des durch Laugenbehandlung desacetylierten Chitins, kann als Mittel zur Resorptionshemmung von Cholesterol und Gallensäuren bei der Therapie der Hypercholesterinämie, chologener Diarrhoe und des Pruritus dienen. Chitin und Chitosan werden auch zur Herstellung von Wundauflagen und resorbierbaren Nahtmaterial verwendet. Auch in der Technik und Kosmetik werden sie in steigendem Maße eingesetzt.

Glykosaminoglykane

Glykosaminoglykane, auch als saure Mucopolysaccharide bezeichnet, sind aus alternierenden Einheiten von Aminozuckern (D-Glucosamin, D-Galactosamin) und Uronsäuren (D-Glucuronsäure, L-Iduronsäure), seltener auch Hexosen, aufgebaute, unverzweigte Polymerhomologe. Die Aminogruppen sind fast stets amidartig mit Essigsäure oder Schwefelsäure verknüpft, die Hydroxygruppen sind zum Teil mit Schwefelsäure verestert. Glykosaminoglykane sind entweder mit Proteinen zu Proteoglykanen zusammengeschlossen oder liegen frei vor. Therapeutisch genutzt werden Heparin und Hyaluronsäure.

In den Proteoglykanen sind 40 bis 80 aus 30 bis 100 Monosaccharideinheiten aufgebaute Glykosaminoglykanmoleküle *O*-glykosidisch, z. B. über einen Serinrest, an ein Proteinrückgrat gebunden. Proteoglykane oder Proteoglykan-Glykosaminoglykan-Aggregate bilden die Grundsubstanz des Bindegewebes von Tier und Mensch, in die die fibrillären Skleroproteine Kollagen und Elastin eingebettet sind.

♣ **Heparin** (α-Heparin, Abb. 8-15) ist ein Gemisch von stark sauren polymerhomologen Linearpolymeren, in denen D-Glucosaminreste, die am Aminostickstoff einen amidartig gebundenen Schwefelsäure-, selten auch einen

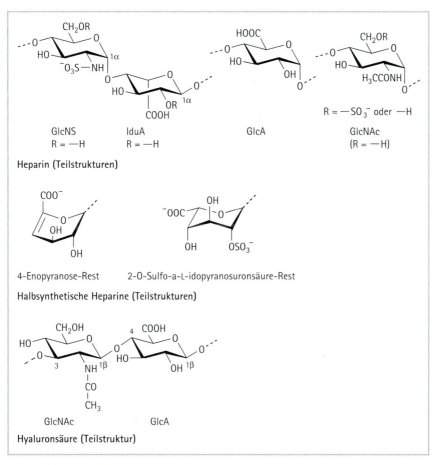

Abb. 8-15 Glykosaminoglykane (Teilstrukturen)

==Essigsäurerest tragen, mit Uronsäuren== (vorwiegend L-Iduronsäure, aber auch D-Glucuronsäure) ==α-(1→4)-glykosidisch verknüpft== sind. Auch esterartig gebundene Sulfatreste kommen vor (auf eine Glucosaminsulfonamid-Uronsäure-Einheit entfallen 2 weitere Sulfatreste).

Heparin liegt im Organismus an Proteine gebunden vor, ist also Baustein eines Proteoglykans. Durch eine β-Glucuronidase wird es teilweise freigesetzt und partiell hydrolysiert. Das freigesetzte Produkt wird in den basophilen Granula der Mastzellen und Granulozyten gespeichert.

Heparin wird aus für die menschliche Ernährung nicht verwertbaren tierischen Organen gewonnen, hauptsächlich aus Därmen von Schlachttieren und aus Rinderlunge. Das dort an Proteine gebundene Heparin wird durch Autolyse der Gewebe oder durch alkalische Hydrolyse freigesetzt und mit verdünnter Natronlauge extrahiert. Von mitextrahierten Proteinen wird durch Erhitzen, Fällen mit Ethanol und Behandeln mit Trypsin getrennt. Dann wird das Heparin durch Fällung als Bariumsalz von anderen Glykosaminoglykanen befreit. Aus dem so gewonnenem Standardheparin (M_r 6 bis 30 kD) können durch partielle Depolymerisation (z. B. durch salpetrige Säure, Heparinase oder radikalische Oxidation mit H_2O_2) und Fraktionierung niedermolekulare Heparine (M_r 2 kD bis 9 kD) erhalten werden. Wegen der Heterogenität der Heparinchargen ist eine Bestimmung der Aktivität nötig. Sie liegt in den Handelspräparaten in der Regel zwischen 120 und 180 I. E./mg.

Heparin wirkt blutgerinnungshemmend. Es bindet an → Antithrombin III (AT III), das im Blut vorkommt. Der Komplex Heparin/AT III kann seinerseits an Thrombin (Faktor IIa) gebunden werden, das am Ende der Blutgerinnungskaskade entsteht, und die Reaktion des Thrombins mit AT III, seinem Inhibitor, beschleunigen. Der Komplex Heparin/AT III inaktiviert darüber hinaus auch Faktor Xa, der die Umwandlung des Prothrombins in Thrombin katalysiert. Durch niedrige Heparinkonzentrationen wird durch Inaktivierung von Faktor Xa die Bildung des Thrombins unterdrückt, bei höheren Heparinkonzentrationen durch die Reaktion des Thrombins mit AT III auch die Thrombinwirkung. In sehr hohen Konzentrationen hemmt Heparin die Thrombozytenaggregation und kann zu Hämorrhagien führen.

♣ **Heparin-Natrium** (Heparinum natricum PhEur) und ♣ **Heparin-Calcium** (Heparinum calcicum PhEur) werden innerlich und äußerlich angewendet. Die Wirksamkeit beider Salze muss mindestens 150 I. E./mg für parenteral anzuwendende Präparate, mindestens 120 I. E./mg für nicht parenteral anzuwendende Präparate betragen (PhEur). Man benutzt sie, s. c. oder i. v. appliziert, zur Vorbeugung und Therapie von Thromboembolien. Äußerlich werden sie in Form von Salben oder Gelen bei oberflächlichen Venenentzündungen, Unterschenkelgeschwüren, Sehnenscheidenentzündung, Schwellungen und Entzündungen nach stumpfen Traumen und zur Auflockerung von Narbengewebe eingesetzt.

Die Heparinsalze werden in Dosen von 5000 bis 7500 I. E., s. c., verwendet, um Thromboembolien bei Operationen, bei der Hämodialyse, beim Einsatz von Herz-Lungen-Maschinen und der Rethrombosierung in der Frühphase des Herzinfarkts (zusammen mit →t-PA) vorzubeugen. Tagesdosen von 25 000 bis 40 000 I. E. werden in Form einer Dauerinfusion bei Lungenembolie, peripheren Arterienthrombosen und tiefen Venenthrombosen angewendet. Äußerlich werden Heparinsalze in Form von Salben oder Gelen, z. B. des Hydrophilen Heparin-Natrium-Gels 600 I. E./g NRF 23.2., benutzt. Durch Heparin ausgelöste harmlose Thrombozytopenien (Abfall 5 bis 10 %) treten gelegentlich auf. Schwere, durch Heparin induzierte Thrombozytopenien (HIT) vom Typ II, die allergisch bedingt sind, können lebensbedrohlich sein und zwingen zum Therapieabbruch.

> ♣ **Niedermolekulare Heparine** (Heparina massae molecularis minoris PhEur, low molecular weight heparins, LMWH, mittlere Molekülmasse < 8 kD, Anti-Faktor Xa-Aktivität ≥ 70 I. E., Verhältnis Antifaktor Xa-Aktivität zu Antifaktor IIa-Aktivität ≥ 1,5) wirken in erster Linie durch Bindung des Faktors Xa blutgerinnungshemmend. Sie werden rascher als Standardheparine aus subcutanen Depots resorbiert und besitzen eine längere Plasmahalbwertszeit.

♣ **Enoxaparin-Natrium** (Enoxaparinum natricum PhEur) ist ein niedermolekulares Heparin, das durch alkalische Depolymerisation von Heparinbenzylestern gewonnen wird. Der Hauptteil der Komponenten hat an den nicht reduzierenden Kettenenden 4-Enopyranose-Struktur (Abb. 8-15). ♣ **Nadroparin-Calcium** (Nadroparinum calcicum PhEur) wird durch Depolymerisation von Heparin mithilfe salpetriger Säure erhalten. Der Hauptteil der Komponenten hat an den nicht reduzierenden Kettenenden 2-O-Sulfo-α-L-idopyranosuronsäure-Struktur und an den reduzierenden Kettenenden 2-O-Sulfo-2,5-anhydro-D-mannitol-Struktur (Abb. 8-15). Ein synthetisches, heparinähnliches, sulfatiertes, Faktor Xa hemmendes Pentasaccharid ist **Fondaparinux-Natrium**. Es wird postoperativ zur Prophylaxe venöser thromboembolischer Ereignisse bei orthopädischen Eingriffen an den unteren Extremitäten eingesetzt.

Heparinoide sind natürliche bzw. halbsynthetische heparinartig wirkende Sulfate von Polysacchariden, Polyuroniden oder Glykosaminoglykanen, z. B. **Fucoidin** aus Braunalgen bzw. halbsynthetische Sulfate von Xylanen (**Natriumpentosanpolysulfat**) oder Dextran (**Dextransulfat**). Auch durch weitere Sulfatierung von Mucopolysacchariden können Heparinoide erhalten werden, z. B. **Mucopolysaccharidschwefelsäureester** (MPSE, durch Sulfatierung von Mucopolysacchariden aus Rindertrachealgewebe erhalten, nicht zur parenteralen Applikation geeignet!). **Danaparoid** ist ein Heparinoid, das durch Depolymerisation eines Glykosaminglykans aus der Schweinedarmmucosa hergestellt wird. Es kann bei durch Heparin induzierter Thrombozytopenie vom

Typ II s.c. oder i.v. angewendet werden. Auch → **Hirudin** wird trotz abweichender Struktur wegen seiner heparinähnlichen Wirkung den → Heparinoiden zugeordnet.

> ♣ **Hyaluronsäure** (Abb. 8-15) ist ein aus β-(1→4)-verknüpften Glucuronsäureresten und β-(1→3)-verknüpften *N*-Acetylglucosaminresten aufgebautes Linearpolymerhomologes mit einer Molekülmasse zwischen 500 und 2000 kD. Disaccharideinheit ist Hyalobiuronsäure (β-Glucuronido-*N*-acetylglucosamin). Lösungen von **Natriumhyaluronat** (Natrii hyaluronas PhEur) werden besonders bei degenerativen Erkrankungen, z.B. der Kniegelenke (Gonarthrose), eingesetzt. Darüber hinaus dienen sie, intraokular appliziert, zur Volumensubstitution bei Augenoperationen. Auch zur Verbesserung der Oberflächenretentionszeiten von Ophthalmika (hohe Viskosität, Mukoadhäsivität und Kationenbindung), als Tränenersatzflüssigkeiten und zur Verbesserung der Wundheilung werden sie verwendet. In der kosmetischen Chirurgie dienen sie zur Unterspritzung von Falten und zum Aufpolstern der Lippen.

Hyaluronsäure wird von den Chondroblasten oder den Synovialzellen der Gelenke gebildet und kann nebenvalent mit Proteinmolekülen verbunden sein oder frei vorliegen. In gebundener Form bildet sie das Rückgrat sehr großer Proteoglykan-Glykosaminoglykan-Aggregate (sog. Aggrekane), die wesentliche Bestandteile des Bindegewebes sind. Frei kommt sie in der Synovialflüssigkeit der Gelenke als „Gelenkschmiere" und „Stoßdämpfer" vor. Hyaluronsäure kann u.a. aus Hahnenkämmen oder mithilfe von Bakterienkulturen gewonnen werden. Bei der Anwendung bei degenerativen Gelenkerkrankungen (ED 20 mg, intraartikulär in wöchentlichen Abständen) sollen die Hyaluronsäuremoleküle die Synovialflüssigkeit ergänzen, Lücken im durch Zerstörung der Aggrekane pathologisch veränderten Fasergerüst des Knorpels füllen und so zur Regeneration der Knorpelsubstanz und der Synovialmembran beitragen. Außerdem sollen sie Entzündungsmediatoren binden.

Literatur

Anonym (1995): Medikamentöser Eingriff in den Pathomechanismus der Arthrose möglich? Pharm uns Zeit 24 (1): 41

Anonym (1996): Physiologische Aspekte der Zuckeraustauschstoffe – ein Überblick. Pharm uns Zeit 25 (1): 43–44

Anonym (1998): Heparin-induzierte Thrombozytopenie bei Verfahren, in denen extrakorporale Kreisläufe eingesetzt werden (Hämodialyse, LDL-Apherese). Dtsch Apoth Ztg 138 (40): 3751–3752

Anonym (2001): Tiefe Venenthrombosen. Ambulante Therapie mit Nadroparin. Dtsch Apoth Ztg 141 (26): 3070

Anonym (2002): Antithrombotikum. Fondaparinux-Natrium in Deutschland. Dtsch Apoth Ztg 142 (19): 2345

Anonym (2002): Diabetes mellitus. Kann Acarbose die Diabetes-Entwicklung verzögern? Dtsch Apoth Ztg 142 (21): 2561–2564

Bauer R (1997): Echinacea – Pharmazeutische Qualität und therapeutischer Wert. Z Phytother 18 (4): 207–214

Bauer R (1998): Pflanzliche Immunstimulanzien in der Selbstmedikation. Pharm uns Zeit 27 (4): 144–157

Bauer R, Wagner H: Echinacea. Ein Handbuch für Ärzte, Apotheker und andere Naturwissenschaftler. Wissenschaftliche Verlagsgesellschaft Stuttgart 1990

Bender H (1995): Ballaststoffe in der Ernährung: ihre Eigenschaften und Wirkungen. Pharm Ztg 140 (49): 4383–4390

Bodinet C, Freudenstein J (1998): Effects of an orally applied aqueous-ethanolic extract of a mixture of Thujae occidentalis herba, Baptisiae tinctoriae radix, Echinaceae purpureae radix and Echinaceae pallidae radix on antibody response against sheep red blood cells in mice. Planta Med 65 (8): 695–699

Daniels R (1995): Celluloseether:Emulgatoren oder Quasiemulgatoren. Pharm Ztg 140 (8): 676–78

Dumitrui S (Ed.): Polysaccharides in Medicinal Applications. Marcel Dekker, Inc., Monzicello, New York 1996

Franz G, Hrsg.: Polysaccharide. Springer-Verlag Berlin, Heidelberg 1991

Franz G (1992): Pflanzliche Laxantien. Hinweise für die Beratungspraxis. Dtsch Apoth Ztg 132 (33): 1697–1704

Grzybek J, Szewczyk A (1996): Verbascum-Arten – Königskerze oder Wollblume. Portrait einer Arzneipflanze. Z Phytother 17 (6): 389–398

Gunay S, Linhardt RJ (1999): Heparinoids: structure, biological activities and therapeutic application. Planta Med 65 (4): 301–306

Hensel A (1998): Polysaccharide und polysaccharidhaltige Drogen in der Pharmazie – alte Anwendungen und neue Konzepte. Drogenreport 11 (20): 30–33

Hensel A et al. (2001): Indische Flohsamenschalen. Z Phytother 22 (6): 309–321

Meyer R (1993): Heparine: gesicherte Indikationen und neue Erwartungen in der Therapie. Pharm Ztg 138 (49): 3983

Neye H (2002): Gegen postprandiale Glukosespitzen. Glucosidasehemmstoffe. Pharm uns Zeit 31 (3): 272–278

Praxmayer C, Lange B (1998): Krebsspezialisten sind sich einig: Getreide-Ballaststoffe schützen vor Dickdarmkrebs. Pharm uns Zeit 27 (3): 122

Probst W (2000): Wundauflagen und Lokaltherapeutika. Feuchte Wunden heilen besser (Alginate). Dtsch Apoth Ztg 140 (38): 4335–4337

Rein H (1997): Stärke: Arten, Zusammensetzung, Eigenschaften. Dtsch Apoth Ztg 137 (10): 770–778

Sailer D (2000): Milchzucker als Laxans. Dtsch Apoth Ztg 140 (11): 1207–1210

Schwarz B (1994): Wie geschmiert: Hyaluronsäure gegen Arthrose. Pharm Ztg 139 (13): 1010

Wagner H (1996): Pflanzliche Immunstimulanzien. Zur Prophylaxe von Erkältungskrankheiten. Z Phytother 17 (2): 79–95

Wasielewski S (2001): Neues Antithrombotikum. Fondaparinux verringert das Risiko thromboembolischer Ereignisse. Dtsch Apoth Ztg 141 (10): 1168–1170

Willuhn G (1999): Der Lein oder Flachs – Linum usitatissimum L. Z Phytother 20 (2): 120–126

Wunderer H (1997): Zentral und peripher wirksame Antitussiva: eine kritische Übersicht. Pharm Ztg 142 (11): 847–852

Wüstenberg P et al. (2000): Phytopharmakon zur Immunmodulation. Dtsch Apoth Ztg 140 (19): 2189–2197

9 Fruchtsäuren

9.1 Fruchtsäuren als Arzneistoffe

> **Fruchtsäuren** sind vorwiegend im Obst und damit auch in Fruchtsäften vorkommende und deren Geschmack mitbestimmende organische Säuren. Von besonderer Bedeutung sind die aliphatischen Di- oder Tricarbonsäuren Äpfelsäure, Weinsäure, Citronensäure, Hibiscussäure, Bernsteinsäure und Fumarsäure und die carbozyklischen Monocarbonsäuren → Chinasäure und → Shikimisäure.

Fruchtsäuren stehen den Kohlenhydraten biogenetisch nahe. Zur Biogenese der Citronensäure, Bernsteinsäure, Fumarsäure und Äpfelsäure, die auch beim Menschen als Zwischenprodukte des Kohlenhydratstoffwechsels auftreten, wird Glucose zunächst zu 2 Molekülen Brenztraubensäure abgebaut, die im Citronensäurezyklus die genannten Säuren liefern. Hibiscussäure geht vermutlich ebenfalls aus dem Citronensäurezyklus einiger Pflanzen hervor. Weinsäure kann von Pflanzen und Pilzen direkt aus Glucose gebildet werden. Dabei kann Ascorbinsäure als Zwischenprodukt auftreten. Höhere Pflanzen bilden bevorzugt $RR(+)$-Weinsäure, Pilze auch $SS(-)$-Weinsäure. Bei der Biogenese der Shikimisäure und Chinasäure dienen Brenztraubensäure und eine Tetrose als Präkursoren (Abb. 16-1).

> Salze der Fruchtsäuren werden vom menschlichen Darm langsam und unvollständig resorbiert. Daher sind Fruchtsäuren und ihre Salze, in größerer Menge aufgenommen, osmotisch wirksame Abführmittel. Alkalisalze der Fruchtsäuren können Azidosen entgegenwirken und den Harn alkalisieren. Weinsäure hat auch diuretischen Effekt.

Die Anwendung von Fruchtsäuren als Laxanzien erfolgt meistens in Form von fruchtsäurereichen Drogen und Fruchtsäften. Werden Alkalisalze der Fruchtsäuren aufgenommen, besonders die der Äpfelsäure oder Citronensäure, kommt es nach Abbau des Anions zu einer Alkalisierung von Blut und Harn. Weinsäure wird im Körper sehr langsam metabolisiert und zum Teil unverändert durch die Nieren ausgeschieden. Dadurch ist ihre diuretische Wirkung bedingt. Einige Fruchtsäuren haben auch spezifische Anwendungsgebiete.

> ♦ **Citronensäure** (2-Hydroxy-propan-1,2,3-tricarbonsäure, Abb. 9-1) ist als **Wasserfreie Citronensäure** (Acidum citricum anhydricum PhEur) oder **Citronensäure-Monohydrat** (Acidum citricum monohydricum PhEur) offizinell. Sie wird zur Substitutionstherapie bei ungenügender Magensäureproduktion und als Antidot bei Laugenvergiftungen verwendet.

Citronensäure kommt reichlich im Beerenobst und in Südfrüchten vor, z. B. in Johannisbeeren (rot bis 1,6%, schwarz bis 2,8% vom Frischgewicht), Himbeeren (bis 1,6%), Erdbeeren (bis 1,2%), Stachelbeeren (bis 0,9%), Zitronen (bis 9%), Apfelsinen (bis 1%) und Ananas (bis 1,2%). Ihre Herstellung erfolgt zum größten Teil mit Hilfe von *Aspergillus niger* oder *A. wentii*. Diese Schimmelpilze sind in der Lage, Rohrzucker mit Ausbeuten von 60% in Citronensäure umzuwandeln. Als Ausgangsprodukte werden bevorzugt Zuckerrüben- oder Zuckerrohrmelasse eingesetzt. Teilweise wird sie auch aus dem Saft zum Verkauf nicht geeigneter Zitronen gewonnen.

> ♦ **Natriumcitrat** (Natrii citras PhEur) dient wegen der Fähigkeit des Citrat-Ions, Ca^{2+}-Ionen komplex zu binden, zur Verhinderung der Blutgerinnung bei der Herstellung von Blutkonserven (Kap. 32.4.1). **Kaliumcitrat** (Kalii citras PhEur) wird zur Kaliumsubstitution und, wie auch **Kalium-Natrium-Hydrogencitrat**, zur Nierensteinmetaphylaxe bei Harnsäure- und Cystinsteinen sowie Calcium enthaltenden Steinen eingesetzt.

Die Alkalisierung des Harns durch Gabe von Alkalicitraten führt zur Löslichkeitsverbesserung von Harnsäure und Cystin. Darüber hinaus bildet Citrat im Harn mit Ca^{2+}-Ionen wasserlösliche Komplexe und hemmt damit die Bildung von Calciumoxalat- und Calciumphosphatkristallen.

> ♦ **Fumarsäure** (*E*-Butendisäure, Acidum fumaricum DAC, Abb. 9-1) wird in Form von Natriumfumarat (TD ca. 0,5 g, p. o.) oder topisch in Salben oder Bädern bei Psoriasis eingesetzt.

Fumarsäure kommt besonders in Pilzen vor, aber auch in Gerste, Roggen, Milch und Käse. Sie kann halbsynthetisch aus Äpfelsäure oder Maleinsäure oder mit Hilfe von Pilzkulturen, z. B. *Rhizopus nigricans*, aus Glucose hergestellt werden.

> ♦ **Maleinsäure** (*Z*-Butendisäure, Acidum maleicum PhEur, Abb. 9-1), das (*Z*)-Isomere der Fumarsäure, wird, wie auch die Fumarsäure, in der Galenik als Stabilisator für fetthaltige Zubereitungen verwendet. In der Natur kommt sie nur sporadisch, z. B. in Champignons, vor.

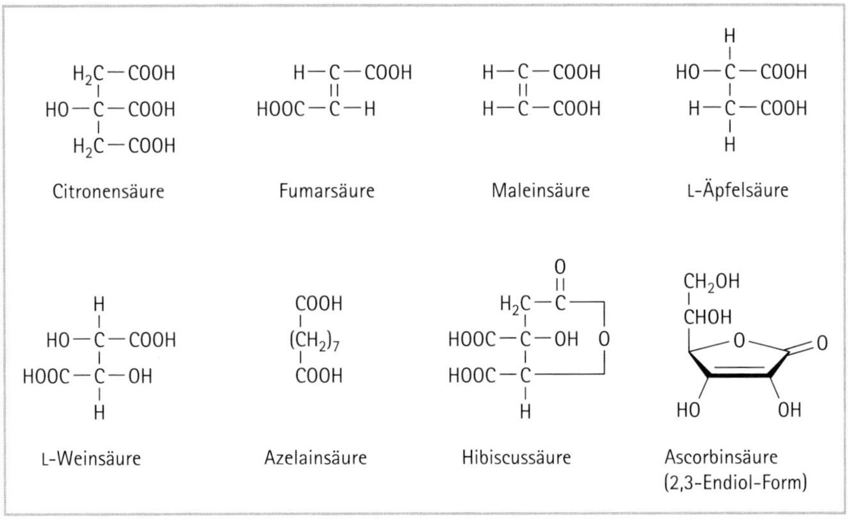

```
H₂C—COOH          H—C—COOH         H—C—COOH              H
HO—C—COOH              ‖                ‖          HO—C—COOH
H₂C—COOH          HOOC—C—H         H—C—COOH         H—C—COOH
                                                         H

 Citronensäure       Fumarsäure        Maleinsäure       L-Äpfelsäure


                                              O
                                              ‖
         H              COOH         H₂C—C             CH₂OH
HO—C—COOH              (CH₂)₇       HOOC—C—OH   O      CHOH
HOOC—C—OH              COOH         HOOC—C             ⌐O⌐═O
         H                                H            HO   OH

  L-Weinsäure        Azelainsäure      Hibiscussäure     Ascorbinsäure
                                                       (2,3-Endiol-Form)
```

Abb. 9-1 Fruchtsäuren und Ascorbinsäure (Vitamin C)

♦ **Äpfelsäure** (L(−)-Äpfelsäure, (S)-2-Hydroxy-butandisäure, Acidum malicum DAB, Abb. 9-1) ist Bestandteil von Infusionslösungen zur parenteralen Ernährung und zur Therapie von Lebererkrankungen. **Kaliummalat** wird bei Hypokaliämie eingesetzt, besonders bei azidotischer Stoffwechsellage.

Äpfelsäure soll zur Bereitstellung von Oxoglutarat, der Vorstufe des Glutamats, und damit zur NH_3-Entgiftung in der Leber beitragen. Sie ist reichlich im Kern- und Steinobst der Rosaceae enthalten, z. B. in Sauerkirschen (bis 1,8% vom Frischgewicht) und Äpfeln (0,5 bis 1,2%, in süßen Sorten neben L-Chinasäure). Besonders reich an Äpfelsäure sind Vogelbeeren, die Früchte von *Sorbus aucuparia* L. (bis 3 bis 5%), aus denen sie auch als schwer lösliches Calciumsalz gewonnen werden kann. Heute wird sie meistens mikrobiologisch, z. B. mit Hilfe von *Lactobacillus brevis*, aus Fumarsäure hergestellt.

♦ **Weinsäure** (L(+)-Form: (2R,3R)-2,3-Dihydroxy-butandisäure, Acidum tartaricum PhEur, Abb. 9-1) dient zur Herstellung von Brausepulvern oder Brausetabletten. Als osmotisch wirksame Abführmittel werden, heute nur noch selten, eingesetzt: **Kaliumtartrat-Hemihydrat** (Kalii tartras hemihydricus DAC, ED 2 g), **Kaliumhydrogentartrat** (Kalii hydrogenotartras PhEur, ED 1 bis 4 g) und **Kaliumnatriumtartrat-Tetrahydrat** (Kalii natrii tartras tetrahydricus PhEur, ED 5 bis 10 g).

L(+)-Weinsäure kommt neben Äpfelsäure reichlich in den Weinbeeren vor, den Früchten von *Vitis vinifera* L. (Vitaceae). Je nach Sorte und klimatischen Bedingungen überwiegt Äpfel- oder Weinsäure. Die Gesamtsäurekonzentration des Traubenmostes beträgt 0,9 bis 1,5%. Ein Teil der Weinsäure fällt bei der Weinbereitung oder -lagerung in Form schwer löslicher Salze, besonders Kaliumhydrogentartrat und Calciumtartrat, als sog. Weinstein aus. Er dient zur Gewinnung der Weinsäure.

Citronensäure, Citronensäurealkylester und Weinsäure, seltener auch Äpfelsäure, werden wegen ihrer Fähigkeit zur Komplexbildung mit Schwermetallen als Synergisten von Antioxidanzien verwendet, z. B. bei der Konservierung von Fetten. In der Lebensmittelindustrie dienen besonders Citronensäure und Weinsäure, aber auch Äpfelsäure und Adipinsäure (1,4-Butandicarbonsäure), als Säuerungsmittel, z. B. bei der Bereitung von Limonaden, Speiseeis, Backwaren und Marmeladen sowie als Säureträger im Backpulver.

♦ **Azelainsäure** (Nonandisäure, Acidum azelaicum DAC, Abb. 9-1) wendet man in Form von 15 bis 20%igen Salben bei Akne vulgaris an. Sie dringt vermutlich in die Komedonen (sog. Mitesser) ein und hemmt die Teilung der Keratozyten, aber auch der Bakterien, die die Komedonen besiedeln. Azelainsäure kommt u. a. in einigen Pilzen vor, z. B. bei Inonotus-Arten. Sie entsteht bei der Oxidation der Ölsäure.

9.2 Fruchtsäurereiche Drogen

> ♣ **Fruchtsäfte** (Fruchtmuttersäfte) enthalten neben Fruchtsäuren (0,5 bis 3%) Zucker und Zuckeralkohole (2 bis 15%), Ascorbinsäure (0,001 bis 0,1%), Vitamine der B-Gruppe, Flavonoide, Carotinoide, Anthocyane, Aromastoffe sowie Mineralstoffe (100 bis 300 mg K^+-Ionen und 5 bis 20 mg Ca^{2+}-Ionen pro 100 ml). Sie sind als Durststiller, leichte Abführmittel und zur Stimulierung der Abwehrkräfte geeignet. Auch zur Herstellung von als Geschmackskorrigenzien eingesetzten Sirupen werden sie verwendet.

Die Aromastoffe der Fruchtsäfte sind Gemische vieler chemischer Verbindungen, besonders von Estern organischer Säuren mit niederen Alkoholen, z. B. mit Methanol, Ethanol und Isoamylalkohol, sowie mit Terpenalkoholen. Auch Aldehyde, Alkohole, niedere Fettsäuren sowie Mono- und Sesquiterpene kommen als Aromastoffe vor. Die im Handel befindlichen Fruchtsäfte wurden entweder durch direkte Pressung erhalten oder aus Fruchtsaftkonzentraten rückverdünnt. Sie werden durch Pasteurisieren haltbar gemacht.

Fruchtsäuren verstärken die durststillende Wirkung von Fruchtsäften. Der Zuckergehalt der Fruchtsäfte macht sie zu Energiespendern. Daher und wegen ihres guten Geschmacks und ihres Mineralstoffgehaltes eignen sie sich hervorragend als Erfrischungsgetränke. Durch die leichte Abführwirkung der Fruchtsäuren, unterstützt durch die der Zuckeralkohole, können Fruchtsäfte bei chronischer Obstipation eingesetzt werden. Durch den Gehalt der Fruchtsäfte an Ascorbinsäure, die durch Fruchtsäuren und Flavonoide vor oxidativem Abbau geschützt und in ihrer Wirkung potenziert wird, sind Obst und Fruchtsäfte besser als Mittel zur Vorbeugung von Erkältungskrankheiten geeignet, als reine Ascorbinsäure.

Himbeer- und Kirschsaft dienen zur Herstellung von in der Pharmazie als Geschmackskorrigenzien verwendeten Sirupen, z. B. **Himbeersirup** (Rubi idaei sirupus PhHelv). **Zitronensirup** (Limonis sirupus PhHelv) enthält Citronensäure und Zitronentinktur.

> ♣ **Hibiscusblüten** (Hibisci sabdariffae flos PhEur, ≥ 13,5 % Säuren, berechnet als Citronensäure) sind die zur Fruchtzeit geernteten, getrockneten, fleischigen roten Kelche und Außenkelche des Sabdariffa-Eibischs, *Hibiscus sabdariffa* L. (Malvaceae). Sie dienen zur Herstellung erfrischender, durststillender, durch die enthaltenen Anthocyane weinrot gefärbter Getränke. Auch zur Schönung und Aromatisierung von Arznei- und Haustees werden sie eingesetzt.

Sabdariffa-Eibisch ist eine einjährige, bis 4 m hohe, in Afrika beheimatete Pflanze. Er wird in tropischen und subtropischen Gebieten Afrikas, Asiens und Amerikas angebaut. Die jungen Blätter und Triebe werden als Salat und Gemüse gegessen, die Samen zur Ölgewinnung verwendet.

Hibiscusblüten, auch als Rama, Roselle, Karkade oder Malventee bezeichnet, enthalten 15 bis 30 % Fruchtsäuren, besonders Citronensäure, Hibiscussäure ((+)-*allo*-Hydroxycitronensäurelacton, Abb. 9-1), Äpfelsäure sowie Weinsäure, Ascorbinsäure und 15 bis 30 % Schleimstoffe. Auch zur Behandlung von Katarrhen der oberen Luftwege und des Magens (Schleimstoffe!), als mildes Abführmittel und Diuretikum (Fruchtsäuren!) werden sie eingesetzt. In der Lebensmittelindustrie werden sie zum Färben und Aromatisieren von Gelees, Soßen und Chutneys verwendet.

> ♣ **Hagebutten** (Rosae pseudo-fructus cum fructibus DAC, Cynosbati fructus PhHelv) sind die getrockneten, aus Achsenbecher und Früchten bestehenden Scheinfrüchte verschiedener Rosen-Arten, besonders der Hunds-Rose, *Rosa canina* L., und der Alpen-Rose, *R. pendulina* L. (Rosaceae). ♣ **Hagebuttenschalen** (Rosae pseudo-fructus PhEur, ≥ 0,3 % Ascorbinsäure) sind die von auf dem Blütenboden sitzenden Haaren und den Früchten befreiten Scheinfrüchte. Die Drogen enthalten etwa 3 % Fruchtsäuren, besonders Citronen- und Äpfelsäure, und bis zu 2 % Ascorbinsäure (Vitamin C). Sie werden wegen ihres säuerlichen Geschmacks als Geschmackskorrigenzien in Teemischungen, als Haustee und in der Volksmedizin in Form von Aufgüssen auch zur Stärkung der Abwehrkräfte eingesetzt (Ascorbinsäure!).

♣ **Tamarindenmus** (Tamarindorum pulpa) ist das musartige Mesokarp der Hülsenfrüchte der Indischen Dattel, *Tamarindus indica* L. (Caesalpiniaceae).

Es enthält 20 bis 40% Invertzucker und 13 bis 24% Fruchtsäuren, vorwiegend Weinsäure (3 bis 12%, z. T. als Kaliumhydrogentartrat vorliegend). Die Droge dient zur Bereitung von Erfrischungsgetränken und als mildes Laxans (ED 4 bis 30 g). Die Indische Dattel ist ein bis 25 m hoher Baum, der in vielen tropischen Gebieten der Erde angebaut wird. Hauptlieferant der Droge ist Indien.

Literatur

Czygan FC (1989): Rosa canina L. – Die Hunds- oder Heckenrose. Z Phytother 10 (5): 162–166

Franz M, Franz G (1988): Hibiscus sabdariffa – Hibiscusblüten. Z Phytother 9 (2): 63–66

Thaci D (2001): Psoriasis. Therapie erfordert Geduld (Vortragsreferat). Dtsch Apoth Ztg 141 (49): 5820–5822

Weber R (2000): Aknebehandlung. Dtsch Apoth Ztg 140 (46): 5296–5300

10 Fettsäuren und ihre Ester

10.1 Chemie

10.1.1 Fettsäuren

> Fettsäuren sind gesättigte oder ungesättigte aliphatische Monocarbonsäuren, die esterartig, seltener amidartig gebunden in fetten Ölen, Fetten, Wachsen, Phospho- und Glykolipiden vorkommen. Sie sind meistens unverzweigt und besitzen eine gerade Anzahl von Kohlenstoffatomen. Natürlich vorkommende ungesättigte Fettsäuren haben fast immer cis-Konfiguration. Bei mehrfach ungesättigten Fettsäuren sind die Gruppen von 2 durch Doppelbindungen verknüpften C-Atomen meistens durch eine Methylengruppe getrennt ($-CH=CH-CH_2-CH=CH-$, Divinylanordnung, Isolenfettsäuren).

Häufig vorkommende Fettsäuren werden mit Trivialnamen, sporadisch auftretende Fettsäuren mit rationellen Namen bezeichnet. In der Literatur findet man auch Kurzbezeichnungen. Sie geben die Anzahl der C-Atome und, durch einen Doppelpunkt getrennt, die Anzahl der Doppelbindungen im Molekül an. Die Nummern der C-Atome (C-Atom der Carboxylgruppe erhält die Nummer 1), von denen die Doppelbindungen ausgehen, werden dahinter in Klammern genannt. Positionsangaben ohne Zusatz deuten auf cis-Konfiguration, mit „*tr*" gekennzeichnete Positionsangaben auf *trans*-Konfiguration hin (Tab. 10-1).

Um die biogenetischen Beziehungen deutlich zu machen, können zur Kennzeichnung der Positionen der Doppelbindungen die C-Atome auch vom Kettenende her nummeriert werden, d.h. das am weitesten von der Carboxylgruppe entfernte C-Atom, das ω-C-Atom, erhält die Nummer 1. Den Zahlen wird dann der Buchstabe ω (Omega) vorangestellt, z.B. für Linolsäure steht 18:2(ω-6,9) statt 18:2(9,12). Diese Art der Kennzeichnung nutzend, werden mehrfach ungesättigte Fettsäuren eingeteilt in die

- ω3-Fettsäure-Familie, dazu gehören u.a. die Linolensäure (α-Linolensäure), Eicosapentaensäure (Timnodonsäure), und Docosahexaensäure (Cervonsäure),
- ω6-Fettsäure-Familie (dazu gehören u.a. die Linolsäure, γ-Linolensäure und Arachidonsäure).

Tab. 10-1 Struktur und Schmelztemperaturen von Fettsäuren

Trivialname	systematischer Name	Kurzbezeichnung	Fp.
Gesättigte Fettsäuren			
Buttersäure	n-Butansäure	4:0	−7,9 °C
Capronsäure	n-Hexansäure	6:0	−3,9 °C
Caprylsäure	n-Octansäure	8:0	16,3 °C
Caprinsäure	n-Decansäure	10:0	31,3 °C
Laurinsäure	n-Dodecansäure	12:0	44,0 °C
Myristinsäure	n-Tetradecansäure	14:0	58,0 °C
Palmitinsäure	n-Hexadecansäure	16:0	62,9 °C
Stearinsäure	n-Octadecansäure	18:0	69,6 °C
Arachinsäure	n-Eicosansäure	20:0	75,4 °C
Behensäure	n-Docosansäure	22:0	80,0 °C
Lignocerinsäure	n-Tetracosansäure	24:0	84,2 °C
Cerotinsäure	n-Hexacosansäure	26:0	87,7 °C
Montansäure	n-Octacosansäure	28:0	89,3 °C
Melissinsäure	n-Triacontansäure	30:0	93,3 °C
Ungesättigte Fettsäuren			
Palmitoleinsäure	n-Hexadec-cis-9-ensäure	16:1(9)	0,5 °C
Ölsäure	n-Octadec-cis-9-ensäure	18:1(9)	13,4 °C
Linolsäure	n-Octadeca-cis-9-cis-12-diensäure	18:2(9,12)	−5,0 °C
α-Linolensäure	n-Octadeca-cis-9,cis-12,cis-15-triensäure	18:3(9,12,15)	−11,0 °C
γ-Linolensäure	n-Octadeca-cis-6,cis-9,cis-12-triensäure	18:3(6,9,12)	−18 °C
Gadoleinsäure	n-Eicos-cis-9-ensäure	20:1(9)	
Arachidonsäure	n-Eicosa-cis-5,cis-8,cis-11,cis-14-tetraensäure	20:4(5,8,11,14)	−9,5 °C
Eicosapentaensäure (EPA)	n-Eicosa-cis-5,cis-8,cis-11-,cis-14,cis-17-pentaensäure	20:5(5,8,11,14,17)	
Docosahexaensäure (DHA)	n-Docosa-cis-4,cis-7,cis-10,cis-13,cis-16,cis-19-hexaensäure	22:5(4,7,10,13,16,19)	
Erucasäure	n-Docos-cis-13-ensäure	22:1(13)	34,7 °C

Die PhEur verwendet als Kurzzeichen für Ölsäure O, für Stearinsäure S, für Palmitinsäure P, für Linolsäure L und Linolensäure Ln.

Nach Empfehlung der IUPAC (International Union of Pure and Applied Chemistry) wird bei den Isolenfettsäuren nur die Stellung der dem Kettenende nächsten Doppelbindung angegeben, gekennzeichnet durch n – x. Dabei ist x die Nummer des C-Atoms, von dem diese Doppelbindung ausgeht, z. B. für Linolsäure 18:2(n – 6).

In Nahrungsfetten dominieren ungesättigte C_{18}-Fettsäuren (Anteil durchschnittlich 73%: Ölsäure 34%, Linolsäure 34%, Linolensäure 5%), gefolgt von mittelkettigen gesättigten Fettsäuren Palmitinsäure (C_{16}, 11%), Stearinsäure (C_{18}, 4%) und Myristinsäure (C_{14}, 2%). Kurzkettige Fettsäuren (C_4, C_6, C_8, C_{10}, C_{12}) treten nur in wenigen Fetten in nennenswerten Mengen auf, z. B. im Milchfett (Buttersäure, Capronsäure, Caprylsäure, Caprinsäure, Laurinsäure, zusammen etwa 12%), im → Kokosfett und → Palmkernfett. Langkettige Fettsäuren (C_{20}, C_{22}, C_{24}) kommen nur in geringen Mengen in Fetten vor. Fettsäuren mit mehr als 24 C-Atomen sind Bausteine von Wachsen.

Sporadisch gefunden werden verzweigte Fettsäuren, besonders Iso-Fettsäuren und Anteiso-Fettsäuren, Hydroxyfettsäuren, Oxofettsäuren, Epoxyfettsäuren, Alkinfettsäuren (mit –C≡C–Bindungen), native ungesättigte Fettsäuren mit *trans*-Konfiguration, Fettsäuren mit ungerader Kohlenstoffatomanzahl (z. B. Pentadecan- und Heptadecansäure im Milchfett) und Fettsäuren mit zentralem Cyclopropan- bzw. Furan-Ring oder endständigem Cyclopentenyl-Ring.

Die pharmazeutisch bedeutenden Fettsäureester sind fette Öle und Fette (Kap. 10.1.2), Wachse (Kap. 10.7) und Glycerophosphatide (Kap. 10.8).

10.1.2 Fette Öle und Fette

Fette Öle und Fette sind Trifettsäureester des Glycerols. Sie werden als Triacylglycerole oder auch als Triacylglyceride, Triglyceride oder Neutralfette bezeichnet. Fette sind bei Zimmertemperatur fest, fette Öle flüssig. Fette mit salbenartiger Konsistenz sind Lipogele aus festen Fetten verteilt in fetten Ölen. Wegen ihrer Lipophilität sind fette Öle und Fette in Wasser unlöslich, dagegen löslich in lipophilen Lösungsmitteln, z. B. Petroläther. Die natürlich vorkommenden Fette und fetten Öle sind stets Gemische vorwiegend gemischtsäuriger, seltener gleichsäuriger Triacylglycerole. Durch Verseifung, d. h. durch Hydrolyse mit Laugen, werden sie zu fettsauren Salzen (Seifen) und Glycerol hydrolysiert. Sie kommen bei allen Lebewesen vor.

Bei den gleichsäurigen Triacylglycerolen sind 3 gleiche Fettsäuren mit dem Glycerol verestert (z. B. Tristearoyl-glycerol, Abb. 10-1), bei den gemischtsäurigen unterschiedliche Fettsäuren. Bei letzteren ist das C-2-Atom chiral. Man schreibt entsprechend dem System der stereospezifischen Nummerierung (sn = stereospecific numbering) die an diesem Atom befindliche Acylgruppe nach links und gibt dem oberen C-Atom die Nummer 1, dem unteren die Nummer 3. In den rationellen Namen nennt man zuerst den Fettsäurerest mit der kürzeren Kette, bei gleicher Anzahl der C-Atome den ohne oder mit geringerer Anzahl an Doppelbindungen, z. B. 1-Palmitoyl-3-stearoyl-2-oleoyl-sn-glycerol (oder sn-1-Palmito-3-stearo-2-olein bzw. PSO, Abb. 10-1). Die Fettsäurereste sind in natürlich vorkommenden fetten Ölen und Fetten nicht statistisch im Triacylglycerolmolekül verteilt. In pflanzlichen fetten Ölen und Fetten befinden sich gesättigte Fettsäurereste fast immer, Ölsäure- und Linolsäurereste weniger häufig und Linolensäurereste nur bei Fetten mit hohem Linolensäureanteil in den Positionen 1 und 3. Am C-2 sind bevorzugt Linolsäurereste oder Reste kurzkettiger Fettsäuren gebunden.

> Die Schmelztemperatur der Triacylglycerole wird durch die Art der gebundenen Fettsäuren und durch ihre Positionen im Molekül bestimmt. Triacylglycerole mit hohem Anteil an kurzkettigen und ungesättigten Fettsäuren haben eine niedrige, solche mit langkettigen und gesättigten Fettsäuren eine hohe Schmelztemperatur.

Triacylglycerole sind polymorph, d. h. sie kristallisieren in mindestens 3 verschiedenen Modifikationen (α, β′, β) mit unterschiedlichen Schmelztemperaturen. Die stabile β-Modifikation hat die höchste Schmelztemperatur. Sie bildet sich bei langsamem Abkühlen oder längerer Lagerung bei niedrigen Temperaturen (Kühlschrank!).

> Neben Triacylglycerolen kommen in natürlichen fetten Ölen und Fetten unterschiedliche Mengen Mono- und Diacylglycerole und bis 5% anderer Substanzen vor. Die gereinigten, pharmazeutisch verwendeten fetten Öle enthalten meistens weniger als 2%, die Fette weniger als 1% Fettbegleitstoffe.

Hydrolysierbare Fettbegleiter sind Phospholipide und Glykolipide. Nicht hydrolysierbare Komponenten sind Fettalkohole (hoher Anteil in Fischölen), → Sterole (in tierischen Fetten besonders Cholesterol, in pflanzlichen Fetten besonders β-Sitosterol, Campesterol, Stigmasterol, Stigmastenole, Stigmastadienole und 4-α-Methylsterole), Triterpene (z. B. Squalen, Cycloartenol, 24-Methyl-cycloartenol und β-Amyrin), → Carotinoide, Tocopherole und Tocotrienole sowie Kohlenwasserstoffe. Die nicht hydrolysierbaren Bestandteile lassen sich nach der Hydrolyse von Fetten und fetten Ölen mit Laugen

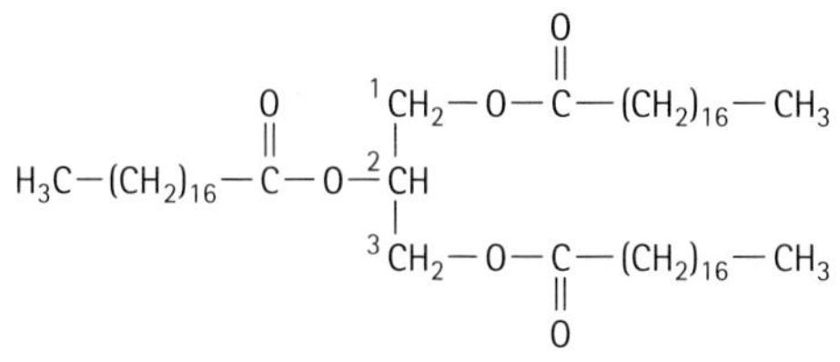

$$H_3C-(CH_2)_{16}-\overset{O}{\underset{\|}{C}}-O-\overset{2}{\underset{|}{C}}H$$
$$^1CH_2-O-\overset{O}{\underset{\|}{C}}-(CH_2)_{16}-CH_3$$
$$^3CH_2-O-\underset{\|}{\overset{\|}{C}}-(CH_2)_{16}-CH_3$$

Tristearoyl-glycerol
(gleichsäuriges Triacylglycerol)

$$H_3C-(CH_2)_7-HC=CH-(CH_2)_7-\overset{O}{\underset{\|}{C}}-O-CH$$
$$CH_2-O-\overset{O}{\underset{\|}{C}}-(CH_2)_{14}-CH_3$$
$$CH_2-O-\underset{\|}{\overset{\|}{C}}-(CH_2)_{16}-CH_3$$

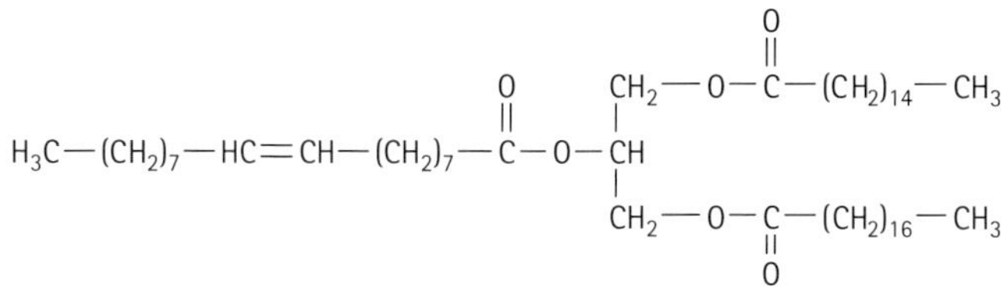

1-Palmitoyl-3-stearoyl-2-oleoyl-glycerol
(gemischtsäuriges Triacylglycerol)

Abb. 10-1 Triacylglycerole (Triglyceride)

(Verseifung) als sog. unverseifbare Anteile mit organischen Lösungsmitteln aus der erhaltenen wässrigen Suspension extrahieren.

In geringen Mengen sind in fetten Ölen und Fetten auch Diollipide enthalten. Das sind Difettsäureester von Ethylenglykol (Ethan-1,2-diol), Propan-1,2-diol, und Pentandiolen. Bei einigen Meerestieren, z.B. Seesternen, Seeigeln, Seegurken, macht der Anteil an Diollipiden über 10% der Lipide aus. Auch 1-O-Alkyl-diacylglycerole wurden bei Mensch und Tier gefunden.

> Fette Öle und Fette haben eine beschränkte Haltbarkeit. In Gegenwart von Wasser können sie zu freien Fettsäuren, Di- und Monoacylglycerolen hydrolysiert werden. In Gegenwart von Sauerstoff kommt es, besonders bei fetten Ölen mit hohem Anteil an mehrfach ungesättigten Fettsäuren, zur Autoxidation, die Ranzidität und Verharzung zur Folge hat.

Die Hydrolyse fetter Öle und Fette wird durch Enzyme, die Lipasen, beschleunigt, die aus den Rohstoffen oder von Mikroorganismen stammen können. Freie Fettsäuren können die Geschmacksqualität der Fette negativ beeinflussen und ihnen hautreizende Wirkung verleihen.

Autoxidation tritt bei fetten Ölen und Fetten mit hohem Anteil an ungesättigten Fettsäuren auf. Sie setzt die Anwesenheit von Sauerstoff voraus. Sie wird durch Schwermetallspuren, Chlorophyll, Häm(in) oder Riboflavin begünstigt und durch Licht, Wasser und hohe Temperaturen beschleunigt.

Die Autoxidation wird durch die Einführung durch Licht oder enzymatische Prozesse aktivierten Sauerstoffs in die Nachbarschaft von Doppelbindungen unter Bildung von Hydroperoxiden eingeleitet. Die Hydroperoxide können Reaktionsketten starten, die zur Bildung von Fettsäureradikalen führen. Sie sind der Ausgangspunkt einer Radikalkettenpolymerisation, die zum so genannten Trocknen fetter Öle mit einem hohen Anteil an Doppelbindungen, d. h. zur Verfestigung, führt (Verharzung). Daneben können als Spaltprodukte der Hydroperoxide neben Fettsäureradikalen Aldehyde, bei kurzkettigen auch Ketone auftreten, z. B.:

$$-CH=CH-CH(OOH)-CH_2-R \longrightarrow -CH=CH^* + OHC-CH_2-R + OH^-$$

Hauptprodukte der Autoxidation von Linolsäure enthaltenden fetten Ölen sind neben Verharzungsprodukten Hexanal und Octen-2-*cis*-al. Die gebildeten Aldehyde und Ketone können durch unangenehmen Geruch und Geschmack sowie durch Reizwirkung Fette unbrauchbar machen (Aldehyd- und Ketonranzidität).

Durch Ausschluss von Sauerstoff (völlig gefüllte Gefäße), Wasser (Einsatz von Trocknungsmitteln, trockene Gefäße), von Starterhydroperoxiden (Gefäße vor Wiederverwendung gründlich reinigen), von Licht (Braunglas) und durch Lagerung bei niederen Temperaturen kann das Eintreten von Ranzidität und Verharzung verzögert werden. Antioxidanzien können durch Verhinderung der Photoaktivierung des Sauerstoffs, z. B. Carotinoide, oder durch Radikalfang, z. B. Tocopherole, Flavonoide, Kaffeesäurederivate und andere Polyphenole, diesen Prozess hemmen. Synergisten unterstützen die Wirkung der Antioxidanzien durch Bindung von Schwermetallionen, z. B. Citronensäure, Phosphorsäure und Lezithin.

Zur Charakterisierung von Fetten und fetten Ölen werden chemische und physikalisch-chemische Parameter, so genannte Kennzahlen, bestimmt. Dazu gehören Säurezahl, Verseifungszahl, Esterzahl, Hydroxylzahl, Iodzahl und Peroxidzahl.

- Die **Säurezahl** (SZ, PhEur 2.5.1) gibt an, wie viel Milligramm KOH zum Neutralisieren der in 1 g fettem Öl vorhandenen freien Fettsäuren notwendig sind. Sie wird acidimetrisch ermittelt und beträgt bei unverdorbenen Fetten 0,5 und 2,0. Bei zur Injektion bestimmten fetten Ölen darf sie höchstens 0,5 betragen.
- Die **Verseifungszahl** (VZ, PhEur 2.5.6) gibt an, wie viel Milligramm KOH zum Neutralisieren der freien Säuren und zur Verseifung der Ester von 1 g fettem Öl notwendig sind. Sie wird acidimetrisch nach dem Erhitzen mit KOH-Lösung bestimmt und beträgt 180 bis 200 bei Fetten, die vorwiegend C_{18}-Säuren enthalten.

- Die **Esterzahl** (EZ, PhEur 2.5.2) ist die Differenz von Verseifungs- und Säurezahl. Sie ist bei fetten Ölen mit kurzkettigen Säuren größer als bei denen mit langkettigen Säuren.
- Die **Verhältniszahl** ist der Quotient aus Esterzahl und Säurezahl.
- Die **Hydroxylzahl** (OHZ, PhEur 2.5.3) gibt an, wie viel Milligramm KOH der von 1 g bei einer Acetylierung gebundenen Essigsäure äquivalent sind. Sie wird acidimetrisch bestimmt und ist ein Maß für die Anzahl freier OH-Gruppen z. B. in Mono- oder Diglyceriden und freiem Glycerol.
- Die **Iodzahl** (IZ, PhEur 2.5.4) gibt an, wie viel Gramm Halogen, berechnet als Iod, von 100 g fettem Öl gebunden werden. Sie ist ein ungefähres Maß für die Anzahl der Doppelbindungen (es finden nicht nur Additionen, sondern auch Substitutionen statt!). Sie wird iodometrisch durch Bestimmung des Halogenüberschusses nach Behandlung mit Iodmonobromid oder Iodmonochlorid ermittelt und liegt zwischen 20 und 200.
- Die **Peroxidzahl** (POZ, PhEur 2.5.5) gibt an, wie viel Milliäquivalente aktiven Sauerstoffs in 1000 g fettem Öl enthalten sind. Sie wird durch iodometrische Bestimmung des aus Kaliumiodid freigesetzten Iods ermittelt. Sie beträgt höchstens 20, für zur Injektion angewendete fette Öle höchstens 5.

Weiter können bestimmt werden:

- das typische Fleckenmuster nach DC mit octadecylsilyliertem Kieselgel als Träger und Detektion mit Molybdatophosphorsäure,
- die Triglyceridzusammensetzung mit Hilfe der HPLC,
- die Fettsäurezusammensetzung durch GC der Fettsäuremethylester,
- der unverseifbare Anteil (UVA), d. h. der prozentuale Anteil der Substanzen, die sich mit einem organischen Lösungsmittel (Petrolether) nach der Verseifung aus der Lösung extrahieren lassen und bei 100 bis 105 °C nicht flüchtig sind, in unverfälschten Fetten 1 bis 2 % betragend,
- die Zusammensetzung der durch Abtrennung mit DC erhaltenen Sterolfraktion nach Silylierung durch GC, in einigen Fällen nur Prüfung auf Brassicasterol zum Nachweis von Verfälschungen mit Rapsöl,
- der Wassergehalt, er sollte bei zur Herstellung von Parenteralia verwendeten fetten Ölen < 0,1 % sein.

> Erfasste physikalische Parameter von fetten Ölen und Fetten sind Erstarrungstemperatur, Schmelztemperatur (Steigschmelzpunkt, Tropfpunkt), Relative Dichte, Absorption im UV, Brechungsindex und bei einigen Ölen (Rizinusöl) die optische Drehung.

Weiterhin wird geprüft auf alkalisch reagierende Substanzen, Antioxidanzien (DC-Prüfung), fremde Öle (DC-Analyse der freien Fettsäure, GC-Analyse der Fettsäuremethylester), Sesamsamenöl (Test nach Pavolini), Baumwollsamenöl

(Halphen-Reaktion), Aprikosen- oder Pfirsichkernöl (Reaktion nach Hauchecorne) und Verdorbenheit (Kreis-Test).

10.1.3 Esterwachse

> Esterwachse sind Ester von aliphatischen, langkettigen, einwertigen Alkoholen, den sog. Wachsalkoholen, mit Fettsäuren. Die Fettsäuren können zum Teil, besonders in α- oder ω-Stellung, hydroxyliert sein. Esterwachse kommen bei Pflanzen, Tieren und Menschen vor.

Esterwachse der Pflanzen enthalten vorwiegend unverzweigte Fettsäuren sowie Wachsalkohole mit einer geraden Anzahl von Kohlenstoffatomen und Kettenlängen von jeweils 12 bis 36 C-Atomen. In einigen Fällen kommen in den Wachsen auch Ester von sekundären Alkoholen, 1,2-Diolen, Sterolen oder Triterpenalkoholen vor. Am Aufbau des „Hautfettes" der Tiere und des Menschen sind Iso- und Anteisofettsäuren sowie Iso- und Anteisofettalkohole beteiligt. Isofettsäuren haben eine gerade Anzahl von C-Atomen. Ihre Kette endet mit einem Isopropylrest. Anteisofettsäuren haben eine gerade Anzahl von C-Atomen und tragen am Kettenende einen 1-Methylpropylrest:

$$H_3C-CH(CH_3)-CH_2-\ldots-COOH \qquad H_3C-CH_2-CH(CH_3)-CH_2-\ldots-COOH$$

Isofettsäuren Anteisofettsäuren

Neben Esterwachsen enthalten biogene Wachse auch freie Fettsäuren, Fettalkohole, gesättigte und ungesättigte Kohlenwasserstoffe (meistens mit ungerader Anzahl von Kohlenstoffatomen, da sie durch Decarboxylierung von Fettsäuren entstanden sind) sowie Keto-, Diketo-, Hydroxy- und Dihydroxyderivate dieser Kohlenwasserstoffe. In Einzelfällen kommen in Wachsen auch andere Komponenten vor, z. B. Flavone, polyzyklische Kohlenwasserstoffe und Ester von Phenylacrylsäuren. Einige Kutikularwachse höherer Pflanzen bestehen zum großen Teil aus Triterpenen, z. B. aus Ursolsäure oder Oleanolsäure.

> Da Wachse kaum ungesättigte Verbindungen enthalten, sind sie zum Teil fast unbegrenzt haltbar.

10.1.4 Glycerophosphatide

> Die zu den Phospholipiden gehörenden Glycerophosphatide sind Ester der Phosphatidsäuren, vor allem mit Serin (Phosphatidylserine), Ethanolamin (Phosphatidylethanolamine), Cholin (Phosphatidylcholine) oder myo-Inositol (Phosphatidylinositole, Abb. 10-3). Sie sind auf Grund ihrer hydrophilen Phosphatgruppe lyobipolar, quellen unter Wasseraufnahme und lösen sich

in Lösungsmitteln mittlerer Polarität, z. B. Ethanol. Ihre Hydrophile-Lipophile Balance (HLB-Wert) weist mittlere Werte auf und macht sie als Emulgatoren geeignet.

10.2 Stoffwechsel

10.2.1 Biogenese

Die Biogenese der Fettsäuren mit gerader Anzahl von C-Atomen erfolgt schrittweise aus Acetatresten, also C_2-Körpern, die von Acetyl-Coenzym A als Starter bzw. von Malonyl-Coenzym A, unter Abspaltung von CO_2, als Extender, geliefert werden. Das zunächst entstehende Acetacetyl-Coenzym A wird zu Butyryl-Coenzym A hydriert. Die Kette kann nachfolgend vom Carboxylende her schrittweise um jeweils 2 C-Atome verlängert werden. Endprodukte sind Fettsäure-Coenzym A-Verbindungen, die in die Biogenese der Fettsäureester eingehen.

Die Kettenverlängerung geschieht durch Anlagerung weiterer Malonyl-Coenzym A-Moleküle an das Carboxylende, CO_2-Abspaltung und anschließende Hydrierung. Bei langkettigen Fettsäuren (etwa ab C_{18}) kann die Verlängerung auch durch Anlagerung von Acetyl-Coenzym-A erfolgen. Die Acetatreste des Acetyl-Coenzym A gehen vorwiegend aus Brenztraubensäure durch oxidative Decarboxylierung hervor. Die Malonylreste entstehen durch Carboxylierung von Acetyl-Coenzym A. Bei ungeradzahligen bzw. verzweigten Fettsäuren fungieren Propionyl-Coenzym A bzw. Isobutyryl- oder 2-Methylbutyryl-Coenzym A als Starter.

Ungesättigte Fettsäuren entstehen durch Dehydrierung gesättigter Fettsäuren, katalysiert durch Desaturasen, vermutlich über Hydroxyfettsäuren ($-CH_2-CH_2- + O \longrightarrow -CHOH-CH_2- \longrightarrow -CH=CH- + H_2O$). Die Desaturation der Fettsäuren in Pflanzen ist bei relativ niedrigen Temperaturen begünstigt, wahrscheinlich durch die mit abnehmender Temperatur zunehmende Löslichkeit des O_2. Pflanzen, die in kühlen Klimaten gewachsen sind, haben daher einen höheren Anteil an ungesättigten Fettsäuren als beispielsweise Pflanzen aus tropischen und subtropischen Regionen.

Hydroxyfettsäuren, z. B. Rizinolsäure, können durch Hydroxylierung von Fettsäuren durch Monooxygenasen oder durch Anlagerung von H_2O an eine Doppelbindung gebildet werden.

Durch Hydrierung können Fettsäuren in Wachsalkohole, durch Decarboxylierung in Alkane bzw. Alkene übergehen.

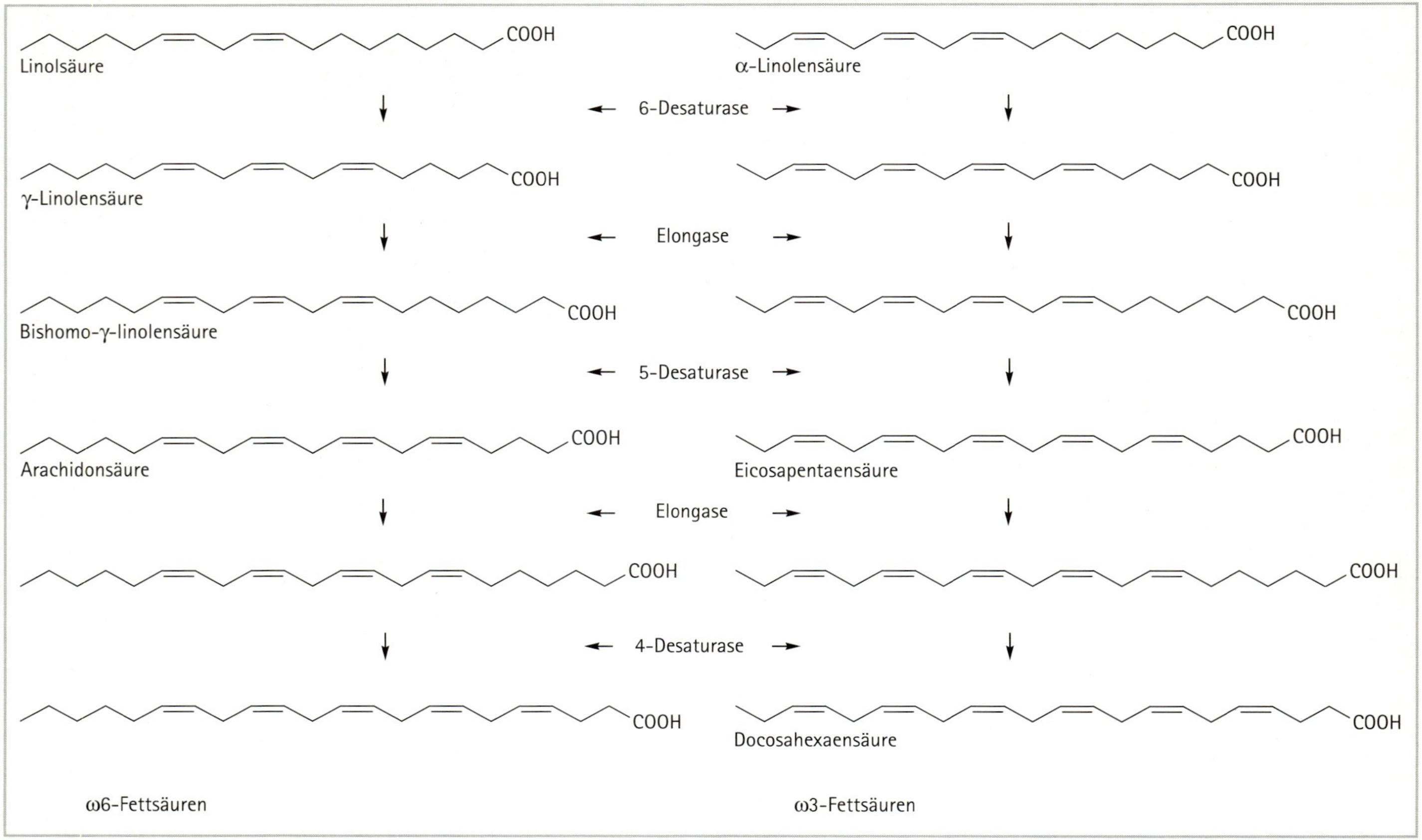

Abb. 10-2 Metabolismus der ω6- und ω3-Fettsäuren

150 Fettsäuren und ihre Ester

Essentielle Fettsäuren sind Fettsäuren, die der menschliche Körper nicht bilden kann, die aber von ihm benötigt werden. Zu ihnen gehören die ω3-Fettsäuren und die ω6-Fettsäuren. Sie sind Vorstufen der Eicosanoide sowie Bausteine der Phosphoglyceride. Sie müssen mit der Nahrung aufgenommen werden.

Der Mensch vermag von den ungesättigten Fettsäuren nur Ölsäure (18:1(9)) und Palmitooleinsäure (16:1(9)) zu bilden. Er kann aber in endogene oder mit der Nahrung aufgenommene Fettsäuren weitere Doppelbindungen zwischen bereits vorhandenen Doppelbindungen und der Carboxylgruppe einführen und diese Fettsäuren vom Carboxylende her um jeweils 2 C-Atome verlängern.

Linolensäure (α-Linolensäure, (18:3(9,12,15)) ist im menschlichen Organismus die Muttersubstanz der Reihe der ω3-Fettsäuren (Abb. 10-2). Sie kann über Octadecatetraensäure (18:4(6,9,12,15)), Eicosatetraensäure (20:4(8,11,14,17)), Eicosapentaensäure (20:5(5,8,11,14,17), EPA) und Docosapentaensäure (20:5(7,10,13,16,19) zu Docosahexaensäure (22:5(4,7,10, 13,16,19, DHA) transformiert werden. Aus Docosahexaensäure gehen die Vertreter der Serie-III-Eicosanoide hervor (Kap. 33.2).

Die Reihe der ω6-Fettsäuren geht von Linolsäure (18:2(9,12)) aus (Abb. 10-2). Diese kann über γ-Linolensäure (18:3(6,9,12)) und Bishomo-γ-linolensäure (20:3(8,11,14)) in Arachidonsäure 20:4(5,8,11,14) umgewandelt werden. Arachidonsäure ist Vorstufe der Serie-II-Eicosanoide (Kap. 33.2).

> Die Biogenese der fetten Öle und Fette erfolgt durch Transacylierung von Fettsäureresten von Fettsäure-Coenzym-A-Molekülen auf die freien alkoholischen OH-Gruppen von Glycerol-3-phosphat. Die so gebildeten Phosphatidsäuren werden zu 1,2-sn-Diacylglycerolen dephosphoryliert und weiter zu Triacylglycerolen acyliert (Abb. 10-3). Die Biogenese der Glycerophosphatide erfolgt durch esterartige Verknüpfung von Serin-, Ethanolamin-, Cholin- oder myo-Inositolresten mit dem Phosphorsäurerest von Phosphatidsäuren. Phosphatidylethanolamin und Phosphatidylcholin können auch aus Phosphatidylserin durch Decarboxylierung und Trimethylierung hervorgehen (Abb. 10-3). Die Biogenese von Esterwachsen erfolgt durch Übertragung eines Fettsäurerestes von Fettsäure-Coenzym A auf einen Wachsalkohol.

10.2.2 Abbau

Triacylglycerole werden durch fettspaltende Fermente, so genannte Lipasen, hydrolytisch gespalten (Abb. 10-4), z. B. durch die im menschlichen Verdauungstrakt vorkommende →Pankreas-Lipase. Meistens werden zunächst 2-sn-Monoacylglycerole und zwei Fettsäuren gebildet. Die 2-sn-Monoacylglycerole

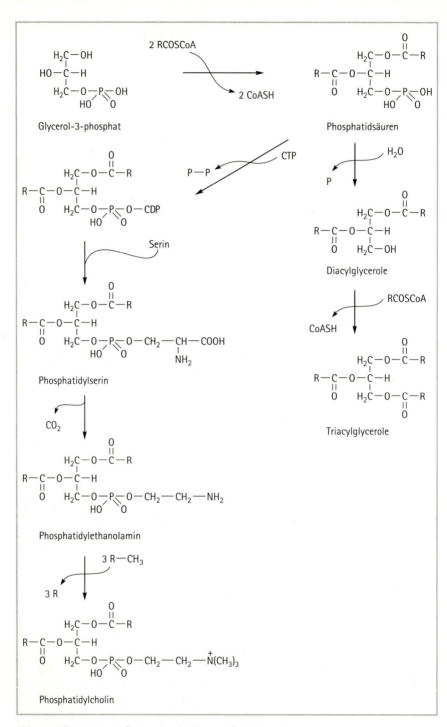

Abb. 10-3 Biogenese von Glycerophosphatiden und Triacylglycerolen

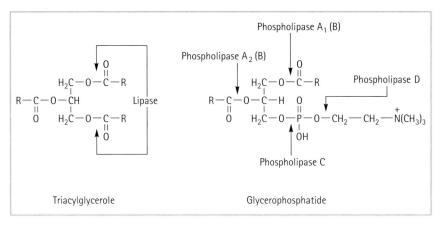

Abb. 10-4 Enzymatische Spaltung von Triacylglycerolen und Glycerophosphatiden

werden entweder resorbiert oder durch Umesterung in 1-sn-Monoacylglycerole umgewandelt, die dann durch die Lipasen in ein Fettsäuremolekül und Glycerol gespalten werden. In Pflanzen kommen auch Lipasen vor, die alle Esterbindungen in Triacylglycerolen hydrolysieren können.

Die Glycerophosphatide werden durch spezifische Phospholipasen abgebaut, die unterschiedliche Angriffspunkte haben (Abb. 10-4). Alle Phospholipasen kommen auch im menschlichen Organismus vor.

Über den Abbau der als Exkretionsprodukte dienenden Esterwachse ist nichts bekannt.

Die bei der hydrolytischen Spaltung entstandenen Fettsäuren werden nach Bindung an Coenzym A durch so genannte β-Oxidation schrittweise abgebaut. Dabei werden die Fettsäuren durch Dehydrierungsschritte in β-Ketoacyl-Coenzym-A-Verbindungen umgewandelt, die unter Anlagerung von Coenzym A in Acetyl-Coenzym A und ein Acyl-Coenzym A zerlegt werden, dessen Acylrest um zwei C-Atome ärmer ist als die Ausgangsfettsäure. Durch mehrmalige Wiederholung dieser Kettenverkürzung wird die Fettsäure restlos in Acetyl-Coenzym-A-Moleküle umgewandelt.

10.3 Vorkommen und Gewinnung

Bei Pflanzen dienen fette Öle und Fette als Reservestoffe. Sie kommen besonders im Endosperm und im Embryo von Samen vor, seltener auch im Fruchtfleisch, in Knollen oder im Holz von Bäumen. Bei Mensch und Tier dienen sie darüber hinaus zur Wärmeisolierung, zur Organfixierung und als Stoß- sowie Hautschutz. Sie werden bei ihnen vor allem im Unterhautfettgewebe, im Netzgewebe und im Bereich der Nieren gespeichert. Glycerophosphatide sind Bausteine von Zellmembranen und kommen als Vehikel für den Fetttransport im Blutplasma vor. In Vogeleiern oder Pflanzensamen sind sie auch Energie-, Phosphor- und Stickstoffspeicherstoffe.

Cutin und Suberin sind Polymere von esterartig und durch Peroxidbrücken verbundenen C_{16}- bis C_{18}-Hydroxy-, Dihydroxy-, Trihydroxymonocarbonsäuren und -dicarbonsäuren. Sie sind den Epidermis- und Korkzellen der Pflanzen auf- bzw. eingelagerte weitgehend gasdichte verdunstungshemmende, bakteriell schwer angreifbare Substanzen.

Esterwachse sind der pflanzlichen Kutikula als Verdunstungsschutz und zur Abweisung von Wasser sowie Mikroorganismen aufgelagert. In Extremfällen kann die Wachsschicht bis 5 mm stark sein. Bei Tieren sind Wachse Bestandteile des „Hautfettes". Darüber hinaus werden sie von einigen Tieren zur Erfüllung mechanischer Aufgaben eingesetzt, z. B. als Wabenbaumaterial durch die Bienen.

Zur Gewinnung fetter Öle und Fette werden die Rohstoffe entweder kalt bzw. heiß ausgepresst, ausgeschmolzen oder mithilfe leicht flüchtiger Auszugsmittel, z. B. Benzin oder Trichlorethylen, extrahiert.

Fette Öle für pharmazeutische Zwecke werden gewöhnlich durch Kaltpressung gewonnen, da beim Erhitzen nicht erwünschte Veränderungen eintreten können (native Öle). Häufig werden jedoch die trocknen, zerkleinerten Rohstoffe mit Wasserdampf vorbehandelt, um Enzyme zu inaktivieren, Zellwände zu zerstören und das Öl aus dem aufquellenden Cytoplasma zu verdrängen. Da nach Kaltpressung noch erhebliche Mengen fetten Öls im Rohmaterial zurückbleiben, wird eine zweite, heiße Pressung oder eine Extraktion angeschlossen. Die heiß gepressten Öle werden für technische Zwecke genutzt, z. B. zur Seifenherstellung.

Die gewonnenen fetten Öle werden einer Raffination unterzogen. Diese besteht u. a. im Entfernen von freien Fettsäuren, Mono- und Diglyceriden, Kohlenwasserstoffen, Glycerophosphatiden, Oxidationsprodukten, Chlorophyll, Proteinen und Kohlenhydraten, durch Behandeln mit Wasser und Natronlauge sowie mit Adsorptionsmitteln (raffinierte Öle). Für die pharmazeutische Anwendung darf raffinierten fetten Ölen ein Antioxidans zugesetzt werden.

Fettsäuren werden großtechnisch durch Hydrolyse von fetten Ölen oder Fetten in Gegenwart geeigneter Katalysatoren, z. B. Zinkoxid, Magnesiumoxid, Calciumoxid oder aromatischen Sulfonsäuren, bei 100 bis 250 °C erhalten. Auch eine enzymatische Hydrolyse kann durchgeführt werden. Die Auftrennung der erhaltenen Fettsäuregemische erfolgt durch Destillation oder fraktionierte Kristallisation. Aus Fettsäuren kann man durch katalytische Hydrierung Fettalkohole gewinnen.

Alkalisalze der Fettsäuren, die sog. Alkaliseifen, erhält man durch Hydrolyse von fetten Ölen oder Fetten mit Natron- oder Kalilauge. Dabei entstehen sog. Seifenleime, aus denen die Alkaliseifen mit Kochsalz ausgesalzen werden. Durch Neutralisation von Fettsäuren mit Aminen werden Aminseifen erhalten. Zu Metallseifen, den Erdalkali- oder Schwermetallsalzen von Fettsäuren, gelangt man durch Versetzen von Alkaliseifenlösungen mit Lösungen von Erdalkali- oder Schwermetallsalzen. Die wasserunlöslichen Metallseifen fallen dabei aus.

Glycerophosphatide, z. B. von Lezithin aus Samen, werden gemeinsam mit den fetten Ölen extrahiert. Nach Verdampfen des Lösungsmittels wird das Öl in der Wärme mit Wasser behandelt und die hydratisierten ausgefallenen Glycerophosphatide werden durch Zentrifugation abgetrennt. Durch Waschen mit kaltem Aceton kann von Triacylglycerolen befreit werden. Aus Eigelb erhält man Lezithin, indem man die Fette und Sterole zunächst mit Aceton entfernt und anschließend die Glycerophosphatide mit Ethanol extrahiert.

Wachse kann man mit mechanischen Methoden, z. B. durch Abbröckeln, durch Ausschmelzen mit Wasser, durch Extraktion oder andere spezielle Verfahren gewinnen.

10.4 Fette Öle und Fette als Arzneimittel, Diätetika und Arzneiträger

10.4.1 Allgemeines

Fette Öle kann man nach ihrem Gehalt an mehrfach ungesättigten Fettsäuren, die für das Verharzen verantwortlich sind, einteilen in nichttrocknende, halbtrocknende und trocknende fette Öle.

Es enthalten:

- nichttrocknende fette Öle bis etwa 20% Linolsäure + Linolensäure,
- halbtrocknende fette Öle bis etwa 50% Linolsäure + Linolensäure,
- trocknende fette Öle über 50% Linolsäure + Linolensäure.

Fette Öle und Fette wirken wegen ihrer durch die hohe Viskosität bedingten Gleitwirkung auf die Haut gebracht reizmildernd. Durch ihre Lipophilität schränken sie die Wasserverdunstung ein, machen die Haut geschmeidig und erweichen Schorf. Daher werden sie äußerlich bei trockener oder wunder Haut und Ekzemen, bei trockener Nasenschleimhaut sowie als Massageöle eingesetzt. Innerlich gegeben wirken sie kurzfristig cholekinetisch und in Mengen, die durch die Verdauungsfermente nicht bewältigt werden können, abführend. Darüber hinaus dienen sie als Nahrungsmittel, Diätetika, Arzneiträger und Kosmetika.

Als Arzneiträger und resorptionsfördernde Vehikel werden fette Öle und Fette besonders bei lokaler Applikation lipophiler Arzneistoffe an der Haut, am Auge, im Ohr und in der Nase eingesetzt. Auch bei peroraler, subcutaner und intramuskulärer Anwendung (niemals i. v., Fettembolie!) können sie als Arzneiträger dienen. Bei subcutaner und intramuskulärer Applikation von in Ölen suspendierten wasserlöslichen Substanzen kommt es zu einer gewollten Retardierung der Freisetzung. Zur parenteralen Applikation eingesetzte fette Öle haben besondere Anforderungen zu erfüllen.

10.4.2 Nichttrocknende fette Öle

♣ **Natives Olivenöl** (Olivae oleum virginale PhEur) wird aus den reifen Steinfrüchten des Ölbaumes, *Olea europaea* L. (Oleaceae), gewonnen. Daraus wird **Raffiniertes Olivenöl** (Olivae oleum raffinatum PhEur) hergestellt. Die Fettsäurefraktion besteht vor allem aus Ölsäure (55 bis 85%), Palmitinsäure (8 bis 20%) und Linolsäure (4 bis 20%).

Der Ölbaum, eine der ältesten Kulturpflanzen, ist ein immergrüner, bis 20 m hoher Baum, der zur Erleichterung der Erntearbeiten durch Schnitt auf 5 bis 8 m gehalten wird. Der Anbau erfolgt in den Mittelmeerländern und vielen Gebieten ähnlicher Klimate. Ein wichtiger Exporteur für Olivenöl ist Spanien.

Olivenöl macht etwa 12 bis 60% des Fruchtfleisches aus. Da die Samen 20 bis 30% fettes Öl etwa gleicher Zusammensetzung enthalten, werden meistens die ganzen Früchte zermahlen, der Brei bei etwa 40° C ausgepresst und das Öl vom wässrigen Fruchtsaft durch Zentrifugation abgetrennt.

♣ **Natives Mandelöl** (Amygdalae oleum virginale PhEur) wird aus den reifen Samen der Steinfrüchte der Bitteren Mandel, *Prunus dulcis* (MILL.) D. A. WEBB var. *amara* (DC.) BUCHHEIM, oder der Süßen Mandel, *Prunus dulcis* (MILL.) D. A. WEBB var. *dulcis* (Rosaceae), gewonnen. Daraus wird **Raffiniertes Mandelöl** (Amygdalae oleum raffinatum PhEur) hergestellt. Die Fettsäurefraktion besteht vor allem aus Ölsäure (62 bis 86%) und Linolsäure (20 bis 30%).

Der im Kaukasusgebiet beheimatete Mandelbaum ist anspruchslos und wird gern als Bodenbefestiger an Berghängen angebaut. Wichtige Anbaugebiete sind die Mittelmeerländer, der Iran, Kalifornien, Australien und Südafrika. Die Samen enthalten etwa 30 bis 65% fettes Öl. Die Pressrückstände der Ölgewinnung kann man wegen ihres Schleimgehaltes in der Kosmetik verwenden (Mandelkleie).

♣ **Avocadoöl** (Avocado oleum DAC) wird aus dem Fruchtfleisch der Avocadobirne, *Persea americana* MILLER (Lauraceae), gewonnen, das etwa 30% fettes Öl enthält. Die Fettsäurefraktion besteht vorwiegend aus Ölsäure (54 bis

74%), Palmitinsäure (5 bis 25%), Linolsäure (6 bis 16%) und Palmitoleinsäure (1 bis 10%). Die Avocadobirne ist ein in Mexiko und Mittelamerika beheimateter, beliebter Obstbaum, der in mehreren Rassen in vielen tropischen Ländern kultiviert wird.

♣ **Makadamiaöl** (Macadamiae oleum DAC) stammt aus den reifen Samen der Queenslandnuss, *Macadamia ternifolia* F. MUELL. (Proteaceae), einem in Australien beheimateten Baum. Hauptbestandteile der Fettsäurefraktion sind Ölsäure (53 bis 67%), Palmitooleinsäure (16 bis 24%) und Palmitinsäure (8 bis 10%).

♣ **Raffiniertes Rinderfußöl** (Pedi tauri oleum raffinatum DAC) ist das aus den Fettpolstern der Klauen und aus dem Mark der Mittelfußknochen des Rindes, *Bos taurus* L. (Bovidae), durch Auskochen mit Wasser gewonnene, durch Ausfrieren von festen Anteilen befreite, raffinierte Öl. Die Fettsäurefraktion besteht vorwiegend aus Ölsäure (40 bis 50%), Palmitinsäure (15 bis 25%), Palmitoleinsäure (5 bis 11%) und Stearinsäure (3 bis 11%).

♣ **Palmkernfett** wird aus den Samen, ♣ **Palmöl** aus dem Fruchtfleisch der Ölpalme, *Elaeis guineensis* JACQ. (Arecaceae), gewonnen. Hauptanbauländer sind Malaysia, Nigeria, Zaire, Indonesien und China. Fruchtfleisch und Samen enthalten bis zu 50% fettes Öl. Fettsäuren des Palmkernfettes (Erstarrungstemperatur 20 bis 24 °C) sind vor allem Laurinsäure (ca. 50%), Myristinsäure (ca. 15%), Ölsäure (ca. 15%), Palmitinsäure (ca. 10%) und Capryl- und Caprinsäure (zusammen ca. 10%). In der Fettsäurefraktion des Palmöls, das bereits bei 30 °C zu einem salbenartigen Produkt erstarrt, dominieren Ölsäure (ca. 40%), Palmitinsäure (ca. 45%) und Linolsäure (ca. 10%). Palmkernfett dient zur Gewinnung von Capryl-, Caprin- und Laurinsäure. Capryl- und Caprinsäure werden zur Erzeugung von → Mittelkettigen Triglyceriden, → Mittelkettigen Partialglyceriden und Propylenglycoloctanoatdecanoat verwendet. Laurinsäure dient zur Gewinnung von halbsynthetischen pharmazeutischen Hilfsstoffen.

10.4.3 Halbtrocknende fette Öle

♣ **Raffiniertes Erdnussöl** (Arachidis oleum PhEur) wird aus den geschälten Samen der Erdnuss, *Arachis hypogaea* L. (Fabaceae), gewonnen. Die Fettsäurefraktion besteht vor allem aus Ölsäure (35 bis 72%), Linolsäure (13 bis 43%) und Palmitinsäure (7 bis 16%). Auch längerkettige Fettsäuren kommen in relativ großen Mengen vor, u. a. Arachinsäure (bis 3%), Behensäure (bis 5%) und Lignocerinsäure (bis 3%).

Die Erdnuss ist eine bis 70 cm hohe, einjährige, in Südamerika beheimatete Kulturpflanze. Der Ölgehalt der Samen beträgt je nach den klimatischen Bedingungen 25 bis 50%. Ihre Hülsenfrucht, die 2 bis 6 Samen enthält, entwickelt sich unter der Erde, da sich das Achseninternodium unterhalb des

Fruchtknotens nach der Befruchtung stark verlängert, nach unten wächst und den Fruchtknoten 5 bis 8 cm tief in die Erde einbohrt. Die Ernte erfolgt durch Herausziehen oder Auspflügen. Hauptanbaugebiete sind Indien, China, westafrikanische Staaten und die USA. Hauptexporteure sind Senegal, Nigeria, Niger und Argentinien.

> ♣ **Raffiniertes Rapsöl** (Rapae oleum raffinatum PhEur) wird aus den Samen von Raps, *Brassica napus* L., oder Rübsen, *Brassica rapa* L.(*Brassica campestris* L., Brassicaceae), gewonnen. Die Fettsäurefraktion besteht vorwiegend aus Ölsäure (50 bis 67%), Linolsäure (16 bis 30%) und Linolensäure (6 bis 14%).

Beide Pflanzenarten sind Kulturpflanzen, die vorwiegend in Europa und Ostasien angebaut werden. Der Ölgehalt der Samen beträgt 35 bis 45%. Im Gegensatz zu früher angebauten Sorten mit bis zu 50% Erucasäure, die im Körper schwer abbaubar ist und sich im Herzmuskel anreichern soll (?), werden heute Sorten kultiviert, die unter 2% Erucasäure im Fettsäureanteil enthalten.

> ♣ **Raffiniertes Sesamöl** (Sesami oleum raffinatum PhEur) wird aus den reifen Samen des Sesam, *Sesamum indicum* L. (Pedaliaceae), gewonnen. In der Fettsäurefraktion dominieren Ölsäure (35 bis 50%), Linolsäure (35 bis 50%) und Palmitinsäure (7 bis 12%). Hier gibt die PhEur den Gehalt an definierten Triacylglycerolen an: Hauptkomponenten sind OLL, OOL, LLL, POL, OOO und POO.

Sesam ist eine einjährige, 1 bis 2 m hohe, vermutlich in Afrika beheimatete Pflanze. Hauptanbauländer sind Indien, China und Mexiko. Hauptexporteur ist der Sudan. Der Ölgehalt der Samen beträgt 40 bis 60%. Sesamöl enthält u. a. Lignane, z. B. Sesamin (Abb. 16-11), das mit der Pavolini-Reaktion nachweisbar ist.

> ♣ **Baumwollsamenöl** (Gossypii oleum) wird aus den Baumwollsamen, von Gossypium-Arten (→Baumwolle), erhalten. Das im rohen Öl enthaltene Triterpen →Gossypol (Abb. 13-14) muss bei der Raffination entfernt werden. Baumwollsamenöl enthält als Fettsäurekomponenten hauptsächlich Ölsäure (13 bis 44%) und Linolsäure (33 bis 58%). Es wird auch zur Herstellung des Hydrierten Baumwollsamenöls verwendet.

10.4.4 Trocknende fette Öle

♣ **Raffiniertes Sojaöl** (Sojae oleum raffinatum PhEur) stammt aus den Samen der Sojabohne, *Glycine max* (L.) MERR (*G. soja* SIEB. et ZUCC., Fabaceae). In der Fettsäurefraktion dominieren Linolsäure (48 bis 58%), Ölsäure (17 bis 30%), Palmitinsäure (9 bis 13%) und Linolensäure (5 bis 11%).

Die Sojabohne ist eine einjährige, bis 1 m hohe Kulturpflanze. Hauptlieferländer sind USA, China, Brasilien und Argentinien. Die Samen enthalten 12 bis 25% fettes Öl. Sojaöl kann in Form von 10 bis 20%igen Emulsionen i. v. infundiert zur parenteralen Ernährung eingesetzt werden. Sojabohnen werden auch zur Gewinnung zahlreicher proteinhaltiger Produkte (Sojamilch, Sojakäse), von Würzmitteln (Sojasoßen) und Lezithin verwendet.

♣ **Raffiniertes Sonnenblumenöl** (Helianthi annui oleum raffinatum PhEur) wird aus den Samen der Sonnenblume, *Helianthus annuus* L. (Asteraceae), erhalten. In der Fettsäurefraktion dominieren Linolsäure (48 bis 74%) und Ölsäure (14 bis 40%).

Die Sonnenblume ist eine bis 3 m hohe, einjährige, in Nordamerika beheimatete Pflanze. Die Sonnenblumenkerne (Früchte: Achänen) enthalten 22 bis 35% fettes Öl. Hauptproduzenten sind die GUS und Südosteuropa.

♣ **Natives Leinöl** (Lini oleum virginale PhEur) wird aus den reifen Samen des Saat-Leins, *Linum usitatissimum* L. (Linaceae, → Leinsamen), gewonnen. Die Fettsäurefraktion enthält vorwiegend Linolensäure (35 bis 65%), Linolsäure (11 bis 24%) und Ölsäure (11 bis 35%).

Die Leinsamen enthalten 30 bis 45% fettes Öl. Wegen des ungünstigen Linolsäure-/Linolensäure-Verhältnisses ist der früher postulierte hohe diätetische Wert des Leinöls heute in Frage zu stellen. Man verwendet es vor allem in der pharmazeutischen Technologie zu Herstellung von Seifen und Linimenten.

♣ **Raffiniertes Maisöl** (Maydis oleum raffinatum PhEur) stammt aus den Keimen der Samen vom → Mais, *Zea mays* L.(Poaceae). Die Samen enthalten 4 bis 5% fettes Öl. Seine Fettsäurefraktion enthält vorwiegend Linolsäure (39 bis 66%), Ölsäure (20 bis 42%) und Palmitinsäure (9 bis 17%).

♣ **Raffiniertes Weizenkeimöl** (Tritici aestivi oleum raffinatum PhEur) stammt aus den Keimen der Samen von *Triticum aestivum* L. (Poaceae). Es ist ein Nebenprodukt der Weizenmehlproduktion. Seine Fettsäurefraktion enthält vorwiegend Linolsäure (52 bis 59%), Ölsäure (12 bis 23%), Palmitinsäure (14 bis 19%) und Linolensäure (3 bis 10%).

♣ **Safloröl** (Carthami oleum) ist ein Öl mit sehr hohem Anteil an Linolsäure (55 bis 80%, neben etwa 10% Linolensäure) in der Fettsäurefraktion. Es wird aus den Früchten (Achänen) des Saflor, auch Färberdistel genannt, *Carthamus tinctorius* L. (Asteraceae), gewonnen. Der Anbau der einjährigen Pflanze erfolgt vorwiegend in der GUS, in Indien, in den USA und in Vorderasien.

♣ **Schwarzkümmelöl** (Oleum Nigellae) weist ebenfalls einen hohen Linolsäuregehalt (50 bis 60%) auf. Es wird aus den Samen des Echten Schwarzkümmels, *Nigella sativa* L. (Ranunculaceae), einer einjährigen Pflanze gewonnen, die vor allem in Indien, Ägypten, im Mittleren Osten und in Südeuropa angebaut wird. Es scheint als Adjuvans bei der Behandlung allergischer Erkrankungen geeignet, z.B. von atopischem Ekzem, allergischem Asthma oder allergischem Schnupfen.

10.4.5 Fette

♣ **Kakaobutter** (Cacao oleum DAB, ÖAB) ist das durch Abpressen gewonnene Fett aus den Samen des → Kakaobaumes, *Theobroma cacao* L. (Sterculiaceae). Sie ist ein Nebenprodukt der Trinkkakaogewinnung. Die Fettsäurefraktion enthält vorwiegend Ölsäure (etwa 35%), Stearinsäure (etwa 35%) und Palmitinsäure (etwa 25%). Die Schmelztemperatur liegt zwischen 31 und 35 °C. Kakaobutter wird als Suppositoriengrundmasse eingesetzt.

Die Schmelztemperatur der stabilen β-Modifikation bei 34,5 °C macht Kakaofett als Suppositoriengrundmasse geeignet. Nachteile sind das Auftreten der niedrig schmelzenden Modifikationen (α: Smp. 22 °C, β': Smp. 31 °C) bei Überschreiten der optimalen Schmelztemperatur (34 °C), die das Erstarren der Zäpfchen stark verzögert und die geringe Volumenkontraktion beim Abkühlen, die das Herauslösen aus den Formen erschwert. Weitere Nachteile sind geringe Wasseraufnahmefähigkeit und schlechte Haltbarkeit wasserhaltiger Zäpfchen. Deshalb wird Kakaobutter heute nur noch selten eingesetzt.

♣ **Schweineschmalz** (Schweinefett, Adeps suillus DAB, ÖAB) wird durch das Ausschmelzen von fettreichem, frischem, ungesalzenem Gewebe vorwiegend des Netzes und der Nierenumhüllung des gesunden Hausschweines, *Sus scrofa* L. var. *domestica* GRAY (Suidae), bei 75 bis 100 °C gewonnen. Fettsäurekomponenten sind besonders Ölsäure (35 bis 62%), Palmitinsäure (20 bis 33%), Stearinsäure (5 bis 24%) und Linolsäure (3 bis 16%). Die Schmelztemperatur muss zwischen 36 bis 43 °C liegen. Schweinefett wird als hautfreundliche, allerdings leicht verderbliche Salbengrundlage eingesetzt.

♣ **Raffiniertes Kokosfett** (Cocois oleum raffinatum PhEur, Schmelztemperatur 23 bis 26 °C) enthält als Hauptkomponenten der Fettsäurefraktion Laurinsäure (40 bis 50%), Myristinsäure (15 bis 20%) und Caprylsäure (5 bis 11%). Es dient vorwiegend, wie Palmkernfett, zur Gewinnung kurzkettiger

Fettsäuren. Es wird aus der Kopra, dem festen Anteil des Endosperms der Steinfrüchte der Kokospalme, *Cocos nucifera* L. (Arecaceae), gewonnen.

10.4.6 Fette Öle mit spezifischer Wirksamkeit

> Fette Öle und Fette sind wegen ihres hohen Brennwertes (etwa 39 kJ/g), wegen ihres Gehaltes an antiatherosklerotisch wirksamen essentiellen Fettsäuren sowie an lipophilen Vitaminen, besonders an Vitamin E, bei Fischölen auch A und D, von ernährungsphysiologischer und therapeutischer Bedeutung.

Fette Öle mit hohem Gehalt an essentiellen Fettsäuren

> Die Aufnahme von Fetten mit hohem Anteil an essentiellen Fettsäuren senkt den pathologisch erhöhten Cholesterolspiegel des Blutes, besonders den Anteil an LDL-Cholesterol, und beugt der Atherosklerose und ihren Folgeerkrankungen, wie Herz- und Hirninfarkt, vor.

Die positive Wirkung der essentiellen Fettsäuren besteht vermutlich in ihrer Rolle als Bausteine der am Transport von Fetten und Cholesterol im Körper beteiligten Glycerophosphatide und von den die rheologischen Eigenschaften des Blutes und die Integrität der Blutgefäße positiv beeinflussenden Eicosanoiden. Gesättigte Fettsäuren hingegen intensivieren die Cholesterolproduktion, hemmen die LDL-Clearance und fördern damit atherosklerotische Veränderungen der Blutgefäße. Um eine günstige Relation der Biogenese von Prostaglandinen und Thromboxanen der II-Serie zu denen der III-Serie zu erreichen, sollte das Verhältnis des Anteiles von Fettsäuren der ω6-Familie zu denen der ω3-Familie in den Nahrungsfetten etwa 5:1 betragen.

Das Verhältnis von mehrfach ungesättigten Fettsäuren (poly-unsaturated fatty acids, PUFA) zu gesättigten und einfach ungesättigten Fettsäuren (Saturated) in einem fetten Öl oder Fett wird durch den P/S Quotienten angegeben. Er sollte bei diätetisch wertvollen Lebensmitteln über 1 betragen. Er liegt z. B. bei Milchfett (Butter) nur wenig über 0, bei tierischen Speicherfetten zwischen 0 und 0,2, bei Olivenöl bei 0,45, bei Erdnussöl bei 1,5, bei Maiskeimöl bei 4,0, bei Sojaöl bei 4,5, bei Saflorol bei 7,5 und bei Sonnenblumenöl bei 8,2. Der Anteil an Nahrungsfetten an der Gesamtenergieaufnahme sollte 30 % nicht übersteigen und der an essentiellen ω3-Fettsäuren etwa 0,5 % und der an ω6-Fettsäuren etwa 3 % ausmachen.

Epidemiologische Studien weisen darauf hin, dass bei regelmäßiger Aufnahme von fetten Ölen mit ungesättigten Fettsäuren, besonders mit mehrfach ungesättigten Fettsäuren, das Risiko sinkt, an einem Tumor zu erkranken. Andere Autoren verweisen jedoch auf die möglichen kokarzinogenen und karzinogenen Wirkungen der essentiellen Fettsäuren durch Bildung mutagen wirksamer Peroxide und die Bildung polyzyklischer Kohlenwasserstoffe beim Erhitzen. Auch der erhöhte Bedarf an Vitaminen, besonders an Vitamin E, Biotin und Vitamin B_{12}, nach Aufnahme ungesättigter Fettsäuren und daraus möglicherweise resultierende Avitaminosen sind zu berücksichtigen.

Auf mögliche nachteilige Wirkungen hoher Konzentrationen an ungesättigten *trans*-Fettsäuren, die vorwiegend bei industrieller Fetthärtung aber auch beim Braten mit fetten Ölen und Fetten aus den natürlichen *cis*-Fettsäuren entstehen, sei ebenfalls hingewiesen. Nach epidemiologischen Studien soll die langfristige Aufnahme gehärteter Fette das Risiko erhöhen, an koronaren Herzkrankheiten und Tumoren zu erkranken. Die ungesättigten Fettsäuren liegen in Handelsölen bis zu 17%, in der Margarine bis zu 47% und in Backfetten bis zu 58% in der *trans*-Form vor. Butter enthält 3 bis 7% *trans*-Fettsäuren, qualitativ hochwertige Margarine nur 3 bis 4% *trans*-Fettsäuren und Diätmargarine ist fast frei davon (< 1%). Die Wirkung der *trans*-Fettsäuren kommt wahrscheinlich dadurch zustande, dass sie in die Phospholipide der Zellmembranen eingebaut werden und deren Funktionstüchtigkeit negativ beeinflussen. Auch der Eicosanoidstoffwechsel wird durch sie gestört.

Fette Öle mit hohem Gehalt an γ-Linolensäure

> γ-Linolensäure (Gamolensäure, Abb. 10-2) soll den bei Neurodermitis möglicherweise bestehenden Mangel an Δ^6-Desaturase kompensieren können. Dieses Enzym katalysiert die Umwandlung von Linolsäure in γ-Linolensäure, die für die Bildung von Prostaglandin E_2 notwendig ist, das für die Ausdifferenzierung von T-Supressorzellen gebraucht wird. γ-Linolensäure soll auch antiatherosklerotische Wirkung besitzen.

γ-Linolensäure kommt in den Triacylglycerolen der fetten Öle der Samen einiger Pflanzen, z.B. in denen der Gemeinen Nachtkerze (8 bis 14%, s.u.), der Schwarzen Johannisbeere, *Ribes nigrum* L. (Saxifragaceae, 15 bis 20%), sowie einiger Boraginaceae (z.B. von *Borago officinalis* L., Borretsch, 18 bis 25%), in der Muttermilch (nicht in der Kuhmilch!) und in den Fetten einiger Meerestiere vor.

♣ **Raffiniertes Nachtkerzenöl** (Oenotherae oleum raffinatum DAC) wird aus den Samen von Nachtkerzen-Arten, besonders der Gemeinen Nachtkerze, *Oenothera biennis* L. (Onagraceae), gewonnen. Nachtkerzen-Arten sind in Nordamerika heimische zweijährige, bis 1 m hohe Pflanzen. Die Gemeine Nachtkerze ist in allen gemäßigten Gebieten verbreitet und wird auch angebaut. Ihr Samenöl enthält 8 bis 14% γ-Linolensäure neben 65 bis 80% Linolsäure. Es wird, meistens verkapselt, in Dosen von 0,3 bis 0,5 (bis 6 g/d) bei atopischem Ekzem (Neurodermitis) oder Mastalgie eingesetzt. Auch in einigen Haut- und Körperpflegemitteln ist es enthalten.

Fette Öle mit hohem Gehalt an ω3-Polyenfettsäuren

> Die Polyenfettsäuren der ω3-Fettsäurefamilie, besonders Eicosapentaensäure (EPA) und Docosahexaensäure (DHA, Abb. 10-2), fördern die periphere Durchblutung und wirken damit bei essentieller Hypertonie blutdrucksenkend. Außerdem haben sie entzündungshemmende Wirkung. Reich an ω3-Polyenfettsäuren sind Fischöle und Lebertran.

Der Effekt der ω3-Polyenfettsäuren kommt u. a. durch eine Förderung der Produktion von Eicosanoiden der Serie-III auf Kosten der der Serie-II zustande. So wird die Bildung von TXA_3 begünstigt, die von TXA_2 vermindert. TXA_3 fördert Thrombozytenaggregation weniger stark als TXA_2. Die Bildung von PGI_3, das die Thrombozytenaggregation hemmt und zur Gefäßdilatation führt, wird ebenfalls verstärkt. Folge ist Förderung der peripheren Durchblutung. Außerdem senken ω3-Polyenfettsäuren bei Hyperlipidämie den Triacylglycerol- und Cholesterolspiegel. Damit wird nicht nur der Atherosklerose vorgebeugt, sondern auch, unabhängig von der Höhe des Cholesterolblutspiegels, eine kardioprotektive Wirkung erreicht, die zur Abnahme des Herzinfarktrisikos führt. Entzündliche Prozesse werden ebenfalls positiv beeinflusst, da auch die Biosynthese von LTB_4, einem Entzündungsmediator, durch ω3-Polyenfettsäuren vermindert wird.

Säuglinge decken ihren Bedarf an für die gesunde Entwicklung notwendigen Polyenfettsäuren vorwiegend aus der Muttermilch, die 0,2 bis 0,5%, bei Müttern, die oft Fisch essen, bis 2% DHA enthält. Um Entwicklungsstörungen bei nicht gestillten Säuglingen zu vermeiden, wird empfohlen, deren Nahrung mit DHA anzureichern. Die Frühgeburtenrate bei Schwangeren, die mindestens 1-mal in der Woche Fisch aßen, soll geringer sein als bei Schwangeren, die Fisch mieden.

♣ **Fischöle**, die bei der Fischmehlproduktion aus Kaltwassermeeresfischen als Nebenprodukte erhalten werden, sind reich an EPA und DHA. Offizinell ist ♣ **Omega-3-Säuren-reiches Fischöl** (Piscis oleum omega-3 acidis abundans PhEur, ≥28% Omega-3-Säuren, ≥13% EPA, ≥9% DHA) aus Fischen der Familien Engraulidae (Sardellen), Carangidae (Stachelmakrelen), Clupeidae (Heringe), Osmeridae (Stinte), Scombridae (Makrelen) und Ammodytidae (Sandaale), z. B. aus dem Hering. Man setzt es ein zur Prophylaxe und Therapie von arteriellem Bluthochdruck und koronaren Herzerkrankungen (TD 3 bis 15 g, p. o.). Darüber hinaus werden Fischöle, parenteral appliziert, bei rheumatischen Beschwerden, Psoriasis und Colitis ulcerosa angewendet. Es wird empfohlen, 1- bis 2-mal in der Woche Meeresfische zu essen, z. B. Thunfisch, Lachs, Hering, Makrele oder Sardinen. Bei reichlichem Genuss des geräucherten Butterfisches (Dollarfisch, *Perprilus triacanthus*) und verwandter Arten kann es wegen des hohen Gehaltes an flüssigen Wachsen zu Übelkeit, Erbrechen und sogar zu Krämpfen kommen.

Omega-3-Säuren-Triglyceride (Omega-3 acidorum triglycerida PhEur, ≥60% Omega-3-säuren, ≥45% EPA und DHA), **Omega-3-Säurenethylester 60** (Omega-3 acidorum esteri ethylici PhEur, ≥60% Omega-3-säurenethylester, ≥50% EPA und DHA) und **Omega-3-Säurenethylester 90** (Omega-3 acidorum esteri ethylici PhEur, ≥90% Omega-3-säurenethylester, ≥80% EPA und DHA) werden wie Fischöle angewendet. Man gewinnt sie durch Umesterung der Triglyceride an Omega-3-Säuren-reicher Fischöle und Fraktionierung.

Fette Öle mit hohem Gehalt an Vitamin A und D

> ♣ **Lebertran (Typ A)** (Iecoris aselli oleum A PhEur, Dorschlebertran) und **Lebertran (Typ B)** (Iecoris aselli oleum B PhEur) werden aus frischen Lebern des Kabeljaus, *Gadus morrhua* L., und anderer Fische aus der Familie der Gadidae, gewonnen. Der Gehalt je Gramm an Vitamin A beträgt 600 I. E. (180 µg) bis 2500 I. E. (750 µg), der an Vitamin D_3 60 I. E. (1,5 µg) bis 250 I. E. (6,25 µg). Hauptfettsäuren sind Ölsäure, Eicosensäure, Palmitoleinsäure, Gadoleinsäure, Cetoleinsäure (22:1(12)), EPA und DHA.

Lebertran wird durch Ausschmelzen der auf See gefrorenen Lebern in dampfbeheizten Kesseln gewonnen, zur Vermeidung oxidativer Veränderungen möglichst unter CO_2-Atmosphäre. Anschließend wird raffiniert und von leicht erstarrenden Anteilen bei Temperaturen um 0 °C befreit (Winterisieren). Beim Typ A wird anhand der Anisidinzahl (ANZ) der Gehalt an α,β-ungesättigten Aldehyden, die bei der Aufarbeitung und Lagerung entstehen können, eingegrenzt (≤30).

Lebertran wird wegen seines Gehaltes an ω3-Polyenfettsäuren, Vitamin A und Vitamin D_3 als Kräftigungsmittel eingesetzt (TD 3 bis 15 g). Besser schmeckend, aber weniger gut haltbar als Lebertran, sind Lebertranemulsionen. Zur Vitaminsubstitution bevorzugt man heute wegen der besseren Dosierbarkeit Fertigarzneimittel mit halbsynthetischen Vitaminen A und D. Lebertran wird auch äußerlich in Form 10 bis 50%iger Salben zur Behandlung schlecht heilender Wunden und Ekzeme verwendet.

Fette Öle mit hohem Gehalt an Vitamin E

> Fette Öle mit hohem Gehalt an Vitamin E sind Weizenkeimöl und Maiskeimöl.

Natives Weizenkeimöl (Tritici aestivi oleum virginale PhEur) enthält etwa 200 bis 300 mg Vitamin E/100 g und **Maiskeimöl** (Zeae oleum DAC) etwa 100 mg/100 g. Außerdem sind diese Öle reich an Linolsäure (über 50%).

Fette Öle mit ungewöhnlichen Fettsäuren

> ♣ **Natives Rizinusöl** (Ricini oleum virginale PhEur) wird aus den Samen des Rizinus, *Ricinus communis* L. (Euphorbiaceae), durch Kaltpressung erhalten. Hauptfettsäure ist Ricinolsäure (($12R$)-12-Hydroxy-octadec-9Z-ensäure, ($12R$)-12-Hydroxy-ölsäure, 85 bis 92 %).

Rizinus, der vermutlich in Indien oder im tropischen Afrika beheimatet ist, bildet in tropischen Gegenden bis zu 15 m hohe, schnellwüchsige Bäume. Er wird in gemäßigten Klimaten einjährig kultiviert. Hauptanbauländer sind Brasilien, Indien, verschiedene afrikanische Staaten und die GUS. Rizinussamen enthalten neben 45 bis 55 % fettem Öl u. a. stark toxische Lectine, vor allem → Ricin, etwa 0,2 % des wenig toxischen Pyridinalkaloids Ricinin und reichlich Lipasen. Bedingt durch den Ricingehalt sollen etwa 10 Samen für einen Menschen tödlich sein. Die fettunlöslichen Giftstoffe verbleiben bei der Kaltpressung im Pressrückstand. Zur Entfernung eventuell suspendierter Lectine und Lipasen wird mit Wasser ausgekocht oder Wasserdampf behandelt. Durch Behandlung mit Bleicherde erhält man **Raffiniertes Rizinusöl** (Ricini oleum raffinatum DAB).

Peroral gegeben, wirkt Rizinusöl durch die im Dünndarm durch die Pankreaslipase freigesetzte, wegen ihres hydrophilen Charakters nur langsam resorbierte Ricinolsäure, abführend. Die Ricinolsäure soll durch Stimulation der Biosynthese der Prostaglandine im Darm wirksam sein, dadurch zu einer Hemmung der Na^+/K^+-ATPase und somit zu einer verzögerten Resorption von Na^+-Ionen und Wasser führen. Auch die Bildung von Stickoxid (NO) wird angeregt. Es wirkt relaxierend und ist in der Lage, Darmspasmen zu lösen.

Die Einzeldosis beträgt bei akuter Obstipation und zur Darmreinigung vor diagnostischen Untersuchungen für Erwachsene 15 bis 30 ml Rizinusöl, für Kinder bis 2 Jahre 1 bis 5 ml, ab 2 Jahre 5 bis 15 ml. Die Wirkung tritt nach etwa 2 bis 4 Stunden ein. Bei chronischen Obstipationen erwiesen sich 3 bis 6 ml in Kapselform als ausreichend. Bei Schwangerschaft sollte Rizinusöl nicht eingesetzt werden. Die Behandlungsdauer darf aufgrund eines möglichen Wasser-, Kalium- und Natriumverlustes 14 Tage nicht überschreiten.

Rizinusöl ist gut haltbar, mit absolutem Ethanol und Essigsäure mischbar und zu 30 % in 90 %igem Ethanol löslich. Daher kann es, um einem Sprödwerden der Haut vorzubeugen, ethanolischen Dermatika und Kosmetika zugesetzt werden. Seine hohe Viskosität wird beim Einsatz als Haarbrillantine und Wimpernpflegemitteln ausgenutzt. Raffiniertes Rizinusöl dient als Arzneiträger, z. B. für Augenarzneilösungen und Injektabilia.

Da die große Viskosität des Rizinusöls auch bei höheren Temperaturen erhalten bleibt, wird es, wie auch das durch Erhitzen dehydratisierte Öl, das Rizinenöl, ein trocknendes Öl, für vielfältige technische Zwecke verwendet.

10.5 Fettsäuren und Fettalkohole als pharmazeutische Hilfsstoffe

> Bei Fettsäuren überwiegt wegen des Vorhandenseins zahlreicher lipophiler CH_2-Gruppen und der nur wenig hydratisierten Carboxylgruppe der lipophile Charakter. Durch Bildung von Alkalisalzen nimmt die Hydratisierung der Carboxylgruppe und damit die Hydrophilie zu.

Mittel- und langkettige Fettsäuren sind wasserunlöslich. Alkalisalze, die Alkaliseifen, weisen bei einer Kettenlänge von mehr als 10 C-Atomen Lyobipolarität auf, d.h. sie sind kolloidal in Wasser löslich und gut als O/W-Emulgatoren geeignet. Sie werden als Wasch- und Reinigungsmittel eingesetzt (Seife!), selten auch als Bestandteil hautreizender Zubereitungen (z.B. Natronseife, Sapo durus ÖAB, als Komponente des Seifenpflasters). Da sie als Salze schwacher Säuren stark alkalisch reagieren, können mit ihrer Hilfe hergestellte O/W-Emulsionen, sog. Linimente (Emulsionen für den äußerlichen Gebrauch), nicht innerlich angewendet werden. Bei Salzen von Fettsäuren mit Aminen, den Aminseifen, ist die Emulgatorwirkung weiter verstärkt.

Fettsaure Erdalkali- und Schwermetallsalze sind wasserunlöslich, aber löslich in heißen fetten Ölen. Sie sind als W/O-Emulgatoren bzw. Dispersionsmittel und Konsistenzgeber zur Herstellung von Linimenten, Cremes und Salben geeignet. Wegen der guten Gleitwirkung und ihrer Haftfähigkeit auf der Haut dienen sie auch als Zusätze zu Körperpudern. Der adstringierende Effekt von Aluminiumseifen und die antimykotische Wirkung von Aluminium-, Zink- und Magnesiumseifen ungeradzahliger Fettsäuren (z.B. Undecylenate) macht sie als Zusätze von Fußpudern geeignet. Die Gleitwirkung von Magnesium- und Calciumseifen erlaubt ihren Einsatz als Fließ-, Gleit- und Formtrennmittel bei der Tablettierung.

Bei Fettalkoholen überwiegt der lipophile Charakter. Ihre Emulgatorwirkung ist gering. Sie werden meistens nur als Stabilisatoren von W/O-Emulsionen eingesetzt. Durch Sulfurierung oder Sulfonierung wird der hydrophile Anteil erhöht und damit der lyobipolare Charakter vergrößert. Die Natriumsalze der Fettalkoholsulfate oder -sulfonate sind gute O/W-Emulgatoren für äußerlich anzuwendende Zubereitungen, z.B. hautschonende synthetische Seifen (Syndets = **syn**thetic **de**tergen**ts**).

In der pharmazeutischen Technologie und Kosmetik werden u.a. verwendet:

- Fettsäuren oder Fettsäuregemische, z.B. Ölsäure, Palmitinsäure oder Stearinsäure,
- Alkaliseifen wie Kaliseife, Natriumpalmitat, Natriumstearat, Natriumoleat und Natriumricinolat, sowie Metallseifen, wie Aluminiumstearat, Calcium-

palmitat, Calciumstearat, Calciumbehenat, Magnesiumstearat und Zinkstearat,
- Fettalkohole wie Cetylalkohol, Stearylalkohol und Cetylstearylalkohol (Lanette O®),
- Emulgierende Fettalkohole, das sind Mischungen von Fettalkoholen und Natriumsalzen von Fettalkoholsulfaten, z. B. Emulgierender Cetylstearylalkohol (Lanette N®),
- Natriumsalze von Fettalkoholsulfaten, z. B. Natriumdodecylsulfat (Lanette E®), Natriumcetylsulfat und Natriumstearylsulfat,
- Natriumsalze von Fettalkoholsulfonaten, z. B. Natriumcetylsulfonat.

10.6 Partialsynthetische Fettsäureester als pharmazeutische Hilfsstoffe

Hydrierte fette Öle sind **Hydriertes Erdnussöl** (Arachidis oleum hydrogenatum PhEur), **Hydriertes Rizinusöl** (Ricini oleum hydrogenatum PhEur), **Hydriertes Sojaöl** (Sojae oleum hydrogenatum PhEur) und **Hydriertes Baumwollsamenöl** (Gossypii oleum hydrogenatum PhEur, fest). Hydriertes Erdnussöl ist von salbenartiger, die übrigen hydrierten Öle sind von fester Konsistenz. Hydriertes Erdnussöl wird als Salbengrundlage, die festen hydrierten Öle werden als konsistenzgebende Faktoren für Salben und ähnliche Zubereitungen, sowie als Hilfsmittel bei der Tablettierung (Formentrennmittel, leichte Retardwirkung) eingesetzt.

Bei der Hydrierung werden Linolsäure-, Linolensäure- und Ölsäurereste partiell in Stearinsäurereste umgewandelt, bei Rizinusöl die Ricinolsäurereste in 12-Hydroxy-stearinsäurereste.

Partialsynthetische Acylglyceride werden durch Veresterung von Fettsäuren mit Glycerol erhalten. Entsprechend dem eingesetzten Fettsäure/Glycerol-Verhältnis und der Art der eingesetzten Fettsäuren enthalten sie unterschiedliche Anteile von Mono-, Di- oder Triacylglycerole mit unterschiedlichen Schmelztemperaturen. Ihre Hydroxylzahl (OHZ) gibt Auskunft über den Veresterungsgrad des Glycerols.

Hartfett (Adeps solidus PhEur, Schmelztemperatur 30 bis 45 °C, OHZ < 50) ist ein festes Gemisch von Mono-, Di- und Triacylglycerolen, das aus den längerkettigen Fettsäuren, besonders aus Laurinsäure, durch Veresterung mit Glycerol erhalten wird. Es dient u. a. als Grundmasse für Suppositorien und Globuli.

Mittelkettige Triglyceride (Triglycerida saturata media PhEur, OHZ < 10) bilden ein farbloses äußerst beständiges Öl mit geringer Viskosität. Die Fettsäurefraktion besteht vorwiegend aus Caprylsäure und Caprinsäure. Sie werden in der Galenik und als Diätetika bei Störungen der Fettresorption und Fettverdauung angewendet.

Mittelkettige Partialglyceride (Partialglycerida mediocatenalia DAB, OHZ 310 bis 340) bzw. **Höherkettige Partialglyceride** (Partialglycerida longicatenalia DAB, OHZ 60 bis 115) sind Gemische von Mono-, Di- und Triacylglycerolen von Fettsäuren mittlerer Kettenlänge, vorwiegend der Capryl- und Caprinsäure bzw. der Palmitin- und Stearinsäure. Sie sind fest und in Petroläther und in Ethanol löslich. Sie werden als Hilfsstoffe in der Galenik sowie wegen ihrer leichten Resorbierbarkeit als Resorptionsbeschleuniger in Zubereitungen zur peroralen, rektalen und transdermalen Applikation und bei Fettresorptionsstörungen als Diätetika eingesetzt.

Weitere pharmazeutische Hilfsstoffe sind flüssige oder feste Produkte, die neben Di- und Triacylglycerolen besonders Monoacylglycerole enthalten, z. B. Glycerolmonostearat 40–50% (Glyceroli monostearas 40–50 PhEur) mit 40 bis 50% Monoacylglycerolen und wechselnden Mengen Di- und Triacylglycerolen. Sie werden als Konsistenzgeber und Emulgatoren in Salben, Cremes oder Lotionen verwendet.

Vorwiegend als nicht ionogene Emulgatoren oder Lösungsvermittler benutzt werden Fettsäureester von Sorbitol, von Sorbitanen (innere zyklische 1,4- oder 1,5-Monoether des Sorbitols), Sorbid (innerer dizyklischer 1,4:3,6-Diether des Sorbitols, Span®), Polyoxyethylensorbitan (Polysorbate, Tween®), Polyoxyethylen (Macrogol, Myrj®), Ethylenglycol, Propylenglykol, Saccharose, Pentaerythritol, Polyglycerol und Fruchtsäuren, z. B. Citronensäure und Weinsäure.

10.7 Wachse als pharmazeutische Hilfsstoffe

> Von pharmazeutischer Bedeutung sind das flüssige Jojobawachs und die festen Wachse Carnaubawachs, die Bienenwachse Gelbes Wachs sowie Gebleichtes Wachs, Schellack und Wollwachs. Sie werden als Hilfsstoffe in der Galenik eingesetzt.

♣ **Flüssiges Jojobawachs** (Simmondsiae cera liquida DAC) wird aus den reifen Samen des Jojobastrauchs, *Simmondsia chinensis* (LINK) C. K. SCHNEID. (Simmondsiaceae), durch Kaltpressung gewonnen. Der Jojobastrauch ist in Trockengebieten im Südwesten der USA und in Mexiko beheimatet. Er wird in vielen Ländern angebaut. Die Samen enthalten etwa 50% Wachs. Das Wachs ist gut haltbar und besteht aus Estern einfach ungesättigter C_{16}- bis C_{22}-Fettsäuren, besonders Gadoleinsäure, Erucasäure und Ölsäure, mit den entsprechenden Alkoholen. Für den Menschen ist Jojobawachs unverdaulich. Es wird als Bestandteil von Salben, Cremes und Lotionen verwendet.

♣ **Carnaubawachs** (Cera carnauba PhEur, Schmelztemperatur 80 bis 88 °C) wird aus der bis zu 5 mm starken Kutikularwachsschicht der bis 2 m langen Blattfächer der Carnauba-Wachspalme, *Copernicia cerifera* MART. (*C. prunifera* (MILL.) H. E. MOORE, Arecaceae) gewonnen. Es enthält 35 bis 80 % Ester von langkettigen Fettsäuren mit Fettalkoholen, besonders Myricylcerotat (C_{30}-C_{26}), Ester von ω-Hydroxyfettsäuren mit Fettalkoholen, Diester von ω-Hydroxyfettsäuren mit Fettalkoholen und *p*-Hydroxy- bzw. *p*-Methoxyzimtsäure sowie freie Fettalkohole.

Die Carnauba-Wachspalme kommt in Brasilien, Argentinien und Paraguay vor und wird dort auch kultiviert. Das Wachs wird durch Kochen der Blätter mit Wasser oder durch Abklopfen von den getrockneten Blättern erhalten und in kochendem Wasser umgeschmolzen. Eine Palme liefert 150 bis 180 g Wachs im Jahr. Das harte Wachs wird vorwiegend zum Polieren von Dragees und zur Erhöhung der Konsistenz von Salben verwendet. Darüber hinaus hat es Bedeutung für die kosmetische Industrie, z. B. bei der Herstellung von Lippenstiften.

♣ **Gelbes Wachs** (Cera flava PhEur, Tropfpunkt 61 bis 65 °C) wird durch Ausschmelzen der entleerten Waben der Honigbiene, *Apis mellifera* L. (Apidae), mit heißem Wasser und Filtration der Schmelze gewonnen. Aus dem geschmolzenen Gelben Wachs wird durch Bleichen mit Oxidationsmitteln oder Filtration durch Aktivkohlefilter ♣ **Gebleichtes Wachs** (Cera alba PhEur) erhalten. Es dient, gemischt mit flüssigem Paraffin oder fetten Ölen, als Grundlage sog. Wachssalben.

Bienenwachs wird von den Arbeitsbienen in Wachsdrüsen unter den letzten vier Sterniten (ventrale Körpersegmente) gebildet und zum Wabenbau benutzt. Es enthält Ester von Palmitinsäure mit C_{24}- bis C_{34}-Fettalkoholen (ca. 35 %), besonders Myricylpalmitat (C_{30}-C_{16}), Diester der 15-Hydroxypalmitinsäure mit Palmitinsäure und Fettalkoholen (ca. 10 %), Hydroxywachsester aus 15-Hydroxypalmitinsäure und Fettalkoholen (ca. 20 %), freie Fettsäuren (ca. 10 %) und Paraffinkohlenwasserstoffe (15 bis 20 %, besonders Heptacosan, $C_{27}H_{56}$).

♣ **Schellack** (Lacca PhEur, Schmelztemperatur 65 bis 85 °C) ist das gereinigte Exkret der weiblichen Lackschildlaus, *Kerria lacca* (KERR) LINDINGER (*Laccifera lacca* KERR, Lacciferidae). Er kommt gebleicht oder/und von der Wachsfraktion befreit zum Einsatz. Schellack besteht aus kreuzveresterten aliphatischen und alizyklischen Hydroxycarbonsäuren, besonders der Aleuritinsäure (9*R*,10*S*,16-Trihydroxypalmitinsäure), sowie Schellolsäure und Jalarinsäure (trizyklische Sesquiterpendihydroxydicarbonsäure bzw. -formylmonocarbonsäure mit 5,10-Methano-guajan-Grundkörper). Er kann bis zu 5 % Wachs enthalten. Die gelbbraune Farbe ist durch Anthrachinonderivate bedingt, u. a. durch Erythrolaccin (1,2,5,7-Tetrahydroxy-3-methyl-anthrachinon). Durch Behandlung mit NaOCl kann entfärbt werden.

Das zum Schutz der flügellosen, weiblichen Tiere und ihrer Eier vor Verfolgern und Witterungseinflüssen dienende Produkt bedeckt die Zweige, auf denen die Tiere leben, mit einer bis zu 1 cm dicken Kruste. Die Zweige werden abgebrochen, das Sekret wird entfernt und in Wasser umgeschmolzen. Die Schmelze wird filtriert und zu dünnen Platten ausgegossen (Blätterschellack). Erzeugerländer sind Indien, Burma, Indonesien (Molukken) und China.

Schellack ist alkali- und ethanollöslich. Er wird verwendet, um Dragees mit magensaftresistenten, dünndarmlöslichen Überzügen zu versehen. Auch als Möbellack hat er Bedeutung.

> ♣ **Wollwachs** (Adeps lanae PhEur, Tropfpunkt: 38 bis 44 °C, darf bis 200 ppm Butylhydroxytoluol als Antioxidans enthalten) ist von salbenartiger Konsistenz und besteht aus den wachsartigen Ausscheidungen der Haut des Schafes, *Ovis aries* L. (Bovidae). Es ist ein komplexes Gemisch von Wachsestern, Wachsalkoholen und Sterolen. Es kann unter Bildung von W/O-Emulsionen ein Vielfaches seines Gewichtes an Wasser aufnehmen. Wegen dieser Eigenschaft und seiner Hautfreundlichkeit, bedingt durch die chemische Verwandtschaft seiner Komponenten mit den menschlichen Hautlipiden, wird es als Bestandteil von Salbengrundlagen verwendet.

Wollwachs fällt bei der Reinigung der Rohwolle als Nebenprodukt an und macht durchschnittlich 15 % von deren Gewicht aus. Nach der Schur wird die Wolle zunächst zur Entfernung von Verunreinigungen und Seifen mit Wasser gespült. Anschließend wird in speziellen Waschmaschinen mit Seifen- oder Sodalösung bzw. mit Lösungen synthetischer Waschmittel gewaschen. Die so emulgierten Wachse werden durch Zentrifugation abgetrennt. Das rohe Wollwachs (Adeps lanae cruda) wird zur Entfernung freier Fettsäuren mit Alkalilösung behandelt. Mit Hilfe von Bleicherden, Aktivkohle oder Peroxiden wird gebleicht und desodoriert. Auch eine Extraktion der Wachse aus der Rohwolle mit organischen Lösungsmitteln wird praktiziert.

Der Anteil an Wachsestern beträgt etwa 70 bis 90 %, der an freien Sterolen und Wachsalkoholen etwa 10 bis 30 %. In den Wachsestern gebunden sind C_{10}- bis C_{38}-n-Fettsäuren (etwa 10 %), C_{10}- bis C_{40}-Isofettsäuren und C_{17}- bis C_{41}-Anteisofettsäuren (zusammen etwa 50 %) und α-Hydroxyderivate dieser Säuren (etwa 30 %, besonders α-Hydroxypalmitinsäure und α-Hydroxyisooctadecansäure). Hauptkomponenten der Alkoholfraktion der Wachsester sind Cholesterol (etwa 35 %), Lanosterol (etwa 15 %), Dihydrolanosterol (etwa 10 %) und aliphatische Alkohole (etwa 35 %). Bei den aliphatischen Alkoholen handelt es sich um C_{14}- bis C_{34}-n-Alkanole, C_{14}- bis C_{36}-Isoalkohole, C_{17}- bis C_{35}-Anteisoalkohole und 1,2-Diole mit gleichen Grundkörpern.

Wollwachs muss u. a. auf Abwesenheit von Pestizidrückständen und Paraffinen geprüft werden.

> Da sich das zähe, klebrige Wollwachs schlecht verarbeiten lässt, führen die Arzneibücher auch Salbengrundlagen, in die bereits industriell Wasser eingearbeitet wurde: **Wasserhaltiges Wollwachs** (Adeps lanae cum aqua

PhEur, 25% Wasser enthaltend), **Lanolin** (Lanolinum DAB: mit 20% Wasser und 15% Dickflüssigem Paraffin, PhHelv: mit 20% Wasser und 10% Olivenöl) und **Zusammengesetztes wasserhaltiges Wollwachs** (Cera Lanae cum Aqua composita ÖAB: mit 20% Wasser und 10% Dickflüssigem Paraffin).

Wollwachs dient auch zur Herstellung der wenig oxidationsempfindlichen **Wollwachsalkohole** (Alcoholes adipis lanae PhEur, Gemisch von aliphatischen Alkoholen und Sterolen). Zu ihrer Gewinnung wird Wollwachs alkalisch verseift und der unverseifbare Anteil mit organischen Lösungsmitteln aus dem Gemisch extrahiert. Auch durch katalytische Hydrierung des Wollwachses können Wollwachsalkohole (**Hydriertes Wollwachs**, Adeps lanae hydrogenatus PhEur) gewonnen werden. Man setzt sie Salbengrundlagen zur Erhöhung des Wasseraufnahmevermögens zu. Sie sind u. a. Bestandteile der **Wollwachsalkoholsalbe** (Lanae alcoholum unguentum DAB, Weißes Vaselin enthaltend) und der **Wasserhaltigen Wollwachsalkoholsalbe** (Lanae alcoholum unguentum aquosum DAB).

Das früher verwendete **Walrat** (Cetaceum, Erstarrungstemperatur 45 bis 50 °C, Hauptkomponente Cetylpalmitat), ein Wachs aus Schädelhöhlen, Rückgratknochen und Speck des Pottwales, wird heute durch synthetische Wachsester ersetzt.

Dünnflüssige partialsynthetische Wachsester, z. B. Oleyloleat (Cetiolan®), dienen als Lösungsmittel für i. c. bzw. i. m. zu applizierende lipophile Arzneistoffe. Sie haben gutes Penetrationsvermögen und sind wegen ihrer geringen Viskosität leicht injizierbar. Feste Wachsester, z. B. Cetylpalmitat (Cutina®), werden zur Erhöhung der Konsistenz von Salben und zur Herstellung von Arzneistiften eingesetzt.

10.8 Glycerophosphatide als Arznei- und Hilfsstoffe

Glycerophosphatide können wegen ihres Gehaltes an essentiellen Fettsäuren als Diätetika und wegen ihrer lyobipolaren Eigenschaften als Emulgatoren für innerlich anzuwendende Emulsionen eingesetzt werden. Von pharmazeutischer Bedeutung sind Lezithin und Colfoscerilpalmitat.

Lezithin ist ein Gemisch von Glycerophosphatiden und Glykolipiden. ♣ **Pflanzenlezithin** (Lecithinum vegetabile ÖAB), gewonnen aus Sojabohnen, enthält Phosphatidylcholin (20 bis 40%), Phosphatidylethanolamin (5 bis 30%), Phosphatidylinositol (etwa 15%) und Sphingoglykolipide (15 bis 40%). ♣ **Ei-Lezithin** (Lecithinum ex ovo), gewonnen aus Hühnereigelb, enthält Phosphatidylcholin (bis 80%) und Phosphatidylethanolamin (etwa 17%). Lezithin hat gute emulgierende und dispergierende Eigenschaften. Es

> ist sowohl zur Stabilisierung von O/W- und W/O-Emulsionen sowie zur Herstellung von Liposomen geeignet. Es wird auch als Diätetikum verwendet.

Therapeutisch werden Lezithin und hochgereinigte Phospholipide aus der Sojabohne mit hohem Anteil an 1,2-Dilinoleoylphosphatidylcholin bei toxisch-nutritiven Leberschäden (z. B. bei alkoholinduzierter Fibrogenese), bei chronischer Hepatitis und bei leichten Formen der Hypercholesterolämie angewendet (TD 1,5 bis 2,7 g, p. o., Komm. E, nach anderen Angaben 20 bis 30 g/d). Darüber hinaus wird Lezithin als Lieferant essentieller Fettsäuren Infusionslösungen zur parenteralen Ernährung zugesetzt. Eine Wirkung am Gesunden, z. B. eine Verbesserung der physischen und kognitiven Leistungsfähigkeit, ist nicht wahrscheinlich. In der Lebensmittelindustrie dient es als Zusatzstoff für viele Produkte, z. B. Schokolade und Margarine.

♦ **Colfoscerilpalmitat** (Dipalmitoylphosphatidylcholin) wird in Form wässriger Suspensionen als künstliches Surfactant zur Bekämpfung des Atemnotsyndroms der Frühgeborenen (IRDS, bei 15% aller Frühgeborenen auftretend, Letalität 25 bis 30%) eingesetzt, bei denen wegen Unreife der Lunge die Surfactantbildung noch unzureichend ist. Die Applikation erfolgt über einen Trachealtubus.

Literatur

Anonym (1995): Ernährungsberatung: Transfettsäuren in Margarinesorten. Dtsch Apoth Ztg 135 (24): 2238
Anonym (1999): Diätetische Empfehlungen: Mehr Fisch auf den Tisch. Dtsch Apoth Ztg 139 (3): 268–271
Anonym (2001): Schlaganfall: Mehr Fisch auf den Tisch. Dtsch Apoth Ztg 141 (6): 691
Anonym (2001): Trockene Nasenschleimhaut: Sesamöl als Alternative zur Salzlösung. Dtsch Apoth Ztg 141 (48): 5658
Anonym (2002): Hochgereinigte Extrakte aus der Sojabohne: Essenzielle Phospholipide in der Lebertherapie. Dtsch Apoth Ztg 142 (Supplement Nr. 8): 4–5
Aßmann C (1995): Ernährung: Pharmakologische Wirkungen von Omega-3-fettsäuren (Referat). Dtsch Apoth Ztg 135 (27): 2530–2532
Brian M (2001): Functional Food. Dtsch Apoth Ztg 141 (21): 2475–2485
Büechi S (2000): Rizinusöl. Z Phytother 21 (6): 312–318
Crone von der S (2002): Koronare Herzkrankheit: Fischkonsum schützt auch Frauen. Dtsch Apoth Ztg 142 (45): 5500–5502
Crone von der S (1998): Koronare Herzkrankheiten: Gehärtete Fette gefährden die Gesundheit. Dtsch Apoth Ztg 138 (23): 2121–2122
Daniel H, Hecht H (1990): Ernährung und Arteriosklerose. Dtsch Apoth Ztg (23): 1307–1318
Deurer A et al. (2002): Der Einfluss von Schwarzkümmelöl auf den Immunstatus von Patienten mit Inhalationsallergie. Biol Med 31 (2): 75–78

Engel S et al. (1992): Der Einsatz von Omega-3-fettsäuren bei chronischen entzündlichen Erkrankungen. Natur- und Ganzheitsmedizin 1992 (5): 152–154

Fessler B (1995): Fette in der Ernährung: Transfettsäuren und koronare Herzkrankheit. Dtsch Apoth Ztg 135 (12): 1060–1061, s. auch folgende Seiten

Fessler B (1998): Herz-Kreislauf-Erkrankungen: Fisch schützt – aber nur bedingt! Dtsch Apoth Ztg 138 (23): 2118–2120

Fessler B (1999) Säuglingsnahrung: Intelligentere Kinder durch mehrfach gesättigte Fettsäuren. Dtsch Apoth Ztg 139 (37): 3436–3437

Gers-Barlag E (1995): Omega-3-Fettsäuren bei kardiovasculären Erkrankungen. Med Monatsschr Pharm 18 (11): 338

Hellwig B (1996): Fettstoffwechselstörungen: Atherogene Prozesse verlangsamen (Vortragsreferate). Dtsch Apoth Ztg 136(14): 1133–1134

Ihrig M, Blume H (1994): Nachtkerzenöl-Präparate: Ein Qualitätsvergleich. Pharm Ztg 139 (9): 668–674

Ippen H (1995): Gamma-Linolensäure besser aus Nachtkerzen- oder aus Borretschöl? Z Phytother 16 (3): 167–170

Klein J (1999): Cholin und Lecithin. Dtsch Apoth Ztg 139 (10): 1041–1050

Lauterbacher LM (1997): Schwarzkümmel – Eine neue Quelle ungesättigter Fettsäuren. Dtsch Apoth Ztg 137 (50): 4602–4603

Richter WO et al (2001): Omega-3-Fettsäuren bei Hypertriglyceridämie von Diabetikern. Dtsch Apoth Ztg 141 (15): 1801–1814

Roth L, Kormann K: Ölpflanzen, Pflanzenöle. ecomed-Verlagsges., Landsberg 2000

Schäfer-Korting M, Korting HC (1992): Ekzeme, Ekzemtherapie heute. Dtsch Apoth Ztg 132 (3): 59–69

Singer P: Was sind, wie wirken Omega-3-Fettsäuren? Govi-Verlag Eschborn 1994

Wolf G (2000): Rezepturgrundlagen. Dtsch Apoth Ztg 140 (35): 4011–4018

11 Polyine

> Polyine (Polyacetylene) sind aliphatische, unverzweigte Kohlenstoffverbindungen mit −C≡C−Gruppierung(en). Sie enthalten neben −C≡C− auch häufig −HC=CH−Gruppen. Zu ihnen rechnet man auch ihre Umsetzungsprodukte, die durch Zyklisierung und Addition von Sauerstoff oder Schwefel an die −C≡C−Gruppen entstehen.

Die Anzahl der C-Atome der Polyine höherer Pflanzen beträgt in der Regel 11 bis 17, seltener 18. Polyine sind lipophil, meistens fest und zum Teil wasserdampfflüchtig. Die Anzahl der bisher bekannten Polyine dürfte über 1000 betragen.

Polyine kommen bei Algen, Ständerpilzen und Blütenpflanzen vor. In einigen Pflanzenfamilien treten sie fast bei allen Arten und in großer Vielzahl auf: z.B. bei Asteraceae, Campanulaceae, Apiaceae, Araliaceae, Oleaceae und Santalaceae. Bei Tieren wurden sie bei Meeresschwämmen und Korallen nachgewiesen.

Die Biogenese der Polyine geht bei höheren Pflanzen und Ständerpilzen von Linolsäure aus. Die −C≡C−Gruppierungen entstehen durch Dehydrierung von Doppelbindungen. Kettenverkürzungen erfolgen durch Decarboxylierung, oft nach vorangegangener β- oder α-Oxidation. Durch Zyklisierung können Benzen- oder Naphthalenringe zustande kommen. Durch Addition von Sauerstoffatomen werden Furan- oder Pyranringe bzw. Spiroketale gebildet, durch Addition von Schwefel u.a. Thiophenringe.

> Viele Polyine wirken bakteriostatisch, fungistatisch, insektizid, nematizid, cytotoxisch und virostatisch. Einige haben entzündungshemmende Wirkung. Das Cicutoxin des Gift-Schierlings und verwandte Verbindungen sind stark toxisch. Weitere Polyine, besonders die der Araliaceae sind Kontaktallergene.

Bakteriostatisch bzw. fungistatisch wirksame Vertreter (Abb. 11-1) sind u.a.:

- Trideca-1-en-3,5,7,9,11-pentain aus dem Berg-Wohlverleih, *Arnica montana* L., und aus dem Purpur-Sonnenhut, *Echinacea purpurea* MOENCH (Asteraceae),
- Falcarinol und Falcarindiol aus verschiedenen Doldengewächsen (Apiaceae), z.B. aus der Mohrrübe, *Daucus carota* L.,
- Carlinaoxid, in hoher Konzentration im ätherischen Öl der Wurzeln der Silberdistel, *Carlina acaulis* L. (Asteraceae), vorkommend,
- Capillin aus den Wurzeln von Beifuß-Arten (Artemisia-Arten, Asteraceae).

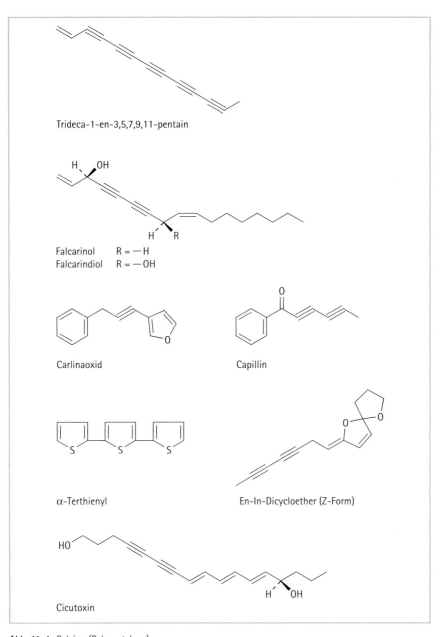

Abb. 11-1 Polyine (Polyacetylene)

Die phototoxisch wirksamen Thiophenderivate, besonders α-Terthienyl (Abb. 11-1), das u. a. in der Studentenblume, *Tagetes patula* L. (Asteraceae), vorkommt, töten in Gegenwart von UV-Strahlen Mikroorganismen und niedere Tiere, z. B. Nematoden.

Die Wirkung der Polyine auf höhere Tiere und den Menschen ist wenig untersucht. Einige von ihnen haben im Tierversuch spasmolytische und, durch Hemmung der Cyclooxygenasen, Lipoxygenasen und der induzierbaren NO-Synthase, antiinflammatorische Aktivität. So sind beispielsweise die En-In-Dicycloether (Abb. 11-1) an der entzündungshemmenden und spasmolytischen Wirkung des ätherischen Öls der Kamille beteiligt. Sie sind u. a. in der Lage, unter in vitro-Bedingungen die Ausschüttung von Histamin aus Mastzellen zu hemmen und am isolierten Darm Spasmen zu lösen. Falcarinol, das in vielen Doldengewächsen vorkommt, zeigt entzündungshemmende und antihepatotoxische Effekte, die wahrscheinlich auf einer Hemmung der Lipidperoxidation beruhen.

Äußerst toxisch sind die bei den Doldengewächsen (Apiaceae) vorkommenden Polyindiole Cicutoxin und die dem Cicutoxin isomeren Verbindungen Oenanthotoxin und Bupleurotoxin. Cicutoxin (Abb. 11-1) ist das Gift des Giftigen Wasserschierlings, *Cicuta virosa* L., Oenanthotoxin das der Safran-Rebendolde, *Oenanthe crocata* L., und Bupleurotoxin das des Langwurzeligen Hasenohrs, *Bupleurum longiradiatum* TURCZ.

Bemerkenswert ist die sensibilisierende Wirkung einiger Polyine, z. B. des Falcarinols. Es ist für das Auftreten von Allergien nach wiederholtem Kontakt mit einigen Araliengewächsen verantwortlich, z. B. mit dem Gemeinen Efeu, *Hedera helix* L., und mit den als Zimmerpflanzen genutzten Aralia-, Fatsia- und Schefflera-Arten.

Literatur

Ciofalo M et al. (1996): Quantitative assay of photoinduced antibiotic activities of naturally-occuring 2,2':5',2''-terthiophenes. Planta Med 62 (4): 374–375
Czygan FCh (1997): Die Silberdistel. Dtsch Apoth Ztg 137 (44): 3965–3966
Wallnöfer B et al. (1989): Polyacetylenes from Artemisia „Vulgares" Group. Phytochemistry 28 (10): 2687–2691
Wittstock U et al. (1995): Polyacetylenes from water hemlock, Cicuta virosa. Planta Med 61 (5): 439–445

12 Alkamide

> Alkamide sind Amide ungesättigter, selten auch gesättigter Fettsäuren mit Aminen unterschiedlicher Struktur. Die Fettsäuren haben in der Regel 10 bis 18 C-Atome und –HC=CH– oder –C≡C– und –HC=CH–Gruppierungen.

Vertreter mit –HC=CH–Gruppierungen kommen bevorzugt bei Piperaceae, Aristolochiaceae und Rutaceae vor, solche mit –HC=CH– und –C≡C–Gruppierungen bei Asteraceae. Es sind über 150 Alkamide bekannt. Ihre biogenetische Verwandtschaft mit den Polyinen ist offensichtlich.

Alkamide sind meistens durch scharfen Geschmack, lokalanästhetischen Effekt auf die Schleimhaut und Förderung der Salivation charakterisiert. Besonders ausgeprägt ist ihre insektizide und molluskizide Wirkung. Alkamide aus Achillea-Arten, z. B. Deca-2,4-diensäure-piperidid (Abb. 12-1), wirken antibiotisch. Zahlreiche mehrfach ungesättigte Alkamide aus Echinacea-, Achillea- und Anacyclus-Arten, z. B. Deca-2,4-diensäure-isobutylamid und Undeca-2E,4Z-dien-8,10-diinsäure-isobutylamid (Abb. 12-1), erwiesen sich

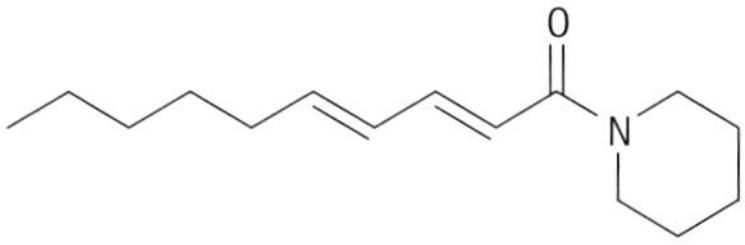

Deca-2*E*,4*E*-diensäure-piperidid

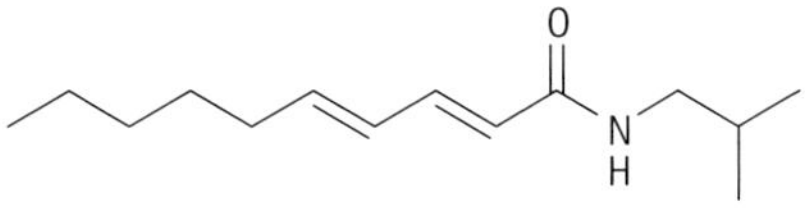

Deca-2*E*,4*E*-diensäure-isobutylamid

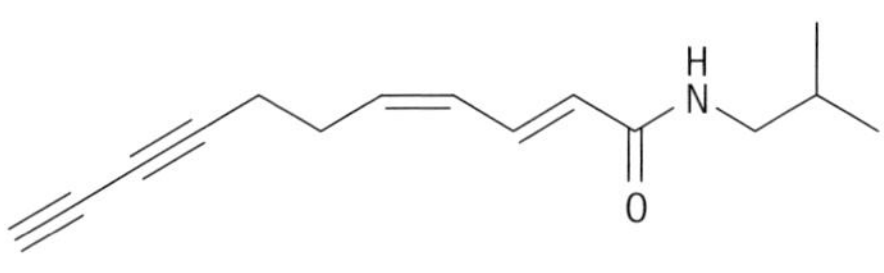

Undeca-2*E*,4*Z*-dien-8,10-diinsäure-isobutylamid

Abb. 12-1 Alkamide

als Hemmstoffe der 5-Lipoxygenase und der Cyclooxygenasen. Es wird vermutet, dass die Alkamide des → Purpur-Sonnenhutes an seiner immunstimulierenden Wirkung beteiligt sind.

Deca-2,4-diensäure-isobutylamid ist eine der Wirksubstanzen der **Zahnwurz** (Pyrethri radix), die vom Römischen Bertram, *Anacyclus pyrethrum* (L.) LINK (Asteraceae, Heimat Mittelmeergebiet) stammt. Die Droge wird in der Volksmedizin zur Behandlung rheumatischer Zahnleiden, bei Verdauungsstörungen und als Insektizid eingesetzt.

Literatur

Greger H (1984): Alkamides: structural relationships, distribution and biological activity. Planta Med 50(5): 366–375

13 Terpene

13.1 Chemie

Terpene sind Verbindungen, deren **Kohlenstoffskelett aus Isopren-Einheiten** (C_5, 2-Methyl-buta-1,3-dien) **aufgebaut ist** (Abb. 13-1). Durch Wanderung oder Eliminierung von Methylgruppen, Ringöffnungen, Ringerweiterungen und/oder Ringverengungen sind bisweilen, besonders bei polyzyklischen Terpenen, die Isoprenbausteine nur noch teilweise erkennbar. Man teilt Terpene, von den **Monoterpenen** (C_{10}-Grundkörper) ausgehend, ein in **Hemiterpene** („Halbterpene", 1 Isoprenrest, C_5-Grundkörper), Monoterpene (2 Isoprenreste, C_{10}-Grundkörper), **Sesquiterpene** („Anderthalbterpene", 3 Isoprenreste, C_{15}-Grundkörper), **Diterpene** (4 Isoprenreste, C_{20}-Grundkörper), Sesterterpene („Zweieinhalbterpene", 5 Isoprenreste, C_{25}-Grundkörper), Triterpene (6 Isoprenreste, C_{30}-Grundkörper), Tetraterpene (8 Isoprenreste, C_{40}-Grundkörper) und Polyterpene (mehr als 8 Isoprenreste).

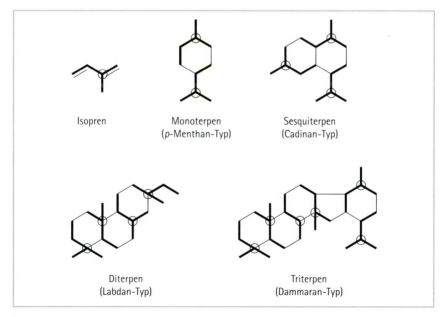

Abb. 13-1 Bauprinzipien von Terpenen, aufgezeigt an einigen Grundkörpern

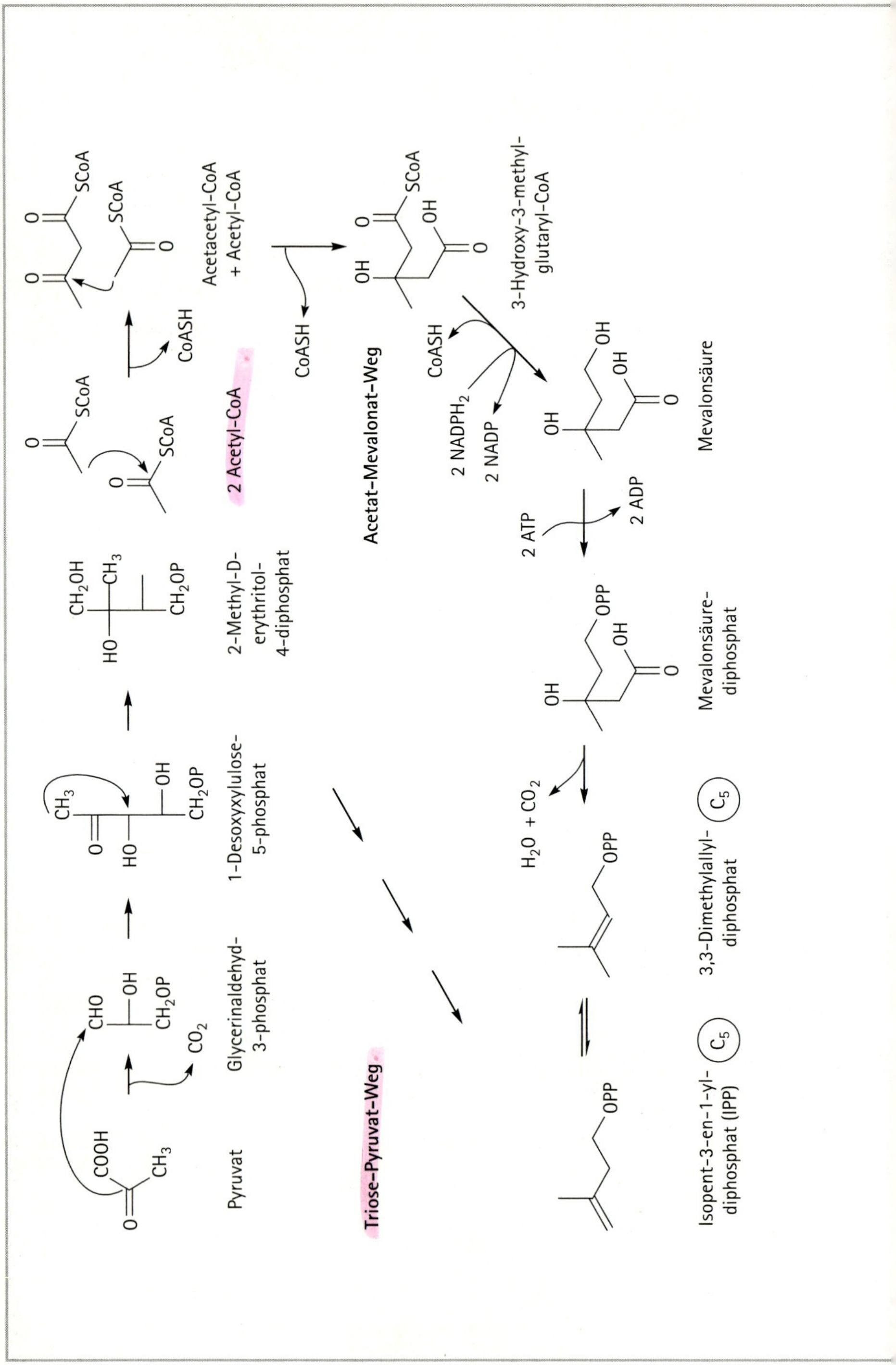

Triose-Pyruvat-Weg

Pyruvat → Glycerinaldehyd-3-phosphat → 1-Desoxyxylulose-5-phosphat → 2-Methyl-D-erythritol-4-diphosphat

Acetat-Mevalonat-Weg

2 Acetyl-CoA → Acetacetyl-CoA + Acetyl-CoA → 3-Hydroxy-3-methyl-glutaryl-CoA → Mevalonsäure → Mevalonsäurediphosphat

→ Isopent-3-en-1-yl-diphosphat (IPP) C_5 ⇌ 3,3-Dimethylallyl-diphosphat C_5

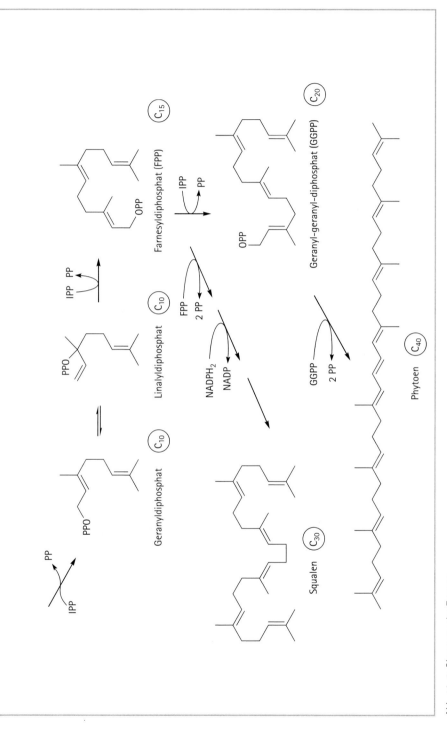

Abb. 13-2 Biogenese der Terpene

Es sind 20 000 bis 30 000 Verbindungen dieser Stoffgruppe bekannt. Zusammen mit den über 1000 bekannten Steroiden, die aus Triterpenen hervorgehen, bilden sie die große Gruppe der Isoprenoide.

Die Terpene liegen entweder als Kohlenwasserstoffe oder oxygenierte Verbindungen vor. Selten werden auch halogenierte Terpene gefunden. Der Einbau von N-Atomen führt zu → Terpenalkaloiden. Terpene reagieren häufig auch mit nichtterpenoiden Verbindungen zu Substanzen gemischter biogenetischer Herkunft (Meroterpene).

> Therapeutisch bedeutende Vertreter sind besonders Mono-, Sesqui-, Di- und Triterpene. Polyterpene dienen als pharmazeutische Hilfsstoffe.

Hemiterpene findet man häufig in Form von (Iso-)Prenylresten als Substituenten an pflanzlichen Sekundärstoffen (z. B. bei Hopfenbittersäuren, Abb. 18-3). Sesterterpene kommen relativ selten vor, z. B. bei Meeresschwämmen.

13.2 Stoffwechsel

> Die Biogenese der Terpene geht aus von den miteinander im Gleichgewicht stehenden „aktiven Isoprenen" Isopent-3-en-1-yldiphosphat und 3,3-Dimethylallyldiphosphat (C_5-Verbindungen, Abb. 13-2). Die Bildung dieser isoprenoiden Bausteine kann aus 3 Acetatresten (Acetat-Mevalonat-Weg), bei Bakterien und einigen Pflanzen auch aus Brenztraubensäure bzw. ihren Salzen, den Pyruvaten, und Glyceraldehyd-3-phosphat erfolgen (Triose-Pyruvat-Weg). Bei Mensch und Tier wird nur der Mevalonatweg beschritten.

Bei der Biogenese auf dem Acetat-Weg wird aus 2 Molekülen Acetyl-Coenzym A Acetacetyl-Coenzym A gebildet, das mit einem dritten Acetyl-Coenzym A-Molekül zum 3-Hydroxy-3-methyl-glutaryl-Coenzym A zusammentritt. Unter Abspaltung des Coenzym A-Restes führt die Reduktion einer Carboxylgruppe zur Mevalonsäure. Diese wird über Mevalonsäurediphosphat unter Decarboxylierung in Isopent-3-en-1-yldiphosphat umgewandelt, das, katalysiert durch eine Isomerase, mit 3,3-Dimethylallyldiphosphat im Gleichgewicht steht. Verknüpfung beider Verbindungen führt zum Monoterpen Geranyldiphosphat ($C_5 + C_5 = C_{10}$). Bei der Bildung des Iso-3-penten-1-yldiphosphats aus Pyruvat und Glycerinaldehyd-3-phosphat entsteht zunächst 1-Desoxy-D-xylulose-5-phosphat, das über 2-Methyl-D-erythritol-4-phosphat (MEP) in Isopent-3-en-1-yldiphosphat übergeht.

Die Biogenese höherer Terpene erfolgt nach folgendem Schema:

$C_{10} + C_5 = C_{15}$
$C_{15} + C_5 = C_{20}$
$C_{20} + C_5 = C_{25}$
$C_{15} + C_{15} = C_{30}$
$C_{20} + C_{20} = C_{40}$
$C_5 + C_5 + C_5 + C_5 \ldots\ldots + C_5 = C_{5 \, x \, n}$

13.3 Monoterpene als Arzneistoffe

Die pharmazeutisch bedeutenden Monoterpene kann man nach ihren Grundkörpern einteilen in (Abb. 13-3):

- aliphatische Verbindungen vom 2,6-Dimethyloctan-Typ, z. B. Myrcen, Geraniol (Abb. 23-1),
- monozyklische Verbindungen mit Cyclohexanring vom *p*-Menthan-Typ, z. B. Thymol, Limonen und Carvon (Abb. 23-2) und die davon abgeleiteten
- bizyklische Verbindungen vom Thujan-Typ, z. B. Sabinen, und Pinan-Typ, z. B. α- oder β-Pinen, Caran-Typ, z. B. Car-3-en, Bornan-Typ, z. B. Borneol und Campher, und vom Fenchan-Typ, z. B. Fenchon (Abb. 23-3),
- bizyklische Verbindungen vom Iridan-Typ, die Iridoide (Abb. 13-5).

> Flüchtige Monoterpene sind Hauptkomponenten vieler ätherischer Öle (Kap. 23.1). Von den nichtflüchtigen Monoterpenderivaten haben die Iridoidglykoside pharmazeutische Bedeutung. Chrysanthemumsäure sowie Pyrethrinsäure sind Bausteine der insektiziden Pyrethrine. Cantharidin ist heute nur noch von toxikologischem Interesse.

> Iridoide (Iridane, Abb. 13-4) sind Monoterpene mit partiell hydriertem Cyclopenta[c]pyran-Grundkörper. Sie sind Abkömmlinge des Dialdehyds Irididoal, der mit seinem zyklischen Enolhalbacetal im Gleichgewicht steht. Das Enolhalbacetal kann durch Blockade der bei der Zyklisierung entstandenen Hydroxylgruppe, meistens durch Glucosidierung, seltener durch Acylierung, stabilisiert werden. Aufspaltung des Cyclopentanringes zwischen den C-Atomen 7 und 8 führt zur Bildung von Secoiridoiden.

Secoiridoide können sekundär, z. B. durch Ausbildung eines Lactonringes zwischen einer Hydroxygruppe am C-7 und einer Carboxygruppe am C-4, verändert werden. Durch Eliminierung eines C-Atoms (am C-4 oder C-8) der C_{10}-Iridoide entstehen C_9-Iridoide bzw. von zwei C-Atomen (am C-4 und C-8) C_8-Iridoide.

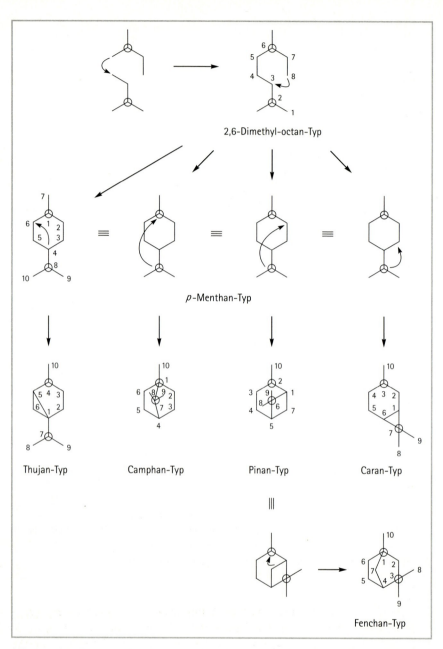

Abb. 13-3 Grundkörper von Monoterpenen und ihre biogenetischen Beziehungen (siehe auch Abb. 13-4)

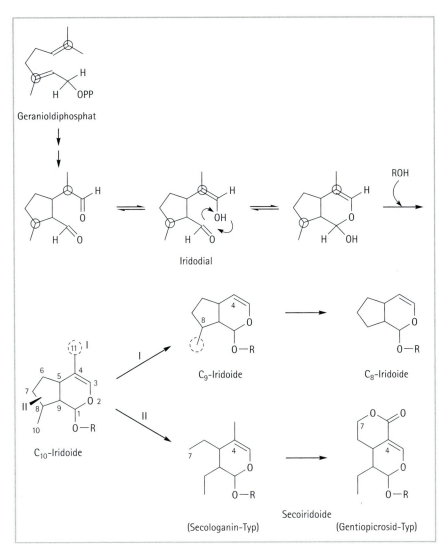

Abb. 13-4 Grundkörper von Iridoiden und ihre biogenetischen Beziehungen

Iridoide kommen als meistens 1-*O*-Monoglucoside vor. Die Hydroxylgruppen des Grundkörpers oder des Glucoserestes können Säurereste tragen. Da Iridoide in saurem Milieu teilweise in blaue oder schwarze Polymere übergehen, werden sie auch als Pseudoindicane bezeichnet. Zur Zeit sind über 200 Verbindungen dieser Gruppe bekannt.

Iridoide sind im Pflanzenreich weit verbreitet, gehäuft treten sie auf bei Apocynaceae, Gentianaceae, Lamiaceae, Loganiaceae, Menyanthaceae, Plantaginaceae, Rubiaceae, Scrophulariaceae, Valerianaceae und Verbenaceae. Auch von einigen Insekten werden sie gebildet. Sie sind Bausteine zahlreicher Alkaloide.

Einige Iridoide besitzen, sowohl bei peroraler als auch bei topischer Applikation, eine moderate entzündungshemmende Wirkung. Die Aglyka der meisten Iridoide, die bei Zerstörung der Pflanzengewebe oder durch körpereigene β-Glucosidasen freigesetzt werden, weisen antibiotische Aktivität auf. Toxische Effekte sind bisher nur von wenigen Iridoiden bekannt. Bemerkenswert ist die alkylierende Eigenschaft der Valepotriate.

Einige flüchtige Iridoide sind Attraktanzien für Tiere aus der Familie der Katzen (Felidae). Am wirksamsten ist das im ätherischen Öl der Echten Katzenminze, *Nepeta cataria* L. (Lamiaceae), enthaltene Nepetalacton. Auch das Iridoidalkaloid Actinidin, das u. a. beim Baldrian gefunden wird, wirkt anziehend auf Katzen.

Von therapeutischem Interesse sind die C_9-Iridoidglykoside von Spitzwegerichblättern, Teufelskrallenwurzel und Keuschlammfrüchten sowie die Valepotriate, C_{10}-Iridoide der Baldrianwurzel.

Iridoid- und Secoiridoidglykoside sind die →Bitterstoffe einiger Drogen, besonders aus der Familie der Gentianaceae (Kap. 22.2).

♣ **Spitzwegerichblätter** (Plantaginis lanceolatae herba PhEur, ≥ 1,5% *o*-Hydroxyzimtsäurederivate) stammen vom Spitz-Wegerich, *Plantago lanceolata* L. (Plantaginaceae). Die Droge enthält Iridoide, besonders Aucubin (1 bis 4%) und Catalpol (1 bis 2%, Abb. 13-5), Schleimstoffe und mit Kaffeesäure (*o*-Hydroxyzimtsäurederivat) veresterte Phenylethanoidglucoside, besonders Verbascosid (Acteosid, 1,5 bis 7%, Abb. 16-4), die vermutlich für die entzündungshemmende, antibakterielle und antitussive Wirkung verantwortlich sind. Die Droge wird in Form von Mazeraten, Fluidextrakten, Sirupen oder Teeaufgüssen bei Katarrhen der oberen Luftwege und entzündlichen Veränderungen der Mund- und Rachenschleimhaut angewendet.

Spitz-Wegerich ist eine in Europa und Westasien weit verbreitete Rosettenstaude. Die Droge wird vorwiegend durch Anbau der Pflanze gewonnen.

Angewendet werden Fluidextrakte, Sirupe (z. B. Sirupus Plantaginis ÖAB) oder Teeaufgüsse (3 g Droge auf 150 ml Wasser). Mazerate besitzen wegen des Gehaltes an β-Glykosidasen nur geringe Stabilität! Bei innerlicher Anwendung wird das Aucubin im Darm in das instabile, antibiotisch wirksame Aucubigenin und Glucose gespalten. In der Volksmedizin dienen Presssaft oder Blattpulver enthaltende Salben zur Wundbehandlung.

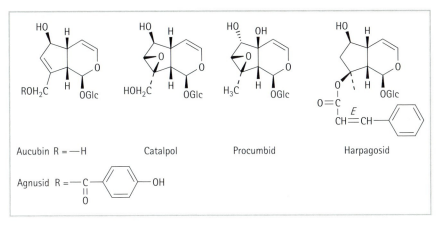

Abb. 13-5 Iridoidglykoside

♣ **Teufelskrallenwurzel** (Harpagophyti radix PhEur, ≥ 1,2 % Harpagosid) ist die getrocknete sekundäre Speicherwurzel der Teufelskrallen-Arten *Harpagophytum procumbens* (BURCH.) DC. (Pedaliaceae) oder *H. zeyheri* DECNE. Hauptwirkstoff ist neben weiteren Iridoidglykosiden, z. B. Procumbid, und Phenylethanoidglucosiden, z. B. Verbascosid (Abb. 16-4), das stark bittere Harpagosid (Zimtsäureester des Harpagids, Abb. 13-5). Die Anwendung erfolgt in Form des Aufgusses bei Appetitlosigkeit, dyspeptischen Beschwerden und in Form von Trockenextrakten in Fertigarzneimitteln zur unterstützenden Therapie bei degenerativen Erkrankungen des Bewegungsapparates und Sehnenscheidenentzündung. Auch ein Einsatz bei chronischen Rückenschmerzen erscheint sinnvoll.

Beide Teufelskrallen-Arten sind in Trockengebieten Südwestafrikas beheimatete, am Boden kriechende Stauden. Die Droge stammt vorwiegend aus Wildbeständen. *H. procumbens* wird auch angebaut.

Zur Bereitung des Aufgusses wird die Droge mit kochendem Wasser übergossen, nach 8-stündigem Stehenlassen bei Raumtemperatur wird abgegossen (TD bei Appetitlosigkeit 1,5 g, sonst 4,5 g). Die Wirkung als Stomachikum ist wegen der Bitterwirkung plausibel (Bitterwert 5000 bis 15 000). Die antirheumatische Wirkung beruht vermutlich vorwiegend auf der entzündungshemmenden und analgetischen Wirkung des Harpagosids, eines Hemmstoffes der Cyclooxygenase und Lipoxygenase.

♣ **Keuschlammfrüchte** (Agni casti fructus) stammen vom Keuschlamm, *Vitex agnus-castus* L. (Verbenaceae). Sie enthalten die Iridoidglykoside Aucubin und Agnusid, Diterpene vom Labdan-Typ, u. a. Rotundifuran (Abb. 13-13), Vitexilacton und 6β,7β-Diacetoxy-13-hydroxy-labda-8,14-dien, lipophile Flavone, z. B. Casticin (5,3'-Dihydroxy-3,6,7,4'-tetramethoxyflavon) und ätherisches Öl (0,2 bis 1,8 %, Hauptbestandteile Sabinen, 1,8-Cineol, α-Pinen). Tinkturen und Trockenextrakte aus der Droge werden in Fertigarzneimitteln bei Regeltempoanomalien, prämenstruellen Beschwerden und Mastodynie (Spannungs- und Schwellungsgefühl in den Brüsten) eingesetzt.

Keuschlamm (Mönchspfeffer) ist ein im Mittelmeergebiet beheimateter Strauch. Drogenextrakte greifen an dopaminergen Rezeptoren (D_2-Rezeptoren) der Hypophyse an und hemmen die Prolactinsekretion. Dadurch kommt es zur Normalisierung einer pathologisch verkürzten Lutealphase. An der Wirkung, die erst nach mehrtägiger Latenzzeit eintritt, sind vermutlich die Diterpene und Casticin beteiligt. Die Tagesdosis beträgt Mengen an Zubereitungen, die 30 bis 40 mg der Droge entsprechen. Im Mittelalter wurde die Droge in Klöstern als Anaphrodisiakum (Name!) verwendet.

♣ **Baldrianwurzel** (Valerianae radix PhEur, ≥ 0,5 % ätherisches Öl in der Ganzdroge, ≥ 0,3 % in der Schnittdroge, ≥ 0,17 % Sesquiterpensäuren) besteht aus den getrockneten unterirdischen Teilen (Wurzelstöcken, Wurzeln, Ausläufern) des Echten Baldrians, *Valeriana officinalis* L. s. l. (Valerianaceae). Sie enthält neben ätherischem Öl (0,2 bis 1,0 %) und Sesquiterpensäuren, besonders Valerensäure (0,1 bis 0,9 %), auch Valepotriate (0,2 bis 2 %). Eingesetzt werden **Baldriantinktur** (Valerianae tinctura DAB, PhHelv, ÖAB), **Ätherische Baldriantinktur** (Tinctura Valerianae aetherea ÖAB), Baldriantee, Presssäfte und Fluid- bzw. Trockenextrakte in Fertigarzneimitteln, oft kombiniert mit Zubereitungen aus anderen sedativ wirksamen Drogen, z. B. Melissenblätter oder Hopfenzapfen. Indikationen sind Unruhezustände und nervös bedingte Einschlafstörungen. Die volle Wirkung tritt erst nach mehrtägiger Latenzzeit ein. Mit der gleichen Indikation kann Baldrianwurzel auch als Badedroge benutzt werden.

Der Echte Baldrian ist eine bis 2 m hohe Staude, die in Europa, mit Ausnahme des äußersten Nordens und Südens, in West- und Zentralasien, in Japan sowie in Nordamerika an feuchten Standorten verbreitet ist. Der Anbau erfolgt u. a. in Belgien, Holland, Osteuropa und in zunehmendem Maße auch in Deutschland. *Valeriana officinalis* L. s. l. ist eine Sammelart, die mehrere diploide, tetraploide und octoploide Kleinarten umfasst.

Die Zusammensetzung des ätherischen Baldrianöls ist je nach Chemotyp der Pflanze unterschiedlich. Geruchsbestimmend sind vorwiegend (-)-Bornylisovalerat, (-)-Bornylacetat und freie Isovaleriansäure (Spaltprodukt der Ester). Daneben sind u. a. enthalten Isoeugenylvalerianat und Isoeugenylisovalerianat. Bei einigen Provenienzen dominieren die Sesquiterpene Valerenal, Valeranon, Valerianol und dessen Ester oder Cryptofauronol. Die relativ stabile Sesquiterpensäure Valerensäure ist schwerflüchtig und geht bei Wasserdampfdestillation nur zum Teil in das Destillat über. Sie wird von 2-Acetoxyvale-

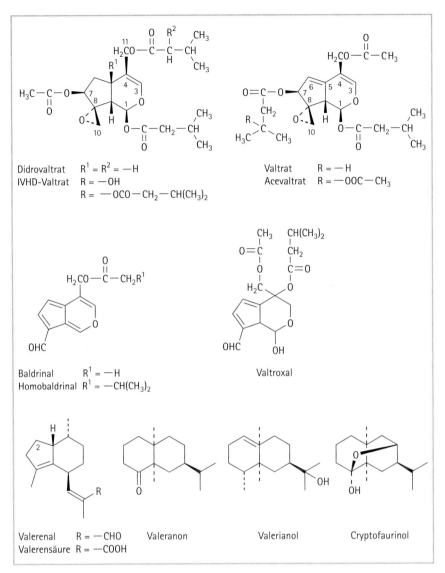

Abb. 13-6 Inhaltsstoffe der Baldrianwurzel

rensäure, 3β,4β-Epoxyvalerensäure und 2-Hydroxyvalerensäure (Artefakt?) begleitet.

Valepotriate (**Val**eriana**epoxy**tri**acylate**, Abb. 13-7) kommen in allen Gattungen der Familie der Baldriangewächse (Valerianaceae) vor, z. B. bei Vertretern der Gattungen Baldrian (Valeriana), Spornblume (Centranthus) und Rapünzchen (Valerianella). Sie sind 1,7,11-Acyloxy-8,10-epoxy-iridoide mit einer Doppelbindung zwischen C-3 und C-4 (Monoen-Valepotriate) oder je

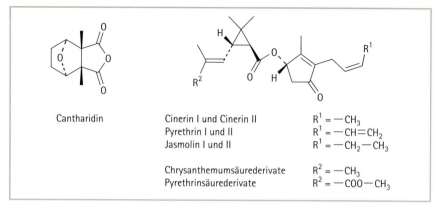

Abb. 13-7 Cantharidin und Pyrethrine

einer Doppelbindung zwischen C-3 und C-4 sowie zwischen C-5 und C-6 (Dien-Valepotriate). Durch Addition einer Säure an die Epoxygruppe werden Valepotriat-Hydrine (Tetraester, Artefakte?) gebildet. Als Säurekomponenten wurden u. a. nachgewiesen Essigsäure, Isovaleriansäure, α-Hydroxyisovaleriansäure, α-Acetoxyisovaleriansäure und α-Isovaleryloxyvaleriansäure. Die Hauptkomponenten der Valepotriatfraktion sind meistens Valtrat (Anteil 50 bis 80%) und IVHD-Valtrat (Isovaleroxyhydroxydidro-Valtrat, Anteil 10 bis 20%). Die Valepotriate werden durch Wärme, Säuren oder Basen rasch zerstört. Auch in ethanolischer Lösung haben sie nur kurze Halbwertszeiten. Neben polymeren Produkten werden aus ihnen Baldrinal, Homobaldrinal und Valtroxal gebildet. Die Baldrinale verschwinden ihrerseits durch Reaktion mit anderen Stoffen sehr rasch aus Tinkturen. Auch in Teeaufgüssen sind Valepotriate wegen ihrer geringen Wasserlöslichkeit nur in Spuren vorhanden.

Weitere Inhaltsstoffe der Baldrianwurzel sind 0,01 bis 0,5% monoterpenoide Pyridinalkaloide, z. B. Actinidin, Valerianin (Abb. 30-37) und α-Methylpyrrylketon (Artefakte?), 7,9'-Epoxylignane, u. a. 4'-O-β-Glucosyl-9-O-(6''-desoxysaccharosyl)-olivil, und 7,9':7',9-Diepoxylignane, u. a. (+)-8'-Hydroxypinoresinol (Abb. 16-11) sowie dessen Glucoside, Kaffeesäurederivate, freie Aminosäuren, darunter in relativ hohen Konzentrationen γ-Aminobuttersäure und Glutaminsäure.

Über die Wirksubstanzen der Baldrianwurzel herrscht keine Klarheit. Valepotriate und Baldrinale wirken zwar zentral sedierend, hypotensiv und in hohen Dosen antikonvulsiv, sie fehlen aber in den Zubereitungen ganz oder fast völlig. Als Wirksubstanzen von Flüssigextrakten und Aufgüssen kommen möglicherweise Komponenten ätherischer Öle in Betracht, die systemisch oder durch Auslösung von Reflexen durch den Geruch psychophysiologisch wirken. Für die Wirkung des Baldrianwurzeltrockenextrakts können nach unseren heutigen Kenntnissen nur nichtflüchtige Inhaltsstoffe wie Valerensäure sowie ihre Derivate, Lignane und Aminosäuren verantwortlich sein. Tierversuche deuten darauf hin, dass die sedative Wirkung der Baldrianwurzelinhaltsstoffe auf die agonistische Wirkung an A_1-Adenosinrezeptoren und/oder auf eine Ausschüttung von γ-Aminobuttersäure sowie auf eine Hemmung ihrer Rückspeicherung im ZNS zurückzuführen ist.

Die Einzeldosen betragen für Baldriantinktur 1 bis 3 g, ein- bis mehrmals tgl., für die Ätherische Baldriantinktur 0,5 bis 1 g, für Baldriantee 2 bis 3 g Droge auf 150 ml Wasser, ein- bis mehrmals tgl., und für die Badedroge 100 g auf ein Vollbad. Die Baldrianwurzel ist auch Bestandteil von **Beruhigungstees** (z. B. von Species sedativae PhHelv und ÖAB, oder von Beruhigungstee I bis III bzw. V bis VIII NRF 17.2). Zur Herstellung von festen Arzneiformen wird **Baldrianwurzeltrockenextrakt** (Valerianae extractum siccum DAB, ED 600 mg) verwendet. Bei seiner Identitätsprüfung durch DC müssen Valerensäure und 2-Hydroxyvalerensäure nachweisbar sein. In Kombinationen mit anderen sedativ wirkenden Drogen kann der Baldriananteil reduziert werden.

Zubereitungen der mit Valepotriaten angereicherten Extrakte aus dem Indischen Baldrian, *Valeriana wallichii* DC. (bis 6% Valepotriate), oder mexikanischen Baldrian-Arten, z. B. *V. edulis* NUTT. ssp. *procera* F. G. W. MEY. (bis 9% Valepotriate), sollten nicht angewendet werden. Valepotriate und ihre Abbauprodukte wirken in vitro cytotoxisch und mutagen. Da sie schlecht resorbiert werden und ihre alkylierend wirksamen Abbauprodukte einem starken First-pass-Effekt unterliegen, kämen als Zielorgane die Mukosa des Magen-Darm-Trakts oder die Leber in Betracht. In Fertigarzneimitteln aus der Baldrianwurzel dürften Valepotriate und ihre mutagen wirksamen Abbauprodukte nicht enthalten sein.

◆ **Pyrethrine** (Abb. 13-7) sind Ester der Monoterpensäuren (+)-*trans*-Chrysanthemumsäure bzw. (+)-*trans*-Pyrethrinsäure mit den Alkylcyclopentenolonen (+)-Pyrethrolon (Pyrethrin I bzw. Pyrethrin II), (+)-Cinerolon (Cinerin I bzw. Cinerin II) oder (+)-Jasmolon (Jasmolin I bzw. Jasmolin II). Sie sind insektizide Kontaktgifte und hemmen die Erregungsleitung bei Insekten. Sie werden im natürlichen Milieu rasch abgebaut.

Pyrethrine werden von einigen Asteraceae gebildet, z. B. von der Dalmatinischen Insektenblume, *Tanacetum cinerariifolium* (TREVIR.) SCHULTZ-BIP., die an der Adriaküste beheimatet ist, und von der Rosenroten Wucherblume, *T. coccineum* (WILLD.) GRIERSON, die im Kaukasus vorkommt. Beide Arten werden zur Gewinnung der Pyrethrine, z. B. in Kenia, den Kongorepubliken und Ekuador, kultiviert. Die Pyrethrine sind in Öldrüsen und Sekretgängen der Achänen lokalisiert. Extrakte aus den Blütenkörbchen, den sog. Pyrethrumblüten, nutzt man zur Bekämpfung von Ektoparasiten, z. B. von Kopf-, Filz- und Kleiderläusen, und zur Gewinnung der Pyrethrine, die als umweltfreundliche Insektizide eingesetzt werden. Sie dienten als Leitstrukturen für die Synthese der Pyrethroide. Anwendung von pyrethrin/pyrethroidhaltigen Spraypräparaten in geschlossenen Räumen und perorale Aufnahme kann zu Vergiftungserscheinungen (Parästhesien, Schleimhautreizung, Koliken, Krämpfe) führen.

♦ **Cantharidin** (Abb. 13-7) kommt in der Hämolymphe von Vertretern der Familie der Blasenkäfer (Meloidae) vor, z. B. bei der sog. ♣ **Spanischen Fliege** (Cantharides), dem in Mittel- und Südeuropa beheimateten Pflasterkäfer, *Lytta vesicatoria* L., der 0,2 bis 0,8 % Cantharidin enthält. Die Käfer sind passiv giftig, können aber auch durch Auspressen von Tröpfchen der Hämolymphe an den Beingelenken Angreifer attackieren. Cantharidin führt beim Menschen zur Auflösung der Interzellularbrücken in Epidermiszellverbänden (sog. Akantholyse). Bei Hautkontakt kommt es zu Hautrötung, Blasenbildung und Nekrosen. Folgen peroraler Aufnahme sind Schleimhautzerstörung im Magen-Darm-Trakt, in den Nieren und im Bereich der Harnwege, gefolgt von Leberödem und Myokardschäden (LD für den Menschen 0,5 mg/kg KG, p. o.). Alkoholische oder ölige Extrakte aus den Käfern bzw. Cantharidin enthaltende Salben wurden zur Hautreiztherapie bei rheumatischen und neuralgischen Beschwerden eingesetzt. Die früher praktizierte Anwendung der Droge als Aphrodisiakum hat keine rationale Basis und führte oft zu tödlichen Vergiftungen. Aus der chinesischen Medizin wird über den erfolgreichen Einsatz von Cantharidin oder Dinorcantharidin bei primären Hepatomen, einigen anderen Karzinomen und Hepatitis B berichtet. Im Experiment ist Cantharidin in der Lage, Apoptose von Tumorzellen auszulösen.

13.4 Sesquiterpene als Arzneistoffe

Die Sesquiterpene bilden die größte Gruppe der Terpene. Bisher sind über 4 000 Vertreter dieser Gruppe mit etwa 100 verschiedenen Grundkörpern bekannt. Die pharmazeutisch bedeutenden Sesquiterpene kann man ihrer Grundstruktur nach einteilen in (Abb. 13-8):

- aliphatische Sesquiterpene vom Farnesan-Typ, z. B. Farnesol (Abb. 23-4),
- monozyklische Sesquiterpene vom Bisabolan-Typ, z. B. α-Bisabolol (Abb. 23-4), Secocadinan-Typ, z. B. Artemisinin (Abb. 13-11), und Germacran-Typ, z. B. Cnicin (Abb. 22-2) und Parthenolid (Abb. 13-11),
- bizyklische Sesquiterpene vom Cadinan-Typ, z. B. α-Cadinen (Abb. 23-4), Guajan-Typ, z. B. Matricin (Abb. 23-8), Pseudoguajan-Typ, z. B. Helenalin (Abb. 13-10) und Valeran-Typ, z. B. Valerensäure (Abb. 13-6).

> Sesquiterpenkohlenwasserstoffe, -alkohole, -ketone und -aldehyde oder polyfunktionelle Sesquiterpene sind Bestandteile ätherischer Öle (Kap. 23.1). Einige Sesquiterpenlactone sind als Vorstufen der Azulene, andere als Wirksubstanzen der Arnikablüten, des Mutterkrautes und, eventuell, der Pestwurz von Bedeutung. Artemisininderivate aus dem Einjährigen Beifuß werden als Malariamittel eingesetzt.

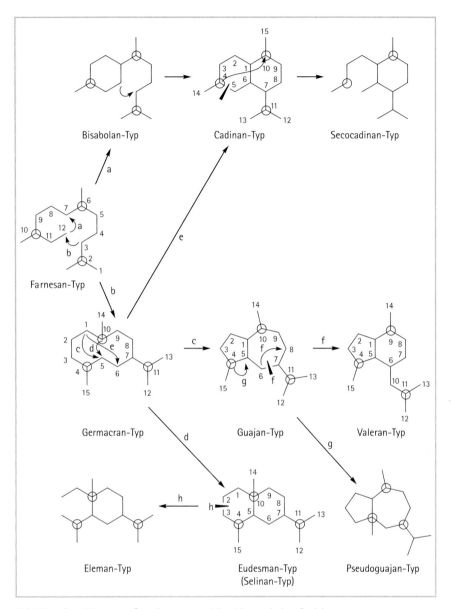

Abb. 13-8 Grundkörper von Sesquiterpenen und ihre biogenetischen Beziehungen

Sesquiterpenlactone sind bei Korbblütengewächsen (Asteraceae) weit verbreitet. Sie kommen sporadisch auch bei anderen Pflanzenfamilien vor. Sie werden in Drüsenhaaren akkumuliert oder überziehen als Exsudate die Oberfläche der Pflanze, sodass sie bei Berührung der Pflanzen leicht auf die Haut oder Schleimhaut übertragen werden.

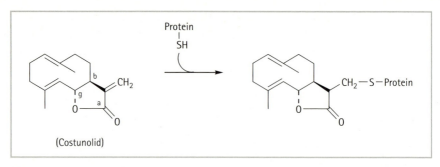

Abb. 13-9 Reaktion eines Sesquiterpenlactons mit α-Methylen-γ-lacton-Gruppierung mit der SH-Gruppe eines Proteins

Die Sesquiterpenlactone (als Lactone tragen ihre Namen das Suffix -olid) leiten sich u. a. von den Grundkörpern Germacran (Germacranolide), Guajan (Guajanolide), Pseudoguajan (Pseudoguajanolide) und Eudesman (Eudesmanolide) ab. Die Isopropylseitenkette des Grundkörpers ist bei ihnen in einen anellierten, meistens 5-gliedrigen Lactonring integriert. Die biologisch aktiven Sesquiterpenlactone sind häufig α-Methylen-γ-lactone, d. h. sie weisen am Lactonring eine exozyklische Methylengruppe auf, die der Carbonylgruppe benachbart ist.

Sesquiterpenlactone sind fest, lipophil, nicht flüchtig und relativ stabil. Sie schmecken bitter. Einige, die sog. Proazulene, die z. B. in Kamillenblüten und Schafgarbenkraut vorkommen, gehen beim Erhitzen in die wasserdampfflüchtigen, pseudoaromatischen Azulene über. Dabei wird der Lactonring geöffnet, die Carboxylgruppe abgespalten und durch Dehydratisierung bzw. Dehydrierung ein Azulenderivat gebildet (Abb. 23-8).

Sesquiterpenlactone mit α-Methylen-γ-lacton-Gruppierung und/oder einem β-unsubstituierten Cyclopentenonring reagieren mit nucleophilen Gruppen, vorzugsweise mit SH-Gruppen von Proteinen, und alkylieren diese in der Art einer Michael-Addition (Abb. 13-9). Durch Alkylierung von Zellmembrankomponenten und Enzymen wirken sie antibiotisch und cytotoxisch. Ihre entzündungshemmende Wirkung beruht vor allem auf der Reaktion mit der IκB-Kinase (IKK-β), die den NF-κB-Inhibitor IκB phosphorylieren und damit aktivieren kann. Der Transskriptionsfaktor NF-κB aktiviert zahlreiche, für die Bildung entzündungsfördernder Zytokine verantwortliche Gene, z. B. solche, in denen die Struktur von IL-1, IL-6, TNF_α (→ Zytokine) oder von Zelladhäsionsmolekülen (beeinflussen die Wanderung von Leukozyten) verschlüsselt ist.

Die durch Reaktion der Sesquiterpenlactone mit Proteinen des menschlichen Körpers gebildeten Antigene (sog. Haptene) können zur Sensibilisierung führen. Bei erneutem Kontakt mit dem gleichen oder einem strukturell ähnlichen Sesquiterpenlacton werden dann allergische Reaktionen ausgelöst. Besonders einige Korbblütengewächse besitzen ein hohes Sensibilisierungspotenzial, dazu gehören die Stinkende Hundskamille (*Anthemis cotula* L.),

Arnika-Arten, Chrysanthemen (Dendranthema-Arten), Artischocken (*Cynara cardunculus* L. ssp. *flavescens* WIKL.), Echter Alant (*Inula helenium* L.), Mutterkraut (*Tanacetum parthenium* (L.) SCHULTZ-BIP.) und Rainfarn (*Tanacetum vulgare* L.).

> ♣ **Arnikablüten** (Arnicae flos PhEur, ≥0,4% Sesquiterpenlactone) sind die getrockneten Blütenkörbchen des Berg-Wohlverleih, *Arnica montana* L. (Asteraceae). Hauptwirkstoffe sind Helenalin- und Dihydrohelenalin-Ester (0,3 bis 1%). Die Droge wird vorwiegend äußerlich wegen ihrer entzündungshemmenden und antiseptischen Wirkung angewendet, so zur Behandlung von Unfallfolgen, z. B. von Hämatomen, Distorsionen (Verstauchungen, Zerrungen), Prellungen, Quetschungen und Frakturödemen sowie von rheumatischen Muskel- und Gelenkbeschwerden, von Phlebitis (oberflächliche Venenentzündung), von Entzündungen der Schleimhaut des Mund- und Rachenraumes, von Furunkulose sowie von Entzündungen der Haut als Folge von Insektenstichen. Die Anwendung geschieht in Form wässriger Auszüge, von verdünnter (!) Arnikatinktur, Salben, Gelen oder Balsamen und von öligen Auszügen.

Berg-Wohlverleih ist eine in Mittel- und Südeuropa auf kalkarmen Bergwiesen vorkommende, bis 50 cm hohe Staude. Die Droge stammt aus Wildvorkommen Spaniens und der Balkanländer, vorwiegend aber aus dem Anbau (Sorte 'Arbo').

Die Säurekomponenten der Helenalin- und 11α,13-Dihydrohelenalin-Ester sind u. a. Essigsäure, Isobuttersäure, Isovaleriansäure, α-Methacrylsäure und Tiglinsäure (Abb. 13-10). Im mitteleuropäischen Typ der Pflanze dominieren die Helenaline (bes. Helenalintiglinat), im spanischen Typ die Dihydrohelenaline (bes. Dihydrohelenalinmethacrylat und -tiglinat). Weitere Inhaltsstoffe sind u. a. ätherisches Öl (0,15 bis 0,35%) mit freien Fettsäuren sowie mit Thymol, Thymolestern und Thymolethern, Flavonoide (0,4 bis 0,6%), Polyine, Hydroxycumarine, Phenylacrylsäuren, deren Chinasäureester, geringe Mengen nichttoxischer Pyrrolizidinalkaloide (Tussilagin und Stereoisomere, Kap. 30.7.11) und immunstimulatorisch wirkende Polysaccharide.

Die entzündungshemmende Wirkung von Helenalin und seinen Estern beruht hauptsächlich auf der Hemmung des Transkriptionsfaktor NF-κB. Sie erhöhen auch die Kontraktionskraft des Herzens. Diese inotrope Wirkung wird vermutlich durch eine Membranstabilisierung und den dadurch bedingten Eingriff in die Regulation der intrazellulären Calciumionenkonzentration ausgelöst. In hohen Dosen führen sie aber zu Herzarrhythmien und zum Stillstand der Vorhöfe. Von therapeutischer Bedeutung ist auch ihre atemanaleptische Wirkung.

Zur äußerlichen Anwendung benutzt man wässrige Auszüge aus der Droge (2 g auf 100 ml Wasser), verdünnte Arnikatinktur (Arnicae tinctura DAB, PhHelv, ÖAB, 3 bis 10fach, zu Mundspülungen 10fach mit Wasser verdünnt),

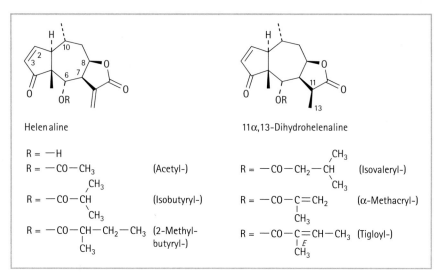

Abb. 13-10 Sesquiterpene der Arnikablüten

Salben, Gele oder Balsame mit maximal 20 bis 25% der Tinktur, ölige Auszüge aus Arnikablüten (1 Teil auf 5 Teile fettes Öl) oder Salben mit maximal 15% des öligen Auszugs. Bei offenen Wunden sollte keine Anwendung erfolgen. Arnikaextrakte sind auch Bestandteile von Kosmetika. Bei empfindlichen Personen können bei äußerlicher Anwendung nach Sensibilisierung allergisch bedingte Hautausschläge mit Juckreiz und Blasenbildung auftreten. Auch durch Berührung der Pflanzen kann Kontaktdermatitis hervorgerufen werden.

Innerlich kann Arnikatinktur mit ähnlicher Indikation, aber ebenso als Analeptikum eingesetzt werden (ED 0,5 bis 1,0 g Tinktur). Wegen der geringen therapeutischen Breite ist die innerliche Anwendung nicht zu empfehlen. Auch Arnikablüten enthaltender Tee kann zu Vergiftungen führen.

♣ **Mutterkraut** (Tanaceti parthenii herba) besteht aus den oberirdischen, getrockneten Teilen des Mutterkrautes, *Tanacetum parthenium* (L.) SCHULTZ-BIP. (Asteraceae). Hauptinhaltsstoffe sind Sesquiterpenlactone (0,8 bis 1%), besonders vom Germacranolid-Typ, z.B. Parthenolid, Epoxyartemorin (Abb. 13-11) und Costunolid (Abb. 13-9). Die Droge wird in Form des Pulvers oder des CO_2-Extraktes als Bestandteil von Fertigarzneimitteln zur Prophylaxe und Therapie von Migräneattacken eingesetzt.

Mutterkraut ist eine im östlichen Mittelmeergebiet beheimatete, bis 80 cm hohe Staude, die heute in ganz Europa verbreitet ist. Die Sesquiterpenlactone des Mutterkrautes werden von ätherischem Öl, Hauptkomponenten (−)-Campher und *trans*-Chrysanthenylacetat, begleitet. Für die Antimigränewirkung verantwortlich sind die Sesquiterpenlactone, besonders Parthenolid und Costunolid. Sie hemmen die Aktivierung des proinflammatorisch wirkenden Tran-

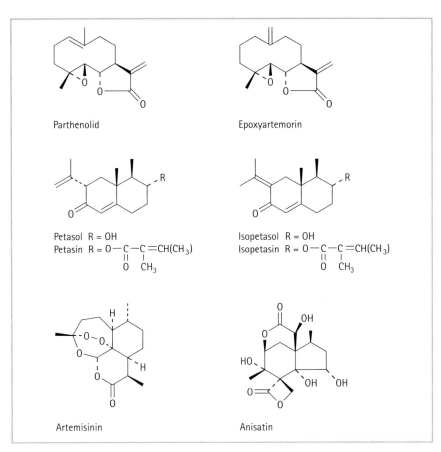

Abb. 13-11 Sesquiterpenlactone

skriptionsfaktors NF-κB. Durch Extrakte aus der Droge wird die Freisetzung von Serotonin aus Thrombozyten sowie polymorphkernigen Leukozyten gehemmt und Serotonin von den $5HT_{2A}$- und $5HT_{2B}$-Rezeptoren verdrängt.

♣ **Pestwurz** (Petasitidis rhizoma) besteht aus den unterirdischen Teilen der Gemeinen Pestwurz, *Petasites hybridus* (L.) P. GAERTN, B. MEY. et SCHERB. (Asteraceae), einer in Europa beheimateten Staude. Hauptbestandteile sind spasmolytisch wirksame Sesquiterpenester, besonders Ester der Angelicasäure mit Petasol und Isopetasol, z. B. Petasin und Isopetasin (Abb. 13-11), ätherisches Öl, u. a. mit Non-1-en, Eremophilen und Furanoeremophilan, und Pyrrolizidinalkaloide, besonders Senecionin und Integerrimin (Abb. 30-30). Von Pyrrolizidinalkaloiden freie Spezialextrakte werden in Fertigarzneimitteln bei spastisch bedingten Schmerzen und zur Migräneprophylaxe eingesetzt. An der Wirkung sind vermutlich die Sesquiterpenester durch Hemmung der Lipoxygenase beteiligt. Spezialextrakte aus den Blättern entfalten positive Wirkung bei Heuschnupfen.

♦ **Artemisinin** (Qinghaosu, Abb. 13-11), ein Sesquiterpenlacton-Endoperoxid vom Secocadinan-Typ, ist in Konzentrationen von 0,1–0,9 % im Einjährigen Beifuß, *Artemisia annua* L. (Asteraceae), enthalten. Die Pflanze ist vom gemäßigten Asien bis Südosteuropa verbreitet. Sie wird seit Jahrtausenden in China unter der Bezeichnung Qin Hao als Arzneidroge genutzt.

Artemisinin wird in von durch Malariaerreger (Plasmodium-Arten) befallenen Erythrozyten angereichert. Es tötet die erythrozytären asexuellen und frühen sexuellen Formen der Plasmodien durch Häm-katalysierte Oxidation verschiedener Zellkomponenten der Erreger. Möglicherweise alkyliert es auch den Häm-Anteils des von den Erregern als Aminosäurequelle genutzten Hämoglobins und verhindert damit dessen Entgiftung durch Polymerisation. Artemisinin und einige seiner halbsynthetischen Derivate (z. B. Dihydroartemisinin, Artemisininmethylether = Artemether = Paluther® , Artemisininhemisuccinat = Artesunat) werden, meistens p. o. appliziert (3 g über 3 Tage verteilt), bei akuten, unkomplizierten Malaria-Infektionen angewendet. Im Gegensatz zu anderen Antimalariamitteln wurde bisher keine Resistenz der Erreger beobachtet. Wegen der relativ hohen Rezidivrate werden Artemisininderivate in Fertigarzneimitteln mit anderen Antimalaria-Mitteln kombiniert.

Von toxikologischer Bedeutung sind **Anisatin** (Abb. 13-11) sowie verwandte Sesquiterpendilactone aus dem Japanischen Sternanis, *Illicium anisatum* L. (Illiciaceae, ein in Japan und Korea heimischer Baum). Sie sind Krampfgifte und können bei Verwechslung mit den Früchten des → Sternanis zu Vergiftungen führen.

13.5 Diterpene als Arzneistoffe

Bei den pharmazeutisch bedeutenden Diterpenen (Abb. 13-12) dominieren:

- bizyklische Diterpene vom Labdan-Typ (seco-Pimaran-Typ), z. B. Marrubiin und Leocardin (Abb. 22-3), und vom Spiro[4.4]nonan-Typ, dazu gehören die trilactonischen Ginkgolide und ihr Abbauprodukt, das trilactonische Sesquiterpen Bilabolid (Abb. 18-10),
- trizyklische Diterpene vom Pimaran-Typ, z. B. Dextropimarsäure, vom Abietan-Typ, z. B. Abietinsäure (Abb. 24-1) und Carnosolsäure (Abb. 22-3), vom Taxan-Typ, z. B. Taxol A (Abb. 13-13), und vom Labdan-Typ, z. B. Rotundifuran (Abb. 13-13),
- tetrazyklische Diterpene vom Kauran-Typ, z. B. Steviosid (Abb. 13-13).

> Diterpene treten in großen Mengen als Komponenten der → Harze der Nadelhölzer auf (Kap. 24). Diterpenlactone vom Abietan- und Labdan-Typ bilden die → Bitterstoffe der Lamiaceae (Kap. 22). Trilactonische Vertreter

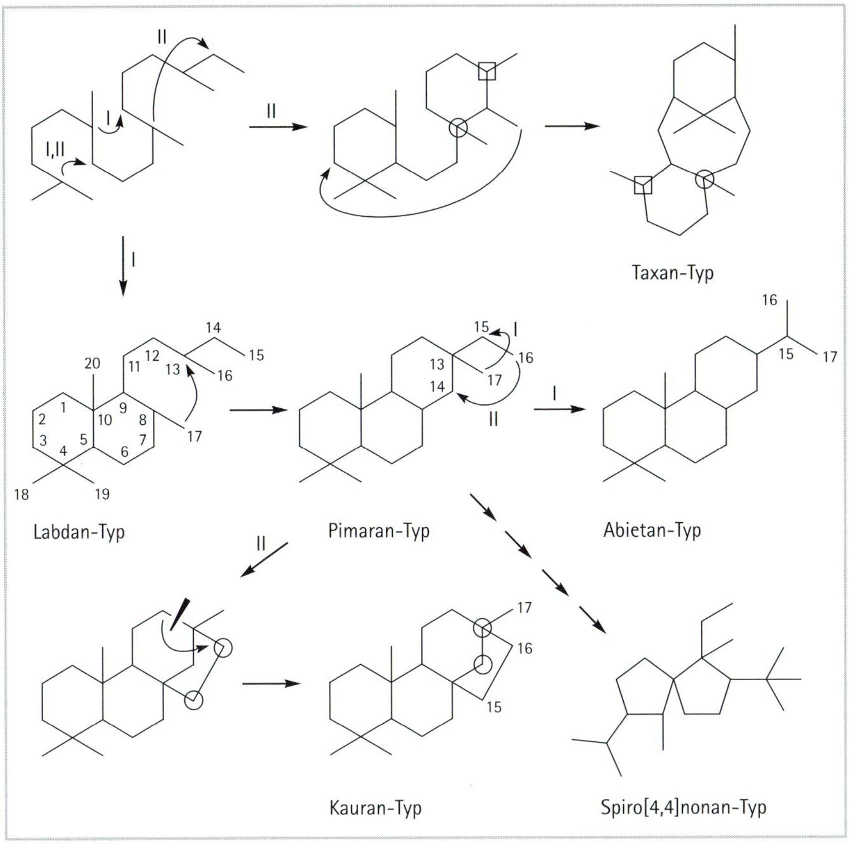

Abb. 13-12 Grundkörper von Diterpenen und ihre biogenetischen Beziehungen

vom Spiro[4.4]nonan-Typ sind an der Wirkung der →Ginkgoblätter beteiligt. Diterpene der Eibe vom Taxan-Typ werden zur Tumorbehandlung eingesetzt. Auch einige Pflanzenhormone, z. B. Gibberelline und Antheridogene, sind Diterpene. Die Spaltprodukte von Tetraterpenen, wie Vitamin A und Retinin, können formalchemisch ebenfalls als Diterpene betrachtet werden. Als Komponenten ätherischer Öle sind Diterpene wegen der geringen Flüchtigkeit der meisten Vertreter von untergeordneter Bedeutung.

♦ Paclitaxel (INN, Taxol A, Taxol®, Abb. 13-13) ist neben anderen Taxanderivaten in allen Pflanzenteilen (mit Ausnahme des reifen Samenmantels) von Eiben-Arten, auch der bei uns heimischen Eibe, *Taxus baccata* L. (Taxaceae), enthalten. Paclitaxel und sein Analogon ♦ Docetaxel (INN, Taxotere®) werden in der Tumortherapie als Zytostatika eingesetzt.

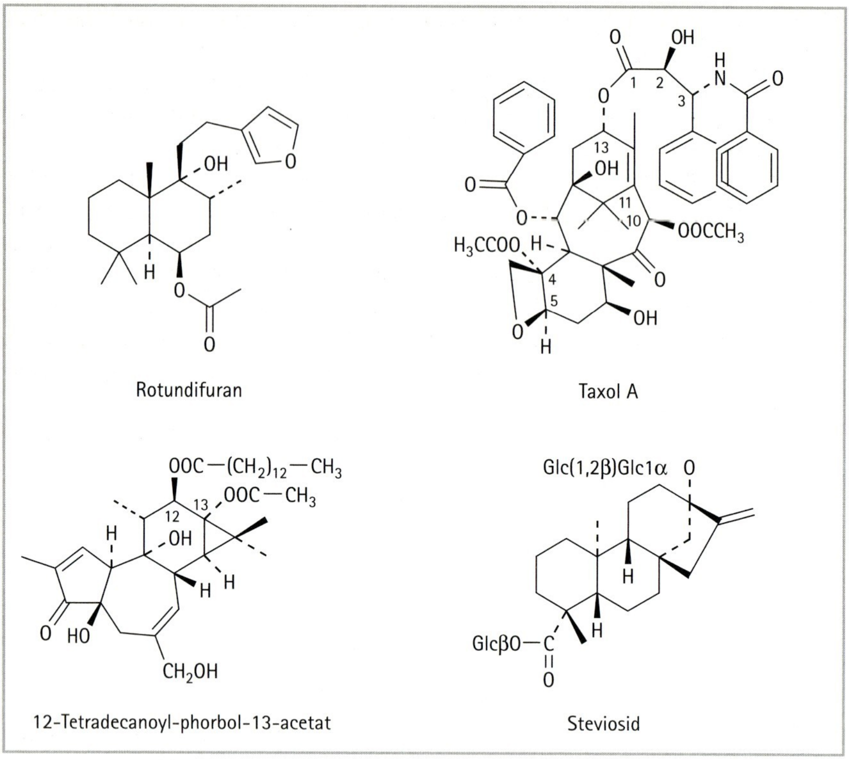

Abb. 13-13 Diterpene

Verbindungen mit Taxan-Grundkörpern sind fast durchweg Ester von Polyhydroxy-tax-11-en. Die Methylengruppe am C-4 des Grundkörpers kann mit dem O-Atom am C-5 einen Oxetanring bilden. Als Säurekomponenten kommen u. a. vor Essigsäure, Benzoesäure, 2-Hydroxy-3-amino-3-phenylpropionsäure und 3-Dimethylamino-3-phenylpropionsäure. An der Aminogruppe der 2-Hydroxy-3-amino-3-phenylpropionsäure kann amidartig ein Benzoesäure-, Tiglinsäure- oder Valeriansäurerest gebunden sein.

Paclitaxel und Docetaxel werden heute halbsynthetisch aus 10-Desacetylbaccatin III gewonnen, das in Nadeln von Eiben in relativ hoher Konzentration (ca. 1%) vorkommt. Die Verbindungen führen durch Reaktion mit dem Tubulin menschlicher Zellen zur Bildung funktionsuntüchtiger Mikrotubuli und blockieren damit die Zellteilung in der späten G 2-Phase. Sie werden postoperativ bei metastatisierenden Ovarial-, Mamma- und Bronchialkarzinomen bei Versagen der Primärtherapien angewendet, oft kombiniert mit anderen Zytostatika,. Der Einsatz bei weiteren Tumorarten, bei Zystenniere und Malaria wird erprobt. Da die Verbindungen wasserunlöslich und schwer resorbierbar sind, werden sie mit Hilfe von Lösungsvermittlern in Infusionslösungen verteilt appliziert (100 bzw. 175 mg/m^2 Körperoberfläche alle 3 Wochen).

Als Nebenwirkungen können u. a. Neuropathie, Stomatitis, Myalgie und Myelosuppression auftreten.

Vergiftungen durch Verzehr der süßen roten Scheinfrüchte der Eibe kommen selten vor, da nur Samen giftig sind, die meistens nicht oder nicht zerkaut verschluckt werden. Gefährlich ist das Kauen der Eibennadeln.

Auch einige weitere Pflanzengifte sind Diterpene, z. B. die Grayanotoxine der als Ziersträucher angebauten Gattungen Rhododendron, Kalmia, Pieris, Lyonia und Leucothoe (Ericaceae), die hautreizenden und kokarzinogenen Wirksubstanzen der Euphorbiaceae, z. B. der Gattungen Wolfsmilch (Euphorbia) und Croton, sowie der Thymelaeaceae, z. B. der Gattung Seidelbast (Daphne). Von besonderer Bedeutung ist der in der Tumorforschung eingesetzte kokarzinogene Diester 12-O-Tetradecanoyl-phorbol-13-acetat (TPA, = Myristoyl-phorbol-acetat, MPA, Abb. 13-13) aus Croton-Arten.

Stark süß schmeckende Diterpenglykoside vom Kauran-Typ sind in *Stevia rebaudiana* (BERTONI) HEMSL., einer in Paraguay heimischen Asteracee enthalten. Das Hauptglykosid **Steviosid** (bis 7 % in den Blättern, Abb. 13-13) ist 300-mal süßer als Saccharose.

13.6 Triterpene als Arzneistoffe

Die Mehrzahl der in der Natur vorkommenden Triterpene besitzt polyzyklische Ringsysteme (Abb. 13-14). Von pharmazeutischer Bedeutung sind:

- tetrazyklische Triterpene vom Lanostan-Typ, z. B. Lanosterol (Abb. 14-3), vom Dammaran-Typ (sich vom Lanostan-Typ nur durch die Verknüpfung der Ringe B/C und C/D unterscheidend), z. B. Protopanaxadiol (Abb. 15-6), und vom Cucurbitan-Typ, z. B. Cucurbitacin E (Abb. 13-15),
- pentazyklische Triterpene vom Oleanan-Typ, z. B. Oleanolsäure (Abb. 15-3), vom Ursan-Typ, z. B. Faradiol (Abb. 13-15), vom Cycloartenol-Typ, z. B. Actein (Abb. 13-15), und vom Protolanostan-Typ, z. B. das 4-nor-Triterpenantibiotikum Fusidinsäure (Abb. 34-5).

Triterpene sind vermutlich die Hauptwirkstoffe der Ringelblumenblüten und der Traubensilberkerze. Weit verbreitet sind Triterpene als Aglyka der → Triterpensaponine.

♣ **Ringelblumenblüten** (Calendulae flos PhEur, ≥ 0,4 % Flavonoide), die vom Blütenboden getrennten, getrockneten Einzelblüten, stammen von der Ringelblume, *Calendula officinalis* L. (Asteraceae). Hauptinhaltsstoffe sind Triterpenalkohole und deren Ester (ca. 5 %) sowie Triterpensaponine (2 bis 10 %, Calenduloside A, E, F, H, Aglykon Oleanolsäure). Die Droge wird eingesetzt äußerlich in Form von wässrigen Auszügen, verdünnter Tinktur

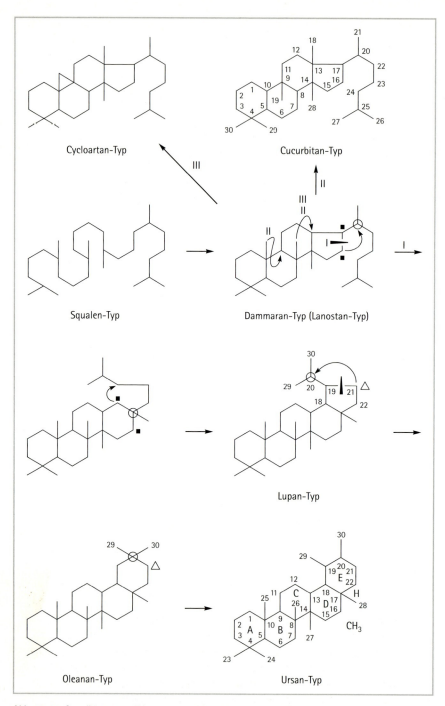

Abb. 13-14 Grundkörper von Triterpenen und ihre biogenetischen Beziehungen

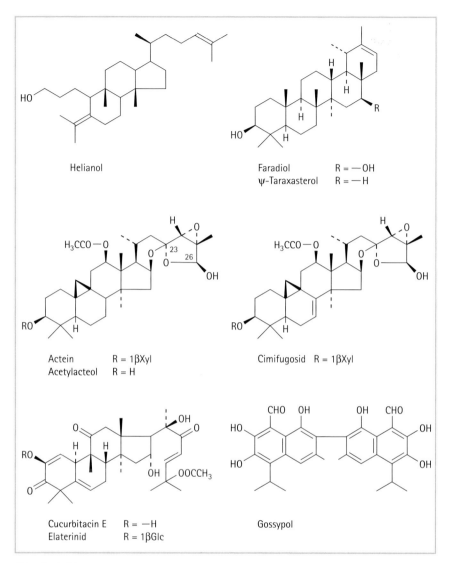

Abb. 13-15 Triterpene

oder verdünnten Fluidextrakten zu Spülungen, Umschlägen und zum Gurgeln oder in Form von Salben bei Wunden, Ulcus cruris, Verbrennungen, Verbrühungen und entzündlichen Veränderungen der Mund- und Rachenschleimhaut, innerlich als Teeaufguss bei Magen- und Darmgeschwüren sowie bei Dysmenorrhoe. In Kombinationspräparaten wird die Droge oft mit anderen entzündungshemmenden Drogen kombiniert.

Die Ringelblume ist eine einjährige oder zweijährige, in Mittel- und Südeuropa, in Westasien und den USA verbreitete Pflanze. Hauptlieferanten der Droge sind Ägypten, Ungarn, Polen und die Balkanländer. In der Droge überwiegen die Zungenblüten.

Die Triterpenalkohole (Mono-, Di-, Triole), die Grundkörper vom Euphan-, Ursan-, Oleanan- oder Lupan-Typ besitzen, z. B. Helianol, ψ-Taraxasterol und Faradiol (Abb. 13-15), kommen frei vor oder sind mit Essigsäure bzw. mit höheren Fettsäuren, z. B. Laurin-, Myristin- oder Palmitinsäure, zu Monoestern, seltener zu Diestern verknüpft. Die Triterpenalkohole und ihre Fettsäuremonoester besitzen entzündungshemmende Wirkung. Weitere Begleitsubstanzen sind Flavonoide (3-O-Glykoside von Isorhamnetin und Quercetin, z. B. Hyperosid und Rutin), Carotinoide, wenig ätherisches Öl, Polyine und etwa 15% wasserlösliche, immunstimulierende Polysaccharide, vorwiegend Rhamnoarabinogalactane und Arabinogalactane.

Zur äußerlichen Anwendung werden Auszüge aus 1 bis 2 g der Droge mit 150 ml Wasser eingesetzt oder es werden 1 bis 2 Teelöffel der Tinktur mit 0,25 bis 0,5 l warmem Wasser verdünnt. Salben gewinnt man meistens durch Extraktion von 2 bis 5 g der Droge mit 100 g der Salbengrundlage.

♣ **Traubensilberkerzenwurzelstock** (Cimicifugae racemosae rhizoma) stammt von der Trauben-Silberkerze, *Actaea racemosa* L. (*Cimicifuga racemosa* (L.) NUTT., Ranunculaceae). Die Droge enthält Triterpenglykoside vom Cycloartan-Typ, besonders Actein (Abb. 13-15). Sie wird meistens in Form von mit Wasser-Isopropanol oder Wasser-Ethanol gewonnenen Trockenextrakten in Fertigarzneimitteln eingesetzt bei Wechseljahresbeschwerden wie Hitzewallungen, Schweißausbrüchen, Schlafstörungen, Nervosität und depressiven Verstimmungszuständen sowie bei neurovegetativen Beschwerden vor Beginn der Regelblutung und bei schmerzhafter Regelblutung. Kombination mit den antidepressiv wirksamen Extrakten aus dem → Johanniskraut hat sich als sinnvoll erwiesen.

Die Traubensilberkerze ist eine in lichten Wäldern der Atlantikküste Nordamerikas und Kanadas beheimatete, bis 2 m hohe Staude. Die Droge stammt vorwiegend aus Wildsammlungen.

Actein (Acetylacteol-3-O-D-xylosid) wird von weiteren Cycloartanderivaten begleitet, z. B. von 26-Deoxyactein (= 27-Deoxyactein), 23-epi-26-Deoxyactein, Acteol, Acetylacteol, Cimicifugosid (Abb. 13-15), Cimigenol, Actaeaepoxid-3-O-β-D-xylosid und den Cimiracemosiden A bis P. Noch unklar ist, ob die Cycloartanderivate und die ebenfalls in der Droge vorkommenden Hydroxyzimtsäureester, z. B. Fukinolsäure (Abb. 16-4) und die Cimicifugasäuren A, B, D, E und F, in intakter Form resorbiert werden können und an der Wirkung beteiligt sind. Das Isoflavon Formononetin ist entgegen früheren Angaben nicht in der Droge enthalten. Die Wirkung beruht vermutlich auf einer selektiven Östrogen-Rezeptor-Modulation (→ SERM) durch die

Wirksubstanzen. Sie wirken östrogen-antagonistisch auf das Brustdrüsengewebe, neutral auf das Endometrium und die Vaginalschleimhaut, aber östrogen-agonistisch auf das ZNS und osteoprotektiv auf die Knochen. Damit wird also im Gegensatz zur Gabe von Östrogenen im Rahmen einer Substitutionstherapie die Entwicklung von Uterus- und Brustkrebs nicht gefördert. Auch ein Angriff an Dopaminrezeptoren wird postuliert. Als Tagesdosis wird ein 40 mg Droge entsprechender Extrakt vorgeschlagen.

Cucurbitacine sind Derivate des hypothetischen Triterpenkohlenwasserstoffs Cucurbitan (19(10→9β)abeo-5α-Lanostan). Sie liegen in den Pflanzen meistens in Form von Glykosiden vor, z. B. Cucurbitan E als Glucosid Elaterinid (Abb. 13-15). Die Aglyka werden bei Zerstörung der Gewebe durch eine β-Glucosidase (Elaterase) freigesetzt. Sie sind meistens stark bitter und wirken haut- und schleimhautreizend. Curcurbitacine sind vor allem bei den Kürbisgewächsen (Cucurbitaceae) verbreitet. Die verwendeten Früchte von Kürbis, Melone, Gurke, Wassermelone und Zucchini sind jedoch als Ergebnis züchterischer Maßnahmen frei von ihnen. Treten durch Rückmutationen in den Früchten wieder Cucurbitacine auf, kann es zu Vergiftungen kommen, da der bittere Geschmack, besonders durch Kinder, oft nicht sofort bemerkt wird. Auch Vergiftungen durch die Beeren der Weißen Zaunrübe, *Bryonia alba* L., oder der Rotbeerigen Zaunrübe, *B. cretica* L., sind möglich. Für ein Kind sollen bereits 15 der Beeren tödlich sein.

Einige Drogen wurden wegen ihres Cucurbitacingehaltes früher als drastische Abführmittel verwendet. Homöopathische Tinkturen aus den Früchten der ♣ **Schwammgurke**, *Luffa operculata* (L.) ROEM. (Cucurbitaceae), die als Hauptbestandteile die Cucurbitacine B (1,2-Dihydrocurbitacin E) und D (Desacetylcucurbitacin E) enthalten, werden auch in der Schulmedizin bei Schnupfen und Heuschnupfen eingesetzt.

Die tief-roten, toxischen Triterpene **(+)-Gossypol** und **(−)-Gossypol** (vermutlich Sesquiterpendimere, Abb. 13-15) kommen in lysigenen Exkretbehältern der →Baumwollpflanze vor, in besonders hoher Konzentration in den Samen (bis 9 %). Sie reagieren mit freien Aminogruppen von Proteinen und beeinträchtigen dadurch die Aktivität verschiedener Enzyme. Von Interesse ist die Hemmwirkung von (−)-Gossypol auf Motilität und Penetrationsfähigkeit von menschlichen Spermien. Die kontrazeptive Wirkung von Gossypol wird in einigen Ländern (China, Japan, Brasilien) klinisch erprobt. Mögliche genotoxische Effekte und eine nicht völlige Wiederherstellung einer normalen Spermienbildung nach Absetzen des Medikaments lassen seine Anwendung als Kontrazeptivum für den Mann nicht geraten erscheinen.

13.7 Tetraterpene als Arzneistoffe

> **Carotinoide** (Abb. 13-16) sind aliphatische, mehrfach ungesättigte, zahlreiche Methylgruppen tragende, lipophile, gelb, braun, rot oder rot-violett gefärbte Tetraterpene. 2 der Methylgruppen befinden sich im Zentrum des Moleküls in 1,6-Position, die übrigen in 1,5-Position. Die Doppelbindungen haben in der Regel *trans*-Konfiguration. An einem oder an beiden Enden können die Carotinoide einen carbozyklischen Ring tragen. Ihre sauerstoffhaltigen Abkömmlinge werden auch als Xanthophylle bezeichnet.

Carotinoide werden rasch, besonders in Gegenwart von Licht, oxidativ abgebaut. Spaltprodukte, bei denen die genannte Anordnung der Methylgruppen im Molekülzentrum erhalten bleibt, bezeichnet man als Apocarotinoide. Auch Verbindungen mit verlängerten Ketten (C_{45}- oder C_{50}-Verbindungen) kommen in der Natur vor. Durch Behandlung mit $SbCl_3$ werden Carotinoide intensiv blau gefärbt (Carr-Price-Reaktion). Xanthophylle sind Hydroxy-, Methoxy-, Epoxy- oder/und Oxoderivate der Carotinoide. Die Hydroxygruppen sind frei, methyliert, mit Fettsäuren verestert oder glykosidisch mit Zuckern verknüpft.

Carotinoide werden durch Mikroorganismen, Pilze und Pflanzen gebildet. Sie kommen bei höheren Pflanzen bevorzugt in Chloroplasten und Chromoplasten vor. Sie fungieren in den Chloroplasten, in Form von Chromoproteinen vorliegend, als akzessorische Pigmente, d. h. sie vergrößern den für die Photosynthese nutzbaren Wellenlängenbereich des Lichtes. Auch als Photoprotektoren grüner Pflanzenteile und als Farbstoffe von Blüten, Früchten, Samen und Wurzeln sind sie von Bedeutung. Beispielsweise ist Lycopin der Hauptfarbstoff der reifen Früchte der Tomate und Capsanthin der des Paprikas.

Carotinoide der Nahrung werden zu maximal 50% resorbiert. Fette dienen dabei als Vehikel. Ihre Ablagerung erfolgt vorwiegend im Fettgewebe. Sie werden auch in Zellmembranen und Lipoproteine eingelagert. Im Auge schützen sie vor durch Licht ausgelösten Schäden (Retinaschäden, Makuladegeneration, Linsentrübung). Als Radikalfänger können sie Zellmembranen, LDL und wahrscheinlich auch die DNA vor Angriffen durch Radikale schützen. Auf diese Weise sollen sie der Erkrankung an Atherosklerose vorbeugen und die Bildung von Tumoren hemmen. Als besonders protektiv wirksam gilt Lycopin, das reichlich in Tomaten enthalten ist (3 bis 8 mg/100 g, Bioverfügbarkeit durch Erhitzen mit Fetten erhöht). Einige Carotinoide, z. B. α-, β- oder γ-Carotin, dienen dem Menschen als Vorstufen des Vitamin A. Bei einer Reihe von Tieren sind Carotinoide an der Farbgebung beteiligt, z. B. beim Gefieder der Rosenflamingos und beim Außenskelett des Hummers.

> Von pharmazeutischer Bedeutung sind die isolierten Carotinoide β-Carotin und Canthaxanthin sowie die Carotinoiddroge Safran.

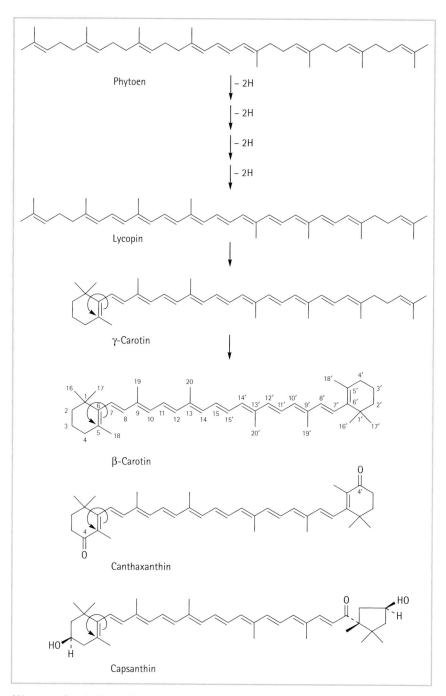

Abb. 13-16 Carotinoide und ihre biogenetischen Beziehungen

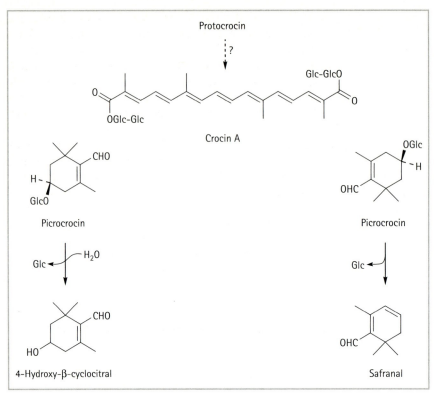

Abb. 13-17 Safran-Inhaltsstoffe

♦ **β-Carotin** (Betacarotin) kann als Radikalfänger zur Prophylaxe von Schäden durch UV-Strahlung eingesetzt werden, z. B. zur Vorbeugung von Sonnenbrand und zur Behandlung von Photodermatosen sowie von Pigmentanomalien (0,2 bis 1,0 mg/kg KG, p. o.). Bei Rauchern soll zusätzliche Aufnahme von isoliertem β-Carotin das Krebsrisiko erhöhen. Auch Patienten mit Herz-Kreislauf-Erkrankungen sollen durch hohe Dosierungen an β-Carotin gefährdet sein (?). Zusammen mit **Canthaxanthin** (β,β'-Caroten-4,4'-dion) wurde β-Carotin in der Kosmetik auch als Bräunungsmittel verwendet. Canthaxanthin lagert sich aber auch in der Netzhaut ab und kann zur Schädigung der Augen führen.

In der Lebensmittelchemie und Galenik werden Carotinoide, besonders β-Carotin, Karottensaft, capsaicinoidfreie Extrakte aus Paprikafrüchten und unraffiniertes Palmöl wegen des Carotinoidgehaltes als Lebensmittelfarbstoffe genutzt.

♣ **Safran** (Croci stigma DAC, ÖAB) sind die getrockneten, lebhaft ziegelrot gefärbten, durch ein kurzes Griffelstück zusammengehaltenen Narbenschenkel des Safran-Krokus, *Crocus sativus* L. (Iridaceae), einer triploiden und damit sterilen Kulturpflanze. Safran-Krokus wird vor allem im Iran, in Spanien, Griechenland sowie Indien kultiviert. Die Vermehrung erfolgt durch Tochterknollen. Safran enthält neben Carotinoiden wasserlösliche, braunrot gefärbte Acylglykoside des Apocarotinoids Crocetin (10 bis 25%), besonders Crocin A (Crocetin-di-(β-D-gentiobiosyl)-ester), das bittere Picrocrocin (bis 13%) sowie ätherisches Öl (bis 1,3%). Safran wird wegen des leicht bitteren Geschmacks als Bestandteil von Magentonika, weiterhin als Gewürz und zum Gelbfärben von Lebensmitteln genutzt. Bei missbräuchlicher Verwendung der Droge als Abortivum traten schwere Vergiftungen auf. Es wird angenommen, dass Picrocrocin oder seine Spaltprodukte für den toxischen Effekt verantwortlich sind. Die tödliche Dosis des Safran soll für den Menschen 5 bis 20 g betragen.

Biogenetische Vorstufe der Crocine und des Picrocrocins ist vermutlich das hypothetische Carotinoid-digentiobiosid-diglucosid Protocrocin. Beim Trocknen und Lagern der Droge geht das geruchlose Picrocrocin teilweise durch hydrolytische bzw. nichthydrolytische Glucoseabspaltung 4-Hydroxy-β-cyclocitral bzw. in 4,5-Dehydro-β-cyclocitral (Safranal) über, die Bestandteile des ätherischen Öls sind.

13.8 Polyterpene als pharmazeutische Hilfsstoffe

> Polyterpene (Polyisoprene, Abb. 13-18) sind azyklische, hochpolymere, mehrfach ungesättigte Kohlenwasserstoffe. Sie sind in Milchsäften von Pflanzen dispergiert. Kautschuk, Chicle und Guttapercha dienen, heute nur noch in geringem Maße, als pharmazeutische Hilfsstoffe.

cis-Form   trans-Form

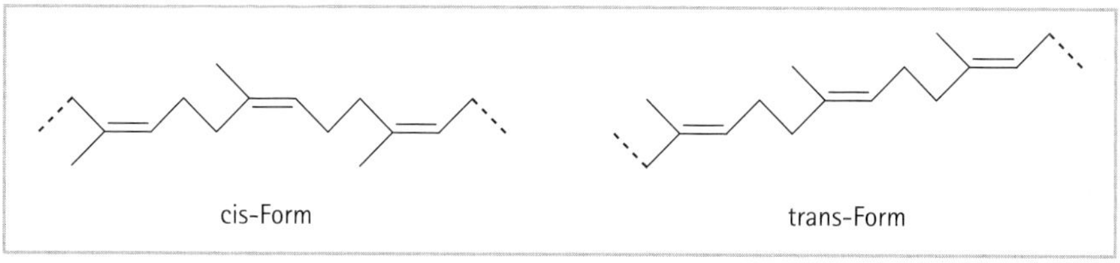

Abb. 13-18 Polyterpene (Teilstrukturen)

♣ **Kautschuk** ist ein *all-cis*-1,4-Polyisopren, aufgebaut aus 5000 bis 10 000 Isopreneinheiten. Hauptlieferant ist der Parakautschukbaum, *Hevea brasiliensis* (WILLD. ex A. JUSS.) MÜLL.-ARG. (Euphorbiaceae). Der bis 30 m hoch werdende Baum ist im Amazonasgebiet beheimatet und wird vorwiegend in Südostasien angebaut. Durch in Abständen von 2 bis 3 Tage erfolgendes Entfernen schmaler Rindenstreifen wird der in gegliederten Milchröhren befindliche Milchsaft zum Austreten gebracht. Ein Baum liefert im Jahr etwa 7 kg Latex mit etwa 35% Kautschukanteil. Der gewonnene Latex wird verdünnt, die Emulsion gebrochen und der ausgefällte Kautschuk durch Auswalzen zu „Fellen" vom Wasser befreit. In Naturkautschukprodukten, z. B. in Heftpflastern oder Gummihandschuhen vorkommende Proteine können zur Auslösung von Allergien führen.

Kautschuk ist elastisch deformierbar. Er quillt in lipophilen Lösungsmitteln wie Chloroform, Diethylether oder Benzin und löst sich teilweise. Durch Vernetzen der Molekülketten durch Erhitzen mit Schwefel bzw. durch Behandeln mit S_2Cl_2 geht die Löslichkeit verloren (vulkanisierter Kautschuk, Gummi).

Kautschukpflaster enthalten neben durch mechanische Bearbeitung partiell depolymerisiertem Kautschuk zur Erhöhung der Klebrigkeit und als Weichmacher Harze, Wachse, Fette oder Wollwachs und als Füllmittel Zinkoxid. Dieses Gemisch wird auf Gewebe oder Kunststofffolien als Trägermaterial aufgebracht. Kautschukpflaster können als Wundverband, Arzneiträger oder Heftpflaster eingesetzt werden. Heute verwendet man zur Herstellung von Pflastermassen jedoch meistens Polyacrylate, die gegenüber Kautschuk zahlreiche Vorteile bieten. Sie werden bei Lagerung nicht spröde, kleben auch in der Kälte, sind feuchtigkeitsunempfindlich, ohne Rückstände schmerzlos entfernbar und nicht hautreizend sowie allergieauslösend. Sie verkleben nicht mit den Haaren und lassen sich durch Erhitzen sterilisieren.

♣ **Guttapercha**, ein *all-trans*-1,4-Polyisopren, aufgebaut aus 100 bis 300 Isopreneinheiten, ist heute nur noch von geringer Bedeutung. Es wird vorwiegend aus dem in Südostasien kultivierten Guttaperchabaum, *Palaquium gutta* (HOOK. fil.) BAILL. (Sapotaceae) durch Extraktion der gemahlenen Blätter, Rinde und Zweige mit Aceton gewonnen. Es enthält neben Polyisoprenen einen hohen Anteil an Harzen. Guttapercha ist bei Zimmertemperatur hart, wird bei 50 °C knetbar und schmilzt in siedendem Wasser. Zum Schutz vor Versprödung wird es unter Wasser aufbewahrt. Es dient als Zahnkitt, selten auch als Arzneiträger in der Dermatologie und, in Chloroform gelöst, als Wundverschluss (Traumaticin).

♣ **Chicle** (Chiclegummi) ist der eingetrocknete Latex des in Mittelamerika heimischen Sapotill- oder Breiapfelbaumes, *Manilkara zapota* (L.) ROYEN (Sapotaceae). Es dient(e) neben anderen natürlichen Polyisoprenen (Siak- oder Pahang-Guttapercha, Kautschuk), neben Wachsen und synthetischen Polyestern, Polyethern bzw. Polyalkenen als Bestandteil der Grundsubstanz von Kaugummi.

Literatur

Anonym (1994): Artemisinin, ein pflanzliches Malariatherapeutikum. Dtsch Apoth Ztg 134 (44): 4380-4382

Anonym (1995): Einsatz von Pyrethroiden. Besserer Verbraucherschutz gefordert. Dtsch Apoth Ztg 135 (14): 1282-1284

Anonym (1995): Onkologie: Paclitaxel beim metastatisierten Mammakarzinom (Referat einer Pressekonferenz). Dtsch Apoth Ztg 135 (22): 2059

Anonym (1997): Paclitaxel in der Krebstherapie. Dtsch Apoth Ztg 137 (21): 1797-1798

Anonym (1998): Die Wirksamkeit von Carotinoiden. Dtsch Apoth Ztg 138 (40): 3755-3762

Baranov AP (1999): Calendula. Dtsch Apoth Ztg 139 (21): 2135-2138

Biesalski HK (2002): Orthomolekulare Medizin und Anti-Aging. Interessant, aber überbewertet (zu Carotinoiden). Dtsch Apoth Ztg 142 (23): 2816-2819

Boblitz N et al. (2000): Traubensilberkerze. Dtsch Apoth Ztg 140 (24): 2833-2838

Bracher F (2002): Neue Erkenntnisse zum molekularen Wirkungsmechanismus von Artemisinin. Pharm uns Zeit 31 (1):10-11

Caesar W (2002): Safran – das Königsgewürz. Dtsch Apoth Ztg 142 (41): 5012-5013

Chrubasik S, Pollak S (2002): Teufelskrallenwurzelextrakt bei schmerzhafter Arthrose und Rückenschmerzen Z Phytother 23 (5): 210-215

Evers HD (1998): Latexallergie – Gibt es einen Ausweg? Dtsch Apoth Ztg 138 (21): 1988-1989

Frohne D (1998): Die Eibe – Taxus baccata. Z Phytother 19 (3): 168-174

Ganzer BM (1996): Docetaxel, ein neues Taxoid in der Onkologie. Pharm Ztg 141 (6): 480-483

Gorkow C (1999): Klinischer Kenntnisstand von Agni-casti fructus. Z Phytother 20 (3): 159-168

Grünwald J et al. (2002): Lycopin. Dtsch Apoth Ztg 142 (8): 856-869

Hansen C (2000): Die afrikanische Teufelskralle. Dtsch Apoth Ztg 140 (2): 153-157

Hausen BM (1991): Kontaktallergien durch Pflanzen und Pflanzenextrakte aus der Apotheke. Dtsch Apoth Ztg 131 (20): 987-996

Hofer S (1995): Betacaroten als Oxidationsschutzstoff. Dtsch Apoth Ztg 135 (6): 488-490

Hölzl J (1998): Baldrianwurzel – Wirksames Pharmakon bei Nervosität und Schlafstörungen. Z Phytother 19 (1): 47-54

Isaac O: Die Ringelblume. Wissenschaftliche Verlagsgesellschaft, Stuttgart 1992

Isaac O (2000): Die Ringelblume – eine alte Arzneipflanze, neu betrachtet. Z Phytother 21 (3): 138-142

Jarry H (Referat seines Vortrages) (2002): PMS und Beschwerden der Wechseljahre. Dtsch Apoth Ztg 142 (12): 1516-1517

Kingston DGI et al. (2000): Recent advances in the chemistry of taxol. J Nat Prod 63 (5): 726-734

Klaas Ch A et al. (2002): Studies on the anti-inflammatory activity of phytopharmaceuticals prepared from Arnica flowers. Planta Med 68 (5): 385-391

Knöss W (1999): Terpenbiosynthese in den Bakterien und Pflanzen – neue Perspektiven. Pharm uns Zeit 28 (5): 247-254

Kolodziej H (1993): Sesquiterpenlactone. Biologische Aktivitäten. Dtsch Apoth Ztg 133 (20): 1795-1805

Kruse SO et al. (1999): Fukiic and piscidic acid esters from the rhizome of Cimicifuga racemosa and the in vitro estrogenic activity of fukinolic acid. Planta Med 65 (8): 763-764

Kubitschek J (1995): Eibenwirkstoff gegen Malaria. Pharm Ztg 140 (8): 684

Mayer JG, Czygan FCh (1999): Vitex agnus-castus L., der oder das Keuschlamm. Ein kulturhistorischer Essay. Z Phytother 20 (3): 177–182

Mayer JG, Czygan FCh (2000): Die Ringelblume – Calendula officinalis L., kulturgeschichtliches Portrait einer Arzneipflanze. Z Phytother 21 (3): 170–178

Meier B (1998): Agni casti fructus bei prämenstruellem Syndrom. Dtsch Apoth Ztg 138 (51/52): 5020–5022

Meier B, Hoberg E (1999): Agni-casti fructus (Artikelsammlung). Z Phytother 20 (3): 140 ff.

Meyer-Chlond G (1999): Arnika-Arzneipflanze mit Tradition und Zukunft. Dtsch Apoth Ztg 139 (34): 3229–3232

Müller M, Heide L (2001): Malaria in Afrika: Wie hilfreich sind Arzneipflanzen? Z Phytother 22 (2): 77–81

Nahrstedt A (1994): Artemisinin in der Malariatherapie – eine echte Alternative. Z Phytother 15 (3): 172

Paper D, Marchesan M (1999): Spitzwegerich (Plantago lanceolata L.). Z Phytother 20 (4): 231–238

Raison J von et al. (2000): Arnika- Arzneipflanze mit Tradition und Zukunft (Vortragsreferate). Z Phytother 21 (1): 39–54

Ravens U (1997): Krebsmittel aus der Eibe – Historie und Herstellung. Z Phytother 18 (4): 222–223

Rücker D (1995): In aller Munde, so alt wie die Pharmazeutische Zeitung: das Kaugummi. Pharm Ztg 140 (26): 2367–2369

Schlenger R (1993): Pyrethroide. Die Zeitbombe ins Haus geholt? Dtsch Apoth Ztg 133 (30): 2751–2757, s. aber auch Erwiderung. Dtsch Apoth Ztg 134 (7): 571–572

Schmidt M, Eich J, Kreimeyer J, Betti G (1998): Anbau der Teufelskralle. Dtsch Apoth Ztg 138 (47): 4540–4549

Schmitz ML et al. (1998): Transkriptionsfaktor NF-kappaB. Dtsch Apoth Ztg 138 (50): 4881–4891

Scholle S, Hölzl J (1997): Lignane – Wirksubstanzen in Baldrianwurzeln. Z Phytother 18 (4): 221–222

Wasielewski S (1998): Onkologie: Neue Behandlungsstrategien bei Krebs. Dtsch Apoth Ztg 138 (18): 1635–1639

Wegener T (1998): Die Teufelskralle (Harpagophytum procumbens DC.) in der Therapie rheumatischer Erkrankungen. Z Phytother 19 (5): 284–294

Wegener T, Winterhoff H (2001): Zubereitungen aus der südafrikanischen Teufelskralle. Dtsch Apoth Ztg 141 (47): 5613–5621

Wijnsma R et al. (1995): Die Bedeutung von Arnika-Arten in der Phytotherapie. Portrait einer Arzneipflanze. Z Phytother 16 (1): 48–62

Willert D von, Schneider E (2001): Teufelskralle – Anbau und Wildsammlung. Dtsch Apoth Ztg 141 (5): 683–688

Willigmann I, Freudenstein J (1998): Production of a stable feverfew (Tanacetum parthenium) extract as an active substance for a pharmaceutical product. 46th Ann Congress of the Soc for Med. Plant Res. 1998 Vienna, Abstracts, H04

Willuhn G, Leven W (1995): Qualität von Arnikazubereitungen. Dtsch Apoth Ztg 135 (21): 1939–1942

Woerdenbag J, Niesko P (1991): Artemisia annua L.- Der Einjährige Beifuß. Eine traditionelle Arzneipflanze als Quelle für neue Antimalariamittel. Z Phytother 12 (4): 133–139

14 Steroide

14.1 Chemie

> Steroide sind Verbindungen, die sich formalchemisch vom tetrazyklischen hypothetischen Kohlenwasserstoff Steran (Perhydro-1H-cyclopentano[a]-phenanthren) ableiten.

Zur Vereinfachung der Nomenklatur werden auch substituierte Steranderivate bei der Aufstellung der rationellen Namen als Stämme verwendet, z. B. Estran (Östran), Androstan, Pregnan, Cholan, Cholestan (Abb. 14-1) sowie die sauerstoffhaltigen Grundkörper Cardanolid, Bufanolid (Abb. 14-6 u. 14-7), Spirostan und Furostan (Abb. 15-1).

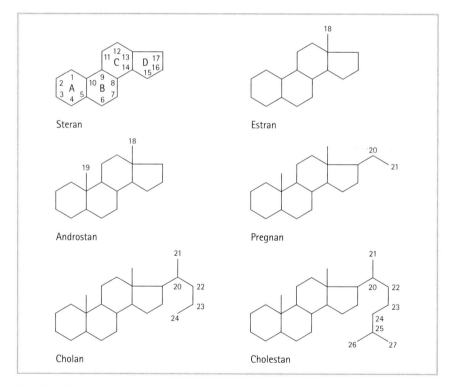

Abb. 14-1 Grundkörper von Steroiden

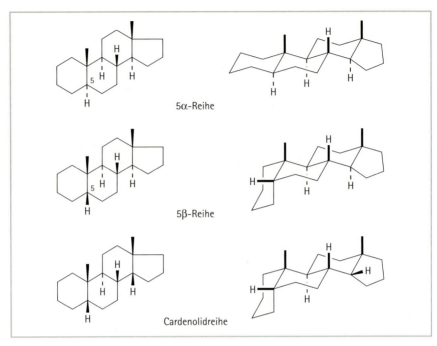

Abb. 14-2 Stereochemische Reihen natürlicher Steroide

Der Verknüpfung der Ringe A, B, C und D nach kann man die Steroide in Reihen einteilen (Abb. 14-2):

- 5α-Reihe (A/B *trans*, B/C *trans*, C/D *trans*),
- 5β-Reihe (A/B *cis*, B/C *trans*, C/D *trans*),
- Cardenolid-Reihe (A/B *cis*, B/C *trans*, C/D *cis*).

Zur 5α-Reihe gehören Cholestan- und Androstanderivate, zur 5β-Reihe die Cholanderivate und zur Cardenolid-Reihe die Mehrzahl der Aglyka der herzwirksamen Steroidglykoside. Die Aglyka der Steroidsaponine Spirostan und Furostan sind teilweise Abkömmlinge der 5α-Reihe, teilweise der 5β-Reihe. Der Übergang von einer Reihe zur anderen erfolgt über ungesättigte Zwischenprodukte. Einige Steroide enthalten zwischen den C-Atomen 4 und 5 bzw. 5 und 6 Doppelbindungen und besitzen daher stark eingeebnete Moleküle.

> Steroide kommen bei allen Lebewesen vor. Besondere Bedeutung haben die Sterole (Sterine, 3-Hydroxy-steranderivate). Sie sind Bestandteile der Zellmembranen und Präkursoren der Steroide mit Sekundärstoffcharakter. Zu den biogene Arzneistoffen gehören neben den Sterolen Gallensäuren, herzwirksame Steroidglykoside, Steroidsaponine, Steroidalkaloide, die Vitamine der D-Gruppe, Nebennierenrinden- und Sexualhormone.

14.2 Stoffwechsel

Zur Biosynthese von Steroiden sind fast alle Lebewesen fähig. Ausnahmen sind einige Mikroorganismen, Weichtiere, Krebse und Insekten. Sie erfolgt in Analogie zu der der Triterpene aus dem aliphatischen Triterpenkohlenwasserstoff Squalen (Abb. 14-3).

Zunächst wird 2,3-Oxidosqualen gebildet, das durch Zyklisierung mit Hilfe spezifischer Squalenepoxidcyclasen und durch gleichzeitige Wanderung von 2 Methylgruppen sowie Hydrid-Ionen bei Mikroorganismen und Tieren in

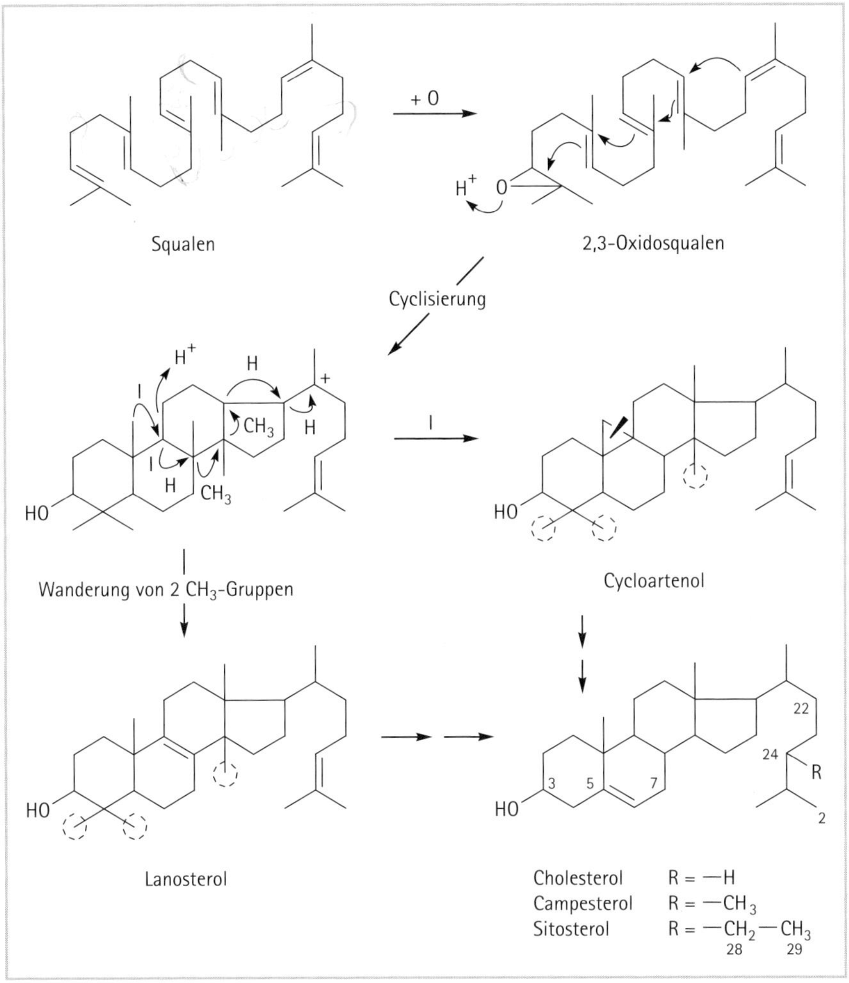

Abb. 14-3 Biogenese der Steroide (Schematische Darstellung ohne Berücksichtigung der Konformation)

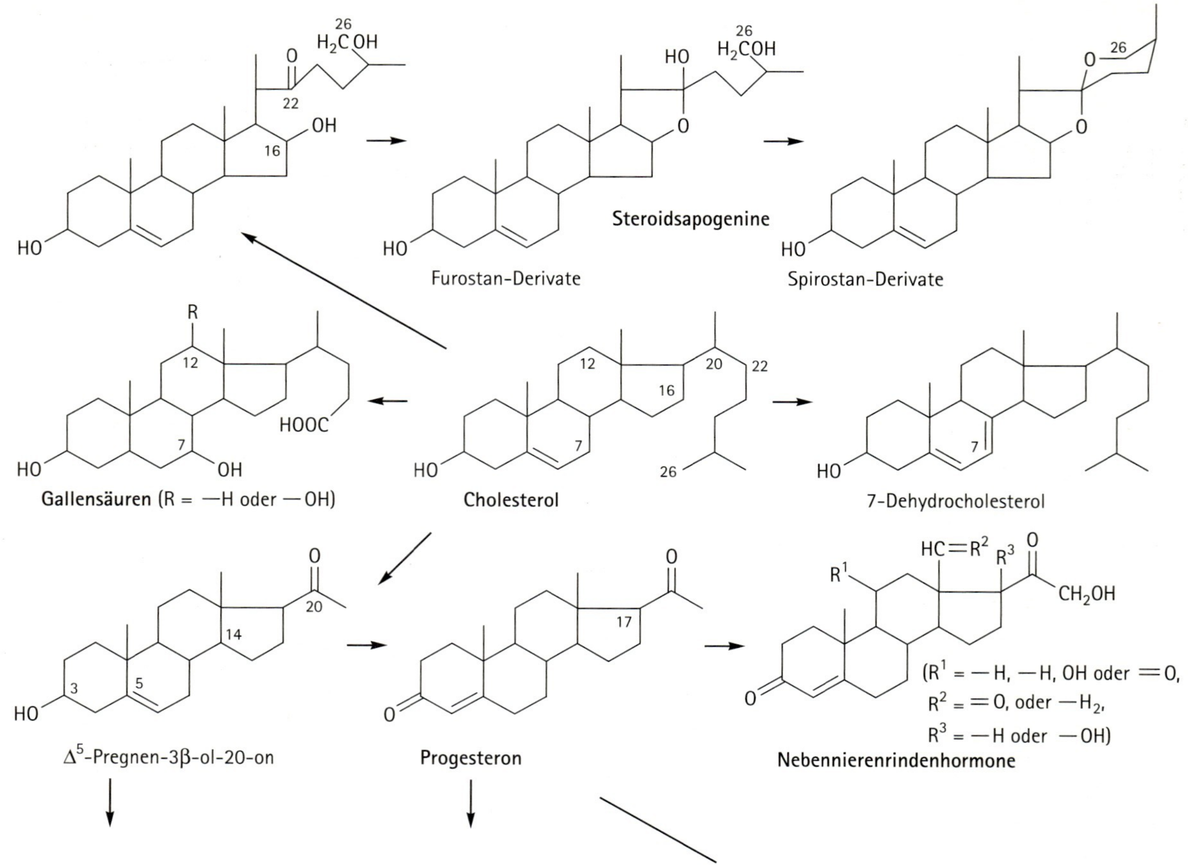

Spirostan-Derivate

Steroidsapogenine

Furostan-Derivate

7-Dehydrocholesterol

Cholesterol

Nebennierenrindenhormone

($R^1 = -H, -H, OH$ oder $=O$,
$R^2 = =O$, oder $-H_2$,
$R^3 = -H$ oder $-OH$)

Progesteron

Gallensäuren (R = —H oder —OH)

Δ^5-Pregnen-3β-ol-20-on

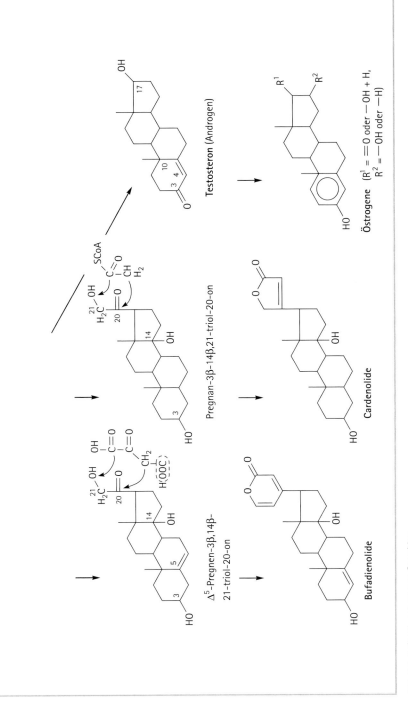

Abb. 14-4 Stoffwechsel von Steroiden

Stoffwechsel 217

Lanosterol und bei den meisten Pflanzen in Cycloartenol übergeht. Durch Eliminierung von 3 Methylgruppen können Cholestanderivate gebildet werden (Abb. 14-3). Pilze und Pflanzen können durch Methylierung am C-24 Cholestanderivate zu Ergostanderivaten (24-Methyl-derivate, z. B. Campesterol) und durch einen zweiten Methylierungsschritt in Stigmastanderivate (24-Ethyl-derivate, z. B. β-Sitosterol und Stigmasterol) umwandeln (Abb. 14-3). Die fast stets vorhandene, meistens β-ständige Hydroxylgruppe am C-3 kann mit Fettsäuren (Acylsterole), Mono- bzw. Oligosaccharidresten (Steroidglykoside, Steroidsaponine) oder Schwefelsäure (bei Saponinen der Stachelhäuter) verknüpft werden.

> Cholesterol fungiert bei höheren Pflanzen, Menschen und Tieren als Muttersubstanz der übrigen Steroide (Abb. 14-4).

Einige Pflanzen können aus Cholesterol die Aglyka der Steroidsaponine bilden. Durch Verknüpfung mit einem C_2- oder C_3-Körper können verschiedene Pflanzen, selten auch Tiere, Pregnanderivate in Aglyka der herzwirksamen Steroidglykoside umwandeln. Der menschliche Körper kann aus Cholesterol Vitamin D_3, durch Verkürzung der Seitenkette Gallensäuren (Cholanderivate) oder über Progesteron Nebennierenrindenhormone (Pregnanderivate) und Androgene (Androstanderivate) erzeugen. Aus den Androgenen können die Östrogene (Estranderivate) hervorgehen.

14.3 Verbreitung

> Sterole (Sterine) sind Cholesten-, Cholestadien- oder Cholestatrien-3β-ole und deren 24-Methyl- bzw. 24-Ethyl-derivate. Sie kommen in allen Lebewesen vor.

Bei Pilzen finden wir bevorzugt Ergosterol ((24S)-24-Methyl-cholesta-5,7,22-trien-3β-ol), das als Rohstoff für die Halbsynthese des Ergocalciferols (Vitamin D_2) dient. Es wird aus Hefen isoliert (Gehalt bis 10%).
Phytosterole, wie β-Sitosterol ((24R)-24-Ethyl-cholest-5-en-3β-ol), Stigmasterol ((24R)-24-Ethyl-cholesta-5,22-dien-3β-ol) und Campesterol ((24R)-24-Methyl-cholest-5-en-3β-ol, Abb. 14-3), kommen in Pflanzen vor. Sie können u. a. aus dem unverseifbaren Anteil pflanzlicher fetter Öle (bis 25% im Unverseifbaren des Soja-Öl, hauptsächlich γ-Sitosterol, das (24S)-Epimere des β-Sitosterols), dem Zuckerrohrwachs oder dem Tall-Öl (aufrahmende Lipidfraktion beim Holzaufschluss zur Cellulosegewinnung) isoliert werden.

Cholesterol (Cholest-5-en-3β-ol) ist reichlich im tierischen oder menschlichen Organismus vorhanden. Es ist am Aufbau der Zellmembranen beteiligt und ist die Muttersubstanz anderer Steroide. Hohe Konzentrationen im Blut sollen, besonders wenn sie von hohen Konzentrationen an Triacylglycerolen begleitet werden, atherosklerotische Gefäßveränderungen begünstigen. Daher wird angestrebt, einen pathologisch erhöhten Cholesterolgehalt des Blutes durch diätetische und therapeutische Maßnahmen zu senken.

Der Cholesterolbestand eines Erwachsenen beträgt etwa 200 g, die tägliche Neubildung im Körper 0,7 bis 0,9 g. Die Konzentration im Blutplasma liegt im Normalfall bei oder unter 200 mg/100 ml (Nüchternwert). Dabei sollte die Menge an Cholesterol, die in LDL integriert ist, möglichst gering sein (< 100 mg/100 ml). Die Menge des in HDL integrierten Cholesterols sollte mindestens 1/3 des Gesamtcholesterolgehaltes im Blut ausmachen. Die Ausscheidung des Cholesterols erfolgt vor allem mit der Gallenflüssigkeit in freier Form oder in Form der Gallensäuren. Choleretisch wirksame Drogen wirken daher antihypercholesterämisch.

Cholesterol nehmen wir mit den tierischen Produkten in unserer Nahrung auf. Hohe Konzentrationen sind im Hirn (Kalbshirn 2 g/100 g), Eidotter (1 g/100 g, Eiklar ist cholesterolfrei), Nieren (Schweinenieren 0,4 g/100 g), Leber (Schweineleber 0,3 g/100 g) und Milchfett (Butter 0,2 g/100 g) enthalten. Mageres Fleisch und Fisch sind relativ arm an Cholesterol (weniger als 0,1 g/100 g). Menschen mit erhöhtem Cholesterol- und LDL-Spiegel im Blut wird wegen des möglicherweise erhöhten Risikos an Herz-Kreislaufkrankheiten zu erkranken empfohlen, die Aufnahme von Cholesterol (< 300 mg/d) und ungesättigten Fettsäuren (letztere hemmen die LDL-Clearance) einzuschränken. Gleichzeitig wird Steigerung der körperlichen Aktivität und Gewichtsreduktion angeraten. Bei ausbleibendem Effekt dieser Maßnahmen wird eine medikamentöse Therapie mit Statinen (besser Lipostatine, CSE-Hemmer, d. h. Hemmstoffe des „Cholesterol-Synthese-Enzyms" Hydroxymethyl-glutaryl-Coenzym A-Reduktase, das 3-Hydroxy-3-methyl-glutaryl-CoA in Mevalonsäure umwandelt, Abb. 13-2, oben rechts), mit Cholesterol-Resorptionshemmern (Colestyramin, Ezetimib), in leichteren Fällen mit Phytopharmaka (z. B. Phytosterolen, Knoblauch, Artischockenpräparaten) oder bei Versagen dieser Medikamente mit den Fettsäureabbau steigernden Stoffen (Fibrate; z. B. Bezafibrat, Fenofibrat, Gemfibrocil) durchgeführt.

Ob jedoch der Verzehr von cholesterolreicher Nahrung zu einer pathologisch bedeutenden Erhöhung des Blutcholesterolspiegels führt, ist umstritten. Man nimmt an, dass der menschliche Körper bei Cholesterolüberangebot die körpereigene Biosynthese, die etwa 70% des körpereigenen Cholesterols liefert, drosselt und die Ausscheidung in Form von Gallensäuren forciert. Ebenso wird kontrovers diskutiert, ab welchem Cholesterolblutspiegel eine Therapie sinnvoll ist. Eine Korrelation von Cholesterolwerten und der Schlaganfallhäufigkeit ist nicht sicher bewiesen. Allerdings sollen Statine auch unabhängig vom Cholesterolblutspiegel bei Risikopatienten das Herzinfarktrisiko senken.

14.4 Sterole als Arzneistoffe

14.4.1 Phytosterole zur Cholesterolsenkung im Blut

> Phytosterole werden vom menschlichen Organismus nur in geringen Mengen resorbiert, können aber in hohen Dosen die Resorption von exogenem und die Rückresorption von endogenem Cholesterol (enterohepatischer Kreislauf!) hemmen, sie wirken daher antihypercholesterolämisch. Auch der LDL-Spiegel wird gesenkt, der HDL-Spiegel nicht beeinflusst.

♦ **β-Sitosterol** (β-Sitosterin, Abb. 14-3) wird in Tagesdosen von 3 bis 10 g zur Behandlung der Hypercholesterolämie eingesetzt. Ebenso verwendet wird ♦ **Phytosterol** (Phytosterolum PhEur, ≥ 70% β-Sitosterol), ein Sterolgemisch aus Hypoxis-Arten (z. B. aus den Rhizomknollen der südafrikanischen Kafferntulpe, *Hypoxis rooperi* MOORE, Hypoxidaceae), Kiefern- oder Fichten-Arten (→ Tall-Öl). Auch mit Phytosterolen oder ihren gut lipidlöslichen Fettsäureestern angereicherte Margarine oder Schokolade können zur Senkung des Cholesterolspiegels beitragen. Die in Pflanzenölen vorkommenden Phytosterolmengen sollen den Cholesterolspiegel des Blutes ebenfalls senken.

14.4.2 Phytosterole zur Behandlung der Prostatahyperplasie

> Einige Phytosterole unterdrücken durch Beeinträchtigung der 5α-Testosteronreduktase-Aktivität in der Prostata die Umwandlung von Testosteron in das androgen hochwirksame 5α-Dihydrotestosteron, verdrängen es von seinem cytosolischen Rezeptor und stimulieren seinen Abbau durch Aktivierung der 3α-Hydroxysteroid-oxidoreduktase. β-Sitosterol und einige Drogen, z. B. Brennnesselwurzeln, Sägepalmenfrüchte und Kürbiskerne, werden auf Grund ihres Gehaltes an Phytosterolen bei Miktionsbeschwerden bei benigner Prostatahyperplasie (BPH) der Stadien I und II nach Alken eingesetzt. An der Wirkung sind vermutlich weitere Inhaltsstoffe der Drogen beteiligt.

♦ **β-Sitosterol** wird in Tagesdosen von 30 mg (!) bis 10 g in Fertigarzneimitteln zur Behandlung der BPH verwendet. Die in den niedrig dosierten Arzneimitteln und die in den genannten Drogen enthaltenen Mengen an β-Sitosterol sind im Verhältnis zu der Menge, die wir mit der Nahrung aufnehmen (0,1 bis 0,5 g/d) zu gering, um eine Wirkung auszulösen oder zu erklären. Vermutlich sind in den Drogen neben β-Sitosterol andere Inhaltsstoffe am Effekt beteiligt. So wurden beispielweise in Brennnesselwurzeln Hemmstoffe der Aromatase nachgewiesen, z. B. Oleanolsäure, Ursolsäure, das Lignan Secoisolariciresinol, Octacosan-14-ol und (9Z,11E)-13-Hydroxyoctadeca-9,11-diensäure. Die Aromatase katalysiert die Umwandlung von Androgenen in Östrogene, die vermutlich bei Entstehung der BPH beteiligt sind. Lignane der Brennnesselwurzel, besonders (−)-3,4-Divanillyltetrahydrofuran, verdrängen in vitro Dihydrotestosteron vom Sexualsteroidhormon-Bindungsglobulin (SHBG), das für Speicherung und Transport von östrogenen und androgenen Steroidhormonen verantwortlich ist.

> ♣ **Brennnesselwurzel** (Urticae radix DAB) besteht aus den getrockneten unterirdischen Teilen der Großen Brennnessel, *Urtica dioica* L., der Kleinen Brennnessel, *U. urens* L., und von deren Hybriden (Urticaceae). Die Droge enthält u. a. β-Sitosterol, Campesterol (Abb. 14-3), Stigmast-4-en-3-on, Stigmasterol, deren Glykoside, Lectine, Lignane (u. a. (−)-3,4-Divanillyltetrahydrofuran, Abb. 16-11, Secolariciresinol-9-*O*-β-D-glucosid, Neoolivil), Fettsäuren und saure Polysaccharide (RP1 bis RP5).

In Fertigarzneimitteln werden Fluid- oder Trockenextrakte bzw. Presssäfte aus der Droge verwendet (TD 4 bis 6 g der Droge entsprechend).

> ♣ **Sägepalmenfrüchte** (Sabalis serrulatae fructus PhEur, ≥ 11 % Gesamtfettsäuren) sind die getrockneten Früchte der Sägepalme, *Serenoa repens* (BARTR.) SMALL (*Sabal serrulata* (MICHX.) NUTT. ex SCHULT., Arecaceae). Hauptbestandteile sind freie Fettsäuren, deren Ethylester, β-Sitosterol sowie seine 3-Glucoside, 3-Fettsäureester und 3-(6′-Acyl)-glucoside, z. B. β-Sitosterol-3-*O*-(6-*O*-myristoyl)-β-D-glucosid, Lectine und wasserlösliche saure Polysaccharide.

Die Sägepalme ist eine in den küstennahen Südstaaten der USA und im tropischen Mittel- und Südamerika in Dünen und Kiefernwäldern beheimatete Buschpalme. Fertigarzneimittel enthalten Trockenextrakte, erhalten mit Ethanol, Hexan oder überkritischem CO_2 (≥ 70 % freie Fettsäuren + Ethylester, TD 320 mg, 1 bis 2 g der Droge entsprechend).

> ♣ **Kürbissamen** (Cucurbitae semen DAB) stammen vom Garten-Kürbis, *Cucurbita pepo* L. (Cucurbitaceae). Häufig werden die weichschaligen Samen einer Varietät des Steirischen Ölkürbis (*C. p.* convar. *citrullina* l. GREB. var. *styriaca* l. GREB.) eingesetzt. Kürbissamen sind reich an Δ^5-, Δ^7- und Δ^8-Phytosterolen.

Der Kürbis ist eine einjährige, in Mexiko und Texas heimische Pflanze. Die Frucht ist eine Beere. Die antiandrogene Wirkung soll besonders auf dem Gehalt an Δ^7-Sterolen, z. B. Spinasterol (Chondrillasterol, 24α-Ethyl-cholesta-7,22-dien-3β-ol) und 24β-Ethyl-5α-cholesta-7-*trans*-22,25(27)-trien-3β-ol, beruhen. Kürbissamen (TD 10 g), Kürbiskernöl oder ethanolische Extrakte aus den Samen sind Bestandteile von Fertigarzneimitteln.

Ebenfalls in Form von Extrakten in Fertigarzneimitteln bei BPH und Prostatitis eingesetzt werden:

♣ **Afrikanische Pflaumenbaumrinde** (Pygeumrinde, Pruni africanae cortex PhEur, ≥0,5% Extraktgehalt), die Stammrinde von *Prunus africana* (HOOK. fil.) KALKM. (Prunaceae), die hauptsächlich in Madagaskar geerntet wird und deren lipophiler Extrakt u. a. ca. 62% Fettsäuren, 16% β-Sitosterol, ca. 2% Sitosteron sowie ca. 3% Ursolsäure enthält, und

♣ **Gräserpollen**, z. B. des Roggen, *Secale cereale* L., und des Timothee-Grases, *Phleum pratense* L. (Poaceae).

14.5 Gallensäuren als Arzneistoffe

> Gallensäuren (5β-Cholan-24-säuren, Abb. 14-5) treten im menschlichen Organismus als Abbauprodukte des Cholesterols auf. Die in der Leber gebildeten primären Gallensäuren sind Cholsäure und Chenodeoxycholsäure. Sie werden zum größten Teil amidartig mit Glycin zu Glykocholsäuren oder in geringerem Maße mit Taurin (2-Amino-ethansulfonsäure) zu Taurocholsäuren verknüpft und in der Gallenflüssigkeit ausgeschieden.

Neben den primären Gallensäuren, der Cholsäure (3α,7α,12α-Trihydroxy-5β-cholansäure) und der Chenodeoxycholsäure (3α,7α-Dihydroxy-5β-cholansäure), sind Deoxycholsäure (3α,12α-Dihydroxy-5β-cholansäure) und Lithocholsäure (3α-Hydroxy-5β-cholansäure) als sekundäre Gallensäuren im Gallensaft enthalten. Sie entstehen unter dem Einfluss von Darmbakterien aus den primären Gallensäuren.

Die tägliche Produktion des Menschen an Gallensäuren beträgt etwa 0,8 g. Die Gallenflüssigkeit enthält neben Gallensäuren (etwa 30 g/l) u. a. auch Phospholipid-Cholesterol-Vesikel und Gallenfarbstoffe. Die ausgeschiedenen Gallensäuren werden aus dem Darm zu etwa 90% rückresorbiert, begleitet von anderen lipophilen Stoffen, z. B. Cholesterol, Arzneimitteln oder Giften. Diese Stoffe gelangen dann über die Leber erneut in die Gallenflüssigkeit (enterohepatischer Kreislauf).

Aufgabe der lyobipolaren Salze der Gallensäuren ist es, die Emulgierung der Nahrungsfette im Darm zu ermöglichen, damit deren Oberfläche zu vergrößern und so den Angriff fettverdauender Enzyme zu erleichtern. Bei Gallensäuremangel wird nicht nur die Fettverdauung gestört, sondern auch die

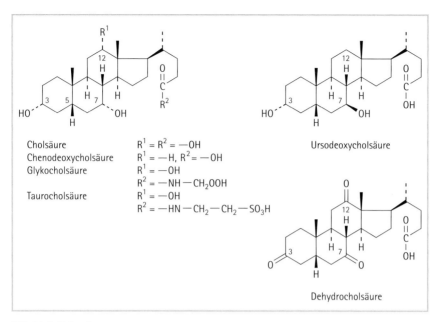

Abb. 14-5 Gallensäuren

Resorption der in den Fetten gelösten anderen lipophilen Nahrungsbestandteile, z. B. fettlöslicher Vitamine. Gallensäuren aktivieren durch Verschiebung ihres pH-Optimums Verdauungsenzyme und regen die Dickdarmmotilität an.

♦ **Ursodesoxycholsäure** (Acidum ursodeoxycholicum PhEur, Abb. 14-5, Ursodiol) sowie ihr 7β-Isomeres ♦ **Chenodesoxycholsäure** (Acidum chenodeoxycholicum PhEur, Chenodiol) werden zur Bekämpfung von nicht verkalkten, bis 1,5 cm großen Cholesterinsteinen der Gallenblase verwendet. ♣ **Rindergallenblasen-Trockensubstanz** (in verdünntem Ethanol lösliche Anteile der Rindergalle, vorwiegend glyko- und taurocholsaure Natriumsalze, enthaltend) wird zur Substitutionstherapie eingesetzt.

Gallensäuren werden aus der Gallenflüssigkeit von Schlachttieren gewonnen. Ursodesoxycholsäure (3α,7β-Dihydroxy-5β-cholansäure, aus Chenodesoxycholsäure mit Hilfe spezieller Clostridium-Arten erhalten, TD 10 mg/kg KG) ist besser verträglich als Chenodesoxycholsäure (TD 15 mg/kg KG). Die Behandlungsdauer bei Gallensteinen beträgt bis 24 Monate. Auch zur Nachbehandlung nach extrakorporaler Stoßwellenlithotripsie von Gallensteinen und zur Dauerbehandlung zur Gallensteinrezidivprophylaxe werden sie eingesetzt. Sie verringern durch Hemmung der Cholesterolsynthese und der Rückresorption des Cholesterols die Cholesterolsättigung der Gallenflüssigkeit. Eine Anwendung bei Schwangerschaft ist kontraindiziert. Ob allerdings die im

Vergleich zur Eigenproduktion im Körper geringe Menge an therapeutisch eingesetzten Gallensäuren Wirksamkeit besitzt, ist unklar.

Die oben genannten Gallensäuren, ♦ **Cholsäure** (Acidum cholicum) sowie deren Oxidationsprodukt ♦ **Dehydrocholsäure** (Acidum dehydrocholicum ÖAB, 3,7,12-Triketo-cholansäure) werden auch als Hilfsstoffe genutzt, z. B. zur Resorptionförderung von innerlich und äußerlich angewendeten Arzneimitteln und als Emulgatoren.

14.6 Herzwirksame Steroide

14.6.1 Chemie

> Herzwirksame Steroide besitzen einen 10,13-Dimethyl-sterangrundkörper, der bei den Cardenoliden am C-17 einen β-ständigen, 5-gliedrigen, einfach ungesättigten γ-Lactonring (Butenolidring, Abb. 14-6), bei den Bufadienoliden einen β-ständigen, 6-gliedrigen, zweifach ungesättigten δ-Lactonring (Pentadienolidring, Abb. 14-7) trägt. Die Mehrzahl der Vertreter sind 3β-Glykoside. Sie zeigen in therapeutischen Dosen positiv inotrope Wirkung, d. h. sie vergrößern die Kontraktionskraft des Herzens.

Bisher sind etwa 100 Aglyka der herzwirksamen Steroide bekannt. Die Anzahl der herzwirksamen Steroidglykoside dürfte 500 übersteigen.

Die Ringe A/B/C/D des Sterangrundkörpers sind *cis-trans-cis-*, seltener auch *trans-trans-cis-*verknüpft (Abb. 14-2, Cardenolidreihe). Bei der rationellen Benennung der Aglyka geht man von den hypothetischen Grundkörpern Cardanolid und Bufanolid aus. Cardenolide sind demzufolge Derivate von 5β- oder 5α,14β-Card-20(22)-enolid, Bufadienolide sind Derivate von 5β,14β-Bufa-20,22-dienolid.

Die Aglyka unterscheiden sich außer durch den unterschiedlich gestalteten Lactonring durch das Substitutionsmuster des Steranringsystems und eventuell dort vorhandene Doppelbindungen. Bei fast allen Vertretern sind β-ständige Hydroxygruppen am C-3 und C-14 vorhanden. Weitere Substituenten sind zusätzliche Hydroxygruppen, seltener auch Epoxy- oder Oxogruppen. Die Hydroxygruppen sind in einigen Fällen acyliert (Abb. 14-6 und 14-7).

> Monosaccharidkomponenten herzwirksamer Steroidglykoside sind neben D-Glucose, L-Arabinose, L-Rhamnose und D-Xylose ungewöhnliche Zucker, besonders 6-Desoxyhexosen, 2,6-Didesoxyhexosen und deren Methylether. Über 40 verschiedene Monosaccharide aus herzwirksamen Steroidglykosiden sind bekannt (Abb. 14-8). Die Monosaccharide oder unverzweigte Oligosaccharidketten sind fast stets am C-3 des Aglykons gebunden (Abb. 14-9).

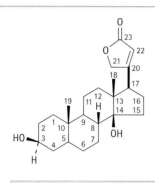

Name	Substituenten					
	1	5	11	12	16	10
Digitoxigenin						CH$_3$
Uzarigenin		Hα				CH$_3$
Gitoxigenin					OH	CH$_3$
Gitaloxigenin					OForm	CH$_3$
Oleandrigenin					OAc	CH$_3$
Digoxigenin				OH		CH$_3$
Periplogenin		OH				CH$_3$
Cannogenin						CHO
Diginatigenin				OH	OH	CH$_3$
Bipindogenin		OH	OHα			CH$_3$
Strophanthidol		OH				CH$_2$OH
Adonitoxigenin					OH	CHO
Strophanthidin		OH				CHO
Strophadogenin		OH			OH	CHO
Ouabagenin	OH	OH	OHα			CH$_2$OH

β-ständige Substituenten wurden nicht gesondert gekennzeichnet
Form = Formylrest, Ac = Acetylrest

Abb. 14-6 Cardenolidglykosidaglyka

Die meistens 1→4-verknüpften Zuckerketten bestehen aus maximal 5 Monosaccharidresten. D-Monosaccharide sind fast immer β-glykosidisch, L-Monosaccharide α-glykosidisch gebunden (Klynesche Regel). Sind neben Glucose andere Monosaccharide in einer Zuckerkette vorhanden, ist die Glucose nicht direkt mit dem Aglykon verknüpft, sondern beschließt die Kette. Derartige Glykoside mit endständigem Glucoserest werden als Primärglykoside bezeichnet. Sie sind vermutlich eine Speicherform der Steroidglykoside.

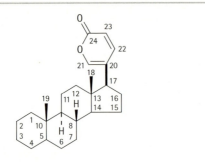

Name	Substituenten					
	3	5	6	8	12	16	10
Scillarenin	OH						CH₃
Scillicyanogenin		OH				OAc	CHO
Scilliphaeosidin	OH				OH		CH₃
Scillirosidin	OH		OAc	OH			CH₃

β-ständige Substituenten wurden nicht gesondert gekennzeichnet
Ac = Acetylrest

Abb. 14-7 Aglyka der Bufadienolidglykoside

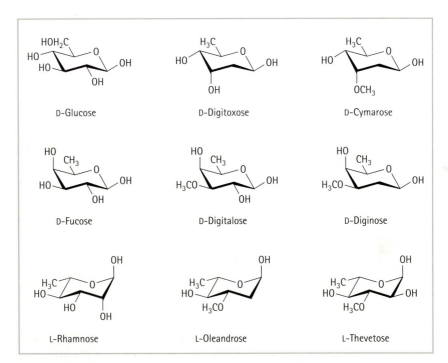

Abb. 14-8 Monosaccharidkomponenten herzwirksamer Steroidglykoside

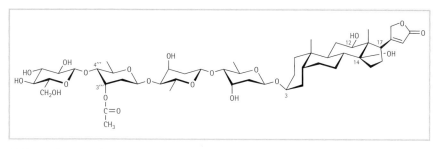

Abb. 14-9 Lanatosid C

14.6.2 Biogenese

Die Biogenese der Aglyka der herzwirksamen Steroidglykoside erfolgt auf verschiedenen Wegen aus Pregnanderivaten, die Abbauprodukte des Cholesterols sind. So können z. B. die Cardenolide aus 5β-Pregnan-3,14,21-triol-20-on und die Bufadienolide aus 5β-Pregn-5-en-3,14,21-triol-20-on gebildet werden. Durch Reaktion des C-Atoms 20 und der Hydroxylgruppe am C-21 mit Acetyl-Coenzym A wird der γ-Lacton-Ring, durch Reaktion mit Methylmalonyl-Coenzym A der δ-Lactonring gebildet (Abb. 14-4).

Die Bindung der Zucker am Grundkörper erfolgt vermutlich bereits auf der Stufe der Pregnanderivate, die des terminalen Glucoserestes hingegen erst beim Übergang in die Vakuole. Weitere Hydroxylierungen und die Bildung von Oxogruppen sind auf der Glykosidstufe möglich. Bei Verletzung der Pflanzengewebe wird der Glucoserest der Primärglykoside durch β-Glykosidasen unter Bildung der sog. Sekundärglykoside wieder abgespalten.

Herzwirksame Steroidglykoside werden oft von Pregnanglykosiden (sog. Digitanolglykoside), ihren biogenetischen Vorstufen oder Verwandten, begleitet. Diese Verbindungen besitzen keine Herzwirksamkeit.

14.6.3 Verbreitung

Cardenolide kommen sporadisch bei etwa 15 Pflanzenfamilien vor, Bufadienolide wurden bisher bei 5 Pflanzenfamilien gefunden. Auch bei einigen Tieren wurden herzwirksame Steroide und ihre Glykoside bzw. Ester nachgewiesen.

Von pharmazeutischer Bedeutung ist das Vorkommen von Cardenoliden bei Apocynaceae (Nerium- und Strophanthus-Arten), Asclepiadaceae (Periploca-Arten, Xysmalobium-Arten), Brassicaceae (Erysimum-Arten), Convallariaceae (Convallaria-Arten), Scrophulariaceae (Digitalis-Arten) und Ranunculaceae

(Adonis-Arten), von Bufadienoliden bei Hyacinthaceae (Urginea-Arten) und Ranunculaceae (Helleborus-Arten).

Während Kröten, einige Schlangen-Arten und Vertreter der Blattkäfer selbst herzwirksame Steroide bilden, dürften sie von der Mehrzahl der Insekten, bei denen sie vorkommen, aus den Futterpflanzen aufgenommen worden sein.

14.6.4 Pharmakokinetik

> Die Relation der Anzahl der freien Hydroxygruppen zu der der C-Atome bestimmt das pharmakokinetische Verhalten herzwirksamer Steroidglykoside. Vertreter mit wenigen freien OH-Gruppen sind apolar. Sie werden relativ gut resorbiert, stark an Plasmaproteine gebunden und langsam ausgeschieden. Mit zunehmender Anzahl der freien Hydroxygruppen erhöht sich die Polarität. Resorptionsquote und Festigkeit der Plasmaproteinbindung nehmen ab. Die Eliminationsgeschwindigkeit wird größer.

Die apolaren Vertreter können p. o. appliziert werden. Auf Grund der starken Bindung an Plasmaproteine zeigen sie einen verzögerten Wirkungseintritt und eine lange Wirkungsdauer. Bei ihnen besteht Kumulationsgefahr. Sie passieren die Blut-Hirn-Schranke und können zu zentralnervösen Nebenwirkungen führen. Der Wirkungseintritt der stark hydroxylierten polaren Vertreter erfolgt nach parenteraler Applikation rasch, die Wirkungsdauer ist auf Grund der hohen Abklingquote (täglicher Verlust der resorbierten Menge) kurz. So betragen beispielsweise nach peroraler Applikation die resorbierten Anteile der verabreichten Menge für Digitoxin (C/OH 8,2), Digoxin (C/OH 6,8), Lanatosid C (C/OH 5,4) bzw. k-Strophanthosid (C/OH 3,5) 95 bis 100%, 60 bis 80%, 40 bis 50% bzw. etwa 4%, die Abklingquoten dagegen etwa 7%, 18%, 20% und 50%. Der maximale Effekt wird bei peroraler Applikation von Digitoxin nach 6 bis 12 h, bei intravenöser nach 4 bis 8 h erreicht. Bei Ouabain tritt er bei intravenöser Anwendung dagegen schon nach 0,5 bis 1 h ein.

Exkretion und Abbau bestimmen die Abklingquote. Bei den apolaren Vertretern, die in den enterohepatischen Kreislauf eintreten, ist der Anteil des Abbaus an der Elimination hoch. Er beträgt bei Digitoxin bis 60% der resorbierten Menge. Die Eliminierung der polaren Vertreter erfolgt vor allem durch Exkretion über die Nieren, nur in geringem Maße durch Biotransformation. Bei Digoxin werden nur etwa 30% abgebaut, 70% werden unverändert über die Nieren und mit den Faeces ausgeschieden. Der Abbau erfolgt vor allem in der Leber. Häufig beginnt er mit der sukzessiven Abspaltung der Desoxyzucker. Anschließend wird die OH-Gruppe am C-3 epimerisiert. Weitere OH-Gruppen, z. B. am C-12, können eingeführt werden. Eine Konjugation der OH-Gruppen mit Glucuron- oder Schwefelsäure ist möglich.

14.6.5 Pharmakodynamik

> Für die Herzwirksamkeit notwendige Strukturmerkmale der herzwirksamen Steroidglykoside sind der Carbonylsauerstoff des β-ständigen Lactonrings, das Steroidgerüst mit *cis*-Verknüpfung der Ringe C und D und die β-Stellung der OH-Gruppen am C-3 und C-14.

Der stark elektronegative Carbonylsauerstoff bildet die Wirkgruppe. Er geht eine Wasserstoffbrückenbindung zum H-Donator des Rezeptors ein. Der Steroidgrundkörper stellt die Haftgruppe dar. Er bildet in dieser Anordnung van-der-Waalsche-Bindungen zum Rezeptormolekül aus. Auch der direkt am Aglykon gebundene Monosaccharidrest ist an der Rezeptorbindung beteiligt.

Der Ersatz des Butenolid-Ringes durch den Pentadienolid-Ring erhöht die Wirksamkeit auf etwa das 10fache. Weitere Sauerstoffatome sowie Doppelbindungen im Aglykon und die Art der Zuckerkette modifizieren nicht nur die Pharmakokinetik, sondern auch die Wirkungsstärke. Freie Aglyka werden rasch abgebaut und wirken nur kurzzeitig. Monoside werden im Vergleich zu Biosiden oder Triosiden sehr rasch entgiftet.

> Nach den heutigen Vorstellungen beruht die positiv inotrope Wirkung herzwirksamer Steroidglykoside vor allem auf einer Hemmung der in der Zellmembran des Herzmuskels lokalisierten Mg^+-abhängigen aktivierbaren Na^+/K^+-ATPase und des $Na^+/K^+/Cl^-$-Cotransportsystems. Diese Hemmung führt auf verschiedenen Wegen zu einer Erhöhung der Konzentration freier Ca^+-Ionen in den Herzmuskelzellen und damit zur Verstärkung ihrer Kontraktionskraft.

Durch Hemmung der Transportsysteme für Na^+-Ionen wird der aktive Auswärtstransport von Na^+-Ionen verringert, die bei Ausbildung der Aktionspotenziale in die Zelle eingedrungen sind. Die erhöhte intrazelluläre Na^+-Ionenkonzentration bewirkt u. a. über eine Stimulierung eines transmembranalen Na^+/Ca^{2+}-Austauschsystems und die Freisetzung von intrazellulär gebundenen Ca^{2+}-Ionen durch Ionenaustausch zu einer Erhöhung der verfügbaren Menge an Ca^{2+}-Ionen in der Herzmuskelzelle. Die dadurch ausgelöste positiv inotrope Wirkung tritt besonders am insuffizienten Herzen auf. Es kommt zu einer Zunahme des Herzzeitvolumens bei gleichzeitiger verbesserter Ventrikelentleerung. Die gesteigerte Nierendurchblutung und die Beseitigung des venösen Rückstaus führen über eine Steigerung der Diurese zur Ausschwemmung von Ödemen. Der Sauerstoffbedarf des Herzens wird nicht erhöht.

Darüber hinaus wirken herzwirksame Steroidglykoside in therapeutischen Dosen durch Verlangsamung der Reizübertragung im Herzen und durch Vaguseffekte negativ chronotrop, negativ dromotrop und positiv bathmotrop.

Die therapeutische Breite der herzwirksamen Steroidglykoside ist gering. Bei Digitalisglykosiden liegt die toxische Dosis nur um 50 bis 60 % höher als die therapeutische. Toxische Dosen führen durch weitere Hemmung der Na^+/K^+-ATPase zu sehr hohen Na^+-Ionen-Konzentrationen in der Zelle und zu großen Verlusten an K^+-Ionen. Das hat eine Verringerung des Membranpotenzials und damit eine Senkung der Reizschwelle zur Folge. Es resultiert eine die Vergiftung hauptsächlich charakterisierende Arrhythmie. Für Digitoxin beginnt die therapeutische Plasmakonzentration bei 10 µg/l, bereits bei 29 µg/l ist bei 10 % der Patienten mit Arrhythmien zu rechnen.

Extrakardiale toxische Wirkungen betreffen besonders das ZNS. Es kommt u. a. zu Erbrechen, Übelkeit, Farbensehen und Halluzinationen. Bei langandauerndem Gebrauch können sich östrogenähnliche Nebenwirkungen (Gynäkomastie, d. h. Vergrößerung der männlichen Brustdrüsen) bemerkbar machen.

Die Wirkungsstärke und die Toxizität der herzwirksamen Steroidglykoside werden außerdem durch verschiedene Krankheitszustände, wie z. B. Niereninsuffizienz sowie Hyper- und Hypothyreose, durch das Lebensalter und Arzneimittelinteraktionen beeinflusst. Hypokalämie, z. B. nach längerer Anwendung von Abführmitteln, Saluretika sowie Nebennierenrindenhormonen, und Hypercalcämie erhöhen das Vergiftungsrisiko. Besonders intensiver Überwachung bedürfen Patienten mit Herzschrittmachern, da bei ihnen Rhythmusstörungen als Warnsymptome nicht auftreten.

Erwähnt sei die antivirale Wirkung einiger herzwirksamer Steroide, die möglicherweise ihre ökologische Funktion mitbestimmt.

14.6.6 Standardisierung und Normierung

Wegen der geringen therapeutischen Breite der herzwirksamen Steroidglykoside wird eine chemische oder toxikologische Normierung der Drogen durchgeführt. Die auf diesen Wegen erhaltenen Resultate erlauben es wegen des Vorkommens verschiedener herzwirksamer Steroidglykoside mit unterschiedlichen pharmakokinetischen Parametern und Wirkungsstärken in einer Droge kaum, den Gesamtgehalt an herzwirksamen Steroidglykosiden oder ihre toxikologische Wirkung zum Maßstab der Wirksamkeit einer Droge zu machen. Deshalb werden statt Drogenextrakten oder -pulvern meistens isolierte herzwirksame Steroidglykoside eingesetzt. Nur in leichten Fällen, wenn keine Aufsättigung notwendig ist, können auch Drogenextrakte verwendet werden.

In der PhEur ist für Digitalis-purpurae-Blätter eine kolorimetrische Bestimmung des Gehaltes an Cardenolidglykosiden mit Hilfe der Kedde-Reaktion (Violettfärbung mit 3,5-Dinitrobenzoesäure in alkalischem Milieu) vorgeschrieben. Die kolorimetrische Gehaltsbestimmung von isolierten Cardenolidglykosiden erfolgt mit Hilfe der Baljet-Reaktion (Rotfärbung mit Pikrinsäurelösung in alkalischem Milieu).

Nach dem DAB wird die Normierung von Drogen mit herzwirksamen Steroidglykosiden durch Toxizitätsprüfung an Versuchstieren durchgeführt. Dazu werden Extrakte aus den Drogen narkotisierten, künstlich beatmeten Meerschweinchen in steigenden Mengen in die Vena jugularis injiziert. Die Drogenmenge pro kg Körpergewicht, die zum Tod durch Herzstillstand führt, wird mit dem Wert verglichen, der mit einem Referenzglykosid erhalten wurde, das die Wirkung der Droge wesentlich mitbestimmt (z. B. Digitoxin für Eingestellte Digitalis-purpurea-Pulver). Der Wirkwert wird als sog. äquieffektiver Referenzgehalt in mg/g Droge angegeben (z. B. für Eingestelltes Digitalis-purpurea-Pulver wird ein Wirkwert gefordert, der einem Gehalt von 1 % Digitoxin entspricht).

14.6.7 Herzwirksame Steroidglykoside als Arzneistoffe

Herzwirksame Steroidglykoside werden eingesetzt bei manifester chronischer Herzinsuffizienz, besonders in den Stadien III und IV nach NYHA, schnellen Formen der Herzarrhythmie (Tachyarrhythmia absoluta) bei Vorhofflimmern und bei anfallartigem Vorhofflimmern.

Bei chronischen Herzerkrankungen erfolgt perorale Anwendung apolarer Glykoside (Digitalis-Glykoside 1. Ordnung). Die Therapie wird unterstützt durch Diät (Natriumrestriktion, Gewichtsreduktion), Vasodilatanzien und Diuretika. Studien haben gezeigt, dass durch Therapie mit herzwirksamen Steroidglykosiden, besonders bei schwer kranken Patienten, die Lebensqualität, nicht aber die Lebensdauer verlängert wird. In akuten Fällen kann eine intravenöse Anwendung polarer Glykoside (Digitalis-Glykoside 2. Ordnung, Digitaloide), z. B. von Ouabain, erfolgen. Herzwirksame Steroidglykoside werden bei chronischer Herzinsuffizienz heute oft durch ACE-Hemmer, bei akuter Herzinsuffizienz fast immer durch β-Blocker oder andere Kardika ersetzt.

Die geringe therapeutische Breite der herzwirksamen Steroidglykoside erfordert eine äußerst exakte Dosierung. Wegen der durch individuelle Parameter stark beeinflussbaren Pharmakokinetik sowie der unterschiedlichen Ansprechbarkeit der Patienten empfiehlt sich eine Einstellung anhand der erreichten Plasmakonzentration, die mithilfe eines RIA bestimmt werden kann.

Wichtige Drogen mit Cardenolidglykosiden sind Digitalis-purpurea-Blätter, Maiglöckchenkraut und Adoniskraut. Diese Drogen, Digitalis-lanata-Blätter und einige weitere, besonders die Samen von Strophanthus-Arten, dienen darüber hinaus als Industriedrogen zur Gewinnung von isolierten Cardenolidglykosiden. Eine Droge mit Bufadienolidglykosiden ist die Meerzwiebel.

♣ **Digitalis-purpurea-Blätter** (Digitalis purpureae folium PhEur, ≥ 0,3 % herzwirksame Steroidglykoside) sind die getrockneten Blätter des Roten Fingerhuts, *Digitalis purpurea* L. (Scrophulariaceae). Angewendet werden vor allem Fertigarzneimittel mit ♦ **Digitoxin** (Digitoxinum PhEur), p. o. oder i. v., oder selten ♣ **Eingestelltes Digitalis-purpurea-Pulver** (Digitalis purpureae pulvis normatus DAB, Wirkwert einem Gehalt von 1 % Digitoxin entsprechend).

Der Rote Fingerhut ist eine 2jährige oder ausdauernde, vom 2. Jahr an blühende, bis 2 m hohe, krautige Pflanze. Er ist in Westeuropa beheimatet und kommt vorwiegend auf kalkarmen Böden der Mittelgebirge vor. Hauptlieferländer sind die Niederlande, England, USA, Österreich, Schweiz, Ungarn, Italien und Frankreich. Auch in Deutschland wird die Pflanze kultiviert.

Angebaut werden meistens züchterisch erhaltene Formen, die große Mengen an Digitoxin liefern. Neben genetischen Faktoren bestimmen auch Umwelteinflüsse und die Art der Trocknung das Glykosidspektrum. Bei langsamer Trocknung findet eine vollständige Umwandlung der Primärglykoside in Sekundärglykoside statt. Aus ökonomischen Gründen erntet man die Blätter im Rosettenstadium in der ersten Vegetationsperiode.

Digitalis-purpurea-Blätter enthalten 0,3 bis 0,8 % herzwirksame Steroidglykoside, daneben u. a. Pregnanglykoside, Steroidsaponine vom Spirostanol-Typ (z. B. Digitonin, Gitonin, Tigonin) und Anthrachinone. Aglyka der etwa 30 bekannten Digitalis-purpurea-Glykoside sind Digitoxigenin, Gitoxigenin und Gitaloxigenin. Die Glykoside werden, der Buchstabenbezeichnung der Primärglykoside von *Digitalis lanata* entsprechend, anhand ihrer Aglyka eingeteilt in Glykoside der A-Reihe (Aglykon Digitoxigenin), B-Reihe (Aglykon Gitoxigenin) und E-Reihe (Aglykon Gitaloxigenin, Tab. 14-1). Die Anzahl der am Aglykon gebundenen Monosaccharide kann 1 bis 5 betragen. Hauptglykoside in der lebenden Pflanze sind die Primärglykoside Glucogitaloxin, Purpureaglykosid A und Purpureaglykosid B sowie Digitalinum verum und Glucoverodoxin. In der Droge dominieren die aus ihnen entstandenen Sekundärglykoside Digitoxin, Gitoxin, Gitaloxin sowie Digitalinum verum und Glucoverodoxin.

Digitoxin (Sättigungsdosis 0,8 bis 1,2 mg verteilt über 3 d, Erhaltungsdosis 0,07 bis 0,1 mg/d, p. o.) wird nach peroraler Applikation nahezu vollständig resorbiert und sehr langsam ausgeschieden. Daher ist es zur Dauerbehandlung der chronischen Herzinsuffizienz gut geeignet. Nur noch selten eingesetzt werden Extrakte aus der normierten Droge (ED 0,1 g, EMD 0,3 g, TMD 1 g).

♣ **Maiglöckchenkraut** (Convallariae herba DAB) sind die zur Blütezeit gesammelten, getrockneten oberirdischen Teile des Maiglöckchens *Convallaria majalis* L., oder nahe stehender Arten, z. B. *C. keiskei* MIQ. (Convallariaceae). Angewendet werden Extrakte aus ♣ **Eingestelltem Maiglöck-**

Tab. 14-1 Struktur von Digitalis-Glykosiden

Reihe	Name	Struktur
A	Lanatosid A	DTX-Dx-Dx-Dx(Ac)-Glc
	Purpureaglykosid A	DTX-Dx-Dx-Dx-Glc
	Digitoxin	DTX-Dx-Dx-Dx
	Acetyldigitoxin	DTX-Dx-Dx-Dx(Ac)
	Glucodigifucosid	DTX-Fuc-Glc
B	Lanatosid B	GTX-Dx-Dx-Dx(Ac)-Glc
	Purpureaglykosid B	GTX-Dx-Dx-Dx-Glc
	Gitoxin	GTX-Dx-Dx-Dx
	Glucogitorosid	GTX-Dx-Glc
	Digitalinum verum	GTX-Dtl-Glc
C	Lanatosid C	DGG-Dx-Dx-Dx(Ac)-Glc
	Desacetyllanatosid C	DGG-Dx-DX-Dx-Glc
	Digoxin	DGG-Dx-Dx-Dx
D	Lanatosid D	DNG-Dx-Dx-Dx(Ac)-Glc
	Diginatin	DNG-Dx-Dx-Dx
E	Lanatosid E	GLG-Dx-Dx-Dx(Ac)-Glc
	Glucogitaloxin	GLG-Dx-Dx-Dx
	Gitaloxin	GLG-Dx-Dx-Dx
	Glucoverodoxin	GLG-Dtl-Glc
	Glucolanodoxin	GLG-Dx-Glc

DTX = Digitoxigenin, GTX = Gitoxigenin, DGG = Digoxigenin, DNG = Diginatigenin,
GLG = Gitaloxigenin, Dx = D-Digitoxose, Dx(Ac) = 3-Acetyl-D-digitoxose, Dtl = D-Digitalose, Glc = D-Glucose

chenpulver (Convallariae pulvis normatus DAB, Wirkwert einem Gehalt von 0,3% Convallatoxin entsprechend) oder das Gemisch der Glykoside in Fertigarzneimitteln.

Das Maiglöckchen ist eine ausdauernde Pflanze mit ausläuferartig kriechendem Rhizom. Es kommt in fast ganz Europa und im gemäßigten Asien in Laubwäldern vor. In Nordamerika wurde es eingebürgert. *C. keiskei* ist in Ostasien beheimatet. Die Drogengewinnung erfolgt durch Anbau in Deutschland und durch Sammlung, u.a. in Polen und im Gebiet des ehemaligen Jugoslawien.

Maiglöckchenkraut enthält 0,1 bis 0,5% herzwirksame Steroidglykoside, bei Gewinnung von *C. keiskei* bis 1%. Bisher sind etwa 40 Vertreter aus der Droge isoliert worden. Begleitstoffe sind u.a. Steroidsaponine. Bei Pflanzen West- und Nordwesteuropas dominiert Convallatoxin (Strophanthidin-

3-α-L-rhamnosid). Pflanzen aus Nord- und Osteuropa haben einen hohen Gehalt an Convallosid (Strophanthidin-3-(D-gluco)-α-L-rhamnosid). Daneben kommen u. a. Convallatoxol (Strophanthidol-3-α-L-rhamnosid) und Lokundjosid (Bipindogenin-3-α-L-rhamnosid) vor. Mitteleuropäische Herkünfte enthalten Convallatoxin und Convallatoxol in etwa gleichem Verhältnis.

Die Fertigarzneimittel aus Maiglöckchenkraut werden bei leichter Belastungsinsuffizienz, Altersherz und chronischem Cor pulmonale eingesetzt (TD 0,6 g Droge entsprechend).

> ♣ **Adoniskraut** (Adonidis herba DAB) besteht aus den zur Blütezeit gesammelten, getrockneten, oberirdischen Teile des Frühlings-Adonisröschens, *Adonis vernalis* L. (Ranunculaceae). Therapeutisch verwendet werden Extrakte aus ♣ **Eingestelltem Adonispulver** (Adonidis pulvis normatus DAB, Wirkwert einem Gehalt von 0,2 % Cymarin entsprechend).

Das krautige, etwa 30 cm hohe, ausdauernde Frühlings-Adonisröschen kommt in Ost-, Zentral- und Südeuropa auf Trockenrasenfluren vor. In Deutschland ist es nur verstreut im Süden und in der Mitte zu finden. Die Droge stammt meistens aus Wildbeständen in Bulgarien, der GUS und Ungarn.

Adoniskraut enthält 0,2 bis 0,8 % herzwirksame Steroidglykoside. Bisher sind etwa 30 Vertreter aus der Droge isoliert worden. Hauptglykoside sind Adonitoxin (Adonitoxigenin-3-α-L-rhamnosid), k-Strophanthosid (Strophanthidin-3-[β(β-D-gluco)-β-D-gluco]-β-D-cymarosid), k-Strophanthosid-β (Strophanthidin-(β-D-gluco)-β-D-cymarosid), Cymarin (h-Strophanthin, Strophanthidin-3-β-D-cymarosid) und Vernadigin (Strophadogenin-3-α-L-rhamnosid).

Die Anwendung erfolgt meistens in Kombinationspräparaten bei leicht eingeschränkter Herzleistung, besonders mit nervöser Begleitsymptomatik (TD 0,6 g Droge entsprechend).

Digitalis-lanata-Blätter stammen vom Wolligen Fingerhut, *Digitalis lanata* EHRH. (Scrophulariaceae). Sie dienen als Industriedroge, vor allem zur Gewinnung von Digitoxin und Gitoxin. Der 2jährige, im 2. Jahr blühende, bis zu 1,2 m hohe Wollige Fingerhut ist in Südosteuropa, besonders in den Balkanländern, auf kalkreichen Böden verbreitet. An Lanatosid C reiche, züchterisch erhaltene Sorten werden in Mitteleuropa angebaut, besonders in den Niederlanden. Die Ernte erfolgt im Rosettenstadium am Ende der ersten Vegetationsperiode.

Digitalis-lanata-Blätter enthalten 0,5 bis 1,5 % herzwirksame Steroidglykoside, daneben u. a. Pregnanglykoside, Saponine und Anthrachinone. Die etwa 80 bekannten Glykoside teilt man entsprechend der Buchstabenbezeichnung der zugehörigen Primärglykoside, der Lanatoside, ein in Glykoside der A-Reihe (Aglykon Digitoxigenin), B-Reihe (Aglykon Gitoxigenin), C-Reihe (Aglykon Digoxigenin), D-Reihe (Aglykon Diginatigenin) und E-Reihe (Aglykon Gitaloxigenin, Tab. 14-1). Die Zuckerketten bestehen aus 1 bis 4 Zuckern.

Hauptglykoside sind Lanatosid C, Lanatosid A, Digitalinum verum, Glucodigifucosid, Glucoverodoxin, Glucogitorosid und Glucolanodoxin.

Bei enzymatischer Abspaltung des terminalen Glucoserestes der Primärglykoside entstehen zunächst sog. α-Isomere, z. B. α-Acetylgitoxin aus Lanatosid C. Bei ihnen befindet sich der Acetylrest an der OH-Gruppe in Stellung 3 des nunmehr terminalen Digitoxoserestes. Begünstigt durch die *cis*-Stellung der OH-Gruppen an C-3 und C-4 kann der Acetylrest an die OH-Gruppe am C-4 wandern. Die so entstandenen Verbindungen bezeichnet man als β-Isomere, z. B. β-Acetyldigitoxin. Beide Isomere stehen miteinander im Gleichgewicht. Durch alkalische Verseifung, der die Glykosidbindungen widerstehen, kann man Desacetylglykoside erhalten.

> ◆ **Digoxin** (Digoxinum PhEur) sowie das halbsynthetische ◆ **Metildigoxin** (Medigoxin, 4'''-*O*-Methyl-digoxin), seltener ◆ **α-Acetyldigoxin** (alpha-Acetyldigoxinum ÖAB), ◆ **β-Acetyldigoxin** (β-Acetyldigoxinum DAC), beide durch Acetylierung aus Digoxin gewonnen, und ◆ **Deslanosid** (Desacetyllanatosid C, Deslanosidum PhEur) werden zur peroralen Dauertherapie eingesetzt.

Die Tagesdosis von Digoxin beträgt 0,2 bis 0,5 mg, von β-Acetyldigoxin 0,2 bis 0,4 mg/d und Metildigoxin 0,15 mg. Die Glykoside werden gut (Digoxin, seine Acetylderivate und Metildigoxin) bis mäßig gut (Deslanosid) resorbiert und relativ langsam ausgeschieden.

> ♣ Aus den Samen von *Strophanthus gratus* (WALL. et HOOK. ex BENTH.) BAILL. (Apocynaceae) wird ◆ **Ouabain** (Ouabainum PhEur, g-Strophanthin) und aus denen von *S. kombe* OLIV. wird ◆ **k-Strophantin** (k-Strophantinum ÖAB) gewonnen. Sie werden i. v. bei akuter Herzinsuffizienz appliziert.

S. gratus ist eine in den Küstenwäldern des tropischen Westafrika zwischen Sierra Leone und Angola verbreitete Liane, die in Kultur strauchförmig gehalten wird. *S. kombe* ist ein Strauch, der im südostafrikanischen Seengebiet in Malawi, Sambia und Moçambique vorkommt. Alle Teile dieser Pflanzen enthalten Cardenolidglykoside, besonders reichlich die Samen (bis 8%).

In dem aus etwa 30 Cardenolidglykosiden bestehenden Gemisch der Samen von *S. gratus* dominiert das Ouabain (Ouabagenin-3-α-L-rhamnosid, 5 bis 7%). Die Samen von *S. kombe* enthalten k-Strophanthin, ein Gemisch von Strophanthidinglykosiden, bestehend aus k-Strophanthosid (k-Strophantin-γ, Strophanthidin-3-[β(β-D-gluco)β-D-gluco]-β-D-cymarosid, Anteil etwa 75%) und dessen Spaltprodukten k-Strophanthosid-β (Strophanthidin-3-(β-D-gluco)-β-D-cymarosid) sowie Cymarin (k-Strophanthin-α, Strophanthidin-3β-D-cymarosid).

Die Strophanthus-Glykoside zeichnen sich bei parenteraler Zufuhr (ED 0,125 bis 0,25 mg) durch raschen Wirkungseintritt und geringe Kumulation aus. Peroral gegeben werden sie kaum resorbiert.

Weitere bisweilen eingesetzte Cardenolidglykoside sind:

- Oleandrin (Folinerin, Oleandrigenin-3-α-L-oleandrosid) gewonnen aus den Blättern des Oleander, *Nerium oleander* L. (Apocynaceae),
- Cymarin, u. a. gewonnen aus der Wurzel des Hanfartigen Hundswürgers, *Apocynum cannabinum* L. (Apocynaceae),
- Peruvosid (Cannogenin-α-L-thevetosid), gewonnen aus den Samen des Gelben Oleanders, *Thevetia peruviana* (PERS.) K. SCHUM. (Apocynaceae),
- Periplocin (Periplogenin-3-(β-D-gluco)-β-D-cymarosid), gewonnen aus *Periploca graeca* L. (Asclepiadaceae),
- Helveticosid (Erysimin, Strophanthidin-3-β-D-digitoxosid), gewonnen aus den Samen des Schotendotters, Erysimum-Arten (Brassicaceae).

♣ **Uzarawurzel** (Uzarae radix) stammt von *Xysmalobium undulatum* (L.) R. BR. (Asclepiadaceae), einem in Südafrika heimischen und dort kultivierten Schlingstrauch. Sie enthält 4 bis 7% Cardenolidglykoside, die eine äußerst geringe Herzwirksamkeit besitzen. Hauptglykosid ist Uzarin (Uzarigenindiglucosid). Im Uzarigenin sind die Ringe A/B *trans*-verknüpft. Trockenextrakte aus der Droge werden in Fertigarzneimitteln wegen ihrer die Elektrolytausscheidung hemmenden Wirkung bei akuten unspezifischen Durchfällen eingesetzt.

Die einzige in nennenswertem Umfang verwendete Droge mit Bufadienolidglykosiden ist die Meerzwiebel.

> ♣ Bei der Droge **Meerzwiebel** (Scillae bulbus DAB) handelt es sich um die in Streifen geschnittenen, getrockneten mittleren Schuppen der nach der Blütezeit gesammelten Zwiebeln weißzwiebliger Unterarten der Echten Meerzwiebel, *Urginea maritima* (L.) BAK. (Hyacinthaceae). Trockenextrakte aus ♣ **Eingestelltem Meerzwiebelpulver** (Scillae pulvis normatus DAB, Wirkwert einem Gehalt von 0,2% Proscillaridin entsprechend) werden bei leichteren Formen der Herzinsuffizienz, auch bei eingeschränkter Nierenleistung, angewendet. Häufiger werden ◆ **Proscillaridin** (Proscillaridium DAC) und das halbsynthetische ◆ **Meproscillarin** (4'-Methyl-proscillaridin A), p. o. gegeben, eingesetzt.

Die Sammelart *U. maritima* umfasst mindestens 6 Kleinarten, die alle im Mittelmeergebiet und auf den Kanarischen Inseln vorkommen. Ihre größtenteils oberirdisch liegenden Zwiebeln können bis 3 kg schwer werden.

Die Meerzwiebel enthält 0,2 bis 4% Bufadienolidglykoside. Es konnten bisher 18 Aglyka und über 80 herzwirksame Steroidglykoside isoliert werden. Hauptwirkstoffe sind Scillaren A (Scillarenin-3-(β-D-gluco)-α-L-rhamnosid), Scillicyanosid (Scillicyanogenin-β-D-glucosid) und Scilliphaeosidinglykoside.

Scillaren A geht beim Trocknen aus Glucoscillarenin A hervor, das leicht unter Abspaltung eines weiteren Glucoserestes in Proscillaridin A (Scillarenin-3-α-L-rhamnosid) umgewandelt wird.

Die Tagesdosen betragen bei Eingestelltem Meerzwiebelextrakt von 0,1 bis 0,5 g, bei Proscillaridin (Proscillaridin A, Resorptionsquote 20 bis 35%, Abklingquote 30 bis 50%) 0,75 bis 2 mg, und bei Meproscillarin 0,5 bis 1 mg . In der Volksmedizin werden Stücke der frischen Zwiebel äußerlich bei Brandwunden und Wundrose eingesetzt (Schleimstoffe). Wegen der reflektorisch bedingten Bronchienreizung ist die Meerzwiebel auch Bestandteil von Expektoranzien. Urginea-Arten mit einem hohen Gehalt an Scillirosid (Scillirosidin-β-D-glucosid) sind als Rodentizide einsetzbar.

Literatur

Anonym (1999): Pharmazeutische Biologie. Aktuelle molekularbiologische Forschungen (zu Herzw. Steroidglykosiden). Dtsch Apoth Ztg 139 (5): 526–530
Anonym (2000): Uzara-Wurzel wirkt sanft gegen Durchfall. Z Phytother 21 (1): 22
Bach D (1996): Behandlung der benignen Prostatahypertrophie. Z Phytother 17 (4): 209–218
Blasius H (1998): Benigne Prostatahyperplasie: Phytopharmaka bessern die Symptome. Dtsch Apoth Ztg 138 (9): 700–702
Brian M (2001): Functional Food (zu Phytosterolen). Dtsch Apoth Ztg 141 (21): 2475–2485
Fessler B (1997): Digoxin und (k)ein Ende: Löst die Zeit das Problem? Dtsch Apoth Ztg 137 (27): 2360–2361
Fuchs U (1998): Serenoa repens – Arzneipflanze mit Tradition und Zukunft bei BPH (Symposiumsbericht). Z Phytother 19 (6): 337–338
Harnischfeger G, Stolze H (1989): Serenoa repens – Die Sägepalme. Z Phytother 10 (2): 71–76
Koch E (2001): Extracts from fruit of saw palmetto (Sabal serrulata) and roots of stinging nettle (Urtica dioica): viable alternatives in the medical treatment of benign prostatic hyperplasia and associated lower urinary tracts symptoms. Planta Med 67 (6): 489–500
Kopp B et al. (1990): Bufadienolide in Meerzwiebeln. Dtsch Apoth Ztg 130 (40): 2175–2180
Kreis W et al. (1998): Cardenolide biosynthesis in foxglove. Planta Med 64 (6): 491–499
Kusnick C (2002): Im Kürbis steckt mehr als die Halloweenkerze. Dtsch Apoth Ztg 142 (44): 5386–5390
Loew DA, Loew AD (1994): Pharmakokinetik von herzglykosidhaltigen Pflanzenextrakten. Z Phytother 15 (4): 197–202
Luckner M, Wichtl M: Digitalis – Geschichte, Biologie, Biochemie, Chemie, Physiologie, Molekularbiologie, Pharmakologie, Medizinische Anwendung. Wissenschaftliche Verlagsgesellschaft, Stuttgart 2000
Miersch WDE (1993): Benigne Prostatahyperplasie. Konservative und operative Therapien. Dtsch Apoth Ztg 133 (29): 2653
Morck, H et al. (Hrsg.): Schriftenreihe: Bd. 2: Herzwirksame Arzneimittel. Govi-Verlag, Eschborn 1987

Ögüt B (2000): Brennesselwurzelextrakt lindert BPH (Referat). Z Phytother 21 (4): 214-215

Rall B (1997): Herzinsuffizienz: Was bringt die Digitalis-Therapie? Dtsch Apoth Ztg 137 (3): 128-129

Schiebel-Schlosser G, Friedrich M (1998): Kürbissamen in der Phytotherapie der BPH. Z Phytother 19 (2): 71-76

Schilcher H (1988) Urtica-Arten – Die Brennessel. Z Phytother 9 (5): 160-164

Schunak W (1999): Lipidsenker: Erhöhtes LDL-Cholesterol muß deutlich gesenkt werden (Vortragsreferat). Dtsch Apoth Ztg 139 (4): 394-396

Veit M (2001): Phytopharmaka gegen Prostatabeschwerden (Vortragsreferat). Dtsch Apoth Ztg 141 (22): 2590-2592

Teuscher E (1992): Fortschritte bei der Behandlung von Gallensteinleiden und entzündlichen Darmerkrankungen (Kongressbericht). Med Welt 43: 878-956

Wasielewski S (2002): Lipidsenker, Herzinfarkt und Schlaganfall (Referate). Dtsch Apoth Ztg 142 (49): 6036-6039

Wichtl M (1990): Phytopharmaka bei Herz-Kreislauf-Beschwerden. Dtsch Apoth Ztg 130 (22): 1251-1256

15 Saponine

15.1 Chemie

> Saponine (Saponoside) sind Glykoside von Steroiden oder polyzyklischen Triterpenen, die aufgrund ihres lyobipolaren Charakters Oberflächenaktivität aufweisen. Nach der Art ihrer Aglyka, Sapogenine genannt, unterscheidet man Steroidsaponine und Triterpensaponine. Steroidsapogenine (Abb. 15-1) sind in der Regel C_{27}-Verbindungen mit den hypothetischen Grundkörpern Spirostan (16β,22:22α,26-Diepoxy-cholestan) oder Furostan (16β,22-Epoxy-cholestan). Die Triterpensapogenine sind, mit Ausnahme einiger Nortriterpenabkömmlinge, fast durchweg C_{30}-Verbindungen. Ihre Grundkörper gehören oft dem Oleanan-Typ (Abb. 15-1) oder Dammaran-Typ (Abb. 15-6) an.

Formalchemisch kann man die Aglyka der Steroidsaponine, die Spirostanderivate, als Ketale des Cholestan-22-on-16,26-diols, die Furostanderivate als Semiketale des Cholestan-22-on-16-ols betrachten. Die Ringe A/B/C/D sind *trans/trans/trans* (5α-Derivate) oder *cis/trans/trans* (5β-Derivate) verknüpft. Es existieren (25S)-Spirostanderivate (Aglyka sogenannter Echter Saponine) und (25R)-Spirostanderivate (Aglyka so genannter Isosaponine) sowie (25S)-Furostanderivate und (25R)-Furostanderivate. Die Grundkörper tragen durchweg eine OH-Gruppe am C-3, weitere OH-Gruppen und auch Doppelbindungen kommen vor (Abb. 15-2).

Als Grundkörper der Triterpensaponine kommen neben dem pentazyklischen Oleanan und dem tetrazyklischen Dammaran u. a. die pentazyklischen Verbindungen Ursan und Lupan vor (Abb. 13-14). Bei Oleanan- und Ursanderivaten sind die Ringe A/B/C/D/E *trans/trans/trans/trans-*, bei den Lupanderivaten *trans/trans/trans/cis-*, bei den Dammaranderivaten *trans/trans/trans-* verknüpft. Am C-3 wurde stets eine OH-Gruppe gefunden. Weitere OH-Gruppen, aber auch Epoxy- oder Keto-Gruppen sowie Doppelbindungen, letztere besonders zwischen C-12 und C-13, kommen vor. Jeweils eine der Zwillingsmethylgruppen am C-4 und C-20 und/oder die am C-17 können zu CH_2OH- oder COOH-Gruppen, seltener zu CHO-Gruppen, oxidiert sein (Abb. 15-3). Die Hydroxygruppen sind häufig acyliert. Als Säurekomponenten werden u. a. gefunden: Essigsäure, n-Buttersäure, Isobuttersäure, Isovaleriansäure, α-Methylbuttersäure, Tiglinsäure oder Angelicasäure. Es sind bisher über 1500 Triterpensaponine mit etwa 200 Sapogeninen bekannt.

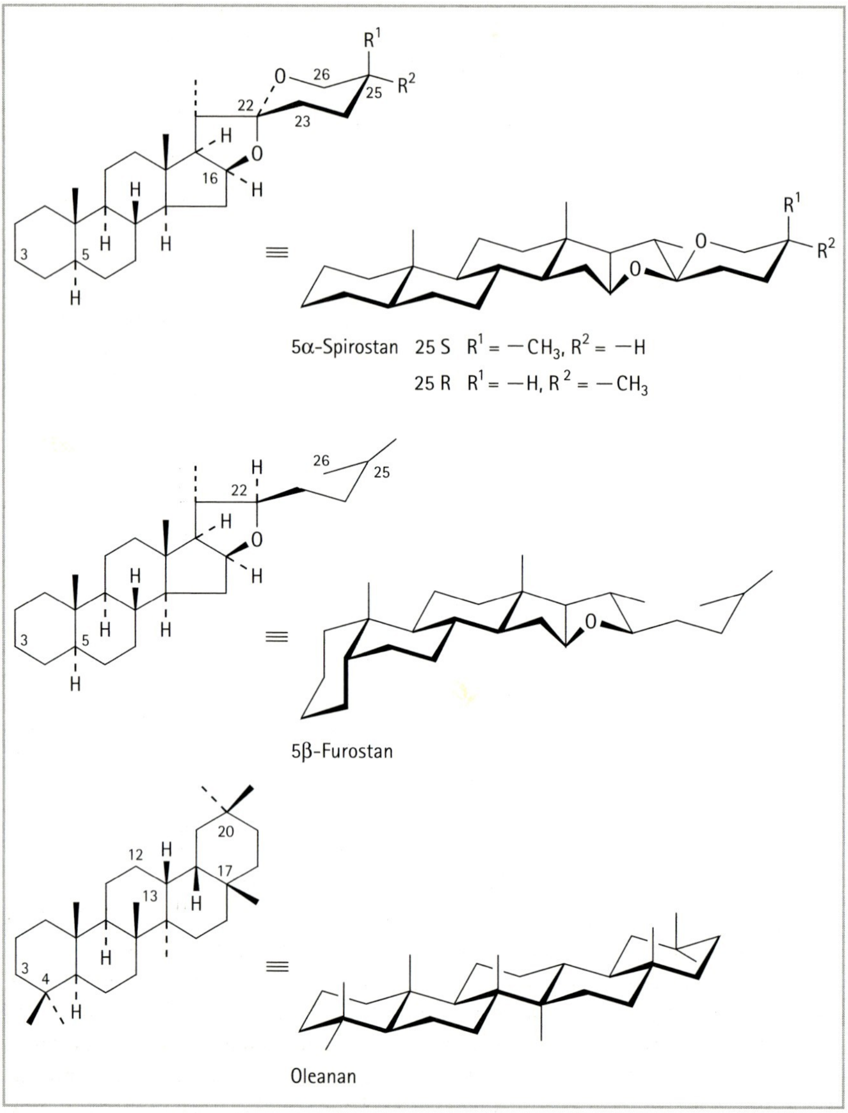

Abb. 15-1 Grundkörper von Steroidsapogeninen und Triterpensapogeninen vom Oleanan-Typ

5α-Spirostan 25 S $R^1 = -CH_3, R^2 = -H$
  25 R $R^1 = -H, R^2 = -CH_3$

5β-Furostan

Oleanan

Monosaccharidkomponenten von Saponinen sind weit verbreitete Vertreter wie u. a. D-Glucose, D-Galactose, D-Fructose, D-Xylose, L-Arabinose, L-Rhamnose, L-Fucose und D-Chinovose (6-Desoxy-D-glucose). Auch Uronsäuren, besonders D-Glucuronsäure und D-Galacturonsäure, können, glykosidisch gebunden, in Saponinen vorkommen. Die Saponine der Pflanzen tragen meistens verzweigte Oligosaccharidketten, die häufig von Pentosen terminiert werden.

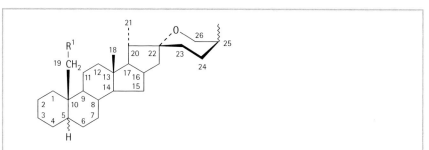

Name	Substituenten				Doppelbindung	Konfiguration	
	1β	2α	15β	25		5	25
Sarsapogenin				CH_3		β	S
Tigogenin				CH_3		α	R
Digitogenin		OH	OH	CH_3		α	R
Gitogenin		OH		CH_3		α	R
Yamogenin				CH_3	Δ^5	–	S
Diosgenin				CH_3	Δ^5	–	R
Neoruscogenin	OH			$=CH_2$	Δ^5	–	–

Abb. 15-2 Steroidsapogenine vom Spirostan-Typ

Eine Zuckerkette ist fast stets am C-3 angeheftet. Bei den Steroidsaponinen vom Furostan-Typ trägt die Hydroxylgruppe am C-26 einen Glucoserest (nur sehr selten einen anderen Zucker oder eine Methylgruppe, Abb. 15-4). Bei den Triterpensaponinen ist an einer am C-17 befindlichen Carboxylgruppe häufig acylglykosidisch eine zweite Zuckerkette gebunden (Abb. 15-5). Der saure Charakter einiger pflanzlicher Saponine wird entweder durch eine freie Carboxylgruppe am Sapogenin, eine gebundene Uronsäure oder durch Acylierung mit Dicarbonsäuren am Aglykon oder an den Zuckerresten bedingt.

Nach der Anzahl der unmittelbar am Sapogenin gebundenen Zuckerketten unterscheidet man Monodesmoside (Einketter), Bisdesmoside (Zweiketter) und Trisdesmoside (Dreiketter). Um die typischen Saponinmerkmale aufzuweisen, müssen saure Saponine mindestens 3, neutrale Saponine mindestens 2 Monosaccharidreste tragen. Bisher wurden maximal 12 Monosaccharidreste pro Saponinmolekül gefunden.

15.2 Biogenese

Die Biogenese der Steroidsapogenine (Abb. 14-4) erfolgt ausgehend von Cholesterol, vermutlich beginnend mit einer Hydroxylierung des C-Atoms 26 oder 27 und der Verknüpfung der entstandenen Hydroxylgruppe mit Glucose.

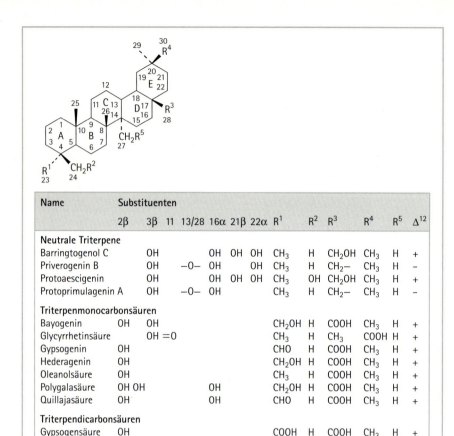

Name	Substituenten												
	2β	3β	11	13/28	16α	21β	22α	R¹	R²	R³	R⁴	R⁵	Δ¹²
Neutrale Triterpene													
Barringtogenol C		OH			OH	OH	OH	CH₃	H	CH₂OH	CH₃	H	+
Priverogenin B		OH		–O–		OH		CH₃	H	CH₂–	CH₃	H	–
Protoaescigenin		OH			OH	OH	OH	CH₃	OH	CH₂OH	CH₃	H	+
Protoprimulagenin A		OH		–O–	OH			CH₃	H	CH₂–	CH₃	H	–
Triterpenmonocarbonsäuren													
Bayogenin	OH	OH						CH₂OH	H	COOH	CH₃	H	+
Glycyrrhetinsäure		OH	=O					CH₃	H	CH₃	COOH	H	+
Gypsogenin		OH						CHO	H	COOH	CH₃	H	+
Hederagenin		OH						CH₂OH	H	COOH	CH₃	H	+
Oleanolsäure		OH						CH₃	H	COOH	CH₃	H	+
Polygalasäure	OH	OH			OH			CH₂OH	H	COOH	CH₃	H	+
Quillajasäure		OH			OH			CHO	H	COOH	CH₃	H	+
Triterpendicarbonsäuren													
Gypsogensäure		OH						COOH	H	COOH	CH₃	H	+
Medicagensäure	OH	OH						COOH	H	COOH	CH₃	H	+
Presenegin	OH	OH						COOH	H	COOH	CH₃	OH	+

Abb. 15-3 Triterpensapogenine vom Oleanan-Typ

Abb. 15-4 Steroidsaponin vom Spirostan-Typ

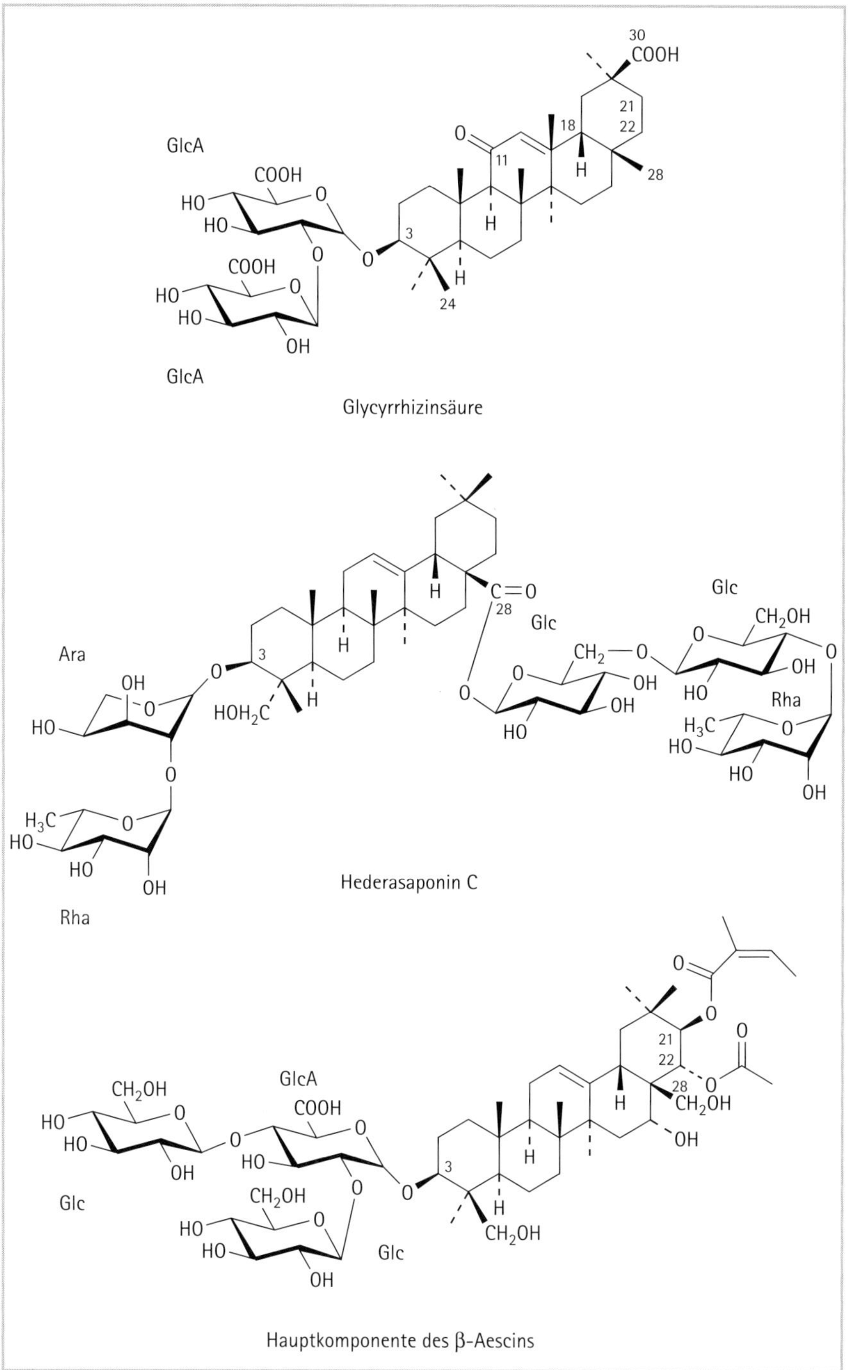

Abb. 15-5 Triterpensaponine vom Oleanan-Typ

Anschließend finden Hydroxylierungen am C-16 und C-22 mit nachfolgender Bildung des ankondensierten Furanringes unter Dehydrierung statt. Auf welcher Stufe die Zuckerkette am C-3 angeknüpft wird, ist noch unklar.

Die Biogenese der Triterpensapogenine erfolgt durch Zyklisierung des Squalens, zunächst zu Dammaranderivaten, die durch Ringöffnungen und Ringschlüsse über Lupanderivate und Oleananderivate schließlich in Ursanderivate umgewandelt werden können (Abb. 13-14).

15.3 Verbreitung

Etwa 70% der Samenpflanzen enthalten Saponine. Sie kommen im stoffwechselaktiven Gewebe vorwiegend in Form der physiologisch weitgehend inerten bisdesmosidischen Furostanolglykoside bzw. Triterpenbisdesmoside vor. Bei Verletzung der Zellen werden sie in Spirostanolglykoside bzw. Triterpenmonodesmoside umgewandelt, die in der Lage sind, Mikroorganismen abzuwehren und die Schleimhäute eines tierischen Räubers zu reizen. In ruhenden Organen, z. B. Samen, können die Saponine auch als Spirostanolglykoside oder Triterpenmonodesmoside vorliegen. Der Verbreitungsschwerpunkt der Steroidsaponine liegt bei den Monocotyledoneae, der der Triterpensaponine bei den Dicotyledoneae.

Bemerkenswert sind die relativ hohen Saponinkonzentrationen in vielen Pflanzen (bis 30%), die darauf hindeuten, dass einige Saponine vermutlich nicht nur eine ökologische Funktion haben, sondern auch als Speicherstoffe dienen können.

Steroidsaponine sind besonders in den Monocotyledoneae (Liliatae) verbreitet und zwar bei den Familien Dioscoreaceae, Trilliaceae, Liliaceae, Agavaceae, Asparagaceae, Convallariaceae, Alliaceae und Smilacaceae. Triterpensaponine kommen besonders bei den Dicotyledoneae (Magnoliatae) vor und zwar vor allem bei Caryophyllaceae, Ranunculaceae, Chenopodiaceae, Theaceae, Fabaceae, Apiaceae, Araliaceae, Primulaceae und Sapotaceae. Völlig frei von Saponinen scheinen Vertreter der Gymnospermae (Nacktsamer) zu sein. Bei den Pteridophyta (Farnpflanzen) wurden vereinzelt Saponine nachgewiesen.

Bei Tieren wurden Saponine beim Stamm der Echinodermata (Stachelhäuter), besonders in den Klassen Asteroidea (Seesterne), Holothuroidea (Seegurken), bei den Porifera (Schwämmen) und Osteichthyes (Knochenfische), nachgewiesen.

15.4 Pharmakokinetik

Saponine passieren die intakte Darmwand nur in sehr geringem Maße, besonders wenn sie viele Zuckerreste tragen. Gelangen große Mengen in den Darm, kommt es jedoch durch Schädigung der Darmschleimhaut zu erhöhter Resorption von Saponinen, aber auch begleitender anderer, sonst nicht oder schwer resorbierbarer Stoffe. Im Darm werden die Zuckerreste der Saponine durch die Darmflora teilweise oder ganz abgespalten. Auch die Aglyka können verändert werden. Die Sapogenine werden in größerem Maße resorbiert und in der Leber glucuronidiert, seltener auch mit Schwefelsäure verestert. Die Elimination erfolgt über Galle und Harn.

15.5 Pharmakodynamik

Saponine besitzen direkte oder nach partieller Hydrolyse auftretende, mehr oder weniger starke Membranaktivität, d. h. sie haben als lyobipolare Stoffe die Fähigkeit, mit den lyobipolaren Komponenten der Biomembranen der Zellen, wie Steroiden, Phospholipiden oder Proteinen, in Wechselwirkung zu treten. In niedrigen Konzentrationen verändern sie dadurch die Membranpermeabilität sowie die Aktivität von Carriern, membranständigen Enzymen und Rezeptoren. In hoher Konzentration lösen sie die Zellmembranen auf. Für systemische Wirkungen sind vermutlich vorwiegend die im Körper entstehenden Metabolite der Saponine verantwortlich.

Bei den Steroidsaponinen sind nur die Spirostanolglykoside membranaktiv. Voraussetzungen für die Membranaktivität der Triterpensaponine sind eine polare Gruppe im Ring A des Aglykons und eine mäßig polare Gruppe am Ring D oder E. Stark polare Gruppen am Ring D und/oder E, wie z.B. eine Zuckerkette oder mehrere OH-Gruppen, führen zu Aktivitätsminderung. Die stärkste Wirkung haben demzufolge meistens Monodesmoside. Bei sauren Bisdesmosiden ist die Membranaktivität gering. Sie fehlt bei neutralen Bisdesmosiden nahezu völlig. Eine Verzweigung der Zuckerkette verstärkt die Wirkung.

Die Membranaktivität hoher Saponinkonzentrationen wird u. a. in ihrer hämolytischen Wirkung sichtbar, d. h. in der Zerstörung der Zellmembran der Erythrozyten. Eintritt größerer Mengen von Saponinen in die Blutbahn von Mensch und Tier ruft durch Hämolyse und Cytolyse schwere Vergiftungserscheinungen hervor. Geringe Mengen an Saponinen werden durch die Bindung an Blutlipide abgefangen. Die Einwirkung von Saponinen auf die

Schleimhäute führt je nach Ort und Stärke der Einwirkung zu erhöhter Schleimabsonderung, Niesen, Erbrechen oder Diarrhoe.

Das Risiko der Sensibilisierung gegen Nahrungsproteine wird durch hohe Saponinkonzentrationen im Darm durch Förderung der Resorption von Allergenen erhöht. Andererseits verhindern Saponine die Akkumulation von Spurenelementen, z. B. Eisen, im Körper. Darauf ist möglicherweise die bei Tieren beobachtete Wachstumsverzögerung bei hohem Saponinanteil im Futter zurückzuführen.

Auch die Giftigkeit für Fische (Ichthyotoxizität) ist ein Zeichen der Membranaktivität der Saponine. Durch Erhöhung der Permeabilität des Kiemenepithels und dadurch bedingte Auswaschungen kleinmolekularer Bestandteile aus dem Blut kommt es zum Tod der Fische. Auch die fungiziden, insektiziden, molluskiziden und spermiziden Effekte der Saponine sind Resultat der Membranzerstörung.

> Für therapeutische Zwecke wird besonders die sekretolytische, diuretische, antiexsudative und entzündungshemmende Wirkung der Saponine genutzt. Einige Saponindrogen werden auch wegen ihrer möglichen stoffwechselsteigernden und immunstimulierenden Wirkung verwendet.

Die sekretolytische Wirksamkeit ist wahrscheinlich durch Reizung der Magenschleimhaut und die dadurch ausgelöste reflektorische Sekretionssteigerung in den Bronchien bedingt. Der Effekt wird verstärkt, wenn stark gesüßte →Teegetränke aus den Saponindrogen möglichst heiß getrunken werden. Saponine können auch durch Spreitung vom Rachenraum aus in die Bronchien vordringen, regen durch Reizung der Bronchialschleimhaut deren Sekretion an und verflüssigen durch ihre oberflächenaktive Wirkung den Schleim.

Die diuretische Wirkung einiger Saponindrogen wird möglicherweise durch einen Aldosteron-Antagonismus der Saponine ausgelöst, der zu einer Hemmung der Na^+-Ionen-Reabsorption aus den Nierentubuli führt. Die Wirkung wird durch in den Drogen enthaltene Flavonoide unterstützt. Es wird vorwiegend eine Wasserdiurese ausgelöst, keine verstärkte Ausscheidung von Salzen.

Der antiexsudative und entzündungshemmende Effekt ist vermutlich teilweise die Folge einer durch die Saponine bedingten Steigerung der Gewebskonzentration an Glucocorticoiden. Diese Erhöhung kann durch Verzögerung des Abbaus oder durch Förderung ihrer Bildung zustande kommen. So wurde eine Hemmung der Δ^4-5β-Reduktase- und 11β-Hydroxysteroid-dehydrogenase-Aktivität der Leber durch einige Saponine oder ihre Aglyka, z. B. Glycyrrhetinsäure, nachgewiesen. Eine Hemmung der Cyclooxygenase und Lipoxygenase ist möglicherweise für diesen Effekt mitverantwortlich.

Durch Bildung schwer resorbierbarer Aggregate der Saponine mit Sterolen hemmen Saponine der Nahrung, z. B die Sojasaponine, die Resorption bzw. Rückresorption von Cholesterol sowie von Gallensäuren und können damit den Cholesterolspiegel im Blutplasma senken. Gallensäuren können die Darmschleimhaut vor einer Schädigung durch Saponine schützen.

Die Saponine besitzen auch antivirale und antimikrobielle, besonders gegen Pilze gerichtete Wirkung, die ihre ökologische Bedeutung für die Pflanze ausmachen dürfte.

Einige saponinhaltige Pflanzen, z. B. Kornrade, *Agrostemma githago* L., Einbeere, *Paris quadrifolia* L., Alpenveilchen, Cyclamen-Arten, und Kermesbeere, *Phytolacca americana* L., sind als Giftpflanzen bekannt. Ihre Saponine sind entweder selbst stark toxisch (Alpenveilchen) oder sie ermöglichen durch ihre resorptionsfördernde und die Durchlässigkeit der Zellmembranen erhöhende Wirkung den intrazellulären Angriff anderer Stoffe, z. B. von Lectinen (Kermesbeere, Kornrade).

In der Galenik und Kosmetik spielen Saponine als Emulgatoren oder Schaumbildner eine Rolle, z. B. in Zahnpasten oder Mundwässern. Die Aglyka einiger Steroidsaponine und Steroidalkaloidglykoside dienen als Rohstoffe für die Halbsynthese von Steroidhormonen. Das gilt besonders für Diosgenin (aus Dioscorea-Arten, Dioscoreaceae), Hecogenin (12-Oxo-gitogenin, aus *Agave sisalana* PERRINE, Agavaceae) und Solasodin (Abb. 30-39, u. a. aus *Solanum xanthocarpum* SCHRAD. et WENDL., Solanaceae).

15.6 Standardisierung

> Der qualitative Nachweis von Saponinen ist durch das Schaumbildungsvermögen und die hämolytische Wirkung ihrer Lösungen bzw. von Drogenextrakten möglich. Der Wirkwert kann durch Bestimmung des hämolytischen Index ermittelt werden. Er ist der reziproke Zahlenwert der Verdünnung, in der Drogenextrakte, Lösungen von Saponinen oder Zubereitungen gerade noch hämolytisch wirken. Beispielsweise bedeutet ein hämolytischer Index von 3000, dass ein Extrakt von 1 g Droge in 3000 ml Flüssigkeit eben noch hämolytische Aktivität besitzt.

Zur Bestimmung des hämolytischen Index mischt man mit isotonischen, gepufferten Lösungen gewonnene, mehr oder weniger stark verdünnte Extrakte aus Drogen bzw. Lösungen von Saponinen oder Zubereitungen mit Blutkörperchensuspensionen. Nach einer vorgegebenen Zeit (meistens 6 h) wird geprüft, bei welcher Verdünnung (Volumen des Extraktes + Volumen der Blutkörperchensuspension) aus der deckfarbenen Blutkörperchensuspension eine klare rote Lösung ohne Bodensatz roter Blutkörperchen entstanden ist. Um Schwankungen der Resistenz der Blutkörperchen bei verschiedenen Versuchen auszuschalten, wird mit der Wirksamkeit eines Standardsaponingemisches (z. B. aus Gypsophila-Arten, hämolytischer Index mit 30 000 festgelegt, ÖAB) verglichen. Den höchsten bisher gemessenen Wert von 390 000 hat das Saponin Cyclamin aus den Knollen des Alpenveilchens, *Cyclamen purpurascens* MILL.

Das ÖAB gibt bei Saponindrogen den hämolytischen Index an, die PhHelv charakterisiert den Wirkwert einer Droge durch Angabe von PhHelv-Einheiten (PhHelvE). 1 Einheit entspricht der hämolytischen Wirksamkeit von 10 mg eines Standardsaponins. PhEur, DAB und DAC schreiben keine Wertbestimmung von Saponindrogen vor. In einigen Fällen wird der Gehalt an speziellen Inhaltsstoffen, z. B. an Glycyrrhizinsäure in der Süßholzwurzel, an Triterpenglykosiden in Rosskastaniensamen, und an ausgewählten Ginsenosiden in der Ginsengwurzel bestimmt.

15.7 Saponindrogen als Expektoranzien und Antitussiva

Als Expektoranzien genutzte Saponindrogen sind vor allem Primel-, Senega- und Süßholzwurzel. Sie sind häufig Bestandteile von Hustentees. Expektorierende und antitussive Wirkung wird den Efeublättern zugeschrieben. Nur noch selten verwendet werden Seifenrinde und Rote Seifenwurzel.

♣ **Primelwurzel** (Primulae radix PhEur) besteht aus getrockneten Rhizomen und Wurzeln der Wiesen-Schlüsselblume, *Primula veris* L., oder der Wald-Schlüsselblume, *P. elatior* (L.) HILL (Primulaceae). Sie enthält 5 bis 10% Triterpensaponine (besonders Primulasaponine 1 und 2) und das charakteristisch riechende 5-Methoxy-methylsalicylat, das beim Trocknen aus dem Phenolglykosid Primulaverosid entsteht. Sie wird als Bestandteil von Hustentees, von Flüssig- oder Trockenextrakten oder Sirupen in Fertigarzneimitteln bei Katarrhen der Luftwege eingesetzt.

Beide Primelarten sind in Europa sowie in Zentral- und Vorderasien verbreitete Stauden. Hauptlieferanten der Droge sind Tschechien, Ungarn, Polen, die Länder des ehemaligen Jugoslawiens, Bulgarien und die Türkei.

Der hämolytische Index der Primelwurzel liegt zwischen 1500 bis 3000. Das monodesmosidische Primulasaponin 1 (Protoprimulagenin-A-3←1β-GlcA(2←β-Glc)3←1βGal2←1αRha) wird von dessen 4''''-β-D-xylosid (Primulasaponin 2) begleitet. Sapogenine der Wurzel von *P. veris* sind weiterhin u. a. Priverogenin B und dessen 22-Monoacetat. In den Wurzeln beider Arten kommen auch Phenolglykoside, bevorzugt Primulaverosid (Primulaverin, 2-Hydroxy-5-methoxy-benzoesäuremethylester-2-(6β-xylosyl)-β-D-glucosid), in Konzentrationen bis zu 3% vor.

Die Dosierung der Primelwurzel beträgt für Teeaufgüsse 0,2 bis 0,5 g/Tasse (TD 0,5 bis 1,5 g), für die **Primeltinktur** (Tinctura Primulae ÖAB, hämolytischer Index 490 bis 600) 0,5 bis 1 g (TD 1,5 bis 3 g), für den **Primelextrakt** (Extractum Primulae ÖAB, hämolytischer Index 9000 bis 11 000) 0,1 bis 0,2 g, für den **Primelfluidextrakt** (Extractum Primulae fluidum ÖAB, hämolytischer Index 2700 bis 3300) 0,5 g und für den **Primelsirup** (Sirupus Primulae ÖAB: hämolytischer Index 135 bis 165) 1 bis 2 Teelöffel.

Die Blüten der genannten Primel-Arten, **Schlüsselblumenblüten** (Primulae flos cum calyce DAC), enthalten in den Kelchen etwa 2% Saponine. Sie werden selten bei Katarrhen der Luftwege, häufiger als Schmuckdroge in Hustentees verwendet (ED 1,3 g, TD 2 bis 4 g, Tinktur 2,5 bis 7,5 g).

> ♣ **Senegawurzel** (Polygalae radix PhEur) besteht aus den getrockneten Wurzeln und Wurzelköpfen von *Polygala senega* L. (Polygalaceae) und bestimmten anderen Polygala-Arten (besonders *P. tenuifolia* WILLD.). Sie enthält 5 bis 12% Triterpensaponine, besonders die bisdesmosidischen, teilweise an der Zuckerkette mit Zimtsäurederivaten veresterten Senegine mit dem Aglykon Presenegin. Die Droge wird wie die Primelwurzel verwendet.

P. senega ist eine bis 40 cm hohe, in lichten Wäldern Nordamerikas heimische Staude. *P. tenuifolia* ist im gemäßigten Asien beheimatet. Herkünfte der Droge sind die Nordstaaten der USA und Kanada (*P. s.*) sowie Indien und Japan (*P. t.*).

Der hämolytische Index der Senegawurzel beträgt 2000 bis 5000. Einige der Senega-Saponine, besonders Senegin-II, wirken im Tierversuch hypoglykämisch.

Senegawurzel wird in Form von Teeaufgüssen oder als Bestandteil von Teemischungen, von **Senegasirup** (Polygalae sirupus PhHelv, Sirupus Senegae ÖAB, ED 1 bis 2 Teelöffel), **Eingestelltem Senegatrockenextrakt** (Polygalae extractum siccum normatum PhHelv, 16 bis 24 PhHelvE/g) oder **Senegatinktur** (Polygalae tinctura) bei Katarrhen der oberen Luftwege angewendet (TD 1,5 bis 3,0 g Droge entsprechend).

> ♣ **Süßholzwurzel** (Liquiritiae radix PhEur, ≥4% Glycyrrhizinsäure) besteht aus geschälten oder ungeschälten getrockneten Wurzeln und unterirdischen Ausläufern von *Glycyrrhiza glabra* L. (Fabaceae). Sie enthält Triterpensaponine (3 bis 9%), Flavon- und Isoflavonglykoside, die teilweise gelb gefärbt sind, Cumestan- und Hydroxycumarinderivate sowie saure Heteropolysaccharide (Glycyrrhizane). Hauptkomponente der Saponinfraktion ist die stark süß schmeckende, oberflächenaktive aber kaum hämolytisch wirksame Glycyrrhizinsäure. Süßholzwurzel wirkt expektorierend, spasmolytisch und entzündungshemmend, in höheren Dosen auch östrogen. Sie wird in Form von Teeaufgüssen, besonders als Bestandteil von Hustentees, von konzentrierten oder zur Trockne eingedampften Extrakten in galenischen Zubereitungen und Fertigarzneimitteln als Expektorans eingesetzt. In höherer Dosierung sind Süßholzextrakte Bestandteile von Fertigarzneimitteln zur

> Behandlung von Magen-Darm-Entzündungen. Wegen ihrer Nebenwirkungen sollte die Anwendungsdauer der Droge ohne ärztlichen Rat 4 bis 6 Wochen nicht überschreiten.

Süßholz ist eine bis 1,7 m hohe Staude mit kräftiger Pfahlwurzel, ca. 2 cm dicken Nebenwurzeln und viele Meter lang werdenden unterirdischen Ausläufern. Von der Art existieren 4 Varietäten. Von Bedeutung sind:

- G. g. var. *typica* REG. et HERDER, Heimat Südeuropa und Kaukasusgebiet, Anbau und Sammlung aus Wildvorkommen in Spanien, Italien, Griechenland, im Gebiet des ehemaligen Jugoslawien, in der Türkei, Bulgarien und Frankreich, ungeschält oder geschält im Handel,
- G. g. var. *glandulifera* (WALDST. et KIT.) REG. et HERDER, Heimat Südosteuropa und West- und Mittelasien, besonders im Uralgebiet, Westchina und in der Mongolei gesammelt (vermutlich auch *G. uralensis* FISCH. ex DC.) und im Wolgadelta und in China angebaut, vorwiegend geschält im Handel.

Bei der Glycyrrhizinsäure ist am Aglykon, der 18β-Glycyrrhetinsäure, an der OH-Gruppe am C-3 ein β-D-Glucuronyl-(1→2)-β-D-glucuronylrest gebunden (Abb. 15-5). Das Kalium-Natrium-Salz der Glycyrrhizinsäure wird als Glycyrrhizin bezeichnet. Begleitsubstanzen sind u. a. Glykoside mit Hydroxyderivaten der Glycyrrhetinsäure als Aglyka. Aglyka der Flavonglykoside sind u. a. Liquiritigenin und dessen Chalkon Isoliquiritigenin, der Isoflavone u. a. Formononetin und Licoricidin. An der Wirkung beteiligt sind 6-prenylierte Cumestanderivate (u. a. Glycyrol, Isoglycyrol), Hydroxycumarine (u. a. Herniarin, Umbelliferon, Liqcumarin) und Phytosterole.

Für den spasmolytischen Effekt der Droge sind vor allem die Flavon- und Isoflavonderivate, z.B. Liquiritigenin und Isoliquiritigenin, sowie die Hydroxycumarine verantwortlich. Wegen der spasmolytischen, aber auch wegen der resorptionsfördernden und geschmacksverbessernden Wirkung wird Süßholzwurzel häufig auch Abführtees zugesetzt. Die Isoflavone, aber auch Glycyrrhizinsäure und die Cumestanderivate, sind an der östrogenen Wirkung der Droge beteiligt. Einige Isoflavone, besonders Licoricidin, hemmen auch die Biosynthese des plättchenaktivierenden Faktors (PAF). Glycyrrhizinsäure wirkt antiinflammatorisch. Das beruht auf einem die Wirkung der entzündungshemmenden Corticosteroide verstärkendem Effekt. Er kommt vermutlich durch Hemmung der 11β-Hydroxysteroid-Dehydrogenase und Δ^4-β-Reduktase zustande, die am Abbau dieser Hormone beteiligt sind. Darüber hinaus besitzt die Droge antibakterielle, antivirale, antipyretische, antirheumatische, antihepatotoxische, diuretische, choleretische, antihypercholesterämische sowie das Wachstum von Tumoren und die Metastasebildung hemmende Wirkung.

Zubereitungen aus der Süßholzwurzel sind u. a.

- **Eingestellter, ethanolischer Süßholzfluidextrakt** (Liquiritiae extractum fluidum ethanolicum normatum PhEur, 3 bis 5% Glycyrrhizinsäure enthaltend),
- **Eingestellter Süßholztrockenextrakt** (Extractum Liquiritiae siccum normatum DAC, 5 bis 7% Glycyrrhizinsäure enthaltend),
- **Süßholzliquidextrakt** (Liquiritiae extractum fluidum PhHelv, 38 bis 42% Verdampfungsrückstand),
- **Süßholzextrakt** (Extractum Liquiritiae ÖAB),
- **Süßholzfluidextrakt** (Extractum Liquiritiae fluidum ÖAB),
- **Ammoniumglycyrrhizat** (Ammonii glycyrrhizas PhEur).

Für Aufgüsse werden 2 bis 4 g der Droge pro Tasse (TD bis 15 g) verwendet. Süßholzextrakte sind, zusammen mit dem sekretomotorisch wirkendem Ammoniumchlorid, Bestandteile der **Mixtura solvens** (Lakritzenhaltige Ammoniumchlorid-Lösung 2,5% NRF 4.6., ED 15 ml, alle 2 h), der **Lösenden-Tinktur** (PhHelv) bzw. der **Schleimlösenden Mixtur** (ÖAB). Auch als Geschmackskorrigenzien werden Süßholzextrakte eingesetzt.

Höher dosiert werden Süßholzextrakte (TD 200 bis 600 mg Glycyrrhizinsäure entsprechend) zur Behandlung von chronischen Magenschleimhautentzündungen sowie von Magen- und Zwölffingerdarmgeschwüren verwendet. Sie schränken die Magensaftsekretion ein, fördern die Schleimsekretion des Magens und wirken antiinflammatorisch. Denkbar ist auch die Hemmung der Vermehrung von *Helicobacter pylori.*

Die Süßholzwurzel ist toxikologisch nicht unbedenklich. Ihre Daueranwendung (> 6 Wochen) und Überdosierung (> 50 g Droge/d bzw. entsprechende Mengen von Zubereitungen), auch die von Lakritzwaren, die bis 100 mg Glycyrrhizin/100 g, bei Starklakritz 200 mg/100 g enthalten dürfen, können zum Erscheinungsbild des Hyperaldosteronismus führen. Durch Hemmung des Abbaus der →Mineralcorticoide kommt es zur Na^+-Ionen-Retention und erhöhter K^+-Ionen-Ausscheidung. Folgen sind Ödeme, Darmkoliken, Bradykardie, Hypertonie, Asthma cardiale, Kopfschmerzen, metabolische Alkalose, Rhabdomyolyse (Zerstörung der Muskulatur) und Lähmungserscheinungen. Die Reninkonzentration im Blutplasma wird durch Süßholzextrakte erhöht. Bei Aufnahme von mehr als 500 mg Glycyrrhizin/Woche durch Schwangere wurde eine Zunahme von Frühgeburten beobachtet. Gegen die Verwendung der Droge als Geschmackskorrigens bis zu einer Tagesdosis, die 100 mg Glycyrrhizin entspricht, bestehen keine Einwände.

> ♣ **Efeublätter** (Hederae helicis folium DAC) sind die von Frühjahr bis Frühsommer gesammelten, getrockneten Blätter aus dem unteren Bereich des Efeu, *Hedera helix* L. (Araliaceae). Sie enthalten etwa 2,5 bis 6% Triterpensaponine. Hauptkomponente ist das Bisdesmosid Hederasaponin

> C (Abb. 15-5). Die Droge wird wegen der sekretolytischen, bronchospasmolytischen und antitussiven Wirkung, meistens in Form von Trocken- oder Spissumextrakten, in Fertigarzneimitteln bei Katarrhen der oberen Luftwege und zur symptomatischen Behandlung chronisch-entzündlicher Bronchialerkrankungen eingesetzt (TD 0,3 g Droge entsprechend).

Efeu ist ein in West-, Mittel- und Südeuropa, östlich bis zur westlichen GUS heimisches, mit Haftwurzeln kletterndes, immergrünes Holzgewächs.

Aglyka der Saponine sind Oleanolsäure, Hederagenin und Bayogenin. Hederasaponin C (Hederacosid C, hämolytischer Index ca. 400) macht bis 80% des Saponingemisches aus. Durch Abspaltung des Trisaccharidrestes am C-28 geht es leicht in das monodesmosidische α-Hederin (Hederagenin-3β-O-(2-O-α-L-rhamno)-α-L-arabinosid, hämolytischer Index 150 000) über. Weitere Inhaltsstoffe sind u. a. Flavonoide und Kaffeesäureester, u. a. Rosmarinsäure. In frischen Blättern sind Polyine enthalten, u. a. Falcarinol, das für die allergisierende Wirkung der Pflanze und aus ihr hergestellter Arzneimittel und Kosmetika verantwortlich ist.

♣ **Seifenrinde** (Quillaiae cortex DAC: Extraktgehalt ≥ 17%, ÖAB: hämolytischer Index ≥ 3000, PhHelv: hämolytische Wirksamkeit ≥ 8 PhHelvE je g) ist die von der Borke und Außenrinde befreite, getrocknete Rinde von Stämmen und Ästen von *Quillaja saponaria* MOL. (Rosaceae, Zuordnung umstritten), eines in Chile, Peru und Bolivien heimischen, immergrünen Baumes. Die Droge enthält bis zu 10% acylierte Triterpensaponine mit dem bisdesmosidischen Quillajasaponin 21 als Hauptkomponente (Aglykon Quillajasäure). Sie wird heute nur noch selten in Form eines Dekoktes (ED 0,2 g Droge auf eine Tasse Wasser), der **Eingestellten Seifenrindentinktur** (Quillaiae tinctura normata PhHelv, hämolytische Wirksamkeit: 1,5 bis 2,5 PhHelvE je g) oder von Extrakten als Expektorans eingesetzt. Das Saponingemisch wird als Emulgator und Schaumbildner verwendet. Die isolierten, deacylierten Saponine (DS-1 und DS-2) verwendet man zur Verbesserung der Resorption, besonders peroral applizierter Peptide, z. B. von Insulin, und von Aminoglykosidantibiotika, sowie als Adjuvanzien bei Impfungen, besonders gegen Maul- und Klauenseuche.

Die Wurzeln vieler Caryophyllaceae enthalten Triterpensaponine. Aglyka sind vor allem Gypsogenin, Gypsogensäure, Medicagensäure und Quillajasäure. Die Wurzel des Echten Seifenkrautes, *Saponaria officinalis* L., ♣ **Rote Seifenwurzel** (Saponariae rubrae radix), mit 2 bis 5% Saponinen, wird bisweilen als Expektorans verwendet (TD 1,5 g, 0,4 g/Tasse Wasser). ♣ **Weiße Seifenwurzel** (Saponariae albae radix), die getrocknete Wurzel verschiedener Gypsophila-Arten, enthält bis zu 20% Saponine. Sie dient zur Herstellung von Saponinpräparaten, die Bestandteile einiger Expektoranzien (ED 3 bis 15 mg Gypsophila-Saponin) sind.

15.8 Saponindrogen als Diuretika

> Einige Saponindrogen, besonders Riesengoldrutenkraut und Goldrutenkraut, selten auch Bruchkraut, werden zur Durchspülungsdiurese, z. B. bei entzündlichen Erkrankungen der ableitenden Harnwege und zur Prophylaxe und Therapie bei Harnsteinen und Nierengrieß eingesetzt. Diese Drogen sind Bestandteile harntreibender Teemischungen oder in Form der Trockenextrakte Bestandteile von Fertigarzneimitteln. Voraussetzung für ihre Wirkung ist eine ausreichende Flüssigkeitszufuhr (mindestens 2 l/d).

Die die Saponine begleitenden Flavonoide sind vermutlich an der diuretischen Wirkung beteiligt.

♣ **Riesengoldrutenkraut** (Solidaginis herba PhEur, ≥ 2,5 % Flavonoide) ist das getrocknete Kraut der blühenden Riesen-Goldrute, *Solidago gigantea* AITON, oder der Kanadischen Goldrute, *S. canadensis* L. (Asteraceae). Es enthält 2,0 bis 3,0 % bisdesmosidische Triterpensaponine mit Bayogenin als Aglykon. ♣ **Echtes Goldrutenkraut** (Solidaginis virgaureae herba DAB, ≥ 0,1 % Leiocarposid) stammt von der Gemeinen Goldrute, *Solidago virgaurea* L. Es enthält etwa 0,2 bis 1,5 % an den Zuckern partiell veresterte bisdemosidische Saponine mit Polygalasäure als Aglykon und die Saligeninderivate Leiocarposid (0,2 bis 1 %) und Virgaureosid A. Weitere Inhaltsstoffe der Drogen sind Flavonoide, Caffeoylchinasäuren und ätherisches Öl. Die Drogen wirken nicht nur diuretisch sondern auch schwach spasmolytisch und entzündungshemmend. Sie können auch bei Reizblase eingesetzt werden.

Riesen-Goldrute und Kanadische Goldrute sind in Nordamerika heimische Stauden, die verwildert auch in Europa vorkommen. Die Echte Goldrute gedeiht in Europa, Nordafrika, Nordamerika und in gemäßigten Gebieten Asiens. Zur Teezubereitung werden 3 bis 5 g der Droge auf 150 ml Wasser verwendet (TD 6 bis 12 g Droge, Zubereitungen entsprechend).

♣ **Bruchkraut** (Herniariae herba DAC: Extraktgehalt ≥ 25 %, ÖAB: hämolytischer Index ≥ 1500) ist das blühende, getrocknete Kraut des Kahlen Bruchkrautes, *Herniaria glabra* L. (Caryophyllaceae), einer in Europa, Nordafrika und im gemäßigten Asien verbreiteten, kleinen, niederliegenden Pflanze, oder seltener des Behaarten Bruchkrautes, *H. hirsuta* L., das im Mittelmeergebiet beheimatet ist. Die Droge enthält 3 bis 10 % Triterpensaponine mit vorwiegend Medicagensäure als Aglykon. Weitere Inhaltsstoffe sind Flavonoide und Hydroxycumarine, u. a. Herniarin und Umbelliferon.

15.9 Saponindrogen als Antiexsudativa

Als Antiexsudativa (Ödemprotektiva), besonders bei chronischer Veneninsuffizienz, werden Rosskastaniensamen, das aus ihnen gewonnene Saponingemisch Aescin und Mäusedornwurzelstock eingesetzt.

♣ **Rosskastaniensamen** (Hippocastani semen DAB, ≥3% Triterpenglykoside) stammen von der Gemeinen Rosskastanie, *Aesculus hippocastanum* L. (Hippocastanaceae, auch den Sapindaceae zugeordnet). Sie enthalten 3 bis 10% diacylierte Triterpensaponine, als Aescin bezeichnet, mit β-Aescin als Hauptkomponente. Begleitstoffe sind Flavonolglykoside und Hydroxycumarine. **Eingestellter Rosskastaniensamentrockenextrakt** (Hippocastani extractum siccum normatum DAB, 16 bis 20% Triterpenglykoside), ♦ **Aescin** (Aescinum DAC, β-Aescin) und ♦ **Wasserlösliches Aescin** (Aescinum solubile DAC, α-Aescin) werden zur Behandlung der Symptome der chronischen Veneninsuffizienz eingesetzt, z. B. von Krämpfen, Juckreiz, Schmerzen, Schweregefühl und Varikosis der Beine, bei postthrombotischem Syndrom und trophischen Veränderungen, z. B. bei Ulcus cruris, posttraumatischen und postoperativen Weichteilschwellungen sowie bei Hämorrhoiden.

Die Rosskastanie ist ein auf der Balkanhalbinsel und in Westasien beheimateter Baum, der weltweit kultiviert wird.

Die stärkereichen Rosskastaniensamen enthalten über 30 monodesmosidische Saponine. Aglyka sind Protoaescigenin, Barringtogenol C und R1-Barrigenol (15α-Hydroxy-barringtogenol C). Die Hydroxygruppen der Aglyka sind am C-21 mit Angelicasäure, Tiglinsäure, in geringerem Maße auch mit Isobuttersäure oder α-Methylbuttersäure, und am C-22 mit Essigsäure verestert. Den Hauptanteil an der Saponinfraktion (hämolytischer Index 20 000) macht mit ca. 40% das schwer wasserlösliche β-Aescin (hämolytischer Index etwa 40 000) aus. Es ist ein Gemisch von C-21/C-22-Diestern mit der Hauptkomponente 21β-Tigloyl-(bzw. Angelicoyl-)22-acetyl-protoaescigenin-3-(2,4-di-β-D-glucopyranosyl)-β-D-glucuronopyranosyd, Abb. 15-5). Durch spontane Wanderung der Acetylgruppe vom C-22 zum C-28 kann β-Aescin in das gut wasserlösliche, hämolytisch inaktive Kryptoaescin übergehen. Als α-Aescin wird der wasserlösliche Anteil der Saponinfraktion bezeichnet.

Die Tagesdosis entspricht bei innerlicher Anwendung 50 bis 150 mg Aescin. Retardpräparate scheinen keinen Vorteil zu bieten. Lokal werden 1- bis 2%ige Salben, Balsame, Sprays oder Gele (z. B. **Hydrophiles Aescin-Gel 1% mit Hydroxyethylsalicylat 3% NRF 23.1.**) verwendet. Als Nebenwirkungen wurden gelegentlich allergische Reaktionen beobachtet.

♣ **Mäusedornwurzelstock** (Rusci aculeati rhizoma PhEur, ≥ 1% Gesamt-saponine) ist das getrocknete Rhizom des Stechenden Mäusedorns, *Ruscus aculeatus* L. (Ruscaceae), das 4 bis 6% Steroidsaponine mit den Hauptkomponenten Ruscin, Desglucoruscin, Ruscosid und dessen 22-O-Methylderivat enthält. Die Droge wird wie Rosskastaniensamen verwendet.

Mäusedorn ist ein in Westeuropa und im Mittelmeergebiet beheimateter immergrüner, bis 1 m hoher Strauch. Beim Spirostanderivat Ruscin ist in Position 1 (!) am Neoruscogenin die Zuckerkette Glcβ1→3Rha1α→2Ara1α- angeheftet (Abb. 15-4). Ruscosid ist das Furostan-Analogon des Ruscins mit einem Glc-Rest in Position 26. Als Tagesdosis gilt eine Menge an Trockenextrakten, die 7 bis 11 mg Sapogeninen entspricht.

15.10 Saponindrogen als Geriatrika

Die wichtigste Droge dieser Gruppe ist die Ginsengwurzel. Als gleichwertig wird die Taigawurzel betrachtet. Guajakholz wird nur noch selten verwendet.

♣ **Ginsengwurzel** (Ginseng radix PhEur, ≥ 0,4% Ginsenosid Rg_1 + Ginsenosid Rb_1) stammt von *Panax ginseng* C. A. MEY. (Araliaceae). Sie enthält 2 bis 4% Triterpensaponine, die Ginsenoside, vorwiegend Bisdesmoside von Dammaranderivaten. Die Anwendung erfolgt meistens in Form von Fluid-, Spissum- oder Trockenextrakten, seltener des Drogenpulvers, in Fertigarzneimitteln. Sie werden als Tonika zur Stärkung und Kräftigung bei Müdigkeits- und Schwächegefühl, nachlassender Leistungs- und Konzentrationsfähigkeit sowie in der Rekonvaleszenz eingesetzt.

Ginseng ist eine an schattigen Standorten in Bergregionen Nordost- und Zentralchinas, Nordkoreas und im Ussurigebiet vorkommende, bis 80 cm hohe Staude. Der Anbau erfolgt in China, Japan, Vietnam, Korea und der GUS. Hauptexporteur ist Südkorea. Die Wurzel der sehr langsam wachsenden Pflanze kann erst nach 4 bis 6 Jahren geerntet werden.

Weißer Ginseng ist die von der Korkschicht und den dünnen Enden der Hauptwurzel und den Nebenwurzeln befreite, oft mit SO_2 gebleichte, getrocknete Wurzel. Das Schälen führt zu Verlusten an Wirksubstanzen, die sich bevorzugt im Periderm und der äußeren Rinde befinden. Der in Europa nicht offizinelle Rote Ginseng wird durch Dämpfen der Wurzel bei etwa 120 bis 130 °C und anschließendes Trocknen erhalten. Das Dämpfen soll zur Erhöhung der pharmakologischen Aktivität durch Umwandlung einiger Bisdesmoside in Monodesmoside führen.

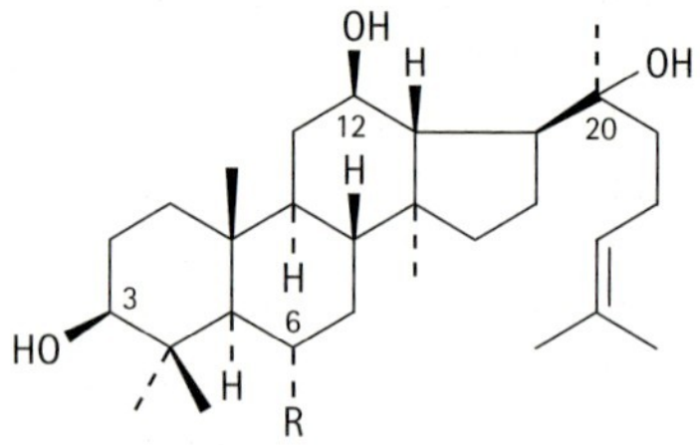

Protopanaxadiol R = —H
Protopanaxatriol R = —OH

Abb. 15-6 Aglyka von Ginsenosiden

Das Saponingemisch des Ginsengs besteht aus mehr als 30 Komponenten, vorwiegend aus Bisdesmosiden der Dammaranderivate (20S)-Protopanaxadiol (Abb. 15-6, u. a. Ginsenoside Ra_1 bis Ra_3, Rb_1 bis Rb_3, Rc, Notoginsenosid R_4, Rs_1, Rs_2, Malonyl-Ginsenoside Rb_1, Rb_2, Rc und Rd) und (20S)-Protopanaxatriol (u. a. Ginsenoside Re_2, Re_3, Rf, Rg_1). Daneben sind die Monodesmoside dieser Verbindungen (Ginsenosid Rg_3 und Rh_2 bzw. Rf, Rg_2 und Rh_1) neben einem Oleanolsäurebisdesmosid (Ginsenosid Ro) in der Wurzel enthalten. Die Zuckerketten sind aus maximal 3 Monosaccharidresten aufgebaut. Sie sind an den OH-Gruppen an C-3 und C-6, C-3 und C-20 bzw. an C-6 und C-20 gebunden. Monosaccharidkomponenten sind D-Glucose, L-Arabinose, D-Xylose und L-Rhamnose. Mengenmäßig überwiegen im weißen Ginseng die bisdesmosidischen Ginsenoside Rb_1, Rb_2 und Rg_1, weiterhin Re, Rc, Rf und Rd, im roten Ginseng die monodesmosidischen Ginsenoside F_4, Rg_3 und Rg_5. Daneben sind enthalten Polyine sowie die immunstimulierend wirksamen Panaxane und Ginsane. Panaxan A (M_r 14 000) ist ein vorwiegend aus 1α,6-verknüpften D-Glucopyranoseresten aufgebautes, in Position C-3 verzweigtes Proteoglucan. Ginsan (M_r 150 000) ist ein saures Heteropolysaccharid mit hohem Galacturonsäure-Anteil.

Die in Tierversuchen beobachteten Effekte sind vielfältig, aber auch widersprüchlich. Meistens wurden die Ginsenoside bei diesen Versuchen in hohen Dosen und parenteral appliziert, im Gegensatz zur peroralen Anwendung relativ geringer Dosen beim Menschen, sodass die Aussagen oft wenig Praxisrelevanz besitzen. Gefunden wurden u. a. Steigerung der DNA-, RNA- sowie Proteinsynthese, Intensivierung der Ausschüttung von → ACTH und gonadotropen Hormonen, Erhöhung der Umsatz- und Ausscheidungsrate des Cholesterols, Beeinflussung der Konzentration biogener Amine im ZNS, Schutz vor Sauerstoffradikalen, hepatotoxische, neuroprotektive, antigenotoxische, antikarzinogene, antitumorale und hypoglykämische Wirkung, Hemmung der Bildung von Tumormetastasen, Förderung der Spermatogenese, Verzögerung von Ermüdungserscheinungen, Verbesserung der Lernfähigkeit und der Gedächtnisleistungen.

Beim Menschen soll Ginseng die Abwehr von physischen und psychischen Stressoren begünstigen, die körperliche und geistige Leistungsfähigkeit erhöhen und immunstimulierende Wirkung ausüben. Die Effekte sollen nach etwa 4-wöchentlicher Behandlung sichtbar werden und sich aber bei längerer Gabe der Droge wieder abschwächen.

Die Tagesdosis wird mit 0,5 bis 2 g Droge angegeben, Zubereitungen entsprechend. Die Anwendungsdauer sollte, bei der Möglichkeit späterer erneuter Anwendung, 3 Monate betragen. Bei Applikation sehr hoher Dosen wurden negative Wirkungen beobachtet, z.B. Diarrhoe, Schlaflosigkeit, Nervosität, Hypertonie und Hautausschläge. Bei Frauen im Klimakterium oder Senium können Mastodynien und postklimakterische Blutungen ausgelöst werden.

Neben *Panax ginseng* werden einige andere Panax-Arten in gleicher Weise genutzt: besonders Amerikanischer Ginseng, *P. quinquefolius* L., Heimat USA und Kanada, Anbau dort und in China, Chikusetsuninjin, *P. japonicus* C.A. MEY., Heimat und Anbau Japan, und Sanchi-Ginseng, *P. notoginseng* (BURK.) F.H. CHEN, Heimat und Anbau China und Japan. Die in ihnen enthaltenen Saponingemische haben eine ähnliche Zusammensetzung wie die von *P. ginseng*.

> ♣ **Taigawurzel** (Eleutherococci radix PhEur, Eleutherokokk) ist die getrocknete Wurzel des Sibirischen Ginsengs, *Eleutherococcus senticosus* (RUPR. et MAXIM. ex MAXIM.) MAXIM. (Araliaceae). Sie enthält neben geringen Mengen an Saponinen vor allem Lignane und deren Glykoside. Hauptbestandteile der Saponinfraktion sind Protoprimulagenin A-glykoside. Die Droge wird wie die Ginsengwurzel angewendet.

Sibirischer Ginseng ist ein bis 6 m hoher Strauch, der im Osten Sibiriens, in China, Japan und Korea vorkommt. Bei den Lignanen handelt es sich z.B. um (+)-Sesamin (Eleutherosid B_4), (+)-Singaresinol und dessen Glykoside (Eleutheroside B_4, D, E und E_1), weiterhin sind enthalten β-Stigmasterol-3-O-β-D-glucosid (Daucosterol), ein 4′-O-Glucosid des Sinapylalkohols (Eleutherosid B) und immunstimulatorisch wirkende Polysaccharide (Eleutherane A bis G). Die Tagesdosis beträgt 2 bis 3 g Droge, Zubereitungen entsprechend.

♣ **Guajakholz** (Guajaci lignum) stammt von *Guajacum sanctum* L. und *G. officinale* L. (Zygophyllaceae), an der Nordküste Südamerikas und auf den Antillen beheimateten immergrünen Bäumen, in deren Splintholz etwa 2% Triterpensaponine mit dem Aglykon Oleanolsäure und in deren Kernholz Harze vorkommen, deren Hauptkomponenten Lignane sind, z.B. (–)-Guajaretsäure und Dihydroguajaretsäure. Guajakholz kann zur unterstützenden Behandlung von rheumatischen Beschwerden als Einzelteedroge, als Bestandteil von Teemischungen und in Form des Extraktes in Fertigarzneimitteln eingesetzt werden (TD 4,5 g Droge, Zubereitungen entsprechend).

Literatur

Bader G (1994): Pharmakologische und biopharmazeutische Bewertung von Triterpensaponinen. Pharmazie 49 (6): 391–400
Bader G (1999): Die Goldrute. Inhaltsstoffe, Pharmakologie, Klinik, Anbau. Z Phytother 20 (4): 196–200
Bielenberg J (1999): Vergiftung durch Lakritze. Dtsch Apoth Ztg 139 (35): 3282–3289, siehe auch Dtsch Apoth Ztg 139 (37): 3461–3462
Bielenberg J (2001): Isoflavonoide als Mediatoren antiinflammatorischer und antiallergischer Wirkungen der Süßholzwurzel. Z Phytother 22 (6): 289–293
Blasius H (1995): Phytotherapie: Adaptogene Wirkung von Ginseng. Dtsch Apoth Ztg 135 (23): 2136–2138
Caesar W (1991): Ginsengwurzel in Europa. Eine alte Geschichte. Dtsch Apoth Ztg 131 (19): 935
Czygan FC (1990): Hedera helix L. – Der Efeu. Z Phytother 11 (4): 133–138
Hebestreit Ph, Melzig MF (2003): Cytotoxic activity of the seeds from *Agrostemma githago var. githago*, Planta Med 69 (10): 921–925
Hecker M (1999): Wirkungsnachweis von Efeublätter-Trockenextrakt bei Asthma bronchiale. Pharm uns Zeit 28 (2): 103
Hiller K, Bader G (1996): Goldruten-Kraut. Die Gattung Solidago – eine pharmazeutische Bewertung. Portrait einer Arzneipflanze. Z Phytother 17 (2): 123–130
Hostettmann K, Marston A: Chemistry and Pharmacology of Natural Products Saponins. Cambridge Press, Cambridge 1995
Müller B (2000): Efeublättertrockenextrakt. Dtsch Apoth Ztg 140 (12): 1349–1352
Noé S (2000): Ruscus – der Mäusedorn. Dtsch Apoth Ztg 140 (6): 589–593
Pfannkuch A, Stammwitz U (2002): Wirksamkeit und Verträglichkeit eines monographiekonformen Goldrutenkraut-Extraktes bei Patienten mit Reizblase. Z Phytother 23 (1): 20–25
Rensen van I (2000): Der stechende Mäusedorn – Ruscus aculeatus. Z Phytother 21 (5): 271–286
Safayhi H, Saller ER (1997): Anti-inflammatory actions of pentacyclic triterpenes. Planta Med 63 (6): 487–493
Schilcher H, Emmerich D (1992): Pflanzliche Urologika zur Durchspülungstherapie. Dtsch Apoth Ztg 132 (47): 2549
Sonnenborn U, Proppert Y (1990): Ginseng (Panax ginseng C. A. Meyer). Z Phytother 11 (2): 35–49
Vogel G (1989): Aesculus hippocastanum L. – Die Rosskastanie. Z Phytother 10: 102–106
Wagner H et al. (1992): Drogen mit „Adaptogenwirkung" zur Stärkung der Widerstandskräfte. Z Phytother 13 (2): 42–54
Windhaber R (2002): Arzneipflanze des Jahres 2002. Dtsch Apoth Ztg 142 (1/2): 70–71

16 Phenylpropanderivate

16.1 Chemie

> Phenylpropanderivate sind eine Gruppe biogenetisch verwandter Verbindungen, die einen Grundkörper mit dem Kohlenstoffskelett des 1-Phenylpropans besitzen. Man kann sie anhand der Struktur ihrer Seitenkette verschiedenen Gruppen zuordnen (Abb. 16-2).

Pharmazeutisch wichtige Vertreter sind:

- Phenylaminopropionsäuren,
- Phenylacrylsäuren,
- Cumarine (2*H*-1-Benzopyran-2-onderivate),
- Phenylacrylaldehyde,
- Phenylallylalkohole,
- Phenylpropene,
- Lignane (Dimere von 2,2'-verknüpften Phenylpropanderivaten).

Die Phenylaminopropionsäuren L-Phenylalanin und L-Tyrosin sind →proteinogene Aminosäuren, Vorstufen der →Neurotransmitter vom Catecholamin-Typ, der →Iodthyronine, der →Phenylacrylsäuren sowie der von letzteren abgeleiteten →Phenolcarbonsäuren und Phenole. Sie dienen auch als Bausteine von Alkaloiden, u. a. der →Isochinolinalkaloide und →Tropolonalkaloide. Vertreter der übrigen Gruppen sind Wirksubstanzen von Drogen oder werden als Monosubstanzen verwendet. Ein Polymeres von Phenylallylalkoholen, das Lignin, ist neben Cellulose und Hemicellulosen, ein wesentlicher Bestandteil verholzter Festigungselemente höherer Pflanzen.

16.2 Stoffwechsel

Die Biogenese der Phenylpropanderivate (Abb. 16-1) erfolgt aus den Metaboliten des Kohlenhydratstoffwechsels Erythrose-4-phosphat und Phosphoenolpyruvat. Sie werden zu einem aliphatischen C_7-Körper (3-Desoxy-D-arabinoheptulonsäure-7-phosphat) verknüpft, der in der Folge zu einem Cyclohexancarbonsäureabkömmling zyklisiert wird. Im weiteren Verlauf der Biogenese

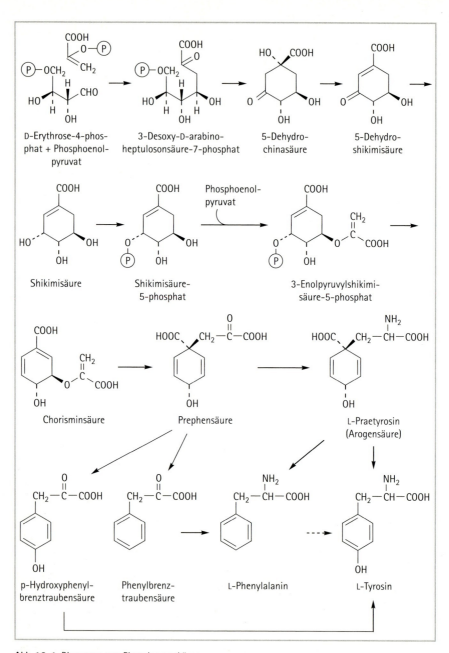

Abb. 16-1 Biogenese von Phenylpropankörpern

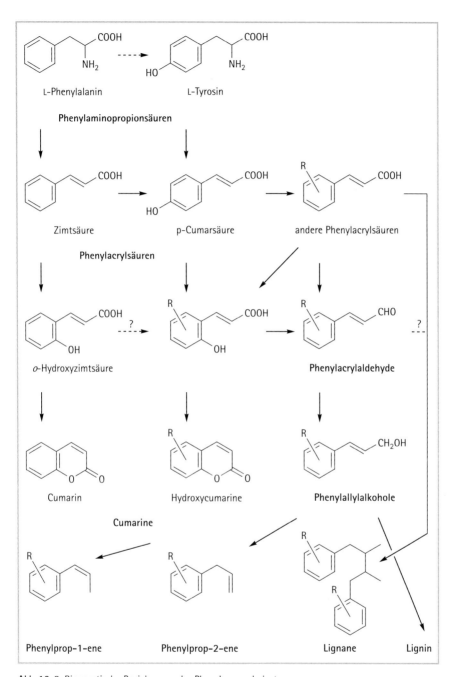

Abb. 16-2 Biogenetische Beziehungen der Phenylpropanderivate

tritt noch ein Molekül Phosphoenolpyruvat hinzu und über Chorisminsäure entsteht die Prephensäure, die unter Decarboxylierung in 4-Hydroxyphenylbrenztraubensäure oder Phenylbrenztraubensäure umgewandelt werden kann. Aus diesen Säuren können mithilfe eines Aminogruppendonators L-Tyrosin bzw. L-Phenylalanin gebildet werden. Bei höheren Pflanzen entsteht L-Tyrosin auf dem Wege über Arogensäure.

Katalysiert durch das Enzym Phenylalanin-Ammonium-Lyase können aus L-Phenylalanin bzw. L-Tyrosin unter Abspaltung von NH_3 die entsprechenden Phenylacrylsäuren (Zimtsäure bzw. p-Cumarsäure) entstehen, die durch Modifizierung der Seitenkette und des Benzenringes in weitere Vertreter der stickstofffreien Phenylpropanderivate (Abb. 16-2) umgewandelt werden können. Phenylalanin-Ammonium-Lyase tritt vermutlich nur bei Mikroorganismen und Pflanzen auf.

Intermediate bei der Biosynthese der Phenylpropanderivate (Abb. 16-1) sind auch Ausgangsprodukte für die Bildung anderer Sekundärstoffe. So können aus 5-Dehydro-chinasäure die Chinasäure, aus 5-Dehydroshikimisäure die Protocatechusäure und Gallussäure sowie aus Chorisminsäure Anthracen- bzw. Naphthalenderivate, Chloramphenicol, p-Hydroxybenzoesäure, Anthranilsäure oder p-Aminobenzoesäure hervorgehen.

16.3 Phenylpropanderivate als Arzneistoffe

16.3.1 Phenylacrylsäuren

Phenylacrylsäuren (Abb. 16-3) sind im Pflanzenreich weit verbreitet. Sie kommen vorwiegend als Esterkomponenten vor. Pharmazeutisch wichtige Vertreter sind Kaffeesäureester, besonders die Chlorogensäuren (Caffeoylester der Chinasäure) und Rosmarinsäure (2-O-Caffeoylester der 2-Hydroxy-2,3-dihydro-kaffeesäure). Von therapeutischer Bedeutung sind Artischockenblätter.

Zu den **Chlorogensäuren** (Abb. 16-4) gehört die Chlorogensäure (5-O-Caffeoyl-D-chinasäure), die in Pflanzen verbreitet ist und häufig begleitet wird von Pseudochlorogensäure (1-O-Caffeoyl-D-chinasäure), Kryptochlorogensäure (4-O-Caffeoyl-D-chinasäure), Neochlorogensäure (3-O-Caffeoyl-D-chinasäure), 3,4-, 3,5- bzw. 4,5- Di-O-Caffeoyl-D-chinasäuren („Isochlorogensäuren") und 1,5-Di-O-Caffeoyl-D-chinasäure (beim Erhitzen von Extrakten durch Umesterung in 1,3-Di-O-Caffeoylchinasäure, Cynarin, übergehend).

Rosmarinsäure (Abb. 16-4), ein Additionsprodukt von 2 Molekülen Kaffeesäure, ist Inhaltsstoff vieler Lamiaceae und Boraginaceae. So wurden beispielsweise in Pfefferminzblättern 3,5 bis 4,5%, in Salbeiblättern 2 bis 6%, in

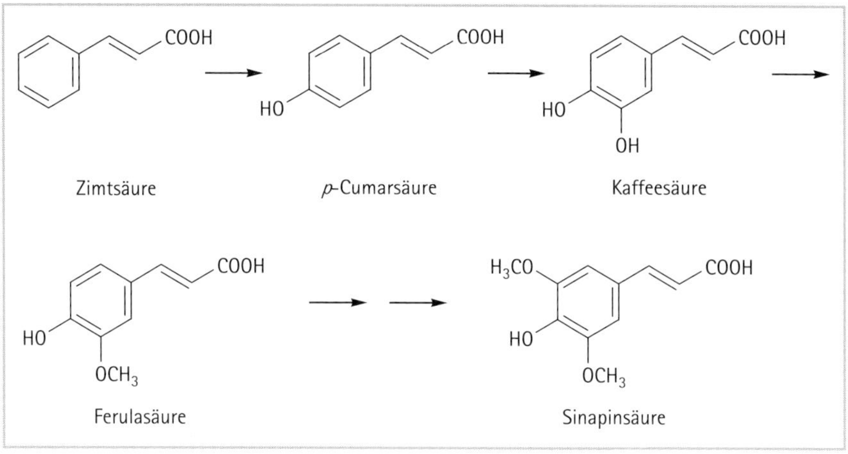

Abb. 16-3 Phenylacrylsäuren

Rosmarinblättern 1 bis 2%, in Melissenblättern 0,5 bis 1,8% und in Thymianblättern 0,2 bis 1,4% Rosmarinsäure nachgewiesen.

Lithospermsäure (Abb. 16-4) entsteht vermutlich aus Rosmarinsäure durch Anlagerung eines weiteren Kaffeesäurerestes unter Ausbildung eines Cumaranringes. Sie kommt bei einer Vielzahl von Boraginaceae vor, z. B. bei Steinsamen-, Wolfstrapp- und Beinwell-Arten. **Lithospermsäure B** enthält einen weiteren, von der Kaffeesäure abgeleiteten, esterartig an der Carboxylgruppe am Dihydrobenzofuran-Ringsystem gebundenen 3-(3′,4′-Dihydroxyphenyl)-milchsäure-Rest.

Auch **Kaffeesäureester aliphatischer Hydroxysäuren** sind bekannt, z. B. der Äpfelsäure, Weinsäure (2-O-Caffeoyl-weinsäure = Caftarsäure, 2,3-Di-O-Caffeoyl-weinsäure = Chicoréesäure = Chichoriensäure), Glycerinsäure und Threonsäure. Auch **Kaffeesäureamide**, z. B. Caffeoylputrescin, sowie **Kaffeesäuremethylester** wurden gefunden.

Weit verbreitet im Pflanzenreich sind Acylglykoside mit Kaffeesäure als Esterkomponente, z. B. **Caffeoylglucosen**. Auch in Phenylethanoidglucosiden, z. B. **Verbascosid** (Acteosid) und **Echinacosid**, sind Kaffeesäurereste gebunden (Abb. 16-4).

Fukinolsäure (2-Caffeoylfukinsäure) und **Cimicifugasäuren** (O-Methylderivate von Fukinsäure und Piscidinsäure mit Ferulasäure oder Isoferulasäure, Abb. 16-4) kommen im → Traubensilberkerzenwurzelstock vor.

Die Pharmakokinetik der Phenylacrylsäuren ist wenig untersucht. Nach peroraler Applikation von Kaffeesäure lassen sich ihre Konjugate (Glucuronide, Sulfate, Methylierungsprodukte) im Blutplasma nachweisen. Nach Applikation von Chlorogensäuren findet man ebenfalls Kaffee-, Ferula-, Isoferula- und Vanillinsäurekonjugate. Das deutet darauf hin, dass Kaffeesäureester im

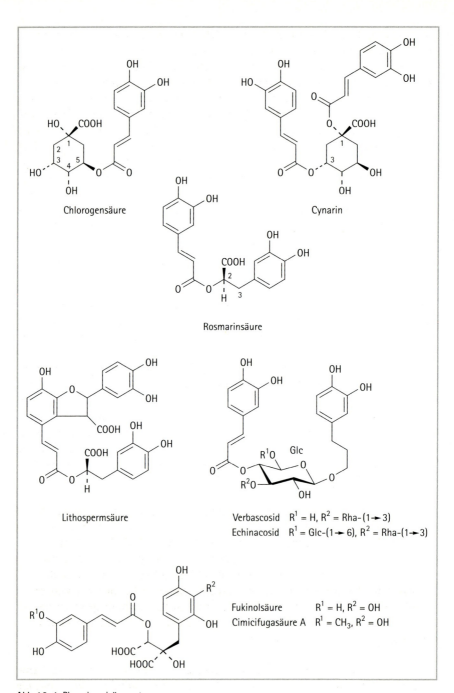

Abb. 16-4 Phenylacrylsäureester

Magen-Darm-Trakt hydrolysiert und nicht unverändert resorbiert werden. Ihnen ist wohl vorwiegend topische Wirkung zuzuschreiben.

Esteroligomere, an deren Aufbau die Kaffeesäure beteiligt ist, haben Gerbstoffcharakter. Rosmarinsäure macht den Hauptbestandteil der sog. Labiatengerbstoffe aus. Chlorogensäuren steigern die Magensaftsekretion sowie die Darmmotilität und wirken choleretisch. Sie sind an der magenreizenden Wirkung des Kaffees beteiligt. Tierversuche deuten auf eine antidepressive Wirkung von Kaffeesäure und Rosmarinsäure hin. Rosmarinsäure ist vermutlich an der sedativen Wirkung einiger Lamiaceen-Drogen (Melissenblätter, Lavendelblüten) beteiligt. Darüber hinaus haben Kaffeesäurederivate virostatische und antibakterielle Wirkung.

Wegen der reduzierenden und radikalfangenden Eigenschaften von o-Diphenolresten wirken Kaffeesäurederivate antioxidativ. Daher besitzen Rosmarinsäure enthaltende Lamiaceen-Gewürze, z. B. Salbei, Majoran, Bohnenkraut und Thymian, konservierende Eigenschaften für Fette und fetthaltige Gerichte.

Die entzündungshemmende Wirkung von Kaffeesäurederivaten lässt sich, zumindest teilweise, durch den antioxidativen Effekt erklären, der zu einer Hemmung der Lipoxygenasen und damit der Leukotrienbiosynthese führen kann. Die Beeinträchtigung der Komplementaktivierung durch sie, deren Mechanismus noch unbekannt ist, dürfte ebenfalls an der Entzündungshemmung beteiligt sein.

Kaffeesäurederivate hemmen auch die Bildung von kanzerogenen Nitrosaminen im Verdauungstrakt. Lithospermsäure B, die u. a. in der chinesischen Droge Salviae miltiorrhizae radix (von *Salvia miltiorrhiza* BUNGE (Lamiaceae) vorkommt, hat im Tierversuch hepatoprotektive und antihypertonische Wirkung. Oxidationsprodukte, z. B. der Rosmarinsäure oder der Lithospermsäure, sind Antagonisten gonadotroper Hormone. Auf ihnen beruht vermutlich die antigonadotrope Wirkung von Steinsamen- und Wolfstrapp-Arten (Boraginaceae).

> ♣ **Artischockenblätter** (Cynarae folium) sind frische oder getrocknete Grundblätter der Artischocke, *Cynara cardunculus* L. ssp. *flavescens* WIKL. (*C. scolymus* L., Asteraceae). Sie enthalten Mono- und Dicaffeoylchinasäuren (0,1 bis 6,0%), das Sesquiterpenlacton Cynaropikrin (0,5 bis 5%, Bitterwert 400 000, Abb. 22-2) und Flavonoide (0,3 bis 0,7%, besonders Luteolinglykoside). Sie werden in Form von meistens durch Extraktion mit Wasser erhaltenen Trockenextrakten oder aus den frischen Blättern gewonnenen Pflanzensäften in Fertigarzneimitteln vorwiegend als Choleretika bei Verdauungsbeschwerden angewendet.

Die Artischocke ist eine besonders in Südeuropa und den USA angebaute distelartige Kulturpflanze. Ihre schmackhaften Blütenkörbchenböden und die fleischigen Hüllblätter werden als Gemüse gegessen.

Artischockenblätter werden auch als Diuretikum und Amarum eingesetzt (TD 6 g, Zubereitungen entsprechend). Wie alle Choleretika senkt die Droge durch Förderung der Ausscheidung von Cholesterol, aber auch durch Hemmung der Cholesterolbiosynthese, den Plasmacholesterolspiegel. Sie soll auch die Oxidation des LDL durch Radikalfang verhindern und dient daher auch zur Atheroseprophylaxe. Hepatoprotektive Wirkung wird ihr ebenfalls zugeschrieben. Die Droge sollte bei Gallenleiden nur nach Rücksprache mit dem Arzt angewendet werden.

♣ **Klettenwurzel** (Bardanae radix DAC) stammt von verschiedenen Kletten-Arten *(Arctium lappa* L., *A. minus* (HILL) BERNH., *A. tomentosum* MILL., Asteraceae) und enthält neben Caffeoylchinasäuren (1,9 bis 3,6%) → Inulin (bis 45%), wenig ätherisches Öl, zahlreiche, z. T. schwefelhaltige Polyine, Flavonoide und Sesquiterpenlactone. Klettenwurzelextrakte zeigten im Tierversuch hepatoprotektive Wirkung. Die Klettenwurzel ist bisweilen Bestandteil von Teemischungen, die u. a. als Stomachika, Antiarthritika, Diuretika und Diaphoretika eingesetzt werden.

16.3.2 Cumarine

Cumarin

> ◆ **Cumarin** (Cumarinum DAB, Abb. 16-5), das Lacton der *cis-o*-Hydroxyzimtsäure (Cumarinsäure), ist eine charakteristisch riechende, kristalline, farblose Substanz, die in Cumarindrogen, z. B. im Steinkleekraut oder Waldmeisterkraut, beim Trocknen aus der geruchlosen, glykosidischen Vorstufe Melilotosid gebildet wird. Es wirkt zentral sedativ, spasmolytisch, antiphlogistisch, ödemhemmend und lymphokinetisch. Von therapeutischer Bedeutung sind Steinkleekraut und Cumarin.

Cumarin wirkt darüber hinaus direkt und über eine Immunstimulation antitumoral. Klinische Studien bestätigten seine positive Wirkung besonders bei der Prophylaxe von Rezidiven und Metastasen sowie bei der Verlängerung der Überlebenszeit bei Patienten mit inoperablen Tumoren.

In freier Form kommt Cumarin im ätherischen Öl einiger Pflanzen vor. Meistens entsteht es postmortal aus dem in einigen Pflanzenarten enthaltenem Melilotosid, einem β-Glucopyranosid der *o*-Hydroxyzimtsäure (Abb. 16-5). Im Melilotosid liegt die *o*-Hydroxyzimtsäure zu etwa 99% in der stabileren *trans*-Form vor, die mit geringen Mengen der *cis*-Form im Gleichgewicht steht. Nach Hydrolyse durch β-Glykosidasen, die bei der Zerstörung der Zellstruktur beim Trocknen der Pflanzen mit Melilotosid in Kontakt kommen, tritt spontane Lactonbildung der freigesetzten *cis-o*-Hydroxyzimtsäure zum Cumarin ein. *cis-o*-Hydroxyzimtsäure entsteht bis zur völligen Umsetzung der *trans-o*-Hydroxyzimtsäure durch Gleichgewichtsverschiebung immer wieder neu.

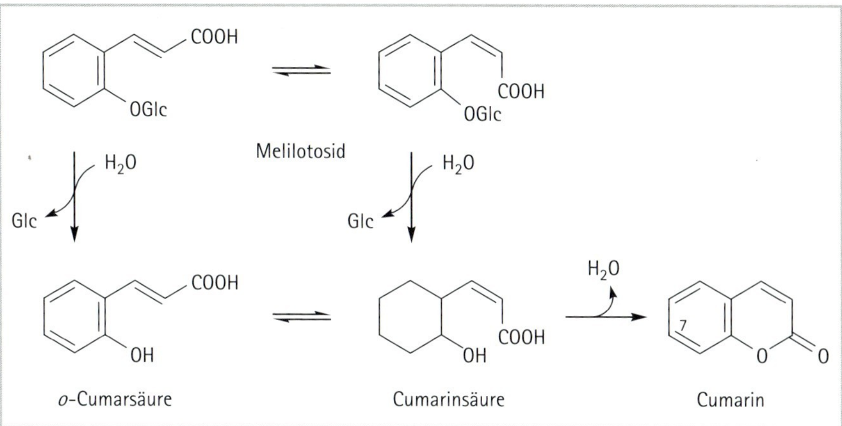

Abb. 16-5 Bildung des Cumarins

Cumarinlieferanten sind im Pflanzenreich sporadisch verbreitet. Gehäuft treten sie bei Poaceae und Fabaceae auf. Bis 10% Cumarin können aus fermentierten Tonkabohnen, den Samen von *Dipteryx odorata* (AUBL.) WILLD., einem im nordöstlichen Südamerika beheimateten Baum, gewonnen werden. Bis 1,5% Cumarin werden gefunden im getrockneten Kraut vom Gemeinen Ruchgras (*Anthoxanthum odoratum* L., Poaceae), vom Duft-Mariengras (*Hierochloe odorata* (L.) P. B., Poaceae), von Klee- sowie Steinklee-Arten (Fabaceae) und vom Waldmeister (*Galium odoratum* (L.) SCOP., Rubiaceae).

Reichlicher Genuss cumarinhaltiger Getränke (Maibowle) oder längerer Aufenthalt in der Nähe stark duftenden Heus kann Benommenheit und Kopfschmerzen auslösen. Es wird empfohlen, nicht mehr als 3 g frisches Kraut, entsprechend etwa 2 bis 3 Pflanzen, zur Bereitung von 1 l Waldmeisterbowle zu verwenden.

Bei Gabe von größeren Mengen an Cumarin kam es bei einigen Nagern zur Schädigung der Leber. Diese Wirkung ist durch Biotransformation des Cumarins zu Cumarin-3,4-epoxid bedingt, das mit Proteinen oder/und DNA reagieren kann. Beim Menschen wird Cumarin jedoch vorwiegend in das nicht toxische 7-Hydroxycumarin (Umbelliferon) umgewandelt, das als Glucuronid im Harn ausgeschieden wird. Als Nebenprodukt in geringen Mengen auftretendes Cumarin-3,4-epoxid wird in der Leber mithilfe von Glutathion unter Bildung von *N*-Acetyl-*S*-(3-cumarinyl)cystein entgiftet. Bei Aufnahme sehr großer Mengen an Cumarin, die jedoch beim therapeutischen Einsatz von Cumarindrogen oder Cumarin nicht auftreten, wird die Entgiftungskapazität der Leber überfordert. Dann kann es zu reversiblen Leberschäden kommen. Allerdings scheint kein Zusammenhang zwischen dem genetisch bedingten Mangel am Enzym CYP2A6 (hydroxyliert Cumarin zum 7-Hydroxycumarin) und Leberschäden nach Cumarinüberangebot zu existieren.

♣ **Steinkleekraut** (Meliloti herba DAC, ≥0,1% Cumarin) stammt vom Echten Steinklee, *Melilotus officinalis* (L.) PALL., oder vom Hohen Steinklee, *M. altissima* THUILL. (Fabaceae). Es wird bei Symptomen der chronischen Veneninsuffizienz (CVI) und lymphatischen Abflussstörungen wie Ödeme, Schwellungen, Schmerzen und Schweregefühl in den Beinen, nächtliche Wadenkrämpfe und Juckreiz, selten als Teedroge, häufiger jedoch in Form von Extrakten allein oder in Kombinationspräparaten, eingesetzt. In einigen Fertigarzneimitteln wurde es durch Cumarin ersetzt.

Echter Steinklee ist in Europa und Asien an Wegrändern weit verbreitet, Hoher Steinklee kommt weniger häufig vor. Neben Cumarin (0,4 bis 0,9%) enthält Steinkleekraut u. a. Flavonoide und Triterpensaponine. Es wird auch zur unterstützenden Behandlung von Thrombophlebitis, des postthrombotischen Syndroms und von Hämorrhoiden verwendet. Die Anwendung erfolgt vorwiegend p. o. (TD 3 bis 30 mg Cumarin entsprechend) oder lokal (in Form von Breiumschlägen, Drogenpulver mit der gleichen Menge warmen Wassers durchfeuchten).

Dicumarol

♦ **Dicumarol** (3,3′-Methylen-bis(4-hydroxy-cumarin), Abb. 16-6) ist ein Antagonist des Vitamin K und verhindert die Bildung einiger Blutgerinnungsfaktoren. Es kann zur Prophylaxe und Langzeittherapie thromboembolischer Erkrankungen, einschließlich des Herzinfarkts, eingesetzt werden.

Heute ist die Anwendung von Dicumarol weitgehend durch die seiner synthetischen Abkömmlinge ersetzt, z. B. Warfarin und Phenprocoumon. Cumarin selbst hat keine hämorrhagische Wirkung.

Dicumarol wurde erstmals aus feucht gelagertem Heu isoliert, das bei Weidetieren zu hämorrhagischen Erkrankungen („Sweet clover disease") geführt hatte. Es wird durch Penicillium- oder Aspergillus-Arten aus der das Melilotosid begleitenden Melilotsäure (*o*-Dihydrocumarsäure) gebildet, die in Melilotus-Arten oder cumarinliefernden Gräsern vorkommt. Vergiftungen mit

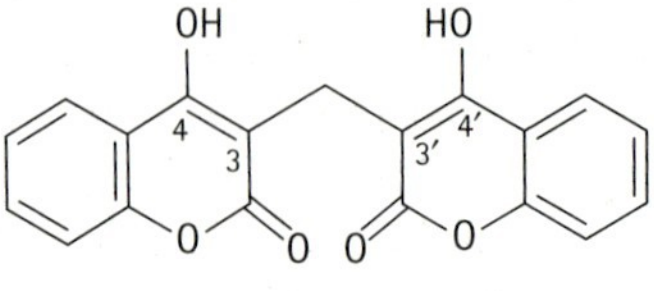

Abb. 16-6 Dicumarol

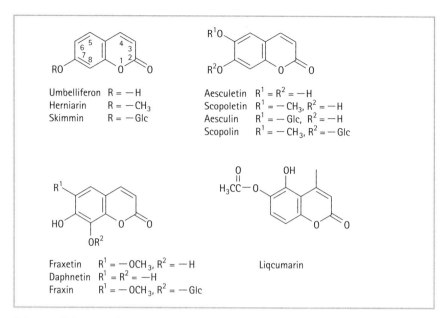

Abb. 16-7 Hydroxycumarine

Dicumarol äußern sich in einer Verlangsamung der Blutgerinnung und erhöhter Blutungsbereitschaft.

Hydroxycumarine

> Hydroxycumarine (Abb. 16-7) gehen aus Phenylacrylsäuren, z. B. *p*-Cumarsäure, Kaffeesäure und Ferulasäure, durch Hydroxylierung des Benzenringes in Position 2 und nachfolgende spontane Lactonbildung hervor. Durch C-Methylierung oder C-Prenylierung kann der Grundkörper weiter modifiziert werden. Die nicht an der Lactonbildung beteiligten OH-Gruppen können methyliert, verestert oder mit Zuckerresten verknüpft sein. Therapeutisch verwendet werden die Droge Umckaloabo und das Aesculin.

Hydroxycumarine kommen in vielen Drogen als Nebenwirkstoffe vor. Einige von ihnen sind spasmolytisch und choleretisch (Umbelliferon, Scopoletin), diuretisch (Fraxin), antibiotisch (Herniarin, Aesculin, Daphnetin) bzw. venentonisierend und kapillarabdichtend (Aesculin, Umbelliferon) wirksam.

♣ **Umckaloabo** (Pelargonii sidoidis radix) stammt von der südafrikanischen Staude *Pelargonium sidoides* DC. (Geraniaceae), bisweilen auch von *P. reniforme* CURT., und enthält u. a. methoxylierte, teilweise auch sulfatierte Cumarine, z. B. 6,8-Dihydroxy-5,7-dimethoxycumarin, 5,6,7-Trimethoxycumarin, 5,6,7,8-Tetramethoxycumarin und 8-Hydroxy-5,7-dimethoxycumarin-6-sulfat, Gallussäure sowie ihre Methylester und Proanthocyanidine. Extrakte aus der Droge haben immunstimulierende und moderate antibakterielle Wirkung. Sie werden bei Infektionen, insbesondere der Atemwege und des Hals-Nasen-Ohrenbereichs, p. o. (ED 0,1 bis 0,2 g Droge entsprechend), eingesetzt.

> ♦ **Aesculin** (Aesculinum DAB) wird bei venösen Stauungen, Ödemen, Thrombophlebitiden, Prellungen, Quetschungen und Durchblutungsstörungen, allein oder in Kombinationspräparaten peroral oder in Form von Salben, Gelen oder Lösungen angewendet.

Aesculin ist in der Zweigrinde, aber auch in den Blättern und Samen der Rosskastanie enthalten. Die Einzeldosis beträgt 5 bis 25 mg.

Furocumarine

> **Furocumarine** (Furanocumarine, Abb. 16-8) sind Cumarinderivate mit am Benzenring anelliertem Furanring. Furocumarine liegen gewöhnlich frei, seltener in Form von Glucosiden vor.

Je nach Art der Verknüpfung des Furanringes mit dem Cumarinringsystem unterscheidet man bei den natürlich vorkommenden Vertretern Verbindungen vom

- Psoralen-Typ (linear, 3,2-g anelliert),
- Angelicin-Typ (Isopsoralen-Typ, angulär, 2,3-h anelliert),
- Allopsoralen-Typ (angulär, 2,3-f anelliert, selten auftretend).

Furocumarine sind meistens kristalline Verbindungen, die sich kaum in Wasser oder apolaren Lösungsmitteln, gut jedoch in Ethanol oder Aceton lösen. Sie sind relativ hitzestabil und werden beim Kochen nicht zerstört.

Die Biogenese der Furocumarine (Abb. 16-9) erfolgt ausgehend vom Umbelliferon durch Anlagerung eines „aktivierten Isoprens" in Stellung 6 oder in Stellung 8, Epoxidation der Doppelbindung des ankondensierten Prenylrestes, Ringschluss und spontane Ausbildung des Furanringes. Der in Stellung 5′ befindliche Isopropylrest wird meistens in einem weiteren Schritt entfernt. Anschließend können Hydroxylierungen oder Alkylierungen stattfinden.

Die über 150 bekannten Furocumarine treten bevorzugt bei Apiaceae auf. Sie werden vor allem in schizogenen Sekretgängen besonders der Früchte und der unterirdischen Organe, aber auch im Kraut akkumuliert. In den Früchten des Riesenbärenklaus, *Heracleum mantegazzianum* SOMM., kommen bis 3,3%, in seinen Wurzeln bis 1,2% und in den Blätter bis 0,2% Furocumarine vor. Relativ gering ist der Gehalt an Furocumarinen in den für die menschliche Nahrung genutzten Apiaceen: Petersilie (Kraut bis 0,2%), Garten-Liebstöckel (Wurzel bis 0,4%), Sellerie (Wurzel 0,4%), Pastinak (Wurzel 0,2%) und Mohr-

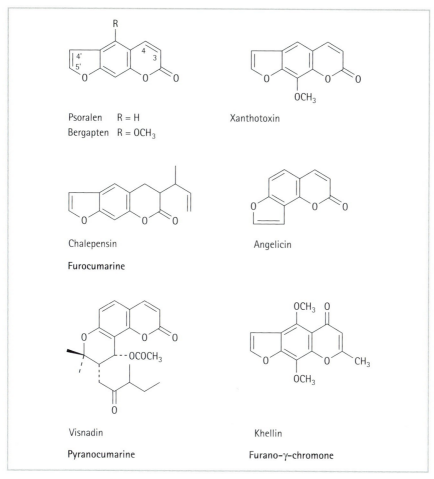

Abb. 16-8 Furocumarine, Pyranocumarine und Furano-γ-chromone

rübe (Spuren). Verletzung, Infektion oder Absterbevorgänge der Pflanzen führen jedoch zu einer starken Steigerung der Biosynthese von Furocumarinen (→ Phytoalexine). Von toxikologischem Interesse ist das Vorkommen von Bergapten in der Fruchtschale sowie in gepressten ätherischen Ölen von Citrus-Arten (Rutaceae), wie Bergamotten, Limetten, Pampelmusen, Apfelsinen und Zitronen. Hautkontakt mit diesen Früchten oder ihren ätherischen Ölen kann zu Photodermatosen führen.

> Furocumarine lagern sich in die DNA-Doppelhelix tierischer Zellen ein. Sie wirken phototoxisch: bei Einwirkung von UV-Strahlung werden sie kovalent mit den Pyrimidinbasen der DNA verknüpft. Dadurch können sie zum Absterben der betroffenen Zellen und zu Genmutationen führen.

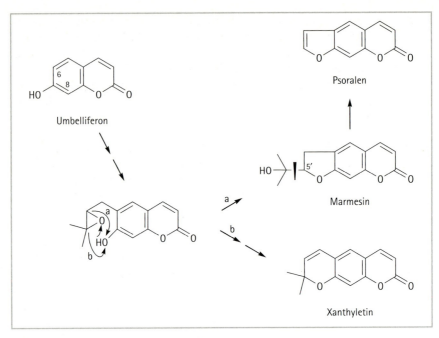

Abb. 16-9 Biogenese von Furocumarinen und Pyranocumarinen

UV-Bestrahlung (λ = 320 bis 360 nm) Furocumarine enthaltender Zellen führt zur Cycloaddition des Pyran-Ringes (Doppelbindung zwischen C-3 und C-4) oder des Furan-Ringes (Doppelbindung zwischen C-4' und C-5') an die 5,6-Doppelbindung der Pyrimidinbasen der DNA. Bei bifunktionellen linearen Furocumarinen (Doppelbindungen im Furan- und im Pyran-Ring), z. B. Bergapten und Xanthotoxin, kann das Addukt der Pyrimidinbase und des Furocumarins in ein Diaddukt übergehen, das Quervernetzungen im DNA-Strang herstellt. Monoaddukte werden aus nicht letal geschädigten Zellen durch Reparaturenzyme entfernt und die Basen werden weitgehend irrtumsfrei ergänzt. Bei der Reparatur der Schäden durch Quervernetzung kann ein Einbau falscher Basen und damit das Auftreten von Genmutationen (z. B. des Tumorsupressorgens p53) erfolgen. Diese können nach langer Latenzzeit zu Kanzerogenese führen. Auch Chromosomenmutationen werden ausgelöst. Unter Einwirkung von UV-Strahlung werden, katalysiert durch die Furocumarine, auch aktive Sauerstoffradikale gebildet. Diese dürften für die Inaktivierung von Enzymen und die Zerstörung von Zellmembranen mitverantwortlich sein.

Furocumarine werden vom Menschen nach peroraler oder transdermaler Applikation, z. B. beim Verzehr mit der Nahrung oder bei Hautkontakt mit furocumarinhaltigen Pflanzenteilen, schnell resorbiert und zum Teil in den oberen Hautschichten abgelagert. Sie lösen bei nachfolgender Sonnenbestrahlung Erythem- und Blasenbildung, Schwellungen und verstärkte Pigmentierung aus. Die minimale erythemwirksame Dosis liegt für Xanthotoxin bei etwa 240 µg/kg Körpergewicht. Die meisten Photodermatosen nach Hautkontakt (sog. Wiesendermatitis, besonders bei feuchter Haut nach dem Baden) werden in Mitteleuropa vermutlich durch Bärenklau-Arten verursacht. Bekannt ist auch die sog. Selleriedermatitis, die nach Umgang mit pilzinfizierten Selleriepflanzen beobachtet wurde.

> ♦ **Xanthotoxin** (Ammoidin, 8-MOP) wird unter der Bezeichnung **Methoxsalen** zur PUVA-Therapie bei Psoriasis und bei anderen Hauterkrankungen, wie bei idiopathischer Vitiligo, Mycosis fungoides, atopischem Ekzem und Lichen planus, eingesetzt. Es kann aus Ammi-majus-Früchten oder durch Synthese gewonnen werden.

Bei der PUVA-Therapie (P = Psoralene und UV-A = Ultraviolett-A 1 = 340 bis 400 nm) wird Methoxsalen p.o. (ED 0,6 mg/kg Körpergewicht) oder in Form eines Bades (0,4 g/l) etwa 2 h vor der Bestrahlung mit UV-A appliziert. Durch die Behandlung kommt es unter anderem zu einer Suppression eines Transkriptionsfaktors, dessen Überexpression für die Hyperaktivität der Keratinozyten bei Psoriasis verantwortlich ist. Wegen des Risikos der Entstehung von Basaliomen, Plattenepithelkarzinomen oder Melanomen, der Kataraktbildung und der Immunsuppression, die die Aktivierung ruhender Viren zur Folge haben kann, verwendet man in neuerer Zeit statt des Xanthotoxins vorwiegend monofunktionelle Furocumarine.

Pyranocumarine

> Pyranocumarine sind Cumarinderivate mit am Benzenring 3,2-g, 2,3-f oder 2,3-h anelliertem Pyranring. Einige 2,3-h-anellierte Vertreter, die sog. Visnagane (Khellalactone, Abb. 16-8), besonders Visnadin, wirken muskulotrop spasmolytisch, besonders koronarspasmolytisch, und positiv inotrop.

Pyranocumarine wurden bei Apiaceae und Rutaceae gefunden. Ihre Biogenese erfolgt wie die der Furocumarine aus Umbelliferon (Abb. 16-9). Das Visnadin und das Furano-γ-chromon Khellin bzw. Zubereitungen aus den Früchten des Bischofskrautes, *Ammi visnaga* (L.) LAM. (Apiaceae), ♣ **Ammi visnagae fructus** DAC, einer im östlichen Mittelmeergebiet verbreiteten Pflanze, werden, heute nur noch selten, zur Behebung von Koronar-, Gallen- oder Bronchospasmen eingesetzt. Khellin war Modellsubstanz für die Entwicklung der synthetischen Cromoglicinsäure, die als Antiallergikum eingesetzt wird.

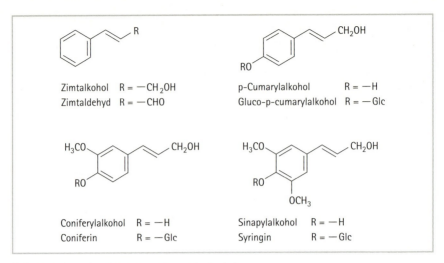

Abb. 16-10 Phenylacrylaldehyd und Phenylallylalkohole

16.3.3 Phenylacrylaldehyde, Phenylallylalkohole, Phenylpropene

Im Gegensatz zu den Phenylacrylsäuren sind die Phenylacrylaldehyde, Phenylallylalkohole (Abb. 16-10) und Phenylpropene (Abb. 23-6) flüchtige Verbindungen. Von den Phenylacrylaldehyden tritt nur Zimtaldehyd in nennenswerter Menge in Pflanzen auf, z. B. im ätherischen Öl der Zimtrinde. Von den Phenylallylalkoholen sind p-Cumarylalkohol, Coniferylalkohol und Sinapylalkohol in Form ihrer Glucoside Gluco-p-cumarylalkohol, Coniferin und Syringin als Vorstufen des Lignins bei höheren Pflanzen weit verbreitet. Zimtalkohol kommt frei oder verestert in einigen ätherischen Ölen vor, z. B. als Cinnamylacetat in dem der Zimtrinde. Die Phenylpropene sind häufig in ätherischen Ölen zu finden (Abb. 23-6).

16.3.4 Lignane

Lignane sind Dimere von Phenylpropanderivaten, die durch Verknüpfung der zentralen C-Atome der Seitenketten entstanden sind (2,2'-Verknüpfung, Abb. 16-11). Von pharmazeutischem Interesse sind vor allem die Podophyllotoxine, Bestandteile des Podophyllins.

Weiterhin erwähnenswert sind meso-Nordihydroguajaretsäure, Arctiin aus Früchten von Kletten-Arten, Sesamin, das u. a. im → Sesamöl enthalten ist, Cubebin aus den Früchten des Cubebenpfeffers, Lignane des → Guajakholzes (z. B. Guajaretsäure), der → Baldrianwurzel, der → Brennnesselwurzel und der

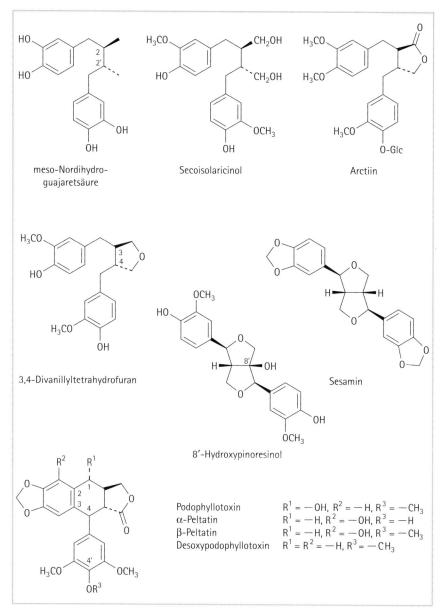

Abb. 16-11 Lignane

→ Taigawurzel. Einige Vertreter, z. B. aus → Leinsamen und Getreidesamen wirken als → Phytoestrogene.

Lignane sind im Pflanzenreich weit verbreitet. Auch im menschlichen Organismus werden Lignane gebildet. Lignane sind farblose, kristalline Stoffe.

Sie liegen frei oder in glykosidischer Bindung vor. Die Anzahl der bekannten Vertreter übersteigt 500. Nach den neben der 2,2'-Verknüpfung auftretenden weiteren Bindungen kann man die Lignane in verschiedene Gruppen einteilen (Abb. 16-11), dazu gehören u. a. die:

- Dibenzylbutane, z. B. Guajaretsäure, meso-Nordihydroguajaretsäure, Secolaricinol,
- Dibenzylbutyrolactone (Butanoide), z. B. Arctigenin, Aglykon des Arctiins,
- 7,9'-Epoxylignane, z. B. Divanillyltetrahydrofuran,
- Tetrahydrofurofuranlignane (2,6-Bisaryl-3,7-dioxabicyclo[3.3.0.]octane, 7,9':7',9-Diepoxylignane), z. B. 8'-Hydroxypinoresinol, Sesamin,
- 1-Aryltetraline, z. B. Podophyllotoxine.

Nicht über eine 2,2'-Brücke verknüpfte Dimere von Phenylpropanderivaten werden als Neolignane bezeichnet. Hybridlignane sind Dimere aus einem Phenylpropankörper und einer anderen aromatischen Verbindung, z. B. aus einem Flavonoid und einem Phenylpropanderivat, wie die Flavonolignane der → Mariendistelfrüchte.

♣ **Podophyllin** (Podophyllinum DAC, PhHelv, ÖAB) ist ein grüngelbes bis hellbraunes Pulver, das aus dem ♣ **Podophyllwurzelstock** (Podophylli rhizoma DAC, ≥3,5% Podophyllin), dem getrockneten Rhizom des Fußblattes oder Maiapfels, *Podophyllum peltatum* L. (Berberidaceae), gewonnen wird, einer kleinen, in den Laubwäldern der USA und Kanadas heimischen Staude. Zur Gewinnung des Podophyllins wird das Rhizom mit Ethanol extrahiert, anschließend wird mit stark verdünnter Säure gefällt (Ausbeute 2 bis 8%). Podophyllin wurde zur Behandlung von spitzen Kondylomen im Genitalbereich eingesetzt, heute verwendet man stattdessen meistens das isolierte Podophyllotoxin.

Hauptbestandteil des Podophyllins (Lignangehalt bis 17%, DAC: 40 bis 50% mit Petroläther fällbare Substanzen, PhHelv: ≥40%, ÖAB: 40 bis 50% Podophyllotoxin) ist das (-)-Podophyllotoxin. Weiterhin sind u. a. enthalten α-Peltatin, β-Peltatin und Desoxypodophyllotoxin (Abb. 16-11). Wahrscheinlich werden die Verbindungen erst postmortal aus den entsprechenden Glucosiden freigesetzt.

Aus dem Rhizom von *P. hexandrum* ROYLE (*P. emodi* WALL.) können 6 bis 12% Podophyllin mit einem Gehalt an Lignanen von 49 bis 67% isoliert werden. *P. hexandrum* ist im Himalayagebiet verbreitet und ähnelt *P. peltatum*.

◆ Die **Podophyllotoxine** Podophyllotoxin, α-Peltatin, β-Peltatin und Desoxypodophyllotoxin gehen mit Tubulin nichtkovalente Bindungen ein, verhindern dessen Aggregation und damit die Ausbildung der Mikrotubuli während der Mitose. Die Zellteilung wird in der Metaphase gestoppt. Auch andere tubulinabhängige Prozesse und die Reverse-Transkriptase werden gehemmt. Dadurch sind Podophyllotoxine als Zytostatika und Virostatika geeignet. Sie werden zur Behandlung spitzer Kondylome im Genitalbereich verwendet. Die halbsynthetischen Derivate Etoposid, Teniposid und Mitoposid dienen als Zytostatika in der Tumortherapie.

Zur Behandlung von Kondylomen trägt man an 3 aufeinander folgenden Tagen 2-mal täglich eine 0,5%ige ethanolische Lösung von Podophyllotoxin oder eine 0,15%ige Salbe auf die Kondylome auf. Die behandelte Hautfläche darf wegen der perkutanen Resorption der Podophyllotoxine 1,5 cm^2 nicht überschritten werden. Angrenzende Hautpartien sind abzudecken. Falls 1 Woche danach noch Warzen vorhanden sind, kann der Behandlungszyklus wiederholt werden.

Die halbsynthetischen Podophyllotoxinderivate weisen bei innerlicher Anwendung im Gegensatz zu den natürlichen Podophyllotoxinen weniger unerwünschte Wirkungen auf, z. B. Erbrechen, Diarrhoe und Gewebeschädigungen. **Etoposid** (Etoposidum PhEur), **Etopophos** (Etoposidphosphat) und **Teniposid** leiten sich vom 4'-Demethyl-1-epi-podophyllotoxin-1-glucosid ab. Bei ihnen findet keine Tubulinbindung statt. Sie sind Hemmstoffe der Topoisomerase II. Die Hemmung der Topoisomerase führt zu Strangbrüchen in der DNA und damit zum Zelltod. Die Verbindungen werden, meistens parenteral appliziert, häufig mit anderen Zytostatika kombiniert, eingesetzt u. a. bei kleinzelligem Bronchialkarzinom, Non-Hodkin-Lymphomen, therapieresistentem, nicht seminomatösem Hodenkarzinom und bei akuten lymphatischen Leukosen.

♦ **meso-Nordihydroguajaretsäure** (NDGA, Abb. 16-11) ist Bestandteil der aus der Epidermis hervorgehenden harzartigen Überzüge der Blätter des im Süden der USA und in Mexiko vorkommenden immergrünen Kreosotstrauchs, *Larrea divaricata* CAV. (*L. tridentata* (SES. et MOÇ. ex DC.) COV., Zygophyllaceae). Die Blätter und Zweigspitzen der Pflanze werden unter der Bezeichnung Chaparral-Tee, Herba Palo alto oder Larreae mexicanae herba, besonders in den USA als Adjuvanzien in der Rheumatherapie und zur Vorbeugung der Hautalterung verwendet. Sie enthalten 9 bis 15% Nordihydroguajaretsäure. Diese ist ein Hemmstoff von Lipoxygenasen und besitzt analgetische Wirkung. Sie ist auch als Antioxidans zur Stabilisierung von Fetten geeignet. Da nach Anwendung hoher Dosen des Chaparraltees beim Menschen irreversible Leberschäden und bei Verfütterung von meso-Nordihydroguajaretsäure an Ratten Nierenzysten auftraten, ist von der Verwendung der Teedroge und der meso-Nordihydroguajaretsäure als Antioxidans in Lebensmitteln abzuraten. In einigen Ländern ist die Verwendung der meso-Nordihydroguajaretsäure als Antioxidans verboten.

Literatur

Anonym (1994): Cumarin (1,2-b-Benzopyron) – Neue Erkenntnisse zur Tumortherapie. Med Welt 45 (5): 62–63

Brand N (1997): Der Extrakt in Artischockenpräparaten. Dtsch Apoth Ztg 137 (41): 3564–3578

Brand N (1999): Die Artischocke – eine Dekade interdisziplinärer Forschung. Z Phytother 20 (5): 292–302

Brand N (1990): Cynara scolymus L. – Die Artischocke. Z Phytother 11 (5): 169–175

Carls E (1995): Phytopharmaka: Leberschädigende Wirkung von pflanzlichen Heilmitteln (zu Larrea). Dtsch Apoth Ztg 135 (18): 1671

Fessler B (2000): Therapie dyspeptischer Beschwerden: Artischocken, als Gemüse viel zu schade. Dtsch Apoth Ztg 140 (23): 2660–2661

Fintelmann V, Menßen HG (1996): Artischockenblätterextrakt. Aktuelle Erkenntnis zur Wirkung als Lipidsenker und Antidyspeptikum. Dtsch Apoth Ztg 136 (17): 1405–1414

Greinwald R, Stobernack HP (1990): Ammi visnaga – Das Bischhofskraut. Z Phytother 11 (2): 65–69

Häusler M et al. (2003): Artischockenpräparate. Dtsch Apoth Ztg 143 (14): 1604–1611

Hofer S (1994): Dermatologie: Gemeine Warze, Flachwarze und spitze Feigwarze (zu Podophyllum). Dtsch Apoth Ztg 134 (22): 2059

Kolodziej H, Kayser O (1998): Pelargonium sidoides DC. Z Phytother 19 (3): 141–151

Kolodziej H, Schulz V (2003): Umckaloabo. Dtsch Apoth Ztg 143 (12): 1302–1312

Schmiedel V (2002): Senkung des Cholesterinspiegels durch Artischocke und Ballaststoffe. Erfahrungsheilkunde 51 (6): 405–414

Szeimies RM et al (1990): Psoriasis und ihre medikamentöse Therapie (zu Methoxsalen). Dtsch Apoth Ztg 130 (48): 2619–2624

Veit M, Gumbinger G (1993): Hydroxyzimtsäuren und ihre Derivate. Dtsch Apoth Ztg 133 (11): 911–928

Wasielewski S (2000): Sexuell übertragbare Krankheiten. Feigwarzen im Genitalbereich (zu Podophyllum). Dtsch Apoth Ztg 140 (34): 3884–3886

17 Abbauprodukte von Phenylpropanderivaten

17.1 Biogenese

Aus Phenylpropanderivaten (C_6–C_3-Verbindungen) können durch Verkürzung der Seitenkette Benzoesäure-, Benzaldehyd- und Benzylalkoholderivate (C_6–C_1-Verbindungen) gebildet werden. Durch oxidative Decarboxylierung von Hydroxybenzoesäurederivaten entstehen Hydroxybenzene (Phenole, Abb. 17-1).

Phenylacrylsäuren werden entweder durch β-Oxidation (wohl bevorzugt bei Mikroorganismen) in die entsprechenden Benzencarbonsäuren oder, nach Hydrierung zu Phenylpropionsäuren, über 3-Hydroxy-3-phenyl-propionsäuren durch Abspaltung eines C_2-Körpers in die entsprechenden Benzaldehydderivate umgewandelt (bei Pflanzen und Tieren, Abb. 17-1). Die Benzaldehydderivate (Abb. 17-3) können zu Benzoesäuren dehydriert werden (Abb. 17-2). Auf diesem Wege können entstehen aus Zimtsäure Benzoesäure, aus p-Cumarsäure p-Hydroxybenzoesäure, aus Kaffeesäure Protocatechusäure, aus Ferulasäure Vanillinsäure, aus 3,4,5-Trihydroxyzimtsäure Gallussäure, aus Sinapinsäure Syringasäure und aus o-Cumarsäure Salicylsäure. Die Benzylalkoholderivate (Abb. 17-4) gehen durch Hydrierung aus den Benzaldehydderivaten hervor, z. B. Saligenin aus Salicylaldehyd oder Vanillylalkohol aus Vanillin.

Durch oxidative Decarboxylierung von Benzencarbonsäuren gebildete Hydroxybenzene sind z. B. Hydrochinon (aus p-Hydroxybenzoesäure), Brenzcatechin (aus Salicylsäure) und 2-Methoxyhydrochinon (aus Vanillinsäure).

17.2 Benzoesäure und ihre Derivate

Benzoesäureester kommen in ätherischen Ölen, Harzen und Balsamen vor. Salicylsäureester können Bestandteile ätherischer Öle sein. Gallussäure ist ein Baustein der → Gerbstoffe vom Gallotannin-Typ.

Benzylbenzoat ist u. a. in größeren Mengen im → Perubalsam enthalten. Salicylsäuremethylester (Methylsalicylat) kommt u. a. im ätherischen Öl von

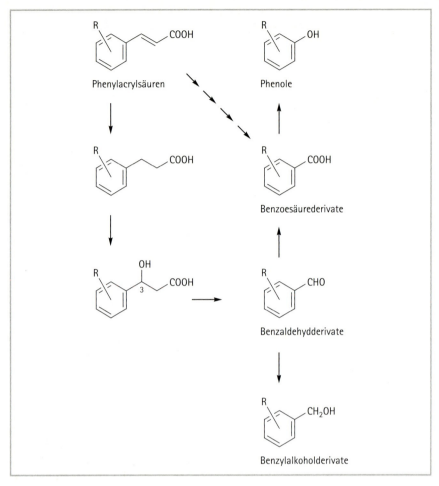

Abb. 17-1 Bildung von Abbauprodukten von Phenylpropanderivaten

♣ **Mädesüßkraut** (Filipendulae ulmariae herba PhEur, ≥ 0,1 % wasserdampfflüchtige Substanzen, Spiraeae flos DAC) vor, von *Filipendula ulmaria* (L.) MAXIM. (Rosaceae) stammend, das als Diaphoretikum bei Erkältungskrankheiten verwendet wird. Auch im → Wintergrünöl ist er enthalten. Er geht durch fermentative Prozesse aus seinen Glykosiden hervor, so aus Monotropitosid (Salicylsäuremethylester-2-β-(6-xylo)glucosid) oder Violutosid (Salicylsäuremethylester-glucosylarabinosid), die auch Inhaltsstoffe des Wilden Stiefmütterchens sind. Das Xyloglucosid des 5-Methoxysalicylsäuremethylesters ist das Primulaverosid, das in der → Primelwurzel enthalten ist.

♣ **Wildes Stiefmütterchen mit Blüten** (Violae herba cum floris PhEur, ≥ 1,5 % Flavonoide), das getrocknete Kraut des Wilden Stiefmütterchens, *Viola*

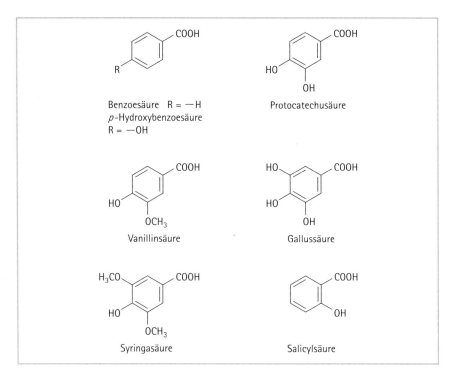

Abb. 17-2 Benzencarbonsäuren

tricolor L. (Violaceae) oder des Ackerstiefmütterchens, *Viola arvensis* MURRAY, enthält Salicylsäure (0,06 bis 0,3 %), Salicylsäuremethylester, Monotropitosid und Violutosid, daneben u. a. Flavonoide, Schleimstoffe, und bei *V. arvensis*, cytotoxische, makrozyklische Polypeptide (Cyclotide). Die Droge wird äußerlich in Form von Aufgüssen bei seborrhoischen Hauterkrankungen und Milchschorf der Kinder (1,5 g/Tasse Wasser), aber auch innerlich als Aufguss oder Abkochung allein oder als Bestandteil von Teemischungen bei verschiedenen Hautkrankheiten, wie Akne, Impetigo und Pruritus, eingesetzt.

17.3 Benzaldehyd und seine Derivate

Benzaldehyd und seine Derivate, z. B. Salicylaldehyd, Anisaldehyd, Piperonal (3,4-Methylendioxy-benzaldehyd) und Vanillin (Abb. 17-3) sind in ätherischen Ölen anzutreffen. Vertreter mit freier Hydroxylgruppe, z. B. Vanillin und Salicylaldehyd, kommen auch glykosidisch gebunden vor. Von pharmazeutischer Bedeutung ist das Vanillin.

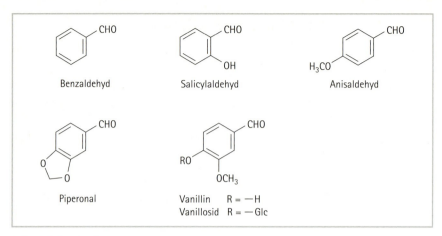

Abb. 17-3 Benzaldehyd und seine Derivate

♣ **Vanillefrüchte** (Vanillae fructus), die unreif geernteten, fermentierten, braun-schwarz verfärbten Fruchtkapseln der Vanille, *Vanilla planifolia* ANDR. (Orchidaceae), enthalten 1,5 bis 4,0% Vanillin (in einigen Zuchtformen bis 10%). Bei einigen Sorten kristallisiert es an der Oberfläche in feinen weißen Nadeln aus. Vanillinbegleiter sind andere Aromastoffe, z. B. Vanillylalkohol, *p*-Hydroxybenzaldehyd, *p*-Hydroxybenzylalkohol, *p*-Hydroxybenzylmethylether und Protocatechualdehyd. In der intakten unreifen Frucht liegen die meisten Aromastoffe als Glykoside vor, Vanillin beispielsweise als Vanillosid (Vanillin-4-β-D-glucosid, Abb. 17-3), Vanillylalkohol als Vanillolosid (Abb. 17-4). Zur Gewinnung der Droge werden die ausgewachsenen, unreifen Früchte einer Fermentation unterzogen, während der durch enzymatische Hydrolyse der Glykoside die Aromastoffe freigesetzt werden. Vanille ist eine Schlingpflanze, die in den Regenwäldern Südostmexikos und Mittelamerikas beheimatet ist. Sie wird in ihrer Heimat Mexiko, aber auch in anderen tropischen Regionen angebaut, vor allem auf Madagaskar, den Komoren, Réunion und in Indonesien. Außerhalb der Heimatgebiete müssen die Blüten künstlich bestäubt werden, da dort die zur Bestäubung notwendigen Insektenarten (besonders Bienen aus der Subfamilie der Meliponinae) fehlen.

♦ **Vanillin** (Vanillinum PhEur) dient als antioxidativ wirksames Geruchs- und Geschmackskorrigens. Es kann auch halbsynthetisch aus Eugenol, durch Ozonisierung von Holz (100 kg Holzmehl liefern 2 kg Vanillin) oder durch alkalische Hydrolyse der bei der Cellulosegewinnung anfallenden Sulfitablauge und durch oxidative Spaltung des so gewonnenen Coniferylalkohols erhalten werden.

17.4 Benzylalkohol und seine Derivate

Benzylalkohol (Abb. 17-4) kommt frei und verestert vor. In hohen Konzentrationen wird er als Benzoe- oder Zimtsäureester im → Perubalsam und → Tolubalsam gefunden. Das Glucosid des Vanillylalkohols ist in Vanillefrüchten enthalten. Saligenin (Salicylalkohol) ist Aglykon einer Vielzahl von Glykosiden, die besonders Inhaltsstoffe von Weiden und Pappeln sind. Pharmazeutische Bedeutung besitzt die Weidenrinde.

Wichtige Derivate des Saligenins sind Salicin (Saligenin-2-β-D-glucosid) und Salicortin (1-Hydroxy-6-oxo-cyclohex-2-en-1-carbonsäureester des Salicins, leicht in Salicoylsalicin übergehend, Abb. 17-4). Sie kommen in hohen Konzentrationen in Weiden- und Pappelrinden vor. Sie dienten als Vorbild für die Synthese von Salicylsäurederivaten, z. B. der Acetylsalicylsäure (ASS).

♣ **Weidenrinde** (Salicis cortex PhEur, ≥1,5% Salicylalkoholderivate) besteht aus der getrockneten Rinde oder den Stücken junger Zweige von verschiedenen Weiden-Arten (Salix-Arten), einschließlich *Salix purpurea* L., *S. daphnoides* VILL. und *S. fragilis* L. (Salicaceae). Die Droge enthält neben Gerbstoffen und Flavonoiden vor allem Salicin (0,5 bis 2,7%), Salicortin (3 bis 9%) und deren am Glucoserest acetylierte, benzoylierte oder cinnamoylierte Derivate (bis 6%). Sie wird meistens in Form von Flüssig- oder Trockenextrakten in Fertigarzneimitteln bei fieberhaften Erkrankungen, chronischen Rückenschmerzen, rheumatischen Beschwerden und Kopfschmerzen eingesetzt (TD 60 bis 240 mg Gesamtsalicin entsprechend).

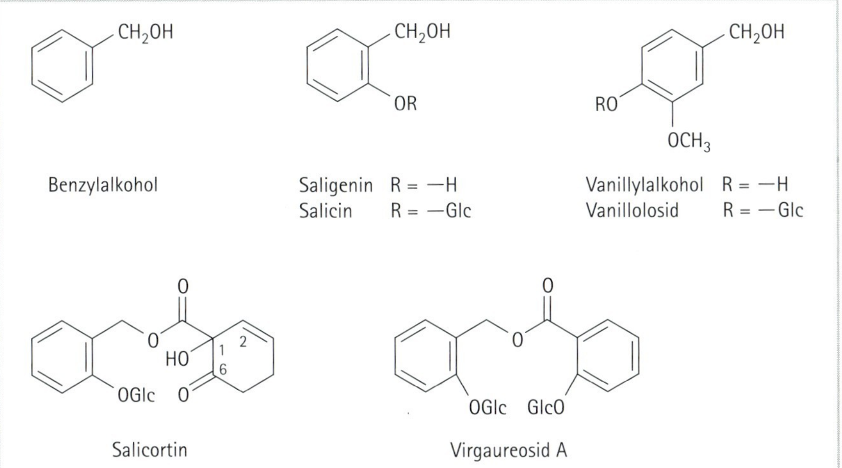

Abb. 17-4 Benzylalkohol und seine Derivate

Man verwendet Weidenrinde auch kombiniert mit schweißtreibenden Drogen in Form von Teeaufgüssen (3 bis 6 g Droge). Saligeninglykoside haben Prodrug-Charakter. Ihre Wirkform ist Salicylsäure, die vermutlich durch die Hemmung der Cyclooxygenase-2 und der IκB-Kinase-β (IκB ist an der entzündlichen Immunantwort beteiligt) antiinflammatorisch wirkt. Im Gegensatz zur Acetylsalicylsäure führt die Droge nicht zu Magenschleimhautläsionen, da die Saligeninglykoside erst im Dickdarm durch Darmbakterien gespalten werden und das freigesetzte Saligenin erst nach Resorption in Salicylsäure umgewandelt wird. Die Droge beeinflusst die Thrombozytenaggregation im Gegensatz zu Acetylsalicylsäure nur geringfügig.

Erwähnenswert sind auch das **Virgaureosid** A, ein Diglucosid des Salicoylsaligenins, Abb. 17-4), und das **Leiocarposid** (3-β-D-Glucopyranosyloxy-2-methoxy-6-hydroxy-benzoesäure-2'-β-D-glucopyranosyloxybenzylester), die aus → Goldrutenkraut isoliert wurden.

17.5 Hydroxybenzene

> Freie Hydroxybenzene (Phenole) treten nur in sehr geringen Konzentrationen in der Natur auf. Relativ weit verbreitet ist Arbutin (Arbutosid, Hydrochinon-β-D-glucopyranosid), das als Wirksubstanz der Bärentraubenblätter und Preiselbeerblätter von pharmazeutischer Bedeutung ist.

Arbutin kommt auch u. a. in den Blättern einiger Saxifragaceae (z. B. bis zu 20% in den Blättern der bei uns als Zierpflanze kultivierten Bergenie, *Bergenia crassifolia* (L.) FRITSCH), und auch des Birnbaumes (bis 5%) vor.

> ♣ **Bärentraubenblätter** (Uvae ursi folium PhEur, ≥ 7,0% Arbutin) stammen von der Echten Bärentraube, *Arctostaphylos uva-ursi* (L.) SPRENG. (Ericaceae). Wegen der harndesinfizierenden Wirkung des Arbutins (Gehalt 5 bis 15%) werden sie in Form von Kaltwassermazeraten oder Fertigarzneimitteln mit Fluid- oder Trockenextrakten, innerlich appliziert, bei entzündlichen Erkrankungen der ableitenden Harnwege angewendet.

Die Bärentraube ist ein immergrüner, niedriger Strauch, der zirkumpolar verbreitet ist und in Nordeuropa im Flachland, in Heiden und in Mittel- und Südeuropa im Gebirge vorkommt. Die Handelsware stammt aus Wildvorkommen Spaniens, Italiens, Österreichs, der Schweiz, Bulgariens, Skandinaviens, Polens und der GUS.

Das Arbutin der Bärentraubenblätter ist teilweise am Glucoserest mit Kaffee- oder Gallussäure verestert. Begleitstoffe sind u. a. Methylarbutin (O-Methyl-hydrochinon-β-D-glucosid, in einigen Provenienzen bis 4%), Gerbstoffe

(10 bis 20%, Penta- bis Hexa-O-galloyl-D-glucose sowie kondensierte Gerbstoffe) und Flavonoide.

Aus Arbutin wird im Darm durch β-Glucosidasen des Menschen oder der Darmflora Hydrochinon freigesetzt, das nach Resorption bei der Leberpassage in Hydrochinonglucuronid und -sulfat umgewandelt und über die Nieren ausgeschieden wird. Im Harn, möglicherweise katalysiert durch Glykosidasen bzw. Arylsulfatasen der Infektionserreger, wird das bakterizide Hydrochinon erneut frei. Die Notwendigkeit der früher geforderten Alkalisierung des Harns durch Gabe von $NaHCO_3$ (6 bis 8 g/d) zur Freisetzung des Hydrochinons erscheint heute fraglich.

Kaltwassermazerate (ED 3 g grob gepulverte Bärentraubenblätter/Tasse, TD 12 g Droge) enthalten weniger magenreizende Gerbstoffe als Abkochungen. Bärentraubenblätter sind auch Bestandteil von Teemischungen, die bei Harnblasenentzündungen eingesetzt werden (z. B. von **Blasentee**, Species anticysticae PhHelv, neben Bärentraubenblättern Süßholzwurzel und Birkenblätter enthaltend). Bei Fertigarzneimitteln sollte die ED 100 bis 210 mg und die TD 400 bis 850 mg Arbutin entsprechen. Die Anwendung von Bärentraubenblättern sollte wegen möglicher chronischer Vergiftung durch Hydrochinon nicht länger als eine Woche und nicht häufiger als 5-mal jährlich erfolgen. Während der Schwangerschaft und der Stillzeit sollten keine Zubereitungen aus der Droge eingesetzt werden.

♣ **Preiselbeerblätter** (Vitis-idaeae folium ÖAB, ≥ 3% Arbutin) stammen von der Preiselbeere, *Vaccinium vitis-idaea* L. (Ericaceae). Neben Arbutin (3 bis 7%, bis 20%?) enthalten sie u. a. Pyrosid (2,5 bis 3,5%, 6′-O-Acetyl-arbutin). Sie werden heute, möglicherweise zu Unrecht, kaum noch angewendet (ED 2 g/Tasse, als Teeaufguss). Der Saft der Früchte soll wegen des relativ hohen Gehaltes an Benzoesäure, teilweise als Acylglucosid vorliegend, ebenfalls harndesinfizierend wirken.

Literatur

Anonym (1999): Internationaler Aspirinpreis. Dtsch Apoth Ztg 139 (49): 4729–4731
Chrubasik S (2000): Weidenrindenextrakt. Dtsch Apoth Ztg 140 (33): 3825–3827
Dauer A (2002): Vanilla, Vanille – die Königin der Gewürze. Drogenreport 15 (27): 14–18
Kaul R, Lagoni N (1999): Weidenrinde – Renaissance eines Phytoanalgetikums. Dtsch Apoth Ztg 139 (37): 3439–3446
Meier B, Liebi M (1990): Salicinhaltige pflanzliche Arzneimittel, Überlegungen zur Wirksamkeit und Unbedenklichkeit. Z Phytother 11 (2): 50–58
Stammwitz U (1998): Pflanzliche Harnwegsdesinfizienzien – heute noch aktuell. Z Phytother 19 (2): 90–95

18 Polyketide

18.1 Chemie

Polyketide sind biogenetisch verwandte Stoffe, deren Muttersubstanzen Polyketosäuren vom Typ
$$R^1CH_2-CO-CHR-CO-CHR-CO-CHR-...COOH$$
sind. R^1 kann ein H-Atom, ein aliphatischer oder ein Arylrest sein, R ist meistens ein H-Atom. Im weiteren Verlauf der Biogenese gehen die Polyketosäuren fast durchweg in monozyklische, z. T. makrozyklische, oder polyzyklische Verbindungen über. Die gebildeten Ringe oder Ringsysteme sind carbozyklisch bzw. durch Integration von Sauerstoff- oder Stickstoffatomen heterozyklisch. Sie sind meistens durch das Alternieren von O-tragenden und O-freien C-Atomen ausgezeichnet. Makrozyklen weisen oft stattdessen zahlreiche konjugierte Doppelbindungen auf, die durch Reduktion der Oxogruppen zu Hydroxygruppen und anschließende Dehydratisierung zustande gekommen sind. Sekundäre Veränderungen, z. B. C-Methylierungen, C-Prenylierungen, Hydroxylierungen, Hydrierungen, Ausbildung von C- oder O-Brücken und Dimerisierungen, verwischen häufig das Grundmuster.

18.2 Biogenese

Die Biogenese der Polyketosäuren (Abb. 18-1) erfolgt durch Verknüpfung von Säureresten, wobei Multienzymkomplexe die Katalyse übernehmen. Starter ist eine durch Bindung an Coenzym A aktivierte Säure, an die α-Carboxyacyl-Coenzym A-Verbindungen (sog. Extender) mit ihrem α-C-Atom unter Bildung einer Polyketosäure ankondensiert werden. Starter können sein Acetyl-, Propionyl-, Malonyl-, Malonamido- oder Anthraniloyl-Coenzym A sowie durch Bindung an Coenzym A aktivierte Phenylacrylsäuren, Phenolcarbonsäuren oder kurzkettige, unverzweigte bzw. verzweigte Fettsäuren. Extender sind in der Regel Malonyl-Coenzym A-Moleküle, die unter Verlust von CO_2 und unter Abspaltung von Coenzym A als Acetylreste inkorporiert werden. Seltener dienen Methylmalonyl-Coenzym A-Moleküle (eingebaut als Propionylreste) oder andere aktivierte aliphatische Säuren als Extender.
Die Polyketosäuren werden durch Multienzymkomplexe zyklisiert und zwar durch:

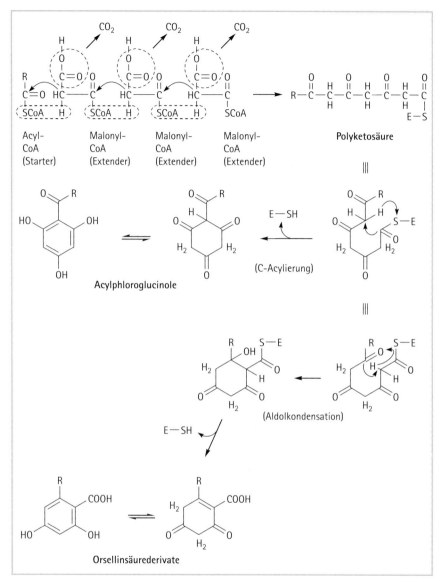

Abb. 18-1 Biogenese von Polyketiden, dargestellt am Beispiel der Acylphloroglucinole und Orsellinsäurederivate

- C-Acylierung (Claisen-Kondensation), d. h. durch Reaktion einer veresterten Carboxylgruppe, im Falle der Polyketosäuren des Coenzym A-Thioesters, mit einer aziden CH-Gruppe,
- Aldolkondensation, d. h. durch Reaktion einer Carbonylgruppe mit einer aziden CH-Gruppe, und/oder durch

■ Lactonbildung, d. h. durch Bildung eines inneren Esters.

Je nach Kettenlänge der primär gebildeten Polyketosäuren und der Art der Ringschlüsse können beispielsweise Benzen-, Naphthalen-, Anthracen-, Naphthacenderivate oder Makrozyklen entstehen.

Polyketide, die aus den gleichen Acylresten gebildet wurden, bezeichnet man als einfache Polyketide. Zu ihnen gehören die Polyacetate (Acetogenine) und die Polypropionate. Nach der Anzahl der am Aufbau beteiligten Säurereste (meistens nur bei Polyacetaten angewandt) unterscheidet man Tetraketide, Pentaketide, Hexaketide etc. Sind unterschiedliche Acylreste am Aufbau beteiligt, spricht man von gemischten Polyketiden.

18.3 Verbreitung und Bedeutung

Polyketide kommen bei Mikroorganismen, Pilzen, Pflanzen und Tieren vor. Auf Grund ihrer strukturellen Vielfalt zeigen sie sehr unterschiedliche pharmakologische Wirkungen.

Von pharmazeutischem Interesse sind:

■ Polyacetate, darunter Flechtensäuren, Furano-γ-chromone, z. B. →Khellin, →Lovastatin und →Griseofulvin,
■ gemischte Polyketide, darunter →Tetracyclinantibiotika, →Naphthalenderivate, →Anthracenderivate, →Acylphloroglucinole, darunter die Hopfenbittersäuren der →Hopfenzapfen und →Hyperforin aus dem Johanniskraut, Gingerole und Curcuminoide, →Kava-Lactone und →Phenylchromanderivate, darunter die Flavan- und Isoflavanderivate, →Anthracyclinantibiotika, →Makrolidantibiotika, →Ansamycinantibiotika,
■ Meroterpene, darunter die →Cannabinoide.

Daneben besitzen Polyketide auch toxikologisches Interesse. Dazu gehören u. a.:

■ Acylphloroglucinole der Farne, z. B. der Wurmfarn-Arten (Dryopteris-Arten),
■ Alkylphenole, z. B. die als Kontaktallergene wirksamen Urushiole des Giftsumach, *Toxicodendron quercifolium* (MICHX.) GREENE,
■ Alkylchinone, z. B. das Kontaktallergen Primin aus Primel-Arten (Primula-Arten),
■ toxische Polyketide der Cyanobakterien (früher als Blaualgen bezeichnet) und der Panzergeißler, die in sog. Wasserblüten auftreten oder deren Gift-

stoffe dem Menschen direkt oder über Nahrungsketten gefährlich werden können,
- Mykotoxine unterschiedlicher Endausgestaltung, z. B. die Aflatoxine, Zearalenone (Abb. 2-1),
- Pseudoalkaloide, z. B. das →Coniin des Gefleckten Schierlings, und einige hochtoxische Alkaloide südamerikanischer Frösche.

18.4 Flechtensäuren

> Flechtensäuren sind antibiotisch wirksame, aus Acetatresten aufgebaute Polyketide. Je nach Art des Ringschlusses besitzen sie das Substitutionsmuster der Orsellinsäure (Orsellinsäure-Typ, z. B. Lecanorsäure oder Cetrarsäure) oder des 2,4,6-Trihydroxyacetophenons (Acylphloroglucinol-Typ, z. B. Usninsäure, Abb. 18-2). Sekundäre Veränderungen führen zu struktureller Vielfalt. Sie sind als Inhaltsstoffe der Isländischen Flechte von pharmazeutischer Bedeutung.

Flechtensäuren können u. a. sein Depside (bestehend aus 2 esterartig verknüpften Hydroxybenzencarbonsäuren, z. B. Lecanorsäure), Depsidone (bestehend aus 2 ester- und etherartig verknüpften Hydroxybenzencarbonsäuren, z. B. Cetrarsäure) oder Dibenzofurane (bestehend aus 2 durch eine C–C- und

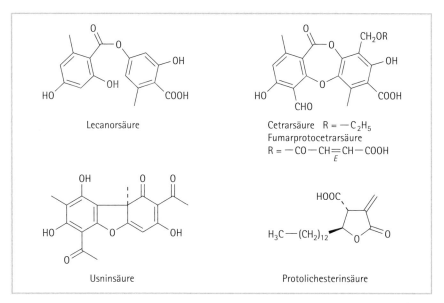

Abb. 18-2 Flechtensäuren

eine benachbarte Etherbrücke verknüpften Hydroxybenzencarbonsäuren, z. B. Usninsäure). Die Biogenese der Flechtensäuren erfolgt durch die Pilzkomponente des Flechtenthallus, den Mykobionten.

Flechtensäuren sind Antibiotika mit breitem Wirkungsspektrum, aber geringer therapeutischer Breite. Einer medizinischen Anwendung in größerem Umfang steht vor allem ihre geringe Wasserlöslichkeit und der Mangel an den langsam wachsenden Flechten als Rohmaterial entgegen. Mit Ethanol gewonnene Trockenextrakte aus Flechten, u. a. aus Vertretern der Gattung Usnea, z. B. *Usnea barbata* (L.) WIGGERS, Bartflechte, werden als Bestandteile von Lutschtabletten zur Behandlung leichter Schleimhautentzündungen im Mund- und Rachenbereich eingesetzt. Die einzige Flechtendroge, die Eingang in die Arzneibücher gefunden hat, ist die Isländische Flechte.

> ♣ **Isländische Flechte/Isländisches Moos** (Lichen islandicus PhEur, Quellungszahl der pulverisierten Droge ≥ 4,5) besteht aus den getrockneten Thalli von *Cetraria islandica* (L.) ACH. s. l. (Parmeliaceae). Hauptinhaltsstoffe sind 50 % schleimartige Glucane, vorwiegend Lichenan (Lichenin, lineares Glucan, aus 60 bis 200 β-(1→4)- neben β-(1→3)-verknüpften Glucoseresten aufgebaut), 2 bis 3 % Flechtensäuren, besonders Fumarprotocetrarsäure, Cetrarsäure und Protocetrarsäure sowie (+)-Protolichesterinsäure (1 bis 1,5 %, Fettsäure-γ-lacton, Abb. 18-2). Die Droge wird vorwiegend in Form von Teeaufgüssen bei trockenem Reizhusten angewendet.

Durch die Angabe von *Cetraria islandica* s. l. als Stammpflanze ist auch die Verwendung der Thalli von *C. ericetorum* OPIZ (*C. tenuifolia* (RETZ) R. H. HOWE) erlaubt, die früher als Varietät von *C. islandica* betrachtet wurde. Beide Arten kommen in Europa, Nordamerika, Nordasien und in der Arktis vor, im Norden in der Ebene, in südlicheren Regionen im Gebirge. Sie wachsen stets auf dem Erdboden, nie auf Bäumen.

Die Isländische Flechte enthält in der Polysaccharidfraktion neben dem β-Glucan Lichenan das α-Glucan Isolichenan (Isolichenin, lineares Glucan, aus etwa 40 α-(1→3)- neben α-(1→4)-verknüpften Glucoseresten aufgebaut), ein Isolichenan-Analogon (Ci-3), aus etwa 100 Glucoseresten aufgebaut, und ein verzweigtes, immunstimulierend wirksames Galactomannan (Rückgrat aus (1→6)- verknüpften α-D-Mannose- und α-D-Galactoseresten aufgebaut). Auch die Polysaccharide werden vermutlich vom Mykobionten gebildet.

Die Droge wird als Einzeltee (TD 4 bis 6 g, Aufgüsse oder Mazerate, 1,5 g/Tasse) und in Teemischungen sowie in Form von Lutschtabletten bei Schleimhautreizungen im Mund- und Rachenraum und damit verbundenem trockenem Reizhusten sowie bei Appetitlosigkeit, aber auch bei Gastroenteritis, verwendet. An der Wirkung dürften sowohl die reizmildernd wirksamen und immunmodulierenden Schleimstoffe als auch die lokal antibiotisch wirksamen bitteren Flechtensäuren beteiligt sein.

18.5 Acylphloroglucinole

Acylphloroglucinole sind Phloroglucinderivate, die am Benzenring einen ankondensierten Acylrest tragen, z. B. einen Acetyl-, Propionyl-, Butyryl-, Isobutyryl-, Valeryl-, Isovaleryl- oder 2-Methylbutyrylrest. Von pharmazeutischer Bedeutung sind die Acylphloroglucinole der Hopfenzapfen sowie der Hopfendrüsen und des Johanniskrautes.

In der Regel sind Acylphloroglucinole gelb gefärbte, kristalline Verbindungen, die sich gut in organischen Lösungsmitteln und schlecht in Wasser lösen. In alkalischem Milieu sind sie wenig stabil.

Die Biogenese der Acylphloroglucinole (Abb. 18-1) erfolgt aus einem Acetyl-, Propionyl-, Butyryl-, Isobutyryl-, Valeryl-, Isovaleryl- oder 2-Methylbutyryl-Coenzym A-Molekül als Starter und aus 3 Malonyl-Coenzym A-Molekülen, eingebaut als Acetylreste, als Extendern. Der Ringschluss geschieht durch C-Acylierung. Die verzweigten Acylreste gehen wahrscheinlich aus Aminosäuren hervor, die durch Eliminierung der Aminogruppe in Ketosäuren überführt werden. Letztere werden decarboxyliert und anschließend zu den entsprechenden Acyl-Coenzym A-Verbindungen dehydriert (z. B. Isobutyryl-Coenzym A aus L-Valin, 2-Methylbutyryl-Coenzym A aus L-Isoleucin, Isovaleryl-Coenzym A aus L-Leucin). Es gibt auch Hinweise dafür, dass Acetylphloroglucinole unter Verlängerung des Acetylrestes durch schrittweise Methylierung in homologe Acylphloroglucinole übergehen können. Einige Acylphloroglucinole, u. a. die der Hopfenzapfen und des Johanniskrautes, sind durch Prenylierungen erweitert.

♣ **Hopfenzapfen** (Lupuli flos PhEur, ≥ 25 % mit 70 %igem Ethanol extrahierbare Stoffe) sind die getrockneten weiblichen Blütenstände des Gemeinen Hopfens, *Humulus lupulus* L. (Cannabaceae), ♣ **Hopfendrüsen** (Glandulae lupuli) sind die abgesiebten Drüsenschuppen, die sich am Grunde der Hoch- und Vorblätter dieser Blütenstände befinden. Hauptinhaltsstoff ist neben dem sehr komplex zusammengesetzten ätherischen Öl eine Harzfraktion, die zu etwa 50 % aus α- und β-Hopfenbittersäuren (Abb. 18-3) besteht. Hopfenzapfen werden in Form von Teeaufgüssen oder, wie auch Hopfendrüsen, von Extrakten in Fertigarzneimitteln, meistens in Kombinationspräparaten, vor allem bei Unruhe, Angstzuständen und Schlafstörungen verwendet.

Gemeiner Hopfen ist eine zweihäusige, windende, Höhen bis 6 m, seltener bis 12 m erreichende Kletterpflanze, die, aus dem Anbau verwildert, in Mitteleuropa und Mittelasien an Zäunen, Hecken und in Auwäldern vorkommt. Die Heimat der Pflanze ist unbekannt (Mongolei?). Zuchtformen weiblicher Pflanzen werden, vegetativ vermehrt, in gemäßigten Breiten angebaut. Hauptproduktionsländer sind Deutschland (besonders in Bayern in der Hallertau), weiterhin Tschechien, Slowakei, China und die USA. Die Kultur erfolgt in so genannten Hopfengärten mit 6 bis 7 m hohen Draht-Schnur-Spalieren mit Stützen aus Holz- oder Beton, an denen die Pflanzen emporklettern. Die Pflanzen können bis 20 Jahre alt werden. Ende August bis Mitte September werden die Ranken 1 bis 2 m über dem Boden abgeschnitten und von einem Ladewagen mit Abreißgerät heruntergerissen. Die Blütenstände werden dann mit stationären Hopfenpflückmaschinen geerntet.

Die Hopfenzapfen enthalten 10 bis 30%, die Hopfendrüsen 50 bis 80% der ethanollöslichen Harzfraktion, die in den frisch geernteten Drogen zu etwa 50% aus dem in Hexan löslichen Weichharz besteht. Bestandteile des Weichharzes sind Hopfenbittersäuren (α-Säuren und β-Säuren) und deren Umlagerungsprodukte. Den Rest der Harzfraktion bildet das in Hexan unlösliche Hartharz (Oxidationsprodukte der Hopfenbittersäuren, δ-Säuren und der lipophilen Flavonoide). Bei der Lagerung nimmt der Weichharzanteil zugunsten des Hartharzanteils ab. Länger als 1 Jahr gelagerte Drogen enthalten nur noch 15 bis 25% Weichharz.

Die Hopfenbittersäuren sind Monoacylphloroglucinole mit 2 Dimethylallylseitenketten (α-Säuren, Humulone, 3 bis 13% in den Hopfenzapfen) oder mit 3 Dimethylallylseitenketten (β-Säuren, Lupulone, 3 bis 8%). Hauptkomponenten der Hopfenbittersäurefraktion sind die bitteren α-Säuren Humulon, Cohumulon und Adhumulon und die kaum bitteren β-Säuren Lupulon, Colupulon und Adlupulon. Die α-Säuren können durch Ringverengung in die leichter löslichen und stärker bitteren Iso-α-säuren mit 5-gliedrigem Ring übergehen (Abb. 18-3). Aus den β-Säuren entstehen ebenfalls bittere Abbauprodukte, meistens mit 6-gliedrigem Ring. Diese Umwandlung erfolgt beim Erhitzen aber auch bei der konventionellen Drogenextraktion. Die Verwendung von durch Hochdruckextraktion mit überkritischem CO_2 gewonnenen Hopfenextrakten für arzneiliche Zwecke scheint daher wünschenswert zu sein.

Ätherisches Hopfenöl (0,05 bis 1,7% in den Hopfenzapfen, 1 bis 3% in den Hopfendrüsen) enthält sortenabhängig u. a. Monoterpene, besonders Myrcen (bis 62%), Sesquiterpene, besonders α-Caryophyllen (= Humulen, bis 42%), β-Caryophyllen (bis 17%) und Farnesen (bis 21%), sowie Undecan-2-on (bis 17%), eine Reihe von Fettsäureestern, Alkenolen, Ketonen, zyklischen Ethern, Spiroketalen und Organoschwefelverbindungen, größtenteils vermutlich Autoxidationsprodukte.

Weitere Inhaltsstoffe der Hopfenzapfen sind Gerbstoffe (2 bis 4%) und Flavonoide (0,5 bis 1,5%), darunter das für den Hopfen spezifische Xanthohumol, das Chalkon des 5-O-Methyl-8-dimethylallylnaringenins, und das beim Trocknen aus dem entsprechenden Chalkon hervorgehende 8-Prenylnaringenin.

Extrakte aus Hopfenzapfen oder Hopfendrüsen haben sedative, sehr geringe estrogene und antibiotische Wirkung. Für die sedativen Eigenschaften ist möglicherweise das bei der Lagerung und Verarbeitung der Droge durch

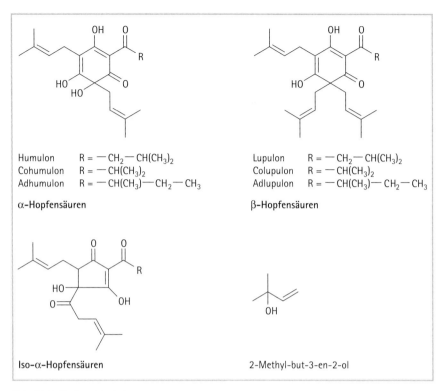

Abb. 18-3 Hopfenwirksubstanzen

Autoxidation und eventuell auch im menschlichen Organismus aus den Hopfenbittersäuren gebildete 2-Methyl-but-3-en-2-ol (0,15 % in 2 Jahre gelagerten Hopfenzapfen) mitverantwortlich. Die estrogene Wirkung wird vermutlich durch das 8-Prenylnaringenin ausgelöst. Als antimikrobielle Stoffe wirken wahrscheinlich die Hopfenbittersäuren und ihre Umwandlungsprodukte, besonders die Iso-α-säuren.

Hopfenzapfen werden als Einzeldroge (ED 0,5 g, in Kombination mit anderen sedativ wirkenden Droge auch weniger) oder in Teemischungen bei Befindlichkeitsstörungen wie Unruhe, Angstzuständen und Schlafstörungen angewendet. Extrakte aus Hopfenzapfen oder Hopfendrüsen sind Bestandteile von Sedativa, milden Hypnotika und seltener, wegen des bitteren Geschmacks, von Stomachika.

In der Brauereiindustrie wird die aus dem Darrmalz durch Wasserbehandlung erhaltene sog. Würze mit Hopfenzapfen (je nach Art des gewünschten Bieres mit 50 bis 400 g/hl) bzw. mit der entsprechenden Menge eines meistens durch Hochdruckextraktion mit überkritischem CO_2 daraus gewonnenen Extraktes in der sog. Würzpfanne 70 bis 120 min gekocht. Dabei verflüchtigt sich ein Teil des ätherischen Öls. Die Hopfenbittersäuren gehen in die Isosäuren über. Der Hopfenzusatz zur Bierwürze dient zur Fällung der Eiweißstoffe (Gerbstoffe), zur Aromatisierung des Bieres (Iso-α-säuren, ätherisches Öl), zusammen mit Ethanol und CO_2 zu seiner Konservierung (antibiotische Wirkung der Iso-α-säuren) und zur Stabilisierung des Schaums (Pektine).

♣ **Johanniskraut** (Hyperici herba PhEur, ≥ 0,08% Gesamthypericine) besteht aus den während der Blütezeit geernteten, getrockneten Triebspitzen des Tüpfel-Johanniskrautes, *Hypericum perforatum* L. (Clusiaceae). Inhaltsstoffe sind Dianthrone (0,1 bis 0,15%), besonders die Naphthodianthrone Hypericin und Pseudohypericin (Abb. 20-5), prenylierte Acylphloroglucinole (2 bis 4%), u. a. Hyperforin und Adhyperforin (Abb. 18-4), Flavonoide (2 bis 4%), u. a. Hyperosid, Rutin und Quercitrin, Biflavonoide, u. a. Amentoflavon, Proanthocyanidine und Xanthone (1,3,6,7-Tetrahydroxyxanthon). Teeaufgüsse oder mit Ethanol- bzw. Methanol-Wasser-Mischungen gewonnene Trockenextrakte werden in Fertigarzneimitteln bei psychovegetativen Störungen, depressiven Verstimmungszuständen sowie bei Angst und nervöser Unruhe eingesetzt. Die volle Wirkung tritt wie bei synthetischen Antidepressiva erst nach einigen Wochen ein. Nach Abklingen der Depressionen sollte für mindestens 6 bis 9 Monate weiter therapiert werden. Der beschleunigte Abbau einiger Arzneistoffe bei Anwendung von Hypericum-Extrakten ist zu beachten.

Tüpfel-Johanniskraut, eine in Europa, Westasien, Nordafrika und Nordamerika vorkommende Staude, ist in Trockenrasengesellschaften weit verbreitet. Importe stammen vorwiegend aus den Balkanländern, der GUS und Indien. Große Mengen werden auch in Deutschland gewonnen.

Außer den 5,5′-, 10,10′- und 4,4′-verknüpften Naphthodianthronderivaten Hypericin und Pseudohypericin wurden auch 10,10′- und 5,5′- verknüpfte Helianthrone (Protohypericin und Protopseudohypericin, Protopigmente, die bei Belichtung in Hypericin und Pseudohypericin übergehen) und 10,10′-ver-

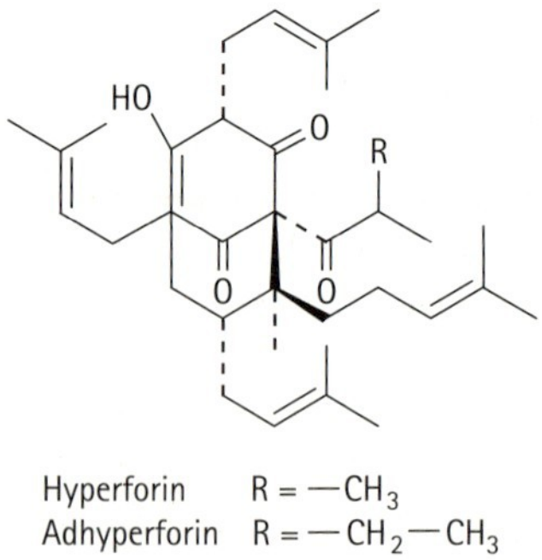

Hyperforin   R = —CH_3
Adhyperforin R = —CH_2—CH_3

Abb. 18-4 Hyperforine

knüpften Dehydrodianthrone (Hypericodehydrodianthrone), entsprechende Isoverbindungen (4,5'-, 10,10'- und 5,4'-Verknüpfung) sowie die monomeren Vorstufen gefunden. Das in den als durchscheinende Punkte sichtbaren Exkretbehältern der Blätter enthaltene ätherische Öl (0,1 bis 1%) besteht u. a. aus aliphatischen Kohlenwasserstoffen, Alkoholen (darunter auch 2-Methylen-but-3-en-2-ol, →Hopfenzapfen!) und Aldehyden sowie aus Monoterpen- und Sesquiterpenkohlenwasserstoffen.

Für die antidepressive Wirkung des Johanniskrauts sind mehrere Inhaltsstoffe mit unterschiedlichen Wirkungsmechanismen verantwortlich. Hyperforin hemmt in Tierversuchen unspezifisch, durch Beeinträchtigung des Natriumgradienten, der treibenden Kraft der neuronalen Transportmechanismen, den Rücktransport von Serotonin, Noradrenalin, Dopamin, L-Glutamat und γ-Aminobuttersäure in die Synapsen des ZNS und führt damit zur Erhöhung der Konzentration an Neurotransmittern im synaptischen Spalt. Die Anzahl der β-Rezeptoren der Hirnrinde wird bei längerer Anwendung reduziert, die der $5-HT_2$ und $5-HT_{1a}$-Rezeptoren erhöht. Aber auch hyperforinarme Extrakte zeigen vergleichbare Wirkungen. Hypericin führt bei Anwendung über mehrere Wochen ebenfalls zur Steigerung der Konzentration an Neurotransmittern im Gehirn. Die Wirkung des Hypericins ist in Gegenwart von Proanthocyanidinen erhöht (Lösungsvermittlung?). Auch die Flavonolglykoside und das Biflavonoid Amentoflavon sind vermutlich an der Wirkung beteiligt, da die Wirkung von Hypericum-Extrakten mit steigendem Gehalt an Flavonoiden steigt (Oxidationsschutz?). Durch Zusatz von Rutin kann die volle Wirkung rutinarmer, wenig wirksamer Extrakte wieder hergestellt werden. Rutin allein gegeben ist unwirksam. Amentoflavon erhöht die Affinität der GABA-Rezeptoren für Benzodiazepine. Möglicherweise ist auch die Photosensibilisierung durch die Naphthodianthrone für die Wirkung mitverantwortlich. Dann dürfte die Therapie mit der Droge teilweise einer Lichttherapie entsprechen. Leider wurde der Lichteinfluss bei Tierversuchen nur selten berücksichtigt. Das Auftreten von Photodermatosen, wie sie bei weißen Weidetieren nach Aufnahme der Pflanzen im Futter vorkamen, wurde nach Anwendung therapeutische Dosen Hypericin enthaltender Arzneimittel wegen der geringen erreichbaren Gewebekonzentrationen äußerst selten beobachtet.

Bei mit Hypericin behandelten tumortragenden Mäusen konnte das Tumorwachstum durch Belichtung gehemmt werden. In Gegenwart von Licht wirken die Hypericine auch antiviral. Die antimikrobielle und wundheilungsfördernde Wirkung bei äußerlicher Anwendung wird vorwiegend durch das antibiotisch wirksame Hyperforin und die Proanthocyanidine bedingt.

Die Tagesdosis sollte betragen bei Teeaufgüssen 2 bis 4 g Droge und bei Fertigarzneimitteln 250 bis 1000 mg des Trockenextraktes (0,2 bis 2,7 mg Hypericin entsprechend). Die Wirkung wird erst etwa 2 Wochen nach Beginn der Anwendung sichtbar und verstärkt sich bis zur vierten Woche weiter. Eine längerfristige Anwendung ist sinnvoll. Kombiniert mit Extrakten aus dem

→ Traubensilberkerzenwurzelstock werden Johanniskrauttrockenextrakte in Fertigarzneimitteln auch zur Behandlung klimakterischer Beschwerden eingesetzt. Lipophile Extrakte (z. B. Hyperici oleum PhHelv, aus frischen blühenden Triebspitzen, Hyperici summitates cum floribus recentes PhHelv, durch Mazeration mit Öl erhalten) werden innerlich bei Dyspepsien und äußerlich zur Behandlung von scharfen oder stumpfen Verletzungen, Myalgien und von Verbrennungen 1. Grades angewendet.

Bei der Anwendung von Johanniskrautpräparaten ist die Induktion von Cytochrom-P450-Isoenzymen durch Hyperforin, besonders des Cytochrom-P450-Isoenzyms CYP3A4, zu beachten. Dieses Enzym beschleunigt den Abbau einiger Arzneistoffe. Die Bildung des p-Glykoproteins/MDR-1 (MDR = multi drug resistance), das die Ausschleusung von Arznei- und Giftstoffen aus den Zellen fördert, wird unter dem Einfluss von Hypericin verstärkt. Durch beide Faktoren kann es zu einer Absenkung des Plasmaspiegels verschiedener Arzneimittel kommen, deren Ausmaß jedoch zum Teil für die therapeutische Praxis nicht relevant ist. Kontraindiziert ist die Anwendung von Johanniskrautpräparaten bei Therapie mit Ciclosporin, HIV-Proteasehemmern, besonders Indinavir, nicht-nukleosidischen HIV-Reverse-Transkriptase-Hemmern, z. B. Efavirenz, Serotonin-Wiederaufnahmehemmern, z. B. Nefazodon und Trazodon, und Antikoagulanzien vom Cumarin-Typ. Es wird empfohlen, die Anwendung mindestens 5 d vor einer Operation zu beenden. Die Wirkung von Digoxin, Theophyllin, Carbamazepin, oralen Kontrazeptiva und einigen Antidepressiva wird möglicherweise abgeschwächt.

Acylphloroglucinole sind auch die Wirksubstanzen einer Reihe von Drogen, die früher als Mittel zur Bekämpfung von Bandwürmern eingesetzt wurden. Heute sind sie wegen ihrer geringen therapeutischen Breite und der Instabilität der Inhaltsstoffe obsolet. Zu ihnen gehören das Wurmfarnrhizom (Filicis rhizoma, vom Gemeinen Wurmfarn, *Dryopteris filix mas* (L.) SCHOTT, Aspidiaceae), Kosoblüten (Koso flos, von *Hagenia abyssinica* J. F. GMEL., Rosaceae, Heimat Ostafrika) und Kamala (die Drüsen- und Büschelhaare der Früchte von *Mallotus philippinensis* (LAM.) MÜLL.-ARG., Euphorbiaceae, von Indien bis Australien verbreitet).

18.6 Gingerole und Curcuminoide

Gingerole sind Derivate von Phenylethyl-*n*-alkyl-ketonen (Phenylalkanone), Curcuminoide sind Derivate von 1,7-Diaryl-heptan-3,5-dionen (Dicinnamoylmethanderivate, Abb. 18-5). Beide Gruppen von Polyketiden kommen bei Zingiberaceae vor.

Die Biogenese der Gingerole und Curcuminoide erfolgt aus einem Phenylacryloyl-Coenzym A-Molekül als Starter, einem Molekül Malonyl-Coenzym A

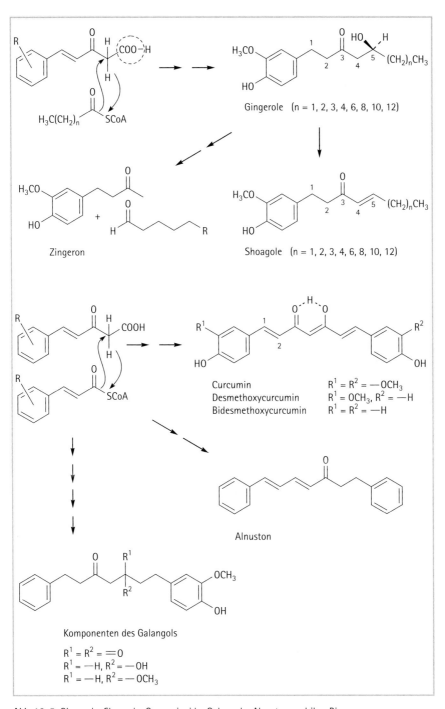

Abb. 18-5 Gingerole, Shoagole, Curcuminoide, Galangole, Alnuston und ihre Biogenese

(unter Abspaltung von 2 Molekülen CO_2 eingebaut) und einer Fettsäure (Gingerole) oder einer Phenylacrylsäure (Curcuminoide, Abb. 18-5). Curcumin ist für die gelbe Farbe einiger Zingiberaceen-Drogen, z. B. der Curcumadrogen, verantwortlich.

> Ingwerwurzelstock, Javanische Gelbwurz, Curcumawurzelstock und selten auch Galgant oder Zitwerwurzelstock werden wegen ihres Gehaltes an Gingerolen und Curcuminoiden vor allem bei Verdauungsbeschwerden eingesetzt. Ingwerwurzelstock dient darüber hinaus als Antemetikum.

> ♣ **Ingwerwurzelstock** (Zingiberis rhizoma PhEur, $\geq 1,5\%$ ätherisches Öl) besteht aus den getrockneten Wurzelstöcken des Echten Ingwers, *Zingiber officinale* ROSC. (Zingiberaceae), die entweder vollständig oder nur an beiden Flachseiten vom Kork befreit sind. Wesentliche Inhaltsstoffe sind 1 bis 2% Gingerole und 1 bis 4% ätherisches Öl. Hauptkomponente des nichtflüchtigen Gingerolgemisches ist das scharf schmeckende [6]-Gingerol. Die Zusammensetzung des ätherischen Öls ist sortenspezifisch. Hauptkomponenten können sein die Sesquiterpene α-Zingiberen, *ar*-Curcumen, Sesquiphellandren und β-Bisabolen, Begleiter sind u. a. Monoterpene wie 1,8-Cineol, *p*-Cymen, Citral oder Linalylacetat. Die Droge wird auch zur Verhütung der Symptome der Reisekrankheit angewendet.

Ingwer, eine bis 2 m hohe Rhizomstaude, ist eine vermutlich in Südostasien beheimatete Kulturpflanze. Er wird heute in vielen tropischen und subtropischen Ländern angebaut, besonders in Indien, Südchina, Malaysia, Nigeria und Sierra Leone. Die einzelnen Provenienzen unterscheiden sich stark im Aroma.

Bei Gingerolen handelt es sich um [3]-, [4]-, [5]-, [6]-, [8]-, [10]- und [12]-Gingerol ([n] weist auf die Anzahl der C-Atome der an der Biogenese beteiligten Fettsäuren hin). Sie werden begleitet u. a. von Methylgingerolen (Methylierung am asymmetrischen C-Atom), Gingerolmethylethern (Methylierung an der phenolischen OH-Gruppe), Gingerdiolen (3-Desoxo-3,5-dihydroxy-gingerole), Gingerdionen (Phenyl-n-alkyl-3,5-diketone) und Curcuminoiden, z. B. Hexahydrocurcumin. Gingerole gehen bei Lagerung durch Dehydratisierung in die homologen Shoagole (5-Desoxy-4,5-dehydro-gingerole) über, besonders in [6]-, [8]- und [10]-Shoagol. [6]-Shoagol hat einen schärferen Geschmack als [6]-Gingerol. Die Schärfe der Droge nimmt daher bei Lagerung zu. Bei der Retroaldolspaltung der Gingerole, die unter ungünstigen Lagerbedingungen stattfindet, werden das nicht scharfe Zingeron und die Geruchsqualität beeinträchtigende Aldehyde freigesetzt. Hoher Gehalt an Zingeron ist daher ein Hinweis auf eine minderwertige Ware.

Das ätherische Ingweröl ist sehr komplex zusammengesetzt (über 160 Komponenten nachgewiesen). Die Komponenten sind stark von der Ingwersorte abhängig. Es kann u. a. enthalten bis 50% (−)-α-Zingiberen (Gehalt bei

Lagerung abnehmend), bis 27% (+)-*ar*-Curcumen (Gehalt bei Lagerung zunehmend), bis 12% (–)-β-Sesquiphellandren, bis 45% (–)-β-Bisabolen, bis 16% Linalylacetat, bis 13% 1,8-Cineol, bis 11% *p*-Cymen und bis 10% Citral. Die Sesquiterpenalkohole Sesquiphellandrol und Zingiberol (Isomerengemisch aus *cis*- und *trans*-β-Eudesmol), bei einigen Sorten Citral, sind wesentliche Geruchskomponenten.

Die Scharfstoffe und das ätherische Öl regen Speichel- und Magensaftsekretion sowie die Darmperistaltik an. Gingerole und Shoagole haben antiemetische Wirksamkeit. Möglicherweise führen sie zu einer Blockade von 5-HT$_3$-Rezeptoren. Die Gingerole aktivieren den VR1-Rezeptor sensorischer Neuronen und wirken daher capsaicinähnlich, ohne allerdings die Schärfe von →Capsaicin zu erreichen. Die Anwendung des Ingwerwurzelstocks bei dyspeptischen Beschwerden erfolgt in Form des Pulvers (TD 2 bis 4 g Droge), der Tinktur (Zingiberis tinctura DAC, 20 bis 30 Tropfen pro dosi in etwas Wasser, ½ h vor dem Essen), selten in Form eines Teeaufgusses (1,5 g/Tasse Wasser) oder von Extrakten als Bestandteil von Fertigarzneimitteln. In einer Dosierung von 0,5 g vor Reiseantritt und anschließend alle 4 Stunden weitere 0,5 g, ist Ingwerpulver ein gutes Antemetikum bei Kinetosen. Auch bei Appetitlosigkeit und Roemheld-Syndrom (Herz-Kreislaufbeschwerden durch Zwerchfellhochstand bei Darmerkrankungen) wird die Droge eingesetzt.

Als Gewürz, besonders in Süßwaren, Obstsalaten, beim Einwecken von Birnen und beim Einlegen von Kürbis oder Gurken, wird der Ingwerwurzelstock ebenfalls verwendet. Ingwerextrakte werden auch zur Herstellung von alkoholischen und alkoholfreien Getränken genutzt (z. B. Ingwer-Bier, Ingwerlikör, Gingerale = Ingwerlimonade).

♣ **Galgant** (Galangae rhizoma DAC und PhHelv, ≥0,5% ätherisches Öl) besteht aus dem getrockneten Rhizom des Echten Galgants, *Alpinia officinarum* HANCE (Zingiberaceae), einer in Südchina beheimateten und in Thailand, China, Japan und in weiteren Ländern Ost- und Südasiens angebauten, bis 1,5 m hohen Staude. Sie enthält neben 0,3 bis 1,5% ätherischem Öl mit der Hauptkomponente 1,8-Cineol (Anteil bis 50%) Gingerole und Diarylheptanoide (Gemisch als Galangol bezeichnet, Abb. 18-5). Die Droge wird bei dyspeptischen Beschwerden und bei Appetitlosigkeit eingesetzt. Die Anwendung erfolgt entweder in Form von Teeaufgüssen (0,5 bis 1 g/Tasse, ½ h vor den Mahlzeiten), als Bestandteil von Magentees oder in Form der Tinktur (TD 2 bis 4 g).

♣ **Javanische Gelbwurz** (Curcumae xanthorrhizae rhizoma PhEur, ≥5% ätherisches Öl, ≥1% Dicinnamoylmethanderivate) besteht aus den in Scheiben geschnittenen, getrockneten Wurzelstöcken der Javanischen Curcuma, *Curcuma xanthorrhiza* ROXB. (Zingiberaceae). Hauptinhaltsstoffe sind 0,8 bis 2% Dicinnamoylmethanderivate (Curcuminoide), besonders Curcumin und Desmethoxycurcumin (Abb. 18-5), sowie 3 bis 12% ätherisches Öl mit den Sesquiterpenen Xanthorrhizol, *ar*-Curcumen, β-Curcumen und Zingiberen als Hauptkomponenten.

Die Javanische Gelbwurz, auch als Temu Lawak bezeichnet, ist eine im tropischen Südostasien in Wäldern heimische Staude, die in Indonesien, besonders auf Java, den Inseln des Malaiischen Archipels, in Südchina und Vorderindien, vegetativ vermehrt, kultiviert wird.

Die Javanische Gelbwurz enthält neben Curcuminoiden auch nichtphenolische, entzündungshemmend wirksame 1,7-Diarylheptanoide (z. B. Alnuston, Abb. 18-5). Das ätherische Öl ist neben den Curcuminoiden für die verdauungsfördernde, besonders die choleretische und cholekinetische Wirkung der Droge verantwortlich. Der choleretische Effekt ist mit einer antihypercholesterämischen Wirkung verbunden. Curcuminoide besitzen als Hemmstoffe der Cyclooxygenase und Lipoxygenase auch entzündungshemmende Eigenschaft, die der der Acetylsalicylsäure vergleichbar ist. Bemerkenswert sind auch ihre durch die Curcuminoide bedingten antioxidativen, neuroprotektiven, antikarzinogenen und hepatoprotektiven Wirkungen.

Die Anwendung bei dyspeptischen Beschwerden (TD 2 g, Zubereitungen entsprechend) erfolgt vor allem in Form des Mazerats oder von Extrakten als Bestandteil von Fertigarzneimitteln. Auch in Gallen-Leber-Tees kann die Droge enthalten sein.

♣ **Curcumawurzelstock** (Curcumae longae rhizoma DAC, ≥ 2,5% ätherisches Öl in der Ganzdroge, 2,0 ≥ in der Schnittdroge, ≥ 2,5% Dicinnamoylderivate) besteht aus den gebrühten und anschließend getrockneten Wurzelstöcken der Echten Curcuma, *Curcuma domestica* VAL. Neben 3 bis 6% Dicinnamoylderivaten, besonders Curcumin, Desmethoxycurcumin und Bisdesmethoxycurcumin (Abb. 18-5), enthält sie 2 bis 7% ätherisches Öl mit den Sesquiterpenketonen α-Turmeron, *ar*-Turmeron, Curlon (β-Turmeron) und Zingiberen als Hauptkomponenten.

Die Echte Curcuma ist eine in Indien beheimatete und dort kultivierte, bis 1,2 m hohe Rhizomstaude. Neben den Curcuminoiden enthält sie verwandte 1,5-Diaryl-penta-1,4-dien-3-onderivate.

Curcumawurzelstock wird in TD von 1,5 bis 3 g (Zubereitungen entsprechend) ebenfalls bei dyspeptischen Beschwerden aber auch bei rheumatischer Arthritis angewendet. Er soll hepatoprotektive, antikarzinogene, antihyperlipidämische und entzündungshemmende Wirkung besitzen. Sein Pulver wird als färbender Bestandteil der Gewürzmischung Curry-Pulver zugefügt, die neben Curcumawurzelstock u. a. Anis, Bockshornsamen, Chillies, Fenchel, Galgant, Gewürznelken, Gewürzpaprika, Ingwer, Kardamom, Koriander, Kreuzkümmel, Kümmel, Muskatblüte, Muskatnuss, Piment, schwarzen Pfeffer, weißen Pfeffer und Chinesischen Zimt enthalten kann.

♣ **Zitwerwurzelstock** (Zedoariae rhizoma) stammt von *Curcuma zedoaria* (CHRISTM.) ROSCOE und enthält neben ätherischem Öl Curcuminoide. Extrakte aus dem Rhizom oder sein ätherisches Öl dienen als aromatisierender Zusatz bei der Herstellung von Bitterlikören (Boonekamp, Stonsdorfer). Das Rhizom wird auch als Küchengewürz verwendet.

18.7 Kava-Lactone

Kava-Lactone (Kava-Pyrone, Kawaine) sind lipophile, schlecht wasserlösliche Lactone der 7-Phenyl-5-hydroxy-heptansäure-1 (Abb. 18-6). Sie sind Bestandteile des Kava-Kava-Wurzelstocks.

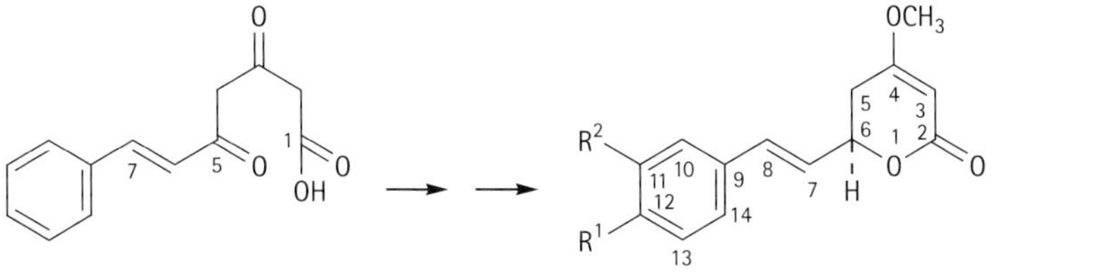

Abb. 18-6 Kava-Lactone und ihre Biogenese

♣ **Kava-Kava-Wurzelstock** besteht aus den meistens geschälten, von den Wurzeln befreiten Wurzelstöcken des Rauschpfeffers, *Piper methysticum* G. FORST. (Piperaceae).

Die Droge enthält bis zu 6 % Kava-Lactone, besonders (+)-Kavain, (+)-Methysticin, 7,8-Dihydro-(+)-kavain, 7,8-Dihydro-(+)-methysticin, Yangonin und Desmethoxyyangonin. Ihre Biogenese erfolgt vermutlich aus einem Phenylacrylsäurerest und 2 Essigsäureresten. Fertigarzneimittel mit Extrakten aus der Droge oder Kavain können bei nervösen Angst-, Spannungs- und Unruhezuständen eingesetzt werden. Da es in Einzelfällen bei langfristiger Anwendung relativ hoher Dosen Hinweise auf eine leberfunktionsschädigende Wirkung dieser Präparate gab, wurde ihre Anwendung, mit Ausnahme von homöopathischen Arzneimitteln mit einer Endkonzentration niedriger als die 4. Dezimalpotenz, in Deutschland verboten. In einigen weiteren Ländern ruht die Zulassung bzw. wird vor der Anwendung gewarnt. Die Notwendigkeit des Verbots wird kontrovers diskutiert.

Rauschpfeffer ist ein bis 4 m hoher, diözischer, steriler, daher vegetativ vermehrter Strauch mit bis zu 10 kg schweren, stark verzweigten Wurzelstöcken. Er wird auf den Inseln Melanesiens und Polynesiens, insbesondere auf Hawaii, kultiviert. In den Anbaugebieten verwendet man die Droge zur Herstellung eines in geringen Mengen euphorisierend wirkenden, in größeren Mengen Schläfrigkeit auslösenden Getränkes.

Kava-Lactone werden, wenn sie in fein verteilter Form vorliegen, gut resorbiert, passieren die Blut-Hirn-Schranke und wirken in niedrigen Dosen zentral stimulierend und in höheren Dosen (ab 30 mg/d) Wohlbehagen auslösend. Therapeutisch können sie in Form von Drogenextrakten eingesetzt werden, die Tagesdosen von 60 bis 210 mg Kawainen entsprechen. Die Erregbarkeit des limbischen Systems wird, ähnlich wie durch Benzodiazepine, durch sie verringert. Sie sedieren ohne hypnotisch zu wirken. Das Reaktionsvermögen wird nicht beeinflusst. Sehr hohe Dosen führen zur Störung der Bewegungsabläufe bei ungetrübtem Bewusstsein, später zu Müdigkeit und Schlafneigung. Die Wirkung erfolgt vermutlich durch eine Erhöhung der Anzahl mit $GABA_A$-Rezeptoren im limbischen System, eventuell auch durch Reaktion mit Glutamat-, NMDA-, Dopamin D_2-, μ- sowie δ-opioiden und histaminergen Rezeptoren sowie mit spannungsabhängigen Ca^{2+}-Kanälen. Auch die Hemmung der Wiederaufnahme von Noradrenalin in die synaptischen Vesikel könnte an der Wirkung beteiligt sein. Methysticin und Dihydromethysticin wirken neuroprotektiv. Örtlich angewendet haben die Kava-Lactone lokalanästhetische Wirkung.

18.8 Phenylchromanderivate

18.8.1 Chemie, Verbreitung, Biogenese

Phenylchromanderivate sind biogenetisch verwandte Verbindungen mit den Grundkörpern Flavan (2-Phenyl-chroman), Isoflavan (3-Phenyl-chroman) oder Neoflavan (4-Phenyl-chroman, Abb. 18-7).

Die Biogenese der Flavanderivate (Abb. 18-8) erfolgt aus einem Molekül eines Phenylacryloyl-Coenzym A-Derivates und 3 Molekülen Malonyl-Coenzym A (eingebaut als Acetylreste), katalysiert durch einen Multienzymkomplex. Dabei werden primär Chalkone gebildet. Die Isoflavane (3-Phenyl-chromane) und Neoflavane (4-Phenyl-chromane) gehen aus Flavanen durch Arylwanderung hervor (Abb. 18-7). Alle diese Verbindungen sind also gemischte Polyketide.

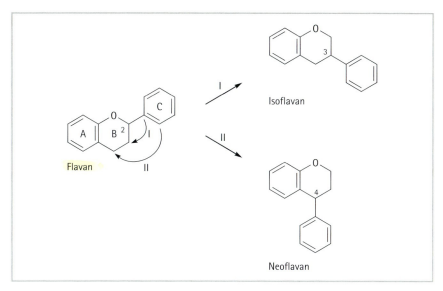

Abb. 18-7 Grundkörper von Phenylchromanderivaten und ihre biogenetische Verwandtschaft

Flavanderivate (Abb. 18-8) werden nach dem Oxidationszustand der C-Atome 2, 3 und 4 des Chromanringes (Ring B) des Flavangrundkörpers eingeteilt in Flavanone (4-Oxo-flavane), Flavone (4-Oxo-flav-2-ene), Flavanonole (3-Hydroxy-4-oxo-flavane), Flavonole (3-Hydroxy-4-oxo-flav-2-ene), Flavanole (3-Hydroxy-flavane, Catechine), Flavandiole (3,4-Dihydroxy-flavane, Leukoanthocyanidine) und Flavyliumsalze (Anthocyanidine, Oxoniumsalze der Enolform von Flavanonolen). Flavanone ohne freie OH-Gruppe in Position 5 stehen mit den entsprechenden Chalkonen (3-Phenylacryloyl-phenole) im Gleichgewicht.

Die Vertreter der einzelnen Typen unterscheiden sich durch das Substitutionsmuster der beiden aromatischen Ringe (Tab. 18-1). Im Ring A werden häufig, entsprechend der biogenetischen Herkunft, Hydroxygruppen in den Positionen 5 und 7, im Ring C in der Position 4′ oder in den Positionen 3′ und 4′ bzw. 3′ 4′ und 5′ gefunden.

Flavanderivate mit einer Doppelbindung im Ring B sind cremefarben, ihre 5- oder/und 7-Hydroxyderivate sind, ebenso wie die Chalkone, intensiv gelb gefärbt. Flavanone, Flavanonole, Flavanole und Flavandiole sind farblos. Flavone und Flavonole bilden mit Aluminium-Ionen gelb gefärbte Chelate. Flavonole ergeben mit Borsäure und Oxalsäure gelborange Borinsäurekomplexe, die gelbgrüne Fluoreszenz zeigen (Tauböck-Test). Diese Reaktionen können auch zur quantitativen Bestimmung ausgenutzt werden. Flavanone, Flavanonole und Flavonole werden in ethanolischer Lösung durch naszierenden Was-

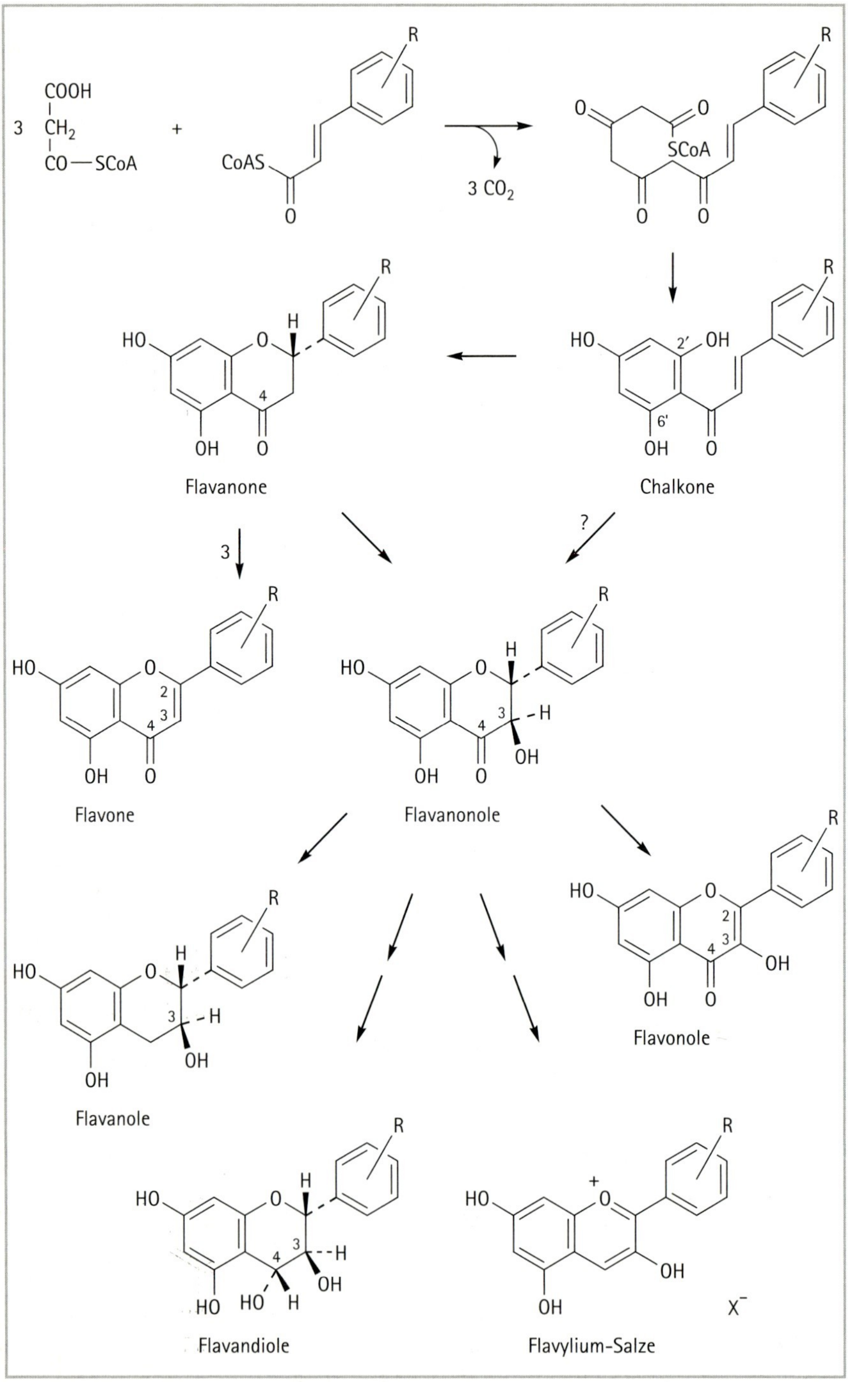

Abb. 18-8 Flavanderivate und ihre Biogenese

Tab. 18-1 Flavonoidaglyka

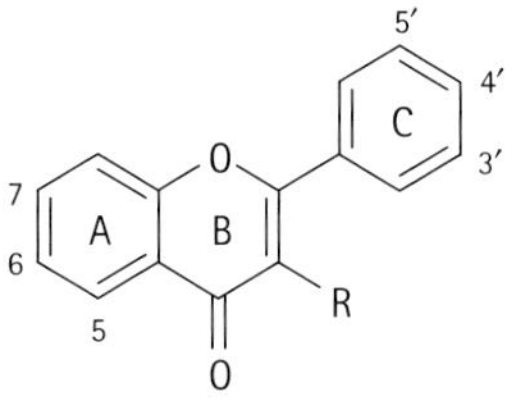

Flavon R = —H
Flavanol R = —OH

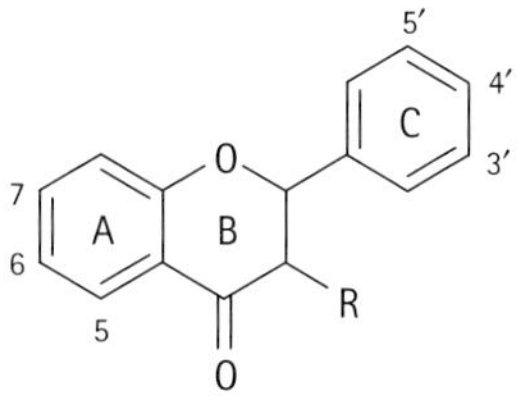

Flavanon R = —H
Flavanonol R = —OH

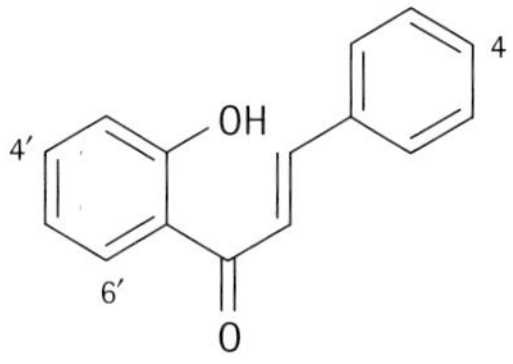

Chalkon

Grundkörper	Name	Substituent in Stellung (H weggelassen)					
		1	6	7	3'	4'	5'
Flavon	Apigenin	OH		OH		OH	
	Acacetin	OH		OH		OCH₃	
	Luteolin	OH		OH	OH	OH	
	Chrysin	OH		OH			
	Chrysoeriol	OH		OH	OCH₃	OH	
	Diosmetin	OH		OH	OH	OCH₃	
	Tectochrysin	OH		OCH₃			
	Scutellarein	OH	OH	OH		OH	
	Eupatorin	OH	OCH₃	OCH₃	OH	OCH₃	
	Genkwanin	OH		OCH₃		OH	
	Casticin (3 OCH₃)	OH	OCH₃	OCH₃	OH	OCH₃	
	Sinensetin	OCH₃	OCH₃	OCH₃	OCH₃	OCH₃	
Flavonol	Quercetin	OH		OH	OH	OH	
	Isorhamnetin	OH		OH	OCH₃	OH	
	Kämpferol	OH		OH		OH	
	Galangin	OH		OH			
	Rhamnetin	OH		OCH₃	OH	OH	
	Myricetin	OH		OH	OH	OH	OH
	Jaceidin (3 OCH₃)	OH	OCH₃	OH	OCH₃	OH	
Flavanon	Pinocembrin	OH		OH			
	Liquiritigenin			OH		OH	
	Naringenin	OH				OH	
	Hesperitin	OH		OH	OH	OCH₃	
	Eriodictyol	OH		OH	OH	OH	
Flavanonol	Taxifolin	OH		OH	OH	OH	
		4'	6'	4			
Chalkon	Isoliquiritigenin	OH		OH			
	Isosalipurpol	OH	OH	OH			

serstoff in salzsaurer Lösung zu den rot gefärbten Anthocyanidinen reduziert (Shinoda-Test).

Flavanderivate treten bei Mikroorganismen und Algen nur sporadisch auf. Pilze enthalten sie wahrscheinlich nicht. Bei Moospflanzen (Bryophyta) und Farnpflanzen (Pteridophyta) werden sie häufig gefunden. Alle Samenpflanzen (Spermatophyta) enthalten sie in den grünen Pflanzenteilen. Im tierischen und menschlichen Organismus werden sie nicht gebildet.

> **Flavonoide** sind 4-Oxo-flavanderivate, d. h. Flavanone, Flavone und Flavonole. Sie werden auch als Bioflavonoide bezeichnet. Sie kommen meistens als Glykoside, bisweilen auch frei als tetra-, penta- oder hexamethylierte lipophile Derivate vor.

Neben *O*-Glykosiden treten auch *C*-Glykosylverbindungen, weiterhin C-Alkylderivate (z. B. C-Methyl- oder C-Prenylderivate) und dimere, frei vorliegende Flavonoide auf. Die Hydroxygruppen können alkyliert (meistens methyliert), acyliert, mit Mono-, Di- seltener auch Trisacchariden verknüpft oder mit Schwefelsäure verestert sein. Als Zuckerkomponenten der Glykoside fungieren meistens die Hexosen D-Glucose, D-Galactose und L-Rhamnose, die Pentosen L-Arabinose und D-Xylose sowie die Uronsäuren D-Glucuronsäure und D-Galacturonsäure (Tab. 18-2). Zur Zeit sind über 5 000 Glykoside und über 500 Aglyka dieser Gruppe bekannt.

Flavonoidglykoside und -sulfate sind im Zellsaft der Vakuole gelöst. Beim Trocknen der Pflanzen und bei der Verarbeitung zu Arzneiformen werden sie teilweise hydrolysiert. Lipophile Vertreter werden auch in ätherischen Ölen, z. B. bei Citrus-Früchten, in Knospenexkreten, z. B. der Kastanie, und als mehlartige Überzüge auf Laubblättern, z. B. bei Primeln, gefunden.

Die Bedeutung der Flavonoide für die Pflanze ist noch unklar. Als Komponenten der Thylakoidmembran der Chloroplasten nehmen sie möglicherweise am Elektronentransport während der Photosynthese teil. Auch eine Rolle als UV-Protektoren könnte ihnen zukommen. Viele Pflanzen nutzen die gelben oder im UV-Bereich bei 330 bis 350 nm absorbierenden, für Insekten aber sichtbaren Vertreter als Signalsubstanzen, die Bestäuber auf Nektarquellen aufmerksam machen sollen. Das gleiche gilt für die roten oder blauen Anthocyane. Die Catechine und Leukoanthocyanidine dienen als Vorstufen der Gerbstoffe, die, wie die ebenfalls gerbend wirkenden oligomeren Proanthocyanidine, Abwehrfunktion haben. Eine weitere Funktion könnte der virostatischen, antibakteriellen, fungistatischen und insektiziden Wirkung einiger ihrer Vertreter zukommen.

> **Catechine** sind Flavan-3-ole. Sie kommen frei, als 3-*O*-Gallate, bisweilen auch als Glykoside in Gefäßpflanzen vor. Sie sind Vorstufen kondensierter → Gerbstoffe.

Tab. 18-2 Flavonoidglykoside

Grundkörper	Name	Struktur
Flavon	Diosmin	Diosmetin-7-(6-O-rhamnosyl)glucosid
	Apiin	Apigenin-7-(6-O-apiosyl)glucosid
	Vitexin	8-C-Glucosyl-apigenin
	Isovitexin	6-C-Glucosyl-apigenin
	Orientin	8-C-Glucosyl-luteolin
	Isoorientin	6-C-Glucosyl-luteolin
	Saponaretin	6-C-Glucosyl-apigenin
	Vicenin-1	8-C-Glucosyl-6-C-xylosyl-apigenin
	Schaftosid	6-C-Glucosyl-8-C-arabinosyl-apigenin
	Isoschaftosid	6-C-Arabinosyl-8-C-glucosyl-apigenin
Flavonol	Isoquercitrin	Quercetin-3-O-glucosid
	Hyperosid	Quercetin-3-O-galactosid
	Quercitrin	Quercetin-3-O-rhamnosid
	Avicularin	Quercetin-3-O-arabinosid
	Rutin	Quercetin-3-O-(6-O-rhamnosyl)glucosid
	Spiraeosid	Quercetin-4'-O-glucosid
	Astragalin	Kämpferol-3-O-glucosid
Flavanon	Hesperidin	Hesperitin-7-O-(6-O-rhamnosyl)glucosid
	Neohesperidin	Hesperitin-7-O-(2-O-rhamnosyl)glucosid
	Naringin	Naringenin-7-O-(2-O-rhamnosyl)glucosid
	Salipurposid	Naringenin-5-O-glucosid
	Eriocitrin	Eriodyctiol-7-O-(6-O-rhamnosyl)glucosid
Chalkon	Isosalipurposid	Isosalipurpol-6'-O-glucosid

Hauptvertreter der Catechine sind die Diastereomerenpaare (+)-Catechin und (–)-Epicatechin sowie (+)-Gallocatechin und (–)-Epigallocatechin (2R,3S bzw. 2R,3R, Abb. 18-9).

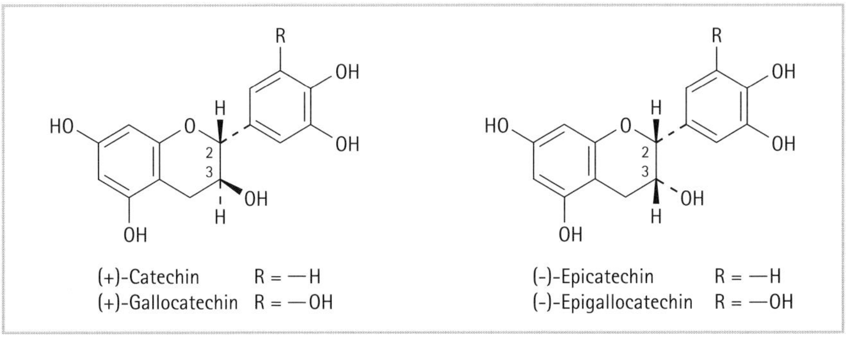

(+)-Catechin   R = —H
(+)-Gallocatechin   R = —OH

(–)-Epicatechin   R = —H
(–)-Epigallocatechin R = —OH

Abb. 18-9 Catechine

Leukoanthocyanidine sind Flavan-3,4-diole. Sie sind sehr instabil und polymerisieren leicht. Bei Säurebehandlung gehen sie in Proanthocyanidine über. Sie sind ebenso wie die Catechine Vorstufen kondensierter → Gerbstoffe.

Häufig auftretende Vertreter der Leukoanthocyanidine sind Leukocyanidin und Leukodelphinidin (Abb. 18-10).

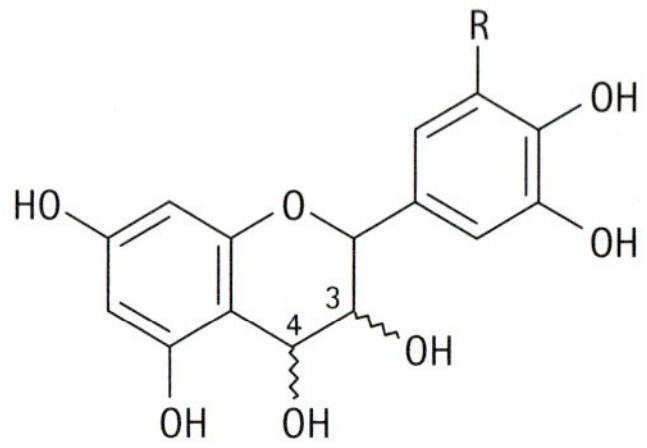

Leukocyanidin   R = —H
Leukodelphinidin R = —OH

Abb. 18-10 Leukoanthocyanidine

Proanthocyanidine (Abb. 18-11) sind durch C—C-Bindungen, meistens von C-4 zu C-8, seltener von C-4 zu C-6, verknüpfte Oligomere oder Polymere von Flavan-3-olen. Der Ring A ist in Position 5 und 7 hydroxyliert. Beim Erhitzen mit verdünnten Säuren werden die C—C-Bindungen gelöst. Dimere werden in ein blau gefärbtes Anthocyanidinmolekül (Name!) und in ein Catechin- bzw. Gallocatechinmolekül zerlegt, aus Oligomeren entstehen mehrere Anthocyanidinmoleküle und ein Catechinmolekül.

Die Bausteine der Proanthocyanidine bezeichnet man nach dem Hydroxylierungsmuster des Ringes C als PC-Einheiten (PC = Procyanidin, 3'- und 4'-hydroxyliert) oder PD-Einheiten (PD = Prodelphinidin, 3'-, 4' und 5'-hydroxyliert). Die Substituenten am C-2 und C-3 können *cis*- oder *trans*-ständig sein. Zur Charakterisierung von Proanthocyanidin-Gemischen werden das Verhältnis von PC- zu PD-Einheiten, von *trans*- zu *cis*-substituierten Einheiten und die durchschnittliche Molmasse angegeben (z. B. PD : PC 15 : 85, *cis* : *trans* 92 : 8, M_r 3200). Die Dimeren bezeichnet man mit einem Buchstaben und einer Zahl, z. B. Procyanidin B-2. Der Buchstabe kennzeichnet die Gruppenzugehörigkeit, die nach den Summenformeln festgelegt wurde. Die Zahlen geben Auskunft über die sterischen Verhältnisse. Am verbreitetesten sind die Vertreter der B-Gruppe ($C_{30}H_{24}O_{12}$) mit den Typen B-1 (3R,3″S,4R), B-2 (3R,3″R,4R), B-3 (3S,3″S,4S) und B-4 (3S,3″R,4S).

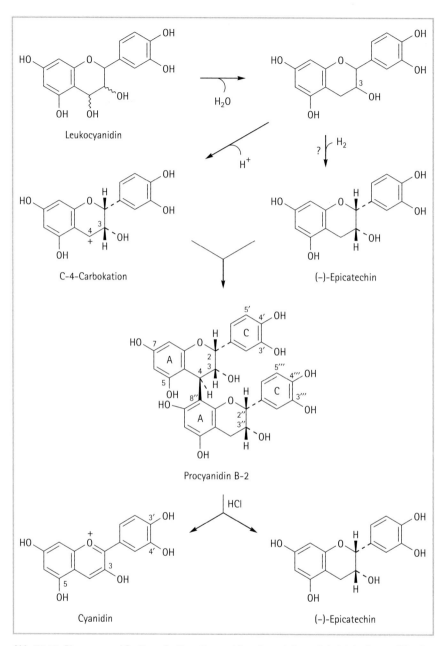

Abb. 18-11 Biogenese und Spaltung der Proanthocyanidine, dargestellt am Beispiel des Procyanidins B-2

Proanthocyanidine sind in einigen pflanzlichen Nahrungs- und Genussmitteln, z. B. im Kakao (damit natürlich auch in der Schokolade), im Schwarzen Tee, im Rotwein sowie in einigen Rosaceen-Früchten enthalten. In einer Reihe von Drogen, z. B. in den von Rosengewächsen stammenden Gerbstoffdrogen sowie in den Weißdornblüten, -blättern und -früchten kommen sie ebenfalls vor. Oligomere Proanthocyanidine wirken kapillarabdichtend, koronardilatatorisch und in höheren Dosen peripher gefäßerweiternd und damit antihypertonisch.

> **Anthocyanidine** sind Oxoniumsalze der Enolform von Flavanonolen. Ihre Glykoside, die Anthocyane (auch als Anthocyanoside bezeichnet), sind die wasserlöslichen Farbstoffe vieler Blüten oder Früchte.

In saurem Milieu liegen Anthocyanidine als rote Flavyliumsalze vor. In neutralem Milieu bilden sich purpurfarbene, in leicht alkalischem Milieu blaue Verbindungen mit chinoidem Ring C. In alkalischem Milieu entstehen gelb gefärbte Chalkone. In Stellung 3′- und 4′-dihydroxylierte Vertreter, z. B. Cyanidin (Abb. 18-11) oder Delphinidin, bilden mit Al^{3+}- oder Fe^{3+}-Ionen tiefblaue Komplexe. Besonders häufig vorkommende Anthocyane sind Cyanidin-3-glucosid (Chrysanthemin) und Cyanidin-3,5-diglucosid (Cyanin).

> **Isoflavane** teilt man in Analogie zu den Flavanderivaten nach dem Oxidationszustand des Chromanringes ein in Isoflavane, Isoflavanone und Isoflavone (Abb. 18-12). Sie können, ebenso wie die Flavanderivate, frei oder glykosidisch gebunden vorliegen.

Durch Verknüpfung des C-Atoms von Isoflavanen in Position 2′ mit einem O-Atom in Position 4 entstehen 3-Aryl-cumarinderivate vom Typ des Cumestans (z. B. Cumestrol) und des Pterocarpans (z. B. Maackiain). Bei Rotenoiden (z. B. Rotenon) erfolgt die Verknüpfung mit dem Ring B in Position 2 über eine Methylenbrücke (ausgehend von einem 2′-Methoxyderivat, Abb. 18-12). Von den Isoflavanderivaten wurden über 150 Vertreter nachgewiesen. Sie haben eine geringere Verbreitung als die Flavanderivate. Ihr Hauptvorkommen liegt bei den Fabaceae.

Neoflavane werden u. a. bei Fabaceae gefunden. Sie haben keine pharmazeutische Bedeutung.

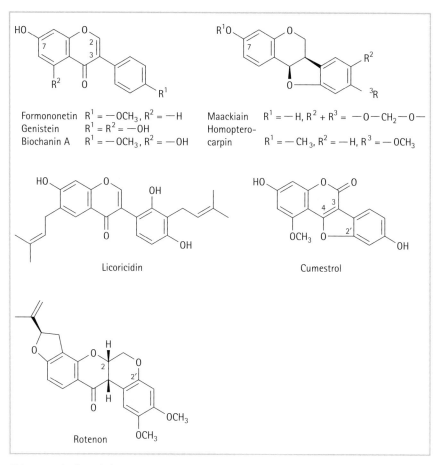

Abb. 18-12 Isoflavanderivate

18.8.2 Flavonoide als Arzneimittel

Pharmakologie

Die Bioverfügbarkeit von Flavonoidglykosiden ist gering. Ursachen dafür sind die geringe Resorptionsrate und ihr rascher Abbau durch die Darmflora, aber auch durch die menschliche Leber. Als Abbauprodukte entstehen vor allem Hydroxytoluole, Hydroxyphenylessigsäuren und Hydroxyphenylpropionsäuren. Viele Flavonoide üben in vitro starke Effekte auf isolierte Enzyme, Mikroorganismen, normale oder virusinfizierte tierische Zellen sowie auf Organpräparate aus. Die Wirkungen an Mensch und Tier sind aber wegen der geringen erreichbaren systemischen Konzentration keineswegs so stark ausgeprägt, wie die in vitro erhobenen Befunde erwarten lassen. Peroral applizierte oder im Verdauungstrakt aus den Glykosiden freigesetzte Aglyka scheinen, wenn sie die Attacken der Darmflora überstehen, gut resorbiert zu werden. Sie werden nach Konjugation in der Leber vor allem als Glucuronide im Harn ausgeschieden. Auch perkutane Resorption von Flavonoidaglyka wurde nachgewiesen.

Sicherlich fallen nicht alle Flavonoide im Magen-Darm-Trakt oder im menschlichen Körper in gleichem Ausmaß dem Abbau anheim. Nicht nur die Struktur der Verbindungen, sondern auch die Zusammensetzung der Darmflora dürfte dafür von Bedeutung sein. Die Wirkung der Abbauprodukte der Flavonoide ist wenig untersucht. Es ist jedoch wahrscheinlich, dass sie ebenfalls pharmakologische Wirkungen entfalten.

Vermutlich wird die Resorptionsrate der Flavonoide auch stark von Begleitstoffen, z. B. von Saponinen, oder anderen Stoffen beeinflusst. Eine Hypothese besagt, dass mäßiger Genuss von alkoholischen Getränken zu den Mahlzeiten lösungsvermittelnd die Bioverfügbarkeit der Flavonoide fördert und damit deren positiven Effekt verstärkt. Vermutlich ist das „French-Paradoxon", d. h. das relativ niedrige Risiko für koronare Erkrankungen der französischen Bevölkerung bei regelmäßigem Rotweinkonsum, nicht nur auf den hohen Gehalt des Getränkes an Flavonoiden, besonders Proanthocyanidinen, und dem Stilbenderivat *trans*-Resveratrol (3,5,4'-Trihydroxystilben) zurückzuführen, sondern auch auf den Alkoholgehalt des Weines. Auch nach mäßigem (!) Genuss von anderen alkoholischen Getränken zu den Mahlzeiten soll dieses Phänomen auftreten. Das ist natürlich nur plausibel, wenn die Mahlzeit ausreichend Flavonoidquellen, z. B. Gemüse, enthält.

In in-vitro-Untersuchungen konnte die Hemmung einer Vielzahl von Enzymen durch Vertreter der Gruppe der Flavonoide nachgewiesen werden. Die Hemmung ist sicherlich durch spezifische Strukturelemente der Flavonoide bedingt (Anzahl und Stellung der OH-Gruppen und der Zuckerreste etc.) und erfolgt für ein Enzym nicht durch alle Flavonoide. In vitro zeigen Vertreter der Flavonoide auch virostatische, antimikrobielle und antitumorale Effekte. Wegen der relativ geringen Bioverfügbarkeit der Flavonoide ist unklar, ob diese Wirkungen auch bei therapeutischer Anwendung in nennenswertem Maße auftreten.

Eine wichtige Rolle bei der Pharmakodynamik der Flavonoide spielt sicherlich ihre Eigenschaft, freie Radikale abzufangen und zweiwertige Metallionen (Ca^{2+}, Zn^{2+}, Cu^{2+} etc.) komplex zu binden. Dadurch sind nicht nur viele der beobachteten Enzymhemmungen erklärbar, sondern auch die Fähigkeit der Flavonoide und ihrer Abbauprodukte, die Oxidation von Lipoproteinen, Membranlipiden und DNA zu bremsen. Dadurch wirken sie antiatherosklerotisch, antiexsudativ, entzündungshemmend sowie radioprotektiv und mindern eine pathologisch erhöhte Permeabilität und Fragilität von Blutkapillaren. Der sog. Vitamin-P-Effekt (P = Permeabilität) wird vermutlich auch durch die Hemmung von Cyclooxygenasen, Lipoxygenasen, Phospholipasen, Hyaluronidasen, Elastase, der Histaminausschüttung, der Leukozytenfunktion, die Stimulation der Kollagenbiosynthese und eventuell durch Einlagerung amphiphiler Flavonoidmoleküle in Zellmembranen bedingt.

Die Flavonoide, besonders von Obst, Obstsäften und Gemüse, sind somit wertvolle Nahrungsbestandteile, die in der Lage sind, altersbedingten Gefäßerkrankungen wie Atherosklerose und koronaren Herzerkrankungen vorzubeugen. Auch zur Vorbeugung anderer durch Sauerstoffradikale geförderter Erkrankungen, wie z.B. Polyarthritis und Katarakt, scheinen sie geeignet zu sein. Die tägliche Aufnahme an Flavonoiden mit der Nahrung schwankt je nach Ernährungsgewohnheiten zwischen 20 und 1000 mg. In Nahrungsmitteln fungieren darüber hinaus besonders die Flavonole durch Bildung von Schwermetallkomplexen und Radikalfang als gute Antioxidanzien. Sie stabilisieren Fette und verzögern die Oxidation von Ascorbinsäure und die Bildung kanzerogener Stoffe, z.B. von Nitrosaminen.

Die Komplexbildung mit Ca^{2+}-Ionen ist vermutlich neben der Hemmung der cAMP-Phosphodiesterase an der milden erschlaffenden Wirkung auf die glatte Muskulatur beteiligt. Beide Prozesse führen zu einer Erniedrigung der Ca^{2+}-Ionen-Konzentration im Cytoplasma und damit zur Relaxation der glatten Muskulatur der Hohlorgane. Folgen sind u.a. eine Erweiterung der Koronarien und peripheren Blutgefäße, damit eine verbesserte Versorgung des Herzens mit Sauerstoff und Nährstoffen, sowie eine geringe Blutdrucksenkung, eine erhöhte Gallensaftausscheidung, die Lösung von Spasmen im Verdauungstrakt und eine durch verstärkte Nierendurchblutung bedingte gesteigerte Diurese, vorwiegend eine erhöhte Ausscheidung von Wasser, nicht von Salzen.

Einige Flavonoide besitzen auch spezifische Wirkungen. Beispielsweise können Apigenin und Chrysin an zentralen Benzodiazepinrezeptoren als Liganden fungieren. Sie wirken im Tierversuch bei intraperitonealer Applikation anxiolytisch. Viele 3-Methoxyderivate, z.B. 3-O-Methylquercetin und 3,3'-O-Dimethylquercetin, zeichnen sich in Zellkulturen durch gute virostatische Aktivität aus. Die Entwicklung von Bakterien und niederen Pilzen wird durch eine Vielzahl von Flavonoiden gehemmt. Wenige Flavonoidglykoside schmecken bitter, z.B. das Naringin der → Bitterorangenschale. Halbsynthetische Dihydrochalkone, z.B. β-Neohesperidin-dihydrochalcon, werden als Süßstoffe verwendet.

Aus toxikologischer Sicht sind Flavonoide unbedenklich. In Position 4' hydroxylierte Flavonole und in den Positionen 5, 7 sowie 8 hydroxylierte Flavone sowie Flavonole, z.B. Quercetin oder Kämpferol, wirken zwar, meistens erst nach Metabolismus durch mikrosomale Enzymsysteme, in vitro, z.B. im Ames-Test, mutagen, in vivo hingegen wurden bisher keine genotoxischen Effekte beobachtet. Ursache ist vermutlich die geringe Bioverfügbarkeit der Flavonoide bei peroraler Aufnahme. Im Gewebe treten nur sehr niedrige

Konzentrationen der mutagen wirksamen, in unserer pflanzlichen Nahrung und in vielen Drogen sehr häufig vorkommenden Flavonoide auf.

> Flavonoide wie Rutin, sein halbsynthetisches Derivat Troxerutin, Diosmin, seltener auch Quercetin oder Hesperidin, und die Flavonoiddrogen Buchweizenkraut und Rotes Weinlaub werden als Venotonika zur Behandlung der chronischen Veneninsuffizienz, von Ödemen und Hämorrhagien eingesetzt. Als Kardiotonika bei leichter Herzinsuffizienz werden Weißdornblätter mit Blüten, Weißdornblüten und Weißdornfrüchte verwendet. Zur Verbesserung der altersbedingt geminderten Leistungsfähigkeit setzt man Ginkgoblätter als Nootropikum ein. Die diuretische Wirkung der Flavonoide, die zur Ausscheidung hypoosmotischen Harns führen soll, wird bei Birkenblättern, Orthosiphonblättern, Schachtelhalmkraut und Brennnesselkraut zur Durchspülungstherapie genutzt. Als Diaphoretika bei fieberhaften Erkältungskrankheiten dienen Holunderblüten und Lindenblüten, als Cholagogum bei Verdauungsbeschwerden Katzenpfötchenblüten und als Hepatikum bei Leberschäden Mariendistelfrüchte. Als Antiseptikum, besonders bei Hautinfektionen, wird Bienenkittharz verwendet. Eine Droge mit umstrittener sedativer Wirkung ist das Passionsblumenkraut.

Venotonika

Isolierte Flavonoide werden in Dosen bis zu 1 g/d, oft aber auch als Bestandteile von Kombinationspräparaten in wesentlich geringeren (unwirksamen?) Dosen, eingesetzt. Auch in Multivitaminpräparaten, Geriatrika, Kardiotonika, Mitteln zur Behandlung von Durchblutungsstörungen sind sie enthalten.

> ♦ **Rutin** (Rutosid-Trihydrat, Rutosidum trihydricum PhEur) ist ein Glykosid des Quercetins (Quercetin-3-O-(6-α-L-rhamnopyranosyl)-β-D-glucopyranosid = Quercetin-3-O-β-rutinosid, Abb. 18-13). Um seine Löslichkeit zu verbessern, vermutlich auch um seinen Abbau im Darm zu verzögern, führt man es durch Behandlung mit Ethylenoxid in das **Troxerutin** über (Troxerutinum DAB, 7,3′,4′-Tris-[O-(2-hydroxyethyl)]-rutin, wechselnde Mengen verwandter Hydroxyethylderivate enthaltend). Aus ihm wird im Körper Rutin freigesetzt.

Rutin ist in Samenpflanzen weit verbreitet. Es wurde erstmalig aus der Wein-Raute, *Ruta graveolens* L. (Rutaceae), isoliert. Heute gewinnt man es hauptsächlich aus dem →Buchweizenkraut (Rutingehalt bis 8%) oder dem Kraut des Tataren-Buchweizens, *Fagopyrum tataricum* (L.) GAERTN. (Rutingehalt etwa 2%, Polygonaceae). Blätter rutinreicher Eucalyptus-Arten werden ebenfalls zur Rutingewinnung herangezogen. Einen sehr hohen Gehalt an Rutin haben die Blütenknospen des Japanischen Perlschnurbaumes, *Sophora japonica* L. (Fabaceae), der in Ostasien heimisch ist und mitunter in Europa als Zierbaum kultiviert wird.

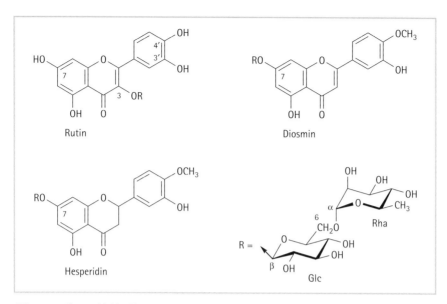

Abb. 18-13 Flavonoidglykoside

◆ **Quercetin**, das Aglykon des Rutins, kann wie Rutin eingesetzt werden.
◆ **Diosmin** (Diosmetin-7-O-(6-O-α-L-rhamnopyranosyl)-β-D-glucopyranosid, PhEur, Abb. 18-13), das in Pflanzen selten vorkommt, wird partialsynthetisch durch Dehydrierung von Hesperidin gewonnen. Es dient nicht nur als Venotonikum sondern auch zur Behandlung des prämenstruellen Syndroms.
◆ **Hesperidin** (Hesperitin-7-O-β-(6-O-α-L-rhamnopyranosyl)-D-glucopyranosid, Abb. 18-13) ist bis zu 8% im Perikarp der Orangen, in geringeren Konzentrationen auch im Fruchtfleisch dieser und anderer Citrus-Früchte, enthalten. Eingesetzt wird es meistens in Form eines Flavonoidgemisches, der sog. Citrusbioflavonoide (Hesperidinkomplex), die einen Extrakt aus den Schalen von Citrus-Früchten darstellen.

> ♣ **Buchweizenkraut** (Fagopyri esculenti herba DAC) besteht aus dem zur Blütezeit geernteten, getrockneten Kraut des Echten Buchweizens, *Fagopyrum esculentum* MOENCH (Polygonaceae). Hauptinhaltsstoff ist Rutin (4 bis 8%), Begleitstoff ist Fagopyrin (0,01 bis 0,03%). Es wird in Form des Teeaufgusses oder des Pulvers in Fertigarzneimitteln eingesetzt.

Der Echte Buchweizen ist eine bis 1,2 m hohe, einjährige Pflanze, die in Zentralasien heimisch ist. Er wurde früher auch in Mitteleuropa wegen der stärke- und eiweißhaltigen Nussfrüchte, die geschält in Form von Grütze, Gries oder Mehl als Nahrungsmittel genutzt wurden, besonders in Moor-

und Heidegegenden auf sandigen Böden kultiviert. Heute erfolgt der Anbau hauptsächlich zur pharmazeutischen Nutzung.

Neben Rutin enthält die Flavonoidfraktion des Buchweizenkrautes u. a. Hyperosid und Quercitrin. Fagopyrin, ein Naphthodianthronderivat, wird von Protofagopyrin (10,10'; 5,5'-Dimeres) begleitet. Die Aufnahme größerer Mengen des photodynamisch wirksamen Fagopyrins bei Verfütterung des Krautes an Tiere kann bei gleichzeitiger Lichteinwirkung zu Entzündungen von unpigmentierten Hautstellen und der Augenbindehaut (Fagopyrismus) führen. Wegen der geringen, in der Droge enthaltenen Mengen und der geringen Wasserlöslichkeit des Fagopyrins besteht bei Anwendung therapeutischer Dosen keine Vergiftungsgefahr.

♣ **Rotes Weinlaub** stammt von rotblättrigen Sorten des Weinstockes, *Vitis vinifera* L. (Vitaceae). Der Weinstock ist eine Kulturpflanze, deren Wildform vermutlich in der Region des Kaspischen Meeres beheimatet ist. Es sind etwa 8000 Kultursorten bekannt. Hauptinhaltsstoffe der Blätter sind 4 bis 5% Flavonoide, besonders Quercetin-3-*O*-β-D-glucuronid und Isoquercitrin, 0,2% Anthocyane, Catechingerbstoffe und Fruchtsäuren, besonders Äpfelsäure und Oxalsäure.

Kardiotonika

♣ **Weißdornblätter mit Blüten** (Crataegi folium cum flore PhEur, ≥ 1,5% Flavonoide) sind die getrockneten, blütentragenden Zweige des Eingriffligen Weißdorns, *Crataegus monogyna* JACQ. emend. LINDM., des Zweigriffligen Weißdorns, *C. laevigata* (POIR.) DC., und ihrer Hybriden, seltener auch anderer europäischer Crataegus-Arten (Rosaceae). Wirksubstanzen sind Flavonoide (1 bis 2%) und oligomere Proanthocyanidine (ca. 2,5%). Hauptkomponenten der Flavonoidfraktion sind die Flavonolglykoside Hyperosid, Rutin und Spiraeosid sowie eine Vielzahl von 6-C- bzw. 8-C-Glykosylverbindungen, u. a. Vitexin, Vicenin-1 und Orientin. Die Droge wird in Form von Teeaufgüssen, des Presssaftes, von Fluid- oder Trockenextrakten in Mono- oder Kombinationspräparaten von Fertigarzneimitteln bei nachlassender Leistungsfähigkeit des Herzens entsprechend Stadium II nach NYHA, eingesetzt. Der Effekt baut sich im Verlaufe einiger Wochen auf.

Neben Weißdornblättern mit Blüten werden auch die Scheinfrüchte der genannten Arten, die ♣ **Weißdornfrüchte** (Crataegi fructus PhEur, ≥ 1% Proanthocyanidine), und die ♣ **Weißdornblüten** (Crataegi flos DAC, ≥ 1,5% Flavonoide) therapeutisch verwendet. Die Früchte enthalten etwa 1% Flavonoide und 1 bis 3,5% oligomere Proanthocyanidine (bei der Reife abnehmend), die Blüten ca. 2,5% Flavonoide und 2,5% oligomere Proanthocyanidine. In der PhEur ist **Weißdornblätter-mit-Blüten-Trockenextrakt** (Crataegi folii cum flore extractum siccum, mit Wasser hergestellt ≥ 2,5% Flavonoide, mit Ethanol-Wassermischung hergestellt ≥ 6% Flavonoide), im DAB ist **Weißdorn-**

fluidextrakt (Crataegi extractum fluidum, ≥ 1,0% Flavonoide), in der PhHelv **Eingestellter Weißdorntrockenextrakt** (Crataegi extractum siccum, Flavonoidgehalt 0,8 bis 1,2%) offizinell.

Die Zusammensetzung der Flavonoidfraktion ist sehr art- und organspezifisch. Die 6-C- bzw. 8-C-Glykosylverbindungen der Flavonoidaglyka können auch *O*-glykosidisch gebundene Zuckerreste tragen, z.B. beim Vitexin-2″-*O*-α-L-rhamnosid und Vitexin-2″-*O*(4‴-*O*-acetyl)-α-L-rhamnosid. Die oligomeren →Proanthocyanidine gehören vorwiegend dem B-2-Typ an (Abb. 18-11, n = 2 bis 8). Die ebenfalls nachgewiesenen Triterpencarbonsäuren, z.B. Crataegolsäure (2-α-Hydroxy-oleanolsäure), und Amine, z.B. Cholin, Phenylethylamin und Tyramin, haben bei peroraler Applikation sicherlich keinen Anteil an der Wirkung.

Weißdorndrogen verbessern die Koronar- und Myokarddurchblutung, erhöhen die Toleranz des Myokards gegenüber Sauerstoffmangel, wirken positiv inotrop und leicht antiarrhythmisch. Sie erniedrigen den peripheren Blutgefäßwiderstand und haben dadurch blutdrucksenkenden Effekt. Die Wirkung beruht wahrscheinlich auf einer Hemmung der Na^+/K^+-ATPase des Herzens, des Angiotensin-Converting-Enzymes (ACE) und der Phosphodiesterase der Blutgefäße, sowie darüber hinaus auf der Förderung der NO-Synthese des Gefäßendothels. Auch eine Stimulation der β-Rezeptoren der Gefäßmuskelzellen, die zu einer Erniedrigung der intrazellulären Ca^{2+}-Konzentration und damit zur Relaxation führt, wird diskutiert. Im Tierversuch wurde antiatherosklerotische Wirkung und die Verminderung von Schäden des Herzens nach künstlich herbeigeführten Infarkten beobachtet. Bei Patienten mit Herzinsuffizienz der Stufe NYHA III wurde nach Gabe von Weißdornextrakten ebenfalls eine Leistungssteigerung des Herzens beobachtet.

Die Anwendungsdauer von Weißdornpräparaten sollte mindestens 6 Wochen betragen (TD 160 bis 900 mg nativer, wässrig-alkoholischer Extrakt, DEV 4-7:1, 18,75% oligomere Proanthocyanidine oder 2,2% Flavonoide, gegeben in 2 oder 3 Einzeldosen). Auch die Anwendung der Weißdornblätter mit Blüten in Form eines Teeaufgusses (1 bis 2 g/Tasse) oder der Tinktur (Crataegi tinctura e foliis cum floribus DAC, ≥0,2% Flavonoide) bzw. von Aufgüssen aus Weißdornblüten ist möglich. Kombinationspräparate, die Weißdornextrakte und herzwirksame Glykoside (meistens in vermutlich unwirksamen Konzentrationen) enthalten, sind ebenfalls im Handel.

Nootropika

♣ **Ginkgoblätter** (Ginkgo folium PhEur, ≥0,5% Flavonoide) stammen vom Ginkgobaum, *Ginkgo biloba* L. **(Ginkgoaceae).** Wirksubstanzen sind Flavonolglykoside (0,5 bis 1,8%), Biflavonoide (0,4 bis 1,9%), Proanthocyanidine (8 bis 12%), Diterpentrilactone (Ginkgolide, 0,06 bis 0,2%, Abb. 18-10) und

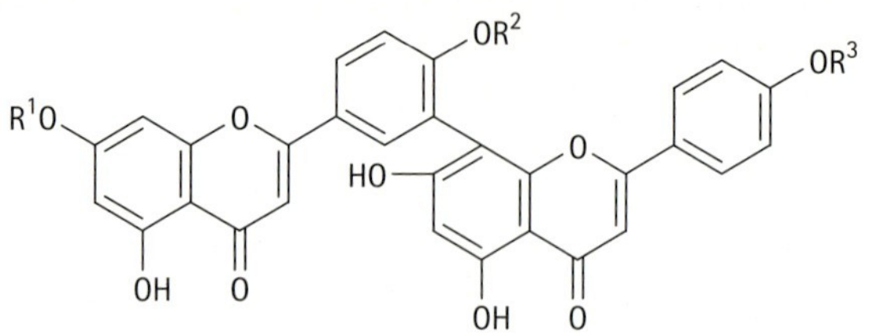

Amentoflavon $R^1 = R^2 = R^3 = -H$
Bilobetin $R^1 = R^3 = -H, R^2 = -CH_3$
Ginkgetin $R^1 = R^2 = -CH_3, R^3 = -H$
Isoginkgetin $R^1 = -H, R^2 = R^3 = -CH_3$
Sciadopitysin $R^1 = R^2 = R^3 = -CH_3$

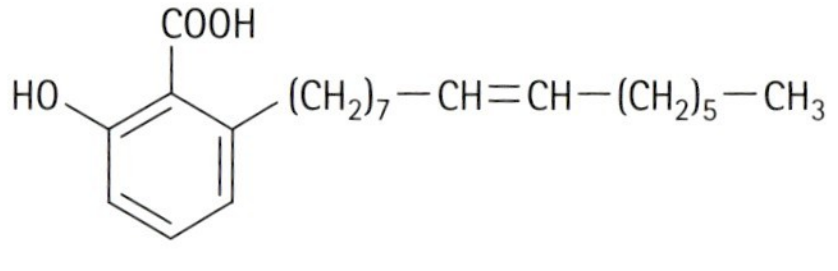

(C_{15}:1)-Ginkgolsäure

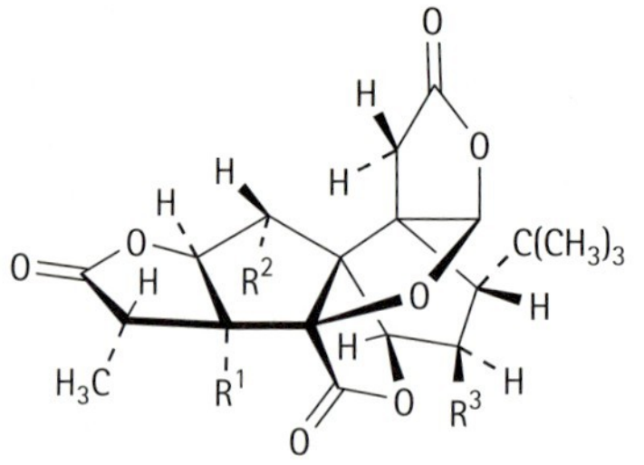

Ginkgolid A $R^1 = -OH, R^2 = R^3 = -H$
Ginkgolid B $R^1 = R^2 = -OH, R^3 = -H$
Ginkgolid C $R^1 = R^2 = R^3 = -OH$
Ginkgolid J $R^1 = R^3 = -OH, R^2 = -H$

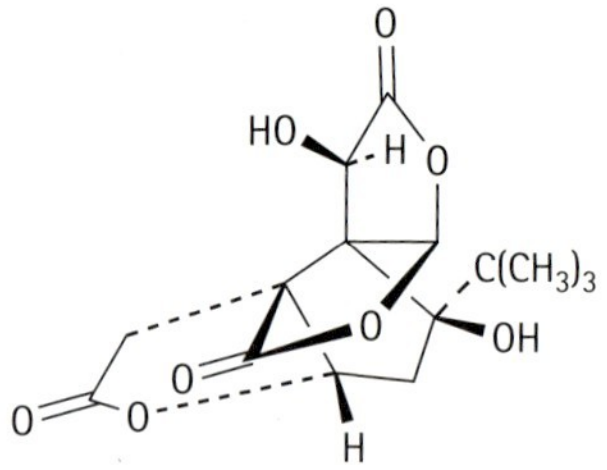

Bilobalid

Abb. 18-14 Ginkgowirksubstanzen

das Sesquiterpentrilacton Bilobalid (0,04 bis 0,2 %, Abb. 18-14). Eingesetzt wird meistens der **Eingestellte Ginkgoextrakt** (Ginkgo extractum siccum normatum DAB) in Fertigarzneimitteln.

Der bis 40 m hohe, zweihäusige Ginkgobaum (Fächerblattbaum), der über tausend Jahre alt werden kann, ist der einzige noch lebende Vertreter einer Klasse von Nacktsamern, der Ginkgoatae, aus dem Oberdevon. Seine Widerstandsfähigkeit und seine Beliebtheit als Kulturbaum in Ostasien haben ihn vor dem Aussterben bewahrt. Hauptlieferländer der Droge sind China, Japan und Korea. Anbau strauchförmig gehaltener Ginkgobäume für die Drogengewinnung wird in Europa und den USA praktiziert.

Die Flavonoide der Ginkgoblätter sind hauptsächlich Monoside, Bioside und Trioside der Flavonole Quercetin, Isorhamnetin, Kämpferol und 3'-O-Methylmyricetin mit den Zuckern D-Glucose und/oder L-Rhamnose. Einige von ihnen sind am Monosaccharidrest mit p-Cumarsäure verestert (Acylflavonolglykoside). Die in der Droge enthaltenen Dimere, die Biflavonoide Amentoflavon, Bilobetin, Ginkgetin, Isoginkgetin und Sciadopitysin, tragen keine Zuckerreste. Die Diterpene der Droge, die Ginkgolide A, B, C, J und M, sind durch 3 Lactonringe ausgezeichnet, ebenso das Sesquiterpen Bilobalid, ein Abbauprodukt der Ginkgolide.

Ginkgoextrakte wirken multifaktoriell. Die Flavonoide, besonders die Biflavonoide, begünstigen die Bildung des gefäßerweiternd wirkenden und die Thrombozytenaggregation hemmenden → Prostacyclins im menschlichen Körper und des vasodilatatorischen Faktors Stickstoffmonoxid (EDRF = endothelial cell derived relaxing factor). Darüber hinaus hemmen sie die Bildung der Cyclooxygenase-2 und schützen durch Radikalfang die Zellmembranen der Blutgefäßzellen vor Schädigungen. Ginkgolid B ist ein Antagonist des Blutplättchenaktivierenden Faktors (PAF = platelet activating factor, 1-Alkyl-2-acetyl-sn-glycero-3-phosphocholin) und verbessert, offenbar durch Hemmung der Blutplättchenaggregation, die Fließfähigkeit des Blutes. Die Ginkgolide A und B haben, wie auch Bilobalid, neuroprotektive Wirkung. Die Summe der Einzelwirkungen führt zur Förderung der Durchblutung des Gehirns, zur Verbesserung seines Energiestoffwechsels und seiner Hypoxietoleranz. Die Ausbildung von Hirnödemen, der Abbau von Nervenzellen und die altersbedingte Reduktion von muskarinerg-cholinergen sowie von α_2-Rezeptoren im Hippocampus wird gebremst. Dadurch werden degenerative Prozesse im Gehirn verzögert und, bei milden Formen der Demenz, das Lernvermögen sowie die Gedächtnisleistung verbessert. Auch die Durchblutung peripherer Körperregionen wird gefördert. Durch Ginkgopräparate wurden bei älteren, in ihrer mentalen Fähigkeit nur geringfügig beeinträchtigten Probanden Gehirnleistung, Stimmung und Schlafmuster positiv beeinflusst. Auch bei Alzheimer-Patienten konnte eine Verzögerung des Fortschreitens der Erkrankung und eine Verbesserung kognitiver Fähigkeiten festgestellt werden.

Indikationen von Ginkgo-Präparaten sind die bei primärer degenerativer oder vaskulär bedingter Demenz auftretenden Symptome Gedächtnis- und Konzentrationsstörungen, depressive Verstimmung, Schwindel, Ohrensausen und Kopfschmerz. Weiterhin dienen sie zur Unterstützung physikalisch-therapeutischer Maßnahmen, insbesondere des Gehtrainings, mit dem Ziel der Verbesserung der schmerzfreien Gehstrecke bei peripherer, arterieller Verschlusskrankheit im Stadium II nach Fontaine (Claudicatio intermittens). Weitere Einsatzgebiete sind die Behandlung von Schwindelzuständen und Tinnitus vaskulärer und involutiver Genese.

Therapeutisch verwendet werden Fertigarzneimittel mit Eingestelltem Ginkgotrockenextrakt, der mit einer Aceton-Wasser-Mischung hergestellt wird und von Ginkgolsäuren und Biflavonen weitgehend frei ist. Er muss enthalten (DAB): 22 bis 27% Flavonglykoside, 5 bis 7% Terpenlactone, davon 2,8 bis 3,4% Ginkgolide A, B und C sowie 2,6 bis 3,2% Bilobalid. Die Konzentration an Ginkgolsäuren (Alkylphenole mit C_{13}:0, C_{15}:0, C_{15}:1, C_{17}:1 oder C_{17}:2-Seitenkette, können u. a. Gastroenteritis und Kontaktallergien auslösen, Abb. 18-14) darf 5 ppm nicht übersteigen. Als Tagesdosen werden 120 bis 240 mg des Trockenextraktes in 2 bis 3 Einzeldosen, p. o., bei einer Behandlungsdauer von mindestens 8 Wochen empfohlen. Um Risiken, wie Blutgerinnungsstörungen auszuschließen, sollte die Behandlung mit Ginkgopräparaten mindestens 7 d vor einer Operation abgesetzt und bei bestehenden Blutgerinnungsstörungen oder bei Therapie mit blutgerinnungshemmenden Mitteln vom Einsatz abgesehen werden.

Diuretika

♣ **Birkenblätter** (Betulae folium PhEur, ≥1,5% Flavonoide) sind die getrockneten Laubblätter der Hänge-Birke, *Betula pendula* ROTH, oder der Moor-Birke, *B. pubescens* EHRH. (Betulaceae). Hauptwirkstoffe sind 1,5 bis 3% Flavonoidglykoside. Die Anwendung erfolgt in Form von Teeaufgüssen zur Durchspülungstherapie bei bakteriellen und entzündlichen Erkrankungen der ableitenden Harnwege und bei Nierengrieß sowie zur unterstützenden Therapie rheumatischer Beschwerden.

Birkenblätter enthalten neben Flavonoidglykosiden, besonders Hyperosid, Quercitrin, Quercetin-3-glucuronid und Myricetin-3-galactosylgalactosid, hämolytisch wirksame Triterpenester vom Dammaran-Typ. Die Einzeldosis beträgt 2 bis 3 g/150 ml Wasser. Für reichliche Flüssigkeitszufuhr ist zu sorgen (mindestens 2 l/d).

♣ **Orthosiphonblätter** (Orthosiphonis folium PhEur, ≥0,05% Sinensetin) sind die zur Blütezeit gesammelten, getrockneten Laubblätter und Stängelspitzen von *Orthosiphon aristatus* (BLUME) MIQ. (syn. *Orthosiphon stamineus* BENTH., Lamiaceae). Die Droge enthält ca. 0,2% frei vorliegende, lipophile, hochmethoxylierte Flavone, z. B. Sinensetin, Scutellareintetramethylether, Eupatorin sowie 3'-Hydroxy-4',5,6,7-tetramethoxyflavon, und Flavonolglykoside. Die Anwendung erfolgt wie die der Birkenblätter.

Orthosiphon aristatus ist ein von Süd-Asien bis Nord-Australien beheimateter, besonders in Indonesien kultivierter, bis 80 cm hoher Halbstrauch. Orthosiphonblätter, auch als Indischer Nierentee oder Javatee bezeichnet, enthalten neben den freien Flavonen und Flavonolglykosiden bis 0,1% ätherisches Öl, Kaffeesäureester, z. B. Rosmarinsäure und Dicaffeoylweinsäure, Benzoe- und

Essigsäureester von hochhydroxylierten Diterpenen vom Isopimaran-Typ (Orthosiphole A bis Q), Staminan-Typ (u. a. Staminolactone A und B) und Norstaminan-Typ (u. a. Norstaminol A), Saponine (?) und etwa 3% Kaliumsalze. Am zweckmäßigsten erfolgt der Einsatz in Form von Teeaufgüssen (TD 6 bis 12 g).

> ♣ **Brennnesselkraut** (Urticae herba PhHelv, ≥20% Extraktgehalt) stammt von der Großen Brennnessel, *Urtica dioica* L., der Kleinen Brennnessel, *U. urens* L., oder deren Hybriden (Urticaceae). Es enthält neben etwa 1% Flavonoiden relativ hohe Konzentrationen an Kalium-Ionen. Es wird wie die beiden vorgenannten Drogen verwendet. Auch als Adjuvans bei rheumatischen Erkrankungen wird es eingesetzt.

Bei den Flavonoiden handelt es sich um Glykoside des Isorhamnetins, Kämpferols und Quercetins, besonders Rutin, Kämpferol-3-O-(6-O-rhamnosyl)glucosid und Isorhamnetin-3-O-glucosid. Weitere Inhaltsstoffe sind u. a. Phytosterole, besonders β-Sitosterol und β-Sitosterol-3-O-β-D-glucosid, Hydroxyzimtsäurederivate, besonders Caffeoyläpfelsäure, sowie 1 bis 5% teilweise wasserlösliche Silikate.

Beim Einsatz von Brennnesselkraut als Diuretikum zur Durchspülungstherapie wird zweckmäßigerweise ein Teeaufguss verwendet (TD 8 bis 12 g, meistens als Einzelteedroge). Fertigarzneimitteln, die mit reichlichen Flüssigkeitsmengen einzunehmen sind, enthalten mit Methanol- oder Ethanol-Wasser bzw. mit Propanol erhaltene Trockenextrakte. Auch Brennnesselblättertinktur (Urticae folii tinctura DAC, ≥1% Trockenrückstand) oder Presssäfte aus der frischen Pflanze werden eingesetzt. Die Droge wirkt auch als Cytokine supprimierendes Anti-Rheumatikum (CSAR), d. h. sie hemmt die Ausschüttung entzündungsfördernder Zytokine (IL-1β, TNF$_\alpha$, bedingt durch Hemmung des proinflammatorisch wirkenden Transkriptionsfaktors NF-κB). Im Tierversuch wurde nach Gabe von Brennnesselkrautextrakten auch eine Verringerung der Leukozyteninfiltration von entzündeten Gelenken nachgewiesen.

> ♣ **Schachtelhalmkraut** (Equiseti herba PhEur, ≥0,3% Flavonoide) besteht aus den getrockneten, grünen, sterilen Sprossen des Acker-Schachtelhalms, *Equisetum arvense* L. (Equisetaceae). Wesentliche Inhaltsstoffe sind 0,6 bis 0,9% Flavonoide und 5 bis 8% Kieselsäure, davon etwa 10% in Form wasserlöslicher Silikate. Die Droge wird innerlich als Einzeldroge oder als Bestandteil von Mischtees sowie in Form ethanolischer Extrakte in Mono- und Kombinationspräparaten zur Durchspülungstherapie bei bakteriellen und entzündlichen Erkrankungen der ableitenden Harnwege und bei Nierengrieß sowie bei posttraumatischen und statischen Ödem angewendet. Äußerlich eingesetzt, wird sie zu Umschlägen zur Unterstützung der Behandlung schlecht heilender Wunden genutzt.

Schachtelhalmkraut, auch als Zinnkraut bezeichnet, enthält neben den Flavonoidglykosiden, besonders 3-*O*- und 7-*O*-Glucosiden bzw. Diglucosiden des Quercetins, Kämpferols, Luteolins sowie Genkwanins, die teilweise Malonsäurereste tragen, freie Flavonoide, darunter 6-Chlorapigenin, und bis 1% Kaffeesäureester (u. a. Chlorogensäure, Dicaffeoyl-meso-weinsäure, 5-*O*-Caffeoylshikimisäure). Die Tagesdosis für die innerliche Anwendung als Teeaufguss beträgt etwa 6 g, die Konzentration für Aufgüsse aus der Droge zur äußerlichen Anwendung 10 g/l.

♣ **Schlehdornblüten** (Pruni spinosae flos DAC: ≥2,5% Flavonoide), die Blüten des Schlehdorns, *Prunus spinosa* L. (Rosaceae), werden in Teemischungen, als Diuretikum, Diaphoretikum und mildes Laxans eingesetzt.

Die genannten diuretisch wirksamen Drogen sind z. B. auch Bestandteile von Blasen- und Nierentees (Species urologicae, Species diureticae NRF 9.1., PhHelv, ÖAB). Ihre Extrakte sind in Fertigarzneimitteln zur Durchspülungstherapie enthalten.

Diaphoretika

Als schweißtreibende Drogen (Diaphoretika) bei fieberhaften Erkältungskrankheiten werden Holunderblüten und Lindenblüten angewendet.

> ♣ **Holunderblüten** (Sambuci flos PhEur, ≥0,8% Flavonoide) sind die getrockneten Blüten des Schwarzen Holunders, *Sambucus nigra* L. (Caprifoliaceae). Hauptinhaltsstoffe sind 0,7 bis 3,5% Flavonolglykoside. Die Anwendung erfolgt in Form von möglichst heiß getrunkenen Teeaufgüssen.

Neben den Flavonoiden, besonders Rutin, Isoquercitrin, Quercitrin, Hyperosid und Astragalin, kommen in den Holunderblüten, auch als Fliedertee bezeichnet, 4 bis 9% Kaliumsalze vor, weiterhin bis 3% Chlorogensäuren, Schleimstoffe, Triterpensäuren und Phytosterole. Das in geringen Mengen enthaltene ätherische Öl besteht besonders aus Monoterpenen, u. a. aus *cis*-Linalooloxid, weiterhin aus 3,7-Dimethyl-octa-1,5-dien-3,7-diol, 3,7-Dimethyl-octa-1,5,7-trien-3-ol (Hotrienol) und freien Fettsäuren. Die Tagesdosis beträgt 10 bis 15 g (mehrmals tgl. 1 bis 2 Tassen, bereitet aus 3 bis 5 g/150 ml Wasser).

> ♣ **Lindenblüten** (Tiliae flos PhEur) sind die getrockneten Blütenstände, bestehend aus Blüten und Hochblättern, von Winter-Linde, *Tilia cordata* MILL., Sommer-Linde, *T. platyphyllos* SCOP. (Tiliaceae), oder Holländischer Linde, *T.* × *vulgaris* HEYNE. Hauptinhaltsstoffe sind etwa 1% Flavonoidglykoside und etwa 10% Schleimstoffe. Die Anwendung erfolgt wie die der Holunderblüten, aber auch bei trockenem Husten (Schleimstoffe!).

Hauptkomponenten der Flavonoidfraktion der Lindenblüten sind vor allem Rutin, Hyperosid, Quercitrin, Isoquercitrin, Astragalin und dessen 6''-*p*-Cumaroylester Tilirosid. Bestandteile der Schleimstofffraktion sind vor allem Arabinogalactane. Weitere Inhaltsstoffe sind u. a. Spuren ätherischen Öls komplexer Zusammensetzung, Proanthocyanidine, Kaffeesäurederivate und Gerbstoffe. Die Anwendung erfolgt in Form von Teeaufgüssen mit einer Tagesdosis von 2 bis 4 g.

Wahrscheinlich sind die Flavonoide der beiden Drogen nicht für die diaphoretische Wirkung verantwortlich, haben jedoch möglicherweise eine unterstützende Funktion bei der Therapie der mit Schwitzkuren behandelten Infektionskrankheiten. Vermutlich kommt die diaphoretische Wirkung nur durch die große Menge des aufgenommenen heißen Wassers zustande.

Cholagoga

♣ **Ruhrkrautblüten** (Gelbe Katzenpfötchenblüten, Helichrysi flos DAC, ≥ 0,6 % Flavonoide, PhHelv) sind die vor dem völligen Aufblühen gesammelten, getrockneten Blütenstände der Sand-Strohblume, *Helichrysum arenarium* (L.) MOENCH, eines einheimischen, an trockenen Standorten vorkommenden Korbblütlers (Asteraceae). Die Droge enthält in der Flavonoidfraktion das intensiv gelbe Chalkonglykosid Isosalipurposid, außerdem Naringenin-5-glucosylglucosid, die C-2-enantiomeren Naringenin-5-*O*-glucoside Helichrysin A und Helichrysin B (Salipurposid) sowie Quercetin-, Kämpferol-, Luteolin- und Apigeninglucoside. Weitere Inhaltsstoffe sind u. a. Phthalide, z. B. 7-Hydroxy-5-methoxy-phthalid und dessen Monoglucosid, α-Pyronderivate, z. B. Arenol und Homoarenol, Sesquiterpenbitterstoffe, freie und gebundene Phenylacrylsäuren, besonders Kaffeesäure, und geringe Mengen ätherisches Öl. Die Droge wird bei dyspeptischen Beschwerden, meistens als Teeaufguss (TD 3 g), in Teegemischen (hier auch als Schmuckdroge) und in Form von Extrakten in Fertigarzneimitteln eingesetzt.

Hepatika

♣ **Mariendistelfrüchte** (Cardui mariae fructus DAB, ≥ 1,5 % Silymarin) sind reife, vom Pappus befreite Früchte der Mariendistel, *Silybum marianum* (L.) GAERTN. (Asteraceae). Sie enthalten 1,5 bis 3 % Silymarin, ein Gemisch von Flavonolignanen. Dessen Hauptkomponenten sind die dimeren Diastereomerenpaare Silybin A und Silybin B (Gemisch = Silibinin INN), Isosilybin A und Isosilybin B (Gemisch = Isosilibinin INN) sowie Silychristin (Silicristin INN) und Silydianin (Silidianin INN). Die Droge, Silymarin oder Silibinin-C-2′,3-dihydrogensuccinat werden als Adjuvanzien bei der Therapie von chronisch-entzündlichen Erkrankungen der Leber und bei Leberzirrhose sowie bei toxischen Leberschäden, aber auch bei dyspeptischen Beschwerden eingesetzt. Durch Extraktion mit Aceton oder Ethylacetat erhaltene Trockenextrakte aus der Droge sind Bestandteile von Fertigarzneimitteln.

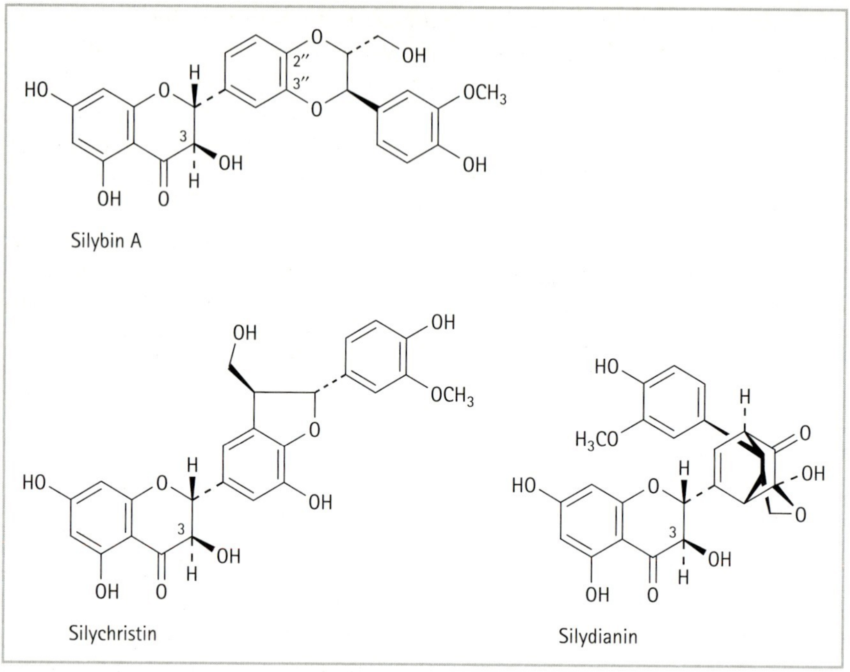

Abb. 18-15 Flavonolignane der Mariendistelfrüchte

Die Mariendistel ist ein ein- oder zweijähriges, im Mittelmeergebiet verbreitetes, in Nord- und Südamerika sowie in Australien eingeschlepptes, purpurrot blühendes, distelartiges, bis 1,5 m hohes Kraut mit weißmarmorierten Blättern. Anbauländer sind besonders Nordafrika, Argentinien, China, Rumänien und Ungarn.

Bei den Flavonolignanen sind Flavanderivate (bei der Droge Taxifolin) und Phenylpropanderivate (bei der Droge Coniferylalkohol) durch C-C-Bindungen, etherartig oder/und hemiacetalartig verknüpft (Abb. 18-15). Silybin A und Silybin B unterscheiden sich durch die Konfiguration an C-2″ und C-3″. Bei Isosilybin A und Isosilybin B sind Substituenten des Silybins an C-2″und C-3″ vertauscht. Neben den oben genannten Hauptkomponenten kommen geringe Mengen Silandrin (3-Desoxy-isosilybin), Silymonin (3-Desoxy-silydianin) sowie 3-Desoxy-silychristin und auch tri- bis pentamere Flavolignane in der Droge vor.

Die hepatoprotektive Wirkung der Silymarinkomponenten kommt wahrscheinlich durch ihre antioxidative Wirkung zustande. Sie schützen die Phospholipide der Zell- und Endomembranen der Leberzellen und ihre DNA vor oxidativen Angriffen und hemmen die Teilung perisinuisoidaler Sternzellen, die hauptverantwortlich für die Fibrose der Leber sind. Der Glutathionspiegel der Leber wird erhöht. Außerdem wird die Aktivität der DNA-abhängigen

RNA-Polymerase I der Leberzellen gefördert und damit die Biosynthese ribosomaler RNA angeregt. Dadurch wird die Eiweißsynthese stimuliert. Silymarin soll auch bereits bestehende Leberschäden reparieren können, z. B. bei Hepatitiden, ausgelöst durch die Aufnahme der Peptidtoxine der Knollenblätterpilze oder verursacht durch Gewerbegifte sowie durch Alkoholmissbrauch oder Virusinfektionen. Darüber hinaus wirkt es entzündungshemmend, gastroprotektiv und antihypercholesterolämisch.

Als Tagesdosis werden Zubereitungen aus der Droge empfohlen, die 200 bis 400 mg Silymarin entsprechen, z. B. **Mariendistelfrüchtetrockenextrakt** (Cardui mariae fructus extractum siccum DAB, 40 bis 80% Silymarin enthaltend). Teeaufgüsse sind wegen der geringen Wasserlöslichkeit der Flavonolignane kaum wirksam. Bei Knollenblätterpilzvergiftungen werden 20 mg Silibinin oder Silibinin-C-2′,3-dihydrogensuccinat pro kg KG, verteilt auf 4 Infusionen, innerhalb von 24 h gegeben.

Antiseptika

♣ **Bienenkittharz** (Propolis) ist eine gelbliche, grünliche, graue oder rotbraune, klebrige, würzig riechende Masse. Es wird von der Honigbiene, *Apis mellifera* (Apidae), aus den klebrigen Überzügen von Knospen der Laub- und Nadelbäume, in Mitteleuropa besonders der Pappelknospen, durch Verkneten mit Pollen, Drüsensekreten und Wachs gewonnen. Die Bienen verwenden es zum Befestigen der Waben, zum Abdichten des Bienenstocks, zur Verkleinerung des Fluglochs und zum Mumifizieren von getöteten tierischen Eindringlingen, die für einen Abtransport zu groß sind. Man erhält es beim Reinigen der Bienenstöcke durch Abkratzen.

Die Zusammensetzung ist stark von der von den Bienen benutzten Bezugsquelle abhängig. Drogen aus verschiedenen Ländern weisen daher ein unterschiedliches Inhaltsstoffspektrum auf. Hauptbestandteile sind neben Wachs, ätherischem Öl, harzartigen Bestandteilen und neben Pollen freie Flavone, Flavonole und Flavanone, z. B. Pinocembrin, Galangin, Chrysin, Tectochrysin, Quercetin und Isorhamnetin, weiterhin Benzencarbonsäuren, Benzylalkohole, Benzofuranderivate, Benzophenone, Phenylallylalkohole, Phenylacrylsäuren, Lignane, Polyisoprenylbenzophenone und Ester dieser Verbindungen mit aliphatischen oder aromatischen Säuren bzw. Alkoholen und Sesqui-, Di- und Triterpene. Es werden verantwortlich gemacht für die antibakterielle Aktivität u. a. Pinocembrin, Galangin und Polyisoprenylbenzophenone, für die fungistatische und lokalanästhetische Wirkung Pinocembrin und Kaffeesäureester, für den entzündungshemmenden und hepatoprotektiven Effekt Acacetin, für die Granulationsförderung Luteolin und Apigenin und für die antiproliferative Wirkung Benzyl- und Phenylethylcaffeat.

Propolis wird vor allem wegen seiner antiseptischen Eigenschaften als Bestandteil von Salben zur unterstützenden Behandlung von Hautverletzungen und -entzündungen sowie zum vorbeugenden Hautschutz und zur Hautpflege eingesetzt. Außerdem dient es in Form von Pinselungen oder Lutschtabletten zur Behandlung von Schleimhautentzündungen. Innerlich wird es bei Magengeschwüren, Gastroenteritiden, nichteitrigen Schleimhautentzündungen der Atemwege und der ableitenden Harnwege sowie bei Hautkrankheiten eingesetzt. Durch Propolis können Kontaktdermatitiden ausgelöst werden.

Sedativa

> ♣ **Passionsblumenkraut** (Passiflorae herba PhEur, ≥ 1,5% Flavonoide) stammt von der Fleischfarbenen Passionsblume, *Passiflora incarnata* L. (Passifloraceae). Hauptinhaltsstoffe sind 0,4 bis 3,9% Flavonoide. Auch freie Flavone, z. B. Chrysin, kommen vor. Die Droge gilt als Sedativum und wird selten als Teeaufguss, häufiger in Mischtees oder in Form von Trocken- oder Fluidextrakten in Kombinationspräparaten bei nervösen Unruhezuständen, leichten Einschlafstörungen und nervös bedingten Beschwerden im Magen-Darmbereich eingesetzt. Sie soll auch anxiolytische Wirkung besitzen.

Die Fleischfarbene Passionsblume ist ein im Südosten der USA, auf den Bermuda-Inseln, den Antillen und in Mittelamerika heimischer, bis 10 m hoch werdender Kletterstrauch. Sie wird in den USA, Südamerika und Indien auch angebaut. Komponenten der Flavonoidfraktion sind besonders C-Glykosylderivate des Apigenins und Luteolins, u. a. Isovitexin und Isoorientin sowie deren 2″-O-β-D-Glucopyranoside, weiterhin Schaftosid und Isoschaftosid. Das früher postulierte Vorkommen von einfachen β-Carbolinalkaloiden in der Droge wird heute angezweifelt.

Als Tagesdosis werden 4 bis 8 g empfohlen. Passionsblumenkraut ist Bestandteil des Species sedativae PhHelv und der Beruhigungstees VI und VII, NRF 17.2. Wirksubstanzen sind möglicherweise die Flavonoidaglyka, z. B. Chrysin und Apigenin, deren anxiolytische Wirkung gezeigt werden konnte. Chrysin entfaltet seine Wirkung durch Aktivierung des GABA(A)-Rezeptors. Die Wirkung am Menschen ist nicht durch kontrollierte Studien belegt.

18.8.3 Anthocyane als Arzneimittel

♣ **Frische Heidelbeeren** (Myrtilli fructus recens PhEur, ≥ 0,3% Anthocyane), die Früchte der Heidelbeere, *Vaccinium myrtillus* L. (Ericaceae), enthalten Anthocyane (VMA = Vaccinium-myrtillus-Anthocyanoside), die die pathologisch erhöhte Kapillarpermeabilität und -fragilität, besonders durch Hemmung des Kollagen- und Elastinabbaus, verringern können. Sie werden innerlich besonders bei Netzhauterkrankungen diabetischer und vaskulärer Genese, Störungen der Kapillarpermeabilität und zur Förderung der Epithelregeneration bei Magen- und Darmgeschwüren und äußerlich zur Förderung der Vernarbung von Wunden, z. B. nach Verbrennungen, angewendet.

18.8.4 Isoflavonoide als Arzneimittel

♣ **Hauhechelwurzel** (Ononidis radix PhEur, Extraktgehalt ≥ 15%) besteht aus den im Herbst geernteten, getrockneten Wurzeln und Wurzelstöcken der Dornigen Hauhechel, *Ononis spinosa* L. (Fabaceae). Die Droge enthält relativ geringe Mengen an Isoflavonoidglykosiden und freien Isoflavonoiden (0,003 bis 0,006%). Sie wird als Diuretikum in Form von Abkochungen oder als Bestandteil harntreibender Teemischungen, von ethanolischen Extrakten in Kombinationspräparaten, selten auch in Form des Pulvers, zur Durchspülungstherapie eingesetzt.

Die Dornige Hauhechel ist ein kleiner Halbstrauch, der auf trockenen Wiesen in West-, Mittel- und Südeuropa, Nord-Afrika sowie in Vorder- und Mittelasien vorkommt. Die Isoflavonoidglykoside sind u. a. Ononin (Formononetin-7-O-β-D-glucosid), dessen 6''-Malonat, Trifolirrhizin (Maackiain-7-O-β-D-glucosid), Homopterocarpin-7-β-D-glucosid sowie 2,3-Dihydro-ononin, die freien Isoflavonoide sind u. a. Formononetin, Genistein und Biochanin A (Abb. 18-12). Weiterhin enthält die Droge u. a. ätherisches Öl (0,02 bis 0,2%, Hauptkomponente *trans*-Anethol), α-Onocerin (ein tetrazyklisches Triterpendiol) und eine glycyrrhizinähnliche Verbindung (Ononid). Als Einzeldosis werden Aufgüsse mit 2 bis 3 g der Droge pro Tasse, mehrmals tgl. empfohlen (TD 6 bis 12 g). Welche der Inhaltsstoffe die diuretische Wirkung bedingen, ist unklar.

Als **Phytoestrogene** (PhytoSERM, SERM = Selective Estrogen Receptor Modulators) sind die Isoflavanderivate Formononetin, Genistein, Daidzein, Biochanin A und Cumestanderivate, z. B. Cumestrol (Abb. 18-12), wirksam. Diese partiell estrogen wirksamen Isoflavonoide kommen u. a. vor in der Sojabohne, *Glycine max* (L.) MERR., in Klee-Arten, z. B. in Weiß-Klee, *Trifolium repens* L. sowie Rot-Klee, *T. pratense* L., und in der Saat-Luzerne, *Medicago sativa* L. (Fabaceae). Sie binden vor allem an β-Estrogen-Rezeptoren im Knochengewebe und im Gehirn, wirken damit osteoprotektiv und mildern Wechseljahresbeschwerden. An α-Estrogen-Rezeptoren (im Uterus und in den Brustdrüsen) wirken sie antagonistisch. Die Beobachtung, dass in Japan und China Brust-, Uterus-, Darm- und Prostatakarzinome in geringerem Maße auftreten als in Europa, soll auf dem hohen Verbrauch von an Isoflavonoiden reichen Sojaprodukten beruhen. Die Isoflavonoide verschieben auch das Verhältnis von HDL und LDL zugunsten des Ersteren, wirken damit antiatherosklerotisch. Rot-Klee- und Soja-Extrakte sind als Nahrungsergänzungsmittel im Handel. Weitere Phytoestrogene sind einige Lignane, z. B. der → Leinsamen, 8-Prenylnaringenin der → Hopfenzapfen, Stilbene, z. B. das → Rhaponticosid einiger

Rhabarber-Arten, die Triterpenglykoside vom 9,19-Cycloartan-Typ des → Traubensilberkerzenwurzelstocks und auch die Digitalisglykoside.

Antimycetisch wirksame Pterocarpane, z. B. Maackiain, dienen einigen Fabaceae als Phytoalexine. Die Rotenoide, die u. a. in Derris-, Tephrosia-, Piscidia- und Dalbergia-Arten (Fabaceae) vorkommen, wirken insektizid. Die Derris- oder Tubawurzel, von *Derris elliptica* (SWEET) BENTH. und anderen Derris-Arten (Fabaceae) stammend, wurde früher als Anthelmintikum eingesetzt, wegen der starken Nebenwirkungen (Krämpfe, Lähmungen) aber verlassen. Hauptwirkstoff ist Rotenon (Abb. 18-12, etwa 10% in der Droge). Zahlreiche Isoflavonoide, besonders Formononetin, wirken protozoizid.

18.9 Xanthone

Xanthone (Xanthen-9-one, Abb. 18-16) sind gelb gefärbte Verbindungen, die bei höheren Pflanzen, Pilzen und Flechten vorkommen. Sie wurden u. a. bei Guttiferae, Gentianaceae und Anacardiaceae gefunden und liegen frei, seltener auch glykosidisch gebunden vor. Ihre Biogenese erfolgt bei Pflanzen aus Benzencarbonsäuren und 3 Acetatresten, bei Pilzen aus Anthrachinonen über deren seco-Verbindungen. Einige Xanthone können die Monaminoxidasen der Typen A und B hemmen und üben daher zentral stimulierende Wirkung aus. Die auch in der → Enzianwurzel vorkommenden Vertreter Mangiferin (C-Glucosid!), Mangiferinglucosid, Gentisin und Isogentisin (0,08 bis 0,1%) haben in-vitro (!) geringe mutagene Aktivität. Die Secalonsäuren des → Mutterkorns sind toxisch.

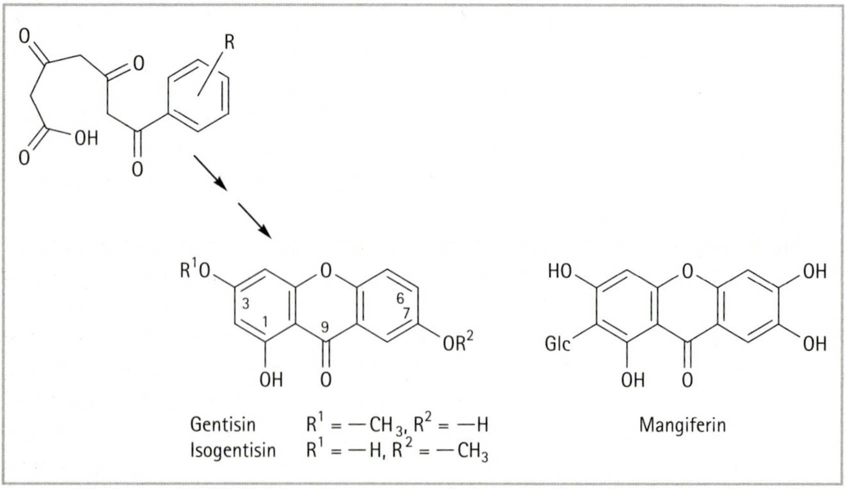

Abb. 18-16 Xanthone und ihre Biogenese

18.10 Cannabinoide

> Cannabinoide sind Abkömmlinge von 2,4-Dihydroxy-3-(3′,7′-dimethylocta-2′,6′-dienyl)-6-alkyl-benzoesäuren und deren Decarboxylierungsprodukten (Abb. 18-17). Der Alkylrest ist meistens ein Amylrest (n-Pentylrest), kann aber auch ein Methyl-, n-Propyl- oder n-Butylrest sein. Der wichtigste Vertreter ist das psychotomimetisch wirksame Δ^9-Tetrahydrocannabinol (Δ^9-THC = Δ^1-THC). Cannabinoide haben als Inhaltsstoffe des Hanfs toxikologisches Interesse. Dronabinol (Δ^9-THC, (-)-*trans*-Form) kann bei durch Krebserkrankungen und AIDS verursachter Appetitlosigkeit, Übelkeit und Erbrechen sowie zur Schmerztherapie angewendet werden.

Die Biogenese der Cannabinoide erfolgt wahrscheinlich ausgehend von einem Acetyl-, Butyryl-, Valeryl- oder Capronyl-Coenzym A-Molekül als Starter und 3 Malonyl-Coenzym A-Molekülen, eingebaut als Acetatreste, als Extendern. Die so gebildete Orsellinsäure oder die Homologen 2,4-Dihydroxy-6-alkylbenzoesäuren werden mit einem aktivierten Geranylrest zu den Stammverbindungen der Gruppen verknüpft, die dann sekundär in die Cannabinoide übergehen. Die Decarboxylierung erfolgt wahrscheinlich postmortal.

Cannabinoide wurden nur beim Hanf, *Cannabis sativa* L. (Cannabaceae), nachgewiesen. Sie sind in den harzartigen Exkreten der Drüsenschuppen enthalten, die besonders im Blütenbereich in großer Menge vorhanden sind. Nur Pflanzen der Kultivare vom Drogentyp haben einen hohen Gehalt an Δ^9-THC (über 1%, teilweise bis 11%), solche vom Fasertyp enthalten nur wenig Δ^9-THC (unter 0,25%). Intermediäre Kultivare kommen vor. Der Anbau von Faserhanf ist in Deutschland erlaubt.

Geraucht werden die als Marihuana, Marijuana, Gras, Pot, Heu oder Kif bezeichneten, getrockneten Triebspitzen der weiblichen Pflanzen. Haschisch, auch Hasch, Shit oder Stoff genannt, ist das Harz der Triebspitzen. Es wird durch Abreiben oder Absieben der Drüsenhaare gewonnen und mit Zucker vermischt in Form von Konfekt, in Gebäck oder Getränken aufgenommen, aber auch zusammen mit Tabak geraucht. Die in einem Joint (1 g) enthaltenen Δ^9-THC-Mengen liegen in der Regel zwischen 30 und 50 mg. Haschisch enthält 2 bis 7,5% Δ^9-THC.

Die Resorption des Δ^9-THC erfolgt besonders gut über den Respirationstrakt (Rauchen!). Es greift an den CB_1-Rezeptoren im ZNS und endokrinen Drüsen sowie an den CB_2-Rezeptoren an Mastzellen und T-Lymphozyten an. Körpereigene Liganden dieser Rezeptoren des Menschen sind die lipophilen Arachidonsäurederivate Anandamid (Arachidinoylethanolamin, Abb. 18-17), 2-Arachidinoylglycerol (2-AG) und 2-Arachidinoylglycerolether (2-AGE). Das endogene Cannabinoidsystem ist u. a. an der Gedächtnisleistung, der Schmerzleitung sowie der Schmerzhemmung, der Appetitkontrolle, der Regulation des Brechzentrums und an der Immunmodulation beteiligt.

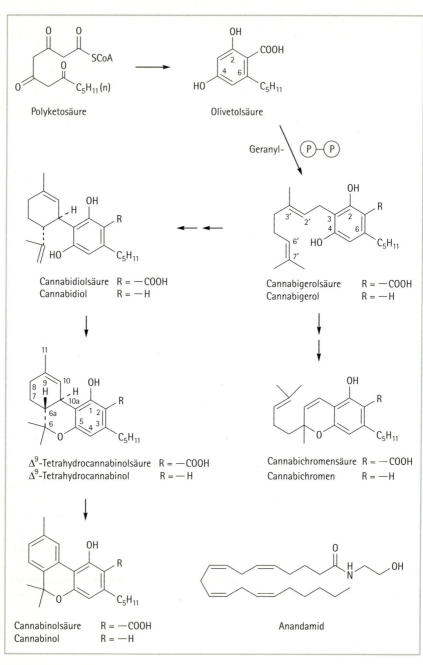

Abb. 18-17 Cannabinoide und Anandamid

Die psychotomimetische Wirkung tritt nach Sekunden bis Minuten ein und hält nach einem Joint 2 bis 4 h an. Die Wirkung ist stark dosisabhängig. In Dosen von 50 µg/kg KG führt gerauchtes Δ^9-THC zu milder Sedation und Euphorie. 100 µg/kg KG führen zu Wahrnehmungsstörungen und zu verändertem Zeit- und Raumgefühl. 200 µg/kg KG haben Verwirrungen und Halluzinationen zur Folge. Ab 300 µg/kg KG kommt es zu Übelkeit, Erbrechen, Schwindel, Mundtrockenheit und Gliederschwere. Das Bewusstsein bleibt weitgehend erhalten. Bei höheren Dosen treten eine Verlängerung der Reaktionszeit und Sprachstörungen ein. Die Gedächtnisleistung ist stark vermindert. Die Orientierung geht durch räumliche Verzerrung beim Sehen verloren, die Dunkeladaptation ist verlangsamt, die Fahrtüchtigkeit kann bis zu 24 h nach dem Cannabiskonsum eingeschränkt sein. Das Herzinfarktrisiko ist erhöht.

Δ^9-THC löst keine körperliche, wohl aber psychische Abhängigkeit aus. Exzessiver Missbrauch von Cannabis führt zur Abnahme der körperlichen und geistigen Leistungsfähigkeit, zu Motivationsabbau und Interesselosigkeit, Apathie und schließlich zum psychischen Verfall (Amotivationssyndrom). Das Risiko an Schizophrenie zu erkranken, steigt. Da Cannabinoide die Plazentarschranke passieren, beeinträchtigen sie die Entwicklung des Embryos. Sie können auch zu Chromosomendefekten führen und damit embryo- und fetotoxisch sowie teratogen wirksam sein. Außer geringerem Geburtsgewicht sind oftmals Verhaltensauffälligkeiten der Kinder Cannabis rauchender Mütter zu beobachten. Die Kinder zeigen deutliche Rückstände in ihrer motorischen Entwicklung. Während der Stillperiode reichern sich die Cannabinoide in der Muttermilch an. Von Bedeutung ist auch die immunsuppressive Wirkung der Cannabinoide und ihr hemmender Einfluss auf verschiedene endokrine Systeme (z. B. Störungen des Menstruationszyklus, Beeinträchtigung der Spermatogenese). Der Gehalt an Karzinogenen im Rauch von Joints ist wesentlich höher als der im Tabakrauch. Durch die engen Kontakte der Haschischkonsumenten zur Drogenszene kommt es häufig zum Umstieg auf härtere Drogen.

♦ **Dronabinol** (fällt unter das BtM-Gesetz) wird besonders bei Spasmen, Schmerzen und Blasenfunktionsstörungen bei Multipler Sklerose, Schmerzen bei Rückenmarksverletzungen, nach einem Schlaganfall, bei Gürtelrose, Polyneuropathien und Arthrose sowie Ödem-, Krebs- oder Phantomschmerzen angewendet. Weitere Indikationen können sein u. a. Übelkeit, Erbrechen, Appetitlosigkeit, Migräne, Glaukom, Tourette-Syndrom und Morbus Parkinson (2 × 2,5 bis 10 mg/Tag, p. o.). Synthetische Rezeptorantagonisten werden hinsichtlich der Einsatzmöglichkeiten bei psychiatrischen Erkrankungen, Fettsucht, Diarrhoe und septischem Schock geprüft.

Literatur

Ammon HPT, Kaul R (1994): Crataegus. Herz-Kreislauf-Wirkungen von Crataegusextrakten, Flavonoide und Procyanidine. Dtsch Apoth Ztg 134 (26): 2433-2436, 134 (27): 2521-2535, 134 (28): 2631-2636

Anonym (1999): Knollenblätterpilzvergiftungen: Silibinin rettet Leben. Dtsch Apoth Ztg 139 (32): 3050-3051

Anonym (2000): Phytooestrogene (Vortragsreferat). Z Phytother 21 (3): 125

Anonym (2001): Johanniskraut-Therapie 2001. Dtsch Apoth Ztg 141 (43, Supplement)

Anonym (2002): Phytotherapie und Angst. Warum Angstlöser Angst machen (zur hepatotoxischen Wirkung von Piper methysticum). Dtsch Apoth Ztg 142 (13): 1648-1651

Anonym (1993): Angststörungen: Kava-Kava – wirksam ohne Suchtpotenzial? (Vortragsreferat). Dtsch Apoth Ztg 133 (49): 4679-4680

Appel K (1999): Kausal vorgehen gegen Rheuma (Brennnesselkraut). Z Phytother 20 (5): 284

Appel K (1999): Brennnessel:Schutz vor destruktiven Zytokinen bei Rheuma. Z Phytother 20 (6): 348-349

Bauer R, Zschocke S (1996): Medizinische Anwendung von Ginkgo biloba L.- Geschichtliche Entwicklung. Z Phytother 17 (5): 275-283

BfArM (2002): BfArM-Bescheid zu Kava-Kava. Dtsch Apoth Ztg 142 (25): 3004-3006

Breitner G (1992): Hopfenanbaugebiete in Deutschland. Z Phytother 13 (5): 151-154

Bruhn C (2002): Dronabinol – der Wirkstoff im Hanf. Dtsch Apoth Ztg 142 (25): 3057-3063

Buchbauer G, Jirovetz L (1992): Ätherisches Lindenblütenöl – Aromastoffanalyse. Dtsch Apoth Ztg 132 (15): 748-750

Butterweck V et al. (2000): Flavonoids from Hypericum perforatum show antidepressant activity in the forced swimming test. Planta Med 66 (1): 3-6

Caesar W (1997): Passionsblume. Kulturhistorische Aspekte einer Arzneipflanze. Dtsch Apoth Ztg 137 (8): 587-593

Cos P et al. (2001): Cytotoxicity and lipid peroxidation-inhibiting activity of flavonoids. Planta Med 67 (6): 515-519

Czygan FC (1992): Hopfen (Humulus lupulus L.): Morphologie und Systematik, Kultur- und Kunstgeschichte. Z Phytother 13 (5): 141-150

Czygan FC (1994): Crataegus-Arten – Weißdorn, Portrait einer Arzneipflanze. Z Phytother 15 (2): 117-122

Czygan FC (1997): Linde (Tilia spec.) – Lindenblüten. Z Phytother 18 (4): 242-246

Dingermann Th, Schubert-Zsilavecz M (Hrsg.) (2003): Themenheft Johanniskrautextrakte. Pharm uns Zeit 32 (3)

Dinh LD et al. (2001): Interaction of various Piper methysticum cultivars with CNS receptor in vitro. Planta Med 67 (4): 306-311

Falch B et al. (1997): Ingwer – nicht nur ein Gewürz. Dtsch Apoth Ztg 137 (47): 4267-4278

Fintelmann V (1992): Klinisch-ärztliche Bedeutung des Hopfens. Z Phytother 13 (5): 165-168

Fintelmann V, Wegener T (2001): Curcuma longa – eine unterschätzte Heilpflanze. Dtsch Apoth Ztg 141 (32): 3735-3743

Friede M, Wüstenberg P (1998): Johanniskraut zur Therapie von Angstsyndromen bei depressiven Verstimmungen. Z Phytother 19 (6): 309-317

Friederich M et al. (1999): Buchweizenkraut. Dtsch Apoth Ztg 139 (7): 723-728

Germann B (1997): Wein und Resveratrol. Dtsch Apoth Ztg 137 (46): 4150-4154

Germer S, Franz G (1997): Ingwer – eine vielseitige Arzneidroge. Dtsch Apoth Ztg 137 (47): 4260–4266
Grotenhermen F (1999): Hanf als Medizin. Z Phytother 20 (2): 70–71
Habschick K (1997): Sucht und Drogen (Cannabis). Dtsch Apoth Ztg 137 (36): 3099–3106
Hänsel R (1996): Kava-Kava (Piper methysticum G. Forster) in der modernen Arzneimittelforschung. Portrait einer Arzneipflanze Z Phytother 17 (3): 180–195
Hänsel R, Woelk H (1994): Spektrum Kava-Kava. Aesopus-Verlag Basel 1994
Hänsel W (1997): Die Gelbwurz – Curcuma domestica VAL., Curcuma xanthorrhiza ROXB. Z Phytother 18 (5): 297–306
Heilmann J, Merfort I (1998): Aktueller Kenntnisstand zum Metabolismus von Flavonoiden: I. Resorption und Metabolismus von Flavonolen. Pharm uns Zeit 27 (2): 58–65
Heilmann J, Merfort I (1998): Aktueller Kenntnisstand zum Metabolismus von Flavonoiden. II. Resorption und Metabolismus von Flavonen, Flavanonen, Proanthocyanidinen und Isoflavonoiden. Pharm uns Zeit 27 (4): 173–183
Hölzl J (1992): Inhaltsstoffe des Hopfens (Humulus lupulus L.). Z Phytother 13 (5): 155–161
Jungmayr P (1999): Phytopharmaka im Widerstreit (Crataegus, Hypericum). Dtsch Apoth Ztg 139 (47): 4547–4552
Jürgenliemk G, Nahrstedt A (2002): Phenolic compounds from Hypericum perforatum. Planta Med 68 (1): 88–91
Kaul R (1996): Pflanzliche Procyanidine. Vorkommen, Klassifikation und pharmakologische Wirkungen. Pharm uns Zeit 25 (4): 175–185
Kaul R: Der Weißdorn. Wissenschaftliche Verlagsgesellschaft, Stuttgart 1997
Kaul R (2000): Johanniskraut. Mechanismen der antidepressiven Wirkung von Hypericum-Extrakt und seinen Inhaltsstoffen. Dtsch Apoth Ztg 140 (7): 689–701
Kaul R: Johanniskraut. Wissenschaftliche Verlagsgesellschaft, Stuttgart 2000
Kiesewetter H et al. (1998): Buchweizenkraut-/Troxerutin-Kombination bei chronisch venöser Insuffizienz. Z Phytother 18 (6): 341–346
Koch A (1997): Rotwein: Mit Resveratrol auf ein langes Leben. Dtsch Apoth Ztg 137 (46): 4155–4157
Koscielny J et al. (1996): Fagorutin-Tee bei chronisch venöser Insuffizienz (CVI). Z Phytother 17 (3): 145–159
Krieglstein J (1994): Neuroprotective properties of Ginkgo biloba-constituents. Z Phytother 15 (2): 92–96
Kubisch U (2002): Hirnleistungstörungen. Ginkgo verbessert die kognitive Leistung auch bei Gesunden. Dtsch Apoth Ztg 142 (4): 356–358
Lang E et al. (2002): Hyperforin in der Johanniskraut-Droge, -Extrakten und -Präparaten. Pharm uns Zeit 31 (5): 512–514
Langner E, Schilcher H (1999): Propolis. Qualität und Wirkung bei Propoliszubereitungen. Dtsch Apoth Ztg 139 (37): 3447–3458
Lares E (2000): Demenz. Mit Ginkgo gegen das Vergessen. Dtsch Apoth Ztg 140 (48): 5541–5543
Leng-Peschlov, Strenge-Hesse A (1991): Die Mariendistel (Silybum marianum) und Silymarin als Lebertherapeutikum. Z Phytother 12 (5): 162
Loew D (1997): Phytotherapie bei Herzinsuffizienz (Crataegus). Z Phytother 18 (2): 92–96
Loew D (2002): Kava-Kava-Extrakt. Dtsch Apoth Ztg 142 (9): 1012–1020
Loew D, Gaus W (2002): Kava-Kava. Tragödie einer Fehlbeurteilung. Z Phytother 23 (6): 267–281
Lubliner A (2001): Phytoöstrogene. Postmenopausale Protektion mit Pflanzeninhaltsstoffen. Dtsch Apoth Ztg 141 (22): 2647–2648

Maiwald L, Schwantes PA (1991): Curcuma xanthorrhiza ROXB. Eine Heilpflanze tritt aus dem therapeutischen Schattendasein. Z Phytother 12 (2): 35–45

Meier B (1995): Passiflora incarnata – Portrait einer Arzneipflanze. Z Phytother 16 (2): 115–126

Mittmann U (2000): Kavazubereitungen. Sofortwirkung für Kava-Spissumextrakte. Dtsch Apoth Ztg 140 (51/52): 5943–5944

Möller H, Flenker I (2001): Cannabis als Arzneimittel. Dtsch Apoth Ztg 141 (18): 2131–2134

Müller A, Schiebel-Schlosser G: Buchweizen. Wissenschaftliche Verlagsgesellschaft, Stuttgart 1999

Müller WE et al. (1999): Johanniskraut. Vom Nerventee zum modernen Antidepressivum. Dtsch Apoth Ztg 139 (17): 1741–1750

Nöldner M (2001):Johanniskraut und Arzneimittelinteraktionen. Dtsch Apoth Ztg 141 (31): 3627–3630

Olafsdottir ES, Ingólfsdottir K (2001): Polysaccharides from Lichenes: Structural characteristics and biological activity. Planta Med 67 (3): 199–208

Pietta PG (2000): Flavonoids as antioxidants. J Nat Prod 63 (7): 1035–1042

Proksch P (1992): Orthosiphon aristatus (BLUME) MIQUEL – der Katzenbart. Z Phytother 13 (2): 63–69

Rall B (2001): Curcuma longa. Ein „Gewürz" bringt die Verdauung auf Trab. Dtsch Apoth Ztg 141 (39): 4547–4548

Reuter HD (1994): Crataegus als pflanzliches Kardiakum. Z Phytother 15 (2): 73–81

Rickling B, Glombitza KW (1993): Saponins in the leaves of birch? Hemolytic dammarane triterpenoids esters of Betula pendula. Planta Med 59 (1): 77

Riess B (2002): Das Cannabinoid Dronabinol als Rezepturarzneimittel. Z Phytother 23 (4): 184–186

Rohr G, Meier B (1997): Crataegus – Pharmazeutische Qualität und Wirksamkeit. Dtsch Apoth Ztg 137 (42): 3740–3741

Schimmer O (1986): Flavonoide. Ihre Rolle als biologisch aktive Naturstoffe. Dtsch Apoth Ztg 126 (35): 1811–1816

Schmid M, Schmoll H, gen. Eisenwerth: Ginkgo, Ur-Baum und Arzneipflanze, Mythos, Dichtung und Kunst. 2. Auflage. Hirzel-Verlag, Stuttgart 2001

Schmidt M, Nahrstedt A (2002): Ist Kava lebertoxisch? Dtsch Apoth Ztg 142 (9): 1006–1011

Schmidt U et al. (1998): Hochdosierte Crataegus-Therapie bei herzinsuffizienten Patienten NYHA-Stadium I und II. Z Phytother 19 (1): 22–30

Schuhbaum H, Franz G (2000): Ingwer: Gewürz- und vielseitige Arzneipflanze. Z Phytother 21 (4): 203–209

Schulz V (2002): Klinische Studien mit Hypericum-Extrakten bei Patienten mit Depressionen. Z Phytother 23 (1): 11–15

Seitz R (2002): Indischer Hanf. Cannabis in der medizinischen Anwendung. Dtsch Apoth Ztg 142 (10): 1216–1218

Seitz R (2002): Weltweit diskutiert: Phytoöstrogene. Dtsch Apoth Ztg 142 (37): 4450–4452

Spilkova J, Hubik J (1988): Biologische Wirkungen von Flavonoiden. Pharm uns Zeit 17 : 1–19

Stuhlemmer U (2002): Ginkgo biloba: Mythos und Medizin. Z Phytother 23 (2): 89–98

Veit M (1994): Problem bei der Bewertung pflanzlicher Diuretika. Als Beispiel Schachtelhalmkraut DAB 10 (Equiseti herba). Z Phytother 15 (6): 331–341

Weber Ch (2000): Rotes Weinlaub schützt die Venen. Dtsch Apoth Ztg 140 (28): 3256–3258

Wenzel S (2001): Cannabis als Schmerzmittel. Dtsch Apoth Ztg 141 (49): 5798

Westerhoff K et al. (2002): Johanniskrautextrakt-Präparate. Dtsch Apoth Ztg 142 (3): 203–207

Woelk H (2001): Kava-Spezialextrakt. Dtsch Apoth Ztg 141 (28): 3323–3328

Wurglics M et al. (2000): Johanniskrautextrakt-Präparate. Dtsch Apoth Ztg 140 (34): 3904–3910

Wurglics M et al. (2002): Aktuelle Johanniskrautforschung. Dtsch Apoth Ztg 142 (10): 1153–1175

19 Naphthalenderivate

19.1 Einfache Naphthalenderivate

Die meisten der pharmazeutisch bedeutenden biogenen Naphthalenderivate sind 1,4-Naphthochinonderivate, 1- bzw. 4-Glykoside von Naphthohydrochinonderivaten oder die Dimeren dieser Verbindungen. Naphthochinone sind gelbe bis rotbraune flüchtige Substanzen, die fungistatische und bakteriostatische Eigenschaften besitzen, die menschliche Haut färben sowie in hohen Konzentrationen Haut und Schleimhäute reizen. Sie kommen im Kernholz einiger Bäume frei, in lebenden Pflanzengeweben jedoch in Form der entsprechenden Naphthohydrochinonglykoside vor. Als Arzneidroge mit einfachen Naphthalenderivaten ist Sonnentau, als Farbstoffdrogen für die kosmetische Industrie sind besonders Henna und Walnussfruchtschalen von Bedeutung.

Bei Pilzen werden die einfachen Naphthalenderivate aus Acetatresten aufgebaut. Sie sind meistens Hexaketide. Bei höheren Pflanzen wird entweder ebenfalls der Acetatweg beschritten, z. B. bei der Biogenese von Plumbagin, Ramenton und Ramentaceon, oder es wird, wie auch bei Bakterien, Chorisminsäure bzw. Isochorisminsäure mit aktiviertem Succinaldehyd (gebildet aus α-Ketoglutarat durch Decarboxylierung) verknüpft, z. B. bei der Biogenese von Juglon oder Lawson (Abb. 19-1) und des Vitamin K.

♣ **Sonnentaukraut** (Droserae herba) wird vorwiegend vom Knospenschuppigen Sonnentau, *Drosera ramentacea* BURCH. ex HARV. et SOND. (Droseraceae), gewonnen. Es enthält Ramenton, Ramentaceon (5-Hydroxy-7-methyl-1,4-naphthochinon), Biramentaceon (2,2'-Dimeres des Ramentaceons) und Plumbagin. Auch die asiatische *D. peltata* SM. in WILLD., die hauptsächlich Plumbagin enthält, sehr selten *D. rotundifolia* L. und andere Arten, dienen als Stammpflanzen. Die Droge wird vorwiegend in Form von Fluid- oder Trockenextrakten in Fertigarzneimitteln bei Bronchitis angewendet, besonders bei Reiz- und Keuchhusten.

Drosera-Arten sind karnivore Pflanzen. Der Knospenschuppige Sonnentau kommt in Madagaskar und in Ostafrika vor und wird dort auch angebaut. Die aus ihm gewonnene Droge enthält 0,1 bis 0,3 %, die aus *D. peltata* 0,3 bis 0,6 % und die aus *D. rotundifolia* 0,5 % Naphthochinonderivate. *D. madagascariensis* DC. gilt wegen des geringen Naphthochinongehaltes als Verfäl-

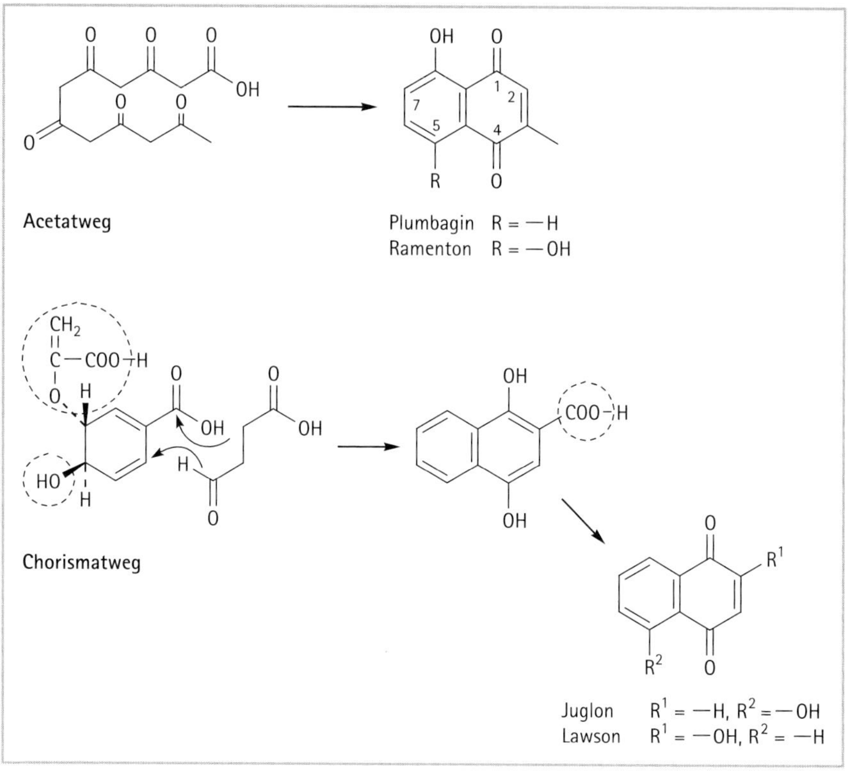

Abb. 19-1 Einfache Naphthochinonderivate und ihre Biogenese

schung. Die Naphthochinonderivate liegen in den lebenden Pflanzen als Glucoside vor, in *D. rotundifolia* z. B. das Plumbagin als Hydroplumbagin-4-β-D-glucosid bzw. das Ramentaceon als 7-Methyl-hydrojuglon-4-β-D-glucosid (Rossolisid). Die ebenfalls wie *D. rotundifolia* zirkumpolar auf Mooren vorkommenden Arten *D. anglica* HUDS. und *D. intermedia* HAYNE stehen, wie auch *D. rotundifolia*, unter Naturschutz.

Sonnentaukraut wird auch als Teedroge (1 bis 2 g/150 ml, 3- bis 4-mal tgl.) angewendet.

Als Farbstoffe sind Lawson und Juglon von Interesse. Das orangerote Lawson ist der Hauptfarbstoff der **Henna**, der getrockneten, gepulverten Blätter des Hennastrauchs, *Lawsonia inermis* L. (Lythraceae), der von Nordostafrika bis Indien verbreitet ist und dort auch angebaut wird. Henna wird zum Färben der Haut, der Haare, von Leder und Textilien verwendet. Es ist auch gemischt mit Pulver der Indigoblätter (von *Indigofera tinctoria* L.) als Reng im Handel. Die Verwendung von Henna, mit ätherischen Ölen (Mehndi-Öl) als Vehikel pastenförmig angerieben, ist zur Hautbemalung besonders in Indien, heute auch in Europa üblich (temporäre Henna-Tattoos). Allergische

Reaktionen wurden beobachtet. Juglon entsteht beim Zerstören des lebenden Gewebes von Juglandaceae, z. B. der unreifen **Walnussfruchtschalen** und Blätter des Walnussbaumes, *Juglans regia* L., aus dem dort enthaltenen 1,4,5-Trihydroxy-naphthalen-4-β-D-glucosid. Das Juglon färbt Haut und Haare intensiv gelbbraun. In der Kosmetik wird ein öliger Extrakt aus den Walnussfruchtschalen als sog. Nussöl zur Hautbräunung eingesetzt.

19.2 Isohexenylnaphthazarine

> Isohexenylnaphthazarine (Alkannine) sind in Stellung 2 prenylierte, rote, lipophile 5,8-Dihydroxynaphtho-1,4-chinone. Sie haben antibiotische, teilweise auch immunstimulierende Wirkung. Einige Vertreter werden zur Wundbehandlung eingesetzt.

Die Seitenkette der Isohexenylnaphthazarine trägt meistens eine Doppelbindung in Position 3' und eine alkoholische OH-Gruppe in 1', die fast stets mit einer aliphatischen Säure, z. B. Essig-, Isobutter-, α-Methylbutter-, 3,3-Dimethylacryl-, Angelica-, Isovalerian- oder β-Acetoxyvaleriansäure, verestert ist. Sie wurden bisher nur in Wurzeln von Boraginaceae nachgewiesen und kommen u. a. vor bei den Gattungen Steinsame (Lithospermum), Natterkopf (Echium), Ochsenzunge (Anchusa) und Schminkwurz (Alkanna). Ihre Biogenese (Abb. 19-2) erfolgt vermutlich aus *p*-Hydroxybenzoesäure und 2 Molekülen „aktivem Isopren" oder aus einfachen Naphthochinonderivaten durch Prenylierung.

Sie haben, wie auch die einfachen Naphthochinone, antibiotische Wirkung, die besonders gegen gram-positive Bakterien und Hefen gerichtet ist. Darüber hinaus haben sie durch ihre Fähigkeit zur Alkylierung zytotoxische Eigenschaften. Besonders hervorzuheben ist ihre wundheilungsfördernde Wirkung. ♦ **Shikoninester** und ♦ **Alkanninester** werden zur Behandlung von Wunden und Geschwüren eingesetzt. Ihre Gewinnung für kosmetische Zwecke kann auch aus Zellkulturen von *Lithospermum erythrorhizon* SIEB. et ZUCC. erfolgen.

Extrakte aus einigen Boraginaceen-Wurzeln, z. B. von *Alkanna tuberculata* (FORSSK.) MEIKLE (Heimat Südeuropa), *Arnebia nobilis* RACHINGER (Heimat Nordindien) und *Lithospermum erythrorhizon* (Heimat China, Indien, Japan) werden als Mittel zum Rotfärben von Leder und Kosmetika verwendet. Die früher praktizierte Anwendung der Alkannawurzel als Lebensmittelfarbstoff ist wegen ihres Gehalts an Pyrrolizidinalkaloiden in vielen Ländern, u. a. auch in Deutschland, verboten.

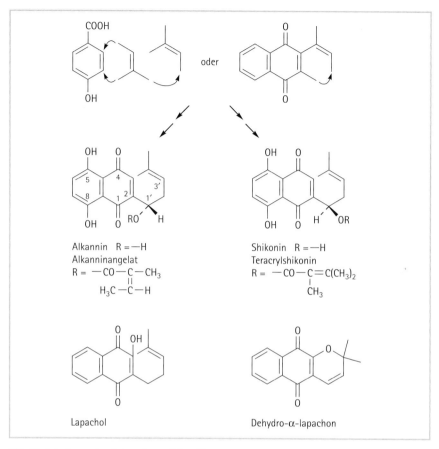

Abb. 19-2 Isohexenylnaphthazarine und ihre Biogenese

> Lapachole sind 3-Hydroxy-isohexenylnaphthazarine, die durch Anlagerung der OH-Gruppe an die Doppelbindung der Hexenylseitenkette einen Furan- oder Pyran-Ring bilden können. Sie wirken antibiotisch, analgetisch und immunstimulierend.

Lapachol und seine Derivate sind Bestandteile des ♣ **Lapacho** (auch als Lapachoholz bezeichnet), der Rinde von verschiedenen Tabebuia-Arten (Bignoniaceae), in Südamerika beheimateten Bäumen. Tabebuiae cortex stammt von *Tabebuia impetiginosa* (MART. ex DC.) STANDLEY. Die Rinde enthält u. a. Lapachol (Tecomin), Dehydro-α-lapachon (Xyloidon, Abb. 19-2) und Furanonaphthochinone, z. B. Dehydro-*iso*-α-lapachon. Begleitstoffe sind u. a. 10 bis 18 % Gerbstoffe. Lapachol und einige seiner Derivate haben sich in niedrigen Dosen als immunstimulierend und, wie auch Extrakte aus der Droge, in hohen Dosen in Tierversuchen als antitumoral wirksam erwiesen. In der Volksmedizin wird

Lapacho äußerlich bei Hauterkrankungen (Vorsicht, kann Allergien auslösen!), innerlich bei Tumoren, Durchfällen, Gastritis, Gelenkerkrankungen und Bronchitis angewendet. Eindeutige Belege für eine Wirksamkeit beim Menschen existieren nicht.

19.3 Lovastatin

◆ **Lovastatin** (Mevinolin) ist ein mit einem 2-Methylbutyrylrest verestertes, methyliertes Nonaketid mit Hexahydronaphthalen-Grundkörper (Abb. 19-3). Produzenten sind zahlreiche niedere Pilze, besonders *Aspergillus terreus* und *Monascus ruber*. Es wird als Lipostatin bei primärer Hypercholesterinämie eingesetzt, wenn Diät und andere Maßnahmen (Gewichtsabnahme, körperliches Training) eine ungenügende Wirkung zeigen.

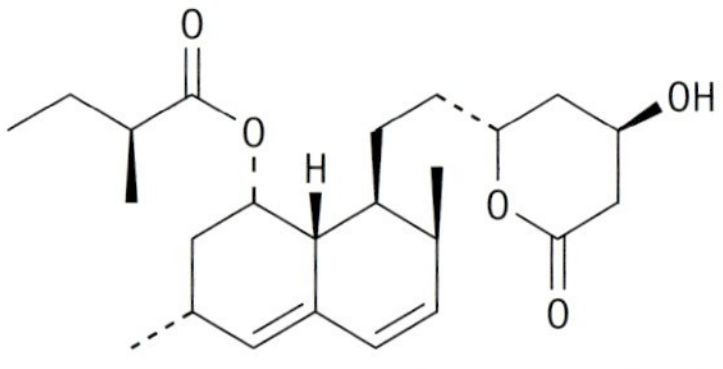

Abb. 19-3 Lovastatin (Mevinolin)

Lovastatin (Lovastatinum PhEur), seine mikrobiell (Pravastatin) oder halbsynthetisch gewonnenen Umwandlungsprodukte (Simvastatin) und die synthetischen Analoga (Atorvastatin, Fluvastatin, Cerivastatin) hemmen kompetetiv die 3-Hydroxy-3-methylglutaryl-Coenzym A-Reduktase, damit die Biosynthese von Terpenen (Abb. 13-2) und somit auch die von Cholesterol (HMG-Co-Reduktase-Hemmer, CSE: Cholesterol-Synthese-Hemmer, Lipostatine, Statine). Als Tagesdosis werden 20 bis 80 mg empfohlen. Lovastatin kann auch zur Auflösung von Cholesterolsteinen der Gallenblase eingesetzt werden.

Das besonders in China als Färbe-, Würz- und Arzneimittel verwendete, durch Fermentation von Reis mit *Monascus purpureus* erhaltene Produkt **Red Rice** enthält u. a. Lovastatin (Monacolin K) und rote Farbstoffe. Das in einigen Ländern als Arzneimittel und Nahrungsergänzungsmittel zur Senkung des Cholesterolblutspiegels gehandelte Präparat ist wegen des Gehaltes an cancerogenen Mykotoxinen, besonders Citrinin, in Europa nicht zugelassen.

Literatur

Franz G (1995): Workshop über Sonnentaukraut. Dtsch Apoth Ztg 135 (47): 4431–4433

Krenn L et al. (1995): Qualitätsprüfung von Sonnentaukraut. 2. Botanische Identitätsprüfung sowie qualitative und quantitative Naphthochinonbestimmung an Handelsmustern. Dtsch Apoth Ztg 135:867–869

Länger R, Kopp B (1995): Qualitätsprüfung von Sonnentaukraut 1. Grundlagen für die botanische Identitätsprüfung. Dtsch Apoth Ztg 135 (8): 657–664

Manns D (1999): HMG-CoA-Reduktase-Hemmer im Überblick (Lovastatin). Pharm uns Zeit 28 (3): 147–152

Reichling J et al. (1999): Temporäre Henna-Tattoos. Dtsch Apoth Ztg 139 (33): 3121–3125

Schilcher H, Elzer M (1993): Drosera – der Sonnentau, ein bewährtes Antitussivum. Z Phytother 14 (1): 50–54

Wagner H, Seitz R (1998): Lapacho (Tabebuia impetiginosa). Porträt einer südafrikanischen Urwalddroge. Z Phytother 19 (4): 226–238

20 Anthracenderivate

20.1 Chemie

Biogene Anthracenderivate sind polyfunktionelle Hydroxy-, Methoxy-, Methyl-, Hydroxymethyl-, Formyl- und/oder Carboxyderivate des Anthrachinons (Anthra-9,10-chinon) sowie der Tautomerenpaare Anthron/Anthranol (10H-Anthracen-9-on/9-Hydroxy-anthracen) und Dianthron/Dianthranol (10,10′-Didehydro-dianthron bzw. 10,10′-Didehydro-dianthranon, Abb. 20-1). Anthrone bzw. Anthranole werden leicht zu Anthrachinonen oxidiert. Dianthrone bzw. Dianthranole entstehen durch oxidative Kupplung der Derivate des Tautomerenpaares Anthron/Anthranol. Sie können weiter zu Dehydrodianthronen, Helianthronen und Naphthodianthronen umgewandelt werden (Abb. 20-1). Anthrachinon- und Dianthronderivate sind gelb bis rot gefärbte Substanzen. In alkalischem Milieu bilden die Hydroxyanthrachinonderivate rote, wasserlösliche Phenolate (Bornträger-Reaktion). Freie Anthracenderivate sind gut in organischen Lösungsmitteln löslich. Die in den Pflanzen vorkommenden O-Glykoside, C-Glykosylverbindungen sowie C-glykosyl-O-glykoside, die Anthraglykoside, lösen sich gut in Wasser.

Mit Magnesiumacetat reagieren Anthrachinone zu rot gefärbten komplexen Chelaten. Diese Eigenschaft kann zum Nachweis und zur kolorimetrischen Bestimmung genutzt werden. Zur Ermittlung des Gehalts an Hydroxyanthracenglykosiden in den Drogen werden aus dem wässrigen Drogenextrakt meistens zunächst die freien, therapeutisch unbedeutenden Anthracenderivate durch Ausschütteln mit einem lipophilen Lösungsmittel (Petrolether, Ether, Hexan/Ether, Chloroform) in salzsauren Milieu entfernt. Anschließend werden die Glykoside des Extrakts durch Erhitzen mit Salzsäure in Gegenwart von Fe(III)-salzen hydrolytisch (O-Glykoside) oder oxidativ (C-Glykosylverbindungen) gespalten und zu Anthrachinonen oxidiert, die mit einem lipophilen Lösungsmittel aus dem wässrigen Reaktionsgemisch ausgeschüttelt werden. Nach dem Eindampfen des Lösungsmittels zur Trockne wird mit methanolischer Magnesiumacetatlösung versetzt und die Intensität der Färbung kolorimetrisch gemessen. Bei der Cascararinde werden vorher die Cascaroside bzw. Aloine und die O-Glykoside durch Ausschütteln der wässrigen Phase mit Ethylacetat voneinander getrennt. Die O-Glykoside gehen dabei aus der wässrigen Phase in die Ethylacetatphase über (PhEur). Bei der Rhabarberwurzel, Curaçao-Aloe und Kap-Aloe wird auf die Abtrennung der freien Anthracenderivate verzichtet und der Gesamtgehalt an Hydroxyanthracenderivaten bestimmt.

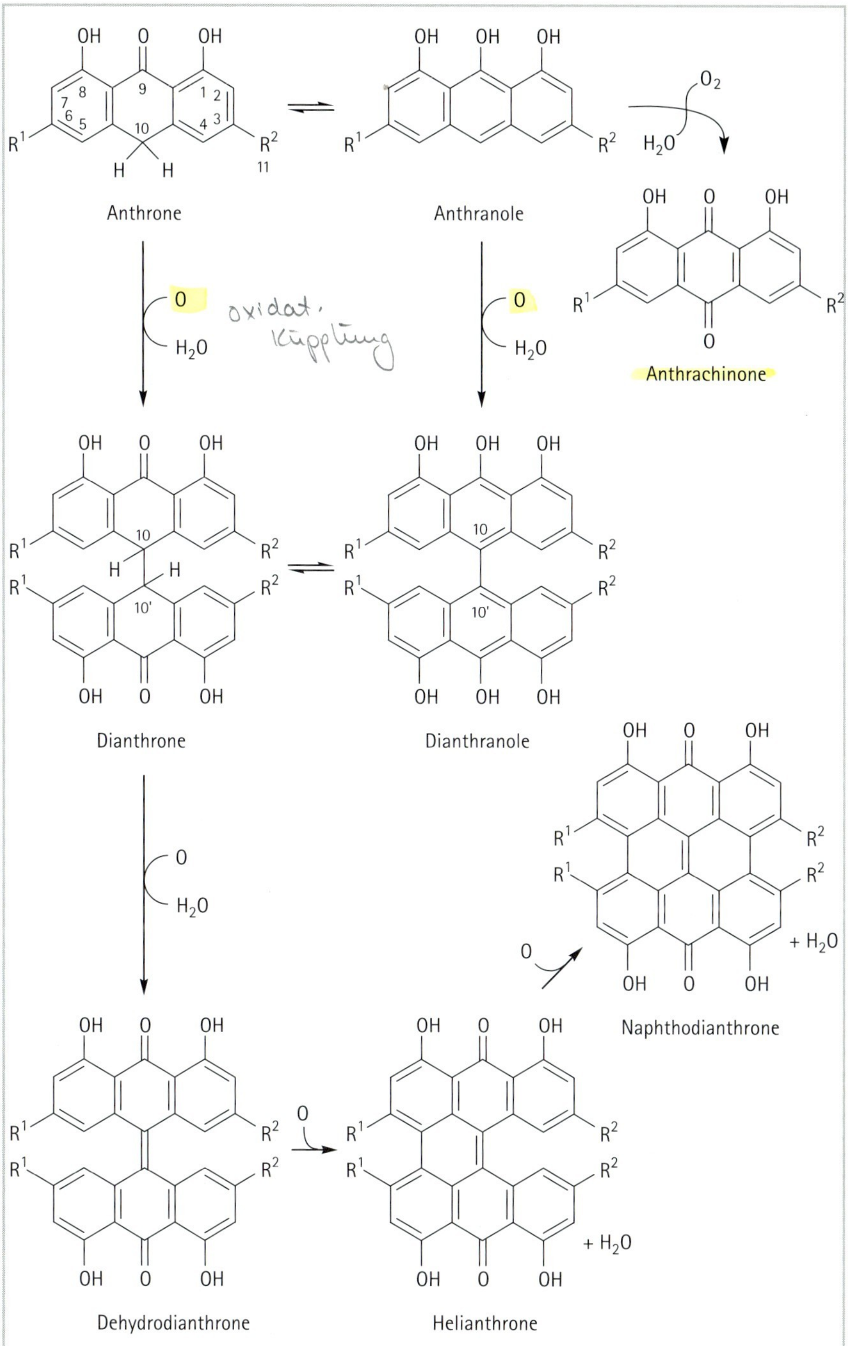

R^1 = —H, —OH oder —OCH_3
R^2 = —CH_3, —CH_2OH oder —COOH

Abb. 20-1 Oxidationsstufen biogener Anthracenderivate vom Chrysophanol-Typ

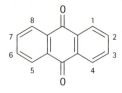

Name	Substituenten					
	1	2	3	4	6	8
Anthracenderivate vom Chrysophanol-Typ						
Emodin	OH		CH$_3$		OH	OH
Physcion	OH		CH$_3$		OCH$_3$	OH
Chrysophanol	OH		CH$_3$			OH
Aloeemodin	OH		CH$_2$OH			OH
Rhein	OH		COOH			OH
Citreorosein	OH		CH$_2$OH		OH	OH
Anthracenderivate vom Rubiadin-Typ						
Alizarin	OH	OH				
Lucidin	OH	CH$_2$OH	OH			
Purpurin	OH		OH	OH		
Pseudopurpurin	OH	COOH	OH	OH		
Rubiadin	OH	CH$_3$	OH			

Abb. 20-2 Monomere Anthrachinonderivate

Hinsichtlich des Substitutionsmusters der beiden äußeren Ringe kann man unterscheiden:

- Anthrachinonderivate vom Chrysophanol-Typ, die in beiden äußeren Ringen hydroxyliert sind, und zwar mindestens in den Positionen 1 und 8 des Anthracengrundkörpers,
- Anthrachinonderivate vom Rubiadin-Typ, bei denen einer der beiden äußeren Ringe unsubstituiert ist (Abb. 20-2).

> 10,10′-verknüpfte Dianthrone werden, wenn sie aus monomeren Anthracenderivaten gleichen Substitutionsmusters hervorgegangen sind, als Isodianthrone oder Homodianthrone bezeichnet. Wenn sie aus Monomeren mit unterschiedlichem Substitutionsmuster gebildet wurden, nennt man sie Heterodianthrone.

Isodianthrone sind beispielsweise die Aglyka der Sennoside A, A$_1$ und B, die Sennidine A, A$_1$ und B, entstanden aus 2 Molekülen Rheinanthron. Heterodianthrone sind z. B. die Aglyka der Sennoside C und D, die Sennidine C und D, entstanden aus Aloeemodinanthron und Rheinanthron (Abb. 20-4).

Da Dianthrone bzw. Dianthranole 2 asymmetrische C-Atome besitzen (C-10 und C-10'), sind R,R-, S,S- und R,S-Formen möglich, z. B. die Stereoisomere des Rheindianthrons, die Sennidine A (10R, 10'R, rechtsdrehend), A$_1$ (10S,10'S, linksdrehend) und B (10R,10'S, optisch inaktiv). Bei den nicht glykosidisch gebundenen Dianthronen ist in Lösung ein Austausch der Monomerenradikale zwischen verschiedenen Dianthronen möglich, bei den Glykosiden kommt er nur in geringem Maße vor. Vermutlich entstehen die Dianthrone erst nach dem Absterben der Zellen enzymatisch aus den monomeren Vorstufen. Dehydrodianthrone, Helidianthrone und Naphthodianthrone treten seltener auf. Sporadisch wurden auch 2,2'-Dianthronderivate gefunden.

Beim Trocknen und beim Lagern der Drogen gehen die in lebenden Pflanzen enthaltenen Anthranon/Anthranolglykoside mehr oder weniger rasch in Anthrachinonglykoside, teilweise auch in freie Anthrachinone über. In Exkreten (z. B. Aloe), in totem (Holz) oder in stoffwechselinaktiven Zellen (Früchte, Speicherorgane) liegen die Anthracenderivate teilweise auch in der intakten Pflanze als Anthrachinonderivate vor.

Monosaccharidkomponenten der Anthraglykoside sind meistens D-Glucose, seltener auch D-Galactose, L-Rhamnose, D-Xylose und D-Apiose. Als Disaccharidkomponenten der Glykoside treten u. a. Primverose (6-(β-Xylopyranosyl)-D-glucose) oder Gentiobiose (6-(β-D-Glucopyranosyl)-D-glucose) auf. Neben O-Monoglykosiden kommen auch Di-O-glykoside (z. B. die Glucofranguline A und B), 10-C-Glucosyl-anthronderivate (z. B. Aloine, Rheinoside) oder O-Glykoside von 10-C-Glucosylverbindungen vor (z. B. Cascaroside, Abb. 20-4). Die Zucker sind in einzelnen Fällen mit Oxal-, Essig-, Schwefel- oder Gallussäure verestert.

20.2 Biogenese und Verbreitung

Die Biogenese der Anthracenderivate (Abb. 20-3) erfolgt in Analogie zu der der Naphthalenderivate entweder aus 8 Molekülen Malonyl-Coenzym A (eingebaut als Acetatreste, die Produkte sind also Octaketide) oder aus Chorisminsäure bzw. Isochorisminsäure, Succinsemialdehyd und einem Isoprenrest. Polyketide sind die Anthracenderivate der Mikroorganismen, Pilze und vieler höherer Pflanzen, z. B. der Polygonaceae, Rhamnaceae und Caesalpiniaceae. Ausgehend von Chorisminsäure entstehen z. B. die Anthracenderivate der Rubiaceae. Bedingt durch die Art der Biogenese tragen die Anthracenderivate an einem der Außenringe eine C_1-Funktion (CH_3-, CH_2OH-, CHO- oder COOH-Gruppen), die aber bei Vertretern vom Rubiadin-Typ durch Decarboxylierung entfernt sein kann.

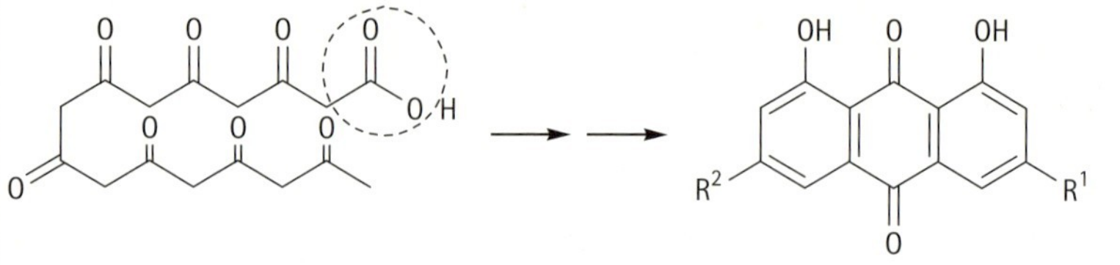

Acetatweg

$R^1 = -CH_3, -CH_2OH$ oder $-COOH$
$R^2 = -H, -OH$ oder $-OCH_3$

Verbindungen vom Chrysophanol-Typ

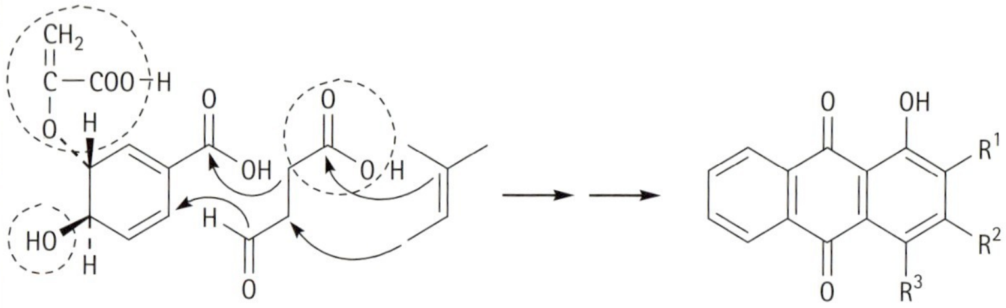

Chorismatweg

$R^1 = -H, -OH, -CH_3, CH_2OH$ oder $COOH$
$R^2 = -H$ oder $-OH$
$R^3 = -H$ oder $-OH$

Verbindungen vom Rubiadin-Typ

Abb. 20-3 Biogenese der Anthrachinonderivate

Anthracenderivate vom Chrysophanol-Typ (Abb. 20-2) sind bei niederen und höheren Pflanzen weit, aber sporadisch verbreitet. Sie werden oft von biogenetisch verwandten Naphthalenderivaten begleitet. Von pharmazeutischer Bedeutung sind die Aloe-Arten (Asphodelaceae), Rheum-Arten (Polygonaceae), Rhamnus-Arten (Rhamnaceae), Cassia-Arten (Caesalpiniaceae), das →Johanniskraut und der Drachenblutbaum (beide Clusiaceae).

Rinde und Blätter des im tropischen Afrika vorkommenden Drachenblutbaumes, *Harungana madagascariensis* LAM. ex POIR., die vor allem Dianthrone, neben den Naphthodianthronen Hypericin und Pseudohypericin auch das 2,2'-verknüpfte Madagascarin (Abb. 20-5) enthalten, werden in Form von Trockenextrakten in Fertigarzneimitteln bei Verdauungsbeschwerden und leichter exokriner Pankreasinsuffizienz eingesetzt. Die Wirksubstanzen sind nicht bekannt, die Wirksamkeit ist nicht belegt.

Zahlreiche Pflanzen mit Anthrachinonderivaten dienten früher als Färbepflanzen, z. B. Färberröte, Krapp (*Rubia tinctorum* L.), Indischer Krapp (*Rubia cordifolia* THUNB.), Japanischer Krapp (*Rubia akane* NAKAI) und Labkraut-Arten (Galium-Arten).

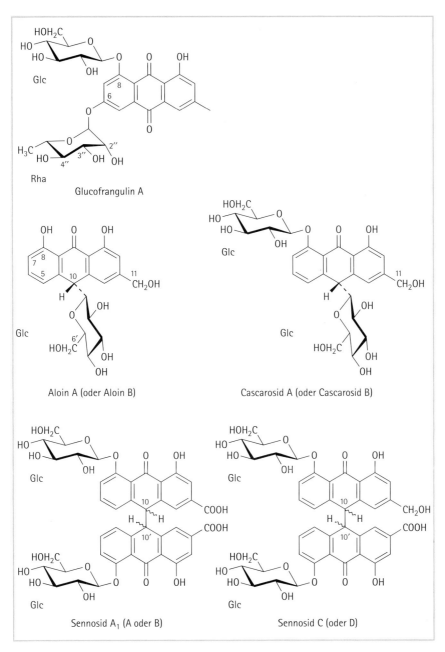

Abb. 20-4 Anthraglykoside

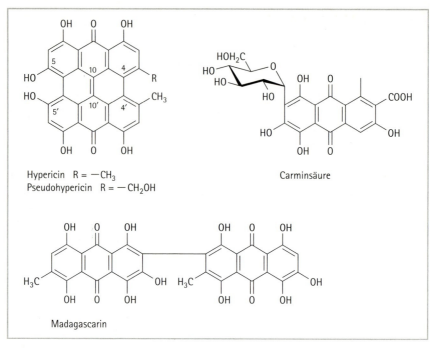

Abb. 20-5 Naphthodianthrone, Carminsäure und Madagascarin

Von den Tieren produzieren besonders Seesterne auffällig gefärbte Anthracenderivate. Auch bei einigen auf Pflanzen parasitisch lebenden Arten von Schildläusen kommen Anthracenderivate vor, z. B. Kermessäure in der Kermes, *Kermes vermilio,* und Laccainsäure in der Lackschildlaus, *Kerria lacca.* Sie wurden zum Färben von Textilien verwendet.

♦ **Carmin** (Carminum PhHelv) ist ein Calcium-Aluminium-Farblack aus einem wässrigen Auszug aus den weiblichen Tieren der Echten Cochenille oder Kaktusschildlaus, *Dactylopius coccus* (Coccidae). Hauptbestandteil ist das Calcium-Aluminium-Komplexsalz der Carminsäure (Abb. 20-5). Carmin wird als roter Farbstoff für Arzneimittel, Lebensmittel und Kosmetika verwendet. Die Echte Cochenille, in Mexiko heimisch, wird besonders in Peru auf Feigenkakteen, Opuntia-Arten, zum Zwecke der Farbstoffgewinnung vermehrt.

20.3 Pharmakologie

> 1,8-Dihydroxyanthrachinonglykoside und deren Dimere haben den Charakter von Prodrugs. Sie werden nach peroraler Aufnahme im menschlichen Darm in abführend wirkende monomere Anthrone umgewandelt. Die Abführwirkung ist nach Gabe von Anthrachinon- und Dianthronglykosiden, die mehrere Monosaccharidreste tragen, besonders groß. Anthrachinonmonoglykoside sind weniger wirksam. Freie Anthrachinonderivate haben nur bei Gabe sehr großer Dosen Abführwirkung.

Anthrachinonglykoside werden im Dünndarm nicht resorbiert. Sie werden im Dickdarm durch β-Glykosidasen der Darmflora in Aglyka und Monosaccharide zerlegt. C-Glucosylverbindungen werden partiell gespalten. Anschließend erfolgt im anaeroben Milieu des Dickdarmes die Reduktion der freien Anthrachinone oder Dianthrone zu Anthronen, den eigentlichen Wirkformen. Die aus den Glykosiden freigesetzten Aglyka werden resorbiert und in der Leber, ebenso wie die in den oberen Darmabschnitten resorbierten, aus den Drogen stammenden freien Anthrachinone, mit Glucuronsäure verknüpft. Die über die Gallensekretion teilweise wieder in den Darm gelangenden Glucuronide sind nach ihrer erneuten Spaltung ebenfalls an der Abführwirkung beteiligt. Der Hauptteil der Metabolite wird mit dem Stuhl eliminiert, zum geringeren Teil werden sie als Glucuronide und Sulfate über die Nieren ausgeschieden. Bei stillenden Müttern gehen sie auch in die Muttermilch über.

Der abführende Effekt der im Dickdarm gebildeten Anthronderivate beruht vermutlich auf

- der Hemmung der Resorption und der Rückresorption von Elektrolyten, primär von Chlorid, gefolgt von Kationen und Wasser (sekretagoger Effekt), die zu einer verstärkten Anreicherung von Flüssigkeit im Darmlumen führt,
- der Hemmung stationärer, der Durchmischung des Darminhaltes dienender Kontraktionen und der Stimulierung propulsiver, der Entleerung des Darmes dienender Kontraktionen des Dickdarms.

Ob beide Effekte unabhängig voneinander auftreten oder einer den anderen bedingt, ist noch unklar. Als mögliche Wirkungsmechanismen werden für die sekretagoge Wirkung u. a. die Stimulation der PGE_2-Bildung, die Hemmung Na^+/K^+-ATPase der Enterozyten, die Entkopplung ihrer Atmung oder/und ihre Schädigung diskutiert. Für die Motilitätsbeeinflussung ist vermutlich die Anregung der Freisetzung von Histamin und Serotonin verantwortlich.

> Anthrachinondrogen sollten nur bei akuter Obstipation eingesetzt werden, d. h. wenn zur Entleerung verhärteten Stuhls starkes Pressen notwendig ist und die Darmentleerung seltener als 3-mal pro Woche erfolgt. Die Tagesdosis sollte eine Drogenmenge, die 30 mg 1,8-Hydroxyanthracenderivaten (bei einmaliger Anwendung zur Darmentleerung vor diagnostischen Maßnahmen 150 mg) entspricht, nicht überschreiten. Die Anwendungsdauer muss auf 2 Wochen begrenzt bleiben. Drogenzubereitungen werden am günstigsten am Abend eingenommen, da die Abführwirkung etwa 6 bis 12 h nach Einnahme auftritt. Während der Schwangerschaft, bei Kindern unter 10 Jahren und bei Darmerkrankungen darf keine Anwendung erfolgen.

Unzweckmäßig ist der Einsatz zur Stuhlregulierung bei Hämorrhoidalleiden, während der Menstruation, während der Stillzeit und bei Nierenerkrankungen. Bei Obstipationen im 1. Trimenon der Schwangerschaft wird die Anwendung von Sennesextrakten für möglich gehalten, wenn durch eine Ernährungsumstellung oder Quellstoffpräparate kein therapeutischer Effekt zu erzielen ist. Als Darmerkrankungen, die eine Anwendung ausschließen, seien genannt Darmverschluss, Bauchschmerzen unbekannter Ursache, akut-entzündliche Erkrankungen des Darmes, z. B. Morbus Crohn, Colitis ulcerosa und Appendizitis.

Erwähnenswert sind auch die antibakteriellen, fungistatischen, antiviralen und zytostatischen Eigenschaften der Anthracenderivate. Die zytostatische Wirkung der Anthronabkömmlinge der Droge ♣ **Chrysarobinum**, gewonnen aus dem Holz von *Andira araroba* AGUIAR (Fabaceae), wurde früher zur lokalen Behandlung der Psoriasis genutzt. Heute verwendet man für diesen Zweck u. a. das synthetische 1,8-Dihydroxy-9-anthron (Dithranolum PhHelv).

20.4 Toxikologie

> Drogen mit hohem Gehalt an monomeren 1,8-Dihydroxy-anthronderivaten sollen nach peroraler Aufnahme eine starke Reizwirkung auf Magen und Darm ausüben und zu Erbrechen, Koliken und blutigen Durchfällen führen können. Die Arzneibücher fordern daher den Nachweis von deren Abwesenheit durch Farbreaktionen.

Nach DC der Extrakte von Drogen mit Anthracenderivaten dürfen nach Besprühen mit Nitrotetrazolblaulösung keine violetten oder graublauen Banden auftreten (Bildung gefärbter Reaktionsprodukte mit Anthronen). Diese Forderung kann durch längere Lagerung (mindestens 1 Jahr bei Faulbaumrinde) oder Erhitzen der Drogen auf 80 bis 100 °C erfüllt werden. Dabei kommt es zur Oxidation der monomeren Anthrone zu Anthrachinonen.

Bei Langzeitanwendung von Anthrachinondrogen kann es, bedingt durch die sekretagoge Wirkung, zu Verlusten an Elektrolyten kommen. Als Folge des Natriumverlusts kann sekundärer Hyperaldosteronismus auftreten, der zu erhöhter Kaliumausscheidung und dadurch bedingter Hemmung der Darmmotilität führt, die der Patient durch Erhöhung der Laxanziendosis zu kompensieren versucht. Der Kaliumverlust hat auch eine Verstärkung der Wirkung von herzwirksamen Steroidglykosiden zur Folge.

Weitere Nebenwirkungen können krampfartige Magen-Darm-Beschwerden sein, die eine Dosisreduktion erforderlich machen. Durch verstärkte Füllung der Blutgefäße im Bauchraum können die Anthrachinone Menstruationsblutungen verstärken und abortiv wirken. In seltenen Fällen können auch Herzarrhythmien, Nephropathien, Ödeme und ein beschleunigter osteoporotischer Knochenabbau auftreten. Eine Schwarzfärbung des Dickdarmes (Pseudomelanosis coli, Einlagerung von Anthronpolymeren), die nach mehrmonatiger Anwendung auftritt, ist nach Absetzen der Droge reversibel.

Einige Anthrachinonderivate (nicht Anthronderivate!), besonders Emodin, Aloeemodin, Physcion und Chrysophanol, wirken unter in vitro-Bedingungen(!) in bakteriellen und eukaryotischen Systemen genotoxisch. Die Erhöhung der Wahrscheinlichkeit des Auftretens von Dickdarmkarzinomen und Tumoren der ableitenden Harnwege nach Daueranwendung von Anthrachinonen wird widersprüchlich diskutiert. Dennoch sollte auch aus diesem Grund eine Langzeitanwendung vermieden werden. Einige Autoren schlagen die bevorzugte Anwendung von Sennazubereitungen vor, in denen Rheinderivate dominieren und die oben genannten, in vitro genotoxischen Anthrachinone nur in relativ geringen Mengen vorkommen. Nach 2-jähriger Gabe von Sennaextrakten an Ratten konnte kein erhöhtes Tumorrisiko festgestellt werden.

Anthracenderivate vom Naphthodianthron-Typ, z. B. Hypericin aus dem Johanniskraut oder dem Drachenblutbaum, Fagopyrin aus dem Buchweizenkraut, wirken in großen Dosen (ab etwa 1 mg Hypericin/kg KG, p. o.) photosensibilisierend. Nach Aufnahme größerer Mengen dieser Pflanzen und nachfolgender Einwirkung von Licht kann es zu Photodermatosen kommen. Das als Hyperizismus bezeichnete Krankheitsbild wurde besonders bei weißen Tieren nach Aufnahme von Johanniskraut im Futter beobachtet. Symptome sind Rötung und Schwellung dem Licht ausgesetzter Hautpartien, Blasenbildung, Speichelfluss, Schwanken, pendelnde Kopfbewegungen und schließlich Kollaps. Bei der Aufnahme therapeutischer Dosen der Drogen besteht diese Gefahr nicht.

Krappwurzel (Rubiae radix), von der Färberröte, *Rubia tinctorum* L. (Rubiaceae), einer im Mittelmeergebiet heimischen Staude stammend, enthält 2 bis 4% Anthracenderivate vom Rubiadin-Typ, besonders Alizarin, Lucidin, Pseudopurpurin, Purpurin, Rubiadin (Abb. 20-2) und deren Glykoside. Sie bilden mit Ca^{2+}-Ionen lösliche Komplexe. Ethanolische Extrakte aus der Droge wurden daher zur Rezidivprophylaxe von Harnsteinleiden eingesetzt. Wegen der in vitro festgestellten genotoxischen Effekte der Rubiadine, besonders von Lucidin und Lucidinprimverosid, bzw. von Mollugin, einem Abkömmling des Isohexenylnaphthazarins, darf die Droge heute nicht mehr verwendet werden.

20.5 Anthracenderivate als Laxanzien

1,8-Dihydroxyanthracenderivate enthaltende Drogen (Anthranoiddrogen) werden als Laxanzien verwendet. Eingesetzt werden bevorzugt Sennesblätter, weniger häufig Sennesfrüchte, Faulbaumrinde, Cascararinde, Rhabarberwurzel und Aloe, selten Kreuzdornbeeren.

♣ **Sennesblätter** (Sennae folium PhEur, ≥ 2,5% Hydroxyanthracenglykoside) sind die getrockneten Fiederblättchen der Ägyptischen Cassie, *Cassia senna* L. (*C. acutifolia* DEL.), oder der Indischen Cassie, *C. angustifolia* VAHL (Caesalpiniaceae). **Alexandriner Sennesfrüchte** (Sennae fructus acutifoliae PhEur, ≥ 3,4% Hydroxyanthracenglykoside) sind die getrockneten Hülsenfrüchte von *C. senna*. **Tinnevelly-Sennesfrüchte** (Sennae fructus angustifoliae PhEur, ≥ 2,2% Hydroxyanthracenglykoside) stammen von *C. angustifolia*. Hauptinhaltsstoffe sind Dianthronglykoside, besonders die Isodianthron-8,8′-diglucoside Sennosid A, A_1 und B. Die Verwendung erfolgt als Einzelteedroge, in Teemischungen oder in Form von mit Wasser gewonnenen Trockenextrakten in Fertigarzneimitteln.

C. senna ist ein in Nordafrika und im mittleren Nilgebiet vorkommender und dort angebauter Halbstrauch. *C. angustifolia* (auch als identisch mit *C. senna* betrachtet) ist beiderseits des Roten Meeres heimisch und wird besonders in Indien kultiviert. Die in Deutschland verwendeten Senna-Drogen stammen vorwiegend aus Indien oder Pakistan.

Sennesblätter enthalten 2 bis 3,5% und Sennesfrüchte 2 bis 6% Hydroxyanthracenglykoside. Dianthronglykoside, besonders die Isodianthronglykoside Sennosid A, Sennosid A_1 und Sennosid B (8,8′-Diglucoside der entsprechenden Sennidine, Abb. 20-4), sind mit 75 bis 80% Anteil am Gesamtanthracenderivatgehalt die Hauptwirkstoffe. Daneben wurden besonders die stereoisomeren Heterodianthronglykoside Sennosid C und Sennosid D gefunden (Abb. 20-4), außerdem u. a. die Sennoside E und F, Naphthalen- und Benzophenonderivate.

Sennesblätter und Sennesfrüchte werden verwendet

- als **Teedrogen** (1 bis 2 g/150 ml Wasser),
- in **Teegemischen**, z. B. im **Abführtee** NRF 6.9., enthaltend Sennesblätter neben Bitterem Fenchel, Pfefferminzblättern und Kamillenblüten, **Species laxantes** PhHelv, enthaltend Sennesfrüchte neben Anis, Fenchel, Süßholz-

wurzel und Holunderblüten, Species laxantes ÖAB, enthaltend Sennesblätter neben Holunderblüten, Kamillenblüten, Bitterem Fenchel, Kalium-Natriumtartrat und Weinsäure,
- in **Abführpulvern, Abführgranulaten, Abführtabletten, Früchtewürfeln,** auch in Form des **Kurellapulvers** (Pulvis Liquiritiae compositus ÖAB, ED 5 g) und des **Zusammengesetzten Feigensirups** (Caricae sirupus compositus PhHelv) oder
- in Form von **Trockenextrakten,** z. B. des Eingestellten Sennesblättertrockenextraktes (Sennae folii extractum siccum normatum PhEur, 5,5 bis 8,0% Hydroxyanthracenglykoside) in Tagesdosen, die 20 bis 30 mg Hydroxyanthracenderivaten entsprechen, werden meistens in Fertigarzneimitteln eingesetzt.

> ♣ **Faulbaumrinde** (Frangulae cortex PhEur, ≥ 7% Glucofranguline) ist die getrocknete Rinde der Stämme und Zweige des Faulbaumes, *Rhamnus frangula* L. (*Frangula alnus* MILL., Rhamnaceae). Hauptinhaltsstoffe sind Glucofrangulin A sowie die 2″,3″-, 2″,4″- und 3″,4″-Glucofrangulin-A-diacetylester. Die Verwendung erfolgt als Einzelteedroge, in Teemischungen oder in Form von Trocken- oder Fluidextrakten in Fertigarzneimitteln.

Der Faulbaum ist ein Strauch oder kleiner Baum, der in fast ganz Europa, Nordwestasien und Nordwestafrika in lichten Wäldern und an Wasserläufen vorkommt. Die Droge wird besonders in der GUS, in Polen und im Gebiet des ehemaligen Jugoslawiens von wild wachsenden Pflanzen gewonnen.

Faulbaumrinde enthält 7 bis 10% Anthrachinonglykoside. Begleiter des Glucofrangulins A (Emodin-6-α-rhamnosid-8-β-glucosid) und seiner Essigsäureester sind u. a. Frangulin A, Glucofrangulin B (Emodin-6-β-apiosid-8-β-glucosid), Frangulin B und Frangulin C (Emodin-6-β-xylosid) sowie Naphthalenderivate und Cyclopeptid-Alkaloide.

Faulbaumrinde (2 g/150 ml Wasser) wird in Form von Abkochungen als Einzelteedroge oder Bestandteil von Abführtees eingesetzt. Die Tagesdosen von Extrakten in Fertigarzneimitteln entsprechen 20 bis 30 mg Hydroxyanthracenderivaten. In der PhEur wird **Eingestellter Faulbaumrindentrockenextrakt** (Frangulae corticis extractum siccum normatum, 15 bis 30% Glucofranguline) beschrieben. Das ÖAB enthält die Monographie **Faulbaumfluidextrakt** (Extractum Frangulae fluidum ÖAB, ≥ 2,5% Anthracenderivate).

♣ **Kreuzdornbeeren** (Rhamni cathartici fructus DAB, ≥ 4% Hydroxyanthracenderivate) sind die reifen, getrockneten Früchte des Echten Kreuzdornes, *Rhamnus cathartica* L. (Rhamnaceae). Der Kreuzdorn, ein Strauch oder kleiner Baum mit bedornten Zweigen besitzt ähnliche Verbreitung wie der Faulbaum, bevorzugt jedoch kalkhaltigen Boden. Die Früchte sind erbsengroß, schwarz oder gelb und zeigen auf der dem Stiel abgewandten Seite meistens eine kreuzförmige Vertiefung. Die Droge stammt aus Wildbeständen vorwiegend der GUS und Polens. Sie enthält 2 bis 5% Anthracenderivate, Hauptinhaltsstoffe sind vermutlich Emodin-8-O-β-gentiobiosid, -glucosid und -primverosid. Die Anwendung erfolgt in Form von Teeaufgüssen (2 bis 5 g/150 ml Wasser) oder Extrakten in Fertigarzneimitteln (TD wie Faulbaumrinde).

♣ **Cascararinde** (Rhamni purshianae cortex PhEur, ≥ 8 % Hydroxyanthracenglykoside, davon mindestens 60 % Cascaroside) stammt vom Amerikanischen Faulbaum, *Rhamnus purshianus* DC. (*Frangula purshiana* (DC.) J. G. COOPER, Rhamnaceae). Hauptinhaltsstoffe sind die stereoisomeren Aloin-8-O-glucoside Cascarosid A und Cascarosid B. Die Droge wird wie Faulbaumrinde verwendet und dosiert.

Der Amerikanische Faulbaum ist ein im westlichen Mittel- und Nordamerika beheimateter und dort sowie in Ostafrika und Kenia angebauter Strauch oder bis 10 m hoher Baum.

Cascararinde enthält etwa 8 bis 10 % Anthracenderivate. Die neben Cascarosiden A und B vorkommenden Cascaroside C und D sind stereoisomere 11-Desoxy-aloin-8-O-β-glucoside, die Cascaroside E und F stereoisomere 10-C-Glucosyl-emodin-anthron-8-β-glucoside. Durch hydrolytische Abspaltung von Glucose entstehen daraus Aloin (10-C-Glucosyl-aloeemodin-anthron), 11-Desoxy-aloin (10-C-Glucosyl-chrysophanol-anthron) und 11-Desoxy-6-hydroxy-aloin (10-C-Glucosyl-emodin-anthron).

♣ **Rhabarberwurzel** (Rhei radix PhEur, ≥ 2,2 % Hydroxyanthracenderivate) besteht aus den getrockneten, weitgehend von der Außenrinde mit den Wurzelfasern und den Stängeln befreiten, ganzen oder geschnittenen, unterirdischen Rübenwurzeln und den fleischigen Nebenwurzeln des Medizinal-Rhabarbers, *Rheum palmatum* L., des Kanton-Rhabarbers, *Rheum officinale* BAILL. (Polygonaceae), oder der Hybriden dieser Arten. Hauptbestandteile sind 1- oder 8-β-D-Glucoside bzw. -Diglucoside besonders von Rhein, aber auch Emodin, Aloeemodin, Chrysophanol und Physcion. Daneben kommen zahlreiche Iso- und Heterodianthronglykoside vor. Die Verwendung erfolgt als Einzelteedroge, in Teemischungen oder in Form von Extrakten in Fertigarzneimitteln. Wegen des Gerbstoffgehaltes kann gepulverte Rhabarberwurzel in geringen Dosen auch als Antidiarrhoikum oder als Zusatz zu Magenpulvern sowie in Form von Flüssigextrakten lokal bei Gingivitis und Stomatitis eingesetzt werden.

Beide Rheum-Arten sind in Zentralasien beheimatete Hochgebirgspflanzen. Sie werden besonders in Südostasien und der GUS angebaut. Auch in Mitteleuropa ist der Anbau möglich. Hauptlieferländer der Droge, die vorwiegend aus Wildbeständen stammt, sind China, Indien und Pakistan.

Rhabarberwurzeln enthalten 4 bis 8 % (bis 12 %) Anthracenderivate. Der Anteil monomerer Anthrachinonglucoside und -diglucoside macht etwa 60 bis 80 % des Anthracenglykosidgemisches aus. Der Rest besteht vorwiegend aus 8,8'-Diglucoside von Iso- und Heterodianthronen, aufgebaut aus den gleichen Monomeren, und Physcion-8-β-gentiobiosid. Auch C-Glucosyl-O-glucoside wurden nachgewiesen, z. B. 8-O-β-Glucosyl-10-hydroxy-10-C-β-glucosyl-rhein-9-anthron.

Für die Abführwirkung wird den je nach Art der Stammpflanze oder chemische Rasse entweder mengenmäßig überwiegenden Chrysophanol- und Physcionmonoglucosiden oder dem Physcion-8-β-gentiobiosid sowie den darüber hinaus in allen chemischen Rassen vorkommenden Sennosiden A, A_1 und B (Abb. 20-4) besondere Bedeutung zugemessen.

Bei den Gerbstoffen (5 bis 10 %) der Rhabarberwurzel handelt es sich vorwiegend um Gallotannine, z. B. Glucogallin (1-O-Galloyl-β-D-glucose) und Lindleyin (Abb. 21-2), und mit Gallussäure veresterte Proanthocyanidine. Weiterhin sind in der Droge Naphthalenderivaten und geringe Mengen an Stilbenderivaten enthalten.

Bevorzugt als Abführmittel eingesetzt werden Trockenextrakte (TD 20 bis 30 mg Hydroxyanthracenderivaten entsprechend), wie **Eingestellter Rhabarbertrockenextrakt** (Rhei extractum siccum normatum DAB: 4 bis 6 % Hydroxyanthracenderivate, PhHelv: 6,5 bis 8,5 % Anthracenderivate) oder **Rhabarberextrakt** (Extractum Rhei ÖAB, ≥ 6,5 % Anthracenderivate). Seltener wird Rhabarberwurzel als Einzelteedroge (1 bis 2 g/150 ml Wasser) oder als Bestandteil von Teegemischen verwendet. Als Antidiarrhoikum wird das Drogenpulver in Einzeldosen von 0,1 bis 0,3 g benutzt.

Als Gemüserhabarber zur Gewinnung der Rhabarberstängel dienen bei uns vor allem Kanton-Rhabarber, *Rh. officinale*, Krauser Rhabarber, *Rh. rhabarbarum* L., und Rhapontik, *Rh. rhaponticum* L. Der Gehalt ihrer Wurzeln an Hydroxyanthracenderivaten liegt zwischen 1 und 5 %. Extrakte aus der Wurzel des Rhapontik werden bisweilen auch wegen ihre Gehaltes an östrogen wirksamen Stilbenderivaten (bis 10 %), besonders Rhaponticosid (Rhaponticin, 3, 3'-Dihydroxy-5-glucosyloxy-4'-methoxy-stilben) zur Behandlung von klimakterischen Beschwerden eingesetzt.

> ♣ **Curaçao-Aloe** (Aloe barbadensis PhEur, ≥ 28 % Hydroxyanthracenderivate) ist der zur Trockne eingedickte Saft der Sekretzellen der Blätter der Echten Aloe, *Aloe barbadensis* MILL. (Asphodelaceae). ♣ **Kap-Aloe** (Aloe capensis PhEur, ≥ 18 % Hydroxyanthracenderivate) stammt von verschiedenen Arten der Gattung *Aloe*, besonders von der Kap-Aloe, *Aloe ferox* MILL., aber auch von *A. africana* MILL. oder *A. spicata* BAK. sowie von Hybriden dieser Arten. Hauptinhaltsstoffe beider Drogen sind die stereoisomeren 10-C-Glucosyl-aloeemodin-anthrone Aloin A und Aloin B. Therapeutisch werden vor allem Fertigarzneimittel mit eingestellten Trockenextrakten eingesetzt.

Aloe-Arten sind sukkulente, rosetten- oder baumartige, bis 5 m hohe Pflanzen, die in Afrika, zum Teil auch im Mittelmeergebiet und Asien beheimatet sind und in vielen tropischen Ländern kultiviert werden: *A. barbadensis* auf einigen Antilleninseln, z. B. auf Aruba und Bonaire, in den benachbarten Küstengebieten Venezuelas und in subtropischen Gebieten der USA, *A. ferox, A. africana, A. spicata* und deren Hybriden besonders in Südafrika.

Zur Gewinnung der Droge werden die fleischigen Blätter der Aloe-Arten an der Basis abgeschnitten und mit der Schnittfläche nach unten gestapelt. Dabei zerreißen die Querwände der parallel zu den Gefäßbündeln verlaufenden, dünnwandigen Sekretzellstränge, der zähflüssige gelbe Zellinhalt tritt an den Schnittflächen aus und wird aufgefangen. Entweder wird er durch Kochen eingeengt (dunkelbraune, durchscheinende Droge liefernd: Aloe lucida), an der Sonne oder im Vakuum getrocknet (graubraune, matte, undurchsichtige Droge liefernd: Aloe hepatica) oder durch Vakuumsprühtrocknung (feines, braunes Pulver liefernd) vom Wasser befreit.

Curaçao-Aloe enthält 35 bis 38% Aloin (Barbaloin), ein Gemisch der Stereoisomeren Aloin A (10S) und Aloin B (10R, Abb. 20-4), etwa 3% 7-Hydroxy-aloine, 8-O-Methyl-7-hydroxy-aloine und deren 6'-p-Cumarsäure- oder Zimtsäureester. In der Kap-Aloe wurden 12 bis 22% der Aloine A und B neben etwa 8% Aloinosiden A und B (stereoisomere 11-O-α-L-Rhamnosylaloine) und geringen Mengen 5-Hydroxy-aloinen nachgewiesen.

Begleiter der Anthracenderivate sind bis 35% Derivate von 5-Methylchromonen, z. B. Aloeson (2-Acetonyl-7-hydroxy-5-methyl-chrom-2-enon), Aloesin (Aloeresin B, 8-C-Glucosyl-aloeson), Aloeresin A (2'-p-Cumaroyl-aloesin), Aloeresin C (7-O-Glucosyl-aloeson) und Aloeresin F (2'-O-Cinnamoyl-aloesin), weiterhin die Feroxine A und B (Glucoside von 1-Methyltetralinderivaten) und bis 20% harzartige Stoffe (p-Cumarsäureester von Harzalkoholen). Die 5-Methylchromone schmecken bitter. Da die Harze Bauchschmerzen auslösen sollen, werden häufig durch Extraktion mit Wasser gewonnene, damit harzfreie Trockenextrakte eingesetzt.

Eingestellter Aloeextrakt (Aloes extractum siccum normatum PhEur, 19 bis 21% Hydroxyanthracenderivate enthaltend, mit heißem Wasser gewonnen, harzfrei), seltener das Drogenpulver, werden in Tagesdosen, die 20 bis 30 mg Hydroxyanthracenderivaten entsprechen, eingesetzt.

Literatur

Anonym (1993): Rubiae-tinctorum-radix-haltige Humanarzneimittel, Widerruf der Zulassung. Dtsch Apoth Ztg 133 (11): 888

Anonym (1993): Sennahaltige Laxanzien: Alte Arzneipflanze in neuem Licht? Dtsch Apoth Ztg 133 (28): 2594–2596

Anonym (1996): Abwehr von Arzneimittelrisiken, Stufe II. Humanarzneimittel zur innerlichen Anwendung, ausgenommen nach HAB 1 hergestellte homöopathische Arzneimittel, welche Drogen, Drogenzubereitungen oder isolierte Inhaltsstoffe der

Anthranoid-(Hydroxyanthracenderivat-)haltigen Pflanzengattungen Andira, Cassia, Rhamnus, Rheum oder Aloe enthalten. Dtsch Apoth Ztg 136 (38): 3253-2354
Bornkessel B (1991): Senna-Ernte im Sari. Dtsch Apoth Ztg 131 (5): 171-174
Franz G (1992): Pflanzliche Laxantien. Hinweise für die Beratungspraxis. Dtsch Apoth Ztg 132 (33): 1697-1704
Jekat FW et al. (1990): Anthrachinonhaltige Laxanzien. Z Phytother 11 (6): 177-184
Kabelitz L, Reif K (1994): Anthranoide in Sennesdrogen. Dtsch Apoth Ztg 134 (51/52): 5085-5088
Koch A, Kraus L (1991): Pflanzliche Laxanzien mit anthranoiden Wirkstoffen. Dtsch Apoth Ztg 131 (28): 1459-1469
Leng-Peschlow E, Mengs U (1995): Sennalaxantien: Sicher und wirksam. Pharm Ztg 140 (8): 668-676
Loew D (1994): Pseudomelanosis coli durch Anthranoide. Z Phytother 15 (6): 321-328
Loew D et al. (1997): Anthranoidlaxanzien. Studien über das karzinogene Riskiko. Dtsch Apoth Ztg 137 (24): 2088-2092
Müller K, Wiegrebe W (1997): Psoriasis und Antipsoriatika. Dtsch Apoth Ztg 137 (22): 1893-1902
Siegers CP (1994): Sind pflanzliche Laxanzien bedenklich? Z Phytother 15 (4): 224

21 Gerbstoffe

21.1 Chemie und Verbreitung

> Pflanzliche Gerbstoffe sind schwach sauer reagierende, wasserlösliche Oligomere von Polyphenolen, deren Lösungen in der Lage sind, tierische Häute zu gerben, d. h. ihre Eiweißmoleküle so vernetzen, dass wenig quellbare, gegen mikrobielle Einflüsse weitgehend resistente Produkte, sog. Leder, entstehen. Aus Eiweißlösungen werden durch Gerbstoffe wasserunlösliche Eiweiß-Gerbstoff-Komplexe ausgefällt.

Die Vernetzung der Eiweißmoleküle durch Gerbstoffe erfolgt zunächst bevorzugt durch Wasserstoffbrücken, Ionenbeziehungen und apolare Wechselwirkungen, nach längerer Einwirkung, bedingt durch oxidative Prozesse, auch durch kovalente Bindungen. Ansatzpunkte für die Brückenbildung sind bei den Proteinmolekülen freie Amino-, Hydroxy- oder Carboxylgruppen bzw. Peptidbindungen und bei den Gerbstoffmolekülen phenolische Hydroxygruppen sowie oxidativ entstandene semichinoide oder chinoide Strukturen. Zur Erzeugung stabiler, unlöslicher Komplexe ist eine gewisse Mindestanzahl an reaktiven Hydroxygruppen am Gerbstoffmolekül notwendig. Die Forderung ist meistens bei Gerbstoffmolekülen mit einer molaren Masse > 500 erfüllt. Übersteigt die molare Masse einen Wert von etwa 3000 nimmt die Gerbstoffwirkung wieder ab, da so große Moleküle kaum noch wasserlöslich sind und auch nicht in das Kollagengeflecht der Häute eindringen können. Außer mit Eiweißen bilden Gerbstoffe auch mit Schwermetallionen und Alkaloiden schwer lösliche Verbindungen. Mit Fe^{3+}-Ionen bilden sie blau oder grün gefärbte Komplexsalze. Sie wirken antioxidativ und radikalfangend.

Gerbstoffe sind in Lösung relativ instabil. Durch Oxidations- und Polymerisationsreaktionen verlieren sie ihre Wasserlöslichkeit und damit die gerbenden Eigenschaften. Esterartig gebundene Benzencarbonsäuren der Gerbstoffmoleküle, z. B. Gallussäure, können durch Hydrolyse abgespalten werden.

> Zur quantitativen Bestimmung der Gerbstoffe wird ihre Fähigkeit ausgenutzt, an getrocknete, gepulverte Haut zu binden und Wolframatophosphat bzw. Molybdatophosphat-Ionen zu blauen kolloidal gelösten Oxiden zu reduzieren.

Man bestimmt den Gerbstoffgehalt in Extrakten aus Drogen, indem man zunächst den Gehalt des Extraktes an Gesamtphenolen mit Wolframatophos-

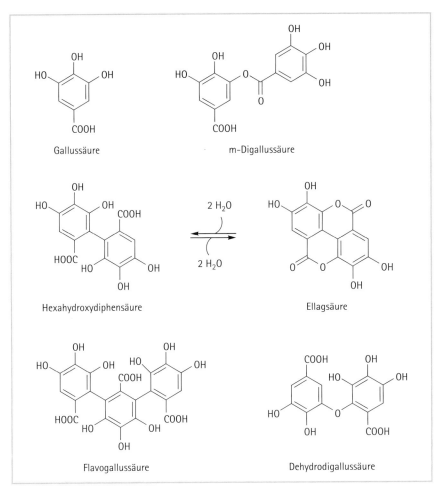

Abb. 21-1 Säurekomponenten der Gallotannine

phat bzw. Molybdatophosphat-Wolframatophosphat kolorimetrisch ermittelt. Von diesem Wert substrahiert man den Wert, den man mit der gleichen Methode nach Entfernung der Gerbstoffe durch Schütteln einer identischen Lösung mit Hautpulver für die nicht adsorbierten Polyphenole erhalten hat. Diese Methode wird mit Pyrogallol geeicht. So erhält man den Gehalt an Gerbstoffen, berechnet als Pyrogallol (PhEur 2.8.14). Auch die Fällung der Gerbstoffe mit Schwermetallsalzlösungen kann zur Wertbestimmung von Gerbstoffdrogen eingesetzt werden. So wird beispielsweise geprüft, ob nach Fällung der Gerbstoffe eines Drogenextraktes mit einer bestimmten Menge einer Bleiacetatlösung und Abtrennung vom Niederschlag durch Filtration im Filtrat bei erneutem Zusatz von Bleiacetatlösung noch eine Trübung auftritt (ÖAB).

Nach ihrer chemischen Struktur kann man Gerbstoffe einteilen in **Gallotannine** (Ester von Gallussäure und ihren Derivaten mit Monosacchariden), **Catechingerbstoffe** (C-C-verknüpfte Oligomere von Catechinen und Leukoanthocyanidinen) und **gerbend wirksame Kaffeesäureester**.

Gallotannine bestehen aus Monosacchariden, meistens Glucose, seltener auch aus Cyclitolen oder anderen Polyhydroxyverbindungen, z. B. Chinasäure oder Anhydrosorbitol, die verestert sind mit:

- Gallussäure,
- esterartig verknüpften Oligomeren (Depsiden) der Gallussäure, z. B. *m*-Digallussäure,
- C–C-verknüpften Dimeren oder Trimeren der Gallussäure, z. B. Hexahydroxydiphensäure und Flavogallussäure,
- Ethern der Gallussäure, z. B. Dehydrodigallussäure,
- anderen Gallussäurederivaten (Abb. 21-1).

Die Anzahl der am Monosaccharid gebundenen Säurereste kann sehr unterschiedlich sein. Ein einfaches Acylglucosid ist das Glucogallin (1-*O*-Galloyl-β-D-glucose, Abb. 21-2). Im Hamamelitannin aus →Hamamelisrinde sind 2 Gallussäurereste an einem Molekül Hamamelose, einer verzweigten Hexose (2-C-Hydroxymethyl-D-ribose, Abb. 21-2), gebunden. Lindleyin ist ein 4′-Hydroxy-phenyl-butan-2-on-(6″-galloyl)glucosid (Abb. 21-2), das u. a. in der Rhabarberwurzel vorkommt. Das Gerbstoffgemisch der Chinesischen Gallen (Chinesisches Tannin) enthält durchschnittlich 8 Gallussäurereste pro Molekül Glucose. An den Hydroxylgruppen an C-1 und C-6 ist je ein Galloylrest gebunden, an den Hydroxylgruppen an C-2, C-3 und C-4 jeweils ein Galloyl- oder ein Oligogalloylrest. Oligogalloylreste sind *m*- oder *p*-verbundene Di-, Tri-, Tetra-, Penta- oder Hexadepside der Gallussäure (Abb. 21-2). Im Gallotannin der Türkischen Gallen kommen auf ein Molekül Glucose im Durchschnitt 5 Gallussäurereste.

Gallotannine, die bei Hydrolyse Hexahydroxidiphensäure (HHDP) liefern, die in saurer Lösung als das Dilacton Ellagsäure vorliegt, werden als Ellagitannine bezeichnet. Sie enthalten esterartig mit Glucose verbunden eine HHDP-Einheit (z. B. Tellimagrandin, die 3 übrigen OH-Gruppen sind mit Gallussäureresten besetzt) oder 2 HHDP-Einheiten (z. B. Penduculagin). Diese monomeren Ellagitannine können über Gallussäurereste etherartig zu Dimeren (z. B. Laevigatin F mit 3 HHDP-Einheiten oder Agrimoniin, Abb. 21-2, mit 4 HHDP-Einheiten), Trimeren oder Oligomeren verbunden sein. Auch Glykoside der Ellagsäure, z. B. Ellagsäuregentiobiosid, kommen vor.

Bei der Biogenese der Gallotannine entstehen zunächst Galloylglucosen, an die enzymatisch weitere Gallussäurereste esterartig (z. B. zu *m*-Digallussäureresten) oder durch oxidative Kupplung über C-C-Bindungen angeknüpft werden können (z. B. zu Hexahydroxydiphensäurereste).

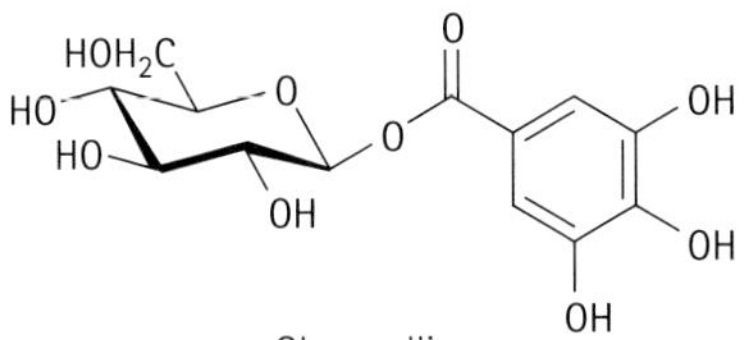

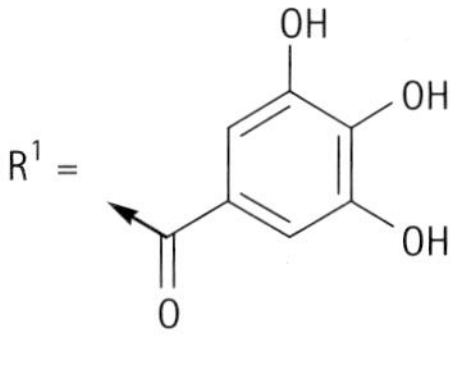

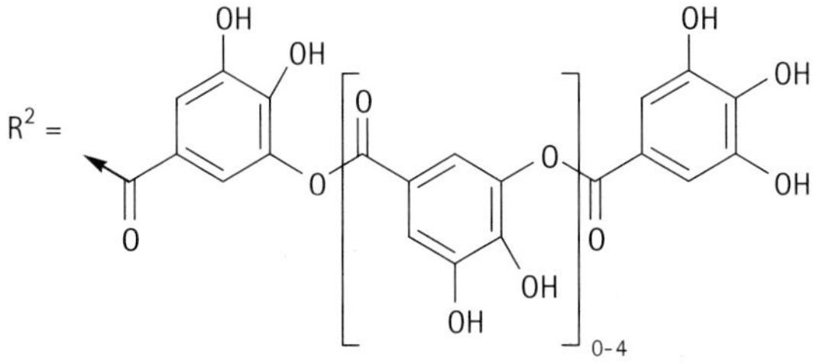

Abb. 21-2 Gallotannine

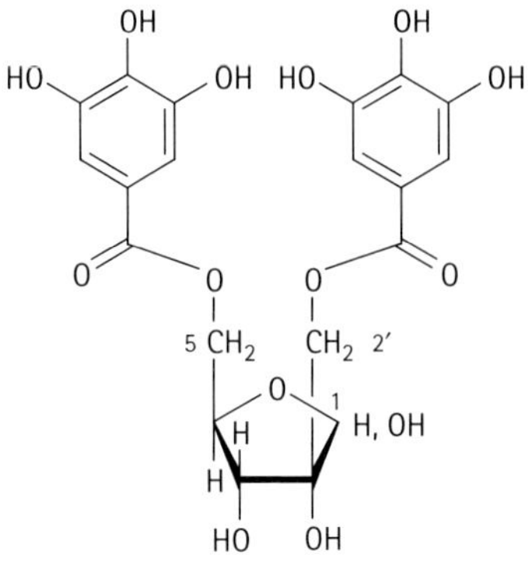

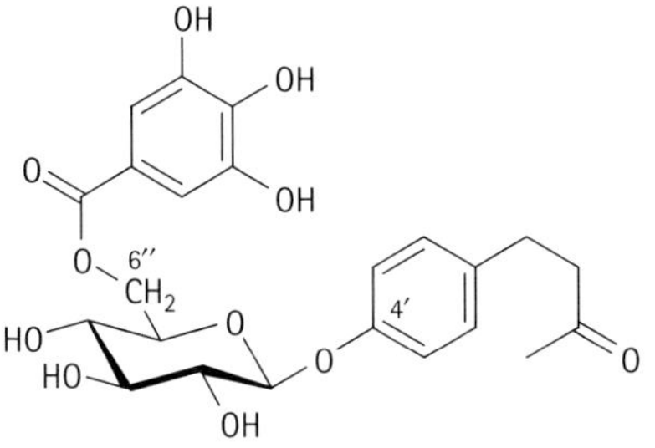

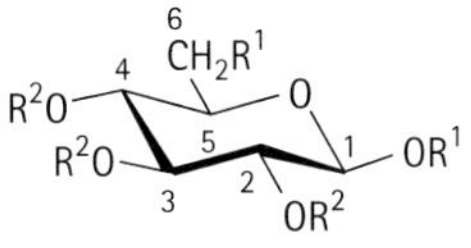

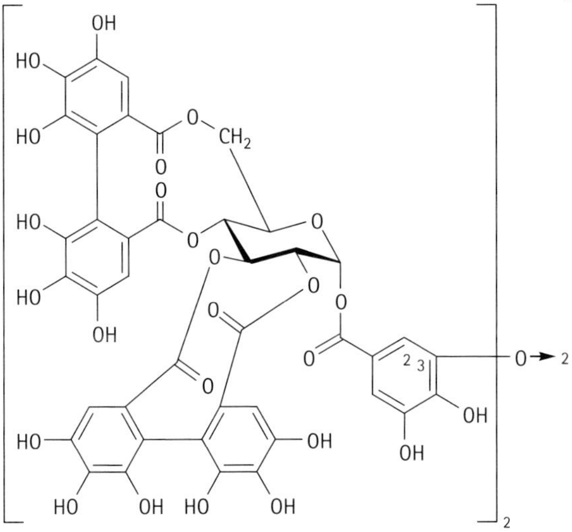

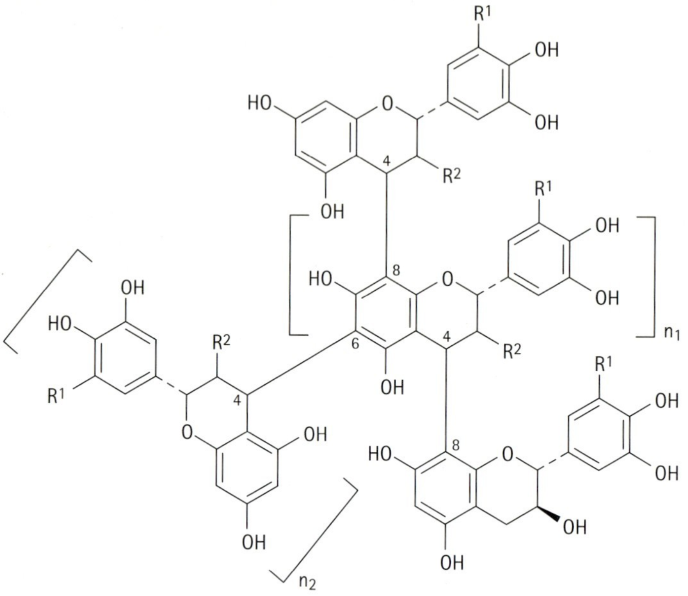

n_1 = 1–6, n_2 = 0–5, $n_1 + n_2$ = 2–6
R^1 = H oder OH, R^2 = ▬OH, - - - OH oder - - - O-galloyl

Oligomere Proanthocyanidine aus Eichenrinde

Abb. 21-3 Catechingerbstoffe

Catechingerbstoffe (Abb. 21-3) gehen durch C-C-Verknüpfung aus Catechinen oder/und Leukoanthocyanidinen hervor. Eine Vielzahl der gebildeten Catechingerbstoffe sind → Proanthocyanidine (C-4 → C-8, seltener C-4 → C-6-Verknüpfungen). Sie können durch Säuren gespalten werden. Aber auch durch Säuren nicht lösbare Bindungen kommen bei Catechingerbstoffen vor (C-6 → C-8, C-2′ → C-8 bzw. C-2 → C-8). Die Bildung der Catechingerbstoffe erfolgt zum Teil enzymatisch, zum Teil auch durch Säurekatalyse, oft erst postmortal beim Zerstören von Zellen oder beim natürlichen Absterben, z. B. in der Rinde. Proanthocyanidine entstehen aus einem Catechinmolekül als Endgruppe und einem oder mehreren Flavon-3,4-diol-Molekülen (Leukoanthocyanidine). Diese verbinden sich nach säurekatalysierter Abspaltung von Hydroxylionen vom C-4 in Form von Flavan-3-ol-carbokationen untereinander oder mit Catechinen zu Proanthocyanidinen. Catechine oder Leukoanthocyanidine können auch mit Gallotanninen zu C-C-verknüpften komplexen Gerbstoffen reagieren.

Bis zu einem Polymerisationsgrad von etwa 15 sind die Oligomere der Catechingerbstoffe wasserlöslich. Bei Fortschreiten der Kondensation entstehen wasserunlösliche, rotbraun gefärbte Polymere, die sog. Gerbstoffrote oder Phlobaphene, die nicht mehr gerbend wirken. Sie geben einer Reihe von Drogen, z. B. Ratanhiawurzel, Gewürznelken, Zimtrinde und Colasamen, ihre braunrote Farbe.

Auf Grund der größeren Flexibilität der Moleküle der Gallotannine ist ihre Gerbwirkung größer als die gleicher Mengen von Catechingerbstoffen.

Einige Kaffeesäureester wie Chlorogensäuren (Abb. 16-4) sowie Rosmarinsäure (sog. Lamiaceengerbstoff, Abb. 16-4) und verwandte Verbindungen zählen nicht zu den Gerbstoffen im eigentlichen Sinne. Ihnen fehlt deren charakteristische Eigenschaft, Tierhaut zu Leder zu gerben.

> Gerbstoffe sind im Pflanzenreich weit verbreitet. Sie kommen bei fast allen Ordnungen der Samenpflanzen vor. Wichtige Gerbstofflieferanten sind Pinaceae, Fagaceae, Rosaceae, Mimosaceae, Caesalpiniaceae, Fabaceae, Anacardiaceae und Ericaceae. Bei den Brassicaceae und Papaveraceae scheinen Gerbstoffe zu fehlen.

21.2 Pharmakologie

> Gerbstoffe werden nicht resorbiert und haben somit nur lokale Effekte. Sie wirken adstringierend, d. h. sie bilden durch Reaktion mit den Eiweißen der oberen Haut- und Schleimhautschichten Fällungsmembranen und haben dadurch reizmildernde, entzündungswidrige, schwach lokalanästhetische, sekretionshemmende und antimikrobielle Eigenschaften.

Lokal angewendet können Gerbstofflösungen durch Fällungsreaktionen Kapillarblutungen stillen. Auf Wunden gebracht, bilden sie Koagulationsmembranen, die durch Freiwerden des Quellungswassers der Eiweiße ein Austrocknen der Wunden fördern, die Resorption toxischer Eiweißabbauprodukte verhindern und das Eindringen und die Entwicklung von Bakterien hemmen.

> Bei peroraler Applikation hemmen Gerbstoffe die Sekretion der Verdauungsorgane, setzen ihre Motilität herab und inaktivieren die Verdauungsfermente durch Fällungsreaktionen. Sie wirken verdauungshemmend und stopfend.

Die stopfende Wirkung der Gerbstoffe ist vermutlich durch die Herabsetzung der Ansprechbarkeit des Darmes für motilitätsauslösende chemische und mechanische Reize, wahrscheinlich durch Bildung einer Fällungsmembran, durch die antimikrobielle Wirkung und durch Verhinderung der Resorption bakterieller Stoffwechselprodukte bedingt.

Angewendet werden Gerbstofflösungen oder Extrakte aus Gerbstoffdrogen äußerlich bei Entzündungen der Schleimhäute, z. B. bei Stomatitis, Gingivitis und Rachenentzündungen, bei Hautentzündungen, bei übermäßiger Schweißsekretion und Hautjucken, innerlich zur Behandlung von hyperazider Gastritis und von leichten unspezifischen Durchfallerkrankungen.

Wegen ihrer Bindungskapazität für Schwermetallionen und Alkaloide sind Gerbstoffe Mittel der ersten Hilfe bei Vergiftungen mit diesen Stoffen (im Notfall starken Kaffee oder schwarzen Tee geben).

21.3 Toxikologie

Drogenzubereitungen mit hohem Gerbstoffgehalt erzeugen wegen der sekretionseinschränkenden und eiweißfällenden Wirkung Magenbeschwerden und Völlegefühl. Langfristige, innerliche oder großflächige äußerliche Anwendung von Gerbstoffen, besonders von Gallotanninen, soll Leberschäden durch die durch Hydrolyse freigesetzte Gallussäure zur Folge haben. Ohne ärztliche Beratung sollten Gerbstoffe nicht länger als 3 bis 4 Tage angewendet werden.

Auch die Resorption von Nahrungsbestandteilen wird durch Gerbstoffe behindert. Ein Gerbstoffgehalt von 1 bis 5 % im Futter führte bei Versuchstieren trotz ausreichender Nährstoffversorgung zu Wachstumsstillstand. Auf diesem antinutritiven Effekt beruht wahrscheinlich auch die ökologische Bedeutung der Gerbstoffe. Die Pflanzen schützen sich vor tierischen Räubern, indem sie sich „unverdaulich machen". Viele Lebewesen, auch der Mensch, haben es im Verlauf der Evolution „gelernt", die Wirkung der Gerbstoffe teilweise durch eine Überproduktion an Verdauungsenzymen zu kompensieren.

21.4 Gerbstoffe als Arzneimittel

◆ **Tannin** (Tanninum PhEur) ist ein Gemisch isolierter Gallotannine aus Chinesischen Gallen, pathologischen Bildungen von Sumach-Arten, besonders des Gallen-Sumachs, *Rhus chinensis* MILL. (Anacardiaceae), seltener auch aus Türkischen Gallen, pathologischen Bildungen der Gall-Eiche, *Quercus infectoria* OLIV. (Fagaceae). Tannin wird äußerlich als Adstringens eingesetzt.

Die Bildung der Chinesischen Gallen (Gallae chinensis, Japanische Gallen, Zackengallen) auf dem in Ostasien heimischen Gallen-Sumach wird durch die Blattlaus *Aphis sinensis* (Aphidae) ausgelöst. Die unregelmäßig geformten, bis 8 cm langen Gallen, in denen eine Vielzahl von Blattläusen zu finden ist, liefern etwa 75% Gallotannine. Die Türkische Gallen (Galla ÖAB, Gallae turcicae, Aleppogallen) liefernde Gall-Eiche ist im östlichen Mittelmeergebiet heimisch. Ihre kugeligen, kirschgroßen Gallen entstehen durch Eiablage der Gallwespe *Andricus gallae-tinctoriae* (Cynipidae) auf den Vegetationspunkt der austreibenden Knospen. Anstelle normaler Triebe bilden sich Wucherungen, in denen die Larven der Gallwespe heranwachsen. Die Türkischen Gallen enthalten etwa 60 bis 70% Gallotannine.

Zur Gewinnung von Tannin werden die zerkleinerten Gallen mit einem Gemisch von Ether/Ethanol (4:1) extrahiert. Der Extrakt wird mit Wasser verdünnt und von der Etherphase befreit, die besonders die freie Gallussäure enthält. Die ethanolisch-wässrige Lösung wird eingedampft.

Tannin wird besonders bei Schleimhautentzündungen und bei nässenden und juckenden Hautleiden angewendet. Arzneiformen sind 0,5 bis 1%ige Spülungen, 5%ige Salben oder 10 bis 20%ige Pinselungen. Bei peroraler Applikation kommt es zur Magenreizung und zur raschen Inaktivierung durch Hydrolyse der Esterbindungen im Darm. **Gallenäpfeltinktur** (Tinctura Gallae ÖAB) hat in verdünnter Form die gleiche Anwendung.

> ♦ **Tannin-Eiweiß** (Albumini tannas DAC, Tanninum albuminatum ÖAB) ist ein Fällungsprodukt von Eiklar oder Casein mit Tannin, das durch Erhitzen auf etwa 120 °C seine Löslichkeit in saurem Milieu weitgehend verloren hat. Es kann innerlich bei Durchfällen eingesetzt werden.

Tannin-Eiweiß (Albumintannat, unlöslicher Rückstand nach Verdauung mit Pepsin-Salzsäure DAC: 50 bis 58%, ÖAB: 50 bis 60%) wird bei peroraler Applikation reizlos vertragen. Es wird in einer Dosierung von 0,5 bis 1 g, bis zu 6-mal täglich, p. o., als Antidiarrhoikum eingesetzt. Aus ihm sollen erst im alkalischem Milieu des Darmes gerbsaure Salze freigesetzt werden, sodass eine Magenreizung und der rasche Abbau durch Hydrolyse in den oberen Darmabschnitten unterbleibt.

Um isolierte Catechingerbstoffe mit einem hohen Anteil an monomeren Catechinen handelt es sich bei **Catechu** (aus dem Kernholz von *Acacia catechu* (L. fil.) WILLD. und *A. suma* KURZ, Mimosaceae), **Gambir** (aus den Blättern von *Uncaria gambir* (HUNTER) ROXB., Rubiaceae) und **Kino** (eingetrockneter Saft aus dem Stamm von *Pterocarpus marsupium* ROXB., Fabaceae). Die Drogen werden in Südostasien gewonnen. Sie werden in der europäischen Medizin heute nur noch selten als lokale Adstringenzien angewendet.

♣ **Hamamelisblätter** (Hamamelidis folium PhEur, ≥3% Gerbstoffe) und
♣ **Hamamelisrinde** (Hamamelidis cortex DAC, ≥4% Gerbstoffe) stammen von der Virginischen Zaubernuss, *Hamamelis virginiana* L. (Hamamelidaceae). Extrakte aus den Drogen werden äußerlich als Adstringenzien angewendet, vor allem bei Hautentzündungen und Hämorrhoiden.

Die Virginische Zaubernuss ist ein im atlantischen Teil Nordamerikas heimischer, bis 7 m hoher Strauch oder Baum. Die Blätter enthalten vorwiegend Catechingerbstoffe, in der Rinde wurden daneben u. a. Hamamelitannin (Abb. 21-2), dessen 1-*O*-(4-Hydroxy-benzoyl)ester und 5- bzw. 2'-*O*-Galloylhamamelose nachgewiesen. Aus den frischen Blättern können 0,01 bis 0,5% und aus der Rinde 0,1% wasserdampfflüchtige Stoffe erhalten werden, vor allem höhere Kohlenwasserstoffe (Tricosan, Pentacosan, Heptacosan), aus der Rinde auch α-Ylangen (Sesquiterpenkohlenwassertoff).

Hamamelisblätter werden in Form von Extrakten zu Spülungen und Umschlägen bei Hautverletzungen, Hautentzündungen, Hämorrhoiden und Krampfaderbeschwerden angewendet. Auch zur symptomatischen Behandlung der Neurodermitis werden sie eingesetzt (bei halbfesten oder flüssigen Zubereitungen 5 bis 10 g Droge/100 ml, bei Hämorrhoidalzäpfchen 0,1 bis 1 g Droge/Zäpfchen). **Eingestellter Hamamelisextrakt** (Hamamelidis extractum liquidum normatum PhHelv, 3,5 bis 4,5% Gerbstoffe) ist ein wässrig-ethanolischer Extrakt aus den Blättern.

Wasserdampfdestillate von Mazeraten aus frischen Zweigen (Hamamelidis aqua) oder der Rinde der Pflanze (Hamamelidis corticis aqua), die keine Gerbstoffe enthalten können und deren Wirkung möglicherweise auf dem Gehalt an ätherischen Ölen beruht, werden unverdünnt oder 1 : 3 verdünnt bei den gleichen Erkrankungen verwendet. Ihre entzündungshemmende Wirkung ist belegt.

♣ **Eichenrinde** (Quercus cortex PhEur, ≥3% mit Hautpulver fällbare Gerbstoffe) ist die getrocknete, zerkleinerte Rinde jüngerer Stämme und Zweige der Stiel-Eiche, *Quercus robur* L., der Trauben-Eiche, *Qu. petraea* (MATT.) LIEBL., und der Flaum-Eiche, *Qu. pubescens* WILLD. (Fagaceae). Dekokte aus der Eichenrinde werden äußerlich bei entzündlichen Haut- und Schleimhauterkrankungen und bei vermehrter Fußschweißsekretion eingesetzt.

Eichenrinde enthält je nach Alter der Zweige und Stämmchen, aus denen die Droge gewonnen wird, 5 bis 20% Gerbstoffe besonders Catechingerbstoffe und Ellagitannine, z. B. Castalagin, Vescalagin sowie Pedunculagin, aber auch komplexe Gerbstoffe.

Die Anwendung erfolgt u. a. bei Entzündungen im Mund- und Rachenbereich sowie im Genital- und Analbereich, bei Frostbeulen, nässenden Ausschlägen und Körper- sowie Fußschweiß in Form von Spülungen, Umschlägen, Gurgellösungen (20 g/l Wasser) und Voll- oder Teilbädern (5 g/l Wasser).

Eichenrinde wird auch als Antidiarrhoikum bei unspezifischen, akuten Durchfallerkrankungen benutzt (TD 3 g Droge, 1 g Droge/150 ml Wasser, als Dekokt, auch in Form des Trockenextrakts). Bei großflächigen Hautschäden, z. B. Ekzemen oder Verletzungen, müssen wegen der Gefahr der Resorption von Gerbstoffspaltprodukten Eichenrindenbäder vermieden werden. Ebenso ist generell die Anwendung von Bädern wegen der Kreislaufbelastung bei schwerer Herzinsuffizienz, schwerer Hypertonie und schweren fieberhaften Erkrankungen zu vermeiden.

♣ **Ratanhiawurzel** (Ratanhiae radix PhEur, ≥ 5% Gerbstoffe) ist die getrocknete Wurzel von *Krameria lappacea* (DOMBEY) BURDET et B. B. SIMPSON (*K. triandra* RUIZ et PAV., Krameriaceae). Sie wird in Form der Ratanhiatinktur äußerlich bei Schleimhautentzündungen angewendet.

Krameria lappacea ist ein in den Anden, vor allem in Peru, in Höhen von 600 bis 3600 m vorkommender, bis 1 m hoher Strauch. Die Ratanhiawurzel enthält 10 bis 15%, besonders in der Rinde lokalisierte Catechingerbstoffe, darunter dimere bis tetramere Proanthocyanidine.

Ratanhiatinktur (Ratanhiae tinctura PhEur, ≥ 1,0% Gerbstoffe), wässrige Lösungen des **Eingestellten Ratanhiatrockenextrakts** (Ratanhiae extractum siccum normatum PhHelv, 18 bis 22% Gerbstoffe) und **Ratanhia-Myrrhe-Adstringens** NRF 7.1. (Mischung von Ratanhia- und Myrrhentinktur 1:1) werden ebenso wie Abkochungen der Droge als Gurgelmittel oder zu Pinselungen bei Entzündungen von Zahnfleisch und Mundschleimhaut sowie Prothesendruckstellen eingesetzt (ED 1 g Droge/150 ml Wasser als Dekokt, Zubereitungen entsprechend, 5 bis 10 Tr. Tinktur/Glas Wasser, unverdünnte Tinktur zu Pinselungen, 2- bis 3-mal tgl.).

♣ **Tormentillwurzelstock** (Tormentillae rhizoma PhEur, ≥ 7% Gerbstoffe) besteht aus den von den Wurzeln befreiten und getrockneten Rhizomen der Blutwurz, *Potentilla erecta* (L.) RAEUSCH. (*P. tormentilla* STOKES, Rosaceae). Die Droge wird äußerlich wie Ratanhiawurzel und innerlich bei Durchfällen und Magen-Darm-Entzündungen eingesetzt.

Die Blutwurz ist eine in Nord- und Mitteleuropa sowie Nordasien auf Magerrasen, in Mooren und Feuchtheiden heimische kleine gelbblühende Staude. Die Droge wird aus osteuropäischen Ländern importiert.

Der Tormentillwurzelstock enthält 17 bis 22% Gerbstoffe, besonders dimere bis hexamere Proanthocyanidine neben geringen Mengen an Ellagitanninen, z. B. Agrimoniin und Pedunculagin, daneben auch ca. 2% Triterpensaponine.

Tormentilltinktur (Tormentillae tinctura PhEur, ≥ 1,5% Gerbstoffe) und das **Tormentill-Myrrhe-Adstringens** NRF 7.1. (Mischung aus Tormentilltinktur und Myrrhentinktur 1:1) werden wie Ratanhiatinktur eingesetzt. Die

Droge dient auch in Form von Abkochungen, besser Kaltwassermazeraten (TD 4 bis 9 g Droge, 2 bis 3 g/150 ml Wasser, 3-mal tgl.), oder des Pulvers (z. B. 2 bis 4 g, mit Rotwein aufgeschwemmt) bzw. des Trockenextrakts zur Behandlung von Durchfällen und Gastroenteritiden.

Weniger häufig verwendete Gerbstoffdrogen sind:

♣ **Brombeerblätter** (Rubi fruticosi folium DAC), etwa 8% Gerbstoffe enthaltend, vorwiegend Gallotannine, von der Brombeere, *Rubus fruticosus* L. (Rosaceae), stammend,

♣ **Himbeerblätter** (Rubi idaei folium DAC), von der Himbeere, *Rubus idaeus* L. (Rosaceae), stammend, vorwiegend Gallo- und Ellagitannine enthaltend,

♣ **Odermennigkraut** (Agrimoniae herba PhEur, $\geq 2\%$ Gerbstoffe), 4 bis 10% Gerbstoffe enthaltend, vorwiegend Catechingerbstoffe, vom Odermennig, *Agrimonia eupatoria* L. (Rosaceae), stammend,

♣ **Gänsefingerkraut** (Anserinae herba DAC, $\geq 2\%$ Gerbstoffe), vorwiegend Ellagitannine enthaltend, vom Gänse-Fingerkraut, *Potentilla anserina* L. (Rosaceae), stammend,

♣ **Frauenmantelkraut** (Alchemillae herba PhEur, $\geq 7,5\%$ Gerbstoffe), vorwiegend Ellagitannine enthaltend, u. a. Agrimoniin, Penduculagin und Laevigatin F, vom Frauenmantel, *Alchemilla xanthochlora* ROTHM. (*A. vulgaris* L. s. l., Sammelart, Rosaceae), stammend,

♣ **Erdbeerblätter** (Fragariae folium DAC), besonders Ellagitannine, vermutlich ebenfalls Agrimoniin enthaltend, vorwiegend von der Wald-Erdbeere, *Fragaria vesca* L. (Rosaceae), aber auch von anderen Erdbeere-Arten stammend (von der Komm. E negativ bewertet, Allergien sind möglich),

♣ **Walnussblätter** (Juglandis folium DAC, $\geq 2\%$ Gerbstoffe), vom Walnussbaum, *Juglans regia* L. (Juglandaceae), stammend (zur äußerlichen Anwendung, Komm. E),

♣ **Heidelbeeren** (Myrtilli fructus siccus PhEur, $\geq 1\%$ Gerbstoffe), von der Heidelbeere oder Blaubeere, *Vaccinium myrtillus* L. (Ericaceae), stammend, vorwiegend Catechingerbstoffe enthaltend, darunter oligomere Proanthocyanidine.

Die Blatt- und Krautdrogen werden als Einzelteedrogen (1,5 bis 4 g/150 ml Wasser, mehrmals täglich) oder als Bestandteile von Teemischungen bei leichten Durchfallerkrankungen eingesetzt. Extrakte aus Heidelbeeren werden in Form eines Aufgusses, eines Mazerats oder einer Abkochung (1 bis 2 Esslöffel auf 150 ml Wasser) eingenommen oder bei leichten Schleimhautentzündungen im Mund- und Rachenraum zum Spülen oder Gurgeln verwendet. In der Volksmedizin werden sie bei Durchfällen gekaut. Odermennig-, Gänsefinger- und Frauenmantelkraut werden auch bei leichten dysmenorrhoischen Beschwerden angewendet. Walnussblätter (3 g/100 ml Wasser) benutzt man fast ausschließlich äußerlich bei Hautleiden, z. B. Akne und Ekzemen. Brombeer- und Erdbeerblätter sind auch Bestandteile von sog. Haustees.

Literatur

Czygan FC (1995): Die Himbeere – Rubus idaeus L. Z Phytother 16 (6): 366–374
Engel R et al. (1998): Study on the composition of the volatile fraction of Hamamelis virginiana. Planta Med 64 (3): 251–258
Geiger C et al. (1994): Ellagitannins from Alchemilla xanthochlora and Potentilla erecta. Planta Med 60 (4): 384–385
Haslam E (1996): Natural polyphenols (vegetable tannins) as drugs: possible modes of action. J Nat Prod 59 (2): 205–215
Kaul R (2001): Arzneistoffportrait. Hamamelisblätter. Dtsch Apoth Ztg 141 (5): 587–592
König M et al. (1994): Ellagitannins and complex tannins from Quercus petraea bark. J Nat Prod 57 (10): 1411–1415
Pallenbach E et al. (1993): Proanthocyanidins from Quercus petraea bark. Planta Med 59 (3): 264–268
Schimmer O, Felser C (1993): Alchemilla xanthochlora ROTHM. – Der Frauenmantel. Z Phytother 13 (6): 207–214
Scholz E (1994): Pflanzliche Gerbstoffe – Pharmakologie und Toxikologie. Dtsch Apoth Ztg 134 (34): 3167–3179
Svoboda M, Meurer J (1991): Therapie von Neurodermitis mit Hamamelis-virginiana-Extrakt in Salbenform. Z Phytother 12 (4): 114–117

22 Bitterstoffe

22.1 Allgemeines

> Als Bitterstoffe bezeichnet man bitter schmeckende Substanzen, die außer der durch den Geschmack bedingten, reflektorisch ausgelösten Steigerung der Sekretion der Verdauungsdrüsen in für diesen Zweck ausreichenden Dosen keine weiteren pharmakologischen Wirkungen besitzen. Sie gehören unterschiedlichen Stoffklassen an.

Die Bitterstoffe der therapeutisch eingesetzten Drogen sind fast durchweg stickstofffrei. Nach der so genannten AH-B-Hypothese (die auch für die Geschmacksempfindung „süß" gilt) müssen bitter schmeckende Substanzen einen Protonendonator (AH-Gruppe, z. B. OH, CHCO, CHOCOCH$_3$, CHCOOCH$_3$) und einen Protonenakzeptor (B-Gruppe, z. B. COOCH$_3$, C–C=O-, OCOCH$_3$) besitzen, die einen Abstand von 1 bis 1,5 Å aufweisen (bei süß schmeckenden Stoffen 2,5 bis 4 Å). Schon relativ geringe Strukturänderungen können somit die Bitterwirkung auslöschen. So ist z. B. das Hesperitin-7-β-(2-α-L-rhamnosyl)-glucosid (Neohesperidin) bitter, das Hesperitin-7-β-(6-α-L-rhamnosyl)-glucosid (Hesperidin) hingegen nicht.

> Bitterstoffe kommen in vielen Pflanzenfamilien vor. Von medizinischer Bedeutung sind besonders Bitterstoffdrogen, die von Pflanzen aus den Familien Gentianaceae, Menyanthaceae, Asteraceae, Lamiaceae, Simaroubaceae und Asclepiadaceae stammen.

Bitterstoffe dieser Drogen sind hauptsächlich Monoterpene (z. B. bei Enzianwurzel, Tausendgüldenkraut, Bitterkleeblättern und Safran), Sesquiterpenlactone (z. B. bei Wermutkraut, Benediktenkraut, Löwenzahnkraut und Schafgarbenkraut), Diterpene (z. B. bei Salbei, Rosmarin, Andornkraut, Gamanderkraut und Herzgespannkraut), Triterpene (z. B. beim Bitterholz), Pregnanderivate (z. B. bei der Condurangorinde), Acylphloroglucinole (z. B. beim Hopfen) oder Flavanonglykoside (z. B. bei Citrus-Früchten). Auch Drogen mit pharmakologisch hochwirksamen Inhaltsstoffen, z. B. Brechnuss oder Chinarinde, können bei Applikation geringer Dosen als Bittermittel eingesetzt werden.

Die ökologische Rolle der Bitterstoffe für die Pflanzen besteht vermutlich darin, Räuber durch den im Verlaufe der Evolution erworbenen Instinkt „bitter bedeutet giftig und damit ungenießbar", vom Verzehr einer Pflanze abzuhalten.

Da Bitterstoffe wegen der fehlenden Beziehungen zwischen erfassbaren chemischen Parametern und der Bitterwirkung nicht mit analytischen Methoden bestimmt werden können, muss eine **Wertbestimmung durch Geschmacksprüfung** erfolgen. Man ermittelt zu diesem Zweck die Grenzkonzentration, bei der der bittere Geschmack eines Drogenextraktes noch wahrnehmbar ist.

Der **Bitterwert** ist der reziproke Wert jener Verdünnung, in der 1 g einer Droge in einem wässrigen Auszug eben noch bitter schmeckt. Ein Bitterwert von 10 000 bedeutet somit, dass ein Extrakt von 1 g Droge in 10 000 ml Wasser eben noch als bitter empfunden wird. Bei der Bestimmung wird, um die individuellen Empfindlichkeiten der Testpersonen auszugleichen, zum Vergleich Chininhydrochlorid verwendet, dessen Bitterwert mit 200 000 (PhEur) angesetzt wird.

Wässrige oder ethanolisch-wässrige Auszüge aus bitterstoffhaltigen Drogen werden als sog. Amara zur Appetitanregung, bei Völlegefühl und Blähungen eingesetzt. Vielfach benutzt man sie auch als galletreibende Mittel. In einigen der Bitterstoffdrogen enthaltene ätherische Öle können die Wirkung potenzieren.

Verwendet werden Aufgüsse der Einzeldrogen bzw. von Teemischungen, Tinkturen oder seltener auch Trockenextrakte in Fertigarzneimitteln. Häufig werden Bitterstoffdrogen oder ihre Extrakte mit Drogen, die ätherische Öle enthalten, bzw. mit deren Extrakten gemischt.
Angewendet werden u. a.:

- **Magentee I** (NRF 6.11, mit Enzianwurzel, Bitterorangenschale, Tausendgüldenkraut, Wermutkraut, Zimtrinde), weitere Magentees mit Bitterstoffdrogen sind Magentee IV, V und VI (NRF 6.11),
- **Bittertee** (Species amaricantes ÖAB, mit Wermutkraut, Tausendgüldenkraut, Bitterorangenschale, Bitterkleeblätter, Kalmus, Enzianwurzel und Zimtrinde),
- **Bittere Tinktur** (Tinctura amara NRF 6.3., Gemisch von Wermut-, Ingwer-, Bitterorangenschalen- und Enziantinktur, ED 15 Tr., Tinctura amara ÖAB: Tinktur aus Bitterkleeblättern, Tausendgüldenkraut, Bitterorangenschale und Enzianwurzel, ED 0,5 bis 1 g, Tinctura absinthii composita ÖAB: Tinktur aus Wermutkraut, Bitterorangenschale, Kalmus, Enzianwurzel, Zimtrinde),
- **Aromatische Bittertinktur** (Tinctura aromatica amara, Gemisch von Tinctura amara und →Tinctura aromatica),
- **Medizinische Weine** (Vinum Chinae ÖAB, enthält Chinafluidextrakt und Bitterorangenschalentinktur, Vinum stomachicum ÖAB, enthält Bitterorangenschalenfluidextrakt, Zimttinktur und Enzianextrakt).

Bittermittel werden etwa 20 bis 30 Minuten vor dem Essen gegeben. Der bittere Geschmack sollte nicht durch Korrigenzien, z. B. Zucker, oder durch galenische Maßnahmen, z. B. Dragierung oder Verkapselung, überdeckt werden.

Bittermittel fördern in der kephalen, durch Sinnesreize, besonders Geschmacks- und Geruchsreize, ausgelösten, durch das Großhirn vermittelten Phase des Verdauungsvorganges die Magensaftsekretion. In dieser Phase wird die Sekretion eines sog. Zündsaftes erreicht, der, unterstützt durch eventuell zusätzlich aufgenommenes Ethanol, die gastrische Phase der Magensaftsekretion einleitet. In dieser Phase kommt es durch Reizung der G-Zellen in der Antrumschleimhaut des Magens zur Ausschüttung von Gastrin, das die Sekretion und Motilität des Magens verstärkt. Folge ist die Anregung des Appetits, die Verbesserung der Verdauung im Magen, die auch die nachfolgenden Verdauungsvorgänge positiv beeinflusst, besonders die Pankreas- und Gallensaftausschüttung verstärkt und die Darmmotilität anregt.

Es existieren auch Hinweise darauf, dass die Wirksubstanzen von Bitterstoffdrogen, beispielweise die der Enzianwurzel, die Magensaftsekretion auch auf direktem Wege durch Wirkung auf die Zellen der Magenschleimhaut fördern. Dennoch dürfte wohl die Hauptwirkung durch die reflektorische Wirkung erzielt werden.

Wegen der die Magensaftsekretion stimulierenden Wirkung sollten Bitterstoffdrogen bei Magen- und Zwölffingerdarmgeschwüren nicht angewendet werden. Bei Überdosierung wirken Bitterstoffdrogen appethemmend, oft auch brecherregend.

22.2 Bitterstoffdrogen als Stomachika

Bitterstoffe der Drogen aus den Familien Gentianaceae und Menyanthaceae sind Monoterpene vom 10-C-Iridoid- und Secoiridoidglykosid-Typ (Abb. 22-1). Von besonderer Bedeutung sind Enzianwurzel und Tausendgüldenkraut, von geringerer Bedeutung die Bitterkleeblätter.

♣ **Enzianwurzel** (Gentianae radix PhEur, Bitterwert ≥ 10 000, Extraktgehalt ≥ 33 %) besteht aus den getrockneten unterirdischen Organen des Gelben Enzians, *Gentiana lutea* L. (Gentianaceae). Hauptbitterstoff ist das Secoiridoid Amarogentin.

Gelber Enzian ist eine bis 1,4 m hohe Staude, die in den mittel- und südeuropäischen Gebirgen besonders auf Weiden verbreitet ist. In geringem Umfang wird sie u. a. auch im Alpenvorland, z. B. in Bayern, angebaut. Die Wurzeln werden im Frühjahr geerntet und müssen, um enzymatische Umset-

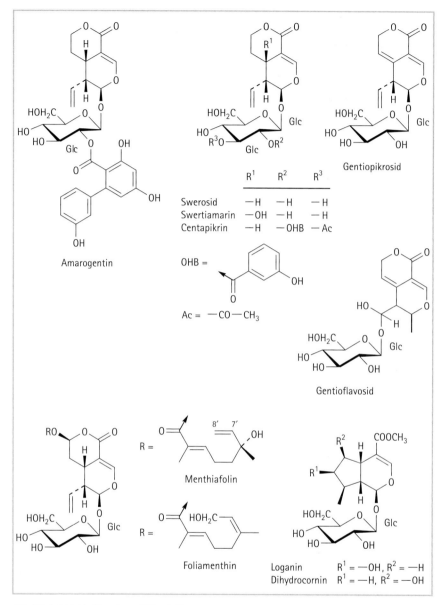

Abb. 22-1 Iridoide Monoterpenbitterstoffe

zungen zu vermeiden, die vermutlich mit einem Bitterstoffabbau verbunden sind, rasch getrocknet werden. Dabei liefern Anbaugebiete in höheren Lagen besonders bitterstoffreiche Drogen. Hauptlieferländer sind Frankreich, Spanien und die Balkanländer.

Der Bitterwert der Enzianwurzel liegt zwischen 10 000 und 30 000. Amarogentin (Abb. 22-1), 0,01 bis 0,04%, Bitterwert 58 000 000, trägt entscheidend zur Bitterwirkung der Droge bei. Das ebenfalls enthaltene Gentiopikrosid (Gentiopikrin, Abb. 22-1, 1 bis 10%) spielt wegen des relativ geringen Bitterwertes (12 000) kaum eine Rolle beim Zustandekommen der Bitterwirkung. Speicherstoffe der stärkefreien Droge sind Fructose, Glucose, Saccharose, die schwach bittere Gentianose (β-D-Glcp-(1→6)-D-α-Glcp-(1→2)-β-D-Fruf), die beim Trocknen daraus gebildete bittere Gentiobiose (β-D-Glcp-(1→6)-D-Glcp) und auch einige Bitterstoffe, z. B. Gentiopikrosid. Die frische Enzianwurzel kann nach Fermentation, bei der es zur Spaltung der Oligosaccharide kommt, zu Enzianschnaps vergoren werden. Weitere Inhaltsstoffe sind u. a. gelbe Xanthonderivate (z. B. Gentisin, Abb. 18-16), sich von den Secoiridoiden ableitende Pyridinalkaloide, wahrscheinlich Artefakte (z. B. Gentialutin, Abb. 30-37) und wenig ätherisches Öl (Hauptkomponenten Limonen, Linalool, Carvacrol, cis-Linalyloxid und α-Terpineol).

Die Anwendung erfolgt in Form von

- **Aufgüssen** oder **Mazeraten** (1 g Droge auf 150 ml Wasser, TD 2 bis 4 g),
- **Teemischungen**, z. B. Magentee Nr. I, IV, V und VI NRF 6.11.,
- **Enziantinktur** (Gentianae tinctura PhEur, Bitterwert ≥ 1000, ED 0,5 bis 1 g, TD 1 bis 3 g,),
- **Enziantrockenextrakt** (Gentianae extractum siccum normatum PhHelv, Bitterwert 40 000 bis 50 000, ED 0,2 g).

Darüber hinaus ist die Enzianwurzel Bestandteil der Tinctura amara und von Fertigarzneimitteln.

> ♣ **Tausendgüldenkraut** (Centaurii herba, PhEur, Bitterwert ≥ 2000) besteht aus den getrockneten, oberirdischen Teilen blühender Pflanzen des Echten Tausendgüldenkrautes, *Centaurium erythraea* RAFN (*C. minus* MOENCH, Sammelart, Gentianaceae). Der Bitterwert der Droge liegt zwischen 2000 und 5000. Hauptbitterstoffe sind die Secoiridoide Centapikrin und Desacetylcentapikrin.

Das Echte Tausendgüldenkraut ist ein einjährig überwinterndes Kraut, das von Mitteleuropa bis Westsibirien, auf den Britischen Inseln, in Skandinavien und Nordafrika auf Halbtrockenrasen vorkommt. Die Droge stammt vorwiegend aus Wildvorkommen in Griechenland, Ungarn, Rumänien, Marokko und Algerien. Ein Anbau ist möglich.

Als Bitterstoffe sind im Tausendgüldenkraut enthalten die Secoiridoide Centapikrin (Bitterwert 4 000 000), Desacetylcentapikrin, Swertiamarin (Bitterwert 12 000), Swerosid (12 000), Gentiopikrosid, Gentioflavosid, Dihydrocornin (Abb. 22-1) und vermutlich Centaurosid (ein Bis-Seco-Iridoid). Begleitstoffe sind Pyridinalkaloide, Xanthonderivate und Flavonoide.

Tausendgüldenkraut wird als Einzelteedroge (1 bis 2 g/Tasse, TD 6 g), als Bestandteil von Teemischungen (z. B. Magentee I, II, IV, V, VI, NRF 6.11.) oder in Form ethanolischer Extrakte in Bittertinkturen (z. B. Tct. amara) und in Fertigarzneimitteln eingesetzt.

♣ **Bitterkleeblätter** (Trifolii fibrini folium PhEur, Bitterwert ≥ 3000) stammen vom Fieber- oder Bitterklee, *Menyanthes trifoliata* L. (Menyanthaceae), einer auf der nördlichen Erdhalbkugel verbreiteten Sumpfpflanze mit ausdauerndem Rhizom. Die Bitterstoffe der Droge Menthiafolin, Foliamenthin und 7′,8′-Dihydro-foliamenthin sind Monoterpensäureester von Secoiridoiden, begleitet von Loganin und Swerosid (Abb. 22-1). Die Anwendung erfolgt als Einzelteedroge (1 g/Tasse, TD 1,5 bis 3 g), in Teegemischen oder seltener als Bestandteil von Bittertinkturen und Fertigarzneimitteln.

> Sesquiterpenlactone (Abb. 22-2), besonders vom Guajan-Typ (Guajanolide), Eudesman-Typ (Eudesmanolide) oder Germacran-Typ (Germacranolide), sind die Bitterstoffe der Asteraceae. Einige der Guajanolide sind → Proazulene (Kap. 13.4.). Wesentliche Bitterstoffdrogen dieser Gruppe sind Wermutkraut, Löwenzahnkraut und → Schafgarbenkraut, von geringerer Bedeutung ist das Benediktenkraut.

> ♣ **Wermutkraut** (Absinthii herba, PhEur, Bitterwert ≥ 10 000, ≥ 0,2 % ätherisches Öl) besteht aus den getrockneten, zur Blütezeit gesammelten oberen Sprossteilen und Laubblättern oder nur den Laubblättern des Wermut, *Artemisia absinthium* L. (Asteraceae). Neben den Hauptbitterstoffen, den Sesquiterpenlactonen vom Guajanolid-Typ Artabsin und Absinthin, enthält die Droge ätherisches Öl, in dem Thujon dominieren kann.

Wermut ist ein besonders an mäßig trocknen Ruderalstellen vorkommender, bis 1,5 m hoher Halbstrauch. Heimat ist das westliche Mittelmeergebiet. Er ist heute in ganz Europa, Nordasien sowie Nordafrika verbreitet und wurde auch in Nord- und Südamerika eingeschleppt. Der Anbau erfolgt u. a. im Mittelmeergebiet, in den Balkanländern, in England, Frankreich und in den USA. Es existieren zahlreiche Chemotypen mit unterschiedlichen Wirkstoffspektren.

Artabsin (monomer, 0,1 %, Bitterwert 3 000 000) und Absinthin (dimer, 0,2 bis 0,3 %, Bitterwert 12 000 000, Abb. 22-2) werden begleitet von anderen Guajanoliden, z. B. Matricin (Bitterwert 550 000, Abb. 23-8), Eudesmanoliden, z. B. Arabsin (Abb. 22-2), sowie den Germacranoliden Artabin, Ketopelenolid A, Ketopelenolid B und Hydroxyketopelenolid (Abb. 22-2). Wermutkraut enthält 0,3 bis 1,5 % ätherisches Öl mit sehr komplexer, vom Chemotyp der Pflanze abhängiger Zusammensetzung. Hauptkomponenten können sein Thujon (vorwiegend (+)-Isothujon neben wenig (−)-Thujon), Thujol (vorwiegend (+)-Isothujol, Abb. 23-3) und dessen Ester (besonders Thujylacetat), *cis*-Sabinylacetat, (Z)-Epoxy-ocimen, *cis*-Chrysanthenylacetat, *cis*-Chrysanthenol, Bornylacetat oder Terpinen-4-ol. Im durch Wasserdampfdestillation gewonne-

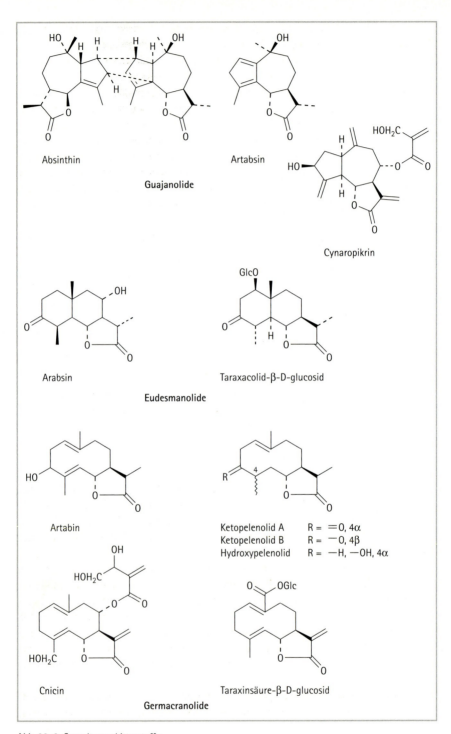

Abb. 22-2 Sesquiterpenbitterstoffe

nem ätherischem Öl kommt das aus den Proazulenen Absinthin, Artabsin und Matricin gebildete Chamazulen vor. Weitere Inhaltsstoffe sind u. a. Polyine, sesaminähnliche Lignane und Homoditerpenperoxide. Letztere sind wie → Artemisinin in der Lage, Malariaerreger abzutöten.

Die Anwendung des Wermutkrautes erfolgt als Einzelteedroge (1 g/Tasse, TD 2 bis 3 g), in Teemischungen, als Tinktur sowie in Form wässrig-ethanolischer Extrakte als Bestandteil von Fertigarzneimitteln.

„Absinth", ein alkoholisches Getränk, dessen Genuss vor allem Ende des 19. Jahrhunderts in der Armee und in Künstlerkreisen Frankreichs weit verbreitet war, wurde aus dem ätherischen Öl des Wermuts und alkoholischen Extrakten, vor allem aus Anis, Fenchel, Ysop und Melissenblättern, hergestellt. Die psychotomimetische Wirkung des Thujons verleitete zu chronischem Missbrauch. Folgen des Absinthismus waren Benommenheit, Sehstörungen, Kopfschmerzen, Depressionen mit Suizidgefahr, Krämpfe und schließlich völliger Verfall der Persönlichkeit. „Absinth" ist, bei Beschränkung des Thujongehaltes auf 35 mg/l, wieder im Kommen.

Einige andere, wegen der ätherischen Öle verwendete, nicht offizinelle Artemisia-Arten sind Beifuß, *Artemisia vulgaris* BURM., Estragon, *A. dracunculus* L., und Römischer Wermut, *A. pontica* L. Beifuß und Estragon sind beliebte Gewürze. Römischer Wermut wird zur Aromatisierung von Wermutweinen verwendet.

♣ **Löwenzahnkraut** (Taraxaci herba cum radice DAC, ≥ 30% Extraktgehalt, ÖAB, Bitterwert ≥ 100) ist das getrocknete Kraut mit Wurzeln des Gemeinen Löwenzahn, *Taraxacum officinale* WEB. ex WIGG. (Asteraceae). Bitterstoffe sind Eudesmanolide, z. B. Taraxacolid-9β-D-glucosid, und Germacranolide, z. B. Taraxinsäure-β-D-glucosid (Abb. 22-2). Es wird als Bittermittel, galletreibendes Mittel, seltener auch als Diuretikum verwendet.

Löwenzahn, eine Sammelart mit über 100 Kleinarten, ist auf Fettwiesen und an Wegrändern auf der gesamten nördlichen Erdhalbkugel sowie auch in Südamerika verbreitet. Der Anbau erfolgt vorwiegend im Gebiet des ehemaligen Jugoslawiens, in Bulgarien, Rumänien, Ungarn und Polen. Die Pflanze wird im Frühjahr vor der Blüte geerntet.

Neben den Bitterstoffen enthält Löwenzahnkraut u. a. auch → Cichoreesäure, → Caftarsäure, deren Methylester, Flavonoide und Hydroxycumarine. Es wird bevorzugt in Form als Teedroge (3 bis 4 g/Tasse Wasser), als Bestandteil von Teemischungen, z. B. von Gallentee (Standardzulassung 1989.99.99: neben Kümmel, Javanischer Gelbwurz, Mariendistelfrüchten und Pfefferminzblättern, ÖAB: neben Pfefferminzblättern, Andornkraut, Kamillenblüten), oder des Presssaftes eingesetzt. In Fertigarzneimitteln ist der Trockenextrakt oder die Tinktur enthalten.

♣ **Benediktenkraut** (Cnici benedicti herba DAC, ÖAB, Bitterwert ≥ 800, Kardobenediktenkraut) stammt vom Benediktenkraut, *Cnicus benedictus* L.

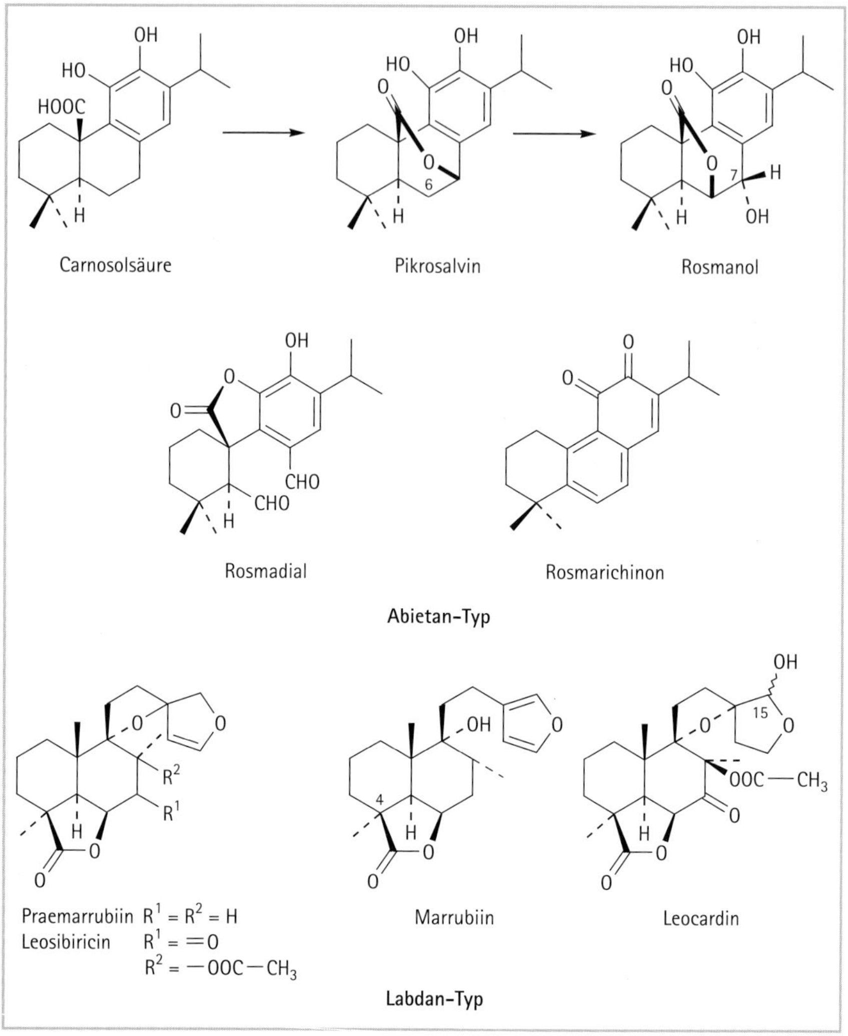

Abb. 22-3 Diterpenbitterstoffe

(Asteraceae), einer im Mittelmeergebiet beheimateten, distelartigen Pflanze, die auch in Mitteleuropa angebaut wird. Hauptbitterstoff ist das Germacranolid Cnicin (0,2 bis 0,7 %, Abb. 22-2). Die frische Droge enthält auch geringe Mengen ätherischen Öls (etwa 0,03 %). Die Anwendung erfolgt in Form des Aufgusses (1,5 bis 2 g/Tasse Wasser, TD 4 bis 6 g) oder von wässrig-ethanolischen Extrakten als Bestandteil von Fertigarzneimitteln zur Behandlung von Verdauungs- und Gallenbeschwerden.

Diterpenbitterstoffe (Abb. 22-3) kommen bei den Lamiaceae vor. Von besonderem Interesse sind die antibiotisch und antioxidativ wirksamen Diterpene vom Abietan-Typ Pikrosalvin aus → Salbeiblättern und Pikrosalvin, Rosmanol, Rosmadial und Rosmarichinon aus → Rosmarinblättern. Diterpenbitterstoffe sind vermutlich auch die Wirksubstanzen der selten verwendeten Drogen Andornkraut, Gamanderkraut und Herzgespannkraut.

♣ **Andornkraut** (Marrubii herba DAC, ÖAB, Bitterwert ≥ 3000) besteht aus den getrockneten, zur Blütezeit gesammelten Blättern und oberen Pflanzenteilen des Gemeinen Andorns, *Marrubium vulgare* L. (Lamiaceae), einer vom Mittelmeer bis Zentralasien heimischen Staude. Sie wird auch angebaut. Die Droge enthält Diterpenbitterstoffe, vor allem vom Labdan-Typ. Hauptbestandteil ist Marrubiin (0,1 bis 1%, Bitterwert 6500), das vermutlich spontan aus dem Praemarrubiin (Abb. 22-2) hervorgeht, begleitet von verwandten, nichtlactonischen Sesquiterpenen und zahlreichen Kaffeesäurederivaten, z. B. Caffeoyläpfelsäure und Verbascosid. Andornkraut wird bevorzugt als Bittermittel sowie auch bei Katarrhen der Luftwege als Einzelteedroge (1,5 g/Tasse Wasser, TD 4,5 g) angewendet, seltener als Bestandteil von Teemischungen und in Form wässrig-ethanolischer Extrakte von Fertigarzneimitteln.

♣ **Herzgespannkraut** (Leonuri cardiacae herba PhEur, ≥ 0,2% Flavonoide) stammt vom Herzgespann, *Leonurus cardiaca* L. (Lamiaceae), einer von Mitteleuropa bis Zentralasien heimischen Staude. Es enthält Diterpenbitterstoffe vom Labdan-Typ, besonders Leosibiricin und Leocardin (Abb. 22-3), neben Iridoiden, Flavonoiden, Stachydrin (*N*-Dimethyl-L-prolin) und dem uterotonisch wirksamen Leonurin (Syringasäureester des 4-Guanidino-butan-1-ols). Die Droge soll sedative, negativ chronotrope und positiv inotrope Wirkungen besitzen. Beweise für diese Wirkungen liegen jedoch nicht vor. Sie wird selten als Einzelteedroge (TD 4,5 g) und in Form von Extrakten in Fertigarzneimitteln als Adjuvans bei der Behandlung nervöser Herzbeschwerden und von Schilddrüsenüberfunktion eingesetzt.

♣ **Gamanderkraut** (Herba Teucrii ÖAB) stammt vom Katzengamander, *Teucrium marum* L. (Lamiaceae), einer im westlichen Mittelmeergebiet an trockenen felsigen Hängen verbreiteten Pflanze. Auch Berg-Gamander, *T. montanum* L., und Polei-Gamander, *T. polium* L., sind als Stammpflanzen zugelassen. Die Droge enthält neben wenig ätherischem Öl zahlreiche bittere Diterpene vom Abietan- und ent-Clerodan-Typ. Sie wird vorwiegend als Choleretikum, aber auch bei spastischen Magenleiden angewendet (1,5 g/Tasse Wasser).

Zu Triterpenbitterstoffen gehören die → Cucurbitacine. Stark bittere Abbauprodukte von Triterpenen sind die Quassinoide des Bitterholzes und die Limonoide.

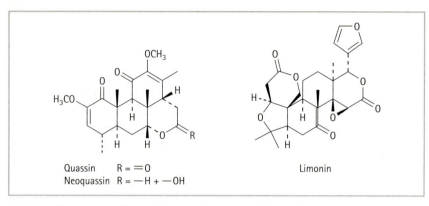

Abb. 22-4 Triterpene und Abbauprodukte von Triterpenen als Bitterstoffe

♣ **Bitterholz** (Quassiae lignum, Bitterwert etwa 50 000) stammt von den auf beiden amerikanischen Kontinenten vorkommenden Bäumen *Picrasma excelsa* (SWARTZ) PLANCH. oder *Quassia amara* L. (Simaroubaceae). Hauptbitterstoffe dieser Droge sind die Quassinoide Quassin (0,1 %, Bitterwert 17 000 000) und Neoquassin (0,1 % Bitterwert 16 000 000, Abb. 22-4). Sie sind Derivate des hypothetischen tetrazyklischen C_{20}-Kohlenwasserstoffs Picrasan. Sie haben gute insektizide Wirkung. Extrakte aus der Droge zeigten im Tierversuch gute Antimalariaaktivität. Bei Versuchen mit männlichen Ratten beeinträchtigten Drogenextrakte oder Quassin die Fertilität der Tiere. Bitterholz wird heute nur noch selten als Einzelteedroge (0,5 g/Tasse), als Bestandteil von Teemischungen oder in Form der Tinktur verwendet. Quassin wird in der Lebensmittelindustrie in Konzentrationen bis 50 mg/l bei der Herstellung von Bitterlikören eingesetzt.

Limonoide sind u. a. bei Rutaceae vorkommende, mit den Cucurbitacinen biogenetisch verwandte Tetranortriterpenlactone. Am bekanntesten ist das Limonin (Abb. 22-4), ein Bitterstoff der Samen, des Albedos und bitterer Säfte von Citrus-Früchten.

> Bitterstoffe mit Pregnangrundkörper sind die Komponenten des Bitterstoffgemischs Condurangin der Condurangorinde.

> ♣ **Condurangorinde** (Condurango cortex DAC, ≥ 1,8 % Condurangin, PhHelv, ÖAB) besteht aus der getrockneten Rinde der Zweige und Stämme des Condurangostrauchs, *Marsdenia cundurango* RCHB. fil. (*M. reichenbachii* TRIANA, Asclepiadaceae). Komponenten des Bitterstoffgemischs Condurangin sind acylierte Pregnanglykoside.

Die Stammpflanze ist ein lianenartiger Strauch, der in den Anden von Ecuador, Peru und Kolumbien vorkommt und in Ostafrika kultiviert wird.

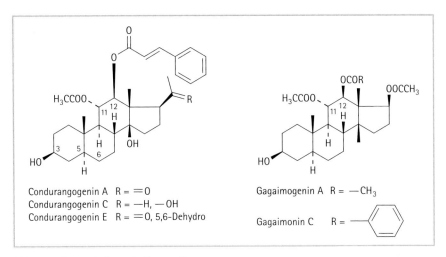

Abb. 22-5 Pregnanderivate als Bitterstoffe

Als Bitterstoffe der Condurangorinde wurden zahlreiche Pregnanglykoside identifiziert, sog. Condurangoglykoside bzw. Condurangoside. Aglyka sind die Genine Gagaimogenin A, B und C, Condurangogenin A, B, C, D und E (Abb. 22-5) sowie Marsdenin. Die Aglyka tragen, mit Ausnahme von Marsdenin, in den Positionen 11 und 12 Acetoxy-, Benzoyloxy- oder Cinnamoyloxyreste und in Position 3 einen linearen Tri-, Tetra- oder Pentasaccharidrest. Als Monosaccharidkomponenten kommen Zucker vor, die auch in Cardenolidglykosiden gefunden werden (D-Cymarose, D-Oleandrose, Abb. 14-8, D-Pachymonose, 3-O-Methyl-6-desoxy-D-allose, D-Glucose). Begleitstoffe sind mit Nicotinsäure veresterte Pregnanderivate (Condurangamine). Wegen der großen individuellen Unterschiede der Wahrnehmung der Bitterwirkung (manche Probanden empfinden Condurangorinde nicht als bitter) wird auf die Bestimmung des Bitterwertes verzichtet und anhand des Conduraningehaltes standardisiert.

Die Anwendung der Condurangorinde erfolgt zur Behandlung von Verdauungsstörungen als Einzelteedroge (1,5 g/Tasse Wasser, kalt filtrieren, Condurangin ist in der Kälte besser löslich), in Form von wässrig-ethanolischem **Condurangoextrakt** (Condurango extractum liquidum PhHelv: $\geq 0.4\%$ Conduranginglykoside, ÖAB: $\geq 12\%$ Trockenrückstand, ED 20 Tr.), **Condurangowein** (Condurango vinum PhHelv, ÖAB, Condurangofluidextrakt gemischt mit Süßwein, ED 10 bis 30 g) oder von Trockenextrakten in Fertigarzneimitteln.

Literatur

Czygan FC (1990): Taraxacum officinale WIGGERS – Der Löwenzahn. Z Phytother 11 (3): 99–102

Gebhardt R (1997): Stimulation of acid secretion by extracts of Gentiana lutea L. in cultured cells from rat gastric mucosa. 45th Ann Congr Soc Med Plant Res (Abstracts) I16

Hein J et al (2001): Absinth – neue Mode, alte Probleme. Dtsch Apoth Ztg 141 (49): 5803–5807

Knöss W, Zapp J (1998): Accumulation of furanic labdane diterpenes in Marrubium vulgare and Leonurus cardiaca. Planta Med 64 (4): 357–361

Koch-Heitzmann I (1987): Marsdenia condurango. Z Phytother 8 (2): 38–41

Reglin F (1995): Enzianwurzel – eine wertvolle Verdauungshilfe aus der Natur. Praxistelegramm (6)

Reher G, Stahl-Biskup E (1987): Geschmack und Geruch Teil I: Geschmack. Dtsch Apoth Ztg 127:2468–2478

Schimmer O, Mauthner H (1994): Centaurium erythraea RAFN, Tausendgüldenkraut. Z Phytother 15 (5): 297 – 304

Wegener T (1998): Anwendung eines Trockenextraktes aus Gentiana luteae radix bei dyspeptischem Symptomkomplex. Z Phytother 19 (3): 163–164

23 Ätherische Öle

23.1 Eigenschaften, Zusammensetzung, Analytik

> Ätherische Öle sind Gemische flüssiger, flüchtiger, lipophiler Verbindungen, die von intakten Pflanzen gebildet und von ihnen in speziellen Depots gespeichert werden. Man kann sie durch physikalische Prozesse aus den Pflanzen gewinnen und sie besitzen deren typischen Geruch. Die Zusammensetzung des ätherischen Öls einer Pflanze ist von genetischen und Umweltfaktoren abhängig und variiert darüber hinaus oft von Organ zu Organ.

In Ethanol und fetten Ölen sind ätherische Öle auf Grund ihrer Lipophilität gut löslich. Ihre Löslichkeit in Wasser ist gering, jedoch gehen besonders ihre alkoholischen Komponenten in ausreichendem Maße in Teeaufgüsse über. Auf Grund ihres Gehaltes an optisch aktiven Substanzen drehen sie die Ebene des polarisierten Lichts. Ihre Dichte ist meistens niedriger als die des Wassers.

Die Zusammensetzung ätherischer Öle ist sehr komplex. Bisher wurden über 5000 chemische Verbindungen aus ätherischen Ölen isoliert. In einem ätherischen Öl kommen meistens mehr als 100 Verbindungen vor. Von diesen Komponenten bestimmen oft nur einige den Geruch des ätherischen Öls. Das sind nicht immer die im ätherischen Öl mengenmäßig dominierenden Verbindungen.

Zur Aufklärung der Zusammensetzung ätherischer Öle bedient man sich vorwiegend der Gaschromatographie (GC), auch ausgeführt als Headspace-Gaschromatographie (HSGC, Kopfraumanalyse, Analyse flüchtiger Verbindungen im Gasraum über einer Droge), kombiniert mit der Massenspektrometrie oder Massenfragmentographie (massenspektrometrische Erfassung von Ionen eines ausgewählten Masse-Ladungsverhältnisses) sowie der HPLC und der ^{13}C-NMR-spektroskopischen Mehrkomponentenanalyse. Mit Hilfe dieser Methoden ist es möglich, die Komponenten eines ätherischen Öls nachzuweisen, zu identifizieren und zu quantifizieren. Beispielsweise wurden auf diese Weise im Lavendelöl über 250 Stoffe festgestellt.

> Die Mehrzahl der Komponenten ätherischer Öle sind polyfunktionelle Verbindungen mit azyklischem, monozyklischem bzw. bizyklischem Monoterpen-Grundkörpern (Abb. 23-1, 23-2 und 23-3) und Sesquiterpen-Grundkörpern (Abb. 23-4 und 23-5). Auch Phenylpropanderivate (Abb. 23-6) können in einigen ätherischen Ölen dominieren. Seltener in ätherischen Ölen

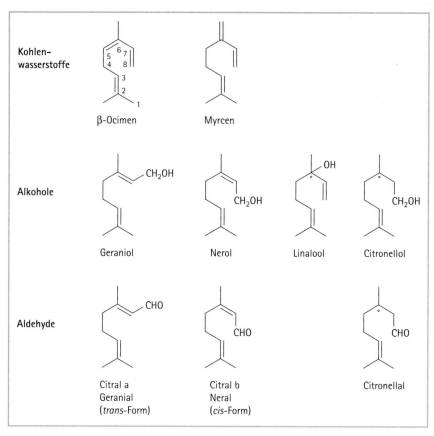

Abb. 23-1 Azyklische Monoterpene als Bestandteile ätherischer Öle (Chiralitätszentren durch Kreise gekennzeichnet)

enthalten sind aliphatische Kohlenwasserstoffe, Aldehyde, Alkohole, Ketone, Ester oder Epoxide, Polyine und Hydroxiderivate des Benzaldehyds oder Benzylalkohols.

Flüchtige schwefel- und/oder stickstoffhaltige Spaltprodukte der Glucosinolate, die Senföle (Kap. 28), und der Alliine, die Lauchöle (Kap. 29), werden manchmal ebenfalls den ätherischen Ölen zugerechnet, obwohl sie in der intakten Pflanze nicht enthalten sind, sondern erst postmortal entstehen.

Bei einigen Pflanzen wurden neben ätherischen Ölen auch Glykoside ihrer alkoholischen oder phenolischen Komponenten nachgewiesen. So kann beispielsweise bei der Pfefferminze bis zu 5% des Menthols als Mentholglucosid vorliegen. Die Spaltung dieser Glykoside nach dem Absterben der Pflanze ist möglicherweise für die beobachtete Zunahme des absoluten Gehalts an ätherischem Öl bei langsamem Trocknen von Pflanzen verantwortlich.

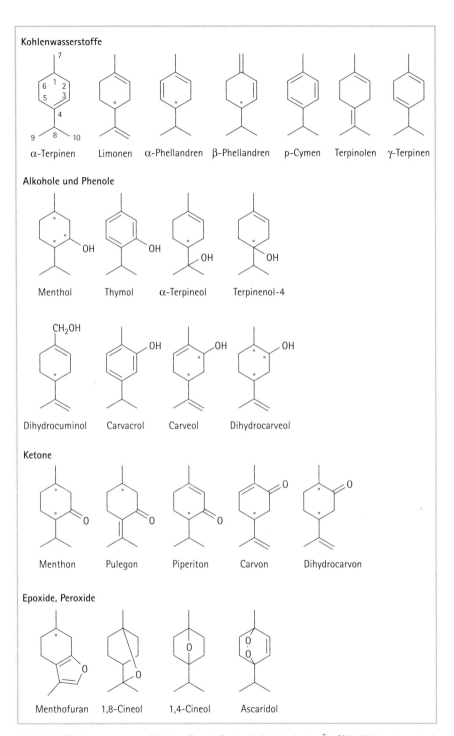

Abb. 23-2 Monoterpene vom *p*-Menthan-Typ als Bestandteile ätherischer Öle (Chiralitätszentren durch Kreise gekennzeichnet)

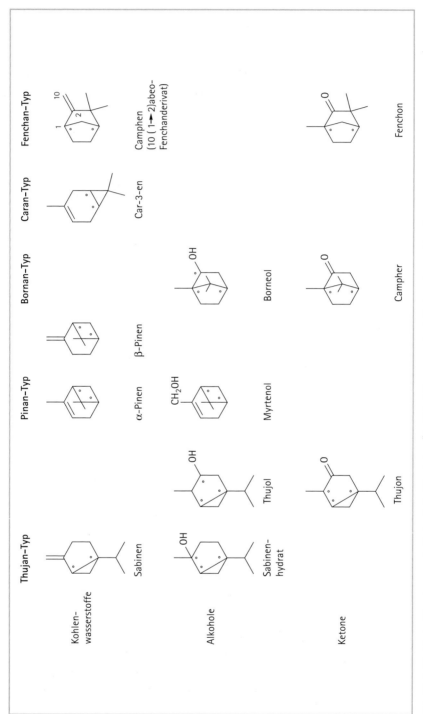

Abb. 23-3 Bizyklische Monoterpene als Bestandteile ätherischer Öle (Chiralitätszentren durch Kreise gekennzeichnet)

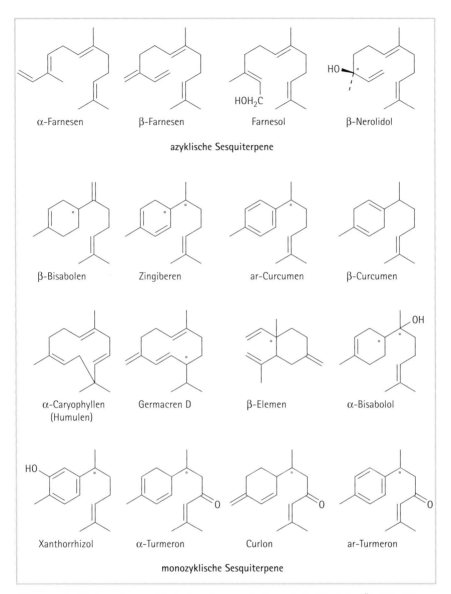

Abb. 23-4 Azyklische und monozyklische Sesquiterpene als Bestandteile ätherischer Öle (Chiralitätszentren durch Kreise gekennzeichnet)

Zur **Identitätsprüfung** ätherischer Öle schreiben die offiziellen Standards neben der unerlässlichen Geruchsprobe eine dünnschichtchromatographische Untersuchung vor. In modernen Monographien wird darüber hinaus die Bestimmung des gaschromatographischen Profils gefordert.

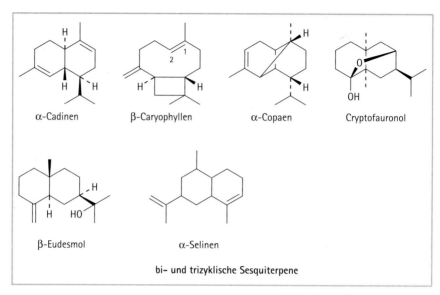

Abb. 23-5 Bizyklische und trizyklische Sesquiterpene als Bestandteile ätherischer Öle

Mit Hilfe dieser chromatographischen Methoden erfolgt der Nachweis charakteristischer Komponenten, meistens durch Vergleich mit cochromatographierten Referenzsubstanzen. Dabei wird nicht nur sichergestellt, dass das geprüfte ätherische Öl aus der geforderten Pflanzen-Art gewonnen wurde, sondern auch, dass es von einer chemischen Rasse dieser Art stammt, die für die arzneiliche Verwendung geeignet ist.

Zur **Reinheitsprüfung** ätherischer Öle können physikalische Parameter wie relative Dichte, Brechungsindex, optische Drehung, UV-Spektrum, Erstarrungstemperatur, Destillationsbereich, Verdampfungsrückstand, Löslichkeit in Ethanol und das gaschromatographische Profil dienen. Bisweilen wird auch auf möglicherweise auftretende definierte Verunreinigungen geprüft.

Geprüft werden kann u. a. auf:

- **Wasser** durch Mischen mit Schwefelkohlenstoff, es darf keine Trübung auftreten (PhEur 2.8.5),
- **fremde Ester** durch Hydrolyse mit ethanolischer KOH, es dürfen sich keine in Ethanol unlöslichen Kaliumsalze bilden (PhEur 2.8.5, z. B. Kaliumphthalat aus Phthalsäureestern, Ausnahme Nelkenöl),
- **fette Öle, Mineralöle und verharzte ätherische Öle**, 1 Tropfen des ätherischen Öls muss nach dem Auftropfen auf Filterpapier innerhalb 24 h völlig verdunsten ohne einen durchscheinenden oder fettartigen Fleck zu hin-

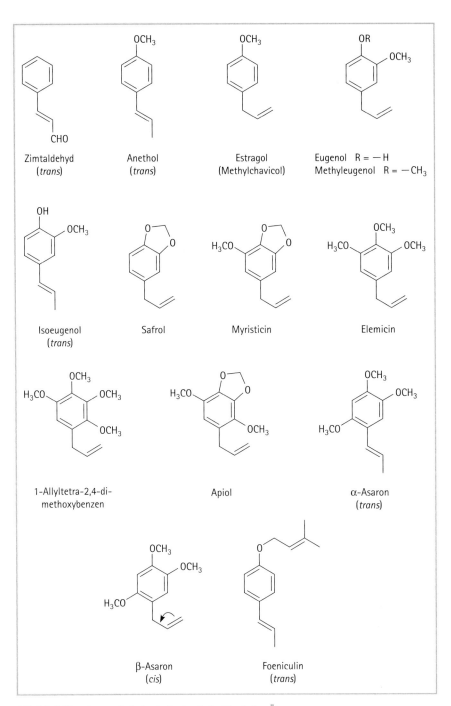

Abb. 23-6 Phenylpropanderivate als Bestandteile ätherischer Öle

terlassen (PhEur 2.8.7), das ätherische Öl muss in einer bestimmten Menge Ethanol löslich sein (PhEur 2.8.10),
- **nichtflüchtige Substanzen** durch Bestimmung des Verdampfungsrückstands (PhEur 2.8.9),
- **wasserlösliche Anteile**, z. B. Ethanol, Glykole oder Glycerolacetate, durch Schütteln mit gesättigter Natriumchloridlösung, es darf keine Volumenänderung der lipophilen Phase erfolgen (DAB, ÖAB),
- **halogenhaltige Stoffe**, z. B. Chlorkohlenwasserstoffe, durch Verbrennung, Auffangen des Kondensats und Nachweis von Chloriden im Kondensat (DAB, ÖAB),
- **Schwermetalle**, durch Ausschütteln mit verdünnter Salzsäure und Grenzprüfung auf Schwermetalle (DAB, ÖAB),
- **sauer reagierende Substanzen** durch Titration mit Kalilauge (Säurezahl, SZ, PhEur),
- **einen zu hohen Anteil an Peroxiden** (Peroxidzahl, POZ),
- **Furocumarine**, durch Bestimmung der UV-Absorption bei gepressten Citrusölen.

In älteren Monographien werden zur Bestimmung von Identität und Reinheit, ähnlich wie bei →fetten Ölen und Fetten (Kap. 10.1.2), u. a. auch Säurezahl, Verseifungszahl, Esterzahl und Hydroxylzahl herangezogen.

> Die **Bestimmung des Gehaltes an ätherischem Öl in Drogen** erfolgt durchweg volumetrisch nach Wasserdampfdestillation in einer Rücklaufdestillationsapparatur nach Auffangen des mit Wasser nicht mischbaren Destillats in einer in einem Messrohr befindlichen vorgegebenen Menge an Xylol (PhEur 2.8.12).

Die Verwendung des mit Wasser nicht mischbaren Xylols als Vorlage dient vorwiegend der Verhinderung der Emulsionsbildung und des Absinkens von ätherischen Ölen, deren Dichte größer als die des Wassers ist.

23.2 Bildung, Speicherung und Verbreitung

> Ätherische Öle werden in Drüsenzellen von Pflanzen produziert. Sie werden entweder in den produzierenden Zellen gespeichert oder in Seckreträume zwischen den Zellen oder, bei an der Oberfläche liegenden Drüsenzellen, aus den Zellen unter die Kutikula ausgeschieden.

Die **Biogenese** ätherischer Öle erfolgt im glatten Endoplasmatischen Retikulum und den Plastiden der Drüsenzellen. Von dort werden sie mit Hilfe der

Golgi-Vesikel aus dem Cytoplasma in den extracytoplasmatischen Raum transportiert.

Bei **Speicherung** in den sie bildenden Zellen sind die ätherischen Öle vom Cytoplasma durch eine Korklamelle getrennt, später wird die Zelle in eine cytoplasmafreie Ölzelle umgewandelt. Bei Lagerung außerhalb der Zellen entstehen interzelluläre Sekreträume oder, bei Drüsenhaaren oder Drüsenschuppen, Öldepots über den Drüsenzellen unter der Kutikula. In einigen Fällen, z. B. bei Duftstoffen der Blütenblätter einiger Pflanzengattungen, z. B. der Rosen, erfolgt die Speicherung der ätherischen Öle auch in Ölvakuolen im lebenden Cytoplasma.

- **Ölzellen** sind Absonderungsidioblasten, bei denen sich das ätherische Öl, durch eine Korklamelle eingeschlossen, in einer sich häufig durch ihre Größe vom umgebenden Gewebe unterscheidenden, abgestorbenen Zelle befindet. Sie treten u. a. bei Myristicaceae, Lauraceae, Illiciaceae, Piperaceae, Araceae und Zingiberaceae auf.
- **Sekreträume** (Ölbehälter) werden nach der Art der Entstehung eingeteilt in schizogene, entstanden durch Auseinanderweichen von Zellen, lysigene, entstanden durch Auflösung von Zellen, oder schizolysigene, entstanden durch Auseinanderweichen und Auflösung von Zellen. Kugelförmige Sekreträume sind die der Myrtaceae (schizogen) und Rutaceae, z. B. im Exokarp der Citrusfrüchte (lysigen oder schizolysigen). Schlauchförmige schizogene Sekreträume sind die Ölstriemen der Apiaceae und die Harzkanäle des Holzes bzw. der Nadelblätter der Koniferen.
- **Drüsenhaare** sind mehrzellige, etagenförmige Haare, bei denen sich das ätherische Öl zwischen der abgehobenen Kutikula und der Zellwand der lebenden Endzelle des Haares befindet. Sie treten u. a. bei Pelargonium-Arten auf.
- **Drüsenschuppen** bestehen aus mehreren, nebeneinander oder übereinander angeordneten Zellen, die gemeinsam von der abgehobenen Kutikula bedeckt sind, unter die sie ihr ätherisches Öl sezerniert haben. Drüsenschuppen mit kreisförmiger Anordnung der Drüsenzellen, sog. Labiatendrüsenschuppen, finden wir u. a. bei Lamiaceae, mit etagenförmiger Anordnung, sog. Etagenhaare, bei Asteraceae.

In den Sekretbehältern sind die ätherischen Öle durch Kork- oder Cutinmembranen weitgehend vor Verdunstung und oxidativen Veränderungen geschützt.

Die die Speicherorte ätherischer Öle umschließenden, weitgehend für Gase undurchlässigen Membranen bestehen aus hochpolymeren Estern von Hydroxyfettsäuren, die durch Peroxidgruppen vernetzt sind. So ist es verständlich, dass ätherische Öle unzerkleinerter Drogen weniger rasch verdunsten und länger unverändert erhalten bleiben, als in Drogenpulvern, in denen diese Membranen zerstört wurden.

> Die Bedeutung ätherischer Öle für Pflanzen besteht wahrscheinlich in der Abwehr von tierischen Räubern und Mikroorganismen sowie eventuell auch in der Einschränkung der Wasserverdunstung.

Bei der Abschreckung von tierischen Räubern spielen der brennende Geschmack und die bei hohen Konzentrationen auftretende schleimhautreizende Wirkung ätherischer Öle eine wesentliche Rolle. Die Abwehr von Mikroorganismen und die Einschränkung der Transpiration soll durch Ausbildung eines Gasmantels antimikrobiell wirksamer, lipophiler Moleküle über den Spaltöffnungen zustande kommen, festgehalten durch reichliche Behaarung. Ätherische Öle der Blüten dienen der Anlockung von bestäubenden Insekten.

> Ätherische Öle kommen in nennenswerten Mengen bei etwa 30% aller untersuchten Pflanzenarten vor. Besonders reich an ätherischen Ölen sind Asteraceae, Apiaceae, Lamiaceae, Rutaceae, Lauraceae, Cupressaceae, Pinaceae, Myrtaceae und Zingiberaceae.

Für die kommerzielle Produktion ätherischer Öle werden besonders genutzt Vertreter der Asteraceae (20 Arten), Apiaceae (16 Arten), Lamiaceae (16 Arten), Fabaceae (11 Arten), Rutaceae (10 Arten), Lauraceae (9 Arten), Cupressaceae (7 Arten), Pinaceae (6 Arten), Myrtaceae (5 Arten) und Zingiberaceae (5 Arten). In besonders großen Mengen gewonnen werden u. a. Terpentinöl, Orangenöl, Minzöl, Pfefferminzöl, Zitronenöl, Nelkenblätteröl, Citronellöl, Cedernholzöl, Krauseminzöl und Eucalyptusöl. Ätherische Öle werden besonders in der Lebensmittelindustrie, der kosmetischen Industrie und der Technik eingesetzt. Der Anteil der in der Pharmazie verwendeten ätherischen Öle an der gewonnenen Gesamtmenge dürfte unter 5% liegen.

23.3 Gewinnung

> Die Gewinnung ätherischer Öle erfolgt meistens durch Wasserdampfdestillation, für pharmazeutische Zwecke selten auch durch Extraktion und bei Citrus-Fruchtschalenölen durch Pressung.

Bei der **Gewinnung durch Wasserdampfdestillation** werden meistens frische Pflanzen, ganz oder zerkleinert, mit Wasser versetzt, das zum Sieden erhitzt wird, oder sie werden von Wasserdampf durchströmt. Im Kondensat kann das mit Wasser nicht mischbare, sich meistens an der Oberfläche absetzende ätherische Öl leicht abgetrennt werden. Die Wasserdampfdestillation ist die billigste aber nicht die schonendste Art der Gewinnung ätherischer Öle. Geruchsqualitäten werden durch sie oft negativ beeinflusst, Ester werden teilweise verseift und labile Stoffe thermisch zersetzt, wasserlösliche Komponenten gehen zum Teil verloren. Durch sich anschließende fraktionierte Destillation werden aus auf diese Weise erhaltenen ätherischen Ölen bisweilen Komponenten ätherischer Öle isoliert, z. B. Cineol, Eugenol, Menthol und Citral, oder störende Stoffe abgetrennt, z. B. die schleimhautreizenden Aldehyde des Eucalyptusöls oder das leicht polymerisierende, nur unwesentlich am Geruch beteiligte Limonen aus Orangenöl.

Die **Gewinnung durch Extraktion** ätherischer Öle aus Pflanzen erfolgt mit leicht flüchtigen lipophilen Auszugsmitteln, z. B. mit Hexan, Dichlormethan oder Aceton, seltener auch mit überkritischem CO_2. Die nach dem Verdampfen der Auszugsmittel erhaltenen flüssigen oder pastösen Extrakte, die sog. Oleoresine, besitzen in der Lebensmittelindustrie Bedeutung als Würzmittel. Ihre Geruchsqualitäten sind besser als die durch Wasserdampfdestillation gewonnener ätherischer Öle. Im Gegensatz zu Gewürzen sind sie weitgehend keimfrei. Sie enthalten neben ätherischem Öl auch nichtflüchtige lipophile Stoffe, z. B. Paraffinkohlenwasserstoffe, Esterwachse, Triterpene und Triacylglycerole. Bei ihrer Behandlung mit Ethanol werden vorwiegend die Komponenten des ätherischen Öls gelöst, die übrigen Stoffe bleiben weitgehend ungelöst zurück. Nach Verdunsten des Ethanols werden so die sog. absoluten Öle erhalten. Man verwendet sie fast nur in der Parfümerieindustrie.

Citrusöle gewinnt man wegen ihrer thermischen Labilität aus den Fruchtschalen der Citrus-Früchte durch **Pressung**. Auch bei der Gewinnung von Citrus-Säften durch Homogenisieren der ungeschälten Früchte fallen sie als aufrahmende Fraktion an.

23.4 Haltbarkeit und Lagerung

> Die Haltbarkeit von Drogen mit ätherischen Ölen ist begrenzt. Sie liegt zwischen 1 bis 3 Jahren. Die Haltbarkeit isolierter ätherischer Öle ist, besonders wenn sie einen hohen Gehalt an Aldehyden (z. B. Citrusöle) oder ungesättigten Kohlenwasserstoffen (z. B. Koniferenöle) aufweisen, relativ gering. Sie liegt zwischen 0,5 bis 2 Jahren.

Verdunstung der ätherischen Öle und ihre oxidativen Veränderungen bestimmen die Haltbarkeit der Drogen. Bei der Lagerung entscheiden u. a. der Zerkleinerungsgrad und die Art der Sekretbehälter der Droge über die Haltbarkeitsdauer. Pulver sind nach ihrer Herstellung nicht länger als 24 h einsetzbar. Unzerkleinerte oder nur grob zerkleinerte Drogen mit Drüsenhaaren oder Drüsenschuppen haben etwa eine Haltbarkeit von 1 bis 2 Jahren. Solche mit tiefliegenden Sekretbehältern, z. B. Apiaceen-Früchte, dürften unzerkleinert auch nach 3 Jahren noch verwendbar sein.

Bei isolierten ätherischen Ölen führen vor allem oxidative Prozesse zu einer Haltbarkeitsbegrenzung. Unter dem Einfluss von Sauerstoff, begünstigt durch Wärme, Feuchtigkeit und Licht, werden ihre Komponenten oxidativ verändert. Es treten unangenehm riechende, haut- und schleimhautreizende Produkte auf, z. B. Peroxide, und es bilden sich durch Polymerisation harzartige Produkte. Ätherische Öle mit hohem Aldehydgehalt, z. B. Citrusöle, sollten daher nicht länger als ein halbes Jahr und Citronellöl nicht länger als 1 Jahr gelagert werden. Bei Gereinigtem Terpentinöl muss die Peroxidzahl bei der Verwendung noch den Anforderungen der Standards entsprechen. Bei den übrigen ätherischen Ölen wird eine Lagerdauer von 2 Jahren für angemessen gehalten.

> Die Lagerung ätherischer Öle sollte kühl, vor Licht geschützt, in vor der Verwendung gründlich gereinigten, gut getrockneten, möglichst voll gefüllten, luftdicht schließenden Flaschen erfolgen. Ätherische Öle aus verschiedenen Lieferungen dürfen nicht gemischt werden.

Wegen der katalytischen Wirkung der Zersetzungsprodukte von Resten der vorherigen Charge muss bei Neufüllung der Vorratsgefäße eine gründliche Reinigung erfolgen. Einige Pharmakopoen (z. B. PhHelv) lassen den Zusatz von Antioxidanzien zu leicht verderblichen ätherischen Ölen zu.

23.5 Pharmakologie

> Ätherische Öle entfalten ihre Wirkung vor allem lokal. Sie werden aber auch auf Grund ihrer lipophilen Eigenschaften und der geringen Molekülgröße ihrer Komponenten bei peroraler Anwendung rasch aus dem Magen-Darm-Trakt und, bei Anwendung auf der Haut oder durch Inhalation, durch die Haut bzw. Schleimhaut resorbiert. Nach der Resorption werden ihre Komponenten in der Leber größtenteils in wasserlösliche, harnfähige Produkte umgewandelt. Nur wenige Komponenten erreichen in geringen Mengen unverändert den Körperkreislauf und werden über Nieren, Haut, Schleimhaut und Lungen ausgeschieden.

Ätherische Öle entfalten ihre Wirkung vorwiegend topisch: nach Inhalation in der Nase und den Bronchien, bei peroraler Anwendung vor allem im Darm und bei perkutaner Anwendung auf und in der Haut. Nach der Resorption aus dem Darm gelangen sie über die Pfortader zunächst in die Leber. Nach Resorption durch die Haut wird die Leber erst später erreicht. In der Leber wird der größte Teil der Komponenten an vorhandenen oder mit Hilfe von

Monooxygenasen gebildeten Hydroxygruppen mit Glucuronat-, Sulfat- oder seltener auch mit Glycinresten verknüpft. Aldehyde und primäre Alkohole werden zu Carbonsäuren oxidiert. Aldehyde werden auch zyklisiert. Durch diese Prozesse verlieren die Komponenten ätherischer Öle den lipophilen Charakter. Ihre Metaboliten werden mit dem Harn über die Nieren eliminiert. Nur ein sehr kleiner Teil der Komponenten gelangt unverändert in den Körperkreislauf. Im Blut werden diese Komponenten vermutlich größtenteils durch Lipoproteine und Albumine transportiert und können systemische Wirkungen entfalten. Sehr geringe Mengen werden auch durch die Haut, die Schleimhäute oder die Lungen ausgeschieden. Mit einem Eintritt in den enterohepatischen Kreislauf ist ebenfalls zu rechnen.

> Die direkte Wirkung ätherischer Öle, besonders bei topischer Anwendung, beruht vermutlich darauf, dass sich ihre Komponenten auf Grund des lipophilen Charakters reversibel in die Zellmembranen einlagern und damit deren Funktion beeinflussen. Über die Geruchssinneszellen, die mit wesentlichen Zentren des Gehirns verbunden sind, üben sie auch eine reflektorische Wirkung auf physiologische Parameter des Körpers aus. Diese reflektorischen Wirkungen werden neben den direkten Wirkungen von der **Aromatherapie** zur Behandlung von Befindlichkeitsstörungen und Erkrankungen ausgenutzt.

Wegen der Mannigfaltigkeit der chemischen Strukturen der Komponenten ätherischer Öle und ihrer zumindest qualitativ sehr ähnlichen Wirkung, ist es wahrscheinlich, dass ihre Effekte auf der physiko-chemischen Eigenschaft beruhen, die ihnen allen gemeinsam ist, auf der Lipophilität der relativ kleinen Moleküle. Vermutlich werden sie reversibel in die Phospholipidschicht der Zellmembranen und der Endomembransysteme der Zellen eingelagert. Durch apolare Wechselwirkungen mit Lipiden und Proteinen der Membranen beeinflussen sie Ionenkanäle, Ionentransportmechanismen sowie die Affinitäten und Aktivitäten von Membranrezeptoren und membranintegrierten Enzymen. Einige Komponenten ätherischer Öle, z. B. Menthol, dürften darüber hinaus auch spezifische pharmakologische Effekte ausüben.

Die durch die ätherischen Öle ausgelösten Geruchs- und Geschmacksempfindungen tragen sicherlich wesentlich zur Wirkung bei. Die Verbindung unserer Riech- und Geschmackssinneszellen mit dem limbischen System des Gehirns erklärt die starke emotionale Komponente von Geruchswahrnehmungen. Über das verlängerte Rückenmark wird u. a. auch das Atmungszentrum erregt, über Thalamus und Hypothalamus werden endokrine Funktionen und das Immunsystem beeinflusst. Um auch diese Effekte nutzen zu können, sollten Hersteller von Arzneiformen mit ätherischen Ölen dem Patienten das wesentlich an der Wirkung beteiligte Geruchs- und Geschmackserlebnis nicht vorenthalten. Verkapselte oder dragierte Arzneiformen mit ätherischen Ölen verschenken diese Wirkung ebenso wie Trockenextrakte aus Drogen.

> Ätherische Öle, z. B. Rosmarinöl, Lavendelöl, Lorbeeröl, Wacholderöl, Kiefernnadelöl, Fichtennadelöl und Gereinigtes Terpentinöl, wirken ebenso wie einige Komponenten ätherischer Öle, z. B. Campher oder Methylsalicylat, in hohen Konzentrationen auf Haut und Schleimhäute gebracht, entzündungserregend. Diese Wirkung kann zur Linderung neuralgischer und rheumatischer Beschwerden genutzt werden.

Die entzündungserregende Wirkung ätherischer Öle ist wohl vorwiegend auf die Begünstigung der Freisetzung bzw. Bildung von endogenen Entzündungsmediatoren zurückzuführen, z. B. von Histamin, Prostaglandinen und/oder Leukotrienen. Es wird angenommen, dass der durch ätherische Öle auf der Haut verursachte lokale Reiz segmental-reflektorisch gezielt auf innere Organe übertragen wird und dort u. a. zu analgetischen Wirkungen führt (Segmenttherapie). Möglicherweise hat die durch die ätherischen Öle ausgelöste zusätzliche Entzündung (Counterirritation) auch eine allgemeine Gegenregulation des Körpers gegen die Freisetzung von Entzündungsmediatoren zur Folge, die rheumatische Prozesse positiv beeinflusst. Auch ist es denkbar, dass durch dieses „Gegenfeuer" Lymphozyten und Entzündungsmediatoren vom Primärherd abgezogen werden. Schmerzlinderung durch Wärmewirkung, ausgelöst durch verstärkte Durchblutung, wird ebenfalls angenommen. Bei lokaler Anwendung von Pfefferminzöl wurde auch eine zentrale Hemmung von A-Δ-Nervenfasern beobachtet.

Diese Effekte ausnutzend, werden einige ätherische Öle oder in ihnen vorkommende, heute auch synthetisch hergestellte Monosubstanzen, z. B. Campher oder Methylsalicylat, äußerlich in Form von alkoholischen Lösungen, Linimenten, Salben, Gelen oder Bädern zur Schmerzbekämpfung von rheumatischen und neuralgischen Beschwerden eingesetzt. Das Zustandekommen der durch die Hautreizung ausgelösten Hyperämie nutzt man auch zur Behandlung von Quetschungen, Hämatomen, Prellungen und Zerrungen.

> Einige ätherische Öle, z. B. die der Kamillenblüten, sind in niedrigen Konzentrationen auf die Haut oder Schleimhaut aufgebracht in der Lage, Entzündungen zu hemmen.

Zur Linderung von entzündlichen Prozessen werden besonders Auszüge aus Kamillenblüten bzw. das durch Wasserdampfdestillation aus ihnen gewonnene ätherische Öl oder dessen Komponenten Chamazulen und (−)-α-Bisabolol verwendet. Vermutlich ist für diesen Effekt eine Hemmung der Cyclooxygenasen und/oder der Lipoxygenasen sowie der Degranulation der Mastzellen durch Membranabdichtung verantwortlich.

> Die antiseptische Wirkung ätherischer Öle, z. B. von Salbei- oder Teebaumöl, kann zur Prophylaxe und Therapie von Infektionen der Haut und Schleimhaut mit Bakterien oder Pilzen dienen.

Die antiseptische Wirkung ätherischer Öle beruht vorwiegend auf einer Schädigung der Bakterien- oder Pilzzellmembranen. Die Desinfektionswirkung ätherischer Öle und ihrer Komponenten ist der des Phenols überlegen. So betragen beispielsweise die Phenolkoeffizienten (für Phenol = 1) für Lavendelöl 1,6, Fenchelöl 13,0 und Thymianöl 13,2, Teebaumöl 11 bis 13, Zimtaldehyd 3,0, Campher 6,2, Eugenol 8,6 und Thymol 20,0.

> Innerlich angewendet wirken Drogen mit ätherischen Ölen und einige ihrer ätherischen Öle als sog. Stomachika appetitanregend und verdauungsfördernd. Dazu geeignet sind u. a. Kümmel, Fenchel, Pfefferminzblätter, Zimtrinde, Gewürznelken, Muskatnuss, Bitterorangenschale, Schafgarbenkraut, Kalmus, Engelwurz, → Ingwerwurzelstock, → Javanisches Gelbwurzrhizom, → Langes Gelbwurzrhizom und → Wermutkraut. Darüber hinaus können einige Drogen mit ätherischen Ölen, z. B. Anis, Fenchel, Kümmel, Pfefferminzblätter und Zimtrinde, als sog. Karminativa Darmspasmen lösen.

Stomachika bewirken durch ihren Aromaeffekt (sog. kephale Phase der Förderung der Sekretion von Verdauungsenzymen) sowie durch eine leichte Reizung der Magenschleimhaut (sog. gastrale Phase) und der Darmschleimhaut (intestinale Phase) eine Förderung der Sekretion enzymreicher Sekrete der Speicheldrüsen, der Drüsen des Magens, der Bauchspeicheldrüse und der Drüsen des Darmes sowie eine verstärkte Ausschüttung von Gallensaft. → Bitterstoffe können den Effekt in der kephalen Phase verstärken, Scharfstoffe, z. B. → Lauchöle oder → Senföle begünstigen ihn in allen Phasen. In einigen Arzneiformen, z. B. Tinkturen, vorhandenes Ethanol fördert die Sekretion besonders in der gastrischen Phase. Anwendungsformen der Stomachika sind Einzeltees, Teemischungen oder ethanolische Extrakte bzw. Lösungen.

Durch Förderung der Verdauung durch die Stomachika wird der Abbau der Nahrung beschleunigt. Damit werden Fehlgärungen eingeschränkt und es wird Darmkoliken und Blähungen vorgebeugt, die Drogen wirken also auch als Karminativa (blähungstreibende Mittel). Ihr Effekt wird durch die spasmolytische und leicht antimikrobielle Wirkung der ätherischen Öle verstärkt.

Bemerkenswert ist, dass wir viele Stomachika auch als Gewürze aus der Küche kennen. Sie werden von uns als angenehm schmeckende Zusätze zu Speisen verwendet, deren eigene Aromawirkung nicht genügt, um eine ausreichende Auslösung der Verdauungssaftsekretion zu gewährleisten. So werden beispielsweise fettem Fleisch und fetter Wurst neben Kochsalz u. a. Pfeffer, Paprika, Beifuß oder Majoran zugesetzt. Bei blähenden Speisen, wie bei Kohlgerichten, Quark oder frischem Brot, verwenden wir Gewürzdrogen mit ausgeprägter spasmolytischer Wirkkomponente, besonders Kümmel, und bei Bohnen Bohnenkraut. Dabei sind wir uns der Funktion der Gewürze als Prophylaktika gegen Verdauungsbeschwerden meistens nicht bewusst. Beim Genuss von Kräuterlikör, einem ethanolischen Auszug aus aromatischen und bitteren Drogen, denken wir schon eher an dessen verdauungsfördernde Wirkung.

> Ätherische Öle fördern bei Inhalation, aber auch nach innerlicher Aufnahme, die Verflüssigung zähen Schleims und den Sekrettransport in den Bronchien. Gut als sog. Expektoranzien geeignet sind Fenchel, Anis, Thymiankraut und Eucalyptusblätter sowie die aus diesen Drogen gewonnenen ätherischen Öle bzw. einiger ihrer Komponenten, z. B. Anethol und Cineol.

Die Verflüssigung des besonders in der Spätphase der akuten Bronchitis auftretenden zähen Schleims wird durch Reizung der serösen, dünnflüssiges Sekret produzierenden Bronchialdrüsen durch den Kontakt mit Dämpfen ätherischen Öls ausgelöst. Die Sekretproduktion wird bei peroraler Applikation der Expektoranzien reflektorisch durch die Reizung der Magenschleimhaut durch das ätherische Öl weiter verstärkt. Die Reizung des Magens kann durch den osmotischen Effekt zugesetzten Rohrzuckers oder besser Honigs, z. B. in Hustensäften, potenziert werden. Der durch Sekretverflüssigung erleichterte Transport wird durch Herabsetzung der Oberflächenspannung des Sekrets durch das ätherische Öl, die Anregung der Zilienbewegung in den Bronchien und die Erweiterung der feinen Bronchienäste weiter begünstigt. Dadurch wird das Abhusten des Schleims und das Atmen erleichtert.

Gut expektorierend wirksam sind ätherische Öle, wenn ihre Dämpfe eingeatmet werden. Deshalb sind bei Bronchitis in kleinen Schlucken, langsam und möglichst warm getrunkene, gesüßte Hustentees das Mittel der Wahl. Sie ermöglichen nicht nur das Inhalieren der Dämpfe ätherischer Öle, sie führen dem Körper auch die zur Sekretverflüssigung erforderliche Flüssigkeitsmenge zu und verstärken durch leichte thermische und osmotisch bedingte Magenreizung reflektorisch die Produktion dünnflüssigen Sekrets in den Bronchien. Die osmotische Wirkung wird verstärkt, wenn Honig zum Süßen eingesetzt wird. Er hat wegen der kleineren Molmassen der enthaltenen Glucose und Fructose im Vergleich zum Rohrzucker bei gleicher Menge etwa die doppelte osmotische Wirkung. Stark gesüßte Teegetränke und Hustensäfte können allerdings bei empfindlichen Patienten zu Magenbeschwerden führen. Einen ähnlichen, wenn auch schwächeren Effekt erreicht man, wenn man Würfelzucker, den man mit Hustentropfen getränkt hat, langsam im Munde zergehen lässt.

Andere Mittel, um den Bronchien ätherische Öle durch Inhalation zuzuführen, sind zu lutschende Arzneiformen, z. B. Hustenbonbons, weiterhin Hustensalben, Kopfdampfbäder, Vollbäder, Aerosole oder das Benetzen der Kleidung im Bereich der Atmungsorgane mit ätherischen Ölen. Bei zu lutschenden Arzneiformen ist die Karies auslösende Wirkung des enthaltenen Rohrzuckers zu beachten. Rohrzuckerfreie Formen, die mit Zuckeralkoholen (z. B. Xylitol oder Sorbitol) gesüßt sind, können bei einigen Patienten Fehlgärungen auslösen und so zu Bauchschmerzen und Durchfällen führen. Bei den Hustensalben ist, besonders wenn sie Menthol oder Campher enthalten, bei Säuglingen und Kleinkindern darauf zu achten, dass sie nicht im Bereich der

Nase aufgetragen werden, da gefährliche Stimmritzenkrämpfe die Folge sein können.

Ätherische Öle können auch auf Umwegen über die Haut oder den Verdauungstrakt zu den Lungen gelangen. Werden sie durch die Haut aufgenommen (Husteneinreibungen, Bäder), scheidet sie der Körper teilweise über die Lungen aus. Das ist in geringerem Maße der Fall, wenn sie über den Mund appliziert werden. Dann werden sie, bevor sie den Kreislauf erreichen, bei Passage der Leber teilweise in nichtflüchtige Stoffwechselprodukte umgewandelt. Dazu kommt, dass viele Hustensäfte und Hustentropfen, die aus dem offizinellen, bei Hustensäften zudem verdünnten Thymianfluidextrakt mit nur 0,03 % Phenolen (Thymol + Carvacrol) bestehen, pro dosi nur wenige Milligramm ätherisches Öl enthalten. Nach peroraler Gabe von 1 mg Thymol konnten nur Thymolglucuronid und -sulfat, jedoch kein freies Thymol im Blutplasma nachgewiesen werden. Hier steht wohl die sekretionsfördernde Wirkung im Vordergrund, die durch den Geruch des ätherischen Öls im Sinne der Aromatherapie ausgelöst wird. Eine Ausscheidung wirksamer Konzentrationen durch die Lunge ist nach peroraler Anwendung vermutlich nur dann zu erwarten, wenn größere Mengen ätherischer Öle in reiner Form oder in Form von Fertigarzneimitteln, z. B. verkapselt, gegeben werden.

> Einige Drogen mit ätherischen Ölen, z. B. Wacholderbeeren, Liebstöckelwurzel und Petersilienwurzel, sollen harntreibend wirken. Sie werden als Diuretika eingesetzt.

Die diuretische Wirkung ätherischer Öle kommt möglicherweise durch eine Reizung des Nierenepithels durch renal ausgeschiedene Komponenten ätherischer Öle zustande. Ein diuretischer Effekt therapeutischer Dosen ist nur für Wacholderöl und seinen Hauptwirkstoff Terpinen-4-ol sicher nachgewiesen worden.

> Einige Drogen mit ätherischen Ölen besitzen beruhigende und einschlaffördernde Wirkung, z. B. Melissenblätter, Lavendelblüten, → Baldrianwurzel und → Hopfenzapfen. Sie werden als Sedativa eingesetzt.

Nach vorläufigen Untersuchungen sind möglicherweise Abbauprodukte der Inhaltsstoffe dieser Drogen für die sedative Wirkung mitverantwortlich, z. B. das 6-Methyl-hept-5-en-2-on, das bei Melissenblättern bzw. Lavendelblüten als Abbauprodukt des Citrals bzw. Linalools auftritt. Auch Aromaeffekte sind vermutlich wesentlich an der beruhigenden Wirkung beteiligt.

23.6 Toxikologie

> Bei Anwendung therapeutischer Dosen (!) von Drogen mit ätherischen Ölen oder von ätherischen Ölen sind bei Beachtung der Gegenanzeigen keine negativen Wirkungen zu erwarten. In hohen Dosen oder bei langfristiger Anwendung können jedoch einige Drogen mit ätherischen Ölen oder ihre ätherischen Öle wegen ihres Gehaltes an Thujon, Ascaridol, β-Asaron, Myristicin, Apiol, bei der Oxidation ungesättigter Terpenkohlenwasserstoffe entstehender Terpenperoxide, Estragol, Safrol, Methyleugenol oder Pulegon schädigende Wirkung ausüben.

Die akute Toxizität der meisten ätherischen Öle ist gering. Die LD_{50}-Werte von 27 untersuchten, therapeutisch genutzten ätherischen Ölen lagen bei Ratten zwischen 2,6 g bis 15 g/kg KG. Bei Gallen-, Leber- und Nierenerkrankungen sowie bei entzündlichen Magen-Darm-Erkrankungen ist die innerliche und äußerliche Anwendung ätherischer Öle wegen ihrer Reizwirkung jedoch zu vermeiden. Gegenanzeigen für die äußerliche Anwendung sind außerdem u. a. Exantheme und geschädigte Haut. Bei Säuglingen und Kleinkindern sollte die Anwendung ätherischer Öle im Gesichtsbereich und in der Nase unterbleiben, da Krämpfe oder Ödeme im Bereich des Kehlkopfs und sogar Atemstillstand (Kratschmer-Holmgren-Reflex) eintreten können.

Thujon, das u. a. im Salbeiöl vorkommt, wirkt in hohen Dosen zentralerregend und psychotomimetisch. Chronische Aufnahme kann zu Nieren- und Leberschäden führen. Akute Vergiftungen können u. a. Erbrechen, Sehstörungen, Krämpfe, bei Schwangeren Abort und in schweren Fällen den Tod durch Kreislaufversagen zur Folge haben. Das im ätherischen Öl der Boldoblätter in mehr oder weniger großen Anteilen enthaltene Ascaridol kann ZNS und Leber schädigen. Das ätherische Öl der Muskatnuss hat wegen seines Gehaltes an Myristicin psychotomimetischen Effekt. Das strukturell verwandte Apiol, das im ätherischen Öl der Petersilienfrüchte dominieren kann, wirkt uteruserregend und wurde missbräuchlich als Abortivum benutzt. Längere Zeit gelagerte Koniferen- und Cupressaceenöle können wegen ihres Gehaltes an Terpenperoxiden starke Haut- und Schleimhautreizung bis hin zu Nekrosen auslösen.

Estragol, Safrol, Methyleugenol, Pulegon und β-Asaron führen bei Gabe hoher Dosen in Tierversuchen zu Leberschäden und Lebertumoren. Drogen enthalten jedoch nur kleine Mengen an diesen Stoffen: Estragol in einigen Rassen des Fenchels, Safrol in geringen Mengen in Ingwerwurzelstock, Muskatnuss, Sternanis und Pfeffer, Methyleugenol in einigen Basilikum-Rassen, im Galgant, Piment und Süßdolde, Pulegon in Bukkoblättern, Poleiminze und einigen Rassen anderer Minze-Arten oder β-Asaron in Varietäten des Kalmus. Außerdem werden bei therapeutischer Anwendung nur sehr geringe Mengen der Drogen aufgenommen. Daher ist eine Gefährdung des Menschen wenig wahrscheinlich. Wegen der möglichen chronischen Toxizität des Estragols wird jedoch von der Daueranwendung von Anis und Fenchel abgeraten.

23.7 Ätherische Öle als Arzneimittel

23.7.1 Ätherische Öle als Antineuralgika und Antirheumatika

> Ätherische Öle, strukturierte Drogen mit ätherischen Ölen oder Monosubstanzen, die vorwiegend zur Schmerzbehandlung über die Haut verwendet werden, sind Gereinigtes Terpentinöl, Kiefernnadelöl, Latschenkiefernöl, Fichtennadelöl, Rosmarinöl, Lavendelöl, Rosmarinblätter, Lavendelblüten, Methylsalicylat und Campher.

Die genannten ätherischen Öle werden, oft miteinander kombiniert, in Form von Salben, Ölen, Emulsionen, Gelen, ethanolischen Lösungen oder von Badezusätzen im Rahmen der Schmerzbehandlung über die Haut bei rheumatischen, neuralgischen oder arthrotischen Beschwerden, bei Muskelschmerzen, Gelenkerkrankungen und Durchblutungsstörungen angewendet. Auch zur Segmenttherapie von Kreislaufbeschwerden werden sie eingesetzt.

> ♣ **Gereinigtes Terpentinöl** (Terebinthinae aetheroleum rectificatum DAC, ÖAB, PhHelv) wird aus dem Rohbalsam verschiedener Kiefern-Arten (Pinus-Arten, Pinaceae) gewonnen. Hauptbestandteile sind α- und β-Pinen. Es wird äußerlich zur Behandlung rheumatischer und neuralgischer Beschwerden sowie von Bronchitiden eingesetzt.

Kiefernrohbalsam (Terpentin) gewinnt man aus den Stämmen von Pinus-Arten, besonders von *Pinus palustris* MILL., Heimat südliches Nordamerika, *P. pinaster* SOLAND., Heimat westliches Mittelmeergebiet, *P. halepensis* MILL., Heimat Mittelmeergebiet, und *P. nigra* ARNOLD, Heimat Südeuropa. Dazu befreit man im Winter, etwa 5 bis 6 Jahre vor dem Einschlag, an den Bäumen etwa 1/3 des Baumumfanges umfassende, ca. 1,5 m lange Flächen (Lachten) bis auf eine etwa 3 mm starke Rindenschicht von der Borke. Im Mai beginnend, legt man in Abständen von 4 bis 6 Tagen 3 mm ins Splintholz hineingehende V-förmige Schnitte an. Sie münden in einem senkrechten Kanal, an dessen unterem Ende sich eine Ablaufrinne aus Metall befindet, die den durch den Wundreiz gebildeten Rohbalsam in ein Auffanggefäß leitet (Gutter-Verfahren). Ein Baum liefert im Jahr 2 bis 4 kg Terpentin.

Gereinigtes Terpentinöl wird durch Wasserdampfdestillation des Kiefernrohbalsams über wässriger $Ca(OH)_2$-Suspension erhalten. Anschließend wird rektifiziert (Hauptsiedebereich 155 bis 162 °C DAC, bis 170 °C ÖAB). Der Destillationsrückstand wird als → Kolophonium verwendet. Es muss nach DAC 73 bis 85% α-Pinen und 13 bis 22% β-Pinen enthalten, der Gehalt an keiner weiteren Substanz darf mehr als 5%, der an Car-3-en höchstens 0,5% betragen. Diese Anforderungen erfüllen besonders rektifizierte Terpentinöle aus *P. palustris* und *P. pinaster*. Terpentinöle aus der einheimischen *P. sylvestris* enthalten etwa 40% α-Pinen, 15% β-Pinen und 30% Car-3-en.

Gereinigtes Terpentinöl wird in Form von 10 bis 50%igen Salben, von Gelen, Emulsionen oder Ölen eingesetzt. Es ist u. a. Bestandteil des **Zusammengesetzten Terpentinliniments** (Linimentum terebinthinae compositum PhHelv). Seltener wird es zur Inhalation (einige Tropfen in heißes Wasser geben, Dämpfe einatmen) bei chronischen Erkrankungen der Bronchien mit starker Sekretion angewendet. Auch in Hustensalben kann es enthalten sein.

♣ **Koniferennadelöle** werden aus den Nadeln von Kiefern-Arten (Pinus-Arten), Fichten-Arten (Picea-Arten) und Tannen-Arten (Abies-Arten, Pinaceae) durch Wasserdampfdestillation erhalten. Ihr Geruchsträger ist besonders Bornylacetat. Hauptkomponenten sind α- und β-Pinen sowie Car-3-en. Der Einsatz erfolgt äußerlich zur Schmerzbehandlung über die Haut und zur Inhalation bei Bronchitis.

♣ **Kiefernnadelöl** (Pini aetheroleum DAB) stammt aus den frischen Nadeln, Zweigspitzen und Ästen von *Pinus sylvestris* L. oder von anderen Pinus-Arten. Es enthält als Geruchsträger Bornylacetat (0,5 bis 8%), daneben u. a. α-Pinen (10 bis 45%), Car-3-en, (5 bis 40%), β-Pinen (2 bis 25%), Limonen (höchstens 12%), β-Caryophyllen und Terpinolen.

♣ **Latschenkiefernöl** (Pini pumilionis aetheroleum DAC, PhHelv, Estergehalt 4 bis 10%, ÖAB) ist das ätherische Öl der Nadeln und jungen Zweige der Legföhre oder Latsche, *Pinus mugo* TURRA. Die Legföhre, ein buschiger Baum, kommt in Hochgebirgen Europas bis zur Baumgrenze vor. Auch in diesem ätherischen Öl ist Bornylacetat Geruchsträger. Der DAC verlangt Latschenkiefernöl, das u. a. enthält 8 bis 30% α-Pinen, 2 bis 18% β-Pinen, 5 bis 33% Car-3-en, 0,5 bis 16% Limonen, 5 bis 19% β-Phellandren und bis 7% Bornylacetat. Latschenkiefernöl ist im **Zusammengesetzten Ätherische-Öle-Inhalat NRF 4.3.** zusammen mit Pfefferminzöl und Eucalyptusöl enthalten.

♣ **Fichtennadelöl** (Piceae aetheroleum DAB) wird aus den frischen Zweigen von Fichten und Tannen, besonders der Gemeinen Fichte, *Picea abies* (L.) KARST., und der Sibirischen Tanne, *Abies sibirica* LEBED., gewonnen. Der Estergehalt (vorwiegend Bornylacetat) ist hoch: 5 bis 25% bei Herkunft aus der Gemeinen Fichte, 29 bis 43% bei Herkunft aus der Sibirischen Tanne. Das DAB fordert einen Gehalt von 5 bis 35% Bornylacetat, weiterhin u. a. 10 bis 25% α-Pinen, 1 bis 30% β-Pinen, 5 bis 28% Camphen, 1 bis 15% Car-3-en und 4 bis 30% Limonen.

♣ **Wacholderöl** (Iuniperi aetheroleum PhEur) wird aus den Beerenzapfen des Wacholders, *Juniperus communis* L. (Cupressaceae), erhalten. Hauptbestandteile sind Monoterpene, besonders α-Pinen, Myrcen, β-Pinen, Terpinen-4-ol und Germacren D. Wacholderöl wird äußerlich zur Schmerzbehandlung über die Haut, innerlich als Diuretikum angewendet.

Die Zusammensetzung des Wacholderöls ist sehr variabel. Die PhEur fordert u. a. 20 bis 50% α-Pinen, 1 bis 12% β-Pinen, 1 bis 35% β-Myrcen, 0,5 bis 10% Terpinen-4-ol und weniger als 20% Sabinen.

Wacholderöl ist Bestandteil hautreizender Einreibungen, z. B. des **Wacholdergeistes** (Iuniperi spiritus PhHelv, 0,5%ig) oder des **Zusammengesetzten Salicyl-Liniments** (Linimentum salicylatum compositum PhHelv), und von Badezusätzen. Es wird aber auch innerlich bei dyspeptischen Beschwerden (TD 0,02 bis 0,1 g, nicht bei Schwangerschaft und Nierenentzündung anwenden!) und als Diuretikum eingesetzt.

♣ **Rosmarinöl** (Rosmarini aetheroleum PhEur) und **Rosmarinblätter** (Rosmarini folium PhEur, ≥1,2% ätherisches Öl, ≥3% Hydroxyzimtsäurederivate) stammen vom Rosmarin, *Rosmarinus officinalis* L. (Lamiaceae). Hauptkomponente des Rosmarinöls sind 1,8-Cineol und Campher. Es wird äußerlich in Form von Einreibungen und, ebenso wie Rosmarinblätter, als Badezusatz zur Schmerztherapie über die Haut und bei Erschöpfungszuständen sowie innerlich bei Dyspepsien eingesetzt.

Rosmarin ist ein im Mittelmeergebiet beheimateter, bis 2 m hoher Strauch. Rosmarinblätter werden besonders aus Marokko, Spanien, der Türkei, Frankreich, Italien und Tunesien importiert.

Die Zusammensetzung des Rosmarinöls ist von der Herkunft abhängig. Die PhEur fordert für Rosmarinöl spanischer Herkunft 16 bis 25% 1,8-Cineol (neben 13 bis 21% Campher, weiterhin u. a. Bornylacetat und Borneol), für Rosmarinöl marokkanischer bzw. tunesischer Herkunft 38 bis 55% 1,8-Cineol (neben 5 bis 15% Campher, weiterhin u. a. α-Pinen, β-Pinen, und Camphen). Weitere Inhaltsstoffe der Rosmarinblätter sind u. a. die Diterpenbitterstoffe Carnosolsäure (0,35%), Pikrosalvin, Rosmanol, Rosmadial und Rosmarichinon (Abb. 22-3) sowie Hydroxyzimtsäurederivate (besonders Rosmarinsäure, Abb. 16-4).

Anwendungsformen des Rosmarinöls sind Einreibungen (6 bis 10% in halbfesten und flüssigen Zubereitungen) und Bäder (0,01 g/l). Bei innerlicher Anwendung beträgt die TD 10 bis 20 Tr. Rosmarinblätter werden in Form von Teeaufgüssen (ED 1,5 g/Tasse, TD 4 bis 6 g) oder als Bestandteil von Teemischungen zur Behandlung von Dyspepsien verwendet. Bei Bädern werden 50 g der Droge auf ein Vollbad verwendet. Ähnlich wie Salbeiblätter dienen auch Rosmarinblätter, vermutlich wegen des Gehaltes an antioxidativ wirksamen Diterpenen, als konservierendes Fleischgewürz.

♣ **Lavendelöl** (Lavandulae aetheroleum PhEur) und **Lavendelblüten** (Lavandulae flos PhEur, ≥ 1,3 % ätherisches Öl) stammen vom Echten Lavendel, *Lavandula angustifolia* MILL. (Lamiaceae). Hauptbestandteile des Lavendelöls sind Linalool und Linalylacetat. Die Drogen werden ähnlich wie Rosmarinöl oder Rosmarinblätter angewendet. Darüber hinaus dienen sie auch als Sedativa.

Echter Lavendel ist ein bis 60 cm hoher Halbstrauch, der an trockenen Standorten im Mittelmeergebiet vorkommt und besonders in Südfrankreich, Spanien, Russland, Ungarn und Bulgarien angebaut wird. Die PhEur fordert für Lavendelöl u. a. 20 bis 45 % Linalool und 25 bis 46 % Linalylacetat, mehr als 0,1 % Lavandulol und 0,2 % Lavandulylacetat, weniger als 2,5 % Cineol, 2 % α-Terpineol, 1,2 % Campher und 1 % Limonen.

Lavendelblüten werden in Form von Bädern (20 bis 100 g Droge auf 20 l Wasser) und Lavendelöl in Form von Einreibungen zur Schmerztherapie über die Haut und bei funktionellen Kreislaufstörungen angewendet. Innerlich gegeben (1 bis 4 Tr. Lavendelöl auf ein Stück Würfelzucker, 1,5 g Droge/Tasse Wasser) dienen sie zur Behandlung von Befindlichkeitsstörungen wie Unruhezuständen, Einschlafstörungen und funktionellen Oberbauchbeschwerden (Reizmagen, Roehmheld-Syndrom, Meteorismus, nervöse Darmbeschwerden).

♣ **Spiköl** (von *Lavandula latifolia* MEDIK.) und ♣ **Lavandinöl** (von *L. × hybrida* REV. ex LOISEL.) enthalten ebenfalls Linalylacetat (0 bis 15 % bzw. 20 bis 50 %) und Linalool als Hauptbestandteile.

♦ **Methylsalicylat** (Methylis salicylas PhEur), Hauptbestandteil vom ♣ **Wintergrünöl** wird heute synthetisch gewonnen. Das natürliche Wintergrünöl stammt aus dem Kraut des Wintergrüns, *Gaultheria procumbens* L. (Ericaceae), einer im Osten der USA heimischen Pflanze oder aus der Rinde der in Kanada heimischen Zucker-Birke, *Betula lenta* L. (Betulaceae). Methylsalicylat wird wie Wintergrünöl als Bestandteil von Externa zur Behandlung rheumatischer Beschwerden verwendet. Es ist auch im **Wintergrün-Liniment** (Linimentum gaultheriae compositum PhHelv) enthalten und wirkt nicht nur durch Hautreizung, sondern entfaltet nach perkutaner Resorption auch eine systemische Salicylatwirkung.

♦ **D-Campher** (D-Camphora PhEur, Abb. 23-7) wird aus dem ätherischen Öl des Campherbaumes, *Cinnamomum camphora* (L.) SIEB. (Lauraceae), gewonnen. Er wird äußerlich bei Muskel- und Gelenkschmerzen und zur Segmenttherapie, aber auch innerlich bei Herz-Kreislaufbeschwerden eingesetzt. In Husten- und Schnupfensalben, -ölen, -sprays ist er oft ebenfalls enthalten.

Der bis zu 50 m hohe, immergrüne Campherbaum ist in Ostasien beheimatet und wird in vielen warmen Ländern, besonders in Südjapan, Südchina und auf

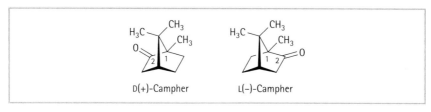

Abb. 23-7 Campher

Taiwan angebaut. Von ihm existieren sehr viele infraspezifische Sippen, die sich in der Zusammensetzung ihres ätherischen Öls stark unterscheiden.

Zur Gewinnung von D-Campher wird das zerkleinerte Stamm- und Wurzelholz etwa 10 bis 50 Jahre alter Bäume, das Campher in Ölzellen und in Interzellularräumen kristallin oder in ätherischem Öl gelöst enthält, der Wasserdampfdestillation unterworfen. Auch das ätherische Öl der Blätter und Zweige wird zur Campher-Gewinnung herangezogen. Das erhaltene Rohcampheröl besteht zu etwa 35% aus D-Campher und außerdem, je nach Zugehörigkeit zu den infraspezifischen Sippen, aus wechselnden Mengen α-Terpineol, Safrol, 1,8-Cineol, Linalool und anderen Verbindungen. Beim Abkühlen auf -10 °C kristallisiert der Campher aus und wird durch Zentrifugation abgetrennt.

♦ **Racemischer Campher** (Camphora racemica PhEur) wird durch Halbsynthese aus α-Pinen gewonnen. Er stellt ein Gemisch aus D(+)-Campher und L(−)-Campher dar und wird wie D-Campher verwendet.

Für äußerliche Anwendung können eingesetzt werden:

- ethanolische Lösungen, z. B. **Campherspiritus, 10%ig** (Spiritus camphoratus DAB, Solutio Camphorae spirituosa ÖAB, Kampfergeist, Camphorae solutio ethanolica PhHelv),
- **Salben**, z. B. **Camphersalbe** (Camphorae unguentum PhHelv, 10%ig), **Methylsalicylat-Salbe mit Campher und Menthol** NRF 1.2. (mit 10% Campher, 10% Methylsalicylat und 2% Menthol),
- **Öle**, z. B. **Campheröl** (Oleum camphoratum 20 per centum DAC, Solutio Camphorae oleosa ÖAB, 20%ig, Camphorae solutio oleosa PhHelv, 10%ig),
- **Linimente**, z. B. **Flüssiger Opodeldoc** (Linimentum saponato-camphoratum liquidum PhHelv), **Opodeldok** (Gallerta saponata camphorata ÖAB) oder **Ammoniak-Campher-Emulsion** (Emulsio ammoniata camphorata ÖAB),
- **Fertigarzneimittel** wie Salben, Lösungen und Badezusätze.

Der lokalen Anwendung von Campher, besonders in der Kinderpraxis, steht man heute wegen der Gefahr resorptiver Vergiftungen, die zu zentralnervösen Störungen führen können, kritisch gegenüber. Bei Kleinkindern anzuwendende campherhaltige Zubereitungen dürfen nicht mehr als 5% Campher enthalten (Komm. E), bei Säuglingen sollten sie nicht eingesetzt werden.

Innerlich wird Campher in Form ethanolischer Lösungen bei hypotonen Kreislaufregulationsstörungen angewendet (TD 30 bis 300 mg).

23.7.2 Ätherische Öle als entzündungshemmende Arzneimittel

> Drogen mit entzündungshemmend wirksamen ätherischen Ölen sind Kamillenblüten, Schafgarbenkraut und Römische Kamillenblüten.

Bei Salbeiblättern und Bibernellwurzeln, die vorwiegend bei Entzündungen der oberen Atemwege eingesetzt werden, kommt der entzündungshemmende Effekt vermutlich durch die antiseptische Wirkung der ätherischen Öle und durch den adstringierenden Effekt anderer Inhaltsstoffe zustande.

> ♣ Kamillenblüten (Matricariae flos PhEur, ≥ 0,4% blaues ätherisches Öl) sind die getrockneten Blütenkörbchen der Echten Kamille, *Matricaria recutita* L. (Asteraceae). Hauptbestandteile des durch Wasserdampfdestillation gewonnenen ätherischen Öls sind α-Bisabolol, Bisabololoxid A, Bisabololoxid B, β-*trans*-Farnesen und Chamazulen. Nichtflüchtige Wirksubstanzen sind Flavonoide, insbesondere Apigenin und seine Glykoside. Man verwendet Kamillenblüten in Form von Aufgüssen oder von mit Wasser verdünnten ethanolischen Auszügen äußerlich bei Haut- und Schleimhautentzündungen sowie innerlich bei Spasmen und entzündlichen Erkrankungen des Magen-Darm-Traktes.

Echte Kamille ist eine einjährige Pflanze, die in Europa, Asien, im nordöstlichen Nordamerika und in Australien auf Brachland, in Getreidefeldern und an Wegrändern verbreitet ist. Von ihr existieren mehrere chemische Rassen, die sich in der Zusammensetzung des ätherischen Öls unterscheiden. Zum Anbau gelangen durch Züchtung erhaltene Chemovare, z. B. die diploide Rasse Degumille® und die tetraploide Rasse Manzana®, die ätherisches Öl mit hohem Gehalt an (−)-α-Bisabolol und Chamazulen liefern. Exportländer sind vor allem Argentinien, aber auch Ägypten, Spanien, Bulgarien, Tschechien, Ungarn und Polen. Große Mengen stammen aus dem Anbau in Thüringen.

Kamillenblüten enthalten 0,3 bis 1,5% ätherisches Öl. Komponenten sind besonders (−)-α-Bisabolol (1'S,2S; INN Levomenol, Anteil 5 bis 70%), dessen Stoffwechselprodukte die Bisaboloide Bisabololoxid A (5 bis 60%), Bisabololoxid B (5 bis 60%), Bisabololoxid C und Bisabolonoxid A (0 bis 8%), β-*trans*-Farnesen (7 bis 45%) und das erst bei Wasserdampfdestillation aus dem farblosen, nichtflüchtigen Proazulen Matricin hervorgehende intensiv blau gefärbte Chamazulen (1 bis 35%, Abb. 23-8). Da an Matricin und Bisabolol reiche und an Bisaboloiden arme Kultivare zum Anbau gelangen, bewegen sich die Konzentrationen an Chamazulen und Bisabolol in den ätherischen Ölen an der oberen, die für Bisaboloide an der unteren Grenze. In durch

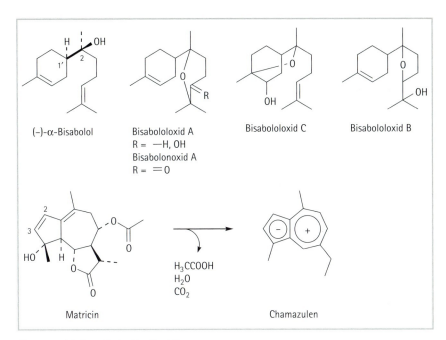

Abb. 23-8 Inhaltsstoffe der Kamillenblüten

schonende Extraktion (!) gewonnenem ätherischem Öl sind bis 25% Z-En-In-Dicycloether (Polyinspiroether, Abb. 11-1) neben seinem Isomerisierungsprodukt E-En-In-Dicycloether enthalten.

Bisher wurden 14 Aglyka vom Flavonol-Typ, u. a. Quercetin, Isorhamnetin, Jaceidin, und Flavon-Typ, u. a. Apigenin, Luteolin, Chrysoeriol, in Kamillenblüten aufgefunden. Die hochmethoxylierten Vertreter, z. B. Jaceidin, liegen frei vor. Die anderen sind mit Mono- oder Disacchariden verknüpft, z. B. Apigenin-7-O-β-D-glucosid und Apigenin-7-O-neohesperidosid, und zum Teil auch acetyliert, z. B. Apigenin-7-O-β-D-(6″-O-acetyl)-glucosid, oder diacetyliert. Hauptflavonoide scheinen die nur in den Zungenblüten vorkommenden Verbindungen Apigeninglucosid (2,6 bis 5,2%, in der Gesamtdroge 0,3 bis 0,6%) und Apigeninglucosidacetat (0,7 bis 2,2%, in der Gesamtdroge 0,01 bis 0,2%) zu sein. Weitere erwähnenswerte Inhaltsstoffe sind das bereits genannte Matricin (ca. 0,2%), die Hydroxycumarine Umbelliferon und Herniarin (0,01 bzw. 0,07%) sowie etwa 3% Schleimstoffe.

Für die entzündungshemmende Wirkung der Kamillenblüten sind in erster Linie (–)-α-Bisabolol, Chamazulen und die En-In-Dicycloether verantwortlich, möglicherweise aber auch Farnesen. Die Flavonoide sind, bei topischer Anwendung nur die Aglyka, ebenfalls wesentlich an diesem Effekt beteiligt. Angriffspunkte sind die Mastzelldegranulation (Hemmung der Histaminfreisetzung) und die Eicosanoidbiosynthese (Hemmung der Cyclooxygenasen und Lipoxygenasen). Die muskulotrop-spasmolytische Wirkung wird gemeinsam von (−)-α-Bisabolol, den Bisaboloiden, den En-In-Dicycloethern und den Flavonoiden verursacht. Die antipeptische Wirkung der Kamillenblüten, die in einer ulkusprotektiven und -kurativen Wirkung zum Ausdruck kommt, wird ebenfalls durch Komponenten des ätherischen Öls ausgelöst, besonders durch (−)-α-Bisabolol und Chamazulen. Einige Inhaltsstoffe der Kamillenblüten, besonders (−)-α-Bisabolol und die En-In-Dicycloether, besitzen auch bakteriostatische und fungistatische Wirkung.

Offizinell sind u. a. **Kamillenfluidextrakt** (Matricariae extractum fluidum PhEur: ≥ 0,3 % blaues ätherisches Öl), **Kamillentinktur** (Tinctura Chamomillae ÖAB) und **Kamillenöl** (Matricariae aetheroleum DAB, Gehalt an Farnesen 13 bis 45 %, Bisabololoxid A und B + Bisabolonoxid zusammen ≥ 45 %, α-Bisabolol 10 bis 30 %, Chamazulen 3 bis 7 %, Aetheroleum Chamomillae ÖAB).

Die äußerliche Anwendung der Kamillenblüten erfolgt in Form von 3 bis 10 %igen Aufgüssen oder mit Wasser verdünnten ethanolischen Kamillenblütenauszügen, eingesetzt zu Spülungen, Umschlägen, Pinselungen, zum Gurgeln und zu Kopfdampfbad-Inhalationen bei Haut- und Schleimhautentzündungen, einschließlich der Mundhöhle und des Zahnfleisches, der Luftwege sowie des Anal- und Genitalbereiches (Ekzeme, Hämorrhoiden). Für Sitzbäder werden 50 g Droge/10 l Wasser benutzt. In Salben sind häufig Kamillenöl, Chamazulen oder das partialsynthetisch aus Guajen bzw. Guajol gewonnene Guajazulen enthalten. Die innerliche Anwendung erfolgt in Form von Aufgüssen (3 g /Tasse Wasser, 3- bis 4-mal tgl. zwischen den Mahlzeiten getrunken) bei Spasmen und entzündlichen Erkrankungen des Magen-Darm-Traktes, z. B. in Form von Rollkuren bei Gastritis, und bei Menstruationsbeschwerden.

♣ **Schafgarbenkraut** (Millefolii herba PhEur, ≥ 0,2 % ätherisches Öl, ≥ 0,02 % Proazulene) besteht aus den zur Blütezeit geernteten, getrockneten Triebspitzen der Gemeinen Schafgarbe, *Achillea millefolium* L. (Asteraceae). Hauptbestandteile des durch Wasserdampfdestillation gewonnenen ätherischen Öls sind Chamazulen, L-Campher, β-Pinen, 1,8-Cineol, β-Caryophyllen, α-Pinen und Artemisiaketon. Schafgarbenkraut wird ähnlich wie Kamillenblüten angewendet, Hauptanwendungsgebiet sind dyspeptische Beschwerden.

A. millefolium ist eine Sammelart, die sich auf Grund der Ploidiegrade (di-, tetra-, hexa- oder octaploid) und morphologischer Merkmale der Pflanzen in Kleinarten zerlegen lässt, die wiederum in Unterarten untergliedert werden. Die Sippen sind in ganz Europa verbreitet. Sie unterscheiden sich auch durch das Inhaltsstoffspektrum. Die Droge stammt vorwiegend aus Wildbeständen Südosteuropas, aber auch aus dem Anbau.

Im ätherischen Öl (0,2 bis 1,4 %) der zur Drogengewinnung geeigneten Rassen können bis zu 40 % Chamazulen enthalten sein. Als Proazulene wurden Guajanolide, z. B. 8α-Acetoxy-10-epi-artabsin (Achillicin) und 8α-Angeloyloxy-10-epi-artabsin (Abb. 23-9) nachgewiesen. Weitere Bestandteile sind

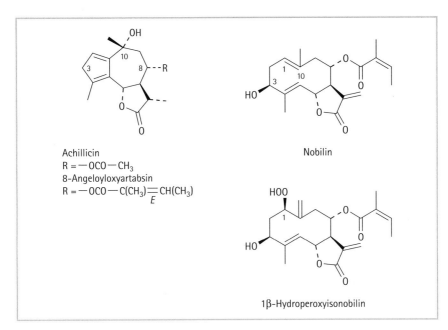

Abb. 23-9 Sesquiterpene von Schafgarbenkraut und Römischer Kamille

je nach zur Gewinnung verwendeter Rasse u. a. L(–)-Campher, α- und β-Pinen, 1,8-Cineol, β-Caryophyllen, Germacren D, Ascaridol, Thujon, β-Bisabolen, α-Bisabolol oder Artemisiaketon (2,5,5-Trimethyl-hepta-2,6-dien-4-on). Begleitstoffe sind Polyine, z. B. Ponticaepoxid (Trideca-1,5-dien-7,9,11-triin-3,4-epoxid), Alkamide, z. B. Tetradeca-4,6-diin-10,12-diensäure-isobutylamid, und Flavonoide, besonders Apigenin, Luteolin und deren 7-O- und 3-O-Glycoside.

Schafgarbe wird besonders bei mit leichten, krampfartigen Erscheinungen im Magen-Darm-Bereich verbundenen dyspeptischen Beschwerden eingesetzt (ED 4,5 g der Droge/Tasse oder 3 Teelöffel Frischpflanzenpresssaft). Auch zu Sitzbädern bei schmerzhaften Krampfzuständen psychovegetativen Ursprungs im Becken der Frau (100 g/20 l Wasser) wird die Droge empfohlen. In der Volksmedizin wird sie auch bei Gallenbeschwerden angewendet.

♣ **Römische Kamille** (Chamomillae romanae flos PhEur, ≥ 0,7 % ätherisches Öl) sind die getrockneten Blütenköpfchen von *Chamaemelum nobile* (L.) ALL. (Asteraceae). Hauptkomponenten des ätherischen Öls sind Angelica-, Tiglin-, Methacryl-, Isobutter-, Valerian- und Crotonsäureester von aliphatischen C_3- bis C_6-Alkoholen, besonders von Isobutyl- und Isoamylalkohol. Römische Kamillenblüten werden ähnlich wie Kamillenblüten angewendet, Hauptanwendungsgebiet sind Verdauungs- und Menstruationsbeschwerden.

Römische Kamille, die fast nur Zungenblüten bildet, ist eine vegetativ vermehrte Kulturvarietät. Hauptexportländer sind Frankreich, Belgien, Italien, Polen, Tschechien und die Slowakei.

Nichtflüchtige Inhaltsstoffe der Römischen Kamillenblüten sind u. a. Sesquiterpenlactone vom Germacranolid-Typ, z. B. Nobilin, 3-Epinobilin, 1,10-Epoxy-nobilin, 3-Dehydro-nobilin, teilweise als Hydroperoxide vorliegend, z. B. 1β-Hydroperoxy-isonobilin (Abb. 23-9), Flavonoide, u. a. Apigenin-7-O-β-D-glucosid, dessen 3-Hydroxy-3-methyl-glutarsäure- (Chamaemelosid) sowie 2,3-Dihydro-zimtsäureester (Anthemosid) und Luteolin-7-O-β-D-glucosid, Hydroxycumarine sowie Phenylacrylsäuren, z. B. Kaffeesäure. Das ätherische Öl (0,6 bis 2,4%) enthält nur wenig Chamazulen.

Innerlich werden Aufgüsse der Droge (1,5 g/Tasse) eingesetzt. Äußerlich angewendet dienen Aufgüsse der Römischen Kamillenblüten zur Spülung von Wunden und zur Linderung von Schleimhautentzündungen im Nasen-Rachen-Raum. Auch als Zusatz zu Shampoos zum Aufhellen nachgedunkelter blonder Haare werden Römische Kamillenblüten verwendet (Gehalt an Hydroperoxiden!).

23.7.3 Ätherische Öle als Antiseptika

Wegen der antiseptischen Eigenschaften werden Extrakte aus Salbeiblättern, dem Dreilappigen Salbei sowie Teebaumöl, selten auch Aufgüsse der Bibernellwurzel, lokal bei Haut- bzw. Schleimhautinfektionen eingesetzt.

Obwohl alle ätherischen Öle mehr oder weniger starke antimikrobielle Wirkungen haben, werden einige von ihnen, ihre Komponenten, z. B. → Thymol oder → Eugenol, und einige Extrakte aus Drogen mit ätherischen Ölen bevorzugt als Antiseptika eingesetzt. Bei den strukturierten Drogen sind neben den ätherischen Ölen auch andere Inhaltsstoffe, z. B. Gerbstoffe, an der antiseptischen Wirkung beteiligt.

♣ **Salbeiblätter** (Salviae officinalis folium PhEur, ≥1,5% thujonreiches ätherisches Öl in der Ganzdroge, ≥1,0% in der Schnittdroge) stammen vom Echten Salbei, *Salvia officinalis* L. (Lamiaceae). Hauptkomponenten des ätherischen Öls sind Thujon, 1,8-Cineol und Campher. Weitere Wirksubstanzen sind Labiatengerbstoffe, besonders Rosmarinsäure, und Diterpenbitterstoffe, besonders Carnosol. Salbeiblätter werden in Form von Aufgüssen, der Tinktur und des Dalmatinischen Salbeiöls zum Gurgeln bei Entzündungen der Mund- und Rachenschleimhaut und innerlich bei Dyspepsien und vermehrter Schweißsekretion verwendet, z. B. bei Nachtschweiß von Rekonvaleszenten und im Klimakterium.

Echter Salbei ist ein bis 70 cm hoher Halbstrauch, der im Mittelmeergebiet vorkommt. Die Droge stammt aus Wildbeständen und dem Anbau, besonders aus Gebieten des ehemaligen Jugoslawien (Dalmatien), aus Albanien und Ungarn.

Salbeiblätter enthalten neben ätherischem Öl (bis 3,6%) u. a. 2 bis 6% Hydroxyzimtsäurederivate, darunter bis 3,3% Rosmarinsäure, und Diterpenbitterstoffe, besonders Carnosol (Pikrosalvin, Bitterwert 14 000, bis 0,4%, das autoxidativ aus der in der frischen Pflanze vorkommenden Carnosolsäure, Salvin, entsteht, Abb. 22-3).

♣ **Dalmatinisches Salbeiöl** (Salviae officinalis aetheroleum DAC, PhHelv) enthält in den handelsüblichen Chargen 30 bis 50% Thujon ((–)-Thujon + (+)-Isothujon). Der DAC schreibt ≥20% Thujon-Gehalt vor, weiterhin 6 bis 16% 1,8-Cineol, 14 bis 37% Campher, und höchstens je 5% Borneol und Bornylacetat.

Man benutzt Aufgüsse aus Salbeiblättern zum Gurgeln (4 bis 6 g/Tasse) oder zur innerlichen Anwendung (ED 1 bis 1,5 g/Tasse, mehrmals tgl.). **Salbeitinktur** (Salviae tinctura PhEur, ≥0,1% ätherisches Öl) wird in Dosen von 5 g auf 1 Glas Wasser zum Gurgeln sowie innerlich in Tagesdosen von 2,5 bis 7,5 g eingesetzt. Vom Dalmatinischen Salbeiöl werden 1 bis 2 Tr./100 ml Wasser zum Gurgeln verwendet. Es ist auch Bestandteil von Hustentropfen, Hustenbonbons und hautreizenden Einreibungen. Salbeiblätter sind als konservierend wirksames Fleisch- und Fischgewürz bekannt.

Die antiseptische Wirkung des Salbeis kommt vermutlich durch die antibakterielle Wirkung des ätherischen Öls und durch den adstringierenden sowie antibakteriellen Effekt der Hydroxyzimtsäurederivate zustande. Das antibakteriell wirksame, aber in Wasser praktisch unlösliche Carnosol ist in wässrigen Auszügen nicht enthalten. Die anthidrotische, d. h. die Schweißsekretion hemmende Wirkung, ist bei Präparaten aus Frischpflanzen besonders ausgeprägt. Die für diese Wirkung verantwortlichen Stoffe sind nicht bekannt.

♣ **Spanisches Salbeiöl** (Salviae lavandulifoliae aetheroleum DAC) wird aus den oberirdischen Teilen des vor allem in Spanien vorkommenden Spanischen Salbei, *S. lavandulifolia* VAHL, gewonnen. Es ist fast thujonfrei (< 0,5%) und soll als Hauptbestandteile 1,8-Cineol (11 bis 30%), Campher (11 bis 36%), Linalool (0,5 bis 9,0%) und Borneol (1 bis 13%) enthalten. Es wird u. a. zur Aromatisierung von Mundwässern eingesetzt.

♣ **Muskatellersalbeiöl** (Salviae sclareae aetheroleum PhEur) stammt vom Muskateller-Salbei (*Salvia sclarea* L.), einer 2- bis mehrjährigen, in Syrien beheimateten Pflanze. Der Anbau erfolgt in der GUS, in Kenia und im Mittelmeergebiet, ist aber auch in Mitteleuropa möglich. Hauptkomponenten sind Linalylacetat (56 bis 78%), Linalool (6,5 bis 24%) und Germacren D (1 bis 12%), es darf höchstens 0,2% Thujon enthalten. Es wird in der Volksmedizin innerlich bei übermäßigem Schwitzen im Klimakterium oder bei Schwächezuständen eingenommen (1 Tr. auf einen Teelöffel Honig, 3 × tägl.) oder als Badedroge bei prämenstruellen Beschwerden genutzt.

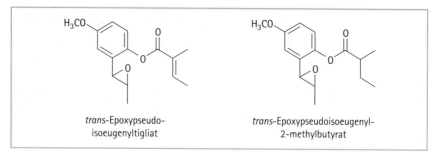

Abb. 23-10 Hauptinhaltsstoffe des ätherischen Öls der Kleinen und der Großen Bibernelle

♣ **Dreilappiger Salbei** (Salviae trilobae folium PhEur, ≥ 1,8 % ätherisches Öl in der Ganzdroge, ≥ 1,2 % in der Schnittdroge) besteht aus den getrockneten Laubblättern von *Salvia fruticosa* MILL. *(S. triloba* L. fil.). Er wird wie Salbei verwendet. Hauptbestandteile des ätherischen Öls sind 1,8-Cineol und Campher.

Dreilappiger Salbei ist ein im Mittelmeergebiet vorkommender und angebauter, bis 1,2 m hoher Halbstrauch. Die Droge enthält 1,5 bis 3,5 % ätherisches Öl mit 40 bis 67 % 1,8-Cineol, bis 15 % Campher und nur wenig Thujon (etwa 5 %). Begleitstoffe sind Diterpene, besonders Carnosol, Flavonoide, besonders Glykoside des Apigenins, und Hydroxyzimtsäurederivate (1 bis 3,6 % Rosmarinsäure).

♣ **Bibernellwurzel** (Pimpinellae radix) besteht aus getrockneten Wurzeln und Wurzelstöcken der bei uns heimischen Großen Bibernelle, *Pimpinella major* (L.) HUDS., oder der Kleinen Bibernelle, *P. saxifraga* L. (Apiaceae). Das ätherische Öl (0,1 bis 0,6 %) enthält bei der Großen Bibernelle vorwiegend *trans*-Epoxypseudoisoeugenyltigliat (20 bis 55 %) und bei der Kleinen Bibernelle *trans*-Epoxypseudoisoeugenyl-2-methylbutyrat (10 bis 75 %, Abb. 23-10). Die Droge wird als Gurgelmittel und, p. o. appliziert, als Expektoranz bei Katarrhen der oberen Luftwege (6 bis 12 g/Tasse), seltener als Stomachikum genutzt.

♣ **Teebaumöl** (Melaleucae aetheroleum PhEur) wird aus Blättern und Zweigspitzen von *Melaleuca alternifolia* (MAIDEN et BETCHE) CHEEL, *M. linariifolia* SM., *M. dissitiflora* F. MUELL. oder anderen Melaleuca-Arten (Myrtaceae) gewonnen. Hauptbestandteile des ätherischen Öls sind Terpinen-4-ol, γ- Terpinen und α-Terpinen. Als Geruchsträger fungiert besonders 1,8-Cineol. Es wird vorwiegend äußerlich, teilweise auch unverdünnt, bei leichten Akneformen, Nagelmykosen und Dermatomykosen eingesetzt.

Die Melaleuca-Arten sind bis 15 m hohe, von Australien bis Südostasien verbreitete und angebaute Bäume. Die PhEur fordert für das Teebaumöl mindestens 30% Terpinen-4-ol, 10 bis 28% γ-Terpinen, 5 bis 13% α-Terpinen, 0,5 bis 12% *p*-Cymen, 1,5 bis 8% α-Terpineol, 1 bis 6% α-Pinen, 1,5 bis 5% Terpinolen und weniger als 7% Aromadendren.

Die Anwendung von Teebaumöl erfolgt äußerlich in Form 5- bis 10%iger Zubereitungen. Es ist auch Bestandteil von Körperpflegemitteln. Fertigarzneimittel mit Teebaumöl sind bisher in Deutschland nicht zugelassen. Ähnliche Eigenschaften wie Teebaumöl haben ätherische Öle aus anderen Melaleuca-Arten, z. B. → Cajeputöl, → Niauliöl.

23.7.4 Ätherische Öle als Stomachika

Aromatika

> Drogen, deren appetitanregende und verdauungsfördernde Wirkung vorwiegend auf ätherische Öle zurückzuführen ist, werden als Aromatika bezeichnet. Zu ihnen gehören Pfefferminzblätter, Krauseminzblätter, Japanische Minze, Melissenblätter, Kümmel, Koriander, Kardamomen, Wacholderbeeren, Boldoblätter, Zimtrinde, Gewürznelken, Muskatnuss sowie ätherische Öle und Monosubstanzen aus einigen dieser Drogen.

Aromatika werden als Einzeltees oder häufiger als Bestandteile von Teemischungen, oft zusammen mit Bitterstoffdrogen, eingesetzt, z. B. in

- Blähungstreibenden Tees NRF 6.4.(Species deflatulentes),
- Blähungswidrigen Tees (Species carminativae PhHelv, ÖAB),
- **Magentees I bis VI NRF 6.11.**,
- **Magen- und Darmtees I bis XII NRF 6.12.**

Die Tees sollten ungesüßt getrunken werden.
In Form von alkoholischen Extrakten sind sie u. a. enthalten in der

- **Aromatischen Tinktur** (Tinctura aromatica ÖAB: aus Zimtrinde, Ingwerwurzelstock und Gewürznelken bereitet, PhHelv: Tinktur aus Gewürznelken, Zimtrinde, Galgant und Ingwerwurzelstock),
- **Zusammengesetzten Chinatinktur** (Cinchonae tinctura composita DAB, ÖAB, Tinktur aus einem Gemisch von Chinarinde, Enzianwurzel, Bitterorangenschale und Zimtrinde).

Auch in Fertigarzneimitteln oder in Form ihrer ätherischen Öle (z. B. im Spiritus aromaticus compositus ÖAB) werden Aromatika verwendet.
Als Aromatika dienende Drogen von Pflanzen aus der Familie der Lamiaceae sind Pfefferminzblätter, Krauseminzblätter, Melissenblätter, Majorankraut, Dostenkraut und Bohnenkraut.

♣ **Pfefferminzblätter** (Menthae piperitae folium PhEur, ≥ 1,2 % ätherisches Öl in der Ganzdroge, ≥ 0,9 % in der Schnittdroge) sind die getrockneten Blätter der Pfeffer-Minze, *Mentha × piperita* L. (Lamiaceae). Hauptbestandteile des ätherischen Öls sind Menthol, Menthylacetat, Menthon, Isomenthon und 1,8-Cineol. Die Droge wird in Form des Aufgusses vorwiegend als Stomachikum, zur Behandlung von krampfartigen Beschwerden im oberen Magen-Darm-Trakt sowie der Gallenblase und der Gallenwege, bei Meteorismus und bei Colon irritabile eingesetzt. Ähnliche Verwendung finden Pfefferminzöl, Minzöl und Menthol. Äußerlich verwendet man die ätherischen Öle oder Menthol in Form von Salben, Ölen oder ethanolischen Lösungen sowie von Bädern (etwa 0,1 mg/l bei Muskelschmerzen, neuralgischen Beschwerden und Schnupfen (nicht bei Kleinkindern!) sowie zur Inhalation bei Katarrhen der oberen Luftwege. Menthol benutzt man auch zur Herstellung von Migränestiften bzw. von juckreizstillenden ethanolischen Lösungen.

Pfefferminzblätter stammen von an Menthol und Menthylestern reichen, an Carvon armen Formen der Pfeffer-Minze, einer Kulturpflanze, die wahrscheinlich durch Kreuzung aus Wasser-Minze, *Mentha aquatica* L., und Grüner Minze, *M. spicata* L., hervorgegangen ist. Die polyploide Pflanze ist weitgehend steril und kann sortenecht nur vegetativ, durch Kopfstecklinge, vermehrt werden.

Die Art *M. piperita* gliedert sich in Unterarten, Varietäten, Formen und Sorten. Vom Habitus her werden unterschieden Dunkelgrüne Pfefferminze (black mint), *M. × piperita* L. var. *piperita* f. *rubescens* (oder f. *piperita*), und Hellgrüne Pfefferminze (white mint), *M. × piperita* L. var. *piperita* f. *pallescens*. Angebaut werden von der dunkelgrünen Form u. a. die Sorten ‚Mitcham' (Bedeutung abnehmend), ‚Multimentha' (= ‚Polymentha') und ‚Menthola', von der hellgrünen Form u. a. die Sorten ‚Pfälzer Minze' und ‚Grüne Minze'. Hauptlieferländer der Droge sind Bulgarien, Griechenland, Spanien, Ungarn, für das ätherische Pfefferminzöl auch USA und Indien. In Deutschland (Thüringen, Bayern) und Österreich wird Pfefferminze für den eigenen Bedarf kultiviert.

Pfefferminzblätter enthalten neben 0,5 bis 6 % ätherischem Pfefferminzöl u. a. 3,5 bis 6 % Hydroxyzimtsäurederivate (darunter bis 3 % Rosmarinsäure).

♣ **Pfefferminzöl** (Menthae piperitae aetheroleum PhEur) zeigt in seiner Zusammensetzung in Abhängigkeit von der Pfefferminzsorte, den Umweltfaktoren, unter denen die Pflanze gewachsen ist, dem Erntezeitpunkt und den Destillationsbedingungen eine sehr große Variationsbreite. In der PhEur werden u. a. gefordert 30 bis 55 % Menthol, 2,8 bis 10 % (−)-Menthylacetat, 14 bis 32 % (−)-Menthon ($1R,4S$), 1,5 bis 10 % (+)-Isomenthon ($1R,4R$), 3,5 bis 14 % 1,8-Cineol, 1 bis 9 % Menthofuran, weniger als 4 % Pulegon und weniger als 1 % Carvon. Beim Menthol handelt es sich vorwiegend um (−)-Menthol ($1R,3R,4S$) begleitet von zusammen bis 5 % (+)-Neomenthol ($1R,3S,4S$),

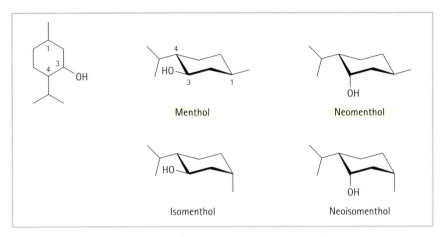

Abb. 23-11 Stereoisomere des Menthols (in Sesselkonformation dargestellt)

(+)-Isomenthol (1R,3S,4R) und (+)-Neoisomenthol (1R,3R,4R, Abb. 23-11). Für eine gute Geruchsqualität ist ein hoher Esteranteil und ein geringer Gehalt an Menthofuran entscheidend. Auch Spurenstoffe, z. B. Jasmon (3-Methyl-2 (n-pent-2′-enyl)-cyclopent-2-en-1-on), tragen zur Geruchsqualität bei.

♣ **Minzöl** (Menthae arvensis aetheroleum parim mentholi privum PhEur) wird aus den frischen oberirdischen Teilen der Japanischen Minze, *Mentha canadensis* L. *(Mentha arvensis* L. var. *piperascens* MALINV. ex HOLMES) gewonnen. Sie wird besonders in China, Indien und Brasilien angebaut. Ihr ätherisches Öl (1,0 bis 1,8%) enthält bis zu 90% Menthol, wird aber durch Ausfrieren und anschließende Rektifizierung auf einen Mentholgehalt von etwa 50% eingestellt. Minzöl muss, um den Anforderungen der PhEur zu entsprechen, als Hauptbestandteile enthalten: 30 bis 50% Menthol, 17 bis 35% Menthon, 5 bis 13% Isomenthon, 1,5 bis 7% Menthylacetat, 1 bis 3% Isopulegol und 1,5 bis 7% Limonen, der Gehalt an Pulegon darf 2%, an 1,8-Cineol 1,5% und an Carvon 2% nicht überschreiten. Die Geruchs- und Geschmacksqualitäten von Minzöl sind geringer als die von Pfefferminzöl.

Innerlich angewendet werden Aufgüsse aus Pfefferminzblättern (1,3 bis 1,5 g/Tasse, TD 3 bis 6 g), **Pfefferminztinktur** (Menthae piperitae tinctura DAC, ≥0,1% ätherisches Öl), Pfefferminzöl (TD 6 bis 12 Tr.) oder Minzöl (TD 3 bis 6 Tr.). Äußerlich verwendet man die ätherischen Öle unverdünnt, als salbenartige oder ölige 5- bis 20%ige bzw. wässrig-ethanolische 3- bis 10%ige Zubereitungen, z. B. in Form des **Pfefferminzgeistes** (Menthae piperitae spiritus PhHelv, 3%ig), des **Pfefferminzspiritus** (Spiritus Menthae ÖAB, 10%ig), von Nasensalben (1- bis 5%ig) und zur Inhalation (3 bis 4 Tr. in heißes Wasser geben).

♦ **Menthol** ((−)-Menthol, Levomentholum PhEur) fällt vorwiegend bei der Gewinnung des Minzöls an. Es blockiert den Einstrom von Ca^{2+}-Ionen in die

Kälterezeptoren sowie in die ebenfalls auf Kältereize ansprechenden Schmerzrezeptoren. Die mentholinduzierten scheinbaren Kältereize blockieren auch die Weiterverarbeitung von Schmerzsignalen im Rückenmark. Dadurch wirkt Menthol kühlend und anästhetisierend. (–)-Menthol ist 10-mal wirksamer als (+)-Menthol. Menthol wird auch als Zusatz zu Bädern bei Katarrhen der oberen Luftwege und rheumatischen Erkrankungen (etwa 0,1 mg/l, nicht bei Kleinkindern!) eingesetzt. In gleicher Weise wird **Racemisches Menthol** (Mentholum racemicum PhEur, eine Mischung aus gleichen Teilen (–)-Menthol und (+)-Menthol) verwendet.

Menthol kann halbsynthetisch aus Thymol, Piperiton, Citronellal, α-Pinen, Car-3-en und einigen anderen Monoterpenen oder vollsynthetisch gewonnen werden. Durch entsprechende Syntheseführung wird ein von Iso- und Neomenthol weitgehend freies Razemat aus (–)-Menthol ($1R,3R,4S$) und (+)-Menthol ($1S,3S,4R$) oder auch fast reines (–)-Menthol erhalten.

> ♣ **Krauseminzöl** (Menthae crispae aetheroleum DAC) wird aus krausen Formen von Mentha-Arten mit an L(–)-Carvon reichen ätherischen Ölen gewonnen. Es wird als Aromatikum, zur Inhalation bei Bronchitis und zum Aromatisieren von Mundwässern, Zahnpasten und Kaugummis verwendet.

Zur Gewinnung von Krauseminzöl werden krause Formen von Ähren-Minze, *Mentha spicata* L. var. *crispa* BENTH., Wasser-Minze, *M. aquatica* HELL. var. *crispa* L., oder Ross-Minze, *M. longifolia* (L.) L. var. *crispa* BENTH., verwendet. Der DAC fordert als Hauptbestandteile ≥ 55 % L(–)-Carvon und 2 bis 25 % Limonen. Krauseminzöl wird vorwiegend aus Ägypten, den USA, Bulgarien, Italien, Frankreich und Marokko importiert.

> ♣ **Melissenblätter** (Melissae folium PhEur, ≥ 4,0 Hydroxyzimtsäurederivate) stammen von der Zitronen-Melisse, *Melissa officinalis* L. (Lamiaceae). Hauptkomponenten des ätherischen Öls sind Citral und Citronellal. Eine weitere Wirksubstanz ist Rosmarinsäure (0,5 bis 6 %). Die Droge wird in Form von Aufgüssen als Stomachikum bei funktionellen Magen-Darm-Beschwerden oder als Bestandteil von Magentees und in Form von Flüssig- oder Trockenextrakten in Fertigarzneimitteln, meistens in Kombination mit anderen sedativ wirkenden Drogenextrakten, als Sedativum besonders bei nervös bedingten Einschlafstörungen verwendet. Äußerlich werden Trockenextrakte bei Herpesinfektionen der Haut oder Schleimhaut eingesetzt.

Die Zitronen-Melisse ist eine bis 90 cm hohe Staude. Sie ist im östlichen Mittelmeergebiet und Westasien beheimatet und wird in Mittel-, West- und Osteuropa sowie in Marokko angebaut.

> ♣ **Ätherisches Melissenöl** (Melissae aetheroleum), 0,02 bis 0,4 % (bis 0,8 %) in der frisch geernteten Droge, enthält als Hauptbestandteile Citral (40 bis 70 %, *cis-trans*-Isomerengemisch aus Citral a = Geranial und Citral b =

Neral, 4:3), Citronellal (1 bis 20%) und das bei Lagerung als Abbauprodukt des Citrals entstehende 6-Methyl-hept-5-en-2-on (bis 9%). Die im Handel befindlichen Blattdrogen enthalten sehr wenig oder kein ätherisches Öl. Ein Mindestgehalt an ätherischem Öl wird in der PhEur nicht vorgeschrieben, aber der geforderte Nachweis von Citral und Citronellal durch DC bei der Identitätsprüfung setzt einen Gehalt an ätherischem Öl voraus.

Melissenblätter werden in Form von Teeaufgüssen (ED 1,5 bis 4,5 g/Tasse, mehrmals täglich, in Kombination mit anderen sedativ wirkenden Drogen auch weniger) oder von Flüssig- oder Trockenextrakten in Fertigarzneimitteln eingesetzt. Da das ätherische Öl vermutlich an der Wirkung der Droge beteiligt ist, empfehlen sich Fertigarzneimittel mit Destillaten aus der frischen Droge. Wirksubstanz von Trockenextrakten aus Melissenblättern ist wahrscheinlich die Rosmarinsäure. Tierversuche deuten auf ihre antidepressive Wirkung hin. Die gute Wirkung bei Herpes simplex beruht auf der virostatischen Wirkung der Kaffeesäurederivate, besonders der Rosmarinsäure. Die frischen gehackten Blätter werden gern zum Aromatisieren von Salaten verwendet.

Majorankraut, Dostenkraut und Bohnenkraut, heute nur noch selten als Aromatika verwendete Lamiaceen-Drogen, dienen vor allem als beliebte Gewürze.

♣ **Majorankraut** (Majoranae herba) stammt vom Majoran, *Origanum majorana* L. Es enthält 0,8 bis 3% ätherisches Öl mit *cis*-Sabinenhydrat (40 bis 80%) als Hauptbestandteil, weiterhin u. a. *cis*-Sabinylacetat und Sabinen. *cis*-Sabinenhydrat geht bei Wasserdampfdestillation teilweise in Terpinen-4-ol und γ-Terpinen über. Nichtflüchtige Begleitstoffe sind geringe Mengen an Arbutin und Methylarbutin.

♣ **Dostenkraut** (Origani herba) stammt vom Echten Dost (auch als Oregano bezeichnet), *Origanum vulgare* L. Es enthält 0,3 bis 1,5% ätherisches Öl mit Carvacrol (40 bis 70%) als Hauptbestandteil.

♣ **Bohnenkraut** (Saturejae herba) stammt vom Sommer-Bohnenkraut, *Satureja hortensis* L. Es enthält 0,3 bis 1,5 (bis 4%) ätherisches Öl mit den Hauptbestandteilen Carvacrol (20 bis 85%), γ-Terpinen (10 bis 40%) und *p*-Cymen (5 bis 25%).

Aromatika, die von Pflanzen aus der Familie der Apiaceae geliefert werden, sind Kümmel und Koriander. Sie werden auch als Gewürze verwendet und dienen in der Spirituosenindustrie zur Aromatisierung von Likören.

♣ **Kümmel** (Carvi fructus PhEur, ≥3,0% ätherisches Öl) sind die getrockneten Früchte des Echten Kümmels, *Carum carvi* L. (Apiaceae). Hauptbestandteile des ätherischen Öls sind D-Carvon (Geruchsträger) und Limonen. Wegen der guten spasmolytischen Wirkung seines ätherischen Öls wird Kümmel als Einzelteedroge oder in Magentees, in Form von wässrig-ethanolischen Extrakten oder des ätherischen Öls, nicht nur als Stomachikum, sondern ebenso als Karminativum bei leichten krampfartigen

> Beschwerden im Magen-Darm-Bereich, Blähungen und Völlegefühl angewendet. Kümmelöl wird auch als Bestandteil hautreizender Einreibungen eingesetzt.

Echter Kümmel ist eine in Europa und Asien vorkommende 2-jährige Pflanze. Ihre Kulturformen werden besonders in den Niederlanden, Ungarn, Polen, Dänemark, Tschechien, der Türkei, Ägypten, Spanien, der GUS, den USA und in Marokko angebaut.

♣ **Kümmelöl** (Carvi aetheroleum DAB, ÖAB) ist zu 3 bis 8% im Kümmel enthalten. Das DAB fordert für Kümmelöl 50 bis 65% D(+)-Carvon und 35 bis 45% (+)-Limonen und lässt höchstens 1% L(−)-Carvon zu, das ÖAB fordert 50 bis 65% (+)-Carvon (D-Carvon).

Kümmel wird als Einzelteedroge (1 bis 5 g/Tasse, Früchte vor dem Überbrühen zerquetschen) oder als Bestandteil von Teemischungen, z. B. des **Blähungstreibenden Tees** (Species deflatulentes NRF 6.4., neben Kamillenblüten, Pfefferminzblättern, Anis und Baldrianwurzel), oder von **Magen- und Darmtees** (NRF 6.11. und 6.12.) verwendet. Kümmelöl wird innerlich (ED 1 bis 2 Tr. auf Zucker, TD 3 bis 6 Tr.) und äußerlich als Bestandteil hautreizender Einreibungen eingesetzt.

> ♣ **Koriander** (Coriandri fructus PhEur, ≥0,3% ätherisches Öl) besteht aus den getrockneten Früchten des Korianders, *Coriandrum sativum* L. (Apiaceae). Hauptbestandteil des ätherischen Öls ist Linalool. Er wird wie Kümmel als Stomachikum und Karminativum angewendet.

Koriander ist eine bis 70 cm hohe, vom Mittelmeergebiet bis Ostasien und in Nord- sowie Südamerika sporadisch als Kulturflüchter vorkommende ein- bis zweijährige Pflanze. Die Droge stammt vorwiegend aus dem Anbau in Marokko, Ägypten, Indien, der GUS und Osteuropa. Sie enthält 0,1 bis 2% ätherisches Öl mit 45 bis 85% D(+)-Linalool. Koriander wird meistens als Bestandteil von Teemischungen, als Einzelteedroge (1 bis 3 g/Tasse, Früchte vor dem Überbrühen zerquetschen) oder in Form der Tinktur (10 bis 20 Tr.) verwendet.

> ♣ **Kardamomen** (Cardamomi fructus DAC, ≥4,0% ätherisches Öl) sind die getrockneten Früchte der Echten Malabar-Kardamome, *Elettaria cardamomum* (L.) MATON (Zingiberaceae). Hauptbestandteile des ätherischen Öls sind α-Terpinylacetat, 1,8-Cineol und Linalylacetat. Sie werden vorwiegend in Form der Tinktur als Stomachikum eingesetzt.

Die Malabar-Kardamome ist eine Staude, die in feuchten Bergwäldern Vorderindiens vorkommt und in den Bergregionen Indiens und Sri Lankas kultiviert wird. Weitere Lieferländer sind Guatemala, Indonesien und Thailand. Gehandelt werden ihre bis 2 cm langen, etwa 15-samigen Kapseln. Verwendet werden die Samen (die Fruchtwand der Handelsform dient dem Verdunstungs-

und Lichtschutz sowie der sicheren Identifizierung), die 4 bis 10% ätherisches Öl mit 28 bis 50% α-Terpinylacetat, 2 bis 44% 1,8-Cineol und 2 bis 8% Linalylacetat enthalten. Angewendet wird vorwiegend die Tinktur (TD 1 bis 2 g). Die gepulverte Droge dient als Bestandteil von Lebkuchengewürzen und des Curry-Pulvers, im Orient auch als Kaffeegewürz.

> ♣ **Wacholderbeeren** (Juniperi pseudo-fructus PhEur, ≥ 1% ätherisches Öl) sind die reifen Scheinfrüchte des Gemeinen Wacholders, *Juniperus communis* L. (Cupressaceae). Wesentliche Inhaltsstoffe sind ätherisches → Wacholderbeeröl, Invertzucker (20 bis 30%), Catechingerbstoffe und Flavonoide. Die Droge wird in Form von Aufgüssen, meistens als Bestandteil von Teemischungen, als Stomachikum und Diuretikum verwendet.

Gemeiner Wacholder ist ein auf der nördlichen Erdhalbkugel in trockenen Nadelwäldern und auf Heideflächen verbreiteter, immergrüner, diözischer Strauch. Sehr alte Exemplare können baumförmig und bis 12 m hoch werden. Die Wacholderbeeren gehen erst ein Jahr nach der Bestäubung durch Verwachsung der drei oberen Schuppenblätter aus den weiblichen Blüten hervor (Beerenzapfen). Sie färben sich im darauf folgenden Frühjahr schwarzblau und werden im Spätsommer geerntet. Lieferländer sind besonders Italien, aber auch Rumänien, Ungarn und das ehemalige Jugoslawien.

Wacholderbeeren werden in Form von Aufgüssen (ED 2 bis 3 g gequetschte Beerenzapfen/Tasse, TD 2 bis 10 g), als Bestandteil von Teemischungen oder in Form von ethanolischen Auszügen in Fertigarzneimitteln eingesetzt. Die Anwendung als Diuretikum wird wegen der möglichen stark nierenreizenden Wirkung hoher Dosen abgelehnt, die Nützlichkeit der Droge als Bestandteil von Blasen- und Nierentees wird jedoch anerkannt (Komm. E). Zahlreiche als Diuretika eingesetzte Fertigarzneimittel enthalten Wacholderöl oder Extrakte aus Wacholderbeeren. Wacholderbeeren sollten bei bestehenden Nierenerkrankungen und bei Schwangerschaft nicht und sonst ohne Rücksprache mit dem Arzt niemals länger als 4 Wochen angewendet werden.

Wacholderbranntwein wird durch Vergärung der Beeren (Invertzucker!), Destillation und anschließende Rektifikation des gewonnenen Rauhbrandes (Wacholderlutter) hergestellt und mit Kornbrand (Gin) oder Primasprit (Steinhäger) gemischt. Auch durch Destillation der Beeren mit einem Kornbrand können Wacholderschnäpse erhalten werden (Genever). Als Gewürz für Fleisch- und Fischspeisen sowie als Zugabe bei der Bereitung von Sauerkraut oder beim Räuchern werden Wacholderbeeren ebenfalls verwendet.

Während in den bisher beschriebenen Aromatika Mono- oder Sesquiterpene als Hauptbestandteile der ätherischen Öle vorkommen, überwiegen Phenylpropanderivate in den folgenden Drogen aus den Familien der Lauraceae, Myrtaceae und Myristicaceae.

♣ **Zimtrinde** (Cinnamomi cortex PhEur, ≥ 1,2% ätherisches Öl) besteht aus der vom Kork und dem darunter liegenden Parenchym befreiten, getrockneten Rinde junger Schösslinge des Ceylonzimtbaumes, *Cinnamomum verum* J. S. PRESL (*C. ceylanicum* auct., Lauraceae). Hauptbestandteil des ätherischen Öls ist Zimtaldehyd. Daneben enthält die Droge u. a. Gerbstoffe und Schleimstoffe. Sie wird in Form von Aufgüssen als Stomachikum oder als Bestandteil von Magentees verwendet. Zimttinktur ist eine Komponente Aromatischer Tinkturen. Zimtöl wird Stomachikum zugesetzt.

Der immergrüne Ceylonzimtbaum ist in Bergregionen von Sri Lanka (Ceylon) beheimatet und wird dort, in Malaysia, auf den Philippinen, in Brasilien, Ostindien, Westindien, auf Java, Sumatra, Jamaika, Martinique, den Seychellen und in Französisch-Guayana angebaut. Zur Gewinnung der Zimtrinde werden 1,5- bis 2-jährige Schösslinge des Baumes verwendet, deren Entstehung man durch Kappen der Stämme begünstigt. Die Rinde wird durch Abschaben von Kork und der primären Rinde bis zum Steinzellring befreit. Mehrere Stücke werden aufeinander gelegt. Beim Trocknen bilden sich mehrschichtige Röhren oder Doppelröhren.

♣ **Zimtöl** (Cinnamomi zeylanici corticis aetheroleum PhEur), 0,5 bis 2,5% in der Zimtrinde, darf nach PhEur enthalten: 55 bis 75% *trans*-Zimtaldehyd, 1 bis 6% Linalool, 1 bis 4% β-Caryophyllen und 0 bis 1% *trans*-2-Methoxyzimtaldehyd, die Menge an Eugenol darf 7,5%, an Cineol 3%, an Benzylbenzoat 1%, an Safrol 0,5% und an Cumarin 0,5% nicht übersteigen. Das ätherische Öl wird durch Wasserdampfdestillation aus den Abfällen gewonnen, die beim Aufbereiten der Rinde anfallen (sog. Chips). **Zimtblätteröl** (Cinnamomi zeylanici folii aetheroleum PhEur) enthält als Hauptbestandteil Eugenol, Anteil 70 bis 85%.

Zimtrinde wird als Einzelteedroge (TD 2 bis 4 g, 0,5 bis 1 g/Tasse), als Bestandteil von Magentees oder in Form der **Zimttinktur** (Cinnamomi corticis tinctura PhEur) als Komponente von aromatischen Tinkturen, z. B. der → Aromatischen Tinktur, sowie als aromatisierender Bestandteil von Bittertinkturen, z. B. der → Zusammengesetzten Chinatinktur, verwendet. Zimtöl und Zimtblätteröl dienen ebenfalls als Stomachika, Zimtöl in der Volksmedizin auch als Antidysmenorrhoikum.

Zur Gewinnung von Zimtrinden als Gewürz werden neben dem Ceylonzimtbaum auch einige andere Cinnamomum-Arten genutzt, vor allem der Chinesische oder Cassia-Zimtbaum, *C. aromaticum* NEES, der Padang-Zimtbaum, *C. burmanii* (NEES) BL., und der Saigon-Zimtbaum, *C. loureirii* NEES.

♣ **Gewürznelken** (Caryophylli flos PhEur, ≥ 15% ätherisches Öl) sind die getrockneten Blütenknospen des Gewürznelkenbaumes, *Syzygium aromaticum* (L.) MERR. et L. M. PERRY (Myrtaceae). Hauptbestandteile ihres ätherischen Öls sind Eugenol, Aceteugenol und β-Caryophyllen. Weitere Inhaltsstoffe sind u. a. Gerbstoffe (etwa 10% Gallotannine). Ethanolische Extrakte aus Gewürznelken dienen als Komponenten Aromatischer Tinkturen. Nelkenöl oder isoliertes Eugenol werden, allerdings heute nur noch selten, in der Zahnmedizin als Zusatz zu Wurzelfüllpasten eingesetzt und sie dienen als Bestandteil von Mundwässern (1- bis 5%ig), die bei Entzündungen der Mund- und Rachenschleimhaut angewendet werden.

Gewürznelken stammen vom immergrünen, bis 20 m hohen Gewürznelkenbaum. Er ist auf einer vulkanischen Inselkette der Molukken beheimatet. Hauptanbaugebiete sind die südostasiatischen Inseln bzw. Halbinseln Ambon, Malaysia und Sri Lanka, die zu Tansania gehörenden Inseln Pemba und Sansibar, Madagaskar, die Antillen sowie Französisch-Guayana. Zur Gewinnung der Droge werden die Büschel mit den noch geschlossenen Blütenknospen gepflückt und die Stiele mit der Hand oder maschinell entfernt. Dann wird in der Sonne getrocknet bis die Knospen sich rötlich-braun färben. Bekannt ist die Verwendung der Gewürznelken zum Würzen von Obstkompotten, Lebkuchen, Glühwein, Kräuterlikören und als Bestandteil des Curry-Pulvers.

♣ **Nelkenöl** (Caryophylli floris aetheroleum PhEur) ist zu 15 bis 17% (bis 21%) in den Gewürznelken enthalten. Die PhEur fordert als Bestandteile 75 bis 88% Eugenol, 4 bis 15% Aceteugenol und 5 bis 14% β-Caryophyllen. Nur in geringen Mengen vorkommende, aber die Geruchsqualität positiv beeinflussende Komponenten sind Heptan-2-on und Octan-2-on. Isoliertes ♦ **Eugenol** (Eugenolum PhEur) und Nelkenöl wurden wegen der antiseptischen, leicht ätzenden und anästhetischen Eigenschaften früher in großem Umfang in der Stomatologie als Zusatz zu Wurzelkanalfüllmaterialien eingesetzt (mit ZnO zu festem Zinkeugenolat erhärtend). Die Verwendung für diesen Zweck wird heute wegen möglichen Eindringens in periapikale Gewebe und dadurch bedingte Entzündung und mögliche Sensibilisierung kritisch betrachtet.

♣ **Muskatnuss** (Myristicae semen) ist der getrocknete, vom Samenmantel und der Samenschale befreite Samenkern der pfirsichartigen, gelben Beerenfrucht des Muskatnussbaumes, *Myristica fragrans* HOUTT. (Myristicaceae). Hauptbestandteile des ätherischen Öls sind Terpenkohlenwasserstoffe, besonders Sabinen, α- und β-Pinen, und Phenylpropanderivate, vorwiegend Myristicin. Muskatnüsse enthalten 30 bis 40% Fett. Muskatnusspulver dient als Stomachikum und Antidiarrhoikum.

Der bis 20 m hohe Muskatnussbaum ist auf den Molukken beheimatet und wird auf verschiedenen indonesischen Inseln und auf der Antilleninsel Grenada, aber auch auf Java, Sri Lanka, in Brasilien und Indien angebaut. Zur Gewinnung der Muskatnuss werden die Früchte geerntet und Fruchtfleisch und Samen getrennt. Der Samenmantel wird abgezogen und in der Sonne getrocknet. Beim Trocknen verliert er seine karminrote Farbe und wird gelblich. Die Samen werden im Schatten getrocknet, um ein Schmelzen des Fettes (Smp. 38 °C) zu verhindern. Wenn die Samenkerne in der Schale zu klappern beginnen, werden die Schalen zertrümmert, sodass der Samenkern frei wird. Die Muskatnuss ist also keine Nuss, sondern Teil des Samens einer Beere! Die Droge kommt häufig gekalkt in den Handel. Das Kalken, das früher der Beseitigung der Keimfähigkeit zur Wahrung des Anbaumonopols diente, wird heute als Schutz vor Insektenfraß betrachtet. Der Samenmantel wird als **Muskatblüte** (Macis, Myristicae arillus) bezeichnet und wie die Muskatnuss verwendet.

♣ **Muskatöl** (Myristicae fragrantis aetheroleum PhEur) ist zu 7 bis 16 % in Muskatnüssen enthalten. Das PhEur fordert als Komponenten u. a. 14 bis 29 % Sabinen, 15 bis 28 % α-Pinen, 13 bis 18 % β-Pinen, 5 bis 12 % Myristicin und lässt nicht mehr als 2,5 % Safrol zu. Das ätherische Öl der Muskatblüte ähnelt in seiner Zusammensetzung dem ätherischen Öl des Samens. ♣ **Muskatbutter** (Myristicae oleum expressum, Oleum Nusticae) ist ein durch heiße Pressung aus den Samen erhaltenes Gemisch aus Fetten, vorwiegend Trimyristoylglycerol (Name!), und ätherischem Öl.

Gepulverte Muskatnuss wird in der Volksmedizin bei Beschwerden im Bereich des Magen-Darm-Traktes, z. B. bei Durchfall, Magenkrämpfen, Darmkatarrh und Blähungen angewendet (ED 0,3 bis 1 g, bis zu 3-mal tgl., von der Komm. E wegen der Risiken negativ bewertet). Bei der Anwendung ist Vorsicht geboten! Vergiftungssymptome können bereits nach Gabe von 5 g Muskatnusspulver auftreten, Todesfälle wurden beobachtet! Das Muskatöl, seltener auch Muskatbutter, werden äußerlich als Bestandteil hautreizender Einreibungen eingesetzt. Auf die Schläfe aufgetragen oder innerlich eingenommen (1 Tropfen in Tee) soll Muskatöl Kopfschmerzen lindern. Muskatnuss und Muskatblüte sind beliebte Gewürze, besonders bei der Zubereitung von Fleisch- und Fischgerichten, Wurst, Soßen, Suppen, Gemüse und Reis.

Die Muskatnuss dient auch als Rauschdroge. Ihr psychotomimetischer Effekt wird vermutlich durch die Biotransformation von Myristicin und Elemicin zu dem Amphetamin und → Mezcalin ähnlichen Stoffen verursacht.

Bittere Aromatika

> Bei den bitteren Aromatika (Aromatica amara) wird der fördernde Effekt ätherischer Öle auf die Sekretion und Motilität der Verdauungsorgane durch die sie begleitenden Bitterstoffe gesteigert. Zu dieser Gruppe gehören die Schalen von Citrus-Arten, wie Bitterorangenschale, weiterhin Kalmus und Angelikawurzel sowie die bereits an anderer Stelle besprochenen Drogen → Wermutkraut und → Schafgarbenkraut.

Citrus-Arten sind immergrüne Bäume, die in tropischen und subtropischen Gebieten Asiens, besonders in Südchina und Indien vorkommen und vermutlich in Neuguinea und Melanesien beheimatet sind. Sie werden heute in vielen Gebieten mit ähnlichen klimatischen Bedingungen kultiviert, so beispielsweise in den Mittelmeerländern. Die ursprünglichen Wildformen wurden durch züchterische Maßnahmen stark verändert. Bei den Früchten handelt es sich um Beeren. Ihre Fruchtwand besteht aus dem orangefarbenen oder gelben, an schizolysigenen Ölbehältern reichem Exokarp (Flavedo, bei der Bitterorange, Apfelsine und Zitrone als Droge verwendet), dem wattigen Mesokarp (Albedo) und dem häutigen Endokarp. Vom Mesokarp gehen Emergenzen (mehrzellige Auswüchse), die sog. Saftschläuche aus, in die die Samen eingebettet sind. Die Saftschläuche bilden den essbaren Teil der Früchte.

> ♣ **Bitterorangenschale** (Aurantii amari epicarpium et mesocarpium PhEur, $\geq 2\%$ ätherisches Öl) besteht aus der vom schwammigen, weißen Gewebe befreiten, getrockneten Schale der Früchte der Bitterorange, Pomeranze, *Citrus aurantium* L. ssp. *aurantium* (*C. aurantium* L. ssp. *amara* ENGL., Rutaceae). Hauptbestandteil ihres ätherischen Öls ist (+)-Limonen. Geruchsträger sind Ester von Monoterpenalkoholen und Anthranilsäuremethylester sowie in geringen Mengen enthaltene Aldehyde (besonders Citral). Die Hauptbitterstoffe sind 7-*O*-Neohesperidoside der Flavanone Narigenin und Hesperitin: Naringin und Neohesperidin (Tab. 18–2). Die Droge wird als Stomachikum verwendet, besonders in Form der Bitterorangenschalentinktur.

Zur Gewinnung der Bitterorangenschale wird die Fruchtschale der reifen Frucht maschinell abgeschält oder manuell in 4 Stücken abgezogen, teilweise vom Albedo befreit und getrocknet. Hauptlieferländer sind vorwiegend Spanien, Portugal, Israel und Griechenland.

Obwohl (+)-Limonen mit etwa 90% Hauptbestandteil des ätherischen Öls der Bitterorangenschale ist, wird der charakteristische Geruch durch die nur in geringen Mengen vorkommenden Aldehyde (etwa 0,8%) Citral, n-Nonanal, n-Decanal und n-Duodecanal sowie die Ester (ca. 2,5%) Linalylacetat, Geranylacetat, Citronellylacetat, Decylpelargonat und Anthranilsäuremethylester bestimmt. Bestandteile gepresster Öle sind auch lipophile, methoxylierte, frei vorliegende Flavonoide, z. B. Sinensetin, sowie Cumarin- und Furanocumarinderivate. Die Bitterwirkung der Droge wird durch die bitteren 7-*O*-Neohesperidoside (Neohesperidose = 2-*O*-α-L-Rhamnopyranosyl-β-D-glucopyranose) der Flavanone Naringenin und Hesperitin, nämlich Naringin und Neohesperidin, bedingt. Auch Limonoide (Abb. 22-4) sind an der Bitterwirkung beteiligt. Weitere enthaltene, nicht bittere Flavonoide sind u. a. Hesperidin und Rutin (Abb. 18-9).

Der Einsatz der Bitterorangenschale erfolgt vorwiegend in Form von:

- **Bitterorangenschalentinktur** (Aurantii amari epicarpii et mesocarpii tinctura PhEur), die u. a. Bestandteil von Bittertinkturen (z. B. →Cinchonae tinctura composita, →Tinctura amara, s. o.) ist,
- **Bitterorangenfluidextrakt** (Extractum Aurantii amari fluidum ÖAB, Bitterwert ≥ 500),

- **Eingestelltem Bitterorangenschalenliquidextrakt** (Aurantii amari extractum liquidum normatum PhHelv, Bitterwert 800 bis 1200),
- **Bitterorangenschalensirup** (Aurantii flavedinis sirupus PhHelv) und **Bitterorangensirup** (Sirupus Aurantii amari ÖAB).

♣ **Bitterorangenblüten** (Aurantii amari flos PhEur, ≥ 8 % Gesamtflavonoide) sind die größtenteils geschlossenen, getrockneten Blüten der Bitterorange. Sie sind u. a. Bestandteil von Magentees (z. B. Magentee I bis VI NRF 6.11).

♣ **Frische Orangenschale** (Aurantii dulcis flavedo recens PhHelv, ≥ 1,5 % ätherisches Öl), das frische Flavedo der Apfelsine (Orange), *C. sinensis* (L.) OSBECK, liefert **Süße Orangentinktur** (Aurantii dulcis tinctura PhHelv). Aus ♣ **Frischer Zitronenschale** (Limonis flavedo recens PhHelv, ≥ 1,2 % ätherisches Öl), dem frischen Flavedo der Zitrone, *C. limon* BURM. fil., wird **Zitronentinktur** (Limonis tinctura PhHelv) bereitet. Zitronentinktur wird auch zur Herstellung von **Zitronensirup** (Limonis sirupus PhHelv) eingesetzt.

Das ätherische → Citronenöl und das ♣ **Bitterorangenblütenöl** (Aurantii amari floris aetheroleum PhEur, Hauptbestandteile Linalool, Limonen, β-Pinen und Linalylacetat) werden vorwiegend als Korrigenzien benutzt.

Weitere Kulturformen der Gattung Citrus sind u. a. Saure Limette, *C. aurantiifolia* (CHRIST. et PANZ.) SWINGLE, Bergamotte, *C. bergamia* RISSO et POIT., Kafir-Limette, *C. hystrix* DC., Süße Limette, *C. limetta* RISSO, Pampelmuse, *C. maxima* (BURM.) MERR., Zitronat-Zitrone, *C. medica* L., Grapefruit, *C. × paradisi* MACFAD., Mandarine, *C. reticulata* BLANCO var. *reticulata*, Clementine, *C. reticulata* BLANCO var. *deliciosa* (TEN.) BLANCO, Tangerine, *C. × tangelo* J. W. INGRAM et H. E. MOORE.

♣ **Kalmus** (Calami rhizoma DAC, ≥ 2 % ätherisches Öl in der Ganzdroge, 1,5 % in der Schnittdroge, PhHelv und ÖAB, ≥ 2 % ätherisches Öl, höchstens 0,5 % β-Asaron) ist der von Blattresten und Wurzeln befreite, getrocknete Wurzelstock des Kalmus, *Acorus calamus* L. (Acoraceae). Hauptbestandteile des ätherischen Öls sind β-Asaron, Acoragermacron, Acorenon und andere Sesquiterpene. Geruchsträger ist vor allem Deca-4,7-dienal. Kalmus wird als Stomachikum verwendet. Kalmusöl wird als Zusatz zu Bädern und Mundwässern eingesetzt.

Kalmus ist eine Sumpfpflanze, die in Ostasien beheimatet ist und die im 16. Jahrhundert nach Mitteleuropa und später auch nach Nordamerika eingeschleppt wurde. Die bei uns vorkommende und gesammelte Varietät *A. calamus* L. var. *calamus* ist triploid, damit steril. Sie kann sich daher nur vegetativ vermehren.

♣ **Kalmusöl** (Calami aetheroleum), zu 2 bis 6 % (bis 9 %) in der Droge Kalmus enthalten, ist sehr komplex und wird entscheidend vom Ploidiegrad der Stammpflanze bestimmt. Die diploide Varietät *A. calamus* L. var. *americanus* (RAF.) WULFF, die in den USA und Kanada vorkommt, enthält kein β-Asaron (*cis*-Isoasaron). Die triploide Varietät *A. calamus* L. var. *calamus*, die

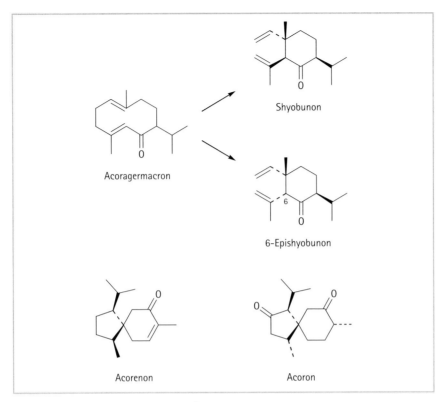

Abb. 23-12 Sesquiterpene des ätherischen Öls des Kalmus

besonders in Europa verbreitet ist, führt im ätherischen Öl 3 bis 14% β-Asaron. Das ätherische Öl der tetraploiden südost- und ostasiatischen Varietät *A. calamus* L. var. *angustatus* BESS. weist einen Gehalt von über 80% β-Asaron auf. Weitere Bestandteile des ätherischen Öls sind bis 20% des Sesquiterpens vom Germacran-Typ Acoragermacron, das bei Wasserdampfdestillation in Shyobunon, 6-Epishyobunon (Abb. 23-12), Diepishyobunon und Isoshyobunon übergeht, bis 10% Acorenon, andere Sesquiterpene, z. B. β-Gurjunen, α-Calacoren, α-Selinen, die bitteren Diketo-Spiroverbindungen Acoron und Isoacoron sowie das den Geruch wesentlich mitbestimmende Z,Z-Deca-4,7-dienal.

β-Asaron gilt als schwach kanzerogen, da bei langzeitiger Verabreichung (über ein Jahr) indischer Kalmusöle an Ratten maligne Tumore auftraten. Der Einsatz von Kalmus mit einem 20% übersteigendem Gehalt an β-Asaron im ätherischen Öl (höchstens 0,5% in der Droge!) wird daher abgelehnt. Eingesetzt werden sollten nur Drogen der diploiden oder der triploiden Varietät. Ein Dauergebrauch der Droge muss vermieden werden.

Die Anwendung des Kalmus erfolgt als Einzelteedroge (1,5 g/Tasse), als Bestandteil von Teemischungen, in Form der **Kalmustinktur** (Tinctura Calami

ÖAB) und von Extrakten als Bestandteil von Fertigarzneimitteln. Als Zusatz zu Bädern (von der Komm. B 8 nicht befürwortet) und Mundwässern wird Kalmusöl ebenfalls eingesetzt.

> ♣ **Angelikawurzel** (Angelicae radix PhEur, ≥0,2% ätherisches Öl) ist das getrocknete Rhizom und die Wurzel der Echten Engelwurz, *Angelica archangelica* L. (Apiaceae). Die Droge enthält 0,2 bis 1,3% ätherisches Öl, dessen Hauptbestandteile sind Monoterpenkohlenwasserstoffe (Anteil 80 bis 90%), besonders α-Pinen, α-Phellandren und Car-3-en. Geruchsträger sind vor allem moschusartig riechende makrozyklische Lactone, u. a. 13-Tridecanolid und 15-Pentadecanolid. Begleitsubstanzen sind Hydroxycumarine und Furanocumarine sowie Bitterstoffe. Die Droge wird als Stomachikum in Form des Einzeltees, als Bestandteil von Teemischungen und in Form ethanolischer Extrakte in Fertigarzneimitteln verwendet.

Echte Engelwurz ist in gemäßigten Gebieten Europas und Asiens beheimatet. Die Droge wird bevorzugt durch Anbau der Varietät *A. archangelica* L. ssp. *archangelica* var. *sativa* gewonnen. Exportländer sind vor allem Polen und die Niederlande. Auch in Deutschland und der Schweiz wird die Pflanze kultiviert.

Die Einzeldosis bei der Verwendung als Einzeltee beträgt 1,5 g/Tasse (TD 4,5 g). Auch bei der Herstellung von Likören spielen Extrakte aus Angelikawurzeln bzw. -früchten oder ihr ätherisches Öl eine Rolle.

Scharfe Aromatika

> Scharfe Aromatika (Aromatica acria) üben ihre verdauungsfördernde Wirkung durch ihren Gehalt an ätherischem Öl und an Scharfstoffen aus. Zu dieser Gruppe gehören → Ingwerwurzelstock, → Galgant, → Cayennepfeffer und → Schwarzer Pfeffer. Diese Drogen wurden auf Grund der unterschiedlichen Strukturen der Scharfstoffe anderen Kapiteln zugeordnet.

23.7.5 Ätherische Öle als Expektoranzien

> Als Expektoranzien dienen vor allem Bitterer Fenchel, Süßer Fenchel, Anis, Thymian, Quendel und Eucalyptusblätter, die aus diesen Drogen gewonnenen ätherischen Öle, Myrtol und die Monosubstanzen Anethol und Cineol.

Die strukturierten Drogen werden angewendet als

- Einzelteedrogen,
- **Bestandteile von Hustentees**, zusammen mit Schleim- und Saponindrogen, z. B. im Husten- und Bronchialtee I oder II (NRF 4.10.), Species pectorales PhHelv, ÖAB,

in Form von Extrakten als Bestandteile von

- **Hustensirupen**, z. B. Thymi sirupus PhHelv, ÖAB, Sirupus Thymi compositus ÖAB (ED 1 bis 2 Teelöffel), und der
- **Zuckerfreier Thymian-Mixtur** (NRF 4.4.).

Die ätherischen Öle sind Wirkstoffe von

- **Hustensalben**, z. B. Hustensalbe NRF 4.8., Milder Hustensalbe NRF 4.9.,
- **Inhalaten**, z. B. im Zusammengesetzten Ätherische-Öle-Inhalat NRF 4.3., das Pfefferminzöl, Latschenkiefernöl und Eucalyptusöl enthält,
- **Hustentropfen** (Guttae pectorales PhHelv).

> ♣ **Bitterer Fenchel** (Foeniculi amari fructus PhEur, ≥ 4 % ätherisches Öl mit ≥ 60 % Anethol und ≥ 15 % Fenchon) besteht aus den getrockneten Früchten des Bitter-Fenchels, *Foeniculum vulgare* MILL. ssp. *vulgare* var. *vulgare* (Apiaceae). ♣ **Süßer Fenchel** (Foeniculi dulcis fructus PhEur, ≥ 2 % ätherisches Öl mit ≥ 80 % Anethol, ≤ 10 % Estragol und ≤ 7,5 % Fenchon) besteht aus den getrockneten Früchten des Süß-Fenchels, *Foeniculum vulgare* MILL. ssp. *vulgare* var. *dulce* (MILL.) THELL. (Apiaceae).
>
> Fenchel wird bei Katarrhen der oberen Luftwege in Form von gesüßten Einzeltees, als Bestandteil von Teemischungen, von Fenchelsirup, Fencheltinktur oder Fenchelhonig verwendet. Ungesüßter Fencheltee dient zur Linderung krampfartiger Magen-Darm-Beschwerden besonders bei Säuglingen und Kleinkindern. Fenchelöl oder Anethol sind Bestandteile von Hustentropfen oder Hustensalben.

Gemeiner Fenchel, *Foeniculum vulgare* L., ist eine zweijährige im Mittelmeergebiet und in Vorderasien heimische Pflanze. Die Art wird in die Unterarten *F. vulgare* L. ssp. *piperitum* (UCRIA) COUT., Pfeffer-Fenchel (wild wachsend, die ungebleichten Stängel und Blattstiele werden als Gemüse verzehrt), und *F. vulgare* L. ssp. *vulgare*, Garten-Fenchel, gegliedert.

Die Unterart *F. vulgare* L. ssp. *vulgare* zerfällt in die Varietäten

- *F. vulgare* MILL. ssp. *vulgare* var. *vulgare*, Bitter-Fenchel,
- *F. vulgare* MILL. ssp. *vulgare* var. *dulce* (MILL.) THELL., Süß-Fenchel,
- *F. vulgare* ssp. *vulgare* var. *azoricum* (MILL.) THELL., Gemüse-Fenchel, Knollen-Fenchel, Finocchio, dessen gebleichte Blattstielbasen als Gemüse dienen.

Hauptanbaugebiete des Bitter-Fenchels sind Bulgarien, Tschechien, Slowakei, Polen, Ungarn, Rumänien, China, Frankreich und Deutschland (Thüringen, Sachsen), des Süß-Fenchels Frankreich, weiterhin u. a. Ägypten, Bulgarien, China, Indien, Japan, Jugoslawien und die Türkei. Auch einjährige Kulturrassen werden angebaut.

Bitterer Fenchel enthält 3 bis 8,5% ätherisches Öl mit 50 bis 75% *trans*-Anethol (neben Spuren von *cis*-Anethol, *cis*-Anethol ist wesentlich toxischer als *trans*-Anethol) und 15 bis 30% bitter schmeckendes (+)-Fenchon. Süßer Fenchel enthält 0,8 bis 3% ätherisches Öl mit 80 bis 95% *trans*-Anethol, der Gehalt an Fenchon liegt unter 10%. Weitere Komponenten beider Öle sind u. a. Estragol (süßlich schmeckend), Limonen und α-Pinen.

♣ **Bitterfenchelöl** (Foeniculi amari fructus aetheroleum PhEur) stammt vom Bitteren Fenchel. Es muss, um den Anforderungen der PhEur zu entsprechen, 55 bis 75% *trans*-Anethol, 12 bis 25% Fenchon, 1 bis 10% α-Pinen und 0,9 bis 5% Limonen enthalten. Der Gehalt an Estragol darf höchstens 6%, an Anisaldehyd 2% und an *cis*-Anethol 0,5% betragen. Für das **Fenchelöl** der PhHelv und des ÖAB (Foeniculi aetheroleum PhHelv, ÖAB) wird keine bestimmte Varietät von *F. vulgare* ssp. *vulgare* vorgeschrieben. Der Anetholgehalt (Erstarrungstemperatur +20 bis +22 °C) wird über die Erstarrungstemperatur des Fenchelöls ermittelt. Sie muss mindestens +5 °C (ÖAB) bzw. +5 bis +10 °C (PhHelv) betragen.

♦ **Anethol** (Anetholum DAB, *trans*-Anethol) kann aus Fenchelöl durch Ausfrieren gewonnen oder synthetisch aus Anisaldehyd oder Anisol hergestellt werden.

Fenchel wird verwendet in Form von

- **Einzelteedrogen** (2 bis 5 g/Tasse, Früchte unmittelbar vor Gebrauch zerquetschen, TD 5 bis 7 g),
- **Bestandteilen von Teemischungen** (z. B. der Brust- und Hustentees NRF 4.10., IV, VI und VII, der Magen- und Darmtees NRF 6.12., II, III und IV),
- **Fenchelsirup**,
- **Fencheltinktur** (TD 5 bis 7,5 g),
- **Fenchelhonig** (TD 5 bis 7,5 g).

Wegen der spasmolytischen Wirksamkeit wird Fenchel auch als Bestandteil von Abführtees eingesetzt, um oft mit der Abführwirkung verbundene Bauchschmerzen zu dämpfen.

> ♣ **Anis** (Anisi fructus PhEur ≥ 2% ätherisches Öl) besteht aus den getrockneten Früchten des Anis, *Pimpinella anisum* L. (Apiaceae). Hauptbestandteil des ätherischen Öls ist Anethol. Anis und Anisöl werden wie Fenchel bzw. Fenchelöl verwendet.

Anis ist eine im östlichen Mittelmeergebiet beheimatete, einjährige Pflanze. Der Anbau erfolgt besonders im Süden der GUS, in Spanien, Ungarn, der Türkei, Ägypten, China, Argentinien, Chile und den Balkanländern. Im ätherischen Öl (1,5 bis 6%) kommen vor neben *trans*-Anethol (bis zu 95%), Estragol, Mono- und Sesquiterpene und, im Unterschied zu von aus dem Sternanis gewonnenem Anisöl, bis zu 5% Pseudoeugenylester (4-Methoxy-

2 (1-propenyl)phenolester, besonders der 2-Methyl-buttersäureester). Anis (TD 3 g) wird vor allem als Bestandteil von Hustentees (z. B. Brust- und Hustentee NRF 4.10., I bis V und VII) verwendet. Er ist auch ein besonders bei der Weihnachtsbäckerei häufig verwendetes Kuchen- und Plätzchengewürz.

♣ **Sternanis** (Anisi stellati fructus PhEur, ≥ 7 % ätherisches Öl) besteht aus den sternartigen Sammelfrüchten des Sternanis, *Illicium verum* HOOK. fil. (Illiciaceae), eines besonders in China und Vietnam kultivierten Baumes. Im Perikarp der Früchte sind 5 bis 9,5 %, in den Samen bis zu 2,5 % ätherisches Öl enthalten, das zu 80 bis 90 % aus Anethol, bis zu 6 % aus Estragol, bis zu 5 % aus Foeniculin und bis zu 10 % aus Terpenkohlenwasserstoffen, besonders Limonen, besteht. Das ätherische Öl aus dem Sternanis hat eine geringere Geruchsqualität als das ätherische Öl aus Anis. Sternanis wird wie Anis, heute allerdings nur noch selten (TD 3 g) verwendet. Er kann leicht mit den Früchten des Japanischen Sternanisbaumes, *Illicium anisatum* L., verwechselt werden. Dessen Früchte enthalten gefährliche Mengen toxischer Sesquiterpenlactone (Todesfälle sind bekannt geworden), die in den Früchten des Sternanis nur in unbedenklicher Menge vorkommen.

♣ **Anisöl** (Anisi aetheroleum PhEur, Erstarrungstemperatur 15 bis 19 °C) kann vom Anis oder Sternanis stammen. Hauptkomponente ist Anethol. Es wird als Bestandteil von Hustentropfen, -säften, -kapseln und -salben verwendet. Auch in bei Verdauungsbeschwerden anzuwendenden Fertigarzneimitteln kann es enthalten sein.

Die PhEur fordert für Anisöl 84 bis 93 % *trans*-Anethol, 0,5 bis 6 % Estragol, 0,1 bis 3,5 % Anisaldehyd, 0,5 bis 1,5 % α-Terpineol und 0,1 bis 1,5 % Linalool, es darf höchstens 0,5 % *cis*-Anethol aufweisen.

Anisöl ist u. a. Bestandteil der **Anisölhaltigen Ammoniak-Lösung** (Ammonii hydroxidi solutio anisata DAC, ED 0,5 g, Spiritus ammonii anisatus PhHelv) und des **Zusammengesetzten Anisspiritus** (Spiritus Anisi compositus ÖAB, Ammoniumchlorid enthaltend, ED 0,5 g). Diese Zubereitungen werden als Expektoranzien eingesetzt. Anisöl wird auch bei dyspeptischen Beschwerden verwendet (TD 0,3 g). Es ist Bestandteil vieler Liköre, z. B. von Mastika, Raki, Pernod, Pastis sowie Anisette, und von Süßwaren.

Fenchel- und Anisöl wirken leicht östrogen. Wie die Wirkung zustande kommt, ist unklar. Die ursprünglich für diese Wirkung verantwortlich gemachten, aus Anethol gebildeten Dimerisierungsprodukte, z. B. 4,4′-Dimethoxy-stilben, konnten im Öl nicht nachgewiesen werden.

♣ **Thymian** (Thymi herba PhEur, ≥ 1,2 % ätherisches Öl mit ≥ 40 % Thymol + Carvacrol) besteht aus abgestreiften Blättern und Blüten des Echten Thymians, *Thymus vulgaris* L., und/oder des Spanischen Thymians, *Th. zygis* L. (Lamiaceae). Hauptkomponenten des ätherischen Öls sind Thymol und *p*-Cymen. Weitere Inhaltsstoffe sind Lamiaceengerbstoffe, vorwiegend Rosmarinsäure, und Flavonoide. Thymian wird als Einzelteedroge, in Teemischungen, als Badedroge, in Form von Thymianfluidextrakt, - tinktur oder -sirup bei Bronchitis angewendet. Thymianöl ist Bestandteil von Hustentropfen oder -salben, Bädern, hautreizenden Einreibungen, Mund- und Gurgelwässern. Thymol wird als Antiseptikum eingesetzt.

Echter Thymian ist ein immergrüner, bis 50 cm hoher Halbstrauch, der im westlichen Mittelmeergebiet heimisch ist und in Südfrankreich und Spanien, aber auch in Deutschland kultiviert wird. Spanischer Thymian kommt nur auf der Iberischen Halbinsel vor und wird vor allem in Spanien angebaut. Importe erfolgen vorwiegend aus Spanien, Marokko, den Balkanländern und der Türkei.

Thymian enthält 1,2 bis 4% (bis 6,5%) ätherisches Öl. Von beiden Thymian-Arten existieren zahlreiche Chemotypen. Wegen des in der PhEur vorgeschriebenen Mindestgehaltes von 40% Thymol + Carvacrol im ätherischen Öl können nur Chemotypen pharmazeutisch verwendet werden, bei denen im ätherischen Öl Thymol (Thymol-Typ, bis 70% Thymol und bis 10% Carvacrol) und/oder Carvacrol (Carvacrol-Typ, bis 85% Carvacrol) dominieren. In anderen Chemotypen von *Th. vulgaris* herrschen mengenmäßig u. a. vor: *p*-Cymen, Geraniol, Linalool, α-Terpineol, Campher oder *trans*-Sabinenhydrat, bei *Th. zygis* u. a. 1,8-Cineol, Geraniol, Linalool, α-Terpineol oder α-Terpinylacetat. Nichtflüchtige Bestandteile des Thymians sind u. a. Lamiaceengerbstoffe (ca. 4%), darunter Rosmarinsäure und 3'-O-(8''-Caffeoylrosmarinsäure, sowie Flavonoide, z. B. Luteolin, Apigenin, Naringenin, Cirsilineol (5,4'-Dihydroxy-6,7,3'-trimethoxy-flavon) und Thymonin (5,6,4'-Trihydroxy-7,8,3'-trimethoxy-flavon).

♣ **Thymianöl** (Thymi aetheroleum PhEur) muss, um den Forderungen der PhEur zu entsprechen u. a. enthalten 36 bis 55% Thymol, 15 bis 28% *p*-Cymen, 5 bis 10% γ-Terpinen, 4 bis 6,5% Linalool und 1 bis 4% Carvacrol. Es muss also von Pflanzen vom Thymol-Typ stammen.

Thymian wird bei Bronchitis und Keuchhusten verwendet als:

- **Einzelteedroge** (1 bis 2 g/Tasse, mehrmals tgl.), in
- **Teemischungen**, z. B. Brust- und Hustentees NRF 4.10, III, VI, VII, VIII, als
- **Bestandteil von Bädern** (1 g/l),
- **Thymianfluidextrakt** (Thymi extractum fluidum DAB: ≥0,03 wasserdampfflüchtige Phenole), Eingestellter Thymianliquidextrakt (Thymi extractum liquidum normatum PhHelv, 0,025 bis 0,035% wasserdampfflüchtige Phenole, Extractum Thymi fluidum ÖAB), ED 1 bis 2 g, 1- bis 3-mal tgl.,
- **Thymiansirup** (NRF 4.13., PhHelv, ÖAB),
- **Thymiantinktur**,
- **Trockenextrakt in Fertigarzneimitteln**.

Thymianfluidextrakt ist Bestandteil vieler Hustensäfte- und -tropfen, z. B. der **Zuckerfreien Thymian-Mixtur** (NRF 4.4., neben Thymianfluidextrakt Anisöl und Fenchelöl enthaltend). Thymianöl wird als Bestandteil von Hustentropfen oder -salben, aber auch von Bädern (0,004 g/l), hautreizenden Einreibungen (bis 10%ig), Mund- und Gurgelwässern eingesetzt.

♣ **Thymol** (Thymolum PhEur) wird heute synthetisch aus *m*-Kresol und Isopropylchlorid gewonnen. Auch Isolierung aus den Früchten des Ajowans, *Trachispermum ammi* (L.) SPRAGUE (Ajowani fructus), einer in Südostasien beheimateten Apiaceae, ist möglich (6 bis 9% ätherisches Öl mit 35 bis 60% Thymol). Thymol wird als Bestandteil von Antiseptika zur Behandlung der Schleimhaut, z. B. in Mund- und Gurgelwässern zur Anwendung bei Stomatitis und Gingivitis, oder der Haut, z. B. bei Ekzemen oder Hämorrhoiden, eingesetzt. Die innerliche Daueranwendung thymolhaltiger Präparate soll zu Thyreotoxikosen führen.

♣ **Quendelkraut** (Serpylli herba PhEur, ≥0,3% ätherisches Öl) stammt vom Sand-Thymian, *Thymus serpyllum* L. emend. MILL. s. l. (Lamiaceae). Hauptkomponenten seines ätherischen Öls sind Carvacrol und *p*-Cymen. Geruchsträger sind Citral und Citronellal. Quendelkraut wird wie Thymian verwendet (TD 4 bis 6).

Thymus serpyllum ist eine Sammelart. Sie schließt auch *Th. pulegioides* L. mit ein und liefert ätherische Öle sehr unterschiedlicher Zusammensetzung. Sand-Thymian kommt in fast ganz Eurasien vor und ist in Mitteleuropa auf Sandtrockenrasen weit verbreitet. Die Droge stammt aus Wildbeständen. Das ätherische Öl der Droge (0,3 bis 0,6%) muss als Hauptbestandteil Carvacrol (20 bis 40%) enthalten, das u. a. von *p*-Cymen (5 bis 15%), Thymol (1 bis 5%) und γ-Terpinen (5 bis 15%) begleitet wird. Geruchsträger sind Citral und Citronellal.

♣ **Eucalyptusblätter** (Eucalypti folium PhEur, ≥2% ätherisches Öl in der Ganzdroge, ≥1,5% in der Schnittdroge) sind die getrockneten Folgeblätter älterer Exemplare des Blaugummibaumes, *Eucalyptus globulus* LABILL. (Myrtaceae). Sie werden vorwiegend bei Erkältungskrankheiten der Luftwege eingesetzt.

Der Blaugummibaum ist ein im tropischen Regenwald von Südostaustralien und Tasmanien vorkommender, sehr raschwüchsiger, bis 60 m hoher Baum. Weitere bemerkenswerte Inhaltsstoffe sind Phloroglucin-Sesquiterpen-Verbindungen (Euglobale, Macrocarpale) mit guten antibakteriellen Eigenschaften.

Eucalyptusblätter werden nicht nur als Einzelteedroge (2 bis 3 g/Tasse, TD 4 bis 6 g) oder in Teemischungen verwendet, sie dienen auch zur Herstellung der **Eucalyptustinktur** (Eucalypti tinctura DAC, ≥0,2% ätherisches Öl) oder, mit heißem Wasser überbrüht, zur Inhalation.

♣ **Eucalyptusöl** (Eucalypti aetheroleum PhEur) wird durch Wasserdampfdestillation und anschließende Rektifikation aus frischen Blättern und Zweigen verschiedener an 1,8-Cineol reicher Eucalyptus-Arten erhalten. Es wird bei Erkältungskrankheiten der Luftwege peroral als Bestandteil von Hustenbonbons, perkutan in Hustensalben, intranasal in Nasentropfen und in Inhalaten eingesetzt. Auch in Form hautreizender Salben oder Lösungen wird es verwendet.

Eucalyptusöl wird nicht nur aus *Eucalyptus globulus*, sondern u. a. auch aus *Eu. fruticetorum* F. v. MUELL. ex MIQ., *Eu. smithii* R. T. BAK. und *Eu. viridis* R. T. BAK. gewonnen. Der Anbau dieser Bäume erfolgt nicht nur in ihrer Heimat Australien, sondern auch in Spanien, Portugal, Marokko, der GUS, den USA, Mexiko, Brasilien, Afrika und Indien. Nach der Wasserdampfdestillation müssen im ätherischen Öl vorkommende schleimhautreizend wirksame aliphatische Aldehyde durch Rektifikation entfernt werden.

Die PhEur fordert für Eucalyptusöl ≥ 70% 1,8-Cineol (Eucalyptol), 4 bis 12% Limonen sowie 2 bis 8% α-Pinen, und lässt zu ≤ 1,5% α-Phellandren, 0,5% β-Pinen und 0,1% Campher.

Peroral wird Eucalyptusöl in einer TD 0,3 bis 0,6 g eingesetzt. Zur Inhalation werden 15 bis 20 Tr. in siedendes Wasser gegeben. In Hustensalben sind 5 bis 20 g/100 g enthalten, z. B. in der **Hustensalbe NRF 4.8.** (zusammen mit Campher, Menthol, Latschenkiefernöl und Gereinigtem Terpentinöl), oder der **Milden Hustensalbe NRF 4.9.** (zusammen mit Latschenkiefernöl und Gereinigtem Terpentinöl). Zur Hautreiztherapie werden 5- bis 20%ige Salben oder 5- bis 10%ige wässrig-ethanolische Lösungen verwendet.

♦ **Cineol** (Cineolum PhEur, 1,8-Cineol, Erstarrungstemperatur 0,5 °C) wird durch Ausfrieren aus Eucalyptusöl erhalten und wie dieses benutzt (ED 0,2 g). Auch bei Sinusitis (Nasennebenhöhlenentzündung) hat sich seine Anwendung bewährt. Cineol und cineolhaltige Zubereitungen dürfen maximal 1 Woche lang angewendet werden, nicht jedoch bei Kindern bis zur Vollendung des 2. Lebensjahres (Stimmritzenkrämpfe möglich!), bei Asthmatikern (Bronchokonstriktion!) und im ersten Trimenon der Schwangerschaft.

Einige andere Eucalyptus-Arten dienen zur Gewinnung von Monoterpenen für Halbsynthesen, z. B. *Eu. citriodora* HOOK. zur Isolierung von Citronellal, *Eu. dives* SCHAUER zur Isolierung von Piperiton.

♣ **Myrtol** ist eine zwischen 160 und 180 °C siedende Fraktion des ätherischen Öles der Myrtenblätter. Es enthält Cineol (25%) neben α-Pinen und Limonen als Hauptbestandteile. Die Myrtenblätter stammen von der Brautmyrte, *Myrtus communis* L. (Myrtaceae), die vom Mittelmeergebiet bis zum Nordwesthimalaja verbreitet ist und auch als Zier- und Heckenpflanze kultiviert wird. Die Blätter enthalten 0,1 bis 0,8% ätherisches Öl, Hauptkomponenten sind bei den verwendeten Rassen 1,8-Cineol (12 bis 45%), α-Pinen (15 bis 57%), Limonen (5 bis 19%), Linalool (2 bis 19%), Myrtenol (0,7 bis 5%) und Myrtenylacetat (1 bis 35%). Myrtol wird in Form von magensaftresistenten Kapseln bei Bronchitis und Sinusitis als Fertigarzneimittel angewendet.

Ebenfalls reich an 1,8-Cineol sind das Cajeput- und Niaouliöl. ♣ **Cajeputöl** (Cajeputi aetheroleum) wird aus frischen Blättern von *Melaleuca quinquenervia* (CAV.) BLAKE oder von *M. leucadendra* (L.) L. (Myrtaceae), in Südostasien und Australien kultivierten Bäumen, gewonnen. ♣ **Niauliöl** (Niauli aetheroleum) wird in Neukaledonien und Nordaustralien aus den Blättern von *M. viridiflora* SOL. ex GAERTN. destilliert. Die Öle enthalten 50 bis 65 % 1,8-Cineol, daneben vor allem α-Terpineol sowie dessen Valeriansäureester. Man verwendet sie, innerlich gegeben, als Expektoranzien (ED 0,2 g, TD 0,2 bis 2 g), äußerlich zur Hautreiztherapie bei rheumatischen Schmerzen (10 bis 30 %ige Zubereitungen) und als Bestandteil öliger Nasentropfen.

23.7.6 Ätherische Öle als Diuretika

> Liebstöckelwurzel und Petersilienwurzel werden zur Durchspülungstherapie bei entzündlichen Erkrankungen der Harnwege und zur Vorbeugung der Entstehung von Nierengrieß als Einzelteedrogen, als Bestandteil harntreibender Teemischungen oder in Form von Extrakten in flüssigen Fertigarzneimitteln eingesetzt. Voraussetzung für ihre Wirkung ist ausreichende Flüssigkeitszufuhr (mindestens 2 l/d).

Weitere als Diuretika verwendete Drogen mit ätherischen Ölen sind → Wacholderbeeren. Bei anderen diuretisch wirksamen Drogen, z. B. bei der → Hauhechelwurzel, sind die ätherischen Öle wahrscheinlich nur Nebenwirkstoffe.

> ♣ **Liebstöckelwurzel** (Levistici radix PhEur, ≥ 0,4 % ätherisches Öl in der Ganzdroge, ≥ 0,3 % in der Schnittdroge) stammt vom Garten-Liebstöckel, *Levisticum officinale* W. D. J. KOCH (Apiaceae). Hauptkomponenten des ätherischen Öls sind Alkylphthalide, besonders Ligustilid.

Garten-Liebstöckel ist eine wahrscheinlich ursprünglich in Südwestasien heimische, bis 2 m hohe Kulturpflanze. Hauptlieferanten der Droge sind Ungarn, Rumänien, Tschechien, Schweiz, die Niederlande und Jugoslawien. Auch in Deutschland wird die Pflanze angebaut. Das Kraut dient als Suppengewürz (Maggikraut).

Liebstöckelwurzel enthält 0,4 bis 1,7 % ätherisches Öl, das zu 50 bis 70 % aus Alkylphthaliden besteht, besonders aus Z-Ligustilid (Anteil 83 bis 93 %, neben wenig *E*-Ligustilid), *Z*- und *E*-Butylidenphthalid (Ligusticumlacton), Butylphthalid, Validen-4,5-dihydro-phthalid und Senkyunolid (Sedanenolid, Abb. 23-13). Die Alkylphthalide, die als Geruchskomponenten auch im Sellerie, *Apium graveolens* L., vorkommen, sind wahrscheinlich Polyketide. Ihre Beteiligung an der diuretischen Wirkung der Droge ist unklar. Weitere Bestandteile des ätherischen Öls sind u. a. β-Phellandren (ca. 17 %), und Citronellal (ca. 13 %). Begleitsubstanzen sind Hydroxycumarine, Furanocumarine und Polyine.

Die Anwendung der Droge erfolgt vorwiegend in Form des Aufgusses der Einzeldroge (TD 4 bis 8 g) und als Bestandteil von Teemischungen. Zusammen mit Wacholderbeeren, Hauhechelwurzel und Süßholzwurzel ist Liebstöckelwurzel Bestandteil des **Harntreibenden Tees** (Species diureticae ÖAB, PhHelv).

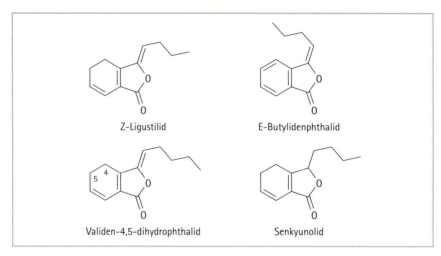

Abb. 23-13 Phthalide der Liebstöckelwurzel

♣ **Petersilienwurzel**, **Petersilienkraut** und **Petersilienfrüchte** stammen von der Garten-Petersilie, *Petroselinum crispum* (MILL.) NYM. ex A. W. HILL (Apiaceae). Die Petersilienwurzel enthält 0,1 bis 0,3%, das Petersilienkraut 0,02 bis 0,9% und die Petersilienfrucht 1 bis 6% ätherisches Öl. Hauptkomponenten des ätherischen Öls der Wurzel sind Apiol, β-Pinen, Myristicin sowie β-Phellandren, des Krautes Apiol, Myristicin, β-Phellandren sowie *p*-Mentha-1,3,8-trien und der Früchte, je nach Rasse, Apiol, Myristicin oder 1-Allyl-2,3,4,5-tetramethoxybenzen. Von den nicht flüchtigen Wirksubstanzen sind die Flavonoide zu nennen, deren wesentlichster Vertreter Apiin (Tab. 18-2) ist.

Die Drogen werden nur selten arzneilich angewendet, meistens als Bestandteil von harntreibenden Teemischungen (TD Wurzel oder Kraut 6 g, Früchte, gequetscht 3 g). Der Einsatz der Früchte wird wegen der nicht belegten Wirksamkeit und wegen ihres hohen Gehaltes an den toxischen Phenylpropenen negativ bewertet (Komm. E). Ihr ätherisches Öl verursacht in hohen Dosen Spasmen der glatten Muskulatur der Harnblase, des Darmes und besonders des Uterus. Es kann zu Nieren- und Leberschäden führen.

23.7.7 Ätherische Öle als Geruchskorrigenzien

Einige ätherische Öle werden vorwiegend als Korrigenzien zur Aromatisierung von innerlich und äußerlich anzuwendenden Arzneimitteln und von Kosmetika genutzt. Dazu gehören u. a. Citronenöl, Citronellöl und Rosenöl.

♣ **Citronenöl** (Limonis aetheroleum PhEur) stammt aus den frischen Fruchtschalen der Zitrone, *Citrus limon* (L.) BURM. fil. Geruchsträger sind Geranial und Neral (Citral a und b). Citronenöl wird zur Aromatisierung von äußerlich und innerlich anzuwendenden Arzneimitteln eingesetzt.

Citronenöl wird ohne Wärmeanwendung durch maschinelle, heute nur noch selten auch durch manuelle Pressung der frischen Fruchtschalen der Zitronen oder des maschinell erzeugten Abriebs, durch Walken der ganzen Früchte zwischen Walzen oder durch Zentrifugation nach dem Homogenisieren der ganzen Früchte zur Fruchtsafterzeugung gewonnen. Durch Wasserdampfdestillation bei normalem Luftdruck wird ein wenig aromatisches, wenig haltbares, für die arzneiliche Verwendung nicht zugelassenes ätherisches Öl erhalten. Lieferländer sind besonders Italien, Israel und die USA (Kalifornien). Hauptbestandteile des Citronenöls sind nach PhEur Limonen (56 bis 78%), β-Pinen (7 bis 17%), γ-Terpinen (6 bis 12%), Geranial (0,5 bis 2,3%) und Neral (0,3 bis 1,5%).

♣ **Citronellöl** (Citronellae aetheroleum PhEur) ist das ätherische Öl des Citronellgrases, *Cymbopogon winterianus* JOWITT (Poaceae). Sein Geruchsträger ist Citronellal. Es wird zur Aromatisierung von äußerlich und innerlich anzuwendenden Arzneimitteln und als beruhigend wirkender Badezusatz benutzt.

Citronellgras wird vorwiegend in seiner Heimat Sri Lanka, aber auch in anderen tropischen Gebieten angebaut, besonders in China, Taiwan, Guatemala, Honduras, Malaysia und auf Java. Das getrocknete Gras liefert bei Wasserdampfdestillation 0,5 bis 1% Citronellöl mit den Hauptbestandteilen Citronellal (30 bis 45%), Geraniol (20 bis 25%) und Citronellol (9 bis 15%). Citronellöl wird auch als Badzusatz (0,04 g/l) bei nervösen Befindlichkeitsstörungen angewendet. Es dient als Indisches Melissenöl als Ersatz des sehr teuren → Melissenöls. Darüber hinaus ist es eine wichtige Quelle zur Gewinnung von Citronellal zur Mentholsynthese. Das aus *Cymbopogon nardus* (L.) RENDLE gewonnene Ceylon-Citronellöl enthält weniger Citronellal (5 bis 16%) und als Hauptbestandteil Geraniol (17 bis 39%). Es ist als Verfälschung zu betrachten.

♣ **Rosenöl** (Rosae aetheroleum) wird aus den Blütenblättern verschiedener Kulturformen der Rose gewonnen. Hauptgeruchsträger ist Phenylethylalkohol. Rosenöl wird vorwiegend zur Aromatisierung von äußerlich anzuwendenden Arzneimitteln, z. B. Salben, eingesetzt.

Lieferanten des **Rosenöls** sind z. B. die Damaszener-Rose, *R. damascena* MILL. (Anbau in Bulgarien, Südfrankreich, Marokko, Süden der GUS, der Türkei, Syrien, China, Indien), die Hundertblättrige Rose, *Rosa × centifolia* L. (Anbau Marokko, Südfrankreich, Italien, China, Indien), seltener auch die Samt-Rose, *R. gallica* L., und die Weiße Rose, *Rosa × alba* L. (Rosaceae). Hauptbestandteile sind Geraniol (30 bis 40%), Nerol (5 bis 10%), (−)-Citronellol (35 bis 55%) und Phenylethylalkohol (etwas wasserlöslich, 1 bis 15% bei Gewinnung durch Wasserdampfdestillation, bis 75% bei Extraktion).

Als Rosenölersatz oder -verfälschung werden neben künstlichen Gemischen das ätherische **Pelargoniumöl** aus dem Kraut der Rosen-Pelargonie, *Pelargonium graveolens* L'HÉRIT. ex AITON (Geraniaceae, Anbau auf Réunion und Madagaskar) oder das ätherische **Palmarosaöl** aus dem Kraut von *Cymbopogon martinii* (ROXB.) WATS. var. *motia* auct. (Poaceae, Anbau in Indien und auf Java) benutzt.

Literatur

Ammon HPT, Kaul R (1992): Kamille – Pharmakologie der Kamille und ihrer Inhaltsstoffe. Dtsch Apoth Ztg 132 (41, Suppl.27): 3–26
Binder G, König WA (2000): Ätherische Öle (Lavendel-, Fenchel-, Melissenöl). Dtsch Apoth Ztg 140 (37): 4205–4210
Binder G et al. (2001): Ätherische Öle (Pfefferminze, Bergamotte, Zitrone). Dtsch Apoth Ztg 141 (37): 4263–4270
Bohn IU (1991): Pimpinella saxifraga und Pimpinella major – Die Kleine und Große Bibernelle. Z Phytother 12 (3): 98–104
Brieskorn CH (1991): Salbei – seine Inhaltsstoffe und sein therapeutischer Wert. Z Phytother 12 (2): 61–69
Buchbauer G, Hafner M (1985): Aromatherapie. Pharm uns Zeit 14 (1): 8–18
Carle R: Ätherische Öle – Anspruch und Wirklichkeit. Wissenschaftliche Verlagsgesellschaft, Stuttgart 1993
Carle R (1996): Kamillenöl – Gewinnung und Qualitätssicherung. Dtsch Apoth Ztg 136 (26): 2165–2176
Czygan FC (1992): Anis (Anisi fructus DAB 10) – Pimpinella anisum. Z Phytother 13 (3): 101–106
Czygan FC (1987): Foeniculum vulgare – Der Fenchel. Z Phytother 8 (2): 82–85
Czygan FC (1998): Engelwurz oder Angelikawurzel – Angelica archangelica L. Z Phytother 19 (6): 342–348
Czygan FC (1985): Mentha × piperita L. – Pfefferminze. Z Phytother 6 (1): 25–26
Czygan FC, Hänsel R (1992): Thymian und Quendel – Arznei- und Gewürzpflanzen. Z Phytother 14 (2): 104–110
Czygan I, Czygan FC (1997): Rosmarin – Rosmarinus officinalis L. Z Phytother 18 (3): 182–186
Deininger R (1992): Gewürznelken (Syzygium aromaticum) und Nelkenöl – aktuelle Phytopharmaka. Z Phytother 12 (6): 205–212
Franz G, Hempel B (2000): Natürlicher D-Campher. Dtsch Apoth Ztg 140 (10): 1050–1056
Galle-Hoffmann U (1997): Lavendel in der Provence. Dtsch Apoth Ztg 137 (44): 3986–3989
Galle-Hoffmann U, König WA (1998): Ätherische Öle, 1. Folge: Pfefferminzöl. Dtsch Apoth Ztg 138 (40): 3793–3799
Galle-Hoffmann U, König WA (1999): Ätherische Öle, 2. Folge: Teebaumöl. Dtsch Apoth Ztg 139 (3): 294–302
Galle-Hoffmann U, König WA (1999): Ätherische Öle, 3. Folge: Weitere Teebaumöle aus der Gattung Melaleuca. Dtsch Apoth Ztg 139 (50): 4849–4856
Hose S (2002): Der Wermut – Artemisia absinthium. Z Phytother 23 (4): 187–194
Isaac O (1993): Chamaemelum nobile (L.) ALLIONI – Römische Kamille. Z Phytother 14 (4): 212–222

Kastner U et al. (1995): Achillea millefolium – ein Gallentherapeuticum. Z Phytother 16(1): 34–39

Kempster M (1998): Neues über die Schafgarbe (Vortragsreferat). Dtsch Apoth Ztg 138(26): 2451–2453

Koch-Heitzmann I, Schultze W (1988): 2000 Jahre Melissa officinalis. Von der Bienenpflanze zum Virustatikum. Z Phytother 9(3): 77–85

Krützfeld K (2002): Zimt – der Duft des Paradieses. Dtsch Apoth Ztg 142(51/52): 6254–6226

Kubeczka KH: Ätherische Öle – Analytik, Physiologie, Zusammensetzung. Thieme-Verlag Stuttgart 1982

Netzer N, Hrsg. (2000): Themenheft Kamille. Forum Aromther Aromapflege 18/2000

Netzer N, Hrsg. (2001): Themenheft Thymian. Forum Aromther Aromapflege 19/2001

Orth M, Kempster M (1998): Neues über die uralte Arzneipflanze Schafgarbe. Z Phytother 19(3): 156–160

Orth M et al. (1994): Die Schafgarbe – Achillea millefolium L. Z Phytother 15(3): 176–182

Reichling J, Harkenthal M (1998): Latschenkieferöl – Pharmazeutische Qualität von Pini pumilionis aetheroleum. Dtsch Apoth Ztg 138(38): 3503–3510

Reichling J, Saller R (1996): Australisches Teebaum-Öl. Z Phytother 17(2): 111–112

Rensen van I et al. (1999): Ätherisch-Öl-haltige Zubereitungen. Bioverfügbarkeit und Pharmakokinetik. Z Phytother 20(2): 72–74

Römmelt H et al. (1988): Pharmakokinetik ätherischer Öle nach Inhalation mit einer terpenhaltigen Salbe. Z Phytother 9(1): 14–16

Roth L, Kormann K: Duftpflanzen, Pflanzendüfte. ecomed-Verlagsges. Landsberg 1996

Schilcher H: Die Kamille, Handbuch für Ärzte, Apotheker und andere Naturwissenschaftler. Wissenschaftliche Verlagsgesellschaft, Stuttgart 1987

Schilcher H (1986): Pharmakologie und Toxikologie ätherischer Öle – Anwendungshinweise für die ärztliche Praxis. Therapiewoche 36:1100–1112

Schilcher H (1984): Ätherische Öle – Wirkungen und Nebenwirkungen. Dtsch Apoth Ztg 124(29): 1433–1442

Schneider E (1988): Cinnamomum verum – Der Zimt. Z Phytother 9(6): 193–196

Schneider K, Jurenitsch J (1992): Kalmus als Arzneidroge: Nutzen oder Risiko. Pharmazie 47(2): 79–85

Schöpke Th (2002): Sekretionsorgane von Arznei- und Gewürzpflanzen. Dtsch Apoth Ztg 142(21): 2591–2596

Seitz R (1999): Aromatherapie. Therapie mit ätherischen Ölen. Dtsch Apoth Ztg 139(5): 543–544

Seitz R (2002): Formum Essenzia. Aromatherapie, Aromapflege, Aromakultur. Dtsch Apoth Ztg 142(31): 3773–3774

Teuscher E et al. (1990): Untersuchungen zum Wirkungsmechanismus ätherischer Öle. Z Phytother 11(3): 87–92

Teuscher E (1999): Untersuchungen zum Wirkungsmechanismus ätherischer Öle. Forum Aromther Aromapflege 16:49–56

Vollmann C (1988): Levisticum officinale – Der Liebstöckel. Z Phytother 9(4): 128–132

Wagner H (1999): Neue Ergebnisse der Aromapharmakologie-Forschung. Forum Aromther Aromapflege 16:14–19

Warncke D (1994): Petroselinum crispum – Die Gartenpetersilie. Z Phytother 15(1): 50–58

Werner M: Ätherische Öle. Duftende Heilpflanzen-Essenzen zum Helfen und Heilen, Pflegen und Wohlfühlen, zum Würzen und Aromatisieren. Gräfe und Unzer GmbH, München 1999

Zänglein A Schultze W (1989): Illicium verum – Sternanis. Z Phytother 10(6): 191–202

24 Harze, Balsame und Gummiharze

24.1 Eigenschaften, Bildung, Speicherung, Zusammensetzung

> **Harze** sind Gemische fester, amorpher, nichtflüchtiger, lipophiler Verbindungen, die von Pflanzen gebildet werden. In reiner Form sind Harze gewöhnlich glasartig durchsichtig. Sie besitzen keine feste Schmelztemperatur sondern sie gehen beim Erhitzen mit steigender Temperatur allmählich vom festen in den flüssigen Zustand über. **Balsame** sind natürlich vorkommende Lösungen von Harzen in ätherischen Ölen. **Gummiharze** sind eingetrocknete Suspensionen bzw. Emulsionen von Harzen bzw. Balsamen in Schleimstofflösungen.

Harze und Balsame lösen sich auf Grund ihres lipophilen Charakters nicht in Wasser, gut hingegen in apolaren Lösungsmitteln wie Diethylether oder Methylenchlorid, teilweise auch in Ethanol. Harze selbst sind geruch- und geschmacklos. Einige von ihnen besitzen jedoch, ebenso wie die Balsame, durch die in ihnen enthaltenen ätherischen Öle einen charakteristischen Geruch. Sie sind gelb, rot oder braun gefärbt. Gummiharze lösen sich wegen des hydrophilen Charakters der Schleimstoffe nur teilweise in lipophilen Lösungsmitteln. Mit Wasser ergeben Gummiharze Suspensionen.

> Harze und Balsame werden entweder bereits von gesunden Pflanzen gebildet und in Sekretbehältern gespeichert oder sie entstehen als pathologische Bildungen erst bei Verwundung der Pflanze und werden nach außen abgegeben.

In gesunden Pflanzen vorhandene Harze werden in schizogenen oder schizolysigenen Sekretbehältern abgelagert. Sie liegen entweder in ätherischen Ölen gelöst als Balsame vor, die nach dem Verdunsten der ätherischen Öle fest werden, oder sie sind in wässrigen, schleimhaltigen Flüssigkeiten suspendiert und bilden beim Eintrocknen Gummiharze.

Oft kommt es erst bei der Verwundung einer Pflanze zu intensiver Harzproduktion, die durch zusätzliche Wundreize wie Erhitzen oder durch die Behandlung mit chemischen Agenzien, verstärkt werden kann. Diese Harze werden in die Wunde abgegeben.

Harze besitzen vermutlich die Aufgabe, durch Wundverschluss das Eindringen von Mikroorganismen und Insekten in pflanzliche Gewebe und ihre Ausbreitung im Gewebe zu verhindern.

> Komponenten von Harzen sind Diterpene, Triterpene oder Phenylpropanderivate bzw. deren Abbauprodukte.

In Harzen kommen vor:

- Harzsäuren (Resinoesäuren), das sind Diterpen-, Triterpen-, Phenylacryl- oder Benzencarbonsäuren,
- Harzalkohole bzw. -phenole (Resinole), das sind Triterpenalkohole, Phenylallylalkohole, Benzylalkohole, Lignane oder prenylierte Hydroxycumarine,
- Harzester (Resine), das sind Ester von Harzsäuren mit Harzalkoholen,
- chemisch weitgehend indifferente Polymere, vermutlich durch sauerstoffkatalysierte Polymerisation aus den oben genannten Verbindungen hervorgegangen.

> Harze der Nadelbäume bestehen aus Diterpensäuren. In den Harzen der meisten Gefäßpflanzen dominieren Triterpensäuren und Triterpenalkohole (Abb. 24-1). Bei Verletzung der Stämme von Gefäßpflanzen gebildete Harze enthalten vorwiegend Phenylpropanderivate als Produkte eines umgesteuerten Ligninstoffwechsels.

Diterpensäuren der Nadelbäume sind z. B. Laevopimarsäure, Abietinsäure und Neoabietinsäure. Die Triterpensäuren und Triterpenalkohole der Gefäßpflanzen sind z. B. Oleanolsäure und Masticadienonsäure in Mastix, Siaresinolsäure in Benzoe, 3-epi-α-Amyrin sowie α-Amyron in Myrrha und β-Boswelliasäure in Olibanum. Die Phenylpropanderivate durch Wundreiz gebildeter Harze sind besonders Ester von Phenylallylalkoholen, z. B. von Coniferylalkohol, p-Cumarylalkohol oder Zimtalkohol (Abb. 16-10), mit Phenylacrylsäuren, z. B. Zimtsäure (Abb. 16-3), und Benzencarbonsäuren, z. B. Benzoesäure (Abb. 17-2) wie Coniferylbenzoat und Cinnamoylcinnamat im Perubalsam.

24.2 Harze, Gummiharze und Balsame als Arzneistoffe

Harze und Balsame haben früher in der Pharmazie, besonders zur Herstellung von Heftpflastern, zum Überziehen von Pillen und als Zusätze zu hautreizenden Salben eine Rolle gespielt. Heute werden sie, bis auf Ausnahmen, nur noch wenig verwendet. Viele von ihnen sind ganz aus den deutschsprachigen Arzneibüchern verschwunden, z. B. Ammoniacum, Asa foetida, Elemi,

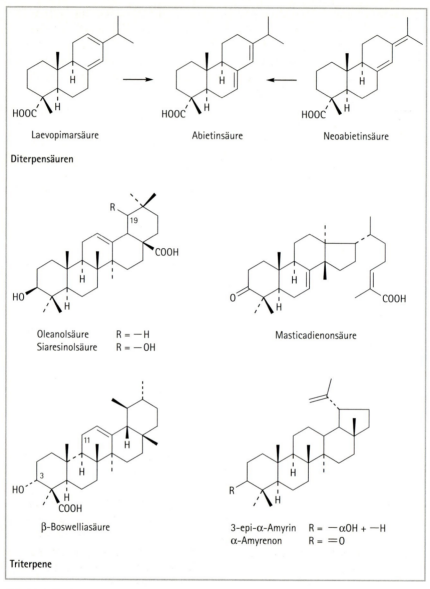

Abb. 24-1 Harzkomponenten

Euphorbium, Dammar, Galbanum, Gutti, Olibanum, Resina Guajaci, Sandarac und Styrax.

Die therapeutisch wirksamen Bestandteile der Harze, Balsame und Gummiharze sind vorwiegend die in ihnen enthaltenen ätherischen Öle und die Ester der Phenylacrylsäuren bzw. Benzencarbonsäuren. Sie bedingen die antiseptische, antiparasitäre, hautreizende, teilweise aber auch entzündungshemmende Wirkung. Von der Klebkraft von Lösungen einiger Harze zur Fixierung von Verbänden wird nur noch selten Gebrauch gemacht.

Offizinell sind:

- die Harze Mastix, Benzoe und Kolophonium,
- das Gummiharz Myrrha,
- die Balsame Balsamum peruvianum, Balsamum tolutanum und Lärchenterpentin.

Wegen der antiphlogistischen Wirkung seiner Komponenten erwähnenswert ist Olibanum.

> ♣ **Mastix** (Mastix PhEur, ≥ 1% ätherisches Öl) wird durch Einschnitte in die Stämme und Äste des Mastixbaumes, *Pistacia lentiscus* L. var. *latifolius* COSS. (Anacardiaceae), gewonnen. Es besteht zu 90% aus Harzsubstanzen, besonders Triterpenen, und enthält geringe Mengen ätherisches Öl. Es dient zur Verbandfixierung.

Der Mastixbaum ist nur aus der Kultur bekannt. Er wird auf der Insel Chios, auf anderen Mittelmeerinseln und an den Küsten Nordafrikas angebaut. Hauptkomponenten der Droge sind die nichtflüchtigen Triterpene Masticadienonsäure, Isomasticadienonsäure, Oleanolsäure und Tirucallol und 1 bis 3% ätherisches Öl, in dem α-Pinen dominiert. Zum Fixieren von Verbänden wird u. a. **Zusammengesetzte Mastixlösung** (Solutio Masticis composita ÖAB: Mastix, Kolophonium, Leinöl, gelöst in Xylol) verwendet.

> ♣ **Benzoe** (Benzoe tonkinensis, Siam-Benzoe DAC, ÖAB, PhHelv) wird durch Einschnitte in die Stämme von *Styrax tonkinensis* (PIERRE) CRAIB ex HARTWICH (Styracaceae) erhalten. Hauptbestandteile sind Coniferylbenzoat, p-Cumarylbenzoat und Benzoesäure. Benzoelösungen werden als Antiseptika und Adstringenzien bei Haut- und Schleimhautentzündungen eingesetzt. Seltener wird Benzoe innerlich als Expektoranz verwendet.

Benzoe ist eine pathologische Bildung. Zur Gewinnung werden den Stämmen der Bäume bis ins Holz reichende Schnittwunden zugefügt, die mit der Bildung von Wundgewebe beantwortet werden. Aus dem Wundgewebe tritt zunächst ein weißgelber Balsam aus, der verworfen wird. Später entsteht ein an der Luft unter Braunfärbung erhärtendes Produkt, das die offizinelle Droge darstellt. Heimat der Stammpflanze ist Hinterindien, besonders Laos.

Hauptbestandteile der Droge sind Benzoesäureester von Phenylallylalkoholen, darunter 60 bis 70% Coniferylbenzoat, das antiseptisch wirksam ist, und 10 bis 15% *p*-Cumaroylbenzoat. Sie werden u. a. begleitet von freier Benzoesäure (bis 20%), der Triterpensäure Siaresinolsäure (19-Hydroxy-oleanolsäure) und Vanillin (0,3 bis 1%).

Benzoe wird äußerlich in Form der **Benzoetinktur** (Benzoes tinctura DAC: Trockenrückstand ≥ 13%, PhHelv: Trockenrückstand 15 bis 20%, Tinctura Benzoes ÖAB) in der Dermatologie und Stomatologie als Antiseptikum und entzündungshemmendes Mittel eingesetzt. Selten wird Benzoe auch p. o. als Expektorans angewendet (ED 0,05 g, TD 0,5 g, Wirkung nicht gesichert).

> ♣ **Kolophonium** (Colophonium PhEur) ist der bei der Gewinnung von Terpentinöl aus Terpentin durch Wasserdampfdestillation verbleibende Destillationsrückstand. Es besteht zu 90% aus Diterpensäuren. Seine Lösungen werden zur Verbandfixierung verwendet.

Kolophonium besteht vorwiegend aus den Diterpensäuren Abietinsäure, Neoabietinsäure, Laevopimarsäure, Palustrinsäure, Dextropimarsäure und Isopimarsäure. Abietinsäure und Palustrinsäure sind Artefakte, die aus Laevopimarsäure hervorgehen. Kolophonium ist neben Lärchenterpentin Bestandteil der **Harzsalbe** (Unguentum resinosum PhHelv), die als hyperämisierende Einreibung bei rheumatischen und neuralgischen Beschwerden eingesetzt wird. Außerdem kann es, gelöst in lipophilen, flüchtigen Lösungsmitteln, unter Zusatz von Leinöl als Weichmacher, zur Verbandfixierung dienen. Wegen seines relativ hohen Sensibilisierungspotentials wird es nur noch selten angewendet.

> ♣ **Myrrhe** (Myrrha PhEur, ≤ 15% Trocknungsverlust, ≤ 70% ethanolunlösliche Bestandteile) wird aus verschiedenen Commiphora-Arten (Burseraceae) gewonnen. Die Droge enthält neben Schleimstoffen und Harzsubstanzen bis zu 10% ätherisches Öl mit Sesquiterpenen, die häufig einen Furanring besitzen, als Hauptkomponenten. Lösungen des Gummiharzes dienen als Adstringenzien und Antiseptika bei Entzündungen der Mund- und Rachenschleimhaut.

Stammpflanzen der Myrrhe sind besonders *C. molmol* ENGL. ex TSCHIRCH und *C. schimperi* (BERG) ENGL., Vorkommen in Äthiopien und im Jemen, sowie *C. abyssinica* ENGL., Vorkommen in Somalia. Die bis 3 m hohen, dornentragenden Bäume enthalten in schizolysigenen Sekretbehältern ein gelbes schleimiges Sekret, das entweder aus Rissen austritt, die bei Wachstumsprozessen entstanden sind, oder durch Einschneiden der Rinde gewonnen wird. An der Luft trocknet das Sekret zu braungelben bis dunkelschwarzbraunen Körnern oder Klumpen von aromatischem Geruch ein.

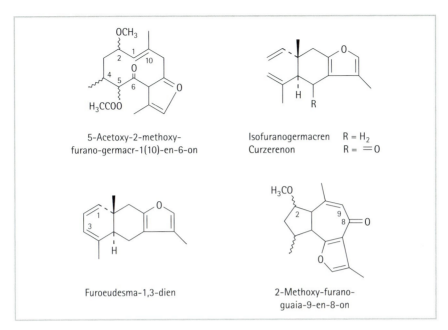

Abb. 24-2 Furosesquiterpene der Myrrhe

Hauptkomponenten des zu 2 bis 10% in der Myrrhe enthaltenen ätherischen Öls sind Sesquiterpene, besonders δ-Elemen, β-Eudesmol sowie α-Copaen und Furanosesquiterpene vom Germacran-, Eleman-, Eudesman- und Guajan-Typ, z. B. 5-Acetoxy-2-methoxy-furanogermacr-1(10)-en-6-on, das die Geruchsqualität der Droge und ihren bitteren Geschmack wesentlich mitbestimmt, Curzerenon, Isofuranogermacren (Curzeren), Furoeudesma-1,3-dien und 2-Methoxy-furanoguaia-9-en (Abb. 24-2). Nichtflüchtige Bestandteile sind u. a. 30 bis 50% Triterpene, z. B. 3-epi-α-Amyrin und α-Amyrenon, Sterole sowie 30 bis 60% Schleimstoffe (Proteoglykane).

Myrrhe wird in Form der **Myrrhentinktur** (Myrrhae tinctura PhEur, Trockenrückstand ≥ 4%) als Antiseptikum und Adstringens bei Entzündungen der Mund- und Rachenschleimhaut, allein oder als Bestandteil von Mischungen, z. B. des Tormentill-Myrrhe-Adstringens oder Ratanhia-Myrrhe-Adstringens NRF 7.1. zu Pinselungen (2- bis 3-mal tgl.) oder verdünnt zum Gurgeln (5 bis 10 Tr. auf ein Glas Wasser) und zu Spülungen verwendet. Schistosomiasis (Bilharziose) konnte mit der Droge erfolgreich behandelt werden. Im Tierversuch schützten wässrige Suspensionen der Droge vor Magengeschwüren.

♣ **Perubalsam** (Balsamum peruvianum PhEur, 45 bis 70% Ester) wird aus dem Stamm des Perubalsambaumes, *Myroxylon balsamum* (L.) HARMS var. *pereirae* (ROYLE) HARMS (Fabaceae), gewonnen. Hauptbestandteil ist Benzoesäurebenzylester, daneben sind vor allem Zimtsäurebenzylester und

> Harzsubstanzen enthalten. Er wird wegen seiner antiseptischen, antiparasitären, entzündungshemmenden, anästhetischen und granulationsfördernden Eigenschaften als Bestandteil von Salben oder in Form von Lösungen zur Behandlung von Wunden, Verbrennungen, Frostbeulen, Ulcus cruris, Prothesendruckstellen und Hämorrhoiden angewendet.

Der bis 15 m hohe Perubalsambaum kommt in den Wäldern der Pazifikküste Mittelamerikas von Mexiko bis Panama vor. Ein Anbau erfolgt besonders in San Salvador und Belize, aber auch in Florida, auf Jamaika, Kuba und Sri Lanka. Zur Gewinnung wird ein Teil des Stammes eines mindestens 10 Jahre alten Baumes von der äußeren Rinde befreit und durch Einschnitte verletzt. Zur Verstärkung des Wundreizes wird die Wundfläche mit Fackeln oder Spiritusbrennern erwärmt. Nach etwa einer Woche beginnt die Balsamproduktion in Harzkanälen des gebildeten Neuholzes. Der austretende Balsam wird mit Lappen aufgesaugt. Die Prozedur wird einige Male wiederholt. Beim Auskochen der Lappen oder der nach der Prozedur entfernten Rinde mit Wasser setzt sich der zähflüssige, dunkelbraune Balsam am Boden ab (Dichte 1,14 bis 1,17).

Perubalsam enthält 30 bis 65% Benzoesäurebenzylester und 15 bis 25% Zimtsäurebenzylester (Gemisch der Ester wird als Cinnamein bezeichnet), weiterhin u. a. Ferulasäurebenzylester, Zimtsäure, Benzoesäure, β-Nerolidol, Farnesol und etwa 30% Harzsubstanzen, besonders Zimt- und Benzoesäureester eines Gemisches polymerer Harzalkohole, des sog. Peruresitannols.

Perubalsam wird als Bestandteil von Salben, Salbenkompressen oder in Form ethanolischer Lösungen (5 bis 20%ig, bei Anwendung auf großen Flächen höchstens 10%ig) angewendet (Anwendung nicht länger als 1 Woche, Komm. E, hohes Sensibilisierungspotential!).

♣ **Tolubalsam** (Balsamum tolutanum PhEur, 25 bis 50% freie oder gebundene Säuren, berechnet als Zimtsäure), der eine ähnliche Zusammensetzung wie Perubalsam hat, wird von *Myroxylon balsamum* HARMS var. *balsamum* (Heimat Venezuela, Kolumbien, Ecuador) auf die gleiche Weise wie Perubalsam gewonnen. Er ist von halbfester oder fester Konsistenz. Sein Gehalt an freier Zimtsäure (6 bis 13%), Benzoesäure (5 bis 20%) und an Harzsubstanzen (bis 80%) ist höher als der des Perubalsams. Man verwendet ihn (TD 0,6 g), z. B. in Form von **Tolubalsamsirup** (Balsami tolutani sirupus PhHelv), ähnlich wie Benzoe, als Expektorans bei Katarrhen der Luftwege.

♣ **Lärchenterpentin** (Terebinthina laricina PhHelv: Säurezahl < 77, Verseifungszahl 100 bis 125) ist ein durch Anbohren der Stämme der Europäischen Lärche, *Larix decidua* MILL. (Pinaceae), gewonnener Balsam. Lärchenterpentin enthält ca. 15% ätherisches Öl mit α-Pinen als Hauptbestandteil, 50 bis 65% Harzsäuren, vor allem Laricinolsäure, Harzalkohole, u. a. Larixol und Larixylacetat, Lignane, z. B. Lariciresinol. Es ist Bestandteil der Harzsalbe (s. o.).

♣ **Olibanum**, Weihrauch, ein aus Bäumen der Gattung Boswellia (Burseraceae, Heimat Somalia und Südarabien) gewonnenes Gummiharz, besteht zu 50 bis 70% aus Harzsubstanzen, deren Hauptkomponenten Boswelliasäuren, z. B. β-Boswelliasäure, sind, ca. 20% Schleimstoffen und 4 bis 8% ätherischem Öl. Die Droge wird heute nicht mehr verwendet. Einige Boswelliasäuren, besonders Acetyl-11-keto-β-boswelliasäure, stellen jedoch auf Grund ihrer hemmenden Wirkung auf die 5-Lipoxygenasen und damit auf Entzündungsprozesse potenzielle Arzneistoffe dar, z. B. zur Behandlung rheumatischer Erkrankungen, von Asthma und Colitis ulcerosa.

Literatur

Ammon HPT (1999): Von der ayurvedischen Droge zum modernen Arzneistoff (Olibanum). Dtsch Apoth Ztg 139 (29): 2811–2813
Ammon HPT (1999): Boswelliasäuren: Weihrauchprodukt ist nicht gleich Weihrauchprodukt. Dtsch Apoth Ztg 139 (43): 4131
Martinez D et al.: Weihrauch und Myrrhe. Akademie-Verlag 1989
Sietz R (2001): Weihrauch – bald am Ziel der wissenschaftlichen Anerkennung. Dtsch Apoth Ztg 141 (26): 3094–3095
Wiendl RM, Franz G (1994): Myrrhe. Neue Chemie einer alten Droge. Dtsch Apoth Ztg 134 (1): 25–30

25 Aminosäuren

25.1 Chemie, Bedeutung

> **Aminosäuren** (Aminocarbonsäuren) sind natürlich vorkommende Carbonsäuren mit mindestens einer Aminogruppe. **Proteinogene Aminosäuren** sind die 20 als Bausteine von Eiweißstoffen dienenden Vertreter. Sie sind mit Ausnahme der α-Iminosäure Prolin α-Aminocarbonsäuren.

Man kann die proteinogenen Aminosäuren (Tab. 25-1) einteilen in

- aliphatische Monoaminomonocarbonsäuren: Glycin, L-Alanin, L-Valin, L-Leucin, L-Isoleucin, L-Serin, L-Threonin, L-Cystein und L-Methionin,
- aliphatische Monoaminodicarbonsäuren bzw. deren Amide: L-Asparaginsäure (Aspartinsäure)) und L-Glutaminsäure bzw. ihre Amide L-Asparagin und L-Glutamin,
- basische Aminosäuren: L-Lysin und L-Arginin,
- aromatische Aminosäuren: L-Phenylalanin und L-Tyrosin,
- heterozyklische Aminosäuren: L-Tryptophan, L-Prolin und L-Histidin.

In einigen Proteinen kommen modifizierte Aminosäuren vor, die sekundär aus proteingebundenen proteinogenen Aminosäuren entstanden sind. So werden bei der Biogenese von Gerüstproteinen des tierischen Organismus L-Prolinreste teilweise in L-Hydroxyprolinreste und L-Lysinreste in L-Hydroxylysinreste umgewandelt. Bei der Biogenese des Thyreoglobulins werden aus L-Tyrosinresten L-Thyroxinreste gebildet.

> Proteinogene Aminosäuren besitzen mit Ausnahme des Glycins ein asymmetrisch substituiertes α-Kohlenstoffatom und gehören der L-Reihe an (nach der Cahn-Ingold-Konvention, mit Ausnahme des Cysteins, der S-Reihe). Threonin und Isoleucin haben ein zweites Chiralitätszentrum. In der PhEur sind die proteinogenen L-Aminosäuren, mit Ausnahme von L-Asparagin (DAB) und L-Glutamin (DAB), in einigen Fällen auch ihre Hydrochloride monographiert, vom Methionin auch das Racemat, von L-Tyrosin und L-Tryptophan auch die Acetylderivate.

Die proteinogenen Aminosäuren sind farblose, kristalline Verbindungen, die auf Grund ihres Zwitterionencharakters eine relativ hohe Schmelztemperatur besitzen (Zersetzungsschmelztemperatur über 230° C). Sie sind fast alle gut wasserlöslich. Nur von L-Tyrosin und L-Asparaginsäure lösen sich weniger als 1 g in 100 ml Wasser (0,05 bzw. 0,5 g). Fast unlöslich sind sie in apolaren Lösungsmitteln, jedoch teilweise löslich in Ethanol. Einige Aminosäuren werden als Hydrochloride verwendet (L-Arginin, L-Lysin, L-Cystein, L-Histidin). Die Identifizierung der Aminosäuren erfolgt anhand der IR-Spektren, mit Hilfe der DC durch Vergleich mit einer Referenzsubstanz (Detektion mit Hilfe der Ninhydrin-Reaktion) und selten durch spezifische Farbreaktionen. Die quantitative Bestimmung geschieht meistens durch Titration in Ameisensäure/Essigsäure mit potenziometrischer Endpunktbestimmung. Die Herstellung von Aminosäuren erfolgt durch Synthese, mikrobielle Verfahren, enzymatische Verfahren und durch Isolierung aus Proteinhydrolysaten.

Essentielle Aminosäuren sind proteinogene Aminosäuren, die im menschlichen Organismus nicht gebildet werden können. Bei den sog. semiessentiellen Aminosäuren, z. B. L-Arginin und L-Histidin, reicht bei gesteigertem Bedarf, beispielsweise nach Operationen oder schweren Verletzungen, die Biosynthesekapazität des menschlichen Organismus nicht aus. Bei Frühgeborenen besteht ein erhöhter Bedarf an L-Tyrosin, L-Phenylalanin, L-Threonin und L-Cystein, bei Säuglingen an L-Histidin (Tab. 25-1).

Zur ausreichenden Versorgung mit essentiellen Aminosäuren ist eine ausgewogene Ernährung wichtig. Arm an L-Lysin, teilweise auch an L-Threonin und L-Tryptophan, sind Getreideproteine, arm an L-Methionin sind Milch- und Fleischprodukte. Futtermittel, aber auch Nahrungsmittel, werden deshalb bisweilen mit den fehlenden essentiellen Aminosäuren angereichert. Bei chronischer Niereninsuffizienz werden zur Ergänzung einer proteinarmen, hochkalorischen Basisdiät und zum Ausgleich dialysebedingter Aminosäurenverluste essentielle Aminosäuren auch in Tablettenform gegeben.

Die Aufnahme unphysiologisch hoher Mengen einiger proteinogener Aminosäuren kann zu unerwünschten Wirkungen führen. L-Glutaminsäure und L-Asparaginsäure sind nicht nur Eiweißbausteine, sondern auch exzitatorisch wirkende Neurotransmitter im ZNS. Durch Überstimulierung ihrer Rezeptoren kann es zu einer kontinuierlichen Depolarisation bestimmter Neuronen kommen, die deren Untergang zur Folge hat. Es wird vermutet, dass Mononatrium-L-glutamat, das als Geschmacksverstärker vielen Nahrungsmitteln zugesetzt wird, bei empfindlichen Menschen in Mengen über 1,5 g das so genannte Chinarestaurant-Syndrom auslöst (Brennen im Genick und an den Armen, Druckgefühl in den Augen, Brust- und Kopfschmerzen, Kiefer- und Genickstarre, Schweißausbrüche). L-Tryptophan hat, wahrscheinlich vermittelt über serotoninerge Mechanismen, hypnotische und analgetische Wirkung, hohe Dosen schädigen die Nierentubuli, führen zu Hyperglykämie und sklerodermieartigen Erscheinungen. L-Tyrosin besitzt exzitatorischen Effekt, der vermutlich durch Potenzierung der adrenergen Neurotransmission zustandekommt.

Tab. 25-1 Proteinogene Aminosäuren

Trivialname	Semisystematischer Name	Symbole (3- oder 1-Buchstabenkurzbezeichnung)		Tagesbedarf (mg/kg KG)
Glycin	2-Amino-essigsäure	Gly	G	–
L-Alanin	(S)-2-Amino-propionsäure	Ala	A	–
L-Valin	(S)-2-Amino-3-methyl-buttersäure	Val	V	11–14
L-Leucin	(S)-2-Amino-4-methyl-valeriansäure	Leu	L	11–14
L-Isoleucin	(2S,3S)-2-Amino-3-methyl-valeriansäure	Ile	I	10–11
L-Serin	(S)-2-Amino-3-hydroxy-propionsäure	Ser	S	–
L-Threonin	(2S,3R)-2-Amino-3-hydroxy-buttersäure	Thr	T	6–7
L-Cystein	(R)-2-Amino-3-mercapto-propionsäure	Cys	C	–
L-Methionin	(S)-2-Amino-4-(methylthio)buttersäure	Met	M	13[1]
L-Asparaginsäure (Aspartinsäure)	(S)-Aminobernsteinsäure	Asp	D	–
L-Asparagin	(S)-2-Amino-succinamidsäure	Asn	N	–
L-Glutaminsäure	(S)-2-Amino-glutarsäure	Glu	E	–
L-Glutamin	(S)-2-Amino-glutarsäureamid	Gln	Q	–
L-Lysin	(S)-2,6-Diamino-hexansäure	Lys	K	9–12
L-Arginin	(S)-2-Amino-5-guanidino-pentansäure	Arg	R	–
L-Phenylalanin	(S)-2-Amino-3-phenyl-propionsäure	Phe	F	13[2]
L-Tyrosin	(S)-2-Amino-3-(4-hydroxy-phenyl)-propionsäure	Tyr	Y	–
L-Tryptophan	(S)-2-Amino-3-(3-indolyl)propionsäure	Trp	W	3
L-Prolin	(S)-2-Pyrrolidincarbonsäure	Pro	P	–
L-Histidin	(S)-2-Amino-3-(imidazol-4-yl)-propionsäure	His	H	–

[1] Bei ausreichendem L-Cystein-Angebot nur 1,5 mg, da dann keine Umwandlung von L-Methionin zur Deckung des L-Cystein-Bedarfs erforderlich ist.

[2] Bei ausreichendem Angebot an L-Tyrosin nur 4,3 mg, da dann keine Umwandlung von L-Phenylalanin zur Deckung des L-Tyrosin-Bedarfs notwendig ist.

Einige nichtproteinogene Aminosäuren, die im menschlichen Körper gebildet werden, spielen als Intermediärprodukte eine wichtige Rolle. Zu ihnen gehören L-Ornithin ((S)-2,5-Diamino-n-pentansäure), L-Citrullin ((S)-2-Amino-5-ureido-valeriansäure), β-Alanin (3-Amino-propionsäure), γ-Aminobuttersäure (4-Amino-buttersäure, GABA) und L-Carnitin (L-4-Trimethylammonium-3-hydroxy-butyrat).

Unter den Aminosäuren mit Sekundärstoffcharakter sind einige toxische Vertreter, z. B. L-β-Cyanoalanin und N^β-Oxalyl-L-2,4-diamino-propionsäure aus Platterbsen, Lathyrus-Arten, Coprin (N^5-(1-Hydroxycyclopropyl)-L-glutamin) aus dem Grauen Tintling, *Coprinus atramentarius* (BULL. ex FR.) HOOK., oder Ibotensäure (5-Glycyl-3-hydroxy-isoxazol) aus dem Fliegenpilz, *Amanita muscaria* (L. ex FR.) HOOK.

Beim Kochen oder Braten werden proteingebundene L-Aminosäurereste teilweise in D-Aminosäurereste umgewandelt. Sie können durch Beeinträchtigung der hydrolytischen Spaltung der Eiweiße bei der Verdauung zum Auftreten von Peptiden mit unerwünschten biologischen Aktivitäten führen. Freie D-Aminosäuren treten als Stoffwechselprodukte von Mikroorganismen in durch Fermentation erzeugten Nahrungsmitteln auf, z. B. im Käse oder Joghurt. In 100 g Joghurt wurden 3,7 bis 5,4 mg, in 100 g Käse 12 bis 403 mg freie D-Aminosäuren nachgewiesen. Hohe Dosen einiger D-Aminosäuren zeigten im Tierversuch toxische Wirkungen. Bei Menschen mit voll funktionsfähigem D-Aminosäureoxidase-System, das bei Nierenkranken oder Dialysepatienten beeinträchtigt sein kann, ist das Erreichen toxischer Konzentrationen ausgeschlossen.

Einige beim Backen und Braten aus Aminosäuren und Zuckern entstehende Reaktionsprodukte (Maillard-Reaktion!) oder gebildete heterozyklische Amine wirken im Tierversuch mutagen und karzinogen.

25.2   Aminosäuren als Arzneistoffe

> Proteinogene Aminosäuren werden, kombiniert mit Zuckern bzw. Zuckeralkoholen, Fetten, Vitaminen, Mineralstoffen und Spurenelementen, als Bestandteile von Infusionslösungen zur parenteralen Ernährung oder zur Sondenernährung eingesetzt. Die Dosierung liegt pro Tag bei 0,7 bis 2 g Aminosäuren/kg KG, die Zufuhr sollte 0,1 bis 0,2 g/kg KG in der Stunde nicht überschreiten.

Bei der Zusammensetzung von Infusionslösungen ist es wichtig, ein ausgewogenes, dem erhöhten Bedarf bei bestimmten Erkrankungen bzw. postoperativen Zuständen und ein dem Lebensalter angemessenes Verhältnis an Mengen essentieller und semiessentieller Aminosäuren zu wählen. Bei Patienten mit eingeschränkter Nierenfunktion und mit Leberinsuffizienz ist der Einsatz spezieller Aminosäuremischungen erforderlich. Die essentiellen und semiessentiellen Aminosäuren sollen bevorzugt als Eiweißbausteine dienen. Die zugesetzten nichtessentiellen Aminosäuren, z. B. L-Alanin, Glycin, L-Prolin oder L-Serin, fungieren als Lieferanten für Aminostickstoff und als Energieträger.

Einige proteinogene und auch nichtproteinogene Aminosäuren, z. B. L-Methionin, L-Arginin-Hydrochlorid, Acetylcystein, Carbocistein, L-Cystein,

L-Tryptophan, L-Asparaginsäure, L-Ornithin, L-Citrullin, L-Histidin, L-Glutaminsäure, Betain-Dihydrogencitrat und Betain-Hydrochlorid, Levodopa, L-Carnitin und Kreatin werden als Therapeutika eingesetzt.

> ◆ **L-Methionin** wird zur Harnsäuerung (H_2SO_4 als Abbauprodukt) verwendet, z. B. zur Optimierung der Wirkung von Antibiotika mit Wirkungsoptimum im sauren Bereich bei Infektionen der ableitenden Harnwege, zur Vermeidung der Neubildung von Phosphatsteinen und zur Hemmung des Bakterienwachstums (TD 1,5 bis 3 g).

> ◆ **L-Arginin-Hydrochlorid** dient zur Behandlung schwerer metabolischer Alkalosen. Nach dem Abbau im Körper wird HCl zur Neutralisation von Alkali-Ionen freigesetzt.

> ◆ **Acetylcystein** (Acetylcysteinum PhEur, *N*-Acetyl-L-cystein, Abb. 25-1) dient als Mukolytikum bei mit pathologisch veränderter Schleimsekretion einhergehenden Atemwegserkrankungen. ◆ **Carbocistein** ((*R*)-2-Amino-4-thia-adipinsäure) wird wie Acetylcystein eingesetzt (TD 1 bis 2 g).

Acetylcystein ist Prodrug von L-Cystein und damit auch von Glutathion, das in der Lage ist, Disulfidbrücken in Mucoproteinen reduktiv zu spalten und so die Viskosität von zähem Schleim der Schleimhäute zu reduzieren. Es wird p. o. (TD 0,4 bis 0,6 g), i. v. (TD 0,3 bis 0,6 g) oder als Aerosol (10 %ige Lösung, ED je nach Gerät 5 bis 20 ml) bei Bronchitis, Mukoviscidose, Emphysem und Sinusitis angewendet. Ferner dient es ebenso wie ◆ **L-Cystein** als SH-Gruppendonator als Antidot bei Vergiftungen mit Paracetamol, Acrylnitril, Methacrylnitril und Methylbromid (100 bis 300 mg/kg KG, per infusionem).

> ◆ **L-Tryptophan** wird zur Förderung der Schlafbereitschaft bei Schlafstörungen und bei endogenen und reaktiven Depressionen verwendet (ED bei Schlafstörungen 1 bis 2 g, bei Depressionen TD 1,5 bis 3 g).

◆ **L-Asparaginsäure** und ◆ **L-Ornithin** (Ornithini hydrochloridum DAB), meistens in Form von **Ornithinaspartat** (Ornithini aspartas DAB), werden in hohen Dosen (TD 10 bis 20 g), oft kombiniert mit ◆ **L-Citrullin** (Abb. 25-1), zur Leberschutztherapie eingesetzt. Aspartat ist Zulieferer von Aminostickstoff und Citrullin und Ornithin sind Intermediate des Harnstoffzyklus, der der Ammoniakentgiftung in der Leber dient.
◆ **L-Histidin** ist Bestandteil von Perfusionslösungen, die zur Kardioplegie (Herbeiführung eines künstlich induzierten reversiblen Herzstillstandes) bei kardiochirurgischen Eingriffen, zur Organprotektion bei Eingriffen in Blutleere und zur Konservierung von Organtransplantaten verwendet werden.

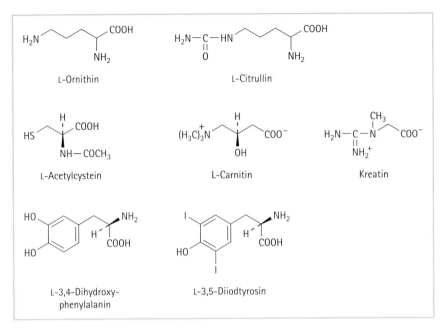

Abb. 25-1 Nichtproteinogene Aminosäuren als biogene Arzneistoffe

◆ **L-Glutaminsäure** wird als Bestandteil einiger Fertigarzneimittel bei nervöser Erschöpfung, Ermüdbarkeit, Konzentrations- und Leistungsschwäche angewendet (TD 1 bis 5 g). Die Wirkung bei diesen Indikationen ist fraglich.

◆ **Betain-Dihydrogencitrat** wird bei Lebererkrankungen und Fettleber eingesetzt. Es soll als Methylgruppendonator bei der Biosynthese von Phosphatidylcholin dienen, das am Abtransport von Lipiden aus der Leber beteiligt ist. Betainsalze können auch zur Senkung des Homocysteinspiegels, z. B. bei auf andere Weise nicht beherrschbarer Homocystinurie, die zu neurologischen Komplikationen führt, eingesetzt werden. Sie liefern Methylgruppen für die Umwandlung von Homocystein in Methionin und ermöglichen dadurch den Abbau auf einem alternativen Weg.

◆ **Betain-Hydrochlorid** (Betainum hydrochloricum ÖAB, Trimethylglycin) wird bisweilen wegen seiner stark sauren Reaktion in wässrigem Milieu zur Substitution der Magensäure bei Anazidiät verwendet (ED 1 bis 2 g, gelöst in einem Glas Wasser). Vermutlich sind jedoch die auf diese Weise zugeführten Säuremengen für eine befriedigende therapeutische Wirkung zu gering.

◆ **Levodopa** (Levodopum PhEur, L-3,4-Dihydroxyphenylalanin, L-DOPA, (S)-2-Amino-3-(3,4-dihydroxyphenyl)propionsäure, Abb. 25-1) wird als biogenetische Vorstufe des im ZNS des Menschen als Neurotransmitter fungierenden 3,4-Dihydroxyphenylethylamins (Dopamin), kombiniert mit Decarboxylaseblockern, beim Parkinson-Syndrom peroral appliziert.

Im Gegensatz zum Dopamin passiert Levodopa die Blut-Hirn-Schranke und steht somit im ZNS zur Biosynthese von Dopamin zur Verfügung. Damit kann der durch Absterben von dopaminproduzierenden Nervenzellen in der Substantia nigra bedingte Rückgang der Dopaminbildung bei Parkinson-Syndrom kompensiert werden. Man kombiniert Levodopa mit nur peripher wirksamen Decarboxylaseblockern (Benserazid oder Carbidopa). Dadurch wird eine Bildung von Dopamin in der Peripherie verhindert, die mit Levodopaverlust und unangenehmen Nebenwirkungen verbunden wäre. Um eine Methylierung des Levodopa, die zu starken Nebenwirkungen führen kann, und den Abbau des Dopamins zu hemmen, werden oft zusätzlich auch Catechol-O-methyl-transferase-Hemmer (Entacapon) und/oder Monaminooxidasehemmer (Selegilin) eingesetzt (Add-on-Therapie). Neben einer sofortigen kurzzeitigen Milderung der Symptome gibt es auch eine langsam einsetzende Langzeitwirkung, die bei Fortsetzung der Therapie über einige Jahre, trotz gelegentlicher motorischer Nebenwirkungen (Dyskinesien), aufrecht zu erhalten ist. In der Frühphase des Parkinson-Syndroms werden auch dopaminerge Agonisten, z. B. Ergolinderivate wie → Bromocriptin, oder synthetische Verbindungen wie Ropinirol oder Pramipexol, allein oder kombiniert mit Levodopa/Carbidopa verwendet. Eine Kombination von Levodopa und Benserazid wird auch beim Restless-legs-Syndrom eingesetzt.

♦ **L-Carnitin** (Levocarnitin, Abb. 25-1) wird eingesetzt bei hämodialysebedingten Carnitinverlusten, bei primärem und sekundärem Carnitinmangel und versuchsweise bei Muskeldystrophie oder Kardiomyopathie mit Lipidakkumulation (TD 1 bis 4 g, p. o. oder i. v.). Bei Diabetikern führt es zur Verbesserung des Glucosestoffwechsel verbunden mit einer Milderung der Symptomatik peripherer Neuropathien. Es kann im menschlichen Körper gebildet werden und dient als Carrier, der aktivierte Fettsäurereste durch die Mitochondrienmembran transportiert und damit deren Abbau begünstigt.

♦ **Kreatin** (Methylguanidinoessigsäure, Abb. 25-1) wird, besonders von Sportlern und Bodybuildern, als Nahrungsergänzungsmittel zur Leistungssteigerung eingesetzt (TD 2 g, p. o.). Es wird auch vom menschlichen Körper gebildet und dient in Form des Kreatinphosphates, das ADP in ATP umwandeln kann, als Energiespeicher in der Muskulatur. Als Therapeutikum bei neuromuskulären Erkrankungen wird es versuchsweise benutzt.

♣ **Phenylalanin-freies Caseinhydrolysat** wird als Aminosäurequelle an Patienten verabreicht, die an Phenylketonurie leiden. Mit ihm müssen sie in den ersten Lebensjahren und bei Schwangerschaft ihren Aminosäurebedarf decken. Dadurch wird erreicht, dass trotz des genetisch bedingten Fehlens der L-Phenylalanin-hydroxylase, die für den Abbau des Phenylalanins erforderlich ist, keine Schädigung des sich entwickelnden embryonalen und kindlichen Gehirns durch die sich bei konventioneller Ernährung im Blut anreichernde Phenylbrenztraubensäure erfolgt.

♣ **Tang** (Fucus PhEur, 0,03 bis 0,2 % Iod) besteht aus den getrockneten Thalli des Blasen-Tangs, *Fucus vesiculosus* L., des Säge-Tangs, *F. serratus* L., oder des Knoten-Tangs, *Ascophyllum nodosum* LE JOL. (Fucaceae/Phaeophyta). Das Iod liegt zum Teil proteingebunden in Form von Diiodthyrosin vor. Die Droge wurde als Mittel zur Stoffwechselsteigerung bei Fettsucht und bei Hypothyreose eingesetzt. Auch heute ist sie noch in Schlankheitsmitteln enthalten. Wegen der Gefahr gefährlicher Nebenwirkungen, bedingt durch den unterschiedlichen Iodgehalt und der unbekannten Pharmakokinetik der iodhaltigen Verbindungen, sollte die Droge nicht angewendet werden.

Literatur

Anonym (1999): Homocystein-Stoffwechselstörungen: Wirkstoff Betain als Arzneimittel verfügbar. Dtsch Apoth Ztg 139 (50): 4838
Anonym (2000): Neu: Wirkstoff Betain erstmals als Arzneimittel verfügbar. Pharm uns Zeit 29 (2): 129–130
Anonym (2000): Alzheimer und Parkinson. Dtsch Apoth Ztg 140 (16): 1870–1872
Anonym (2000): Therapie bei unruhigen Beinen. Erstes Präparat gegen das Restless-legs-Syndrom (Levodopa/Benserazid). Dtsch Apoth Ztg 140 (46): 5292–5293
Gröber U (2001): Kreatin – der „Muskelgenerator". Dtsch Apoth Ztg 141 (48): 5697–5704
Hubert MA et al. (2002): Parkinson-Therapeutika. Dtsch Apoth Ztg 142 (39): 4708–4717
Müller ChE et al. (2002): Parkinson-Therapeutika. Dtsch Apoth Ztg 142 (38): 4569–4580, siehe auch Dtsch Apoth Ztg 142 (40): 4870–4871
Müller-Bohn Th (1999): Parkinson-Syndrom: Moderne Dopamin-Agonisten eröffnen neue Therapieoptionen. Dtsch Apoth Ztg 139 (21): 2116–2118
Neye H (1994): Carnitin – Wann ist sein Einsatz sinnvoll? Dtsch Apoth Ztg 134 (45): 4458–4460
Uhl D (1997): L-Tryptophan: Bei Schlafstörungen apotheken- bei depressiven Erkrankungen verschreibungspflichtig. Dtsch Apoth Ztg 137 (3): 131–33
Wasielewski S (Kongressreferat) (2001): Parkinson-Erkrankung. Rätselhaftes Sterben der Nervenzellen. Dtsch Apoth Ztg 141 (14): 1673–1676

26 Einfache Amine und Amide

> **Amine** sind Alkyl- oder Alkarylderivate des Ammoniaks. Bei den primären Aminen sind ein, bei sekundären Aminen zwei, bei tertiären Aminen drei und bei quartären Ammoniumverbindungen 4 H-Atome des Ammoniumlons durch organische Reste ersetzt. **Amide** (Säureamide) sind Derivate von Säuren, bei denen eine OH-Gruppe der Säuregruppe, bei Carbonsäureamiden der Carboxylgruppe, durch eine Aminogruppe ersetzt ist.

Biogenetisch entstehen primäre Amine durch Decarboxylierung von Aminosäuren. Sekundäre Amine, tertiäre Amine und quartäre Ammoniumverbindungen gehen durch N-Alkylierung aus den primären Aminen hervor.

Neben den einfachen Aminen sind zahlreiche Amine mit aromatischen Grundkörpern, z. B. die → Phenylethylamine und die → Indolylethylamine, von Bedeutung. Bereits besprochen wurden die Alkamide, weiterhin sind u. a. von Interesse die Benzylamide, vertreten durch die Capsaicinoide. Auch zahlreiche Vitamine der B-Gruppe sind Amine oder Amide.

Amine besitzen Bedeutung als Vorstufen von Coenzymen (z. B. Cysteamin als Baustein von Coenzym A), von komplexen Lipiden (z. B. Ethanolamin als Baustein von Glycerophosphatiden), von Neurotransmittern (z. B. Ethanolamin als Baustein des Acetylcholins) und von Alkaloiden. Einige primäre Amine fungieren selbst als → Neurotransmitter oder Mediatoren, z. B. L-Noradrenalin, L-Adrenalin, Dihydroxyphenylethylamin, Acetylcholin, Serotonin, Histamin und Melatonin (Kap. 33–5). Von pharmazeutischem Interesse sind das quartäre Cholinchlorid, -citrat und -hydrogentartrat.

> ♦ **Cholinchlorid** (Cholinium chloratum ÖAB, (2-Hydroxyethyl)trimethylammonium-chlorid, Abb. 26-1), **Cholincitrat** und **Cholinhydrogentartrat** werden p. o. oder i. v. (ED 0,3 bis 0,5 g Cholinsalze) appliziert als Adjuvanzien bei Lebererkrankungen und Fettleber eingesetzt, darüber hinaus auch bei Tonusstörungen der Muskulatur sowie bei Darm- und Blasenatonien.

Cholin kann in unserem Körper selbst gebildet werden. Es ist vor allem als Baustein des Phosphatidylcholins und des Acetylcholins von Bedeutung. Die Leberschutzwirkung des als Arzneimittel eingesetzten Cholins als Methylgruppendonator für die Biogenese von Phospholipiden ist ebenso unwahrscheinlich wie seine stimulierende Wirkung auf die Biosynthese des Neurotransmitters Acetylcholin. Das gleiche gilt auch für Bausteine des Cholins, z. B. das in Geriatrika enthaltene 2-Dimethylaminoethanol (DMAE). Versuche, die kognitive Leistung, z. B. von Alzheimer-Patienten, durch Gabe von Cholin

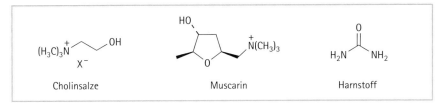

Abb. 26-1 Amine und Amide

oder Lezithin zu verbessern, waren nicht erfolgreich. Eine Supplementierung von Infusionslösungen mit Cholin bei parenteraler Ernährung wird jedoch befürwortet.

Unsere Nahrung enthält oft recht erhebliche Mengen Amine. Einen hohen Gehalt an Tyramin, Histamin und Phenylethylamin weisen besonders Käse, geräucherte Fleischwaren und Fischkonserven auf. Obwohl diese Amine nur in geringem Maße resorbiert und rasch durch Monoaminoxidasen (MAO) des Körpers inaktiviert werden, können sie, wenn sie in größerer Menge aufgenommen werden, zu pathologischen Erscheinungen führen. Ein Beispiel für ihre Wirkung bei empfindlichen Menschen ist die Auslösung von Migräneattacken. Das Risiko negativer Effekte von Aminen ist erhöht, wenn die MAO-Aktivität durch Enzymopathien oder Gabe von MAO-Hemmern beeinträchtigt ist. Auch Stress und Alkohol potenzieren ihre negative Wirkung. Von toxikologischem Interesse ist weiterhin, dass Amine Substrate für die Bildung kanzerogener Nitrosamine im Magen, aber auch bereits bei der Verarbeitung der Nahrung darstellen können, z. B. beim Räuchern, Pökeln oder Braten.

Ein toxisches Amin der Pilze mit Sekundärstoffcharakter ist z. B. das Muscarin (Abb. 26-1), ein Giftstoff der Rißpilze (Inocybe-Arten) und Trichterlinge (Clitocybe-Arten). Man setzt es in der experimentellen Pharmakologie ein, um cholinerge Rezeptoren in muscarinerg-cholinerge, mit Affinität zum Muscarin, und nicotinerg-cholinerge, mit Affinität zum Nicotin, zu differenzieren.

◆ **Harnstoff** (Ureum PhEur, Kohlensäurediamid, Carbamidsäureamid, Abb. 26-1) wird eingesetzt in Form 10%iger Salben oder Cremes bei trockener, schuppender Haut und als Adjuvans bei der Therapie der Neurodermitis mit Steroiden, besonders in erscheinungsfreien Phasen, und als Komponente in Hautschutzsalben. In Konzentrationen von 20 bis 40% wird er als Keratolytikum, z. B. zum Ablösen bzw. Auflösen erkrankter, insbesondere pilzbefallener Finger- oder Zehennägel, eingesetzt.

Harnstoff ist nicht nur das Hauptausscheidungsprodukt des im Aminosäurestoffwechsel des Menschen anfallenden Stickstoffs, sondern ist auch Bestandteil aller Organe des menschlichen Körpers. In der Haut sind etwa 1% enthalten. Er gehört dort neben Zuckern, Aminosäuren und Milchsäure zu den wichtigen Feuchthaltefaktoren (natural moisturing factor, NMF).

Literatur

Dietz G (1995): Oldtimer Harnstoff: nach wie vor aktuell. Pharm Ztg 140 (45): 4044
Klein J (1994): Cholin – Ein essentieller Nährstoff für den Menschen. Dtsch Apoth Ztg 134 (22): 2042–2047, siehe auch Dtsch Apoth Ztg 134 (30): 2876–2878
Klein J (1999): Cholin und Lecithin. Dtsch Apoth Ztg 139 (10): 1041–1050
Wohlrab W (1996): Harnstoff in der Dermatologie. Dtsch Apoth Ztg 136 (30): 2523–2527

27 Cyanogene Glykoside

> Cyanogene Glykoside sind α-Hydroxynitrile (Cyanhydrine), an die, meistens an der α-Hydroxygruppe, β-glykosidisch ein Glucoserest gebunden ist, an den weitere Monosaccharidreste angeknüpft sein können (Abb. 27-1). Sie kommen bei Pflanzen und Tieren vor.

Cyanogene Glykoside sind nicht flüchtig, gut wasserlöslich und meistens optisch aktiv. Durch verdünnte Säuren werden sie in freie Hydroxynitrile und Zucker gespalten. Die freien Hydroxynitrile zerfallen spontan in Aldehyde bzw. Ketone und HCN. Bei Behandlung mit konzentrierten Säuren werden die den Hydroxynitrilen zugrunde liegenden Hydroxysäuren gebildet. Konzentrierte Alkalien verseifen die Verbindungen zunächst zu Glykosiden der Hydroxysäuren, dann zu deren Salzen.

> In Pflanzen werden die cyanogenen Glykoside von Enzymgemischen begleitet, die aus einer oder zwei β-Glucosidasen und einer Oxynitrilase zusammengesetzt sind. In intakten Pflanzen sind die cyanogenen Glykoside meistens in den Vakuolen und die spaltenden Enzyme im Zellwandbereich oder in anderen Zellen als die cyanogenen Glykoside lokalisiert. Beim Zerstören des Gewebes geraten Glykoside und Enzyme in Kontakt und HCN wird freigesetzt.

Die β-Glucosidasen katalysieren die hydrolytische Abspaltung des Zuckerrestes bzw. der Zuckerreste. Die Oxynitrilase (α-Hydroxynitrillyase) beschleunigt den Zerfall des frei gewordenen α-Hydroxynitrils in HCN bzw. Cyanidionen und die Oxoverbindung (Abb. 27-1). Die Freisetzung ist in vielen Fällen unvollständig und wird bei Aufnahme der Pflanzenteile in den Magen-Darm-Trakt, katalysiert durch bakterielle Glykosidasen, fortgesetzt.

Die Biogenese der Aglyka der cyanogenen Glykoside (Abb. 27-1) erfolgt aus Aminosäuren, die durch N-Hydroxylierung und Decarboxylierung in Aldoxime umgewandelt werden. Aus den Aldoximen entstehen durch Wasserabspaltung Nitrile. Die Nitrile werden zu α-Hydroxynitrilen hydroxyliert, die mit Glucose und in einigen Fällen nachfolgend mit weiteren Monosacchariden verknüpft werden.

Etwa 60 cyanogene Glykoside sind bekannt. Bisher sind über 2 000 cyanogene Arten höherer Pflanzen aus 110 Familien entdeckt worden. Dazu gehören Farnpflanzen, Nacktsamer und Bedecktsamer. Familien mit besonders vielen cyanophoren Arten sind die Rosaceae, Fabaceae, Poaceae, Araceae, Asteraceae, Euphorbiaceae und Passifloraceae. Im Tierreich wurden cyano-

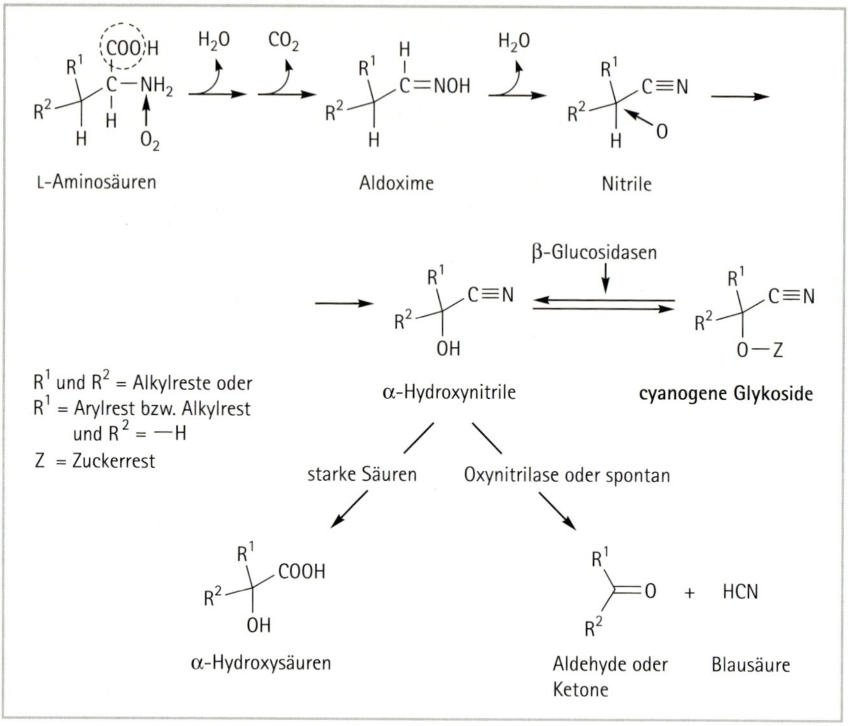

Abb. 27-1 Biogenese und Spaltung cyanogener Glykoside

gene Glykoside beispielsweise bei Schmetterlingen nachgewiesen, so im Blutströpfchen, Grünwidderchen oder bei Bläulingen. Sie sind als Wehrgifte zu betrachten.

> Die cyanogenen Glykoside selbst sind untoxisch. Die bei ihrer Spaltung freigesetzten Cyanidionen blockieren die Cytochromoxidase durch Komplexbildung mit den Fe^{3+}-Zentralatomen dieses Enzyms und damit die Zellatmung. Das entstehende Energiedefizit wirkt sich besonders auf das ZNS aus und kann zu tödlicher Atemlähmung führen. Ein Gehalt an cyanogenen Glykosiden, der zur Freisetzung von mehr als 20 mg HCN aus 100 g Pflanzenmaterial führt, gilt als gefährlich. Als Antidot bei Cyanidvergiftungen dient 4-Dimethylaminophenol (3 bis 4 mg/kg KG, i. v.) gefolgt von Natriumthiosulfat (50 bis 500 mg/kg KG, i. v.).

Blausäure wird über den Respirationstrakt, den Verdauungstrakt oder die Haut sehr schnell resorbiert. Der Tod tritt nach letalen Dosen (LD 0,5–3,5 mg/kg KG, p. o., Mensch) innerhalb weniger Minuten ein. Die Gefährlichkeit von Pflanzen mit cyanogenen Glykosiden ist relativ gering. Gründe dafür sind der niedrige

Gehalt, die unvollständige HCN-Abspaltung im Verdauungstrakt (pH-Optimum der β-Glucosidasen liegt zwischen pH 5 und 6) und die Entgiftung im Körper durch rasche Umwandlung des Cyanids mit Hilfe des Enzyms Rhodanase in das wenig toxische Rhodanid (es wird ca. 1 mg HCN/kg KG in der Stunde umgesetzt).

Vergiftungssymptome sind in leichteren Fällen vor allem gastrointestinale Reizerscheinungen. Nach Aufnahme größerer Dosen kann es zu Schwindelgefühl, Ohrensausen, Sehstörungen, rosiger Hautfarbe, Erbrechen, Atemnot, Tachykardie, Krämpfen, Koma und Atemstillstand kommen. Bei Überstehen der Vergiftung sind durch Anoxie bedingte Spätschäden möglich. Die Wirkung des Antidots 4-DMPA (4-Dimethylaminophenol) beruht auf der Umwandlung von Hämoglobin in Ferrihämoglobin, das CN^- fester bindet als Cytochromoxidase. Natriumthiosulfat beschleunigt die körpereigene Entgiftung von Cyanid zu Rhodanid (Thiocyanat) durch zur Verfügungstellung von Schwefel. Die Aufnahme von nicht akut toxischen Cyanidmengen über lange Zeiträume, z. B. bei der Verwendung von ungenügend entgifteten Knollen des → Maniok als Grundnahrungsmittel oder beim Einatmen von Zigarettenrauch (etwa 0,5 mg HCN pro Zigarette), ist wahrscheinlich an der Pathogenese verschiedener Krankheiten beteiligt.

Die Samen vieler Rosaceae enthalten das cyanogene Glykosid Amygdalin ((R)-Mandelsäurenitril-β-D-gentiobiosid, Abb. 27-2). Es wurden u. a. nachgewiesen in den Samen der Echten Quitte, Vogelbeere und des Apfels bis 1,5 % (bis 100 mg HCN/100 g liefernd), in den Samen der Kirsche 1,7 bis 3,0 %, Pflaume 1,8 bis 5,0 %, des Pfirsichs 0 bis 6,5 %, der Aprikose 0 bis 6,5 % und Bitteren Mandel 0,2 bis 8 % Amygdalin (12 bis 500 mg HCN/100 g liefernd). Die Blätter vieler Rosaceen enthalten Prunasin ((R)-Mandelsäurenitril-β-D-glucosid, Abb. 27-2). Hohe Konzentrationen werden in den Blättern des Kirschlorbeers, *Prunus laurocerasus* L. (0,5 bis 2,5 %, 50 bis 210 mg HCN/100 g entsprechend), gefunden, der bei uns als Zierpflanze kultiviert wird.

Die Samen des → Saat-Leins enthalten Linustatin (α-Hydroxyisobuttersäurenitril-β-D-gentiobiosid, 220 bis 470 mg/100 g) und Neolinustatin ((R)-α-Hydroxy-α-methylbuttersäurenitril-β-D-gentiobiosid, 70 bis 450 mg/100 g, Abb. 27-2), die leicht in Linamarin und Lotaustralin übergehen. Unter Optimalbedingungen werden durch die Enzyme Linustatase und Linamarase aus den Cyanoglykosiden 30 bis 50 mg HCN/100 g freigesetzt. Bei peroraler Aufnahme kommt es jedoch im sauren Milieu des Magens zu einer raschen Inaktivierung der Enzyme, sodass nur etwa 1 % der cyanogenen Glykoside gespalten werden. Versuchspersonen, die 100 g Leinsamen eingenommen hatten, zeigten keinen signifikanten Anstieg des Cyanid- und Thiocyanatspiegels im Blut. Erst nach mehrwöchiger Aufnahme von täglich 3 × 15 g Leinsamen wurden erhöhte Thiocyanatkonzentrationen im Blut gefunden, die jedoch keine gesundheitsgefährdende Cyanidaufnahme anzeigten. Vergiftungen sind daher auch bei langdauerndem Gebrauch von Leinsamen als Laxans wenig wahrscheinlich.

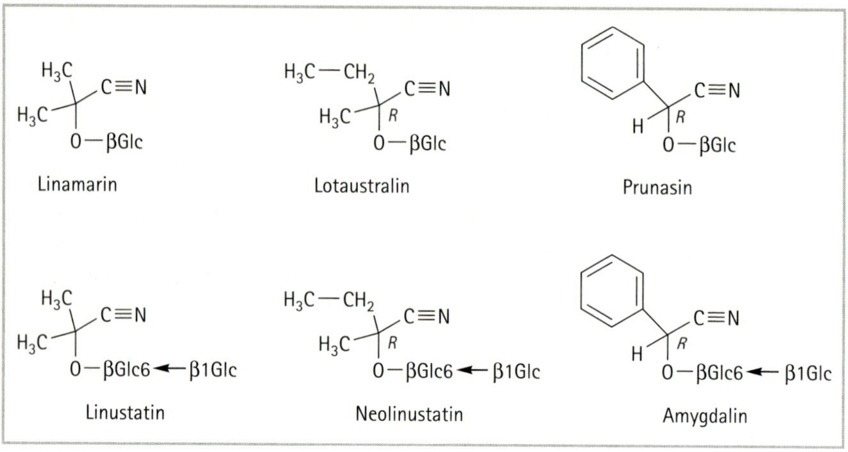

Abb. 27-2 Cyanogene Glykoside

Die Samen der Bitteren Mandel dürften in Mitteleuropa Hauptursache für Vergiftungen durch cyanogene Glykoside sein. Mehrere Vergiftungsfälle, auch mit tödlichem Ausgang, wurden beschrieben. Bei Kindern können Vergiftungen bereits nach Genuss weniger bitterer Mandeln auftreten. Die in vielen Übersichten angegebene tödliche Dosis, etwa 60 Stück für einen Erwachsenen, ist nach Meinung einiger Autoren zu hoch angesetzt, auch eine geringere Anzahl bitterer Mandeln kann zum Tod führen. Pfirsichkerne wurden im alten Ägypten als Hinrichtungsmittel benutzt. Auch durch Aprikosenkerne werden Vergiftungen hervorgerufen.

Therapeutische Bedeutung haben Drogen mit cyanogenen Glykosiden heute kaum noch. ♣ **Eingestelltes Kirschlorbeerwasser** (Laurocerasi aqua normata PhHelv, 0,09 bis 0,11 % HCN) wird nach 12-stündigem Stehen lassen zerkleinerter Blätter des Kirschlorbeer, *Prunus laurocerasus* L. (Rosaceae, 0,5 bis 2,5 % Prunasin enthaltend) durch Wasserdampfdestillation gewonnen. Es wird als Geschmackskorrigens, zur Linderung des Hustenreizes sowie bei Erbrechen und Übelkeit verwendet (ED 1 g, EMD 2 g, TMD 6 g).

Literatur

Nahrstedt A: Cyanogenesis and food plants. In: van Beek T, Breteler H (Eds.), Proc Phytochem Soc Europe. Phytochemistry and Agriculture. Oxford University Press, Oxford 1993

Nahrstedt A: The biology of the cyanogenic glycosides. New developments. In: Pilbeam DJ, Mengel K (Eds.), Proc Phytochem Soc Europe. Nitrogen Metabolism of Plants. Oxford University Press, Oxford 1992

28 Glucosinolate

Glucosinolate („Senfölglykoside") sind C-substituierte S-(β-D-Glucopyranosyl)-methanthiohydroximsäure-O-sulfate (Abb. 28-1). Als Substituenten kommen Alkyl-, Alkenyl-, Ketoalkyl-, Alkaryl- und ω-Methylthioalkylreste sowie deren Sulfinyl- oder Sulfonylderivate und heterozyklische Reste vor. Sie wurden bisher nur bei Pflanzen gefunden.

Glucosinolate sind nichtflüchtige, wasserlösliche, optisch aktive, fast immer linksdrehende Substanzen. In Pflanzen liegen sie als Salze vor. Unter dem Einfluss starker Säuren spalten sie Hydroxylamin ab. Hydrolyse mit verdünnten Säuren oder Alkalien führt über die Nitrile zu den entsprechenden Säuren (Abb. 28-1). Sie sind pharmakologisch weitgehend inaktiv.

In Pflanzen werden die Glucosinolate in den Vakuolen gespeichert. Beim Zerstören der Gewebe kommen sie mit dem Enzym Myrosinase in Kontakt, das in den sog. Myrosinzellen lokalisiert ist. Dieses Enzym katalysiert die hydrolytische Abspaltung des Glucoserestes. Die gebildeten C-substituierten Methanthiohydroximsäure-O-sulfate lagern sich zu N-substituierten Isothiocyanaten um. Als Nebenprodukte entstehen auch Nitrile (Abb. 28-1).

Myrosinase ist eine Thioglucosid-glucohydrolase, deren Aktivität vom Vorhandensein von Sulfatresten im Substrat abhängig ist. Die Umlagerung der gebildeten C-substituierten Methanthiohydroximsäure-O-sulfate in N-substituierte Isothiocyanate erfolgt unter Abstoßung der Sulfatreste bei pH-Werten in der Nähe des Neutralpunktes spontan in Art einer Lossen-Umlagerung. Unter natürlichen Bedingungen entstehen Nitrile als Nebenprodukte. Bei Glucosinolaten mit terminaler CH=CH-Gruppe, z.B. beim Sinigrin, erfolgt bei Anwesenheit eines bestimmten Katalysatorproteins die Bildung von 1-Cyanoepithioalkanen (Abb. 28-2). Darüber hinaus können einige Pflanzen, z.B. die Knoblauchsrauke, *Alliaria petiolata* (M. BIEB.) CAVARA et GRANDE, aus Glucosinolaten auch S-alkylierte Thiocyanate bilden.

Die Biogenese der Glucosinolate (Abb. 28-1) erfolgt, wie die der cyanogenen Glykoside, aus Aminosäuren, die durch N-Hydroxylierung und nachfolgende Decarboxylierung zunächst in Aldoxime übergehen. Mit Hilfe von L-Cystein wird Schwefel eingeführt. Auf die gebildeten Thiohydroximsäuren werden je ein Glucose- und je ein Sulfatrest übertragen. Die Einführung der Doppelbindung der Alkenylglucosinolate geschieht durch Abspaltung von Methylmercaptan aus den als Vorstufen dienenden ω-Methylthioglucosinolaten. So entsteht das Sinigrin aus Glucoibervirin (Abb. 28-2).

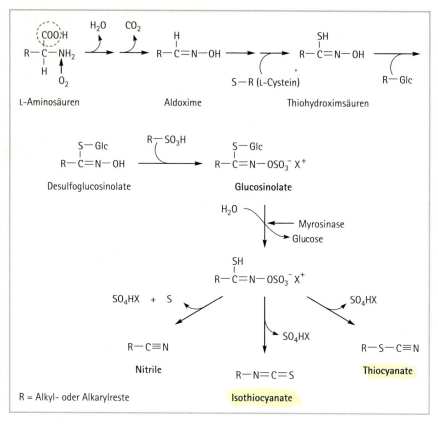

Abb. 28-1 Biogenese und Spaltung der Glucosinolate

Über 100 Glucosinolate sind bekannt. Sie wurden bisher nur bei zweikeimblättrigen Pflanzen gefunden. Besonders häufig treten sie bei Brassicaceae, Capparaceae, Resedaceae und Tropaeolaceae auf. Sie sind in allen Teilen der Pflanzen enthalten, besonders hohe Konzentrationen liegen in den Embryonen der Samen vor.

> Die bei enzymatischer Spaltung von Glucosinolaten gebildeten Alkyl-, Alkenyl-, ω-Methylthioalkyl-isothiocyanate und Benzyl-isothiocyanate sind lipophile, flüssige, flüchtige, stechend riechende, scharf schmeckende Verbindungen (sog. Senföle). p-Hydroxybenzylsenföl und die ω-Methylsulfinyl- bzw. -sulfonylalkyl-isothiocyanate sind nicht flüchtig und somit geruchlos.

Einige der Isothiocyanate, z. B. das aus Glucobrassicin, dem Hauptglucosinolat verschiedener Kultivare des Kohls, *Brassica oleracea* L., entstandene 3-Indolylmethyl-isothiocyanat, gehen in neutralem oder in leicht alkalischem Milieu in Rhodanide und den entsprechenden Alkohol über, im genannten Fall in 3-Hydroxymethyl-indol (Abb. 28-2). Isothiocyanate mit β-Hydroxygruppe, die Thioxglucosinolate, zyklisieren spontan zu Oxazolidin-2-thionderivaten. So entsteht aus Progoitrin (Glucorapiferin), das ebenfalls in Kohl-Arten vorkommt, das Goitrin (5-Vinyl-oxazolidin-2-thion, Abb. 28-2).

Die starke haut- und schleimhautreizende Wirkung der Alkylisothiocyanate führt bei lokaler Applikation zu Hyperämie. Nach peroraler Aufnahme isothiocyanatbildender Drogen kommt es durch die Reizwirkung zu einer Steigerung der Magensaftsekretion und damit zur Anregung von Appetit und Verdauung. Darüber hinaus besitzen Isothiocyanate antimikrobielle Eigenschaften. Wegen des scharfen Geschmacks und ihrer antibiotischen Wirkung stehen sie im Dienste der Verteidigung der Pflanze gegen Fraßfeinde und Mikroorganismen. Therapeutische Bedeutung haben Weiße Senfsamen, Schwarze Senfsamen und das heute synthetisch gewonnene Allylsenföl.

♣ **Weiße Senfsamen** (Erucae semen DAC) stammen vom Weißen Senf, *Sinapis alba* L. (Brassicaceae), und enthalten ca. 2,5 % Sinalbin (*p*-Hydroxybenzylglucosinolat, Abb. 28-2), ca. 30 % fettes Öl und ca. 25 % Schleimstoffe. Ihr Pulver wird zur Bereitung von Kataplasmen zur Segmenttherapie bei chronisch-degenerativen Gelenkerkrankungen und Weichteilrheumatismus sowie bei Bronchitiden verwendet.

Weißer Senf ist ein bis 60 cm hohes, im Mittelmeergebiet beheimatetes Kraut.

Zur Bereitung von Kataplasmen werden die gepulverten Samen mit lauwarmem (Enzyme!) Wasser (4 Esslöffel auf 1 Glas Wasser) verrührt. Den erhaltenen Brei streicht man auf Mullstreifen und legt ihn für 5 bis 15 min auf die Haut. Bei Kindern unter 6 Jahren und Nierenkranken (Resorptionsgefahr!) dürfen die Kataplasmen nicht eingesetzt werden.

♣ **Schwarze Senfsamen** (Sinapis semen nigrae DAC, PhHelv, ÖAB, nach enzymatischer Spaltung und Wasserdampfdestillation ≥ 0,4 % Allylisothiocyanat (DAC) bzw. ≥ 0,7 % ätherisches Öl liefernd, PhHelv, ÖAB) stammen vom Schwarzen Senf, *Brassica nigra* (L.) KOCH, nach PhHelv auch von Vertretern der Brassica-juncea-Gruppe, Sarepta-Senf, darunter *B. juncea* (L.) CZERN., *B. integrifolia* (WEST) O. E. SCHULZ und *B. cernua* (THUNB.) FORB. et HEMSL. (Brassicaceae). Die Droge enthält 1 bis 5 % Sinigrin (Allylglucosinolat, Abb. 28-2), 30 bis 35 % fettes Öl und ca. 20 % Schleimstoffe. Sie wird wie die Droge Weiße Senfsamen benutzt.

Zum gleichen Zweck verwendet man auch 1 bis 3 %ige ethanolische Lösungen von **Allylsenföl** (Allylis isothiocyanas DAC, Allylum isorhodanatum ÖAB), z.B. **Alkoholische Allylsenföllösung** (Solutio Allyli isorhodanati spirituosa ÖAB, 2 %ig). Bei der Anwendung von Kataplasmen aus Schwarzen Senfsamen oder von Allylsenföl-Zubereitungen sind wegen der starken Reizwirkung des flüchtigen Allylsenföls die Augen zu schützen!

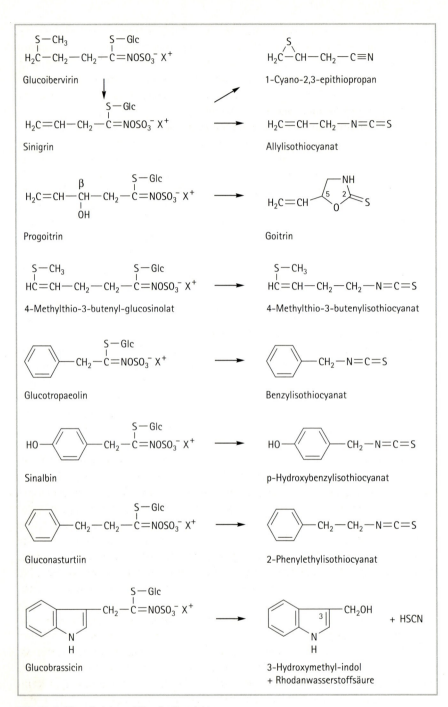

Abb. 28-2 Glucosinolate und ihre Spaltprodukte

Da Schwarze Senfsamen und Allylsenföl-Zubereitungen wegen des raschen Eindringens des Allylsenföls in tiefere Hautschichten und der möglichen Inhalation zu einer langanhaltenden Reizung der Haut (bis 48 Stunden andauernd) und Bronchien sowie zu Hautentzündungen führen können, sind für die genannte Indikation die weniger aggressiven Breiumschläge aus dem Samenpulver des Weißen Senfs vorzuziehen.

Seltener angewendet werden Zubereitungen aus den ebenfalls Glucosinolate enthaltenden **Schwarzrettichwurzeln**, von *Rhaphanus sativus* L. var. *niger* (MILL.) S. KERNER (Brassicaceae, Hauptglucosinolat 4-Methylthio-3-butenyl-glucosinolat), den **Meerrettichwurzeln**, von *Armoracia rusticana* PH. GAERTN., B. MEY. et SCHERB. (Brassicaceae, Hauptkomponenten Sinigrin und Gluconasturtiin) sowie aus dem **Kapuzinerkressekraut**, von *Tropaeolum majus* L. (Tropaeolaceae, Hauptkomponente Glucotropaeolin). Schwarzrettichsaft wird zur Unterstützung der Verdauungsfunktion eingesetzt. Frischer Meerrettich oder sein Presssaft und Kapuzinerkresse oder ihr Presssaft werden innerlich zur unterstützenden Behandlung von Infekten der ableitenden Harnwege und von Katarrhen der oberen Luftwege angewendet. Kontraindikationen für die Einnahme Glucosinolate enthaltender Zubereitungen sind Magen- oder Darmgeschwüre und Nierenerkrankungen. Bei Säuglingen und Kleinkindern darf keine Anwendung erfolgen.

Glucosinolate enthaltende Pflanzen spielen wegen der verdauungsfördernden und antibiotischen Wirkung auch als wertvolle Gemüse eine Rolle. Zu ihnen gehören Radieschen, Rettich, Brunnenkresse, Gartenkresse, Rukola und alle Kohl-Arten. Reichlicher Genuss von glucosinolathaltigem Gemüse soll das Risiko mindern, an Tumoren zu erkranken. Als verdauungsfördernde glucosinolathaltige Gewürze werden u. a. verwendet Kapern, Meerrettich und Weiße, Schwarze und Braune Senfsamen.

Akute Toxizität besitzen konzentrierte Lösungen von Senfölen. Sie führen bei Kontakt mit der Haut zu Blasenbildung und Nekrosen, bei peroraler Aufnahme zu schmerzhaften Entzündungen im Mund und Rachen, starker Gastroenteritis und resorptiv zu Störungen der Herz- und Atemtätigkeit. Auf Grund ihrer Ausscheidung über die Nieren sind Albuminurie und Hämaturie möglich. Die Folgen eines Kontaktes mit Dämpfen flüchtiger Isothiocyanate können Schädigungen der Hornhaut des Auges und bei Inhalation Bronchitis, Pneumonie und Lungenödem sein. Akute Vergiftungen durch Drogen sind weniger wahrscheinlich, aber bei der Aufnahme von Senfsamenpulvern nicht auszuschließen.

Chronische Intoxikationen sind bei längerer Nutzung von Kohl-Arten als Nahrungsmittel denkbar. Die bei der Spaltung einiger Isothiocyanate der Kohl-Arten auftretenden Thiocyanate hemmen die Iodidaufnahme durch die Schilddrüse und üben damit thyreostatische und strumigene Wirkungen aus. Dieser Effekt wird aber nur bei Ioddefizit in der Nahrung sichtbar und kann durch Iodidzufuhr behoben werden. Die aus Thioxglucosinolaten der Kohl-Arten gebildeten Oxazolidin-2-thionderivate, z. B. Goitrin, hemmen die Oxidation des Iodids zum Iod und beeinträchtigen damit die Biosynthese der Schilddrüsenhormone ebenfalls. Iodzufuhr kann ihre strumigene Wirkung nicht verhindern. Es ist jedoch zu berücksichtigen, dass beim Kochen die Bildung von Thiocyanaten und Goitrin aus den Glucosinolaten durch Zerstörung der Myrosinase zugunsten der Bildung von Nitrilen zurücktritt. Bei normalem Konsum von Gemüse-Kohl und ausreichendem Iodangebot in der Nahrung sind beim Menschen keine chronischen Vergiftungen zu befürchten.

Literatur

Dewick PM (1984): The biosynthesis of cyanogenic glycosides and glucosinolates. Nat Prod Rep 1:545–546

29 Alliine

Alliine sind S-Alkyl-L-cystein-sulfoxide mit Methyl-, Ethyl-, Propyl-, Allyl- und Prop-1-enylresten am S-Atom (R in Abb. 29-1). Sie kommen nur bei Pflanzen vor.

Alliine sind nichtflüchtige, damit geruchlose, wasserlösliche Substanzen. In ruhenden Organen der Pflanzen liegen sie teilweise als γ-Glutamyl-Konjugate vor.

Alliine werden von C-S-Lyasen, den Alliinasen (Alliin-alkylsulfenatlyasen), begleitet, die im intakten Pflanzengewebe räumlich von ihnen getrennt sind. Beim Zerstören der Gewebe kommen die Alliinasen, gegebenenfalls auch die die γ-Glutamyl-Konjugate spaltenden Peptidasen, mit ihren Substraten in Kontakt und es werden die charakteristisch riechenden Alk(en)yl-sulfensäuren gebildet (Abb. 29-1). Diese sehr reaktionsfreudigen Verbindungen werden durch spontan ablaufende Sekundärreaktionen verändert. Dabei enstehen intensiv riechende, scharf schmeckende Lauchöle, bei denen es sich um Dialkyl-mono-, di-, tri- bis poly-sulfide sowie um deren Mono- oder Dioxo-derivate und Zyklisierungsprodukte handelt (Abb. 29-1).

Die Spaltung der Alliine ist auch im Magen möglich. Alliine mit Alkenylrest können auch nichtenzymatisch durch Addition der Aminogruppe an die Doppelbindung in Cycloderivate, z. B. Cycloalliin, umgewandelt werden (Abb. 29-2).

Meistens dimerisieren die Alkylsulfensäuren zu Alk(en)yl-alkan/alkenthio-sulfinaten. Diese Verbindungen sind formalchemisch Ester von Alkan- oder Alkenthiosulfinsäuren oder Dialkyl-disulfid-mono-S-oxide. Sie können ihrerseits zu Dialkyldisulfiden und Dialkylthiosulfonaten bzw. zu Dialkyldisulfiden, Dialkylsulfiden und SO_2 disproportionieren. Aus den Dialkyldisulfiden werden Dialkyltrisulfide, bzw. bei fortschreitender Reaktion Dialkyloligosulfide, und Dialkylmonosulfide gebildet. Dialkyldisulfid-mono-S-oxide können auch in geruchlose Dialkyl-trithiaalkan-monoxide (α-Sulfinyldisulfide) übergehen, die beim Knoblauch als Ajoene (Abb. 29-2) und bei der Küchenzwiebel als Cepaene bezeichnet werden. Das Diallyldisulfid-mono-S-oxid Allicin kann darüber hinaus in Allylsulfensäure und Thioacrolein zerfallen. 2 Moleküle Thioacrolein bilden 2-Vinyl-[4H]-1,3-dithiin (neben 3-Vinyl-[4H]-1,2-dithiin, Abb. 29-2). Die Relation der Sekundärprodukte zueinander wird u. a. vom pH-Wert des Milieus bestimmt.

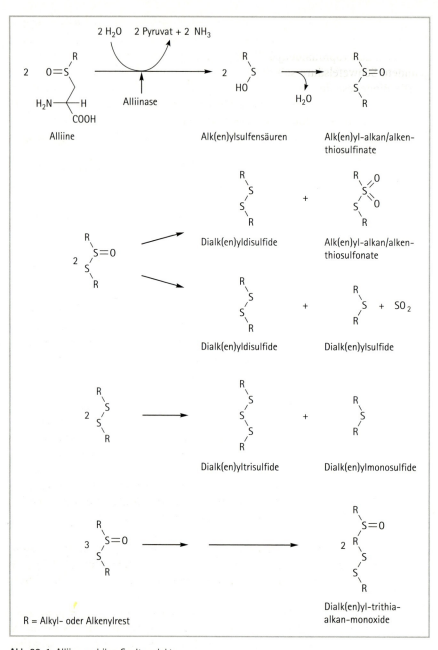

Abb. 29-1 Alliine und ihre Spaltprodukte

Abweichend vom oben genannten Schema geht die bei der Speisezwiebel gebildete Prop-1-enyl-sulfensäure in Thiopropanal-S-oxid über, das seinerseits rasch zu Propionaldehyd, H_2SO_4 + H_2S hydrolysiert wird (Abb. 29-3). Die gebildete Schwefelsäure soll das zu Tränen reizende Agens sein.

Die Biogenese der Alliine erfolgt aus jeweils einem Molekül L-Cystein und dem einer anderen Aminosäure, beispielsweise beim Isoalliin (S-*trans*-Prop-1-enyl-L-cystein-sulfoxid) aus L-Cystein und L-Valin, wobei das L-Valin neben der Aminogruppe die C-Atome 2 und 5 verliert und die Prop-1-enyl-Gruppe liefert.

Alliine wurden u. a. bei Alliaceae, Brassicaceae und Mimosaceae nachgewiesen. Als Drogen sind Knoblauch und Bärlauchkraut von Bedeutung. Als wichtige, diätetisch wertvolle Küchengewürze sind neben Knoblauch auch andere Allium-Arten, z. B. Küchenzwiebel, Schnittlauch, Porree und Schalotte zu erwähnen.

♣ **Knoblauchzwiebel** stammt vom Knoblauch, *Allium sativum* L. (Alliaceae). Sie enthält im frischen, unverletzten Zustand 0,2 bis 1,3% Alliine, besonders Alliin (Allylalliin, Abb. 29-2), Prop-1-enylalliin (Isoalliin) und Methylalliin (Methiin), die frei oder als γ-Glutamylderivate vorliegen. Beim Zerkleinern entstehen als Komponenten der Lauchöle Allicin (Allyl-prop-2-enthiosulfinat, etwa 0,1 bis 0,6%), gemischte Dialkyldisulfid-mono-S-oxide, z. B. Methylallyldisulfid-mono-S-oxid, *Z*- und *E*-Ajoen, 2-Vinyl-[4H]-1,3-dithiin, 3-Vinyl-[4H]-1,2-dithiin sowie Dialkylmono- und -oligosulfide (Abb. 29-2). Begleitstoffe sind u. a. Steroidsaponine und inulinähnliche Fructane. Hauptwirkstoffe sind die Lauchöle, die Alliine selbst sind pharmakologisch wenig aktiv. Knoblauchzwiebeln werden zur Unterstützung diätetischer Maßnahmen bei erhöhten Blutfettwerten und zur Vorbeugung altersbedingter Gefäßveränderungen eingesetzt. Verwendet werden meistens Fertigarzneimittel mit ♣ **Knoblauchpulver** (Allii sativi bulbis pulvis PhEur, nach enzymatischer Hydrolyse ≥0,45% Allicin liefernd). Aber auch aus frischem, fermentiertem Knoblauch bereitete Trockenextrakte, Ölmazerate oder durch Wasserdampfdestillation erhaltene Lauchöle werden eingesetzt.

Knoblauch ist eine ausdauernde, wahrscheinlich in Zentralasien beheimatete Pflanze. Der Anbau der winterharten Pflanze ist in Mitteleuropa gut möglich. Die Hauptanbaugebiete liegen in Süd- und Südosteuropa, China, Indien, Thailand, Ägypten und Südkorea.

Die frische Knoblauchzwiebel ist ein wertvolles Gewürz, das appetitanregend, verdauungsfördernd, choleretisch, antidyspeptisch und karminativ wirksam ist. Diese Wirkung kommt durch den Aromaeffekt, den scharfen Geschmack und die antibiotischen Eigenschaften der Dialkyl-disulfid-mono-S-oxide, besonders des Allicins, zustande. Hohe Dosen können allerdings Magen- und Verdauungsbeschwerden auslösen. Die Lauchöle wirken auch antimykotisch, anthelminthisch und insektizid.

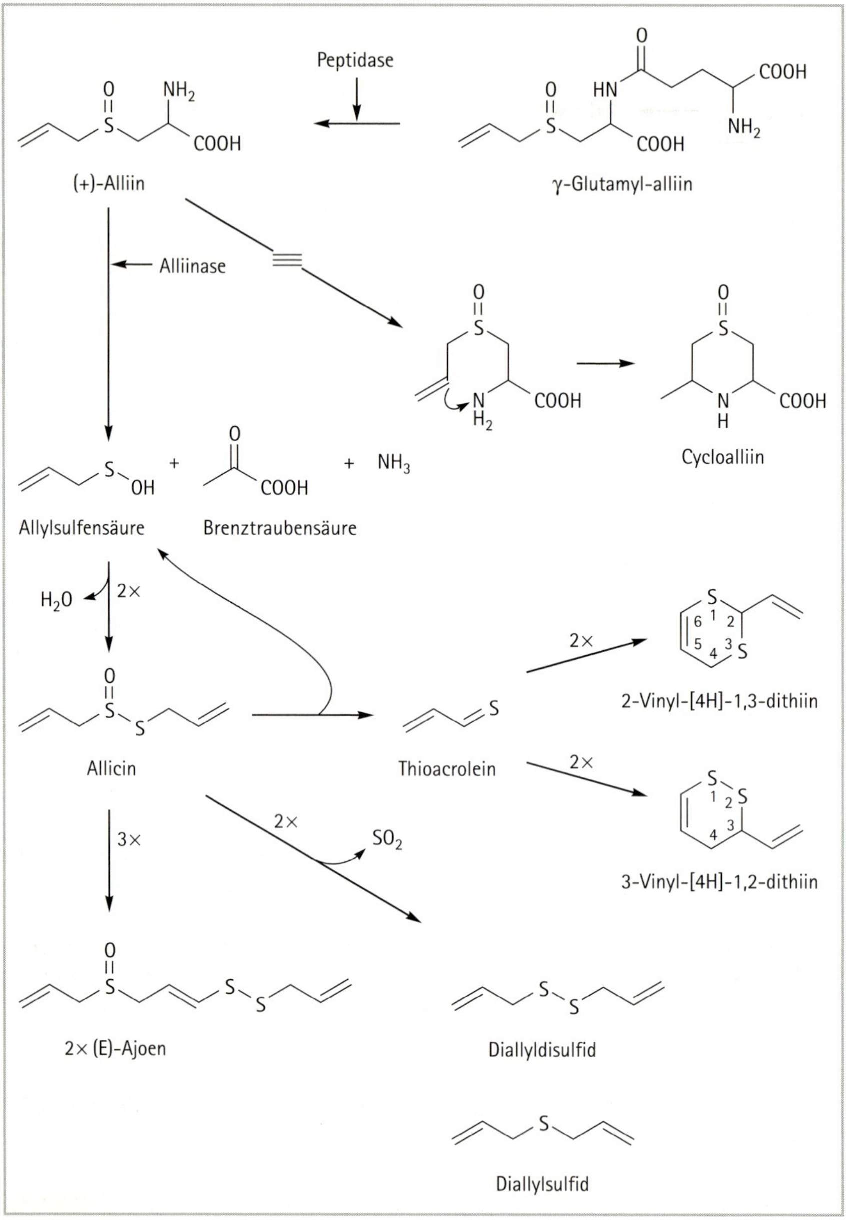

Abb. 29-2 Alliin und seine Umsetzungsprodukte

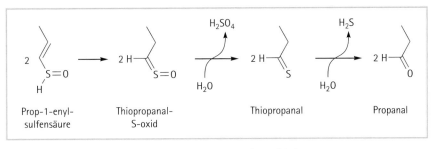

Abb. 29-3 Umwandlung der Propenylsulfensäure in der Küchenzwiebel

Darüber hinaus besitzen frische Knoblauchzwiebeln und allicinliefernde Zubereitungen antihypercholesterolämische, antithrombotische, bei Hypertonie blutdrucksenkende und fibrinolytische, damit also antiatherosklerotische und Infarkten vorbeugende Eigenschaften. Antiasthmatische, hepatoprotektive und immunstimulatorische Wirkungen werden ebenfalls postuliert. Im Tierexperiment und in epidemiologischen Studien wurde eine Hemmung der Tumorinduktion und des Tumorwachstums durch Knoblauch beobachtet. Diese Effekte lassen sich auf die antioxidative, radikalfangende Wirkung der Lauchöle zurückführen. Vermutlich sind (fast) alle Komponenten der Lauchöle mehr oder weniger stark an der Wirkung beteiligt, besondere Bedeutung wird den Thiosulfinaten, vor allem Allicin, und den Ajoenen zugesprochen. Voraussetzung für eine gute Wirkung scheinen daher nur Fertigarzneimittel mit Knoblauchpulver nach PhEur zu besitzen, da sie Allicin und seine Analoga freisetzen können.

Die empfohlene Tagesdosis beträgt 4 g frische Knoblauchzwiebel oder etwa 1 g Knoblauchtrockenpulver. Eine Wirksamkeit geringerer Dosen ist jedoch durchaus denkbar.

♣ **Bärlauchkraut** (Allii ursini herba) stammt vom Bärlauch, *Allium ursinum* L. (Alliaceae), der in fast ganz Eurasien, meistens als Kulturflüchter, vorkommt. Hauptinhaltsstoffe sind Alliine, vorwiegend Methiin und Alliin, sowie deren γ-Glutamylderivate. Als Hydrolyseprodukte wurden u. a. gefunden Allicin (ca. 0,1 bis 0,3 %), Allyl-methanthiosulfinat, Methyl-prop-2-enthiosulfinat und Methyl-methanthiosulfinat, Ajoene und Vinyldithiine. Bärlauch wird wie Knoblauch verwendet.

♣ Die **Küchenzwiebel**, von *Allium cepa* L. var. *cepa* stammend, enthält im frischen, intakten Zustand Alliine, besonders Isoalliin (ca. 0,2 %), Methiin, Propiin (Propyl-L-cysteinsulfoxid) und Cycloalliin. Hydrolyseprodukte sind u. a. Thiopropanal-S-oxid, Prop-1-enyl-propanthiosulfinat, Methyl-prop-1-enthiosulfinat, Propyl-propanthiosulfinat und Propyl-prop-1-enthiosulfinat. Die Geschmacks- und Geruchsstoffe der gekochten oder gebratenen Küchenzwiebel sind Monoalk(en)ylhydrosulfide, z. B. das süß schmeckende Prop-1-enylthiol, Dialk(en)ylsulfide, Dialk(en)yldisulfide und Dialk(en)yltrisulfide, bei gebratener Küchenzwiebel als Abbauprodukte der Zucker u.a. auch süßlich riechende Furanderivate.

Die Küchenzwiebel wird als appetitanregendes Gewürz und, ähnlich wie Knoblauch, zur Vorbeugung altersbedingter Gefäßveränderungen benutzt (TD 50 g frische Zwiebeln bzw. 20 g getrocknete Droge). In der Volksmedizin wird Zwiebelsaft oder -sirup bei Husten und asthmatischen Erkrankungen angewendet.

Auch die charakteristischen Geruchsstoffe des Asant (Asa foetida), des Gummiharzes von *Ferula assa-foetida* L. (Apiaceae), die Alkyldi-, Alkyltri- und Alkyltetrasulfide, z.B. das 2-Butyl-prop-1-enyl-disulfid, sind mit den Verbindungen dieser Gruppe eng verwandt.

Literatur

Buchholz A, Melzig MF (2001): Untersuchungen zur Stabilität von Allicin. Z Phytother 22 (6): 284–286

Keusgen M (2001): Die schwefelhaltigen Inhaltsstoffe von Knoblauch (Allium sativum L.) und deren Bedeutung für die Züchtungsforschung. Drogenreport 14 (25): 24–28

Lawson LD et al. (2001): Allicin release under simulated gastrointestinal conditions from garlic powder tablets employed in clinical trials on serum cholesterol. Planta Med 67 (1): 13–18

Reuter HD (1991): II. Internationales Knoblauch-Symposium. Z Phytother 12 (3): 83–91

Reuter HD (1989): Chemie, Pharmakologie und medizinische Anwendung von Knoblauch (Symposiumsbericht). Z Phytother 10 (4): 124–129

Reuter HD (1996): 6. Kongress der Gesellschaft für Phytotherapie: Satelliten-Symposium „International Garlic Research". Z Phytother 17 (1): 13–25

Siegers CP (1993): Neues zur antiarteriosklerotischen Wirkung des Knoblauchs. Z Phytother 14 (1): 21–22

Sticher O (1991): Beurteilung von Knoblauchpräparaten. Dtsch Apoth Ztg 131 (10): 403–413

Wagner H et al. (1988): Das antiasthmatische Wirkprinzip der Zwiebel (Allium cepa L.) Z Phytother 9 (6): 165–170

Wagner H, Sendl A (1990): Bärlauch und Knoblauch. Vergleichende chemische und pharmakologische Studien von Bärlauch- und Knoblauchextrakten. Dtsch Apoth Ztg 130 (33): 1809–1815

30 Alkaloide

30.1 Begriffsbestimmung

> Alkaloide sind basisch reagierende, N-heterozyklische Naturstoffe. Aus historischen Gründen werden jedoch auch einige N-heterozyklische Verbindungen, die neutral bzw. sauer reagieren, z. B. Coffein, oder Amine mit aromatischem Ring, z. B. die Phenylalkylamine oder Indolylalkylamine wie Capsaicin und Ephedrin, oder sich von Alkaloiden ableitende Verbindungen wie Colchicin, den Alkaloiden zugeordnet. Antibiotika werden hingegen, obwohl einige von ihnen alle Merkmale von Alkaloiden besitzen, z. B. Mitomycin C, aus dieser Gruppe ausgeschlossen.

Alkaloide, deren Kohlenstoffskelett nicht, wie bei den Alkaloiden im engeren Sinne, aus einer Aminosäure oder mehreren Aminosäuren hervorgegangen ist, fasst man auch als Pseudoalkaloide zusammen. Zu dieser Gruppe gehören die Polyketidalkaloide, Terpenalkaloide und Steroidalkaloide.

30.2 Chemie und Klassifizierung

> Alkaloidbasen sind fast stets lipophile Substanzen. Mit Säuren bilden sie Salze, die meistens gut wasserlöslich sind. Die Mehrzahl der Basen und ihre Salze sind farblos und fest. Nur wenige Alkaloidsalze sind gefärbt, z. B. die des Berberins, Chelerythrins und Sanguinarins. Auch flüssige Alkaloidbasen sind bekannt, z. B. Coniin, Nicotin und Spartein.

Zur Gewinnung von Alkaloiden aus biologischem Material kann man sie in Form ihrer Salze mit angesäuertem Wasser extrahieren. Alkaloidbasen erhält man, wenn die Extraktion nach Versetzen des Materials mit Ammoniak oder Natriumcarbonatlösung mit apolaren Auszugsmitteln, z. B. mit Methylenchlorid, erfolgt.

Die erhaltenen Lösungen werden weitgehend von Begleitstoffen befreit, wenn man die Alkaloide mehrmals zwischen Wasser und einem mit Wasser nicht mischbaren Lösungsmittel, z. B. Methylenchlorid, nach dem Ansäuern bzw. Alkalisieren durch Ausschütteln umverteilt. Dabei werden durch Ausschütteln des angesäuerten Wassers mit Methylenchlorid lipophile Säuren und

Neutralstoffe entfernt, während die Alkaloidsalze in der wässrigen Phase zurückbleiben. Beim Ausschütteln nach dem Alkalisieren gehen dann die Alkaloidbasen in das apolare Lösungsmittel über und hydrophile Stoffe verbleiben in der wässrigen Phase. Bei Alkaloiden mit phenolischen OH-Gruppen, z. B. beim Morphin, müssen andere Verfahren angewendet werden, da beim Alkalisieren wasserlösliche Phenolate entstehen. Auch Alkaloidbasen mit quartärem N-Atom sind zu hydrophil, um sich quantitativ mit apolaren Lösungsmitteln ausschütteln zu lassen. Die erhaltenen Alkaloidgemische können durch chromatographische Verfahren oder fraktionierte Kristallisation der Salze getrennt werden.

> Zum Nachweis von Alkaloiden in Lösungen bedient man sich u. a. ihrer Eigenschaft, mit Tetraiodobismutat-Lösungen (Dragendorffs Reagens) rotbraun gefärbte Niederschläge zu bilden. Zur Identifizierung von Alkaloiden sind DC oder HPLC geeignet. Zur Detektion nach DC-Trennung können modifiziertes Dragendorffs-Reagens, Iodoplatinat-Reagens oder für bestimmte Alkaloidgruppen spezifische Reagenzien benutzt werden. Der Alkaloidgehalt einer Droge wird nach der Extraktion und der Abtrennung der Alkaloide aus dem Drogenextrakt durch Flüssig-Flüssig-Extraktion, Ionenpaarverteilung, Säulenchromatographie oder DC entweder durch Säure-Base-Titration oder spektrophotometrisch direkt bzw. nach Farbreaktion der Alkaloide oder ihrer Spaltprodukte bestimmt. Auch die quantitative Bestimmung nach Ionenpaarverteilung mit Farbstoffen oder durch HPLC wird praktiziert.

Heute sind über 10 000 Alkaloide mehr oder weniger gut charakterisiert. Ihre Benennung erfolgt in der Regel wegen der Kompliziertheit der rationellen Namen mit Trivialnamen, die meistens die Endung -in tragen. Die Namen wurden häufig von Gattungs- oder/und Artbezeichnungen (z. B. Atropin oder Belladonnin) abgeleitet, seltener auch von Wirkungen (z. B. Emetin).

> Alkaloide gruppiert man hauptsächlich nach den in ihnen enthaltenen heterozyklischen Ringen bzw. Ringsystemen. Die Alkaloidgruppen gliedert man weiter in Typen, z. B. nach an den genannten Ringsystemen ankondensierten zusätzlichen Resten, z. B. die Gruppe der Indolalkaloide in solche vom β-Carbolin- oder Ergolin-Typ. Pseudoalkaloide können der Herkunft ihres Kohlenstoffskeletts entsprechend zu Polyketidalkaloiden, Terpenalkaloiden oder Steroidalkaloiden gruppiert werden. Einige Alkaloidgruppen werden auch nach ihrem Vorkommen zusammengefasst, z. B. Amaryllidaceenalkaloide

Grundkörper wichtiger Alkaloidgruppen sind Pyrrolidin-, Imidazol- sowie Pyridinringe und Tropan-, Pyrrolizidin-, Chinolizidin-, Chinolin-, Isochino-

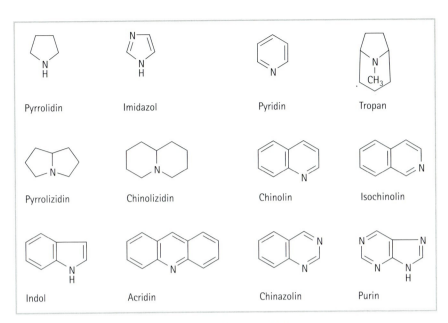

Abb. 30-1 Heterozyklische Ringsysteme als Grundkörper von Alkaloiden

lin-, Tropolon-, Indol-, Chinazolin- sowie Purinringsysteme und deren Hydrierungs- bzw. Dehydrierungsprodukte (Abb. 29-1).

Um die biogenetische Verwandtschaft von Alkaloiden zu demonstrieren, kann man sie nach den Aminosäuren oder den N-freien Verbindungen ordnen, die wesentlich am Aufbau ihres Grundkörpers beteiligt sind. So entstehen

- aus Phenylalanin bzw. Tyrosin Phenylalkylamine, Isochinolin-, Tropolon- und Amaryllidaceen-Alkaloide,
- aus Tryptophan Indolylalkylamine, Indol- und Chinolinalkaloide,
- aus Histidin Imidazolalkaloide,
- aus Asparaginsäure und Lysin Pyridin- und Chinolizidinalkaloide,
- aus Arginin und Ornithin die Pyrrolizidin-, Chinazolin- und Tropanalkaloide,
- aus Glycin Purinalkaloide,
- aus Polyketiden Polyketidalkaloide,
- aus Terpenen Terpenalkaloide,
- aus Sterolen Steroidalkaloide.

30.3 Biogenese und Metabolismus

Bei der Biogenese der Alkaloide im engeren Sinne gehen Kohlenstoffgrundkörper und N-Atome einer oder mehrerer Aminosäuren in die Alkaloide ein. Die Carboxylgruppen werden meistens eliminiert. Weitere Bausteine können u. a. sein: C_1-Körper, Acetatreste, Pyruvatreste, Hemi-, Mono-, Sesqui- und Diterpene. Bei den Pseudoalkaloiden wird nur das N-Atom von einer Aminosäure geliefert. Bedingt durch sekundäre Veränderungen treten Schwärme ähnlicher Verbindungen auf. Je nach Mengenverhältnissen wird zwischen Haupt- und Nebenalkaloiden unterschieden.

Die Ausbildung der N-heterozyklischen Ringe erfolgt meistens durch Mannich-Kondensation (z. B. bei der Biogenese des Isochinolin-Ringsystems, Abb. 30-6), durch Azomethinbildung (Bildung Schiffscher Basen, z. B. bei der Biogenese des Δ^1-Piperideins, Abb. 30-27), oder seltener durch Lactambildung. C-C-Bindungen werden auch durch oxidative Kupplung geknüpft (z. B. beim Übergang des Norbelladins in das Lycorin, Abb. 30-14).

Die entstandenen Ringsysteme können stark verändert werden, z. B. durch Ringspaltungen, gefolgt von neuen Ringschlüssen an anderen Stellen (z. B. bei der Erweiterung des carbozyklischen 6-Ringes zum 7-Ring bei der Biogenese des Colchicins, Abb. 30-13). Substitutionen, z. B. durch Hydroxylierung, O- oder N-Alkylierung bzw. Acylierung, sind häufig. Auch Glykosylierungen finden bisweilen statt.

Die Alkaloide unterliegen größtenteils einem ständigen Umsatz. Die Intensität von Biosynthese und Abbau bzw. der Verlust durch Auswaschungen oder Verdunstung, bestimmen den Alkaloidgehalt einer Pflanze.

30.4 Speicherung

Alkaloide werden, da sie meistens auch für ihren Produzenten toxisch sind, aus dem Cytoplasma der sie produzierenden Zellen entfernt. In Pflanzen werden sie in der Regel von bestimmten Zellen aktiv aufgenommen und in den Vakuolen dieser Zellen in Form der Salze gespeichert. Häufig werden sie auch in Milchsäfte sezerniert (z. B. bei Papaveraceae und Asclepiadaceae). Bei Tieren sind sie vor allem in Sekreten zu finden.

Gewebe, in denen die Alkaloide vorkommen, müssen jedoch nicht unbedingt die Produktionsorte sein. Beispielsweise wird Nicotin beim Tabak in der Wurzel gebildet und dann zum Teil in die oberirdischen Organe transportiert. Umgekehrt erfolgt die Produktion der in den Wurzeln gefundenen Alkaloide der Lupinen im Spross. Bisweilen werden in den unterirdischen Organen gebildete Alkaloide im Spross sekundär verändert und umgekehrt im Spross gebildete in den Wurzeln.

30.5 Verbreitung und ökologische Bedeutung

> Alkaloide kommen bei Mikroorganismen, Pilzen, Pflanzen und Tieren vor.

Aus frei lebenden Bakterien und Cyanobakterien wurden bisher nur wenige Alkaloide isoliert. Häufig sind jedoch endobiotisch lebende Bakterien oder Pilze die Produzenten von Alkaloiden, die in höheren Lebewesen gefunden werden. So sind beispielsweise die Tetrodotoxine der Kugelfische und die Saxitoxine der Dinoflagellaten bakterielle Stoffwechselprodukte.

Der bekannteste alkaloidbildende niedere Pilz ist das Mutterkorn. Auch einige Mykotoxine kann man den Alkaloiden zuordnen. Endophytisch lebende Fadenpilze können ihrer Wirtspflanze durch Alkaloidbildung Toxizität verleihen.

Besonders häufig sind Alkaloide bei höheren Pflanzen anzutreffen. Man nimmt an, dass etwa 10 bis 20 % aller Arten Alkaloide bilden. Bedeutende Alkaloidlieferanten gehören zu den Familien Berberidaceae, Menispermaceae, Papaveraceae, Erythroxylaceae, Fabaceae, Loganiaceae, Apocynaceae, Rubiaceae, Colchicaceae und Amaryllidaceae.

Bei Tieren finden wir toxikologisch interessante Alkaloide u. a. bei Schwämmen, Weichtieren, Insekten, Tausendfüßern und Chordatieren, besonders bei den Lurchen. Allerdings ist bei Meerestieren oder Tieren feuchter Biotope ungewiss, ob die Alkaloide von ihnen selbst gebildet werden oder ob sie von auf oder in ihnen lebenden Mikroorganismen stammen. Auch im Menschen entstehen erhebliche Mengen an Alkaloiden, u. a. Isochinolinalkaloide.

Die ökologische Funktion der fast durchweg toxischen Alkaloide besteht bei Pflanzen und Tieren vorwiegend im Schutz vor Fraßfeinden. Dabei hat ihr bitterer Geschmack Signalfunktion für den Räuber. Eine Anzahl von Alkaloiden verleihen ihren Produzenten durch ihre antibiotische Wirkung auch Schutz vor Bakterien und niederen Pilzen.

30.6 Pharmakologie

> Die Resorption der im alkalischen Milieu des Darmes als lipophile Basen vorliegenden Alkaloide erfolgt rasch und fast vollständig. Nur solche mit quartärem N-Atom oder freien phenolischen OH-Gruppen werden schlecht

oder nicht resorbiert. Fast alle Alkaloide passieren die Blut-Hirn-Schranke sowie die Plazentar-Schranke und treten auch in die Muttermilch über. Daher ist bei Anwendung von Alkaloiden im 1. Trimenon der Schwangerschaft und bei stillenden Müttern Vorsicht geboten.

Angriffspunkte der Alkaloide sind

- postsynaptische Rezeptoren, dort wirken sie als Agonisten (+) oder Antagonisten (-), u. a. an
  - nicotinerg-cholinergen Rezeptoren, z. B. Nicotin (+), Cytisin (+), Spartein (+), Tubocurarin (-), C-Toxiferin (-),
  - muscarinerg-cholinergen Rezeptoren, z. B. Pilocarpin (+), Arecolin (+), L-Hyoscyamin bzw. Atropin (-),
  - α-adrenergen Rezeptoren, z. B. Ergopeptine (+) oder (-), Yohimbin (-),
  - dopaminergen Rezeptoren, z. B. Ergopeptine (+) oder (-),
  - serotoninergen Rezeptoren, z. B. Ergopeptine (+) oder (-),
  - GABA-Rezeptoren. z. B. Bicucullin (-),
  - Glycin-Rezeptoren, z. B. Strychnin (-),
  - Opiatrezeptoren, z. B. Morphin (+),
  - purinergen Rezeptoren, z. B. Coffein (-), Theophyllin (-),
- präsynaptische Rezeptoren, z. B. Capsaicin, Ephedrin oder Cocain,
- Enzyme, die für die Inaktivierung von Neurotransmittern verantwortlich sind,
  - z. B. hemmen Physostigmin, Galanthamin oder Sanguinarin die Acetylcholinesterase,
  - Harmin hemmt die Monoaminoxidasen,
- Enzyme, die Komponenten der Effektuierungskette abbauen, z. B. hemmt Papaverin die Phosphodiesterase,
- Ionenkanäle, z. B. blockiert Tetrodotoxin die Na^+-Kanäle, die Batrachtoxine, Aconitine und die Veratrum-Alkaloide verhindern ihre Schließung.

Die Reaktion mit postsynaptischen Rezeptoren kann zu deren Aktivierung führen, z. B. der muscarinerg-cholinergen Rezeptoren durch Pilocarpin, oder ihre Blockade zur Folge haben, beispielsweise der muscarinerg-cholinergen Rezeptoren durch L-Hyoscyamin.

Die Wechselwirkung mit den präsynaptischen Rezeptoren der Nervenendigungen fördert meistens die Ausschüttung von Neurotransmittern, z. B. die von L-Noradrenalin durch Ephedrin und Cocain, oder von Substanz P durch Capsaicin. Da gleichzeitig die Rückspeicherung gehemmt wird, kommt es zu einer Verarmung (Depletion) der präsynaptischen Nervenendigungen an Neurotransmittern und damit zu vorübergehender chemischer Denervierung.

Hemmung der die Neurotransmitter abbauenden Enzyme führt zu einem Neurotransmitterüberschuss an den Rezeptoren und damit zur Verstärkung der Reaktionen. Durch Hemmung der Monoaminoxidasen wird beispielsweise die

Neurotransmitterkonzentration im Gehirn erhöht und so eine Weckwirkung oder in hohen Dosen ein psychotomimetischer Effekt ausgelöst.

Hemmung von Enzymen, die die Bildung oder den Abbau von Substanzen katalysieren, die an der Effektuierungskette beteiligt sind, führt zu einer Beeinträchtigung oder Verstärkung bestimmter rezeptorvermittelter Antworten des Erfolgsorgans. Wird beispielsweise der durch Phosphodiesterase katalysierte Abbau des „second messenger" cAMP durch Papaverin unterdrückt, erhöht sich die Konzentration an intrazellulärem cAMP und führt durch einen Abfall der Ca^{2+}-Konzentration in glatten Muskelzellen zu deren Erschlaffung.

Blockade des Öffnens oder Schließens von Ionenkanälen verhindert die Ausbildung von Aktionspotentialen und unterdrückt dadurch die Reizbarkeit von Nerven- und Muskelzellen.

Einige Alkaloide wirken auch intrazellulär. Colchicin, Vincristin und Vinblastin hemmen durch Reaktion mit den Tubulindimeren die Ausbildung des Spindelapparates und damit die Zellteilung. Metabolite von Pyrrolizidinalkaloiden sind zur Alkylierung der DNA in der Lage und wirken dadurch genotoxisch.

30.7 Alkaloide als Arzneistoffe

30.7.1 Phenylalkylamine

Die Phenylalkylamine (Abb. 30-2) lassen sich einteilen in Vertreter vom Benzylamin-Typ, z. B. Capsaicin, vom Phenylethylamin-Typ, z. B. Mezcalin, und vom 2-Amino-phenylpropan-Typ, z. B. Ephedrin und Cathinon. Ihre Biogenese erfolgt aus L-Phenylalanin.

> Drogen von pharmazeutischer Bedeutung sind Cayennepfeffer und Paprika sowie die aus ihnen gewonnenen Capsaicinoide. Heute von geringem Interesse sind Ephedrakraut sowie das isolierte Ephedrin. Von toxikologischer Bedeutung sind Khat und Mezcalin.

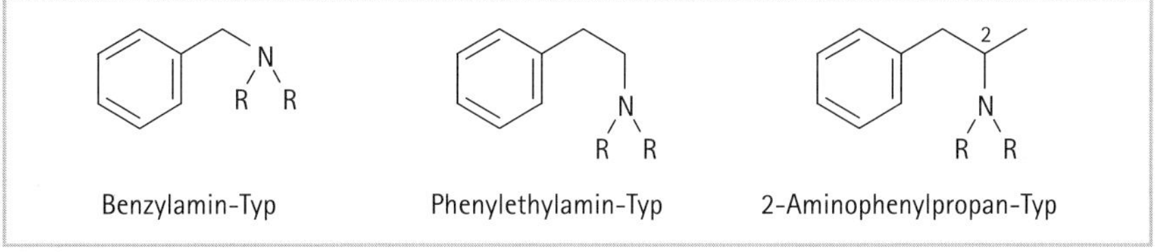

Abb. 30-2 Phenylalkylamine

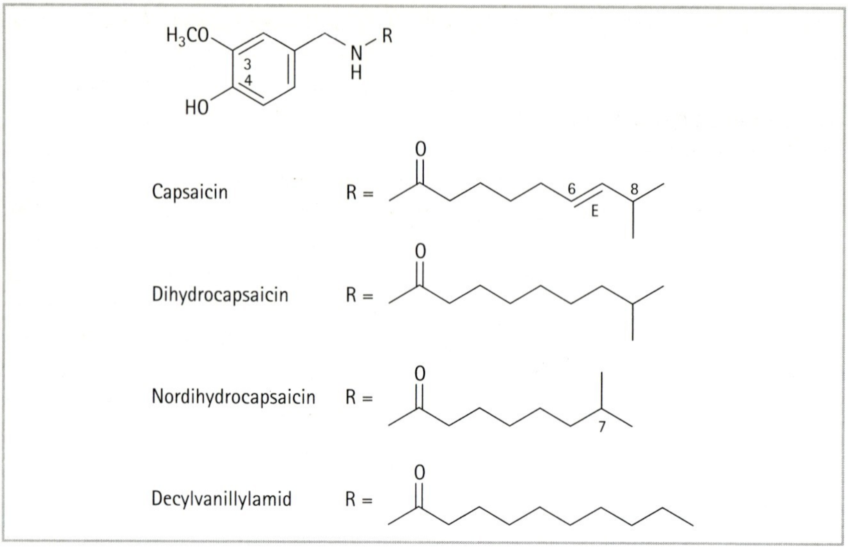

Abb. 30-3 Capsaicinoide

♣ **Cayennepfeffer** (Capsici frutescentis fructus DAB, PhHelv, ≥ 0,4 % Capsaicinoide) besteht aus den getrockneten Früchten des Cayennepfeffers, *Capsicum frutescens* L. s. l. (Solanaceae). Das ÖAB lässt als Stammpflanzen verschiedene Capsicum-Arten zu und fordert für die Droge ≥ 0,25 % Capsaicinoide. Die sehr scharf schmeckenden Capsaicinoide (Abb. 30-3) sind Amide des Vanillylamins (4-Hydroxy-3-methoxy-benzylamin) mit gesättigten oder einfach ungesättigten C_8- bis C_{13}-Fettsäuren bzw. Methylfettsäuren. Hauptkomponenten des Capsaicinoidgemisches sind Capsaicin (8-Methyl-non-6(*E*)-ensäure-vanillylamid) und Dihydrocapsaicin (8-Methyl-nonansäure-vanillylamid). Zubereitungen aus den Drogen oder mit isolierten Capsaicinoiden werden äußerlich zur Hautreiztherapie bei schmerzhaftem Muskelhartspann im Schulter-Arm-Bereich sowie im Bereich der Wirbelsäule angewendet. Aber auch bei rheumatischen Beschwerden, diabetischer Neuropathie und Neuralgien, z. B. Post-Zoster-Schmerzen, werden sie eingesetzt.

Weitere Inhaltsstoffe der Capsicum-Früchte sind u. a. Carotinoide, z. B. das dunkelrote Capsanthin, Vitamin C und Steroidsaponine (Capsicoside). Der Gehalt der frischen Früchte an Vitamin C liegt zwischen 0,1 bis 0,3 %.

C. frutescens, der Chayennepfeffer, ein mehrjähriger, bis 1,5 m hoher Halbstrauch mit aufrecht stehenden Früchten, ist vermutlich im unteren Amazonasgebiet, besonders Guayana, beheimatet. Er wird in subtropischen und tropischen Gebieten kultiviert, z. B. von den USA bis zum nördlichen Südamerika, in Afrika (Nigeria, Kenia, Uganda) und Südostasien (Indien, Pakistan,

China, Thailand). Hauptlieferländer sind China, Pakistan und Indien. *C. annuum*, der Paprika, eine einjährig kultivierte Pflanze mit hängenden Früchten, wurde vermutlich erstmalig in Mexiko in Kultur genommen und wird vorwiegend in Ungarn, Spanien, Brasilien, im ehemaligen Jugoslawien, Bulgarien und Rumänien angebaut.

Die etwa 200 Kultursorten der Gattung Capsicum lassen sich heute kaum noch eindeutig den durchweg in tropischen Gebieten des amerikanischen Kontinents beheimateten Wildarten zuordnen. Die Früchte sind aufgeblasene, vielsamige Beeren, die sich in Größe, Form, Farbe (rot, gelb oder grün) und im Gehalt an Capsaicinoiden unterscheiden. Die kleinfrüchtigen Sorten (kleine sehr scharfe Früchte werden auch als Chilly bezeichnet) liefern Früchte mit hohem Capsaicingehalt und dienen vorwiegend als Gewürze oder Arzneimittel, die Früchte großfrüchtiger, an Capsaicinoiden armer Sorten, werden als Gemüse genutzt.

Bisher wurden neben Capsaicin und Dihydrocapsaicin 11 weitere Capsaicinoide nachgewiesen. Säurekomponenten sind neben den oben genannten u. a. n-Octansäure (Octylvanillylamid), 7-Methyl-octansäure (Nordihydrocapsaicin), n-Decansäure (Decylvanillylamid), 9-Methyl-dec-6(E)-ensäure und 8-Methyl-dec-6(E)-ensäure. Capsaicinoide reagieren leicht sauer, sind schlecht in Wasser und gut in apolaren Lösungsmitteln löslich. Beim Kochen werden sie nicht zerstört. Capsaicinoide werden in den Plazenten der unreifen Früchte gebildet, in die Subcuticularräume der Fruchtscheidewand, die sog. Plazentarleisten, sezerniert und dort in öligem Sekret angereichert.

Capsaicinoide (Vanilloide) führen durch Reaktion mit dem Vanilloid-Rezeptor Subtyp 1 (VR1) zur Erregung von peripheren nociceptiven Neuronen (polymodale Nociceptoren, C-Fasern und Aδ-Fasern), d. h. von solchen Nerven, die für die Wahrnehmung schädigender Wärme- und Schmerzreize verantwortlich sind. Die Erregung provoziert die Freisetzung des Undecapeptids Substanz P, von CGRP (Calcitonin gene-related peptide), Somatostatin und vasoaktiven Polypeptiden. Folge ist zunächst eine lokale neurogene Entzündung, ausgelöst durch die Mediatoren von Substanz P (Histamin, Bradykinin, Prostaglandine). An der Haut kommt es dadurch zu Wärmeempfindungen, schmerzhaftem Brennen und durch Gefäßerweiterung zu lokaler Hyperämie. Es folgt eine durch Verarmung an Substanz P bedingte Phase der Unempfindlichkeit (Analgesie!). Chronische Anwendung von Capsaicin führt zur Schädigung der betroffenen Neuronen. Daraus resultiert eine Stunden bis Wochen lang anhaltende analgetische und antiphlogistische Wirkung bis hin zu irreversibler Desensibilisierung. Der bei peroraler Aufnahme auftretende scharfe, brennende Geschmack, der noch bei einer Verdünnung von 1:17 Millionen wahrnehmbar ist, führt zu reflektorisch ausgelöster Förderung der Magensaftsekretion. Die Motilität der Verdauungsorgane wird angeregt. Folgen hoher Dosen können Durchfall und Gallenspasmen sein.

Offizinell sind

- **Eingestellte Cayennepfeffertinktur** (Capsici acris tinctura normata DAC: 0,03 bis 0,05% Capsaicinoide, PhHelv: 0,04 bis 0,06% Capsaicinoide), **Paprikatinktur** (Tinctura Capsici ÖAB, ≥0,025% Capsaicinoide),
- **Eingestellter Cayennepfefferdickextrakt** (Capsici acris extractum spissum normatum DAC: 2,0 bis 2,4% Capsaicinoide, PhHelv: 1,8 bis 2,2% Capsaicinoide), **Cayennepfefferextrakt** (Extractum Capsici ÖAB 90, ≥2,5% Capsaicinoide),
- **Cayennepfeffersalbe** (Capsici unguentum compositum PhHelv, Cayennepfefferextrakt, Eucalyptusöl, Campher und Terpentinöl enthaltend),
- **Capsaicinoide** (Capsaicinoida, ≥90% Capsaicin + Dihydrocapsaicin + Nordihydrocapsaicin).

Verwendet werden meistens Fertigarzneimittel zur äußerlichen Anwendung mit Extrakten aus den Drogen oder mit Capsaicinoiden (0,005 bis 0,01% Capsaicinoide in flüssigen Zubereitungen, 0,02 bis 0,05% in halbfesten Zubereitungen, 10 bis 40 µg/cm^2 in Pflastern). Die Anwendung sollte auf 2 Tage beschränkt werden und darf frühestens nach 14 Tagen am gleichen Applikationsort wiederholt werden (Komm. E). Nach Ansicht der Kliniker sollte die Anwendung 3- bis 4-mal täglich bei einer Anwendungsdauer von bis zu 12 Wochen erfolgen. Wegen der starken Reizwirkung ist ein Kontakt mit der Schleimhaut und den Augen zu vermeiden. Gegenanzeigen beachten!

♣ **Ephedrakraut** (Ephedrae herba DAB, ≥1% Alkaloide) besteht aus im Herbst gesammelten, jungen getrockneten Rutenzweigen von *Ephedra sinica* STAPF (Heimat Mongolei und angrenzendes chinesisches Gebiet), *E. shennungiana* TANG (Heimat östlich des Kaspischen Meeres bis Nordtibet) und gleichwertigen Ephedra-Arten. Die Ephedra-Arten (Ephedraceae, Klasse der Gnetatae, zu den Gymnospermae gehörend) sind bis 2 m hohe Rutensträucher. Hauptalkaloide sind die Alkaloide vom 2-Amino-phenylpropan-Typ L-Ephedrin und D-Pseudoephedrin (1S,2S-(+)-Ephedrin), Nebenalkaloide sind u. a. L-Norephedrin und D-Norpseudoephedrin, Abb. 30-4). L-Ephedrin kann aus dem Kraut von *E. gerardiana* WALL., einer in Pakistan in großen Mengen vorkommenden und besonders in Indien zur Ephedringewinnung kultivierten Pflanze gewonnen werden. Es wird heute auch synthetisch oder durch Kombination mikrobiologischer und synthetischer Verfahren erzeugt (Kap. 4.2.4).

♦ **Ephedrinhydrochlorid** (Ephedrini hydrochloridum PhEur, L-(−)-Ephedrin, (1R,2S-(−)-Ephedrin), ♦ **Wasserfreies Ephedrin** (Ephedrinum anhydricum PhEur), ♦ **Ephedrin-Hemihydrat** (Ephedrinum hemihydricum PhEur) oder ♦ **Racemisches Ephedrin** (Ephedrini racemici hydrochloridum PhEur) wirken durch Freisetzung von L-Noradrenalin aus den Speichern und Hemmung seiner Rückspeicherung indirekt sympathikomimetisch. In geringem Maße greift Ephedrin auch an adrenergen, bevorzugt β-adrenergen Rezeptoren an. Seine Effekte in der Peripherie sind wesentlich stärker ausgeprägt

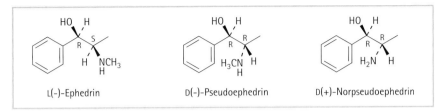

Abb. 30-4 Ephedra-Alkaloide

als die amphetaminähnliche, zentral stimulierende Wirkung. Hauptwirkungen sind Bronchospasmolyse (β_2-Wirkung) sowie in niederen Dosen Vasokonstriktion (α-Wirkung) und in hohen Dosen Vasodilatation. Der broncholytische Effekt ist unsicher. Als Nebenwirkungen können Schlafstörungen, Unruhe- und Angstzustände, Übelkeit, Miktionsbeschwerden, Blutdruckanstieg und Tachykardie auftreten.

Ephedrinsalze (ED 15 bis 30 mg Alkaloidbasen entsprechend, TMD 300 mg, bei Kindern 2 mg/kg KG) werden nur noch selten als Bestandteil von Hustensäften und Fertigarzneimitteln zur Behandlung von Atemwegserkrankungen eingesetzt. Auch als Appetitszügler zur kurzfristigen, höchstens 4 Wochen dauernden, unterstützenden Behandlung ernährungsbedingten Übergewichts wird Ephedrin benutzt. Lokal appliziert dient es als abschwellend wirksames Mittel in Nasentropfen oder Nasensprays bzw. Nasensalben.

Ephedrakraut wird, nur noch selten, als Einzelteedroge (1 bis 4 g/Tasse Wasser, bis 3-mal tgl.) oder in Form von Extrakten in Fertigarzneimitteln zur Behandlung von Atemwegserkrankungen mit leichtem Bronchospasmus eingesetzt. Die Anwendung der Droge und des Ephedrins darf wegen der Gefahr der Tachyphylaxie und der Gewöhnung nur kurzfristig erfolgen. Zahlreiche Gegenanzeigen sind zu beachten, z. B. Bluthochdruck, Thyreotoxikose, Engwinkelglaukom, Blasenentleerungsstörungen, Hirndurchblutungsstörungen. Vor unkontrollierter Anwendung der Droge, auch unter der Bezeichnung Ma-huang, Mormonen-, Bringham- oder Mexikanischer Tee, z. B. über das Internet, als Schlankheitstee gehandelt, wird gewarnt. Schwere Erkrankungen und Todesfälle traten auf.

> Die Anwendung von Ephedrakraut und Ephedra-Alkaloiden darf nur unter strenger Beachtung der Gegenanzeigen erfolgen und ist wegen der Nebenwirkungen, z. B. Krampfanfällen sowie psychischen Veränderungen und der unsicheren Wirkung, möglichst zu vermeiden. Vorsicht bei Anwendung bei Sportlern, Ephedrin gilt als Doping-Mittel!

Bisweilen werden auch **(+)-Norpseudoephedrinhydrochlorid** ((+)-Norpseudoephedrini hydrochloridum DAC) und **Phenylpropanolaminhydrochlorid** (Phenylpropanolaminum hydrochloridum PhEur, D,L-Norephedrin, PPA) ebenso

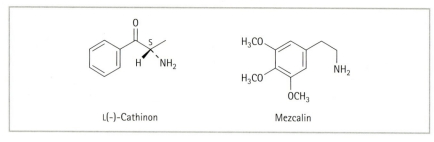

Abb. 30-5 Wirkstoffe von Khat und Peyotl

wie Ephedrin, vor allem aber als Appetitszügler verwendet. Da diese Verbindungen, wie auch Ephedrin, den Blutdruck erhöhen, können sie das Risiko des Auftretens eines Schlaganfalles durch Hirnblutung erhöhen.

Khat (Kat), eine Genuss- und Rauschdroge mit Wirksubstanzen vom 2-Aminophenylpropan-Typ, besteht aus den frischen Zweigspitzen des Khatstrauchs, *Catha edulis* (VAHL) FORSSK. ex ENDL. (Celastraceae). Khat wird wegen der amphetaminähnlichen, zentral anregenden Wirkung der Khatamine, besonders des L(-)-Cathinons (Abb. 30-5), vor allem in Äthiopien, Kenia, im Jemen und auf Madagaskar gekaut. Cathinon führt zur Freisetzung von Serotonin, L-Noradrenalin und Dopamin aus den Speichern im ZNS.

Mescal buttons, die getrockneten Scheiben der Sprosse des Peyotl, *Lophophora williamsii* (LEM. ex SALM-DYCK) J. M. COULT. (Cactaceae), werden bei religiösen Zeremonien der Eingeborenenkirche im Süden der USA und in Mexiko (Native American Church) zur Herstellung berauschender Getränke verwendet. Ihr Hauptwirkstoff, das Phenylethylaminderivat Mezcalin (Abb. 30-5), wirkt durch Angriff auf serotoninerge, adrenerge und dopaminerge postsynaptische Rezeptoren des ZNS psychotomimetisch.

30.7.2 Isochinolinalkaloide

Isochinolinalkaloide haben entweder einen Isochinolin-, einen 3,4-Dihydro- oder einen 1,2,3,4-Tetrahydro-isochinolin-Grundkörper. Auch aus ihnen hervorgegangene Verbindungen, bei denen der ankondensierte Pyridinring geöffnet oder erweitert ist, z. B. Alkaloide vom Protopin-Typ, werden ihnen zugerechnet.

Von den Isochinolinalkaloiden haben besonders die folgenden Typen pharmazeutisches Interesse (Abb. 30-6):

- Benzylisochinolin-Typ, z. B. Papaverin (Abb. 30-7),
- Protoberberin-Typ, z. B. Berberin, Coptisin und Stylopin (Abb. 30-9),
- Phthalidisochinolin-Typ, z. B. Noscapin (Abb. 30-7),

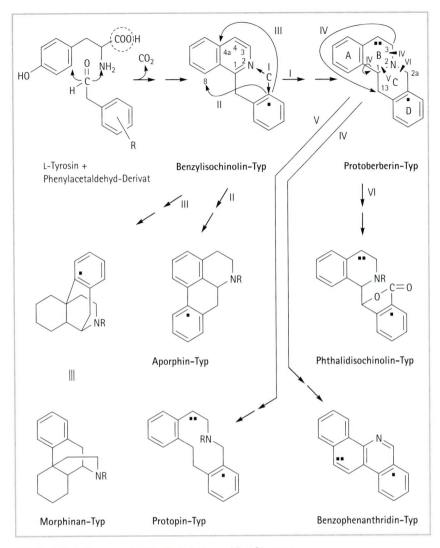

Abb. 30-6 Grundkörper von Isochinolinalkaloiden und ihre Biogenese

- Secophthalidisochinolin-Typ, z. B. Narcein (Abb. 30-7),
- Aporphin-Typ, z. B. Boldin (Abb. 30-10),
- Protopin-Typ, z. B. Protopin und Cryptopin (Abb. 30-9),
- Morphinan-Typ, z. B. Morphin, Codein und Thebain (Abb. 30-7),
- Benzophenanthridin-Typ, z. B. Chelerythrin, Chelidonin und Sanguinarin (Abb. 30-9),
- Bis-Benzylisochinolin-Typ, z. B. Tubocurarin (Abb. 30-11),
- Monoterpen-Bis-Tetrahydroisochinolin-Typ, z. B. Emetin und Cephaelin (Abb. 30-12).

Die Biogenese der Isochinolinalkaloide (Abb. 30-6) erfolgt ausgehend von L-Tyrosin und dessen Hydroxylierungsprodukten. Die nach Decarboxylierung gebildeten Hydroxy-phenylethylamine reagieren durch Mannich-Kondensation mit Carbonylverbindungen, bei den Vertretern von pharmazeutischem Interesse mit einem Phenylacetaldehyd-Derivat, das ebenfalls aus L-Tyrosin entsteht. Die so gebildeten Verbindungen vom Benzylisochinolin-Typ können durch sekundäre Veränderungen in Isochinolinalkaloide vom Protoberberin-, Aporphin- oder Morphinan-Typ übergehen. Über Protoberberinderivate können aus Benzylisochinolinalkaloiden Vertreter vom Phthalidisochinolin-, Protopin- und Benzophenanthridin-Typ entstehen. Die Benzylisochinolinalkaloide können auch durch Etherbrücken zu Bis-Benzylisochinolinalkaloiden (Abb. 30-11) zusammengeschlossen werden. Aus 2 Molekülen Dopamin, unter Erhalt beider N-Atome, und einem Monoterpen, unter Verlust eines C-Atoms, werden Alkaloide vom Monoterpen-Bis-Tetrahydroisochinolin-Typ gebildet (Abb. 30-12).

Über 1000 Isochinolinalkaloide sind bekannt. Sie sind im Pflanzenreich weit verbreitet. Die sich vom Benzylisochinolin ableitenden Verbindungen sind bei etwa 40 Familien vertreten.

Von pharmazeutischem Interesse sind die Isochinolinalkaloide der Papaveraceae mit den Gattungen Papaver (Mohn) und Chelidonium (Schöllkraut), die Fumariaceae mit der Gattung Fumaria (Erdrauch), die Berberidaceae mit der Gattung Mahonia (Mahonie), die Monimiaceae mit der Gattung Peumus, die Menispermaceae mit der Gattung Chondrodendron und die Rubiaceae mit der Gattung Cephaelis (Ipecacuanha).

♣ **Opium** (Opium crudum PhEur, ≥ 10% Morphin, ≥ 2% Codein) ist der getrocknete Milchsaft unreifer Kapseln des Schlaf-Mohns, *Papaver somniferum* L. ssp. *somniferum* (Papaveraceae). Es enthält 20 bis 25% Alkaloide, von denen bisher etwa 50 Vertreter isoliert wurden, u.a. Morphin (3 bis 23%), Noscapin (Narcotin, 2 bis 10%), Codein (0,2 bis 3,5%), Papaverin (0,5 bis 3%), Thebain (0,2 bis 1%) und Narcein (0,1 bis 0,7%, Abb. 30-7). Sie liegen als Salze der Meconsäure (Abb. 30-8), als Fumarate oder Lactate vor. Handelsopium wird durch Mischen von Opium verschiedener Chargen auf einen bestimmten Morphingehalt (10 bis 15%) eingestellt und maschinell zu blockartigen Stücken geformt. Weitere Inhaltsstoffe sind Kautschuk, Harze, Fette und Schleimstoffe. Der typische Geruch des Opiums wird durch Pyrazinderivate bestimmt. Opium darf nur zur Herstellung galenischer Zubereitungen verwendet werden. In der Industrie dient es zur Gewinnung von Morphin, Codein und Papaverin.

Schlaf-Mohn ist eine einjährige, bis 1,5 m hohe Kulturpflanze. Er wird in zahlreichen Zuchtsorten, die sich auch durch Alkaloidgehalt und Alkaloidspektrum unterscheiden, als Ölpflanze und zur Gewinnung von Opium- und

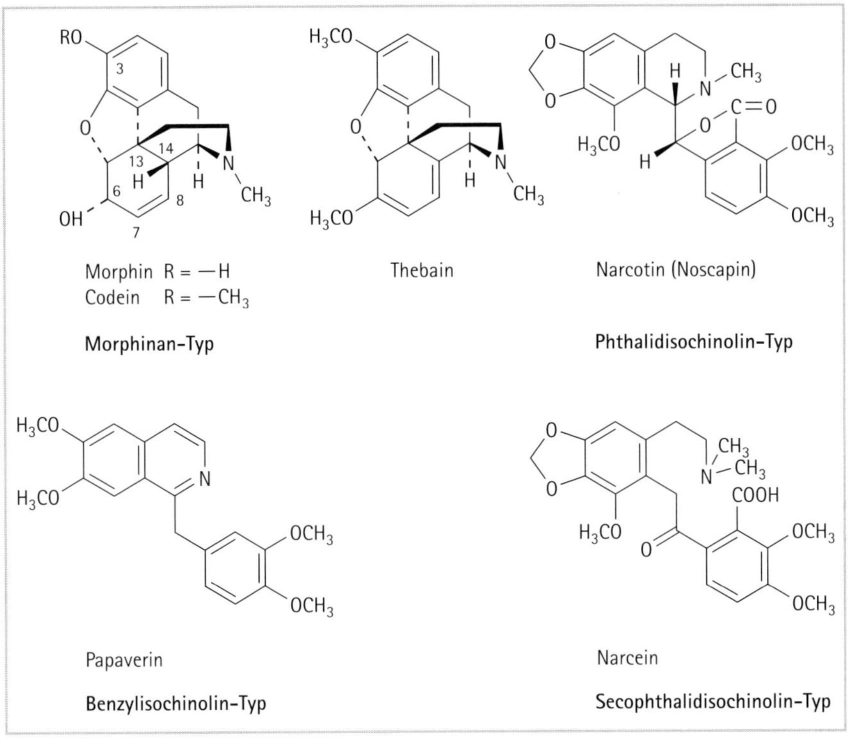

Abb. 30-7 Opium-Alkaloide

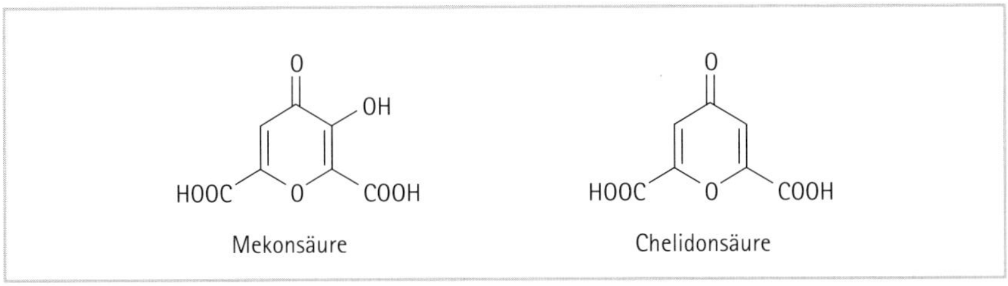

Abb. 30-8 Pyrondicarbonsäuren

Mohnalkaloiden kultiviert. Haupterzeugerländer sind Indien (70% der legalen Weltproduktion), die Türkei (15%) und die GUS (10%). Darüber hinaus erfolgt ein illegaler Anbau zum Zweck der Rauschgiftgewinnung u. a. im Goldenen Dreieck, dem Länderdreieck an den gemeinsamen Grenzen von Thailand, Birma und Laos, in Afghanistan (noch?), Pakistan und Südamerika.

Schlaf-Mohn besitzt in allen Teilen, besonders reichlich in den Kapseln, gegliederte, miteinander verbundene Milchröhren. Im Milchsaft sind zahlreiche Vesikel enthalten, in denen die Alkaloide gespeichert werden. Zur Gewinnung von Opium werden die grünen Mohnkapseln etwa 8 bis 14 Tage nach dem Abfallen der Kronblätter in den Abendstunden horizontal oder vertikal angeritzt. Der ausgetretene, erhärtete, braun verfärbte Milchsaft wird am nächsten Morgen abgekratzt und gesammelt. Die Ausbeute pro Kapsel beträgt etwa 20 bis 50 mg. Der durchschnittliche Hektarertrag liegt zwischen 3 und 7 kg Opium. Die legale Weltopiumproduktion beträgt jährlich etwa 2 000 t. Das Stroh des Schlaf-Mohns enthält 0,01 bis 0,8 % Morphin und kommt ebenfalls als Quelle für arzneilich genutzte Mohnalkaloide in Betracht. Morphin ist auch Ausgangsprodukt für die Partialsynthese von Hydromorphon und Apomorphin sowie von Codein und einigen seiner Analoga. Chemotypen des Arznei-Mohns, *P. bracteatum* LINDL., weisen im Kraut und in den Wurzeln einen hohen Gehalt an Thebain auf, das als Ausgangsprodukt für die Halbsynthese von Codein dienen kann.

♣ **Eingestelltes Opiumpulver** (Opii pulvis normatus PhEur: 9,8 bis 10,2 % Morphin, ≥ 2 % Codein, PhHelv: 9,8 bis 10,2 % Morphin und ≥ Codein 0,9 %, ED 0,025 bis 0,05 g, TMD 0,25 g), **Eingestellte Opiumtinktur** (Opii tinctura normata DAB, PhHelv, ÖAB: 0,95 bis 1,05 % Morphin, ≥ 0,2 % Codein, ED 0,2 bis 1,5 g, MTD 5 g) werden zur Ruhigstellung des Darms bei heftigem Durchfall eingesetzt, wenn andere Mittel versagen. Heute verwendet man allerdings für diesen Zweck vorwiegend das dem Morphin nachempfundene synthetische Loperamid.

> ♦ **Morphinhydrochlorid** (Morphini hydrochloridum PhEur) wird bei schweren Schmerzzuständen angewendet, die durch andere Analgetika nicht beherrscht werden können, z. B. bei Tumorschmerzen, Herzinfarkt und postoperativen Schmerzen. Es wird p. o. (ED 30 bis 60 mg), besonders in Form von Retardpräparaten, oder i. v. (ED 20 bis 30 mg) appliziert. Dabei wird auch die sedierende und euphorisierende Komponente genutzt (Hypnoanalgetikum).

Morphin wird nach peroraler Gabe rasch resorbiert, 50 bis 70 % überstehen den First-Pass. Die zentrale Wirkung des Morphins beruht vorwiegend auf der Besetzung von Opiatrezeptoren, besonders der supraspinalen μ-Opiatrezeptoren, deren endogener Ligand → β-Endorphin ist. Strukturelle Voraussetzung für diese endorphinomimetische Wirkung des Morphins ist das tertiäre N-Atom in Verbindung mit einem im Abstand von zwei C-Atomen befindlichen quartären C-Atom (C-13), an das ein aromatischer Rest gebunden ist. Zahlreiche synthetische Analgetika besitzen die gleiche analgiphore Gruppe.

Zentral ausgelöste Wirkungen des Morphins sind:

- analgetische Wirkung (bei Erwachsenen etwa ab 10 mg),
- euphorisierende Wirkung, bereits bei therapeutischer Dosierung auftretend, kann zu psychischer Abhängigkeit führen,

- sedativ-hypnotische Wirkung, in höheren Dosen narkotische, in Einzelfällen (Kinder, ältere Personen) auch erregende Wirkung,
- atemdepressive Wirkung durch Verringerung der Empfindlichkeit der Chemorezeptoren im Atemzentrum,
- antitussive Wirkung durch Angriff am Hustenzentrum in der Medulla oblongata,
- miotische Wirkung,
- antidiuretische Wirkung durch Förderung der Freisetzung von Vasopressin.

Periphere Wirkungen des Morphins sind:

- Tonussteigerung der glatten Muskulatur mit je nach Organ unterschiedlichen Symptomen (Ausnahme Gefäßmuskulatur, deren Tonus wird verringert), am Darm wird durch die Tonuserhöhung die Motilität stark herabgesetzt (zur Obstipation führend!),
- Histaminausschüttung, verbunden mit Hautrötung und Juckreiz.

Außer bei Patienten mit inoperablen Tumoren soll Morphin wegen der möglichen Suchtgefahr nicht länger als 14 d gegeben werden. Dieser Forderung wird heute allerdings widersprochen, denn auch bei langfristiger Morphinanwendung bei Schmerzen und Aufrechterhaltung eines konstanten Plasmaspiegels wurden weniger als 0,1 % der Patienten süchtig. Während der Schwangerschaft (mögliche teratogene Wirkung!), der Stillzeit (Atemdepression beim Säugling!) und bei bestehender Atemdepression ist Morphin kontraindiziert. Da es den Tonus der glatten Muskulatur erhöht, ist es zur Bekämpfung der Schmerzen bei Nieren- und Gallenkoliken nicht geeignet (!). Nebenwirkungen sind u. a. Benommenheit, Mundtrockenheit, Übelkeit, Erbrechen, Obstipation, Harnverhaltung und Atemdepression.

♦ **Hydromorphonhydrochlorid** (Hydromorphoni hydrochloridum DAB, 7,8-Dihydro-morphin-6-on), ein partialsynthetisches Morphinderivat, ist etwa 7-mal stärker analgetisch wirksam als Morphin und wird bei starken und stärksten Schmerzen eingesetzt, p. o. oder i. v. appliziert (ED 2 bzw. 4 bis 24 mg).

♦ **Oxycodonhydrochlorid** (14-Hydroxy-7,8-dihydrocodeinon) ist ebenfalls ein starkes Analgetikum, das bei peroraler Applikation besser bioverfügbar ist als Morphin. Es wird u. a. bei neuropathischen Schmerzen, diabetischer Polyneuropathie, chronischen Rücken- oder Tumorschmerzen eingesetzt (ED 10 mg, bei Gewöhnung bis 80 mg).

♦ **Naloxonhydrochlorid-Dihydrat** (Naloxoni hydrochloridum dihydricum PhEur, N-Allyl-7,8-dihydro-14-hydroxy-normorphin-6-on) ist ein Opioidrezeptorantagonist. Es antagonisiert die zentralen Wirkungen des Morphins und wird u. a. bei durch Überdosierung oder Missbrauch opioider Analgetika ausgelöster Atemdepression eingesetzt.

♦ **Apomorphinhydrochlorid** (Apomorphini hydrochloridum PhEur, 10,11-Dihydroxy-aporphin) stimuliert durch Angriff an D_2-, in geringerem Maße an D_1-Dopaminrezeptoren u. a. die Chemorezeptoren der Triggerzone des Brechzentrums und die für die Erektion verantwortliche Zone im ZNS. Es wird, s. c. appliziert (Einmaldosis 10 mg, Wirkung nach etwa 10 min), in Ausnahmefällen (zahlreiche Nebenwirkungen und Kontraindikationen) als Emetikum bei Vergiftungen genutzt. Auch zur Kupierung der Abstinenzerscheinungen bei Opiatsucht und bei Alkoholvergiftungen wird es eingesetzt. Trotz relativ häufig auftretender Nebenwirkungen (Übelkeit, Kopfschmerzen, Schwindel, Benommenheit, Hitzewallungen, Schwitzen, Ohnmacht) wird es, sublingual appliziert (2 bis 3 mg, Wirkungseintritt nach ca. 18 min, Wirkungsdauer 2 bis 3 h), zur temporären Überwindung der erektilen Dysfunktion (erektile Impotenz) verwendet. Es ist nur bei sexueller Stimulation wirksam.

♦ **Diamorphin** (Diacetylmorphin, Heroin), das die 3 bis 6fache analgetische Wirksamkeit des Morphins aufweist, darf wegen der schnellen Entwicklung einer Drogenabhängigkeit nicht therapeutisch eingesetzt werden.

♦ **Codein** (Codein-Monohydrat, Codeinum PhEur), ♦ **Codeinhydrochlorid-Dihydrat** (Codeini hydrochloridum dihydricum PhEur), ♦ **Codeinphosphat-Hemihydrat** (Codeini phosphas hemihydricus PhEur), ♦ **Codeinphosphat-Sesquihydrat** (Codeini phosphas sesquihydricus PhEur) und ♦ **Codeinhydrochlorid** (Codeini hydrochloridum PhHelv) werden in Form von Tabletten, Kapseln oder als Bestandteil von Hustensäften bei akutem und chronischem unproduktivem Reizhusten eingesetzt. Kontraindikationen beachten!

Codein wird im Körper partiell zu Morphin demethyliert. Es besitzt nur $1/6$ bis $1/12$ der analgetischen Wirksamkeit des Morphins und ein nur relativ geringes suchterzeugendes Potential. Bei ihm steht die antitussive Wirkung im Vordergrund (ED 15 bis 50 mg, TMD 0,3 g). Da es, wie Morphin, zur Atemdepression führt, darf es, ebenso wie seine halbsynthetischen Abkömmlinge nicht bei Asthma, Ateminsuffizienz, bei Säuglingen und bei Schwangeren unmittelbar vor der Geburt und während der Stillzeit angewendet werden, bei Kindern unter 6 Jahren (Atemdepression) nur in Ausnahmefällen. Wegen des möglichen teratogenen Potentials sollte man es im 1. Trimenon der Schwangerschaft nur nach strenger Indikationsstellung einsetzen. Der Zusatz zu Hustensäften wird negativ bewertet. Es verhindert das Abhusten durch Dämpfung des Hustenreizes. Codein ist auch Bestandteil von analgetisch wirksamen Kombinationspräparaten. Als Nebenwirkungen können u. a. Übelkeit, Erbrechen,

Obstipation, Atemdepression und eventuelle Gallenkoliken auftreten. Die Verkehrstüchtigkeit ist beeinträchtigt.

♦ **Ethylmorphinhydrochlorid** (Ethylmorphini hydrochloridum PhEur, ED 10 bis 30 mg), ♦ **Dihydrocodein[R,R]-tartrat** (Dihydrocodeini hydrogenotartras PhEur, 7,8-Dihydro-codein, ED 10 bis 30 mg) und ♦ **Dextromethorphanhydrobromid** (Dextromethorphani hydrobromidum PhEur, (+)-3-Methoxy-N-methylmorphinan) sind halbsynthetische Codeinderivate. Sie haben eine dem Codein vergleichbare, etwas stärkere Wirkung, aber auch ein höheres Suchtpotenzial. Das ebenfalls partialsynthetische ♦ **Hydrocodonhydrogentartrat** (Hydrocodoni tartras DAB, PhHelv, 7,8-Dihydro-codein-6-on, ED 5 bis 10 mg) hat bei verminderter atemdepressiver Wirkung einen wesentlich stärkeren antitussiven und analgetischen Effekt als Codein, aber ebenfalls ein höheres Suchtpotential. Es wird nur bei starken und schmerzhaftem Husten eingesetzt, der zu schweren bzw. lebensbedrohlichen Komplikationen führen kann.

♦ **Noscapin** (Noscapinum PhEur, Narcotin, ED 25 bis 50 mg) und ♦ **Noscapinhydrochlorid-Monohydrat** (Noscapini hydrochloridum PhEur) besitzen schwächere antitussive Wirkung als Codein. Als Antitussiva eingesetzt wirken sie nicht nur antitussiv, sondern auch schwach atemanregend und bronchodilatatorisch.

♦ **Papaverinhydrochlorid** (Papaverini hydrochloridum PhEur) wird p. o. in Form von Retardpräparaten (3-mal 150 mg/d), oder parenteral appliziert, als muskulotropes Spasmolytikum bei Spasmen des Magens, der Gallenblase, des Darmes, der Harnwege, z. B. bei Nierenkoliken, und des Uterus angewendet. Ähnlich wirkt das synthetische ♦ **Moxaverin** (1-Benzyl-3-ethyl-6,7-dimethoxyisochinolin), das besonders bei altersbedingter Mangeldurchblutung des Gehirns und der Herzkranzgefäße eingesetzt wird.

Thebain wirkt strychninartig zentral erregend und kann Krämpfe auslösen. Es wird therapeutisch nicht eingesetzt, lässt sich aber leicht zu Codein oder partialsynthetischen Derivaten, z. B. Oxycodon und Narlophon, nicht aber zu Morphin oder Heroin, verarbeiten (Schutz vor Missbrauch!).

Der Missbrauch des Opiums und seiner Alkaloide, besonders des Heroins, aber auch des Codeins oder seiner synthetischen Analoga als Rauschmittel, ist allgemein bekannt. Während eingedickte Opiumextrakte (Chandu, Tschandu) vorwiegend in Südostasien geraucht werden, ist der Missbrauch von Heroin weltweit verbreitet. Morphin wird in der Drogenszene heute selten, nur noch als Ersatzdroge, verwendet. Die Abhängigkeit von Opioiden ist nicht nur psychisch, sondern auch physisch bedingt. Entzugserscheinungen sind sehr stark und können lebensbedrohlich sein.

♣ **Schöllkraut** (Chelidonii herba PhEur, $\geq 0,6\%$ Alkaloide) besteht aus während der Blütezeit gesammelten, getrockneten oberirdischen Teilen des Großen Schöllkrauts, *Chelidonium majus* L. (Papaveraceae). Es enthält 0,1 bis 1,7% Alkaloide, die bevorzugt dem Benzophenanthridin-, Protoberberin- und Protopin-Typ angehören. Hauptalkaloid ist Coptisin, Nebenalkaloide sind u. a. Sanguinarin, Chelerythrin, Berberin, Stylopin, Protopin, Cryptopin und Chelidonin (Abb. 30-9). Die Droge wird bei krampfartigen Beschwerden im Bereich der Gallenwege und des Magen-Darm-Traktes vor allem in Form von Trockenextrakten in Fertigarzneimitteln eingesetzt (TMD 2,5 mg Gesamtalkaloiden entsprechend, keine Anwendung bei Lebererkrankungen!).

Das Große Schöllkraut ist eine Staude, die bis 60 cm hoch wird und an Wegrändern, auf Schuttplätzen sowie im Gebüsch auf stickstoffreichen Böden von Europa bis Mittelasien vorkommt und auch in Nordamerika verbreitet ist. Alle Pflanzenteile enthalten Milchsaft, in dem die Alkaloide, teilweise als Salze der Chelidonsäure (Abb. 30-8) vorliegend, in Alkaloidvesikeln gespeichert sind. Die teilweise farbigen Salze einiger Alkaloide, besonders die orangefarbenen Sanguinarinsalze, verleihen dem Milchsaft orange Färbung.

Coptisin, Chelidonin und Protopin wirken muskulotrop spasmolytisch. Die quartären Alkaloide, wie Sanguinarin, Chelerythrin und Berberin, reagieren mit nucleophilen bzw. anionischen Gruppen von Eiweißen sowie Nucleinsäuren, hemmen dadurch zahlreiche Enzyme und durch Interkalation in die DNA auch die Zellteilung. Sie sind dadurch zytostatisch, antimikrobiell und entzündungshemmend wirksam. Die zytostatische Wirkung wird möglicherweise bei der in der Volksmedizin üblichen Anwendung des frischen Milchsaftes zur Behandlung von Warzen ausgenutzt. Die quartären Alkaloide dürften nur in geringem Maße resorbiert werden, sodass die systemische Wirkung der Droge vermutlich vorwiegend durch die Alkaloide mit tertiärem N-Atom, z. B. Coptisin, Chelidonin, Protopin, Cryptopin und Allocryptopin, bestimmt wird. Als seltene Nebenwirkungen wurden Magen-Darm-Beschwerden beobachtet. In Einzelfällen soll auch ein Anstieg von Leberenzymaktivitäten und der Bilirubinkonzentration im Serum bis hin zu einer medikamentös-toxischen reversiblen Hepatitis aufgetreten sein.

♣ **Erdrauchkraut** (Fumariae herba DAB, ≥ 0,4 % Alkaloide) besteht aus den getrockneten oberirdischen Teilen des Gemeinen Erdrauchs, *Fumaria officinalis* L. (Fumariaceae). Die Droge enthält 0,3 bis 1,2 % Isochinolinalkaloide. Hauptalkaloid ist das Protopin, Nebenalkaloide sind u. a. Cryptopin und Stylopin (Abb. 30-9). Sie wird, ebenso wie Schöllkraut, bei krampfartigen Beschwerden im Bereich der Gallenblase, der Gallenwege und des Magen-Darm-Traktes (TD 6 g) verwendet, meistens in Form von Fluid- oder Trockenextrakten als Bestandteil von Fertigarzneimitteln, nur selten als Einzelteedroge (1 bis 2 g/Tasse). Erdrauch ist eine in ganz Europa verbreitete, milchsaftlose, einjährige, bis 30 cm hohe Pflanze.

♣ **Klatschmohnblüten** (Papaveris rhoeados flos PhEur) sind die getrockneten Kronblätter des Klatsch-Mohns, *Papaver rhoeas* L. Sie enthalten u. a. Anthocyanidine und Isochinolinalkaloide (ca. 0,2 %) und deren Abkömmlinge, Hauptalkaloid ist Rhoeadin. Sie werden vor allem als Schönungsdroge für Teegemische verwendet.

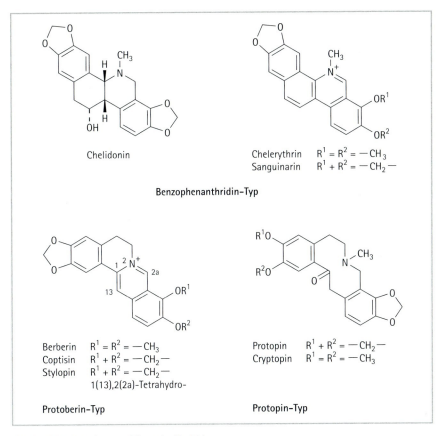

Abb. 30-9 Chelidonium- und Fumaria-Alkaloide

♣ **Mahoniarinde** (Mahoniae cortex) besteht aus der getrockneten Zweigrinde und den Zweigspitzen der Mahonie, *Mahonia aquifolium* (PURSH) NUTT. (Berberidaceae), eines an der Pazifikküste der USA beheimateten immergrünen Strauchs, der bei uns als Zierpflanze angebaut wird. Sie enthält 2 bis 4,5 % Alkaloide, besonders Magnoflorin (Abb. 30-10) und Berberin (Abb. 30-9). Sie wird in Form der Urtinktur in Salben oder Cremes bei trockenen Hautausschlägen und leichten bis mittelschweren Formen der Schuppenflechte angewendet. Die zytostatische Wirkung des Berberins ist möglicherweise an der Wirkung der Droge beteiligt.

♣ **Boldoblätter** (Boldi folium PhEur, ≥ 2 % ätherisches Öl, ≥ 0,1 % Alkaloide) stammen von *Peumus boldus* MOL. (Monimiaceae). Hauptkomponenten des ätherischen Öls sind Ascaridol (Anteil sehr unterschiedlich: 1 bis 42 %), 1,8-Cineol und *p*-Cymen. Alkaloide sind u. a. Boldin (Abb. 30-10), Isocorydin und Nor-isocorydin. Die Droge wird, meistens als Bestandteil von Fertigarz-

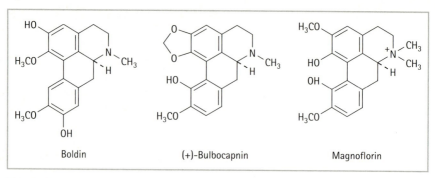

Abb. 30-10 Isochinolinalkaloide vom Aporphin-Typ

neimitteln oder Mischtees, als galletreibendes Mittel und bei Dyspepsien angewendet (TD 3 g). Wegen des Gehaltes an toxischem Ascaridol sollte auf eine Daueranwendung der Droge verzichtet werden. Der Boldobaum ist ein immergrüner, in Chile beheimateter Strauch oder kleiner Baum, der dort und in Algerien angebaut wird.

♣ **Lerchenspornknolle** (Corydalidis cavae rhizoma), vom Hohlen Lerchensporn, *Corydalis cava* L. (Papaveraceae), stammend, wird bei hyperkinetischen Zuständen und Einschlafstörungen eingesetzt. Hauptalkaloid der Droge ist (+)-Bulbocapnin (Abb. 30-10). Die gleiche Indikation hat ♣ **Eschscholzienkraut** (Eschscholziae herba) vom Kalifornischen Kappenmohn, *Eschscholzia californica* CAM. (Papaveraceae), mit den Hauptalkaloiden Allocryptopin und Protopin.

Tubocurare ist ein eingedickter, wässriger Extrakt aus Zweigen, Rinde und Wurzeln des lianenartigen Behaarten Knorpelbaumes, *Chondrodendron tomentosum* RUIZ et PAV. (Menispermaceae). Er wurde von den Eingeborenen Südamerikas im Bereich des peruanischen Teils des Amazonasbeckens als Pfeilgift für die zur Jagd benutzten Blasrohrpfeile verwendet. Wegen der häufig praktizierten Verwendung von Bambusröhren zur Aufbewahrung wird es im Gegensatz zu dem in ausgehöhlten Calebassenkürbissen aufbewahrten → Calebassencurare als Tubocurare oder Tubencurare bezeichnet. Es enthält etwa 5 bis 15% Alkaloide, hauptsächlich Bis-Benzylisochinolinalkaloide, darunter etwa 7% Tubocurarin.

◆ **Tubocurarinchlorid** (Tubocurarini chloridum PhEur, (+)-Tubocurarinchlorid) wird aus Tubocurare isoliert. Es wird, i. v. appliziert, zur Muskelerschlaffung bei Operationen (Einsparung von Narkotika und damit Erniedrigung des Narkoserisikos), in der Geburtshilfe und bei Tetanus eingesetzt. Wegen der Lähmung der Atemmuskulatur ist bei seiner Anwendung immer eine Beatmung erforderlich.

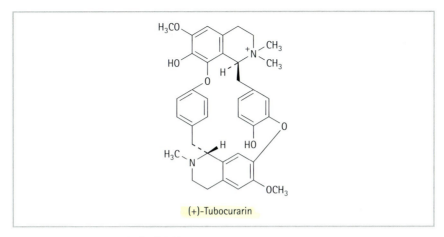

Abb. 30-11 Bis-Benzylisochinolinalkaloid

Das monotertiär-monoquartäre (+)-Tubocurarin (Abb. 30-11) verdrängt Acetylcholin von den Rezeptoren der motorischen Endplatten, ohne die Muskelzellen zu depolarisieren. Das (–)-Isomere hat nur etwa 1/60 der Wirksamkeit der (+)-Form.

Wegen seines quartären N-Atoms wird es nur in geringem Maße resorbiert. Die mit Blasrohrpfeilen erlegte Jagdbeute konnte also unbedenklich gegessen werden. Es muss i. v. appliziert werden. Durch eine Dosis von 0,3 bis 0,4 mg/kg KG wird eine völlige Lähmung der gesamten quergestreiften Muskulatur des Menschen erreicht. Wegen seiner erheblichen, durch Histaminausschüttung bedingten Nebenwirkungen (u. a. Bronchokonstriktion, Blutdruckabfall) wird es nur noch wenig verwendet.

♣ Ipecacuanhawurzel (Ipecacuanhae radix PhEur, ≥ 2,0 % Alkaloide) besteht nach der PhEur aus den getrockneten unterirdischen Organen der Matto-Grosso-Ipecacuanha, *Cephaelis ipecacuanha* (BROT.) A. RICH. (*Psychotria acuminata* BENTH.) oder der Costa-Rica-Ipecacuanha, *C. acuminata* KARST. (*Psychotria ipecacuanha* (BROT.) STOKES, Rubiaceae). Nach Ansicht einiger Botaniker allerdings stammt die Costa-Rica-Ipecacuanha ebenfalls von *C. ipecacuanha*. Die Droge enthält 2,0 bis 4,0 % Alkaloide. Hauptalkaloide sind die Monoterpen-Bis-Isochinolinalkaloide vom Emetan-Typ Emetin (40 bis 80 % Anteil an den Gesamtalkaloiden) und Cephaelin (25 bis 55 % Anteil, Abb. 30-12). Die Droge wird in Form des Pulvers, ihrer Extrakte und Sirupe in geringen Dosen als Expektorans, in hohen Dosen als Emetikum eingesetzt.

Ipecacuanha (Brechwurzel) ist ein immergrüner, kleiner, bis 40 cm hoher Strauch, verbreitet in feuchten Wäldern und an Flussufern des tropischen

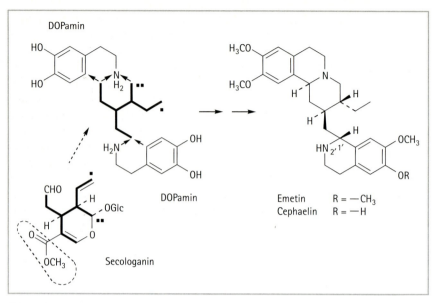

Abb. 30-12 Ipecacuanha-Alkaloide und ihre Biogenese

Brasiliens, besonders der Provinzen Mato Grosso und Minas Gerais (sog. Rio-Ipecacuanha) sowie Kolumbiens, Panamas, Costa Ricas und Nicaraguas (sog. Cartagena-, Panama- oder Nicaragua-Ipecacuanha). Die Pflanze wird in ihrer Heimat und in einigen tropischen Gebieten der Welt, z. B. in Indien und Malaysia (Johore-Ipecacuanha), auch kultiviert.

Offizinell sind:

- **Eingestelltes Ipecacuanhapulver** (Ipecacuanhae pulvis normatus PhEur, 1,9 bis 2,1 % Alkaloide),
- **Eingestellte Ipecacuanhatinktur** (Ipecacuanhae tinctura normata PhEur, 0,18 bis 0,21 % Alkaloide),
- **Eingestellter Ipecacuanhafluidextrakt** (Ipecacuanhae extractum fluidum normatum PhEur: 1,9 bis 2,1 % Alkaloide),
- **Eingestellter Ipecacuanhatrockenextrakt** (Ipecacuanhae extractum siccum normatum DAB, PhHelv: 1,9 bis 2,1 % Alkaloide),
- **Brustsirup** (Ipecacuanhae sirupus compositus PhHelv, 0,75 g Ipecacuanhae extractum fluidum/kg Sirup, mit ätherischem Bitterorangenschalenöl aromatisiert),
- **Brechsirup** (Sirupus emeticus PhHelv, 0,10 bis 0,12 % Alkaloide), **Brecherregender Sirup** (Sirupus emeticus NRF 19.1., 0,14 % Alkaloide).

Emetin und Cephaelin besitzen starke Reizwirkung auf die Magenschleimhaut und beeinflussen nach Resorption die Chemorezeptoren der Triggerzone im ZNS. Daraus resultiert bei niedrigen Dosen eine Steigerung der Bronchialsekretion, bei höheren Dosen Erbrechen. Die Drogenzubereitungen, mit Ausnahme des Sirupus emeticus, dienen in Dosierungen, die 0,5 bis 2 mg Alkaloiden entsprechen, als Expektoranzien. Als Emetikum werden für Kinder unter 3 Jahren, je nach Lebensalter, Drogenextrakte in Dosen, die 10 bis 20 mg Alkaloiden entsprechen, für Kinder über 3 Jahren und Erwachsene, je nach Lebensalter, Dosen, die 20 bis 40 mg Alkaloiden entsprechen, meistens in Form des Sirupus emeticus, eingesetzt. Zusätzlich soll reichlich Flüssigkeit gegeben werden. Das Erbrechen tritt bei den meisten Patienten nach 20 bis 30 min ein. Bleibt das Erbrechen aus, ist wegen der Kardiotoxizität der Alkaloide Magenspülung durchzuführen. Laien sollten daher diese Methode, Erbrechen auszulösen nicht praktizieren. Vergiftungen durch Überdosierung äußern sich in starkem Erbrechen (kann ausbleiben), Durchfall, Tachykardie, Herzrhythmusstörungen, Blutdruckabfall sowie Störungen der Atemtätigkeit. Die Symptome können mehrere Wochen andauern. Bei häufigem Umgang mit der Droge, z. B. beim Pulvern, können allergische Erscheinungen auftreten („Apothekerasthma"). Bei Kleinkindern wurden schwere Vergiftungen nach Aufnahme von ca. 100 mg Alkaloiden beobachtet. Die letale Dosis liegt für Erwachsene bei etwa 25 mg/kg KG Emetin.

◆ **Emetindihydrochlorid-Pentahydrat** (Emetini hydrochloridum pentahydricum PhEur), ◆ **Emetindihydrochlorid-Heptahydrat** (Emetini hydrochloridum heptahydricum PhEur) oder ◆ **Dehydroemetindihydrochlorid** (Dehydroemetini hydrochloridum, 2,3-Dehydroderivat des Emetins) verwendet man wegen der protozoiziden Wirkung des Emetins, parenteral appliziert, zur Behandlung von durch *Entamoeba histolytica* oder *Leishmania tropica* ausgelösten Erkrankungen, besonders von Amöben-Leberabszessen oder ulzerativer intestinaler Amöbiasis (TD max. 1 mg/kg KG). Wegen der großen Kardiotoxizität des Emetins wird heute für diesen Zweck meistens das weniger toxische Chloroquin benutzt.

30.7.3 Tropolonalkaloide

Tropolonalkaloide (Abb. 30-13) besitzen als Grundkörper ein Ringsystem, das aus einem Cycloheptanring besteht, an den ein Tropolonring (Cycloheptatrienolon-Ring) und ein Benzenring ankondensiert sind. Der Cycloheptanring trägt eine exozyklische Aminogruppe. Sie kann amidartig mit einer kurzkettigen aliphatischen Säure, z. B. Ameisensäure oder Essigsäure, verknüpft und methyliert, nur methyliert bzw. dimethyliert sein oder einen Benzyl- oder *p*-Hydroxybenzylrest und eine Methylgruppe tragen.

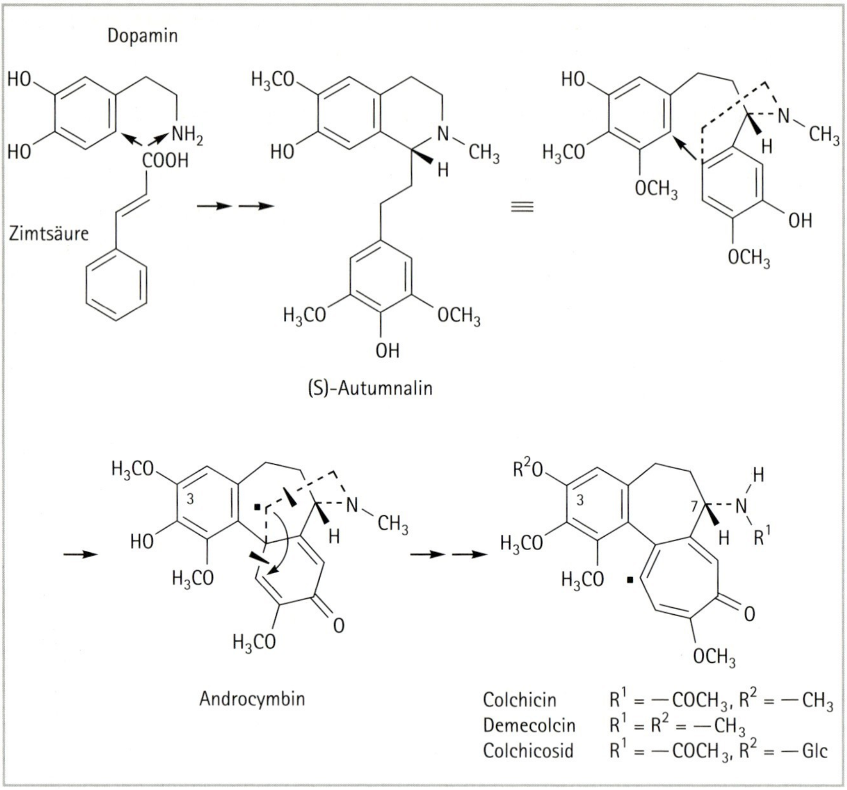

Abb. 30-13 Colchicum-Alkaloide und ihre Biogenese

N-Acylierte Tropolonalkaloide, z. B. Colchicin, reagieren nicht basisch, sind also nicht zur Salzbildung fähig. *N*-Methylderivate oder *N,N*-Dimethylderivate, z. B. Demecolcin, sind Basen. Die vorhandenen Hydroxylgruppen sind methyliert, die in Position 3 kann auch glykosidisch mit einem Glucoserest verknüpft sein. Die Tropolonalkaloide werden in saurem Milieu und unter Lichteinfluss leicht verändert. Es ist daher nicht eindeutig festzustellen, welche der etwa 40 aus den Pflanzen isolierten Tropolonalkaloide native Verbindungen sind. Mit Sicherheit sind Colchicin, *N*-Desacetyl-*N*-formylcolchicin, Colchicosid und Demecolcin bereits in den intakten Pflanzen vorhanden.

Die Biogenese (Abb. 30-13) erfolgt aus je einem Molekül Dihydroxyphenylalanin und Phenylalanin. Das letztere geht als Zimtsäure in die Biogenese ein. Zunächst entstehen 1-Phenylethyl-tetrahydroisochinolinderivate, z. B. Autumnalin. Durch einen weiteren Ringschluss werden Homopromorphinanderivate, z. B. Androcymbin, gebildet. Durch Öffnung des heterozyklischen Ringes und Einbeziehung eines seiner C-Atome in einen 6-Ring wird der

Tropolongrundkörper formiert. Das zunächst heterozyklische N-Atom ist nun Bestandteil einer Aminogruppe.

> Tropolonalkaloide wurden bisher nur bei Colchicaceae nachgewiesen. Von pharmazeutischem Interesse sind die Herbst-Zeitlose, *Colchicum autumnale* L., und das aus ihr gewonnene Colchicin. Von toxikologischer Bedeutung sind alle, teilweise auch als Zierpflanzen kultivierten Vertreter der Gattung Zeitlose, Colchicum, und der tropischen Kletterpflanzen der Gattung Ruhmeskrone, Gloriosa, besonders *Gloriosa superba* L., die zu schweren Vergiftungen mit teilweise tödlichem Ausgang geführt haben.

Die Herbstzeitlose, *Colchicum autumnale* L., eine ausdauernde, bis 40 cm hohe Knollenpflanze, kommt in Mitteleuropa besonders auf nährstoffreichen, feuchten Wiesen vor. Der Fruchtknoten der blassvioletten, im Spätherbst erscheinenden Blüten befindet sich zur Blütezeit unter der Erde. Er tritt erst zur Reifezeit der Samen im nächsten Frühjahr mit den Blättern aus der Erde hervor.

> ♣ **Herbstzeitlosensamen** (Colchici semen) und ♣ **Herbstzeitlosenblüten** (Colchici flos) enthalten, wie auch die übrigen Pflanzenteile der Herbst-Zeitlose, Tropolonalkaloide, in den Samen 0,5 bis 1,2% (Anteil an Colchicin etwa 65%, an Colchicosid 30%), in den Blüten 1,2 bis 2,0% (Anteil an Colchicin 60 bis 70%, an *N*-Desacetyl-*N*-formyl-colchicin 20%). Extrakte aus den Samen, der Presssaft der Blüten oder ♦ **Colchicin** (Colchicinum PhEur) werden zur Prophylaxe und Therapie von Gichtanfällen benutzt.
> ♦ **Demecolcin** wird bisweilen als Zytostatikum eingesetzt.

Colchicin wird aus allen Pflanzenteilen der Herbst-Zeitlose, besonders aus den Knollen (0,1 bis 0,6% Alkaloide, davon etwa 60% Colchicin, weiterhin Demecolcin und *N*-Desacetyl-*N*-formyl-colchicin) gewonnen.

Colchicin und Demecolcin werden bei peroraler Gabe gut resorbiert. Sie verbinden sich reversibel mit den α,β-Tubulindimeren, die als Bausteine der Mikrotubuli der Zellen dienen, und verhindern die Ausbildung von Mikrotubuli. Infolgedessen kommt es zu einer Hemmung intrazellulärer Transportvorgänge, der Endo- und Exozytose und der Wanderungsfähigkeit ortsbeweglicher Zellen. Daraus resultiert u. a. die Verhinderung des Chromosomentransports während der Zellteilung. Es folgt eine Blockade der Zellteilung (zytostatischer Effekt) sowie unter bestimmten Bedingungen das Auftreten von polyploiden Mutanten (mutagene Wirkung). Außerdem wird der axonale Transport in den Nervenzellen beeinträchtigt (neurotoxische Wirkung) sowie die Freisetzung von Mediatoren der Immunreaktionen, die Motilität von Leukozyten und die Phagozytose eingeschränkt (immunsuppressive, entzündungshemmende Wirkung, bei Gicht u. a. Verhinderung der Einwanderung von Granulozyten in die Entzündungsgebiete und der Phagozytose der Harnsäurekristalle).

Colchicin wirkt bei durch Granulozyten vermittelten Entzündungen 50-mal stärker entzündungshemmend als Indomethacin. Aber schon therapeutische Dosen können Übelkeit, Erbrechen und starke Durchfälle verursachen. Für einen Erwachsenen können bei peroraler Aufnahme bereits 6 bis 20 mg Colchicin (ca. 5 g Herbstzeitlosensamen) und für ein Kind 1,5 bis 2 g der Samen tödlich sein. Bei längerer Anwendung treten häufig chronische Vergiftungserscheinungen auf, die zum Teil durch ein Malabsorptionssyndrom bedingt sind (Hemmung der Regeneration der Darmzotten!), z. B. Knochenmarksschäden, Myopathien, Neuropathien, Azoospermie, Haarausfall, sowie Gefäß-, Nieren- und Leberschäden. Auf Grund der geringen therapeutischen Breite von Colchicin sind medizinale Vergiftungen nicht selten. Besonders empfindlich reagieren Patienten mit eingeschränkter Nieren- und Leberfunktion.

Bei Gichtanfällen werden 1 bis 1,5 mg Colchicin oder eine entsprechende Menge eines Drogenextrakts p. o. als Initialdosis und bis zum Auftreten der Besserung aller 2 h 0,5 bis 1 mg, maximal 8 mg/d gegeben. Die nächste Serie darf frühestens nach 3 d appliziert werden. Auch bei familiärem Mittelmeerfieber setzt man Colchicin ein (Dauerbehandlung, 0,5 bis 1,5 mg/d, laufende Kontrolle des Blutbildes sowie der Leber- und Nierenfunktion erforderlich). Bei Frauen im gebärfähigen Alter sollte keine Anwendung erfolgen (Teratogenität, auch bei Behandlung des männlichen Ehepartners möglich!). Der Einsatz der Alkaloide bei Leukämie und Hauttumoren ist heute wegen der hohen Toxizität obsolet. In der Cytodiagnostik wird Colchicin zur Chromosomenanalyse (Arretierung der Mitose in der Metaphase) und in der Pflanzenzüchtung zur Erzeugung von polyploiden Mutanten genutzt.

30.7.4 Amaryllidaceenalkaloide

> Amaryllidaceenalkaloide besitzen als Grundkörper N-Benzyl-N-β-phenylethylamin oder von ihm abgeleitete Ringsysteme (Abb. 30-14).

Die Biogenese der Amaryllidaceenalkaloide erfolgt ausgehend vom L-Tyrosin und L-Phenylalanin. L-Tyrosin geht in Tyramin über und L-Phenylalanin wird in Protocatechualdehyd umgewandelt. Die aus diesen Reaktionspartnern gebildete Schiffsche Base wird zu n-Benzyl-N-β-phenylethylaminderivaten hydriert, z. B. zu Norbelladin. Die Ausbildung weiterer Ringe erfolgt vorwiegend durch oxidative Kupplung.

Amaryllidaceenalkaloide kommen fast ausschließlich bei Amaryllidaceae vor. Bisher sind etwa 150 Vertreter bekannt. Besonders weit verbreitet sind Lycorin, Pretazettin, Galant(h)amin und Haemanthamin. Nur Galantamin ist von pharmazeutischer Bedeutung. Wegen der geringen therapeutischen Breite bisher nur von theoretischem Interesse sind einige antiviral und antineoplastisch wirkende Vertreter, z. B. Lycorin.

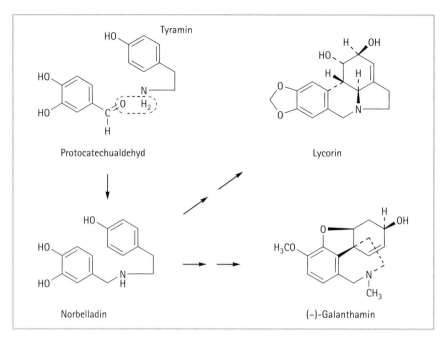

Abb. 30-14 Amaryllidaceen-Alkaloide und ihre Biognese

♦ **Galantaminhydrobromid** (Galantaminum hydrobromidum) wird aus verschiedenen Arten der Gattung Schneeglöckchen, Galanthus, gewonnen. Es wird zur symptomatischen Behandlung leichter bis mittelgradiger Demenz vom Alzheimer Typ eingesetzt (Anwendungsbeschränkungen beachten!). Auch bei vaskulärer Demenz und postoperativer Verwirrtheit wurden positive Wirkungen beobachtet.

Galantamin kommt u. a. in verschiedenen Arten der Gattung Galanthus (Schneeglöckchen) vor, z. B. im Kleinen Schneeglöckchen, *G. nivalis* L., wird aber auch in Vertretern der Gattungen Leucojum (Knotenblume), z. B. im Märzbecher, *L. vernum* L., Narcissus (Narzisse), Crinum (Hakenlilie) und Vallota (Vallote) gefunden. Besonders reich an Alkaloiden sind die Zwiebeln der Pflanzen. Galantamin wird u. a. auch aus *Leucojum aestivum* L. isoliert.

Galantamin ist ein potenzierender Ligand an Acetylcholinrezeptoren und ein reversibler Blocker der Acetylcholinesterase, d. h. es vermag die Acetylcholinrezeptoren zu sensibilisieren und die Acetylcholinkonzentration im synaptischen Spalt zu erhöhen. Dadurch wird das bei der Alzheimer'schen Demenz bestehende nikotinisch-cholinerge Defizit gemildert. Galantamin wird p. o. appliziert (einschleichende Tagesdosen von 8 bis 16 mg, gegebenenfalls bis 24 mg/d). Nebenwirkungen sind besonders in der Anfangsphase nicht selten. Galantamin kann, i. v. appliziert (0,15 bis 0,35 mg/kg KG), auch bei postoperativer Darm-, Magen- und Blasenatonie, Myasthenie, Myopathien, bei Folgeerscheinungen von Poliomyelitis sowie von Polyneuropathien und zur Decurarisierung eingesetzt werden.

30.7.5 Indolylalkylamine

> Indolylalkylamine mit Sekundärstoffcharakter sind an der Aminogruppe methylierte Derivate des Tryptamins. Sie besitzen nur toxikologisches Interesse.

Die Wirkung dieser Indolylalkylamine kommt, bedingt durch die strukturelle Ähnlichkeit mit Serotonin (Abb. 30-15), durch Angriff an serotoninergen Rezeptoren zustande. Da sie jedoch im Gegensatz zum Serotonin nicht durch Monoaminoxidasen inaktiviert werden, ist ihre Wirkung langandauernd. Allerdings passieren die relativ hydrophilen, phenolischen Vertreter, z. B. Bufotenin, die Blut-Hirn-Schranke nicht und können nur periphere Effekte ausüben. Die lipophilen, nichtphenolischen Indolylalkylamine hingegen, z. B. *N,N*-Dimethyltryptamin und *N,N*-Dimethyl-5-methoxy-tryptamin, entfalten zentrale, bevorzugt psychotomimetische Wirkungen.

Bufotenin wird für die peripheren Vergiftungserscheinungen verantwortlich gemacht, die durch einige Knollenblätterpilze, z. B. den Gelben Knollenblätterpilz, *Amanita citrina* (SCHAEFF.) PERS., ausgelöst werden. Die psychotomimetische Wirkung des Teonanacatl, einer von Blätterpilzen der Gattung Psilocybe stammenden Rauschdroge, die bereits vor 3 500 Jahren von den Azteken bei Kulthandlungen verwendet wurde und die auch heute noch in Mexiko genutzt wird, kommt durch das Psilocybin zustande (Abb. 30-15).

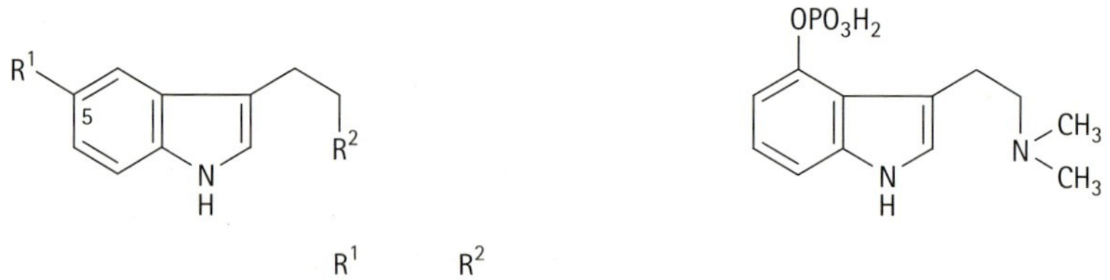

	R^1	R^2
Serotonin	—OH	—NH_2
Bufotenin	—OH	—$N(CH_3)_2$
N,N-Dimethyltryptamin	—H	—$N(CH_3)_2$
N,N-Dimethyl-5-methoxytryptamin	—OCH_3	—$N(CH_3)_2$

Abb. 30-15 Indolalkylamine

Wegen ihres hohen Gehaltes an *N,N*-Dimethyltryptamin und *N,N*-Dimethyl-5-methoxy-tryptamin dienen einige Pflanzen Südamerikas zur Herstellung berauschender Zubereitungen. Verwendet werden u. a. die gerösteten Bohnen von *Anadenanthera peregrina* (L.) SPEG. (Mimosaceae) und das Exsudat der Rinde einiger Virola-Arten (Myristicaceae). Die Zubereitungen werden wegen der raschen Resorption der Indolylalkylamine durch die Nasenschleimhäute meistens geschnupft.

Indolylalkylamine kommen auch in den Giften einiger Tieren vor. Gut untersucht sind die Hautsekrete der Lurche, z. B. der Kröten, Unken und Frösche, die neben Serotonin u. a. Bufotenin, Bufotenidin (*N,N,N*-Trimethyl-5-hydroxy-tryptamin) und Bufoviridin (O-Sulfat des Bufotenidins) enthalten.

30.7.6 Indolalkaloide

Strukturtypen und Vorkommen

> Indolalkaloide besitzen einen Indol- oder Indolin-Grundkörper (2,3-Dihydro-indol-Grundkörper). Entsprechend ihrer biogenetischen Herkunft aus L-Tryptophan tragen sie fast durchweg in Stellung 3 des Indolringsystems einen 2-Aminoethylrest, der meistens in einen oder mehrere am Indol anellierte Ringe integriert ist.

Die Indolalkaloide bilden die größte Gruppe der Alkaloide. Ihr gehören über 2 000 Vertreter an. Die pharmazeutisch und toxikologisch bedeutenden Vertreter kann man folgenden Strukturtypen zuordnen (Abb. 30-16):

- Physostigmin-Typ, z. B. Physostigmin, Eseramin, Physovenin und Geneserin (Abb. 30-17),
- β-Carbolin-Typ, z. B. Harmin, Harmalin und Harmol (Abb. 30-18),
- Ergolin-Typ, z. B. Agroclavin, Ergometrin und Ergotamin (Abb. 30-19),
- Monoterpen-Indolalkaloide (Abb. 30-20 bis 30–23).

Einige Indolalkaloide niederer Pilze sind → Mykotoxine. Die sog. Indolactame Wasserblüten bildender Cyanobakterien („Blaualgen") lösen beim Menschen Kontaktdermatitiden aus. Die Surugatoxine, die von Bakterien gebildet werden, verleihen der an der Ostküste Japans lebenden Elfenbeinmuschel, *Babylonia japonica*, Toxizität. Indolalkaloide wurden auch aus Schwämmen, Manteltieren und Mollusken isoliert. Ein historisch interessantes Indolderivat ist das 6-Brom-2-methylthio-indoxyl-3-sulfat, das die Vorstufe des Tyrrhenischen Purpurs (6,6′-Dibromindigotin) darstellt. Es wird aus den Hypobranchialdrüsen von im Mittelmeer lebenden Schnecken der Familie der Muricidae und Thaisidae gewonnen. Pflanzen mit psychotomimetisch wirksamen Indolalkaloiden, die als Rauschgifte genutzt werden, kommen u. a. vor in den

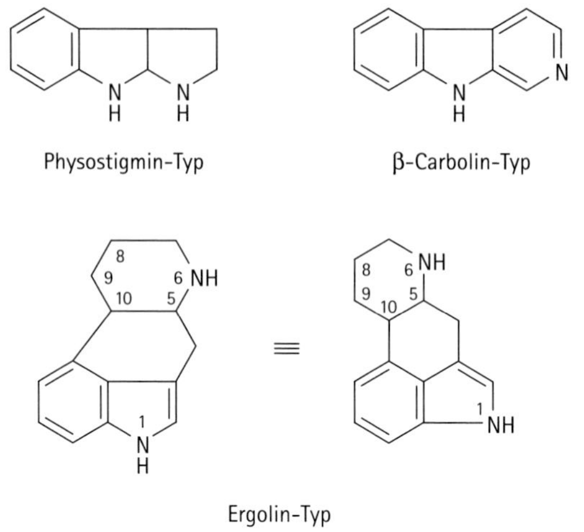

Abb. 30-16 Grundkörper einfacher Indolalkaloide

Familien Malpighiaceae (Gattungen Banisteriopsis, Diploteris), Convolvulaceae (Gattungen Argyreia, Calonyction, Ipomoea, Jaquemontia, Quamoclit, Rivea, Stictocardia) und Zygophyllaceae (Gattung Peganum).

Therapeutisch bedeutende Indolalkaloide stammen vom Mutterkorn (niederer Pilz aus der Familie der Clavicipitaceae) und aus höheren Pflanzen der Familie der Fabaceae mit der Gattung Physostigma (Calabarbohne), der Apocynaceae mit den Gattungen Rauvolfia (Schlangenholz), Pausinystalia (Yohimbebaum), Aspidosperma (Quebracho), Catharanthus (Madagaskar-Immergrün) sowie Vinca (Immergrün) und der Loganiaceae mit der Gattung Strychnos (Brechnuss).

Indolalkaloide vom Physostigmin-Typ

Indolalkaloide vom Physostigmin-Typ besitzen einen Pyrrolidino[2,3-b]indolin-Grundkörper. Von therapeutischer Bedeutung ist Physostigmin (Eserin).

Bei Indolalkaloiden vom Physostigmin-Typ handelt es sich um eine kleine Gruppe, die bei den eng verwandten Fabaceengattungen Physostigma und Dioclea vorkommen. Auch bei einigen Calycanthaceae und einem Pfeilgiftfrosch wurden sie gefunden.

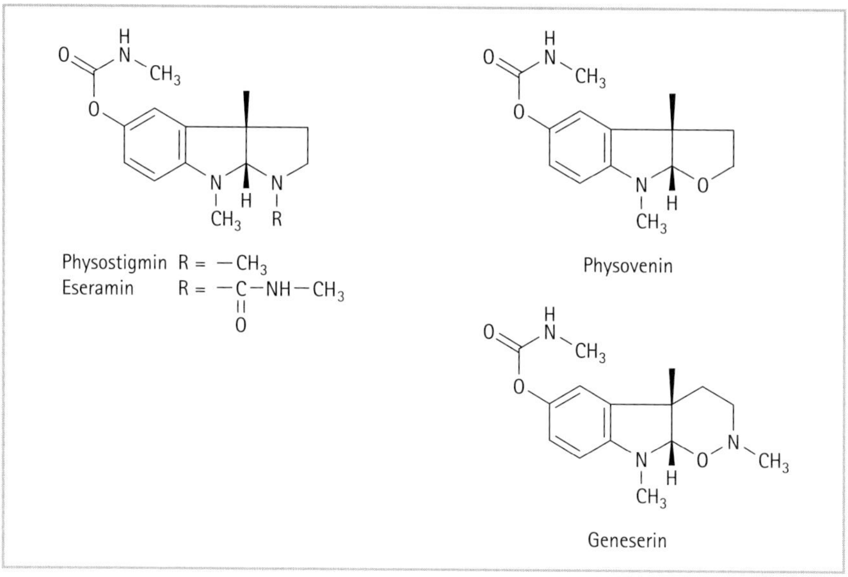

Abb. 30-17 Physostigma-Alkaloide

> **Physostigmin** (Eserin, Abb. 30-17) wird aus der Calabarbohne, *Physostigma venenosum* BALF. (Fabaceae), isoliert. ♦ **Physostigminsalicylat** (Physostigmini salicylas PhEur) und ♦ **Physostigminsulfat** (Physostigmini sulfas, Eserini sulfas PhEur) können in Augentropfen oder Augensalben als Antiglaukomatosa angewendet werden. Auch als Antidota bei Vergiftungen mit Atropin, Amphetaminen, trizyklischen Antidepressiva, Phenothiazinen, Benzodiazepinen und Antihistaminika sowie zur Unterbindung von zentralanticholinergischen Symptomen werden Physostigminsalze, i. v. oder i. m. appliziert, genutzt.

Die Calabarbohne ist eine im Küstengebiet des Golfs von Guinea beheimatete Pflanze, die im Habitus unserer Feuerbohne ähnelt. Die bohnenförmigen schwarzen Samen, die Calabarbohnen, werden meistens aus Wildbeständen gesammelt. Ihr Alkaloidgehalt beträgt 0,3 bis 0,5 % (0,1 % Physostigmin). Nebenalkaloide sind u. a. Eseramin, Physovenin und Geneserin (Abb. 30-17). Toxikologische Bedeutung erlangten die Calabarbohnen dadurch, dass sie von einigen Völkerstämmen Westafrikas als Ordalgift zur Herbeiführung von „Gottesurteilen" benutzt wurden.

Physostigmin, ein Methylcarbamidsäureester des Eserolins, wirkt durch reversible Hemmung der Acetylcholinesterase, in geringerem Maße auch durch eine Stimulation cholinerger Rezeptoren, cholinomimetisch. Am Auge führt es zu einer Dauerkontraktion des Sphincter pupillea und des Ziliarmuskels. Dadurch kommt es zur Erweiterung der Abflusswege für das Kammerwasser und damit zur Senkung des pathologisch erhöhten intraokularen Druckes. Gelangt es durch unsachgemäße Anwendung von Augentropfen in den Nasen-Rachen-Raum, kommt es zu Speichelfluss, Übelkeit, Erbrechen und Durchfällen. Die toxische Dosis der Salze liegt für den Menschen zwischen 6 und 10 mg.

Die Konzentration in Augentropfen beträgt 0,2 bis 1% (z. B. Physostigminsalicylat-Augentropfen 0,2% NRF 15.5), in Augensalben 0,5%, die Wirkungsdauer beträgt etwa 12 h. In wässriger Lösung wird Physostigmin relativ rasch hydrolysiert. Das freie Eserolin wird zu rot oder blau gefärbten Abbauprodukten, u. a. Rubreserin (o-Chinon) und Eserinblau (Dimeres) oxidiert. Wegen seiner Nebenwirkungen (Miosis, Linsentrübung) wird es heute kaum noch eingesetzt. Auch bei der früher praktizierten Anwendung bei postoperativer Darm- und Blasenatonie wird es durch synthetische Analoga wie Neostigmin, Pyridostigmin und Distigmin ersetzt.

Indolalkaloide vom β-Carbolin-Typ

> β-Carbolin-Alkaloide sind 1-Alkylderivate des Pyrido[3,4-b]indols (Abb. 30-16). Auch zahlreiche Monoterpen-Indolalkloide besitzen diesen Grundkörper. Sie haben nur toxikologisches Interesse.

Die etwa 60 Vertreter der einfachen β-Carbolin-Alkaloide sind im Pflanzenreich sporadisch verbreitet. Das früher als Harman-Droge betrachtete → Passionsblumenkraut (Passiflorae herba) enthält vermutlich keine Alkaloide.

Die 1-Methyl-β-carbolinderivate Harman, Harmin, Harmol und Harmalin (Abb. 30-18) hemmen Monoaminoxidasen vom Typ A und verdrängen außerdem Benzodiazepine von ihren Rezeptoren. Wegen ihrer in hohen Dosen auftretenden psychotomimetischen Wirkung werden einige Drogen, die diese Alkaloide enthalten, als Rauschmittel genutzt. Dazu gehört Ayahuasca, ein durch Auskochen der Rinde von *Banisteriopsis caapi* (SPRUCE ex GRISEB.) MORTON oder *B. inebrians* MORTON (Malpighiaceae) gewonnenes Getränk. Es

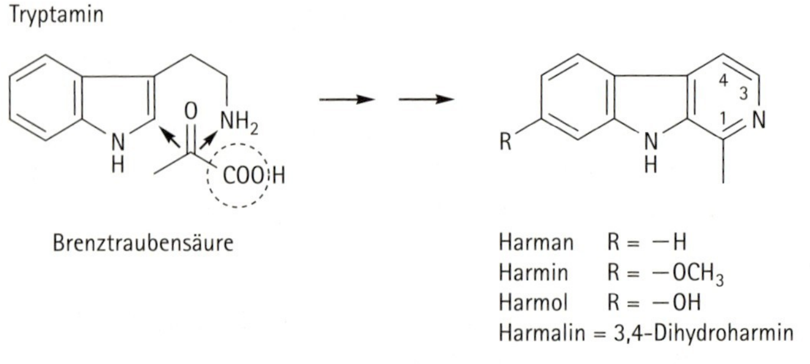

Abb. 30-18 Einfache β-Carbolinalkaloide und ihre Biogenese

wird von den südamerikanischen Eingeborenen, besonders im westlichen Amazonasgebiet, als Halluzinogen verwendet.

Indolalkaloide vom Ergolin-Typ

> Indolalkaloide vom Ergolin-Typ, die sog. Mutterkornalkaloide, besitzen einen partiell hydrierten Indolo[4,3-f,g-]chinolin-Grundkörper, der in Position 8 ein C-Atom trägt und meistens in den Positionen 9,10 (Ergol-9-ene) eine Doppelbindung aufweist. Das H-Atom in Position 5 ist β-ständig, das N-Atom in Position 6 fast immer methyliert (Abb. 30-16).

Die Alkaloide vom Ergolin-Typ kann man nach der Ausgestaltung des Substituenten am C-8 in zwei Serien einteilen (Abb. 30-19):

- Ergolen-Serie, ihre Vertreter besitzen am C-8 eine Carboxylgruppe,
- Clavin-Serie (Clavinalkoide), deren Vertreter am C-8 eine Methyl-, Hydroxymethyl- oder Aldehydgruppe besitzen, bei einigen dieser Alkaloide ist der Ring D zwischen den Atomen 6 und 7 geöffnet (6,7-Seco-Clavinalkaloide).

Die Alkaloide der Ergolen-Serie haben therapeutische und toxikologische Bedeutung, die Clavinalkaloide besitzen teilweise antibiotische, zytostatische oder dopaminerge Wirkung. Die natürlichen Vertreter werden jedoch bisher nicht therapeutisch eingesetzt. Einige halbsynthetische Vertreter der Mutterkornalkaloide, z. B. Nicergolin, könnte man als Clavinalkaloidderivate betrachten.

> Ergolinalkaloide der Ergolen-Serie (Abb. 30-19) sind Amide der D-Lysergsäure ((+)-Lysergsäure, (5R,8R)-6-Methyl-ergol-9-en-8-carbonsäure) mit Ammoniak, einem aliphatischen Amin (Einfache Lysergsäureamide) oder einem Tripeptid-, selten auch mit einem Dipeptidrest (Peptidalkaloide). Der Tripeptidrest ist sekundär unter Ausbildung eines Diketopiperazin-Ringes (Ergopeptame, gekennzeichnet durch das Suffix -am, ohne therapeutische Bedeutung) oder eines Diketopiperazin-Ringes mit anelliertem Oxazol-4-on-Ring (Ergopeptine, Suffix -in) zu einem Cycloltripeptid verändert.

Die Derivate der D-Lysergsäure stehen in saurem oder neutralem Milieu mit Derivaten der D-Isolysergsäure ((5R,8S)-6-Methyl-ergol-9-en-8-carbonsäure) im Gleichgewicht. Die Abkömmlinge der D-Isolysergsäure werden durch die Endung -inin gekennzeichnet (z. B. Ergotaminin). Sie sind pharmakologisch kaum aktiv.

Die Ergopeptine teilt man nach der unmittelbar an der D-Lysergsäure gebundenen Aminosäure ein in Vertreter der

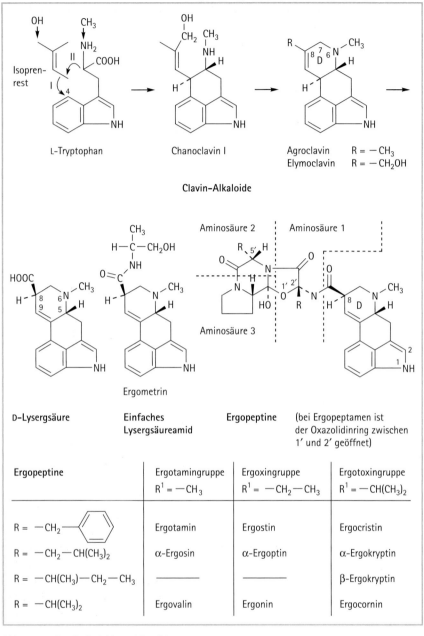

Abb. 30-19 Ergolinalkaloide und ihre Biogenese

- Ergotamin-Gruppe, erste Aminosäure ist L-Alanin, z. B. Ergotamin, Ergovalin und α-Ergosin,
- Ergotoxin-Gruppe, erste Aminosäure ist L-Valin, z. B. Ergocristin, Ergocornin, α-Ergokryptin oder β-Ergokryptin,
- Ergoxin-Gruppe, erste Aminosäure ist L-α-Aminobuttersäure, z. B. Ergonin und α-Ergoptin.

Die zweite Aminosäure kann L-Alanin, L-Phenylalanin, L-Valin, L-Leucin, L-Isoleucin oder L-α-Aminobuttersäure sein. Die dritte Aminosäure ist immer D-Prolin (Abb. 30-19).

Die Biogenese des Grundkörpers der Indolalkaloide vom Ergolin-Typ erfolgt aus aktiviertem Isopren und L-Tryptophan (Abb. 30-19). Der Aufbau des Cycloltripeptids der Ergopeptine erfolgt wahrscheinlich an einem Multienzymkomplex.

Die Ergolinalkaloide werden vom Mutterkornpilz, der auf Gräsern, besonders auf dem Roggen parasitiert, oder von einigen anderen parasitisch oder saprophytisch lebenden niederen Pilzen und von einer Reihe von Convolvulaceae gebildet, z. B. von Vertretern der Gattungen Argyreia, Ipomoea, Quamoclit und Rivea.

> Die Mutterkornalkaloide können aus den Dauerformen, den so genannten Sklerotien, des Mutterkornpilzes, *Claviceps purpurea* (FRIES) TUL. (Clavicipitaceae/Ascomycetes), oder mit Hilfe von Tank-Kulturen dieses Pilzes gewonnen werden.

Die generative Vermehrung des Mutterkornpilzes erfolgt durch Ascosporen. Sie gelangen durch den Wind auf die Fruchtknoten von Gräsern, keimen dort zu Hyphen (Pilzfäden) aus, die den Fruchtknoten völlig durchwachsen. Etwa am 10. Tag nach der Infektion beginnt am oberen Ende des Hyphengeflechts der stark zuckerhaltige Siebröhrensaft der Wirtspflanze auszutreten (Honigtau), in den von den Hyphen sehr viele Konidien (vegetative Vermehrungseinheiten) abgeschnürt werden. Durch Herablaufen des Honigtaus, Verspritzen durch den Wind und Verbreitung durch Insekten werden weitere Wirtspflanzen infiziert. Später entwickelt sich aus dem zunächst wattigen Hyphengeflecht ein durch die Spelzen des Roggens geformtes, spindelförmiges, hartes, aus fest verflochtenen Hyphen bestehendes, braun- bis schwarzviolettes Sklerotium, das bis 3 cm lang werden kann. Es fällt zu Boden und überwintert dort. Im nächsten Frühjahr wachsen aus ihm 6 bis 15 gestielte, kugelige, 1 bis 3 cm lange, rosafarbene Fruchtkörper (Stromata) heraus, die krugförmige Vertiefungen, sog. Perithecien, aufweisen, in denen eine Vielzahl von Sporenschläuchen (Asci) vereinigt ist, die je 8 Ascosporen enthalten.

Die Mutterkornsklerotien enthalten bis 1,0 % Alkaloide. Welches Alkaloid vorherrscht, ist hauptsächlich vom Chemotyp des Pilzes abhängig. In der Regel dominieren die Ergopeptine, besonders Ergotamin. Clavinalkaloide sind nur in geringen Mengen enthalten. Begleitstoffe sind zahlreiche Amine und die toxischen, gelb gefärbten Ergochrome, C-C-verknüpfte Dimere von Xanthonderivaten, z. B. Secalonsäure A.

Bei der Kultivierung durch künstliche Infektion des Roggens mit in saprophytischer Kultur gewonnenen Konidien von Hochleistungsstämmen mit günstigem Alkaloidspektrum können Ausbeuten von etwa 400 kg Sklerotien/ha bei einem Alkaloidgehalt von etwa 1% geerntet werden.

Heute gewinnt man die Mutterkornalkaloide jedoch vorwiegend industriell mit Hilfe von Submerskulturen, d. h. mit in einer synthetischen Nährlösung untergetaucht wachsenden Pilzhyphen. Spezielle Hochleistungsstämme von *Claviceps purpurea* können dabei bis 4 g Lysergsäurederivate/l Kulturflüssigkeit bilden. Ausgewählte Stämme von *Claviceps paspali* (auf Paspalum-Arten schmarotzend) produzieren in Submerskultur Paspalsäure (6-Methyl-ergol-9-en-8-carbonsäure), die als Ausgangsprodukt für die Partialsynthese einfacher Lysergsäurealkaloide dient.

Als Droge wird Mutterkorn (Secale cornutum) wegen der Schwierigkeit der Standardisierung und der unterschiedlichen Wirkungsspektren der Alkaloide heute nicht mehr eingesetzt.

> Von therapeutischer Bedeutung sind das einfache Lysergsäureamid Ergometrin (Ergonovin, Ergobasin) sowie seine halbsynthetischen Derivate Methylergometrin und Methysergid, das Ergopeptinalkaloid Ergotamin und die halbsynthetischen Dihydroergopeptinalkaloide Dihydroergotamin, Dihydroergocristin, Dihydroergocryptin, Dihydroergotoxin (ein Gemisch von Dihydroergocornin, Dihydroergocristin sowie α- und β-Dihydroergocryptin) und Bromocriptin. Daneben werden weitere halbsynthetische Ergolinderivate eingesetzt, bei denen die Carboxylgruppe am C-8 durch einen substituierten Hydroxymethyl-, Amino- oder Sulfhydrylrest ersetzt ist, z. B. Nicergolin, Lisurid, Metergolin und Pergolid.

Eingesetzte Ergopeptinalkaloide und ihre Derivate sind

- ♦ **Ergometrinhydrogenmaleat** (Ergometrini maleas PhEur) und ♦ **Methylergometrinhydrogenmaleat** (Methylergometrini maleas, *N*-(1-Hydroxymethylpropyl)-D-lysergsäureamid),
- ♦ **Methysergidhydrogenmaleat** (Methysergidi maleas PhHelv, 6-*N*-Methylderivat des Methylergometrins),
- ♦ **Ergotamintartrat** (Ergotamini tartras PhEur), ♦ **Dihydroergotamintartrat** (Dihydroergotamini tartras PhEur), ♦ **Dihydroergotaminmesilat** (Dihydroergotamini mesilas PhEur, Dihydroergotaminmethansulfonat),
- ♦ **Dihydroergocristinmesilat** (Dihydrocristini mesilas PhEur),
- ♦ **alpha-Dihydroergocryptinmesylat** (Dihydroergocryptini mesilas),

- ♦ **Dihydroergotoxinmesilat** (Codergocrinmesilat, Codergocrini mesilas, Gemisch von Dihydroergocornin-, Dihydroergocristin-, Dihydro-α-ergocryptin- und Dihydro-β-ergocryptinmethansulfonat, 3:3:2:1),
- ♦ **Bromocriptinmesilat** (Bromocriptini mesilas PhEur, 2-Brom-α-ergocryptinmethansulfonat).

> Lysergsäurederivate werden auf Grund gemeinsamer Strukturmerkmale des Ergolinanteils mit Noradrenalin, Serotonin und Dopamin mit unterschiedlicher Affinität an $α_1$-adrenerge, $α_2$-adrenerge, 5-HT_1-serotoninerge, 5-HT_2-serotoninerge, D_1- und D_2-dopaminerge Rezeptoren gebunden. Je nach ihrer Struktur, dem betroffenen Organ und dessen Funktionszustand wirken sie partiell agonistisch oder antagonistisch.

Die Peptidalkaloide besitzen große Affinität zu α-adrenergen Rezeptoren und wirken dort als partielle Agonisten, können aber unter bestimmten Bedingungen auch α-sympathikolytische Effekte ausüben. Sie sind serotoninerge Antagonisten und teilweise dopaminerge Agonisten. Durch die Wirkung auf die D_2-Rezeptoren der Hypophyse beeinflussen sie die Sekretion einer Reihe von Hypophysenhormonen. Die Ausschüttung von Prolactin wird gehemmt. Die pathologisch erhöhte Ausschüttung von Thyreotropin und Corticotropin wird normalisiert. Die Somatotropinbildung sezernierender Hypophysentumore wird unterdrückt. Am graviden Uterus wirken sie, möglicherweise durch Angriff an uterinen α-adrenergen Rezeptoren, uterotonisch.

Durch Modifikation der natürlichen Ergopeptine lassen sich einzelne Effekte verstärken oder abschwächen. Hydrierung der Doppelbindung im Ring D (Dihydroergopeptine) führt zu fast völligem Verschwinden der wehenanregenden und zu Verstärkung der α-sympathikolytischen Wirkung. Die tonisierende Wirkung auf periphere Blutgefäße, besonders Venen, bleibt erhalten. Methylierung am N-1 verbessert die Fähigkeit zur Blockade serotoninerger Rezeptoren (Methysergid, Nicergolin = 10-Methoxy-1,6-dimethyl-8β-ergolinylmethyl-5-bromnicotinat). Bromierung am C-2 steigert die dopaminerge Aktivität am D_2-Rezeptor und damit auch die Wirkung auf die Hypophyse (Bromocriptin). Lisurid (1,1-Diethyl-3-(9,10-didehydro-6-methyl-8α-ergolinyl)harnstoff), Metergolin (Benzyl-1,6-dimethylergolin-8β-ylmethylcarbamat), Pergolid (8β-(Methylthiomethyl)-6-propylergolin) und Cabergolin (1[(6-Allyl-8β-ergolinyl)carbonyl]-1-[3-(dimethylamino)propyl]-3-ethylharnstoff) haben ähnliche Wirkungen wie Bromocriptin. Lysergid wirkt aber auch als Antagonist an serotoninergen 5-HT_2-Rezeptoren. Die Wirkungen und demzufolge auch die Anwendungsgebiete der einzelnen Vertreter überschneiden sich.

In Folge dieser Eigenschaften führen Ergolinalkaloide hauptsächlich zu:

- Kontraktionen der Muskulatur des graviden Uterus, vor allem ausgelöst durch Ergometrin, in geringerem Maße durch die Peptidalkaloide,

- langandauernder Vasokonstriktion besonders der peripheren Arterien, vor allem bedingt durch α-adrenerge Effekte, ausgelöst durch native Peptidalkaloide, nur in geringem Maße durch einfache Lysergsäurederivate,
- Venokonstriktion besonders der Kapazitätsgefäße der Beine, bedingt durch serotoninerge und vermutlich auch α-sympathikomimetische Effekte der Dihydroergopeptine,
- Vasodilatation, durch Dihydroergopeptine, besonders Dihydroergotoxin, bedingt durch Blockade α-adrenerger Rezeptoren,
- Dämpfung von Rigor, Tremor und Akinesie beim Parkinson-Syndrom durch dopaminerge Effekte an D_2-Rezeptoren im ZNS, besonders Bromocriptin und andere dopaminerg wirkende Partialsynthetika,
- Hemmung von Nidation und Lactation durch D_2-vermittelte Inhibition der basalen und RH-ausgelösten Prolactinsekretion, besonders durch Bromocriptin, Lisurid und Pergolid.

> Ergolinalkaloide und ihre Analoga werden vorwiegend angewendet als Uterotonika (Ergometrin, Methylergometrin), als Venotonika (Dihydroergotamin), als Migränemittel (Ergotamin, Dihydroergotamin, Lisurid oder Methysergid), zur Milderung der Symptome bei Parkinson-Syndrom (Lisurid, Bromocriptin, Pergolid, Cabergolin und alpha-Dihydroergocryptin) und als Antigalactogoga (Bromocriptin, Methergolin und Lisurid). Während der Schwangerschaft und Stillperiode sollte keine Anwendung von Ergopeptinen erfolgen, der Einsatz der Dihydroergopeptine und der Analoga ist bedingt möglich.

Ergometrin und **Methylergometrin** dienen als Uterotonika zur Auslösung von Kontraktionen der Muskulatur des graviden Uterus, mit dem Ziel der Verkürzung der Nachgeburtsperiode, bei Uterusblutungen nach Plazentaablösung, Kaiserschnitt, Kürettage und Fehlgeburten sowie bei Wochenbettblutungen, nur noch selten auch, wegen schwerer Kontrollierbarkeit der Wirkung und der Möglichkeit von Wehenkrämpfen, zur Geburtseröffnung und zur Überwindung von Wehenschwäche.

Ergotamin und **Dihydroergotamin** dienen, vorwiegend unter Nutzung der Erhöhung des Tonus der Blutgefäße durch die durch α-adrenerge Rezeptoren vermittelte vasokonstriktorische Wirkung, oft bei gleichzeitiger Gabe von Antiemetika, zur Anfallskupierung bei Migräne sowie zur Behandlung von vaskulärem Kopfschmerz und so genanntem Histamin-Kopfschmerz (Horton-Syndrom) sowie von hypotonem Symptomkomplex.

Dihydroergotamin wird vorwiegend unter Nutzung der venotonischen Wirkung zur Prophylaxe bei postoperativer Thrombose der Beinvenen und bei Beschwerden bei primärer Varikose verwendet.

Lisurid, Dihydroergotamin oder **Methysergid** werden unter Nutzung der Hemmung der serotoninergen Transmission zur Vorbeugung und Behandlung von Migräne und anderen vaskulär bedingten Kopfschmerzen eingesetzt.

Dihydroergotoxin, andere **Dihydroergopeptine** und **Nicergolin,** werden vorwiegend unter Nutzung der Erweiterung peripherer Blutgefäße durch den α-sympathikolytischen Effekt bei peripheren und cerebralen Durchblutungsstörungen benutzt, z. B. bei Bluthochdruck und bei Hirnleistungsstörungen im Alter. Günstig beeinflusst werden auch kognitive und emotionale Symptome, z. B. verringerte geistige Präsenz und emotionale Labilität.

Lisurid, Bromocriptin, Pergolid, Cabergolin und **alpha-Dihydroergocryptin** lindern unter Nutzung des dopaminergen Effekts, in späteren Stadien kombiniert mit Levodopa, die Symptome des Parkinson-Syndroms.

Bromocriptin, Methergolin, Lisurid und **Cabergolid** werden unter Nutzung des dopaminergen Effekts angewendet bei Zuständen, bei denen eine Senkung des Prolactinspiegels angezeigt ist, z. B. zum Abstillen aus medizinischen Gründen, bei Milchstau nach der Geburt, zur Hemmung der Laktation nach Abort, bei Mastitis in der Stillperiode, beim Amenorrhoe-Galactorrhoe-Syndrom und bei Akromegalie bei Hypophysentumoren.

Die Tagesdosen liegen je nach Wirkstoff zwischen 0,05 mg (Lisurid) und 30 mg (Bromocriptin). Für einige Stoffe gelten Maximalwochendosen. Bei Überdosierung, Überempfindlichkeit oder gestörter Elimination, z. B. bei Leberschäden, Niereninsuffizienz oder schweren Infektionskrankheiten, können bei therapeutischer Anwendung von Mutterkornalkaloiden akute oder chronische Vergiftungen auftreten. Besonders gefährdet sind Migränepatienten, die über längere Zeit Mutterkornalkaloide einnehmen. Bereits bei wöchentlicher Zufuhr von 7 bis 10 mg Ergotamin wurden Nebenwirkungen beobachtet, u. a. Übelkeit, Erbrechen, Durchfall, Schmerzen im Abdominalbereich, Muskelschmerzen, Parästhesien, Angstgefühl, Halluzinationen und Temperaturanstieg. Folgen chronischer Vergiftung können Thrombosen und Gangrän von Fingern und Zehen sein. Die Gefahr des Auftretens von Hirn- und Herzinfarkten steigt. Bei Schwangeren kann eine Fehlgeburt ausgelöst werden.

Die Verwendung von Mehl aus mit Mutterkornsklerotien verunreinigtem Getreide war vom Altertum bis in das vorige Jahrhundert häufig Ursache tödlicher Massenvergiftungen. Bereits bei Aufnahme von täglich 10 Sklerotien kann es zu chronischen Vergiftungen kommen. Durch die intensive Saatgutreinigung und den Einsatz von Fungiziden im Getreideanbau ist das Auftreten des Mutterkornpilzes zurückgegangen. Dennoch wiesen von 400 in Deutschland entnommenen Roggenproben 55% einen Mutterkornbesatz auf. Der Mutterkorngehalt lag zwischen 0,001 bis 10%. Getreide mit einem Gehalt von über 0,05% Mutterkorn ist für die menschliche Ernährung nicht zugelassen. Der größte Teil des Mutterkorns wird durch die Getreidereinigung vor dem Mahlprozess entfernt. Beim Backen werden etwa 50% der D-Lysergsäurederivate zerstört. Daher ist heute die Wahrscheinlichkeit einer akuten oder chronischen Mutterkornvergiftung gering. Gefahren bestehen lediglich beim Genuss von unkontrolliertem Biogetreide, das keinen Backprozess durchlaufen hat (Müsli!).

Samen der Prunkwinde, *Ipomoea violacea* L., werden in Mexiko von einigen Stämmen der Ureinwohner unter der Bezeichnung Badoh negro oder Tlitliltzin und die von *Rivea corymbosa* (L.) HALLIER fil. unter dem Namen Oluliuqui oder Piule als Halluzinogene genutzt. In den USA werden die Samen von als Zierpflanzen kultivierten Sorten der Prunkwinde und des Silberkrautes, *Argyreia nervosa* (BURM. fil.) BOJ., als Rauschmittel missbraucht. Hauptwirkstoff dieser Rauschdrogen ist Ergin (Lysergsäureamid).

Auch das semisynthetische D-Lysergsäurediethylamid (LSD, Lysergid) wird als Halluzinogen verwendet. Seine Wirkung beruht auf einem serotonin-agonistischen Mechanismus (Angriff an 5-HT_2-Rezeptoren und 5-HT_{1A}-Autorezeptoren) und führt zu einer Bewusstseinserweiterung, wobei die Kontrolle über die Reizverarbeitung verloren gehen kann. Halluzinationen betreffen vorwiegend den Gesichtssinn. LSD wird bisweilen von Psychotherapeuten zur Erleichterung der Psychoanalyse genutzt.

Monoterpen-Indolalkaloide

Monoterpen-Indolalkaloide (monoterpenoide Indolalkaloide, iridoide Indolalkaloide) sind aus Tryptamin und einem iridoiden Monoterpen aufgebaut.

Wesentliche Typen (Abb. 30-20) sind:

- Ajmalicin-Typ (Hetero-Yohimban-Typ), z. B. Raubasin (Abb. 30-21),
- Ajmalin-Typ (Ajmalan-Typ), z. B. Ajmalin (Abb. 30-21),
- Yohimbin-Typ (Yohimban-Typ), z. B. Reserpin, Rescinnamin, Deserpidin und Yohimbin (Abb. 30-21),
- Aspidosperma-Typ (Plumeran-Typ), z. B. Aspidospermin (Abb. 30-21), Vindolin und das Monomer II des Vinblastins oder Vincristins (Abb. 30-22),
- Eburnamin-Typ (Eburnan-Typ), z. B. Vincamin (Abb. 30-22),
- Iboga-Typ (Ibogan-Typ), z. B. seco-Form des Monomer I des Vinblastins oder Vincristins (Abb. 30-22),
- Strychnin-Typ (Strychnan-Typ), monomere Vertreter z. B. Strychnin, und Brucin, dimere Vertreter z. B. C-Curarin I, C-Toxiferin I und C-Dihydrotoxiferin I (Abb. 30-23).

Die Biogenese (Abb. 30-20) erfolgt aus Tryptophan und dem Seco-Iridoid Secologanin. Es werden zunächst Indolalkaloide vom Corynanthein-Typ gebildet, aus denen durch weitere Ringschlüsse, bisweilen auch Ringöffnungen, die Verbindungen der übrigen genannten Typen entstehen. 2 Monoterpen-Indolalkaloide können zu Bis-Monoterpen-Indolalkaloiden verknüpft werden.

Monoterpen-Indolalkaloide treten besonders in der Ordnung der Gentianales bei Vertretern der Familien der Apocynaceae, Loganiaceae und Rubiaceae auf.

Von pharmazeutischem Interesse sind Monoterpen-Indolalkaloide der Apocynaceae Rauwolfia (Schlangenholz), Aspidosperma (Quebracho), Catharanthus (Madagaskar-Immergrün) sowie Vinca (Immergrün) und der Loganiaceae Strychnos (Brechnuss).

♣ **Rauwolfiawurzel** (Rauwolfiae radix DAB: ≥ 1% Alkaloide) besteht aus der getrockneten Wurzel des Schlangenholzes, *Rauvolfia serpentina* (L.) BENTH. ex KURZ (Apocynaceae). Die Droge enthält 1 bis 3% Alkaloide. Die über 50 bekannten, meistens in mehreren stereoisomeren Formen vorkommenden Alkaloide gehören hauptsächlich dem Yohimbin-, Ajmalicin- und Ajmalin-Typ an. An der Wirkung der Droge beteiligt sind u. a. Reserpin, Rescinnamin, Deserpidin, Raubasin (Ajmalicin) und Ajmalin (Abb. 30-21). Drogenextrakte setzt man, heute nur noch selten, bei leichter essentieller Hypertonie, besonders bei erhöhtem Sympathikotonus, verbunden mit Angst- und Spannungszuständen und psychomotorischer Unruhe ein. Gegenanzeigen sind u. a. Depressionen, Ulcus-Erkrankungen, Schwangerschaft und Laktation.

Schlangenholz ist ein bis 1 m hoher Strauch, der in Vorder- und Hinterindien sowie auf Sri Lanka, Borneo, Java und Sumatra heimisch ist. Hauptlieferanten der Droge sind Indien, Pakistan, Birma, Thailand und Java. Die Droge stammt vorwiegend aus Wildvorkommen. Zur Gewinnung der Rauwolfia-Alkaloide können auch andere Rauwolfia-Arten herangezogen werden. Als Quelle für Yohimbin dient die Rinde des in Westafrika heimischen Yohimbebaumes, *Pausinystalia yohimbe* (K. SCHUM.) PIERRE ex BEILLE (Rubiaceae). Die Yohimberinde wird ebenso wie Yohimbin als Sexualtonikum eingesetzt.

Reserpin, Deserpidin und Rescinnamin hemmen die Mg^{2+}-abhängige ATPase der präsynaptischen Nervenendigungen, die für den Transport von H^+-Ionen in die Speichervesikel verantwortlich ist. Dadurch wird die Protonierung der basischen Neurotransmitter Noradrenalin, Dopamin sowie Serotonin und damit ihre Rückhaltung in den Vesikeln unmöglich. Es kommt zu einer Entleerung der synaptischen Vesikel der Nervenendigungen von Noradrenalin in der Peripherie und von Noradrenalin, Dopamin und Serotonin im ZNS. Die freigesetzten Neurotransmitter werden durch Monoaminoxidasen abgebaut. Auch der Gehalt an γ-Aminobuttersäure im ZNS wird verringert. Folge ist eine langanhaltende „chemische Denervierung" des Sympathikus. Für die neuroleptische Wirkung der genannten Alkaloide sind wahrscheinlich die im ZNS freigesetzten Amine verantwortlich. Die antihypertonische Wirkung kommt vermutlich durch die verminderte Aktivierung vegetativer Zentren durch die Sympathikusblockade und in geringerem Maße auch durch periphere Gefäßerweiterung durch Beeinträchtigung der Funktionstüchtigkeit sympathischer Nervenendigungen zustande.

Von den Rauwolfiaalkaloiden werden therapeutisch benutzt Reserpin als Bestandteil von Antihypertonika, Ajmalin sowie seine partialsynthetischen Derivate Detajmiumbitartrat bzw. Prajmaliumbitartrat als Antiarrhythmika

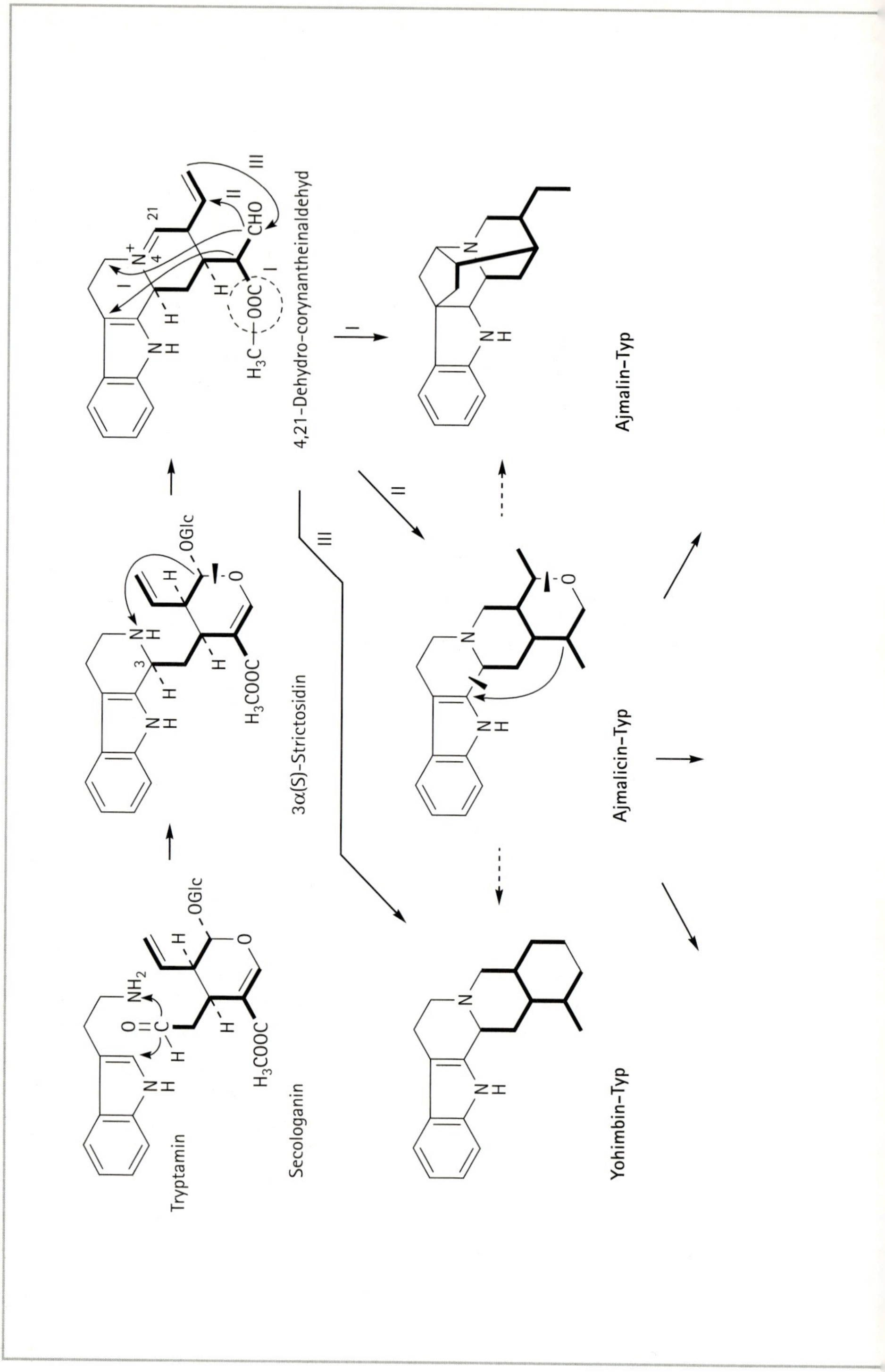

Tryptamin

Secologanin

3α(S)-Strictosidin

4,21-Dehydro-corynantheinaldehyd

Ajmalin-Typ

Ajmalicin-Typ

Yohimbin-Typ

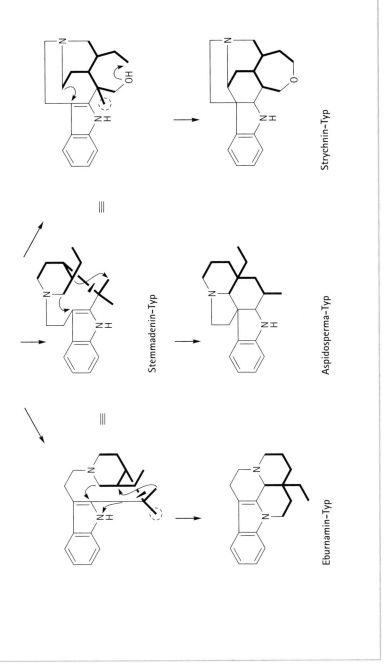

Abb. 30-20 Grundkörper von Monoterpen-Indolalkaloiden und ihre Biogenese

und Yohimbin als Sexualtonikum. Extrakte aus der Droge werden heute meistens nur noch in homöopathischen, antihypertonisch wirkenden Arzneimitteln verwendet.

◆ **Reserpin** (Reserpinum PhEur) wird bei leichter und mittelschwerer arterieller Hypertonie eingesetzt (0,25 bis 1 mg/d). Wegen der zahlreichen Nebenwirkungen, z. B. depressive Verstimmung mit Suizidgefahr, Bradykardie, orthostatische Regulationsstörungen, Nasenverstopfung, Magen-Darm-Geschwüre sowie Libido- und Potenzstörungen, wird es nur noch niedrig dosiert (0,05 bis 0,1 mg/d) verwendet, kombiniert mit Saluretika (z. B. Hydrochlorthiazid, Mefrusid, Clopamid, Chlorthalidon, Xipamid oder Butizid) bzw. mit synthetischen Vasodilatatoren (z. B. Dihydralazin). Seine früher praktizierte Anwendung als Neuroleptikum in der Psychiatrie ist heute wegen der Nebenwirkungen verlassen worden.

◆ **Ajmalin** (Ajmalinum ÖAB, Ajmalinum monohydricum ÖAB) sowie die partialsynthetischen Ajmalinderivate ◆ **Detajmiumbitartrat** und ◆ **Prajmaliumbitartrat** mit quartärem N-Atom (mit 3-Dimethylamino-2-hydroxypropyl- bzw. Propylrest am N-4) gehören zu den Antifibrillanzien der Klasse IA. Sie bewirken als Blocker der Na^+-Kanäle eine Herabsetzung der Erregbarkeit des Myokards und des Reizleitungssystems des Herzens und dienen als Antiarrhythmika bei symptomatischen und tachykarden supraventrikulären Herzrhythmusstörungen (Ajmalin 50 mg, i. v., oder 0,5 bis 1 mg/kg KG pro h per infusionem, Detajmiumbitartrat 75 bis 100 mg/d, p. o. und Prajmaliumbitartrat 30 bis 80 mg/d, p. o.).

◆ **Yohimbinhydrochlorid** (Yohimbini hydrochloridum DAC, ÖAB) ist ein α_2-Adrenozeptor-Antagonist. Durch Blockade präsynaptischer α_2-Rezeptoren führt es zu einer verstärkten Noradrenalin-Freisetzung. Blutdruck und Herzfrequenz werden erhöht. Durch Förderung der Abgabe von Vasopressin aus der Neurohypophyse wirkt es antidiuretisch. Es wird (5 bis 10 mg, bis 3-mal tgl., p. o.) zur Behandlung der Raynaudschen Krankheit (Durchblutungsstörungen an Händen und Füßen), wegen der Förderung der Durchblutung der Unterleibsorgane, bisweilen kombiniert mit einem Androgen, z. B. Mesterolon, als Sexualtonikum bei erektiler Dysfunktion eingesetzt und wegen der antidiuretischen Wirkung auch bei Harninkontinenz verwendet.

♣ **Quebrachorinde** (Quebracho cortex DAC, ≥ 1% Alkaloide) ist die getrocknete Stammrinde des Weißen Quebracho, *Aspidosperma quebrachoblanco* SCHLECHT. (Apocynaceae). Sie enthält 0,5 bis 1,5% Alkaloide. Hauptalkaloide sind Aspidospermin (Abb. 30-21, Anteil etwa 30%) und Yohimbin (etwa 10%). Sie wird meistens in Form der Tinktur bei Asthma und Bronchitis (ED 1 bis 2 g), aber auch wie Yohimberinde als Sexualtonikum angewendet. Weißer Quebracho ist ein bis 20 m hoher, in Wäldern von Südostbolivien, Chile, Südbrasilien und Argentinien verbreiteter Baum. Aspidospermin soll atemanaleptisch wirken. In der Likörindustrie dient die Droge als bitteres Geschmackskorrigens (0,003%).

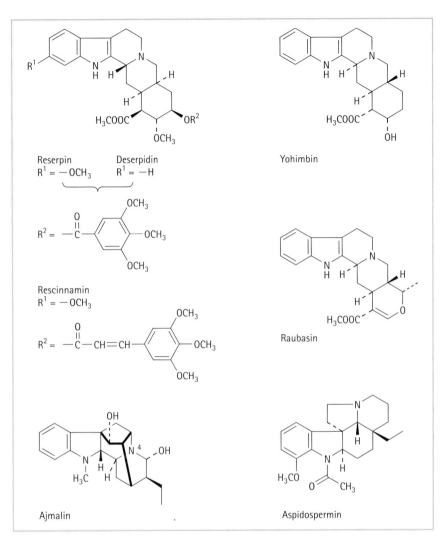

Abb. 30-21 Rauwolfia-, Pausinystalia- und Aspidosperma-Alkaloide

Madagaskar-Immergrün-Kraut (Catharanthi herba) wird als Industriedroge verwendet. Das Madagaskar-Immergrün, *Catharanthus roseus* (L.) G. DON (Apocynaceae), ist ein bis 0,8 m hoher Halbstrauch, der ursprünglich auf Madagaskar oder den Westindischen Inseln beheimatet war, heute aber pantropisch verbreitet ist. Es wird in zahlreichen subtropischen und tropischen Ländern als Arznei- oder Zierpflanze kultiviert. Der Alkaloidgehalt beträgt ca. 0,6 %. Über 70 Alkaloide wurden identifiziert. Hauptalkaloid ist das Vindolin (bis 0,5 %). Neben den monomeren Monoterpen-Indolalkaloiden kommen etwa 20 Bis-Monoterpen-Indolalkaloide in der Droge vor, von denen 6 zytostatisch wirken. Von besonderer Bedeutung sind die Bis-Monoterpen-Indolalkaloide Vinblastin (Gehalt 0,005%) und Vincristin (Gehalt 0,001%, Abb. 30-22).

> Die genuinen Bis-Monoterpen-Indolalkaloide des Madagaskar-Immergrüns Vinblastin (Vincaleukoblastin, VLB) und Vincristin (Leurocristin, VCR) sowie die partialsynthetischen Derivate Vindesin (Desacetylvinblastinamid, VDS) und Vinorelbin (3',4'-Didehydro-4'-desoxy-8'-norvinblastin) werden als Zytostatika eingesetzt (Abb. 30-22).

Vinblastin und Vincristin greifen, wie Colchicin, an den Tubulindimeren an, verhindern die Ausbildung des Spindelapparates und arretieren die Mitose in der Metaphase. Die proliferationshemmende Wirkung auf Tumorzellen, besonders auf leukämische Lymphozyten, wird durch Retention der Alkaloide in diesen Zellen zu erklären versucht. Wie andere Zytostatika üben sie jedoch auch allgemein zellschädigende Wirkungen besonders auf das Knochenmark, das lymphatische Gewebe, die Gonaden, die Schleimhaut und die Haut mit Anhangsgebilden aus. Beim Menschen werden Nebenwirkungen schon bei therapeutischer Anwendung sichtbar, dazu gehören Übelkeit, Erbrechen, Haarausfall und Stomatozytose (hämolytische Anämie). Darüber hinaus kann es bei Anwendung von Vinblastin zu vorübergehender Leukopenie, und, besonders beim Vincristin, zu neurotoxischen Wirkungen kommen. Durch die mit der zytostatischen Wirkung verbundene Immunsuppression erhöht sich die Gefahr von Infektionen. Wie bei allen Zytostatika ist die Anwendung bei Gravidität und während der Stillzeit kontraindiziert. Wegen der relativ hohen Toxizität der genuinen Alkaloide wurden Vindesin und Vinorelbin entwickelt, die verminderte Neurotoxizität besitzen.

♦ **Vinblastinsulfat** (Vinblastini sulfas PhEur) wird u. a. eingesetzt bei Morbus Hodgkin und Abt-Letterer-Krankheit (Histicytosis X), aber auch bei Kaposi-Sarkom, malignen Lymphomen sowie bei metastatisierenden Chorionkarzinomen, Hodenkarzinomen, bei ansonsten therapieresistenten Mammakarzinomen und Nicht-Kleinzelligem Bronchialkarzinom.

♦ **Vincristinsulfat** (Vincristini sulfas PhEur) wird u. a. angewandt bei akuten lymphatischen Leukämien, Hodgkin-Lymphomen, Non-Hodgkin-Lymphomen, metastasierenden Mammakarzinomen, Kleinzelligem Bronchialkarzinom, Sarkomen, Neuroblastomen, Melanomonen, idiopathischen Thrombozytopenien, Kleinzelligem Bronchialkarzinom und Zervixkarzinom.

♦ **Vindesinsulfat** (Vindesini sulfas PhEur) dient vorwiegend zur Behandlung von akuter lymphatischer Leukämie, Lymphomen, Melanomen und Nicht-kleinzelligem Bronchialkarzinom.

♦ **Vinorelbinditartrat** wird vorwiegend benutzt bei fortgeschrittenem Nicht-kleinzelligem Bronchialkarzinom und anthracyclinresistentem Mammakarzinom.

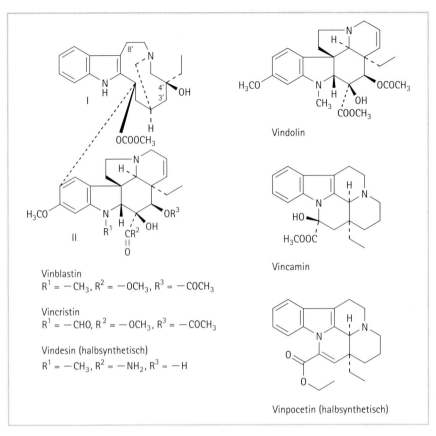

Abb. 30-22 Vinca-Alkaloide

Die Alkaloide werden bei allen Indikationen meistens in der Kombination mit anderen Zytostatika und/oder Strahlentherapie eingesetzt. Sie werden wegen ungenügender Resorption aus dem Magen-Darm-Trakt i. v., oft wöchentlich als Bolus, appliziert.

Immergrünblätter (Vincae minoris folium) stammen vom Gemeinen Immergrün, *Vinca minor* L. (Apocynaceae). Sie enthalten 0,1 bis 1,4 % Alkaloide. Hauptalkaloid ist (+)-Vincamin (Anteil von etwa 25 bis 65 %, ein Monoterpen-Indolalkaloid vom Eburnamin-Typ, Abb. 30-22). Gemeines Immergrün ist ein immergrüner, niederliegender, bis 60 cm langer Halbstrauch, der zerstreut in ganz Europa in Gebüschen und in Laubwäldern gefunden wird. Es dient zur Gewinnung von Vincamin.

> Von den Alkaloiden des Gemeinen Immergrüns werden nur das Vincamin und sein halbsynthetisches Derivat Vinpocetin therapeutisch bei Durchblutungsstörungen, z. B. des Auges, des Innenohres und des Gehirns verwendet.

♦ **Vincamin** (Vincaminum DAC, TD 45 bis 60 mg, i. m.) und ♦ **Vinpocetin** (Apovincaminethylester, TD 15 bis 30 mg, p.o, Abb. 30-22) wirken über eine Herabsetzung des peripheren Gefäßwiderstandes blutdrucksenkend und fördern die periphere Durchblutung sowie durch adenosinantagonistischen Effekt den cerebralen Energiestoffwechsel. Sie werden u. a. zur Behandlung von Stoffwechsel- und Durchblutungsstörungen der Netzhaut, des Innenohres, des Gehirns und beim Menièrschen Symptomkomplex eingesetzt. Sie dienen vor allem auf Grund der durch sie ausgelösten Verbesserung der Hirndurchblutung als Adjuvanzien bei der Behandlung von chronischen hirnorganisch bedingten Leistungsstörungen bei primär degenerativer Demenz und bei vaskulärer Demenz.

Calebassencurare wurde wie →Tubocurare von den Indianern des tropischen Südamerikas als Pfeilgift für die Jagd benutzt. Es enthält 3 und 10% Alkaloide, vorwiegend vom Strychnin-Typ. Hauptalkaloide sind die bisquartären Bis-Monoterpen-Indolalkaloide, z. B. C-Curarin I und C-Toxiferin I (Abb. 30-23). Zur Gewinnung von Calebassencurare können zahlreiche südamerikanische, kletternde Strychnos-Arten verwendet werden, z. B. *S. castelnaei* WEDD. und *S. toxifera* SCHOMB. ex BENTH. Die Pflanzen werden mit Wasser ausgekocht. Der eingedickte Extrakt wird vor allem in ausgehöhlten Flaschenkürbissen, sog. Calebassen, anderen hartschaligen Früchten oder in neuerer Zeit auch in Glasflaschen oder Blechgefäßen aufbewahrt. Die Gewinnung erfolgt in einem Gebiet Südamerikas, das sich von den Stromgebieten des Orinoko und Amazonas und deren Nebenflüssen bis Nordostbolivien und zu dem Zentralbrasilianischen Plateau erstreckt. Durch Lähmung der Atemmuskulatur durch die Bis-Monoterpen-Indolalkaloide kommt es zum Tod der von den Pfeilen getroffenen Jagdbeute. Da die Alkaloide nicht resorbiert werden, ist die Jagdbeute ohne Gefahr genießbar.

> Von den Bis-Monoterpen-Indolalkaloiden des Calebassencurare wird das halbsynthetische Diallylderivat des bisquartären C-Toxiferin I, das Alcuroniumchlorid, als Muskelrelaxans eingesetzt.

♦ **Alcuroniumchlorid** (Alcuronii chloridum PhEur, N,N'-Diallyldinortoxiferin, Alloferin) wird halbsynthetisch aus Strychnin hergestellt. Es gehört wie →Tubocurarin zur Gruppe der nichtdepolarisierend wirkenden Muskelrelaxanzien (Muskelrelaxanzien 1. Ordnung). Es wird in Dosen von 0,125 bis 0,160 mg/kg KG, i. v. appliziert, zur Muskelrelaxation bei chirurgischen Eingriffen und bei Tetanus angewendet. Wegen der Lähmung der Atemmuskulatur ist bei seiner Anwendung immer eine Beatmung erforderlich.

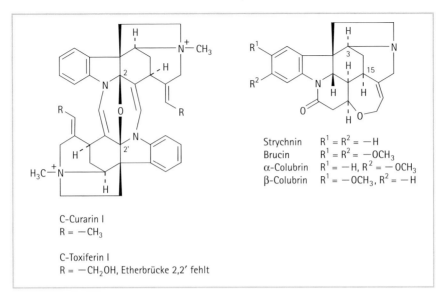

Abb. 30-23 Strychnos-Alkaloide

Die Wirkung von Toxiferin I und Alcuronium kommt, ebenso wie die des Tubocurarins, durch Verdrängung des Acetylcholins von den nicotinerg-cholinergen Rezeptoren der motorischen Endplatten zustande. Da es keine intrinsische Aktivität besitzt, wird die quergestreifte Muskulatur gelähmt. C-Toxiferin I ist etwa 20-mal stärker wirksam als Tubocurarin.

> Extrakte der Brechnuss als Bittermittel und das isolierte Strychnin als Analeptikum werden heute kaum noch eingesetzt. Strychnin ist von toxikologischem Interesse.

♣ **Brechnuss** (Strychni Semen) besteht aus den getrockneten Samen des Brechnussbaumes, *Strychnos nux-vomica* L. (Loganiaceae), der in Vorder- und Hinterindien vorkommt. Seine hartschaligen apfelgroßen Beerenfrüchte enthalten 4 bis 5 flache Samen mit einem Alkaloidgehalt von 2,5 bis 3%. Hauptalkaloide sind Strychnin und Brucin, Nebenalkaloide u. a. α- und β-Colubrin (Abb. 30-23). Die Samen dienen, ebenso wie die von *S. ignatii* BERG., zur Strychningewinnung.

♦ **Strychninnitrat** (Strychninum nitricum ÖAB, EMD 5 mg, TMD 10 mg) wird nur noch sehr selten, s. c. appliziert, als Analeptikum eingesetzt. Strychnin unterdrückt die hemmende Wirkung des Neurotransmitters Glycin auf die Renshaw-Zellen, die inhibitorischen Interneuronen im Vorderhorn des Rückenmarks, die die Aktivität der Motoneuronen kontrollieren. Auch höhere Zentren werden unter dem Einfluss von Strychnin leichter erregbar. In therapeutischen Dosen übt Strychnin eine analeptische Wirkung aus. In toxischen Dosen (letale Dosis 100 bis 300 mg) führt es zur Ausschaltung der Hemmmechanismen und daher bei akustischen, taktilen und optischen Reizen zum Auftreten heftiger tonischer Krämpfe. Der Tod tritt durch Erstickung oder Erschöpfung ein. Brucin besitzt nur etwa 1/50 der Wirksamkeit von Strychnin am Glycinrezeptor, hat aber ebenso wie Strychnin eine starke Bitterwirkung.

30.7.7 Chinolinalkaloide

> Chinolinalkaloide besitzen einen Chinolingrundkörper, der teilweise hydriert, über C-Brücken mit anderen Ringen verknüpft oder durch Anellierung zusätzlicher Ringe erweitert sein kann.

Als Bestandteile von Drogen sind erwähnenswert Chinolinalkaloide vom

- Cinchonin-Typ, den hypothetischen Grundkörper Ruban besitzend, der aus einem Chinolin- und einem Chinuclidin-Ringsystem besteht, die durch eine Methylenbrücke verbunden sind, z. B. Chinin, Cinchonidin, Chinidin und Cinchonin (Abb. 30-24),
- Furochinolin-Typ, Chinolinalkaloide mit anelliertem Furanring, z. B. Skimmianin, γ- Fagarin und Dictamnin (Abb. 30-25),
- Acridin-Typ, Chinolinalkaloide mit einem anelliertem Benzenring, z. B. Arborinin (Abb. 30-25).

Die Biogenese des Chinolingrundkörpers kann erfolgen bei Alkaloiden vom Cinchonin-Typ aus L-Tryptophan, bei einfachen Alkaloiden vom Furochinolin- und Acridin-Typ aus Anthranilsäure. Anthranilsäure ist eine Vorstufe, aber auch ein Abbauprodukt des L-Tryptophans. Bei der Biogenese der Alkaloide vom Cinchonin-Typ (Abb. 30-24) entsteht zunächst ein Monoterpen-Indolalkaloid vom Ajmalicin-Typ, das durch Brückenbildung im Ring D und Spaltung des Ringes C in ein Alkaloid vom Cinchonamin-Typ, z. B. Cinchonaminal, übergeht. Integration der kurzen Seitenkette in Position 3 in den geöffneten Pyrrolring führt zu Vertretern des Cinchonin-Typs. An der Bildung der Alkaloide vom Furochinolin-Typ sind, wie bei der Biogenese der →Furocumarine außer Anthranilsäure Hemiterpene beteiligt.

Bei Pflanzen werden Chinolinalkaloide bevorzugt bei Rutaceae und bei einzelnen Gattungen der Rubiaceae, u. a. bei Cinchona-Arten, gefunden.

> Von pharmazeutischem Interesse sind besonders die Chinarinde und ihre Alkaloide Chinin und Chinidin. Beim heute nur noch selten verwendetem Rautenkraut sind Chinolinalkaloide an der spasmolytischen Wirkung der Droge beteiligt.

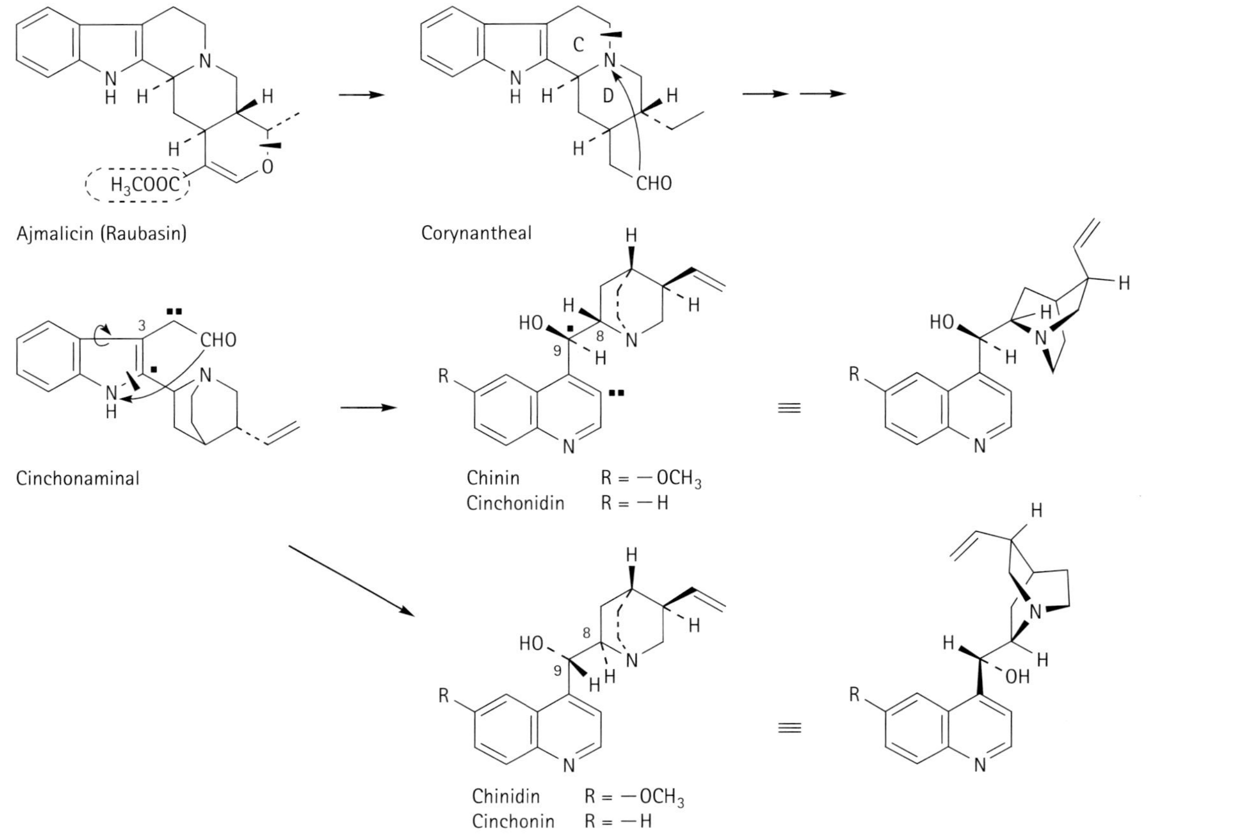

Abb. 30-24 Cinchona-Alkaloide und ihre Biogenese

Alkaloide als Arzneistoffe

♣ **Chinarinde** (Cinchonae cortex PhEur, ≥ 6,5% Alkaloide, davon 30 bis 60% Alkaloide vom Typ des Chinins, Cortex Chinae) besteht aus der getrockneten Zweig-, Stamm- und Wurzelrinde der Chinarindenbäume *Cinchona pubescens* VAHL 'Succirubra' (*C. succirubra* PAV. ex KLOTSCH), *C. officinalis* L. (*C. calysaya* WEDD) oder *C. officinalis* L. 'Ledgeriana' (*C. ledgeriana* MOENS ex TRIMEN). Der Alkaloidgehalt der Droge kann bis 17% betragen. Die etwa 35 vorkommenden Alkaloide sind Indol-, Bis-Indol-Monoterpen- und Chinolinalkaloide. Hauptvertreter sind die Alkaloide vom Cinchonin-Typ Chinin (bis 15%) und Cinchonidin (bis 0,5%, beide 8S,9R, linksdrehend) und ihre Diastereomeren Chinidin und Cinchonin (bis 0,5 bzw. 4%, beide 8R,9S, rechtsdrehend, Abb. 30-24). Weitere Inhaltsstoffe sind Chinasäure, Catechingerbstoffe und bittere Glykoside der Chinovasäure (27,28-Dicarboxy-3β-hydroxy-urs-12-en). Die Droge dient vorwiegend als Stomachikum und zur Isolierung von Chinin und Chinidin.

Die bis 30 m hohen, immergrünen Chinarindenbäume sind in den Anden des tropischen Südamerikas von 10° nördl. Breite bis 22° südl. Breite beheimatet, vorwiegend in Höhen von 1600 bis 2400 m über dem Meeresspiegel. Angebaut werden heute fast ausschließlich vegetativ vermehrte, züchterisch bearbeitete Cinchona-Hybriden mehrerer Cinchona-Arten. Geerntet wird meistens nach 10 bis 12 Jahren durch Rodung. Hauptanbauländer sind Ekuador, Peru, Bolivien, Indien, Indonesien, Sri Lanka, Zaire, Tansania und Uganda.

Wegen der Bitterwirkung der Alkaloide und der Chinovasäureglykoside dienen als Amara bei Appetitlosigkeit und dyspeptischen Beschwerden wie Blähungen und Völlegefühl:

- **Teeaufgüsse** (0,5 bis 1,0 g/Tasse, TD 1 bis 3 g),
- **Eingestellte Chinatinktur** (Cinchonae tinctura normata DAC, 0,80 bis 0,90% Alkaloide, ED 5 bis 10 ml, TD 5 bis 30 ml),
- **Chinafluidextrakt** (Extractum Chinae fluidum ÖAB, 4,4 bis 4,6% Alkaloide, ED 0,5 bis 1,0 g, TD 0,6 bis 3 g),
- **Chinaextrakt** (Extractum Chinae ÖAB, 15,8 bis 16,2% Alkaloide, ED 0,2 g, TD 0,15 bis 0,6 g),
- **Zusammengesetzte Chinatinktur** (Cinchonae tinctura composita DAB, Tinctura Chinae composita ÖAB: Tinktur aus Chinarinde, Enzianwurzel, Bitterorangenschale und Zimtrinde, Bitterwert nach DAB ≥ 300, nach ÖAB ≥ 1000, ED 0,1 bis 1 g),
- **Chinawein** (Vinum Chinae ÖAB: Chinafluidextrakt, Bitterorangenschalentinktur und Südlicher Süßwein).

Chinin und Chinidin sind die Alkaloide mit der größten kommerziellen Bedeutung. Etwa 300 bis 500 t dieser Alkaloide werden jährlich aus etwa 5000 bis 10000 t Chinarinde gewonnen. Davon werden große Mengen als Bittermittel in der Getränkeindustrie verwendet. Chinidin wird auch partialsynthetisch durch Isomerisierung aus Chinin hergestellt.

> ◆ **Chininsulfat** (Chinini sulfas PhEur) dient p. o. appliziert (ED 3-mal tgl. 650 mg für 10 bis 14 Tage, nicht zur Selbstbehandlung!) zur Therapie (nicht zur Prophylaxe!) von Malaria tropica. Auch bei nächtlichen Wadenkrämpfen (200 bis 300 mg abends p. o.) und als Bestandteil von antipyretisch wirksamen Fertigarzneimitteln wird Chininsulfat eingesetzt. ◆ **Chininhydrochlorid** (Chinini hydrochloridum PhEur) ist besser wasserlöslich als Chininsulfat und wird zur parenteralen Malariatherapie (TD 20 bis 25 mg/kg KG, i. v., in 3 Dosen stark verdünnt über 7 bis 10 d) verwendet. ◆ **Chinindihydrochlorid** (Chinini dihydrochloridum DAC, ÖAB) wird in gleicher Weise eingesetzt, aber darüber hinaus in Form 20%iger Lösungen submukosal zur Sklerotherapie von Hämorrhoiden injiziert.

Lokal wirkt Chinin anästhetisch. Systemisch hat es durch zentralen Angriff geringe analgetische und antipyretische Wirkung. Erst in hohen Konzentrationen führt es durch Enzymhemmungen zu einer deutlichen Temperatursenkung, dilatiert die Gefäßmuskulatur, erhöht die Empfindlichkeit des Uterus gegenüber Oxytocin sowie Histamin und wirkt relaxierend auf die quergestreifte Muskulatur. Vorwiegend genutzt wird seine Fähigkeit, die ungeschlechtlichen erythrozytären Formen der beim Menschen Malaria erregenden Plasmodium-Arten abzutöten. Es wird in befallenen Erythrozyten auf das 50- bis 100fache angereichert und stört den Energiestoffwechsel der Erreger. Chinin diente als Leitstruktur für die Entwicklung vieler synthetischer Antimalariamittel. Auf den Einsatz von Chinin kann trotz der Verfügbarkeit synthetischer Antimalariamittel als Reservemittel, besonders bei gegen Chloroquin resistenten und bei multiresistenten Erregern, nicht verzichtet werden Es treten jedoch auch chininresistente Stämme auf. Cinchonin und Cinchonidin haben bei geringerer Antimalariawirkung erhöhte Toxizität und werden nicht therapeutisch eingesetzt.

Symptome einer Chininvergiftung (Cinchonismus) können bereits bei wiederholten therapeutischen Gaben auftreten. Es sind Kopfschmerz, Übelkeit, Erbrechen, Diarrhoe, Ohrensausen, Blutdruckabfall und Sehstörungen. Schwere Vergiftungssymptome können sein Somnolenz, Erblindung, Arrhythmien und Tod durch Herzversagen. Chinarinde und ihre Alkaloide können auch Allergien auslösen, die durch UV-Bestrahlung begünstigt werden. Dabei stehen Hauterscheinungen (Rötung, Juckreiz usw.) im Vordergrund der Symptomatik. Die letale Dosis wird für den Menschen mit 5 bis 15 g Chinin angegeben. Herzkranke und Kinder reagieren empfindlicher.

Chininhaltige Getränke (Tonic Water) enthalten etwa 40 mg Chinin/l. Sie stellen nur in Extremmengen getrunken eine potentielle Vergiftungsgefahr dar. Eine tägliche Dosis von 40 mg Chininhydrochlorid (in 1 l Tonic Water) für einen Erwachsenen wird als vertretbar angesehen. 14-tägige tägliche Aufnahme von 100 oder 120 mg Chininhydrochlorid in Getränken hatte beim Menschen keine schädlichen Nebenwirkungen zur Folge.

> ♦ **Chinidinsulfat** (Chinidini sulfas PhEur) und andere Chinidinsalze werden bei Vorhofflimmern, ventrikulärer und supraventrikulärer Tachyarrhythmie und Extrasystolie als Antiarrhythmika (ED 3- bis 4-mal tgl. 200 bis 300 mg, p. o., TMD 2,0 g) angewendet.

Chinidin verlangsamt wie Chinin den Na^+-Einstrom in erregbare Zellen und damit die Depolarisation. Dadurch wird die Erregbarkeit des Sinusknotens herabgesetzt, die Refraktärzeit verlängert und die Reizleitungsgeschwindigkeit vermindert (Antiarrhythmikum der Klasse IA).

> Während der Schwangerschaft und Stillzeit, bei Chininallergie, bei Schäden der Seh- und Hörnerven sowie bei Myasthenia gravis darf kein Einsatz von Chinarinde sowie Chinin- und Chinidinsalzen erfolgen.

♣ **Rautenkraut** (Rutae herba) ist das zur Blütezeit gesammelte, getrocknete Kraut der Weinraute, *Ruta graveolens* L. (Rutaceae). Die Weinraute ist eine bis 1 m hohe Staude, die auf der Balkanhalbinsel und in Ober- und Mittelitalien heimisch ist und nördlich der Alpen nur als Kulturflüchter auftritt. Die Droge enthält ätherisches Öl (0,2 bis 0,4 %, mit Nonan-2-on und Undecan-2-on als Hauptbestandteilen), Flavonoide, bevorzugt Rutin (2 bis 5 %, Name!), Hydroxycumarine, Furanocumarine, Pyranocumarine und Alkaloide (0,4 bis 1,4 %). Erwähnenswert sind die Furochinolinalkaloide, u. a. Skimmianin, γ-Fagarin und Dictamnin sowie das Acridinalkaloid Arborinin (Abb. 30-25).

Die Furochinolinalkaloide und Arborinin, vermutlich unterstützt durch die Cumarinderivate, verleihen der Droge spasmolytische Aktivität. In hohen Dosen hemmt sie im Tierversuch die Fertilität. Diese Wirkung wird dem Furocumarin Chalepensin zugeschrieben. Von toxikologischer Bedeutung ist nach Kontakt mit *R. graveolens* möglicherweise auftretende Photodermatitis, die durch die Furocumarine und Furochinolinalkaloide ausgelöst wird.

Rautenkraut wird in der Volksmedizin, innerlich angewendet (ED 0,5 g, TD 1 g als Pulver, 2 bis 3 g/Tasse als Infus oder Kaltauszug, keine Anwendung bei Schwangerschaft!), bei Menstruationsbeschwerden und Dyspepsie eingesetzt. Es wurde auch, in missbräuchlicher Weise, als Abortivum genutzt (Todesfälle sind bekannt!). Heute wird die Droge wegen möglicher Nebenwirkungen (z. B. Magen- und Darmreizung, abortive Wirkung, Kontaktdermatitis, Genotoxizität?) negativ beurteilt. Rautenkraut wird auch als Küchengewürz verwendet, besonders zum Würzen von Salaten und Fleischspeisen.

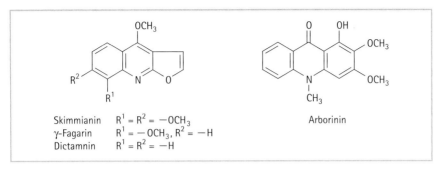

Abb. 30-25 Furochinolin- und Acridinalkaloide der Weinraute

30.7.8 Imidazolalkaloide

> Imidazolalkaloide besitzen einen Imidazolgrundkörper. Der einzige Vertreter von therapeutischer Bedeutung ist Pilocarpin.

Es sind etwa 100 Imidazolalkaloide bekannt. Aus toxikologischer Sicht bemerkenswert ist das hochtoxische Anatoxin-A(s), das von dem Cyanobakterium *Anabaena flos-aquae* gebildet wird. Es ist ein *N*-Hydroxy-guanidinium-methyl-phosphorsäureester mit Imidazolring und wirkt ähnlich wie die als Insektizide genutzten organischen Phosphorsäureester als irreversibler Hemmer der Acetylcholinesterase. Die LD_{50} bei der Maus beträgt 20 µg/kg KG.

Jaborandiblätter (Jaborandi folium) werden heute nur als Industriedroge genutzt. Sie stammen von Sträuchern und Bäumen der Gattung Pilocarpus: *P. jaborandi* HOLMES (Heimat Ostbrasilien), *P. microphyllus* STAPF (Heimat Nordostbrasilien), *P. pennatifolius* LEM. (Heimat Südbrasilien, Nordargentinien, Paraguay, Uruguay) und *P. racemosus* VAHL (Heimat Antillen, Mittelamerika). *P. pennatifolius* wird in der GUS auch angebaut. Die Jaborandiblätter enthalten 0,5 bis 1,0% Alkaloide. Hauptalkaloid ist das (+)-Pilocarpin (3*S*,4*R*). Es geht leicht, bereits bei der Isolierung aus der Pflanze, teilweise in Isopilocarpin (3*R*,4*R*) über. Nebenalkaloide sind u. a. Pilocarpidin und Pilosin (Abb. 30-26). Die Biogenese des Pilocarpins erfolgt möglicherweise aus Imidazolglycerolphosphat, einer Vorstufe des L-Histidins, und einem C_4-Körper bzw. beim Pilosin einem Phenylpropanderivat.

> ♦ **Pilocarpin** (Pilocarpinum), ♦ **Pilocarpinhydrochlorid** (Pilocarpini hydrochloridum PhEur) oder das nicht hygroskopische ♦ **Pilocarpinnitrat** (Pilocarpini nitras PhEur) werden am Auge zur Senkung des intraokularen Druckes bei Glaukom, zur Behandlung von Mund- und Augentrockenheit bei Sjögren-Syndrom und seltener als Miotikum bei drohendem Irisprolaps eingesetzt.

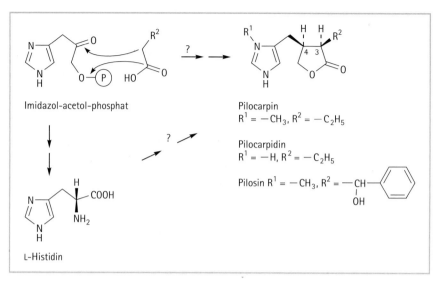

Abb. 30-26 Pilocarpus-Alkaloide und ihre Biogenese

Für die Herstellung von Augensalben und öligen Augentropfen verwendet man Pilocarpinbase (2%ig), für wässrige Augentropfen Pilocarpinsalze (z. B. Pilocarpinhydrochlorid-Augentropfen 1 oder 2% NRF 15.6, Wirkungsdauer 6 bis 8 h). Als Nebenwirkungen können zu Beginn der Therapie auftreten Brennen, Tränenfluss und Schmerzen durch Sphinkterspasmus. Weiterhin werden beobachtet Miosis und Akkomodationsspasmen. Pilocarpin kann durch Auslösung von Stoffwechselstörungen am Auge zur Schleierbildung auf der Hornhaut (bei 28% der Patienten) und seltener auch zum Katarakt führen.

Pilocarpin reagiert vorwiegend mit muscarinergen, in geringerem Maße auch mit nicotinergen Acetylcholinrezeptoren, und wirkt durch seine intrinsische Aktivität (5% der des Acetylcholins) parasympathikomimetisch. Im Vordergrund seiner Wirkungen steht nach peroraler Aufnahme die Förderung der Sekretion der Schweiß- und Speicheldrüsen sowie die Steigerung von Tonus und Motilität der glatten Muskulatur der Verdauungsorgane und des Urogenitaltraktes. Am Auge löst es eine Verringerung des intraokularen Druckes aus, indem es die Produktion des Kammerwassers einschränkt und durch Kontraktion des Musculus sphincter pupillae sowie des Ziliarmuskels eine Erweiterung des Kammerwinkels und damit eine Öffnung des Schlemmschen Kanals bewirkt. Die letale Dosis beträgt für einen Erwachsenen bei peroraler Zufuhr ca. 60 mg. Besonders gefährdet sind Herz- und Gefäßkranke. Symptome akuter Pilocarpinvergiftungen beim Menschen sind starke Salivation und Schweißsekretion, Miosis, Koliken, Bronchospasmen, Bradykardie, Blutdruckabfall, Kollaps und möglicherweise Herzstillstand.

30.7.9 Pyridinalkaloide

Pyridinalkaloide (Abb. 30-27) besitzen als Grundkörper einen Pyridinring, der zum Dihydropyridinring, Piperideinring (Tetrahydropyridinring) oder Piperidinring (Hexahydropyridinring) hydriert sein kann. Durch Verknüpfung mehrerer Pyridinringe entstehen Dipyridin-, Tripyridin- oder Tetrapyridinalkaloide.

Pflanzenfamilien (bzw. Gattungen) mit bedeutenden Vertretern sind u. a. Apiaceae (Conium), Crassulaceae (Sedum), Equisetaceae (Equisetum), Euphorbiaceae (Ricinus), Lobeliaceae (Lobelia), Piperaceae (Piper) und Solanaceae (Nicotiana). Bei den Tieren sind Produzenten von Pyridinalkaloiden u. a. die Schnurwürmer, Ameisen der Unterfamilie Myrmicinae und Baumsteigerfrösche (Dendrobates, Phyllobates). Bei höheren Pilzen kommt u. a. in der Gattung der Haarschleierlinge (Cortinarius) das nephrotoxische Dipyridinalkaloid Orellanin vor, das oft erst nach wochenlanger Latenzzeit zu Vergiftungserscheinungen und zum Tode des Vergifteten führt.

Die Biogenese des Pyridinringes (Abb. 30-27) kann auf sehr unterschiedlichen Wegen erfolgen. Ein Vorläufer ist Nicotinsäure, die bei Pflanzen aus L-Asparaginsäure und einem C_3-Körper, wahrscheinlich D-Glycerinaldehyd-3-phosphat, entsteht. Bei Pilzen und Tieren geht Nicotinsäure aus L-Tryptophan hervor. Die Alkaloide mit hydriertem Pyridinring werden in der Regel aus L-Lysin gebildet. Auch bei Pseudoalkaloiden, z. B. den Polyketid-, Terpen- und Steroidalkaloiden, können Pyridinringe oder ihre hydrierten Abkömmlinge auftreten. Der Pyrrolidyl-Ring der Pyridyl-pyrrolidyl-Alkaloide, z. B. des Nicotins, geht aus L-Ornithin hervor.

Pyridinalkaloide von pharmazeutischem und/oder toxikologischem Interesse sind das Nicotin des Tabaks, das Arecolin der Betelnuss und Piperidyl- und Pyrrolidyl-Amide als Scharfstoffe des Pfeffers.

Tabak, Nicotiana (Solanaceae), ist mit etwa 60 Arten in gemäßigten und subtropischen Gebieten des amerikanischen Kontinents, auf einigen Inseln im Pazifik und in Australien beheimatet. Nach Europa gelangte Tabak nur als Kulturpflanze. Zur Gewinnung des Rauchtabaks werden Kultursippen des Virginischen Tabaks, *Nicotiana tabacum* L., und in geringem Umfang des Bauern-Tabaks, *N. rustica* L., kultiviert.

Beide Tabak-Arten enthalten zwischen 0,5 und 8,0% Alkaloide in den Blättern. Zur Herstellung von Tabakwaren werden Sorten mit einem Gehalt von durchschnittlich 1,5% Alkaloiden bevorzugt. Hauptalkaloid ist das Nicotin (S-(−)-Nicotin, Abb. 30-27). Nebenalkaloide sind u. a. Verbindungen vom Pyridyl-pyrrolyl-Typ, z. B. Myosmin, Pyridyl-piperidyl-Typ bzw. deren Dehydrierungsprodukte, z. B. Anabasin, und Tripyridyl-Typ bzw. Hydrierungspro-

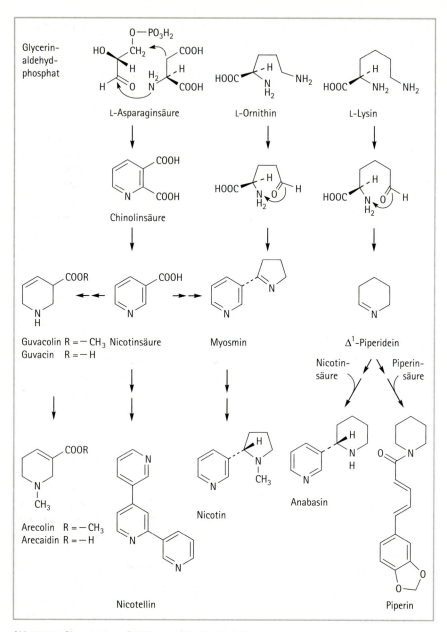

Abb. 30-27 Biogenese von Pyridin- und Piperidinalkaloiden

dukte, z. B. Nicotellin,. Nicotin kommt, sporadisch verbreitet, in geringer Konzentration auch in zahlreichen anderen Pflanzen vor.

♦ **Nicotin** (Nicotinum PhEur) wird zur Behandlung der Tabakabhängigkeit durch Linderung der Nicotinentzugssymptome und, in Kombination mit Neuroleptika, bei extrapyramidalen Bewegungsstörungen bei Kindern (Tourette's Syndrom) eingesetzt.

Die Anwendung zur Raucherentwöhnung erfolgt in Form von Nicotinkaugummi oder -lutschtabletten (2 bis 4 mg enthaltend), Nasensprays (0,5 mg Nicotin/Sprühstoß, bei Rauchverlangen bis 3-mal/h) oder transdermalen Pflastern (8 bis 50 mg/Pflaster, Freigabe je nach Größe und Inhalt des Pflasters ca. 5 bis 20 mg/d, mit Fortschreiten der Entwöhnung Pflastergröße reduzieren, Anwendungsdauer 8 bis 10 Wochen). Eine Anwendung während der Schwangerschaft und Stillzeit ist kontraindiziert (nach Ansicht einiger Autoren aber weniger schädlich als das Weiterrauchen).

Nicotin ist lipidlöslich und wird über die Schleimhaut und die intakte Haut rasch resorbiert. Es passiert die Blut-Hirn- sowie die Plazentarschranke und tritt auch in die Milch über. Es wird vorwiegend in der Leber, aber auch in Lunge und Nieren, metabolisiert und zu einem großen Teil renal eliminiert. Es besitzt starke Affinität zu den nicotinergen Acetylcholinrezeptoren der autonomen Ganglien, des Nebennierenmarks, der neuromuskulären Synapsen und des ZNS. In kleinen Dosen stimuliert es wegen seiner intrinsischen Aktivität Ganglien, motorische Endplatten und das ZNS, in größeren Dosen führt es zur anhaltenden Depolarisation erregbarer Zellen und damit zur Ganglienblockade. Die von Tabakrauchern erwünschte zentrale Wirkung von Nicotin beruht u. a. auf der rezeptorvermittelten Freisetzung von Adrenalin, Noradrenalin, Serotonin, Dopamin und Acetylcholin und auf dem verringerten Abbau durch Erniedrigung der Monaminoxidase-B-Aktivität. Folgen der gesteigerten Transmitterabgabe sind außer einer zentralen Anregung und Stimmungsverbesserung, Erhöhung der Herzfrequenz, Vasokonstriktion, dadurch bedingter Blutdruckanstieg sowie Hyperglykämie und damit Dämpfung des Hungergefühls. Gegenüber den Wirkungen des Nicotins können sich Abhängigkeit und Toleranz entwickeln.

Die mit dem Tabakrauch inhalierte Menge an Nicotin hängt stark von der Azidität des Rauchstromes ab. Zigaretten, die aus zuckerreichen, fermentierten Tabaken hergestellt wurden, liefern einen sauren Rauch, der das Nicotin zum Teil in Form von Salzen bindet. Zigarren, aus zuckerarmen, fermentierten Tabaken produziert, liefern alkalischen, nicotinreichen Rauch. Im Durchschnitt gelangen etwa 10 bis 20% des Nicotins in den Tabakrauch, das sind bei einer Zigarette mit einem durchschnittlichen Nicotingehalt von 10 mg etwa 1 bis 2 mg. Weitere Bestandteile des Rauches sind u. a. Kohlenmonoxid, HCN, Hydrazin, Formaldehyd, Acrolein und zahlreiche kanzerogene Verbindungen, z. B. Benz[a]pyren, Acrylamid und Nitrosamine, z. B. N'-Nitrosonornicotin. Auch Cadmium-, Blei- und Poloniumsalze kommen in der Partikelfraktion des Tabakrauches vor. Etwa 30 bis 40% der Partikelfraktion des Tabakrauches werden in der Lunge von Rauchern zurückgehalten.

Symptome akuter Nicotinvergiftungen sind Übelkeit, Schwindel, Speichelfluss, Erbrechen, Diarrhoe, Zittern der Hände und Schwächegefühl in den Beinen. Große Dosen verursachen Ausbruch von kaltem Schweiß, Kollaps mit Bewusstlosigkeit, Krämpfe, Herzstillstand und Atemlähmung. Die letale Dosis von Nicotin liegt für einen Erwachsenen zwischen 40 und 100 mg. Sie kann bei Gewöhnung erheblich angehoben sein. Beim chronischen Tabakgenuss spielen die gefährlichen Wirkungen der karzinogenen Nitrosamine, karzinogener Abbauprodukte des Nicotin und karzinogener aromatischer Kohlenwasserstoffe sowie der Atmungsgifte CO und HCN vermutlich eine größere Rolle als die Effekte des Nicotins auf das Gefäßsystem.

Charakteristische Folgen langjährigen Rauchens sind Durchblutungsstörungen, besonders der Extremitäten (Raucherbein) und der Haut (bleiches Aussehen, frühe Hautalterung) durch erhöhten Sympathikotonus und Stimulation der Vasopressinausschüttung. Durch Anhebung der Blutlipidwerte, besonders des VLDL, und bei Frauen auch durch Verminderung der Östrogenbildung, erhöht sich das Risiko an Atherosklerose zu erkranken und einen Schlaganfall oder Herzinfarkt zu erleiden. Das Osteoporoserisiko bei Frauen steigt. Dazu kommen Optikusschädigung, Magen-Darm-Beschwerden, besonders durch Auftreten von Magengeschwüren, und Störungen des Leberstoffwechsels, z. B. Beeinträchtigung der Biotransformation von Xenobiotika. Auch eine Beeinflussung der innersekretorischen Drüsen findet statt. Sie führt u. a. zur Hemmung der Spermienmotilität und zu Potenzstörungen beim Mann sowie zur Abnahme der Fruchtbarkeit und zu früh eintretendem Klimakterium bei der Frau. Für den Bronchialkatarrh, der bei vielen Rauchern auftritt, ist die Hemmung der mukoziliären Clearance und der Makrophagenfunktion verantwortlich. Das Risiko des Auftretens von obstruktiven Bronchitiden ist bei Rauchern stark erhöht. Lungenkrebs ist bei 90% der Männer und bei 60% der Frauen auf aktives Tabakrauchen zurückzuführen. Auch Passivraucher haben um bis zu 30% erhöhte Erkrankungsrisiken.

Aus der pränatalen Einwirkung von Nicotin durch aktives oder passives (!) Rauchen werdender Mütter können ein komplikationsreicher Schwangerschaftsverlauf, größere Fehlgeburtenhäufigkeit, vermindertes Gewicht der Neugeborenen, erhöhte perinatale Morbidität und weiterreichende negative Einflüsse, z. B. auf das Lern- und Konzentrationsvermögen der Kinder von Raucherinnen, resultieren. Auch spontane Aborte sind bei Raucherinnen häufiger als bei Nichtraucherinnen. Kanzerogene werden transplazentar auf den Fetus übertragen.

Die **Betelnuss** (Arecae semen), der Samen der Betelnusspalme, *Areca catechu* L. (Arecaceae), ist nur noch von toxikologischem Interesse. Die Betelnusspalme wird bis 30 m hoch und war wahrscheinlich auf den Philippinen oder den Inseln des Malaiischen Archipels beheimatet. Heute wird sie in vielen

Ländern Süd- und Südostasiens angebaut. Die gelbliche Beerenfrucht besitzt eine fasrige Fruchtwand und enthält einen Samen mit 0,3 bis 2,0% Alkaloiden. Hauptalkaloide sind Arecolin, Arecaidin und Guvacin, in geringen Konzentrationen kommt Guvacolin vor (Abb. 30-27). Wesentliche Begleitstoffe sind 10 bis 25% Catechingerbstoffe.

Geraspelte oder gepulverte Betelnüsse sind Hauptbestandteil des Betelbissens, der von weit über 100 Millionen Menschen Indiens, Südchinas, der Malaiischen Inselwelt und der ostafrikanischen Küstengebiete als Genussmittel genutzt wird. Zur Bereitung des Betelbissens werden die Betelnüsse mit etwas flüssigem Gambir (eingedickter, gerbstoffreicher Presssaft aus den Blättern und Zweigen von *Uncaria gambir* (HUNTER) ROXB., Rubiaceae), aromatischen Pflanzenteilen (z. B. Kardamomen, Gewürznelken, Muskatblüte, Zimt, Fenchel oder Pfefferminzblättern) und gebranntem Kalk versetzt und in 2 bis 3 frische Blätter des Betelpfeffers, *Piper betle* L., eingewickelt. Der Kalk dient zur Freisetzung der Basen und begünstigt die Hydrolyse der Esteralkaloide Arecolin bzw. Guvacolin zum Arecaidin bzw. Guvacin. Teilweise werden die Alkaloide auch in karzinogene Nitrosamine umgewandelt.

Arecolin reagiert mit muscarinerg- und nicotinerg-cholinergen Rezeptoren und besitzt vorwiegend parasympathikomimetische Wirkung. Es wird jedoch wegen der beim Kauen stattfindenden Hydrolyse nur in geringem Maße resorbiert. Die bei der Hydrolyse gebildeten Verbindungen Arecaidin und Guvacin führen nach Resorption durch Hemmung der Rückspeicherung von γ-Aminobuttersäure im ZNS zur Depletion inhibitorischer GABAerger Neuronen und so zu einer zentralen Stimulation. Es kommt zu einem Zustand des Wohlbefindens und der Gelassenheit.

Nebenwirkungen des Betelkauens, wohl vorwiegend durch den hohen Gerbstoffgehalt des Betelbissens bedingt, sind Appetitverlust, Verdauungsstörungen, Braunfärbung der Zähne und Zahnfleischentzündungen. Ein Zusammenhang zwischen dem Betelkauen und der erhöhten Inzidenz von Mundhöhlenkrebs wurde festgestellt. Eine entscheidende Rolle dürften dabei, ähnlich wie beim Tabak, die Nitrosamine, darüber hinaus aber auch reaktive Sauerstoffradikale spielen, die bei Autoxidation der Gerbstoffe entstehen.

♣ **Schwarzer Pfeffer** (Piperis nigri fructus ÖAB) ist die voll entwickelte, kurz vor der Reife geerntete, kurz in kochendes Wasser eingetauchte, durch beim Trocknen auftretende fermentative Prozesse schwarzbraun gefärbte und geschrumpfte Steinfrucht des Pfefferstrauchs, *Piper nigrum* L. (Piperaceae). Er enthält ätherisches Öl (1,2 bis 3,5%, Hauptkomponenten je nach Rasse β-Caryophyllen, α-Pinen, Sabinen, Limonen oder Car-3-en), und scharf schmeckende Säureamide (5 bis 10%), besonders Piperin (*all-trans*) und verwandte Verbindungen wie Piperylin, Piperanin (4,5-Dihydro-piperin), Piperolein A und Piperolein B (Abb. 30-28). Piperin, das wie → Capsaicin zur Freisetzung von Substanz P führt, isomerisiert bei Belichtung zum geschmacklosen *cis-trans*-Dien Isochavicin. Schwarzer Pfeffer kann als ver-

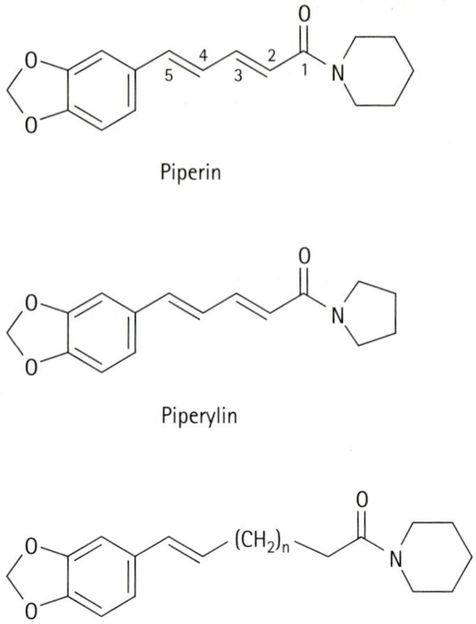

Abb. 30-28 Piper-Alkaloide

dauungsförderndes Arzneimittel (ED 0,3 bis 0,6 g, TD 1,5 g) genutzt werden. Hauptbedeutung hat er jedoch als Universalgewürz, mit dem fast alle salzigen Speisen gewürzt werden können.

Weißer Pfeffer wird aus den reifen, gelbbraunen bis roten Früchten des Pfefferstrauchs durch mehrtägiges Einweichen in kaltem Wasser und Entfernen des häutigen Exokarps sowie des fleischigen Mesokarps gewonnen. **Grüner Pfeffer** sind die unreifen, sofort in Salzlake eingelegten, seltener auch gefriergetrockneten Früchte. **Roter Pfeffer** wird aus den reifen Früchten auf die gleiche Weise gewonnen (nicht zu verwechseln mit Rosa Pfeffer, der von Schinus-Arten (Anacardiaceae) stammt). **Heller Pfeffer ist** geschälter schwarzer Pfeffer.

Der Pfefferstrauch, *Piper nigrum* L. (Piperaceae), ist eine im südlichen Vorderindien heimische Kletterpflanze, die mit Hilfe der Haftwurzeln an Bäumen oder Stangen emporklimmt und Höhen von 10 m erreichen kann. Er wird in zahlreichen Kultursippen in vielen tropischen Ländern kultiviert. Hauptlieferanten sind Indonesien, Malaysia, Brasilien, Madagaskar, China, Sri Lanka, Thailand, Vietnam und Indien.

30.7.10 Chinolizidinalkaloide

Chinolizidinalkaloide (Abb. 30-29) sind Verbindungen mit dem Grundkörper Chinolizidin (Octahydrochinolizin, Norlupinan), an den weitere N-heterozyklische Ringe oder Ringsysteme ankondensiert sein können. Von pharmazeutischer bzw. toxikologischer Bedeutung sind das Besenginsterkraut und die Alkaloide Spartein und Cytisin.

Chinolizidinalkaloide sind bei Fabaceae weit verbreitet. Die pharmazeutisch und toxikologisch interessanten Vertreter gehören zum trizyklischen Cytisan-Typ, z. B. Cytisin, oder zum tetrazyklischen Spartean-Typ, z. B. Spartein (Lupinidin), 17-Oxo-spartein und Lupanin (Abb. 30-29). Die Biogenese der Vertreter vom Spartean-Typ erfolgt aus 3 Molekülen L-Lysin. Die Verbindungen vom Cytisan-Typ sind Abbauprodukte von Sparteanderivaten. Im Tierreich wurden Chinolizidinalkaloide u. a. bei Schwämmen gefunden.

♣ **Besenginsterkraut** (Sarothamni scoparii herba DAC, ≥ 0,7 % Alkaloide) ist das im Frühjahr oder Spätherbst gesammelte Kraut des Besenginsters,

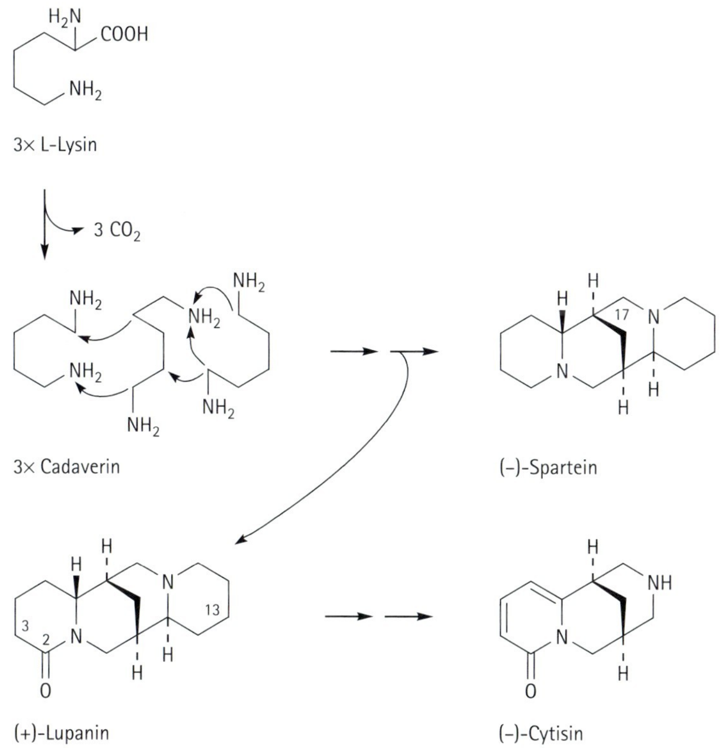

Abb. 30-29 Chinolizidinalkaloide und ihre Biogenese

Cytisus scoparius (L.) LINK (*Sarothamnus scoparius* (L.) WIMM. ex W. D. J. KOCH), eines bis 2 m hohen Rutenstrauches, der auf Heiden und im Unterwuchs lichter Wälder in fast ganz Europa und in Nordafrika vorkommt. Die Droge enthält u. a. Chinolizidinalkaloide (1,2 bis 2,0 %) und Flavonoide (0,2 bis 0,6 %). Hauptalkaloid ist das (–)-Spartein (85 bis 98 % der Gesamtalkaloide), Nebenalkaloide sind u. a. (–)-17-Oxo-spartein und (+)-Lupanin, Abb. 30-29). Begleitstoffe sind u. a. Tyramin und Dopamin. Die Droge wird vor allem in Form von Extrakten als Bestandteil von Fertigarzneimitteln bei funktionellen Herz- u. Kreislaufbeschwerden und als Antiarrhythmikum eingesetzt (ED 1 bis 1,5 g Droge, Zubereitungen entsprechend). Wenn gleichzeitig MAO-Hemmer verabreicht werden, kann der Tyramingehalt der Droge zu unerwünschten Wirkungen, z. B. Blutdruckkrisen, führen. Bei Schwangerschaft sollte keine Anwendung erfolgen.

(–)-Spartein greift wie Nicotin an nicotinergen Rezeptoren an und wirkt zunächst erregend, dann lähmend auf die Ganglien des vegetativen Nervensystems. Darüber hinaus wird die glatte Muskulatur, besonders des Uterus, erregt. Am Herzen wirkt es, vermutlich durch Blockade der Na^+-Kanäle, als Antiarrhythmikum der Klasse IA. In sehr großen Dosen führt es zuerst zur peripheren Atemlähmung, dann zu Bradykardie und asystolischem Herzstillstand. Bei Menschen, die Spartein nicht zu metabolisieren vermögen (5 bis 7 % der Bevölkerung), können bereits bei Gabe therapeutischer Dosen Vergiftungserscheinungen auftreten (u. a. Kopfschmerzen, Benommenheit, Doppelbilder, Herzschmerzen).

Gemeiner Goldregen, *Laburnum anagyroides* MEDIK. (Fabaceae) ist im südlichen Europa heimisch, wird aber überall in der Welt als Zierstrauch angebaut. Er enthält in allen Teilen Alkaloide (0,4 bis 2 %). Hauptalkaloid ist (–)-Cytisin (Abb. 30-29). Cytisin wirkt, ähnlich wie Spartein oder Nicotin, zunächst erregend, später lähmend auf die sympathischen Ganglien. Dazu kommt ein stimulierender Effekt auf das ZNS, der nach kurzer Zeit ebenfalls in einen lähmenden übergeht. Goldregen ist in Mitteleuropa für die meisten Vergiftungen durch Pflanzen verantwortlich. Als letal gelten für den Erwachsenen 3 bis 4 unreife Früchte, 15 bis 20 Samen oder 10 Blüten. Wegen der Verhinderung der Resorption durch schnell einsetzendes Erbrechen ist die Letalität jedoch gering. Vergiftungssymptome sind Übelkeit, Salivation, Schmerzen im Mund, im Rachen und in der Magengegend, Schweißausbrüche, Kopfschmerzen sowie starkes, langanhaltendes, eventuell blutiges Erbrechen. In Fällen, bei denen das Erbrechen ausbleibt, kann es durch die zentralstimulierende Wirkung zu Erregungszuständen und tonisch-klonischen Krämpfen kommen, die später in Lähmungen übergehen. Auch Anurie und Urämie wurden beobachtet. Der Tod tritt durch Atemlähmung ein.

30.7.11 Pyrrolizidinalkaloide

> Pyrrolizidinalkaloide besitzen einen Pyrrolizidingrundkörper (Hexahydroxy-1H-pyrrolizin). Die Mehrzahl sind Diester von oft in Position 1,2 ungesättigten 1-Hydroxymethyl-7-hydroxy-pyrrolizidinen mit aliphatischen Mono- oder Dicarbonsäuren, (Abb. 30-30). Die Pyrrolizidinalkaloide haben toxikologisches Interesse.

Die Hydroxypyrrolizidinkomponenten der Esteralkaloide dieser Gruppe werden als Necine, die Säurekomponenten als Necinsäuren bezeichnet. In der Regel bildet ein Necindiol mit einer Necindicarbonsäure einen Diester, sodass ein 11- bis 14-gliedriger Ring entsteht. Die Necine können auch mit einer oder zwei Monocarbonsäuren verestert sein. Fehlt die Hydroxylgruppe am C-7, sind als Esterkomponenten nur Monocarbonsäuren gebunden. Eine ungewöhnliche Struktur besitzt das Tussilagin aus den →Huflattichblättern. Es ist ein 1α-Methoxycarbonyl-2α-hydroxy-2β-methyl-pyrrolizidin (Abb. 30-30). Auch N-Oxide der Pyrrolizidinalkaloide werden häufig gefunden.

Die Biosynthese der Necine (Abb. 30-30) erfolgt aus 2 Molekülen Putrescin, die vermutlich aus L-Arginin auf dem Wege über Agmatin gebildet werden. Die Necinsäuren gehen aus verzweigten Aminosäuren hervor.

Die etwa 350 bekannten Pyrrolizidinalkaloide wurden bisher in etwa 300 Pflanzenarten nachgewiesen. Es wird eingeschätzt, dass sie in etwa 6000 Arten enthalten sind. Ihr Verbreitungsschwerpunkt liegt bei den Asteraceae (mit den Triben Senecioneae und Eupatoriae) und Boraginaceae. Einige Insekten, z. B. eine Reihe von Schmetterlingsraupen, speichern pflanzliche Pyrrolizidinalkaloide zur Abwehr von Fraßfeinden (stark bitterer Geschmack!).

Pyrrolizidinalkaloide werden nach peroraler Aufnahme durch den Menschen leicht resorbiert. Viele Vertreter werden in der Leber über Zwischenstufen in mono- oder bifunktionelle, hochaktive Alkylanzien mit Pyrrolidinopyrrol-Grundkörper umgewandelt, die mit nucleophilen Gruppen von Nucleinsäuren oder Proteinen zu reagieren vermögen. Sie können u. a. DNA-Doppelstränge irreversibel vernetzen und sind, wegen ihrer Giftung in der Leber, vor allem hepatotoxisch und hepatokarzinogen, aber auch mutagen und teratogen wirksam. Ihre Wirkungen auf die DNA sind additiv. Aus Tierversuchen wurde abgeleitet, dass bereits bei Aufnahme von 2 mg Senkirkin im Jahr die Gefahr besteht, an Leberzirrhose oder an einem Lebertumor zu erkranken. Strukturelle Voraussetzungen für die Giftung sind das Vorhandensein einer Doppelbindung in Position 1,2 im Necinteil und die Veresterung der Hydroxymethylgruppe am C-1 mit einer mindestens 5 C-Atome besitzenden, verzweigtkettigen Carbonsäure. Die größte Toxizität besitzen die zyklischen Diester.

Die Gefahr akuter Vergiftungen ist gering. Bei chronischen Vergiftungen kommt es nach einer Latenzzeit von Wochen oder Monaten zu Appetitlosigkeit, Nausea, Abmagerung, Schwäche, Diarrhoe, Gleichgewichtsstörungen,

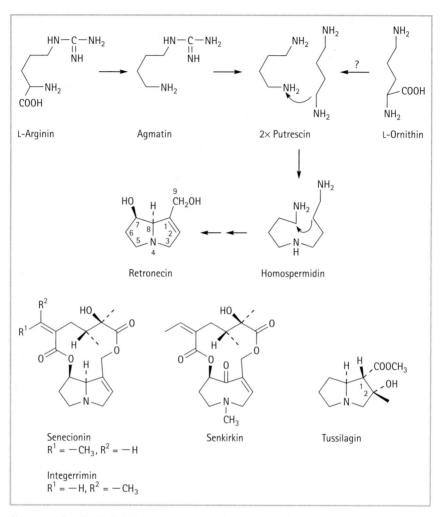

Abb. 30-30 Pyrrolizidinalkaloide und Biogenese ihres Necinanteils

Ascites und Ödemen. Pathologisch sind starke Leberveränderungen sichtbar (Nekrosen, Fibrose der zentralen Venen und nach längerer Zeit Leberzirrhose). Der Tod tritt oft erst nach Jahren ein, sodass die Ursache einer diagnostizierten Lebererkrankung oft nicht mehr auf das auslösende Agens zurückzuführen ist.

In Mitteleuropa bestehen vor allem Gefahren bei der Verwendung von pyrrolizidinalkaloidhaltigen Pflanzenteilen als Nahrungsmittel oder Arzneipflanzen, z. B. von Vertretern von Gattungen aus der Familie der Asteraceae, wie Greiskraut (Senecio), und der Boraginaceae, wie Tussilago (Huflattich), Pestwurz (Petasites), Beinwell (Symphytum), Borretsch (Borago), Alkanna (Alkanna), und Hundszunge (Cynoglossum). Pyrrolizidinalkaloide wurden auch in der Milch von Weidetieren nachgewiesen, die mit dem Futter pyrrolizidinalkaloidhaltige Pflanzen aufgenommen hatten. Angaben über durch Pyrrolizidinalkaloide toxischen Honig wurden ebenfalls gemacht.

> Bei Arzneimitteln zur externen Anwendung auf der unverletzten Haut darf die tägliche Exposition bei maximaler Dosierung 100 µg an Pyrrolizidinalkaloiden mit einem 1,2-ungesättigten Necin-Grundkörper nicht übersteigen, bei Arzneimitteln zur inneren Anwendung muss die tägliche Exposition bei maximaler Dosierung unter 1 µg bleiben. Bei allen Drogen, die 1,2-ungesättigte Pyrrolizidinalkaloide enthalten, wird die Anwendungsdauer auf 6 Wochen im Jahr begrenzt. Als Gegenanzeigen sind Schwangerschaft und Stillzeit anzugeben (Anordnung des BGA vom 5.6.1992, BAnz. vom 17.6.1992, S. 4805, siehe auch Dtsch Apoth Ztg 141: 5411).

30.7.12 Chinazolinalkaloide

> Chinazolinalkaloide besitzen einen Chinazolingrundkörper, der partiell oder völlig hydriert und durch Anellierung mit anderen Ringsystemen erweitert sein kann. Sie haben nur toxikologisches Interesse.

Die etwa 90 bekannten Chinazolinalkaloide wurden vorwiegend aus Pflanzen isoliert. Aber auch bei Mikroorganismen und Tieren kommen sie vor. Die Biogenese der einfachen Vertreter erfolgt aus Anthranilsäure und einer zweiten Aminosäure. Im Falle des pharmakologisch und toxikologisch interessanten Tetrodotoxins sind vermutlich L-Arginin und ein Hemiterpen an der Biogenese beteiligt.

Tetrodotoxin (TTX, ein Polyhydroxy-perhydro-2-imino-chinazolinderivat, Abb. 30-31) und seine Derivate werden von einigen Bakterien der Gattungen Alteromonas, Vibrio, Staphylococcus und Bacillus gebildet, die im Körper oder auf der Haut von Fischen, anderen Tieren feuchter Biotope oder auf Algen leben. Sie gelangen direkt oder mit der Pflanzennahrung bzw. über Nahrungsketten in den tierischen Organismus. Sie wurden u. a. in der Leber, der Haut, den Ovarien bzw. Testes, der Galle und den Eingeweiden von Puffer-, Kugel-, Bowl- und Igelfischen nachgewiesen, z. B. bei den Gattungen Fugu, Tetraodon und Diodon. Das Fleisch einiger dieser Fische gilt in asiatischen Ländern, besonders in Japan, als Delikatesse. Durch ungenügende Entfernung der toxinhaltigen Organe bei Zubereitung der Fischgerichte wird jährlich eine größere Anzahl von Todesfällen verursacht. Tetrodotoxin und seine Derivate kommen auch in einigen Seesternen, Krabben, Meeresschnecken, Molchen, Fröschen oder Salamandern vor.

Tetrodotoxin blockiert Na^+-Kanäle in Membranen reizbarer Zellen, verhindert damit die Ausbildung von Aktionspotenzialen und die Reizübertragung innerhalb der Nervenbahnen und vom Nerv zum Erfolgsorgan. Die letale

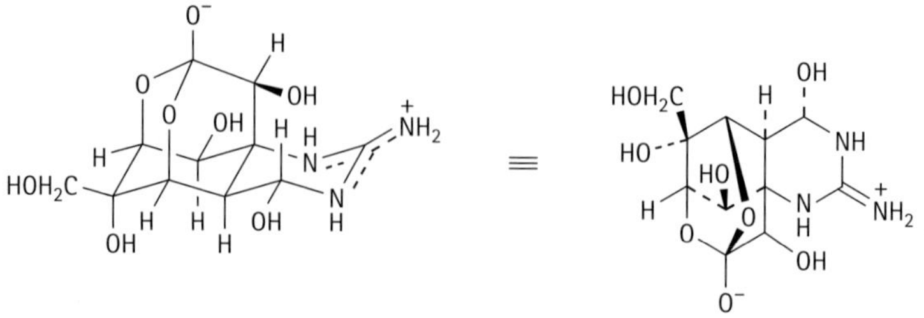

Abb. 30-31 Tetrodotoxin

Dosis beträgt, je nach Applikationsart, 10 bis 300 µg/kg KG. Der Tod erfolgt durch Lähmung der Atemmuskulatur. Es wird in der Forschung zur Untersuchung von Vorgängen der neuromuskulären Reizübertragung und bei der Aufklärung von Wirkungsmechanismen von Pharmaka eingesetzt.

30.7.13 Tropanalkaloide

> Tropanalkaloide besitzen einen Tropangrundkörper (8-Methyl-8-azabicyclo[3,2,1]octan), der in Stellung 3 eine, bezogen auf die Stickstoffbrücke (1(R):5(S)), α-ständige (Tropin = Tropan-α-ol) oder β-ständige Hydroxylgruppe (Pseudotropin = Tropan-3α-ol = ψ-Tropin) trägt (Abb. 30-32). Diese Hydroxygruppe ist bei den Tropanalkaloiden mit einer Alkyl-, Aryl- oder Alkarylcarbonsäure, seltener mit einer heterozyklischen Säure verestert. Ester des Tropins werden als Tropeine bezeichnet. Ester des Pseudotropins, die in Stellung 2 des Grundkörpers eine Carboxylgruppe besitzen, werden als Ecgonine zusammengefasst.

Durch Hydroxylierung des Tropins in Stellung 6 oder 7 (6β- bzw. 7β-Hydroxytropin) oder in Stellung 6 und 7 (6β,7β-Dihydroxytropin) bzw. durch Epoxidierung in Stellung 6 und 7 (6β,7β-Epoxytropin = Scopin) wird die Vielfalt der Aminoalkoholkomponenten weiter erhöht.

Tropeine (Abb. 30-33) von therapeutischer Bedeutung sind die S(–)-Tropasäureester des Tropins (–)-Hyoscyamin ((S)-(–)-Hyoscyamin, L-Hyoscyamin) und des Scopins (–)-Scopolamin ((–)-Hyoscin). Das (–)-Hyoscyamin geht leicht, bereits beim Trocknen der Droge und der Extraktion des Pflanzenmaterials, in das Racemat Atropin (Gemisch der S(–)- und R(+)-Tropasäureester des Tropins) über. Das Atroscin, das Racemat des Scopolamins, tritt nur in Spuren auf. Aus (–)-Hyoscyamin bzw. Atropin entsteht leicht auf nichtenzymatischem Wege durch Wasserabspaltung Apoatropin (Atropamin), das zum Belladonnin dimerisieren kann.

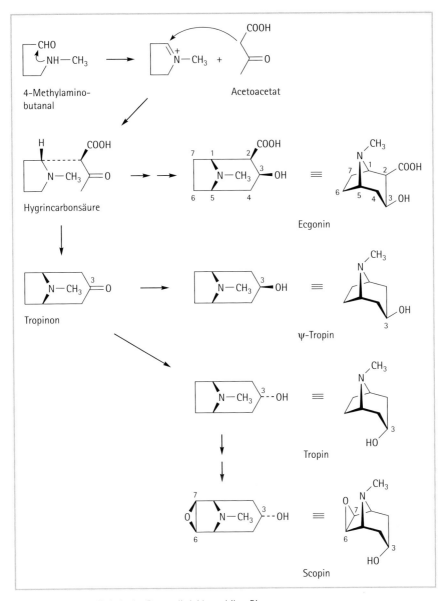

Abb. 30-32 Aminoalkohole der Tropanalkaloide und ihre Biogenese

Von den Ecgoninen (Abb. 30-34) ist (–)-Cocain (Benzoesäureester des Methylecgonins) der bedeutendste Vertreter. Cinnamoylcocain enthält als Säurekomponente anstelle der Benzoesäure *cis*- oder *trans*-Zimtsäure. Aus ihm entstehen durch Dimerisierung die Cocamine. Tropeine und Ecgonine sind als Ester alkalilabil.

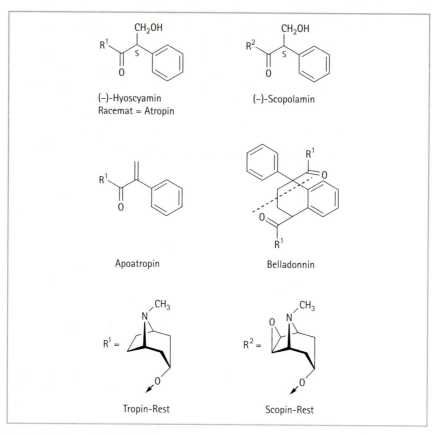

Abb. 30-33 Tropanalkaloide der Solanaceae

Die Biogenese der Aminoalkoholkomponenten der Tropanalkaloide (Abb. 30-32) geht vom 4-Methylaminobutanal aus, das durch Methylierung und partielle Desaminierung von aus L-Ornithin gebildetem Putrescin entsteht. Nach Ringschluss zum N-Methyl-Δ^1-pyrroliniumkation werden 2 Acetatreste unter Bildung von Hygrincarbonsäure angefügt, die entweder in Ecgonin oder über Tropinon in Tropin umgewandelt werden kann. Anschließend kommt es zur Veresterung. Aus Tropinderivaten können durch Hydroxylierung 6- bzw. 6,7-Hydroxytropinderivate entstehen. Letztere können durch Dehydratisierung in Scopinderivate umgewandelt werden.

Tropanalkaloide wurden bisher nur bei höheren Pflanzen gefunden. Sie kommen besonders bei Solanaceae und Erythroxylaceae vor.

> Bedeutende Drogen mit Tropeinen sind die Solanaceen-Drogen Belladonnablätter, Belladonnawurzel und Stramoniumblätter sowie die aus ihnen isolierten Alkaloide (−)-Hyoscyamin, Atropin und (−)-Scopolamin.

♣ **Belladonnablätter** (Belladonnae folium PhEur, ≥ 0,3 % Alkaloide) sind die getrockneten Blätter, bisweilen auch die Blätter und blühenden oder früchtetragenden Zweigspitzen der Tollkirsche, *Atropa belladonna* L. (Solanaceae). Sie enthalten 0,3 bis 0,9 % Alkaloide. Hauptalkaloide sind (–)-Hyoscyamin bzw. Atropin (Verhältnis sehr variabel). Zubereitungen aus der Droge oder Presssäfte aus der Pflanze werden bei Spasmen und kolikartigen Schmerzen im Bereich des Magen-Darm-Traktes und der Gallenwege, bei Vagotonie, Hypersekretion und Parkinson-Tremor angewendet. Gegenanzeigen sind u. a. tachykarde Arrhythmien, Engwinkelglaukom und Prostataadenom.

Offizinell sind:

- **Eingestelltes Belladonnapulver** (Belladonnae pulvis normatus PhEur, 0,28 bis 0,32 % Alkaloide, ED 0,05 bis 0,1 g, EMD 0,2 g, TMD 0,6 g),
- **Eingestellte Belladonnatinktur** (Belladonnae tinctura normata DAB: 0,02 bis 0,03 % Alkaloide, PhHelv: 0,027 bis 0,033 % Alkaloide, ÖAB: 0,028 bis 0,032 % Alkaloide, ED 0,15, EMD 1 g, TMD 3 g),
- **Eingestellter Belladonnatrockenextrakt** (Belladonnae extractum siccum normatum PhEur, 0,95 bis 1,05 % Alkaloide, ED 0,01 g, EMD 0,05 g, TMD 0,15 g).

♣ **Belladonnawurzel** (Belladonnae radix DAC, ≥ 0,35 % Alkaloide, ÖAB, ≥ 0,45 % Alkaloide, ED 0,3 g, TD 0,3 g) besteht aus den getrockneten Wurzeln und Wurzelstöcken der blühenden oder fruchtenden Tollkirsche, *Atropa belladonna* L. Sie enthält 0,35 bis 1,2 % Alkaloide, Hauptalkaloide sind (–)-Hyoscyamin bzw. Atropin. Die Droge wird wie Belladonnablätter eingesetzt, wegen ihres Gehaltes an Belladonnin bevorzugt bei Parkinson-Tremor.

Die Tollkirsche ist eine krautige, bis zu 2 m hohe, kalkliebende Pflanze mit ausdauerndem, rübenförmigem Wurzelstock. Sie kommt auf Waldschlägen und an Waldsäumen in Mittel- und Südeuropa vor. Die Gewinnung der Droge erfolgt aus Wildbeständen u. a. in der GUS, Tschechien, Ungarn, Bulgarien und Rumänien, sowie aus dem Anbau, u. a. in Großbritannien, Frankreich und den USA. In der Blattdroge wurden 6, in der Wurzeldroge 20 Nebenalkaloide gefunden, u. a. Apoatropin, Belladonnin und (–)-Scopolamin.

♣ **Stramoniumblätter** (Stramonii folium PhEur, ≥ 0,25 % Alkaloide) sind die getrockneten Blätter, bisweilen auch die Blätter und blühenden oder früchtetragenden Zweigspitzen des Weißen Stechapfels, *Datura stramonium* L. (Solanaceae), einer einjährigen, in Mittelamerika heimischen, nach Europa eingeschleppten Pflanze. Die Droge enthält 0,25 bis 0,65 % Alkaloide. Hauptalkaloide sind (–)-Hyoscyamin bzw. Atropin. Wesentlichstes Nebenalkaloid ist (–)-Scopolamin (Anteil an den Gesamtalkaloiden 15 bis 20 %). Offizinell ist **Eingestelltes Stramoniumpulver** (Stramonii pulvis normatus PhEur, 0,23 bis

0,27 % Alkaloide, ED 0,1 bis 0,2 g, EMD 0,2 g, TMD 0,6 g). Die Droge wird, allerdings heute nur noch sehr selten, wie Belladonnablätter eingesetzt.

Extrakte aus den genannten Solanaceen-Drogen haben im wesentlichen Atropinwirkung. Wegen des meistens hohen (−)-Hyoscyaminanteils am Gesamthyoscyamin muss jedoch eine stärkere Wirkung erwartet werden, als sie dem auf Atropin bezogenem Gehalt entspricht.

Als isolierte Tropeine sind offizinell:

- ◆ **Hyoscyaminsulfat** (Hyoscyamini sulfas PhEur, (−)-Hyoscyaminsulfat),
- ◆ **Atropin** (Atropinum PhHelv),
- ◆ **Atropinsulfat** (Atropini sulfas PhEur),
- ◆ **Atropinsulfat-Injektionslösung 0,1 %** (Atropini sulfatis solutio iniectabilis 0,1 per centum DAC),
- ◆ **Scopolaminhydrobromid** (Scopolamini hydrobromidum/Hyoscini hydrobromidum PhEur).

(−)-Hyoscyamin bzw. Atropin werden gewonnen u. a. aus den Wurzeln der Tollkirsche, aus den oberirdischen Teilen des Ägyptischen Bilsenkrautes, *Hyoscyamus muticus* L. (Anbau u. a. in Ägypten, Griechenland, Indien, Pakistan, Alkaloidgehalt bis 2,2 %) und den Wurzeln des Krainer Tollkrautes, *Scopolia carniolica* JACQ. (Anbau in den Balkanländern und der GUS, Alkaloidgehalt der Wurzeln bis 1 %). (−)-Scopolamin wird neben (−)-Hyoscyamin bzw. Atropin aus den Blättern der in Australien heimischen Sträucher oder Bäume *Duboisia myoporoides* R. BROWN und *D. leichhardtii* F. v. MUELL (Solanaceae) erhalten. Auch *Datura fastuosa* L. und *D. metel* L. können zur Gewinnung von (−)-Scopolamin herangezogen werden.

Weitere Tropeine führende, heute allerdings kaum noch therapeutisch verwendete Solanaceen sind u. a. das auch bei uns vorkommende Schwarze Bilsenkraut, *Hyoscyamus niger* L., und die im Mittelmeergebiet verbreitete Alraune, *Mandragora officinarum* L. Sie enthalten als Hauptalkaloide (−)-Hyoscyamin und (−)-Scopolamin.

Die Tropeine werden nach peroraler Applikation gut resorbiert und passieren die Blut-Hirn-, Blut-Plazentar- und Blut-Milch-Schranke. Ihre Wirkung tritt nach etwa 30 min ein und hält 3 bis 6 h an. Am Auge wirken sie mehrere Tage.

(−)-Hyoscyamin wird bevorzugt an muscarinerge Acetylcholinrezeptoren (sowohl der Typen M1, M2 und M3) gebunden und wirkt, da es keine intrinsische Aktivität besitzt, parasympathikolytisch. Es führt zur Spasmolyse der glatten Muskulatur, z. B. des Magen-Darm-Traktes, der Gallenwege, der Harnblase und der Bronchiolen, zu Mydriasis sowie zu Akkomodationslähmung durch Hemmung der Kontraktion des Ringmuskels der Iris und des Ziliarmuskels. Weitere Wirkungen sind Einschränkung der Sekretion exokriner Drüsen, u. a. der Speichel-, Magensaft-, Pankreassaft- und Schweißsekretion, Unterdrückung von Nausea und Erbrechen und Tachykardie durch Ausschaltung vagaler Reize. In Dosen ab 3 mg werden beim Menschen durch (−)-Hyoscyamin u. a. die Wirkungen von Acetylcholin im ZNS beeinträchtigt und es kommt zu zentraler Stimulation, ab 10 mg wirkt es zentral lähmend. Für einen Erwachsenen können bei peroraler Zufuhr Dosen etwa ab 100 mg (−)-Hyoscyamin tödlich sein, für Kinder bereits wenige Milligramm. (+)-Hyoscyamin hat nur 1/10 bis 1/20 der Wirkung des (−)-Hyoscyamins. Damit ergibt sich für das Racemat Atropin etwa die halbe Wirksamkeit des (−)-Hyoscyamins.

(−)-Scopolamin besitzt das gleiche Wirkungsspektrum wie (−)-Hyoscyamin. Die zentral dämpfende Wirkung ist jedoch stärker ausgeprägt, die zentral stimulierende tritt zurück. Von den peripheren Wirkungen sind die mydriatische und die sekretionshemmende verstärkt, die spasmolytische verringert. Die letale Dosis für den Menschen ist etwa so groß wie die von (−)-Hyoscyamin.

Apoatropin ist toxischer als Atropin und wirkt vorwiegend zentral stimulierend. Belladonnin und die Ester von Hydroxytropinen haben nur schwache parasympathikolytische Wirkung, sollen aber günstigen Einfluss auf Rigor und Tremor beim Parkinsonismus besitzen.

> **Atropinsulfat** wird in Dosen von 0,5 bis 1,0 mg, parenteral appliziert, 1 h vor Operationen zur Einschränkung der durch Narkotika stimulierten Speichelsekretion sowie zur Ausschaltung der Gefahr eines reflektorischen Herzstillstandes durch Aktivierung des Parasympathikus angewendet. Darüber hinaus dient es, p. o. oder parenteral eingesetzt, als Spasmolytikum bei Koliken im Magen-Darm-Bereich sowie der Gallen- und Harnwege. Auch zur Behandlung der Hypersekretion von Magen-, Bronchial- und Schweißdrüsen, Harninkontinenz, Reizblase und bei Dysmenorrhoe wird es verwendet. Bei Anwendung von **Hyoscyaminsulfat** anstelle von Atropinsulfat müssen die Dosen halbiert werden. Wässrige und ölige Atropinaugentropfen (0,5 bis 1 %ig) und Atropinaugensalben (Einsatz der **Atropin-Base** bei Salben und Ölen) benutzt man zur Erzielung langandauernder Mydriasis bzw. Akkomodationslähmung am Auge, z. B. im Rahmen einer Atropin-Kur bei Schielkindern, bei Schwachsichtigkeit (Amblyopie), bei Keratitis, Iridocyclitis, Iritis, Scleritis, Uveitis und für diagnostische Zwecke.

Darüber hinaus dient Atropinsulfat zur Behandlung bradykarder Herzrhythmusstörungen, z. B. bei Überdosierung von herzwirksamen Steroidglykosiden (ED 0,5 bis 1,0 mg, p. o., bis zu 3-mal tgl.). Dosen von initial 2 bis 5 mg (i. v., bis 100 mg!), dann aller 10 min weitere 2 bis 5 mg bis zum Aufhören der Salivation, werden als Antidot bei Vergiftungen mit Cholinesterasehemmern, z. B. Physostigmin oder Organophosphorsäureestern, eingesetzt.

Die vom Atropin abgeleiteten synthetischen Tropinderivate z. B. ♦ **Ipratropiumbromid** (Ipratropii bromidum PhEur), ♦ **Tiotropiumbromid**, ♦ **Homatropinbromid** (Homatropini hydrobromidum PhEur) und ♦ **Homatropinmethylbromid** (Homatropini methylbromidum PhEur) haben bei verminderten bzw. fehlenden zentralen Effekten ähnliche Wirkungen wie Atropin. Ipratropiumbromid und Tiotropiumbromid werden vorwiegend als Bronchospasmolytika eingesetzt. Homatropin wird in der Augendiagnostik verwendet (0,5 bis 1 %ige Lösungen, Wirkung nur einige Stunden). ♦ **Trospiumchlorid** wird vor allem bei vegetativen Blasenfunktionsstörungen mit Drangsymptomatik angewendet. Ein vollsynthetisches Atropinanalogon ohne Tropanring ist das als Mydriatikum eingesetzte, sehr kurz wirksame ♦ **Tropicamid** (Tropicamidum PhEur).

> ♦ **Scopolaminhydrobromid** wird, parenteral appliziert, ebenfalls zur Narkosevorbereitung (ED 0,6 mg) verwendet. Peroral oder in Form von therapeutischen Systemen transdermal angewendet (Freigabe in 72 h 0,5 mg), dient es als Antemetikum bei Kinetosen. Am Auge wird es als Mydriatikum (wässrig 0,1 bis 0,25 %ig, ölig 0,5 %ig) benutzt.

Das schlecht resorbierbare partialsynthetische ♦ **Butylscopolaminiumbromid** (Scopolamini butylbromidum PhEur) wird, vorwiegend parenteral appliziert, besonders bei Spasmen des Magen-Darm-Traktes, der ableitenden Harnwege sowie der weiblichen Geschlechtsorgane und zur Erleichterung endoskopischer Untersuchungen angewendet. ♦ **Tiotropiniumbromid** und ♦ **Oxitropiniumbromid** können wie Ipratropiumbromid per inhalationem bei obstruktiver Bronchitis eingesetzt werden.

Die Tropeine haben auch toxikologische Bedeutung. Die Hauptsymptome einer Vergiftung mit (−)-Hyoscyamin bzw. Atropin enthaltenden Pflanzenteilen oder bei Überdosierung der Alkaloide sind Rötung des Gesichts, Trockenheit der Schleimhäute, Pulsbeschleunigung und Mydriasis. Diese Symptome können auch bereits nach Aufnahme therapeutischer Dosen auftreten. Bei großen Dosen kommt zu den peripheren Effekten die zentral erregende Wirkung hinzu, u. a. starke motorische Unruhe, Rededrang, Halluzinationen, Delirien und Tobsuchtsanfälle, gefolgt von Erschöpfung und Schlaf. Sehr hohe Dosen wirken zentral lähmend und können zu Atemstillstand führen. Bei Kindern können 3 bis 5, bei Erwachsenen 10 bis 20 der süßlich schmeckenden blauschwarzen Beeren der Tollkirsche zum Tode führen. Von Datura-Samen gelten 0,3 g als giftig, 15 Stück können für ein Kind tödlich sein. Auch Vergiftungen mit Stechapfelblättern als Bestandteile von Teemischungen oder als Rauschdrogen (Vergiftungsgefahr ab 0,3 g) wurden beschrieben.

> Von den Ecgoninen ist nur das aus den Blättern des Cocastrauchs gewonnene Cocain von therapeutischer und toxikologischer Bedeutung.

Cocablätter stammen vom Cocastrauch, *Erythroxylum coca* LAM. (Erythroxylaceae), der in zahlreichen Varietäten in der Andenregion, im Amazonasbecken und in Kolumbien vorkommt. Zur Gewinnung von Cocain für pharmazeutische Zwecke wird *E. coca* var. *coca* in der Andenregion angebaut, in

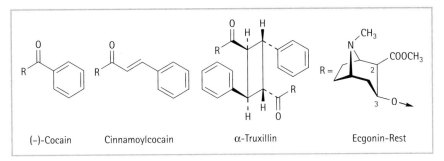

Abb. 30-34 Coca-Alkaloide

geringem Umfang auch in Indonesien, Indien und Sri Lanka. Auch *E. novogranatense* (MORRIS) HIERON. var. *truxillense* (RUSBY) PLOWMAN wird an der Nordwestküste Perus kultiviert und kann ebenfalls zur Gewinnung von Cocain herangezogen werden. Illegaler Coca-Anbau erfolgt u. a. in der Andenregion, im Amazonasbecken, in den Bergen Kolumbiens und entlang der Karibikküste Südamerikas.

Cocablätter enthalten 0,1 bis 1,8 % Alkaloide. Hauptalkaloid ist (–)-Cocain, Nebenalkaloide sind u. a. *cis*- und *trans*-Cinnamoylcocain sowie die Cocamine α-Truxillin (Cocamin) und β-Truxillin (Isococamin, Artefakte?, Abb. 30-34). Zur Gewinnung des Cocains hydrolysiert man die Gesamtalkaloide. Das gewonnene Ecgonin wird mit Methanol und Benzoylchlorid zum Cocain verestert.

♦ **Cocainhydrochlorid** (Cocaini hydrochloridum PhEur) wird in Form von Lösungen (Cocainhydrochlorid-Augentropfen 4 % NRF 15.24) oder Salben (bis 2 %ig) zur Oberflächenanästhesie in der HNO-Praxis und bei Operationen am Auge eingesetzt. Wegen der auch bei lokaler Anwendung auftretenden zentralen Symptome und der dadurch bedingten Suchtgefahr wird es heute nur noch selten verwendet.

(–)-Cocain wird nach peroraler Applikation nur langsam resorbiert und passiert die Blut-Hirn-, Blut-Plazentar- und Blut-Milch-Schranke. Durch die Schleimhäute des Nasen-Rachen-Raumes wird es rasch aufgenommen und löst dann neben lokalen auch zentrale Wirkungen aus. Es wirkt über eine Hemmung der neuronalen Rückspeicherung von Noradrenalin, Dopamin und Serotonin zentral stimulierend. Es führt zu Euphorie, Beschleunigung der Denkabläufe, Rededrang, gehobenem Selbstwertgefühl, erhöhter Aggressivität sowie zur Beseitigung von Hungergefühl und Schlafbedürfnis. Nach Abklingen der Wirkungen tritt eine depressive Phase ein. Bei chronischer Cocainzufuhr können sich rasch Abhängigkeit und Toleranz entwickeln. In der Peripherie kommt es unter dem Einfluss von (–)-Cocain durch Erhöhung der Neurotransmitterkonzentration durch die gehemmte Rückspeicherung an postsynaptischen Rezeptoren zur Konstriktion der Blutgefäße, Tachykardie, Mydriasis, Hyperglykämie, Hyperthermie und Krampfneigung. Bei Schwangeren hat die Konstriktion der Plazentargefäße ein geringeres Sauerstoffangebot für den sich entwickelnden Fetus und damit teratogene und embryotoxische Wirkungen zur Folge. Auf die Schleimhäute gebracht, wirkt es lokalanästhetisch. Dieser Effekt beruht auf einer Hemmung des Na^+-Einstroms und damit der Erregungsleitung in sensiblen Nervenendigungen. Durch Vasokonstriktion wird die Ausschwemmung des Cocains verzögert, die lokalanästhetische Wirkung verlängert und Blutleere im Operationsgebiet geschaffen.

Die letale Dosis beginnt für den Menschen bei parenteraler Applikation bei etwa 30 mg, bei peroraler Zufuhr beim Ungewöhnten bei 0,5 bis 1,0 g. Vergiftungssymptome sind u. a. Übelkeit, Erbrechen, gesteigerter Bewegungsdrang, Hyperthermie, Sprachschwierigkeiten, Tremor, Mydriasis, Blutdruckerhöhung, Krämpfe, Psychosen und Lähmungserscheinungen bis hin zur Atemlähmung.

Von den Einwohnern Südamerikas werden die Cocablätter zusammen mit geringen Mengen alkalischer Substanzen zur Freisetzung der Alkaloidbasen, z. B. mit gepulverten, gebrannten Muschelschalen, gebranntem Kalk oder Pflanzenasche, als Stimulans gekaut. Der Cocakauer nimmt am Tag durchschnittlich 28 g der Blätter zu sich (etwa 150 mg Cocain entsprechend). Durch die Alkalien geht das Cocain beim Kauen der Blätter zum größten Teil in das wenig toxische, als Weckamin wirkende Ecgonin über. Vermutlich ist das die Ursache dafür, dass die als Cocaismus bezeichnete Gewohnheit des Kauens von Coca-Blättern in geringerem Maße zur Abhängigkeit führt als der als Cocainismus bezeichnete Missbrauch von Cocain. Die Anzahl der Cocakauer wird auf etwa 15 Millionen geschätzt. Die Bedeutung des Cocakauens für die in Armut lebende Bevölkerung Südamerikas besteht vor allem darin, dass durch Genuss der Cocablätter Ermüdung und Hunger unterdrückt werden und sich ein Zustand des scheinbaren Wohlbefindens einstellt.

Cocain wird unter der Bezeichnung Koks, Schnee oder Charley als Rauschgift oder Dopingmittel geschnupft, in gelöster Form, oft zusammen mit Heroin (Speedball), injiziert oder in Form des sog. Crack (aus Lösungen von Cocainhydrochlorid mit Alkalien, z. B. Backpulver, ausgefällte Cocainbase) oder Freebase (mit NH_4OH gefällt) geraucht. Die täglich aufgenommene Cocainmenge beträgt in Extremfällen bis 30 g. Langzeitfolgen des Cocainmissbrauchs sind Wechsel zwischen tiefen Depressionen und manisch-euphorischer Hyperaktivität, migräneähnliche Kopfschmerzen, Schlaflosigkeit, Tremor, Appetitlosigkeit und Abmagerung bis zum körperlichen und geistigem Verfall.

Neugeborene, deren Mütter während der Schwangerschaft Cocain zu sich genommen haben, weisen oft ein geringeres Gewicht sowie Verhaltens- und Atemstörungen auf. Die Rate an Spontanaborten, Missbildungen und Totgeburten ist erhöht.

30.7.14 Purinalkaloide

Grundkörper der Purinalkaloide ist das Purinringsystem (Imidazo[4,5-d]pyrimidin). Die Purinalkaloide bilden nur eine kleine Gruppe. Bedeutende Vertreter sind die Methylxanthine Coffein, Theophyllin und Theobromin (Abb. 30-35).

Biogenetische Vorstufen der Methylxanthine sind Adenosin- oder Guanosinmonophosphat. 2 Glycinreste sind am Aufbau dieser als Bausteine der Nucleinsäuren und der Energieüberträger GTP und ATP dienenden Verbindungen beteiligt. Aus ihnen kann nach Desaminierung Xanthosinmonophosphat gebildet werden, aus dem durch Methylierung und Abspaltung des Ribosylphosphatrestes zunächst 7-Methylxanthin entsteht, das weiter in Theophyllin bzw. Theobromin und nachfolgend in Coffein umgewandelt werden kann (Abb. 30-35).

Methylxanthine wurden bisher nur bei höheren Pflanzen gefunden. Purinalkaloide von toxikologischem Interesse sind die von Panzergeißlern und Cyanobakterien gebildeten Saxitoxine und Gonyautoxine. Sie können von Muscheln und Krabben gespeichert werden und bei deren Verzehr eine Gefahr für das menschliche Leben darstellen.

Als Genussmittel bedeutsame Methylxanthindrogen sind Kaffeesamen, Chinesischer Tee, Colasamen, Mateblätter, Kakaosamen und Guarana.

Kaffeesamen stammen von verschiedenen kultivierten Arten der Sektion Eucoffea der Gattung Coffea (Rubiaceae), besonders von dem in Bergwäldern Südwestäthiopiens beheimateten Berg-Kaffee, *Coffea arabica* L., einem Strauch oder Baum (Anteil an der Weltproduktion etwa 75%), und von dem in den Wäldern Äquatorialafrikas von der Westküste durch das Kongogebiet bis Uganda heimischen Robusta-Kaffee, *C. canephora* PIERRE ex A. FROEHNER (Anteil an der Weltproduktion 25%). Alle anderen Coffea-Arten sind nur von lokaler Bedeutung. Der Anbau des Berg-Kaffees ist zwischen 24° nördlicher und 24° südlicher Breite möglich. Haupterzeugerländer sind Brasilien, Kolumbien, Indonesien und Mexiko. Der Anbau der übrigen Kaffeearten ist auf den Äquatorgürtel begrenzt.

Die Gewinnung der Kaffeesamen, der sog. Kaffeebohnen, erfolgt aus den reifen, roten oder gelben, meistens 2-samigen Steinfrüchten mit häutigem Endokarp (Pergament- oder Hornschale) und süßem, saftigem Fruchtfleisch. Beim nassen Verfahren wird das Fruchtfleisch zunächst durch Quetschen größtenteils entfernt. Es folgt eine 24- bis 36-stündige Fermentation. Anschließend werden die Reste des aufgelockerten Fruchtfleisches abgewaschen. Dann wird getrocknet und maschinell vom Endokarp und der Samenschale (Silberhäutchen) befreit. Beim trockenen Verfahren, das besonders in Brasilien bevorzugt wird, trocknet man die Früchte zuerst in dünner

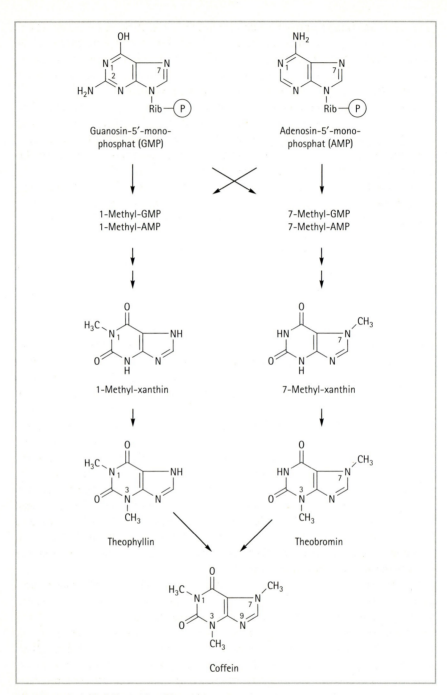

Abb. 30-35 Purinalkaloide und ihre Biogenese

Schicht in der Sonne und schält den erhaltenen sog. Pergamino anschließend maschinell. Zuletzt werden die Samen poliert. Das letztgenannte Verfahren führt zu Kaffee mit sehr kräftigem Geschmack. Das dem Mitteleuropäer angenehmste Aroma garantiert die im Hochland kultivierte *C. arabica*, deren Samen nach dem feuchten Verfahren gewonnen wurden.

Die Kaffeesamen enthalten bei *C. arabica* 0,6 bis 1,7 % (durchschnittlich 1,2 %) und bei *C. canephora* 1,2 bis 3,3 % (durchschnittlich 2,2 %) Coffein, geringe Mengen Theobromin (ca. 0,002 %) und Theophyllin (ca. 0,001 %). Weitere erwähnenswerte Inhaltsstoffe sind 3 bis 7 % Caffeoyl- und Feruloylchinasäuren, besonders Chlorogensäure und etwa 1 % Trigonellin.

Beim Röstprozess, der im Verbraucherland durchgeführt wird, entstehen durch Pyrolyse der Kohlenhydrate, Eiweiße, Fette und der aromatischen Säuren eine Vielzahl von Aromastoffen, von denen über 700 identifiziert wurden.

Zur Erzeugung coffeinfreien Kaffees werden die ungerösteten Samen durch Dämpfen gequollen, mit einem Auszugsmittel, meistens Methylenchlorid, oder auch mit überkritischem CO_2 oder Wasser extrahiert, zur Vertreibung von Lösungsmittelresten erneut gedämpft und anschließend getrocknet. Um Aromaverluste möglichst gering zu halten, wird das Lösungsmittel nach Entfernung des Coffeins durch Adsorbenzien erneut eingesetzt.

Bei einem durchschnittlichen Coffeingehalt von 100 mg/Tasse kann der Genuss von bis zu 5 Tassen Kaffee pro Tag durch einen Erwachsenen als toxikologisch unbedenklich angesehen werden. Vorsicht ist geboten bei Personen mit labilem Herz-Kreislauf-System, Nierenkrankheiten, Überfunktion der Schilddrüse, erhöhter Krampfbereitschaft oder bestimmten psychischen Störungen (panische Angstzustände). Schwangere sollten möglichst auf den Kaffeekonsum verzichten, zumindesten aber eine Dosis von 300 mg/d keinesfalls überschreiten. Säuglinge, deren stillende Mütter viel Kaffee trinken, können Schlafstörungen zeigen. Die Wirkungen des Kaffees auf den Cholesterolspiegel sind individuell unterschiedlich. Bei epidemiologischen Untersuchungen zeigten 36 % der untersuchten Personen nach Kaffeegenuss eine Zunahme des Blutcholesterolgehaltes. Nach gegenwärtigen Erkenntnissen kann in normalem Maße erfolgender Kaffeegenuss als Ursache koronarer Herzkrankheiten und des Herzinfarkts ausgeschlossen werden. Auch ein Zusammenhang zwischen Kaffeekonsum und der Entstehung von Tumoren beim Menschen ist unwahrscheinlich.

Die Nebenwirkungen des Kaffees auf den Magen-Darm-Trakt, wie Hyperacidität, Magenreizung, Durchfall und Appetitsminderung, sind vorwiegend der Chlorogensäure und den Röstprodukten anzulasten.

Chinesischer Tee stammt von der Teepflanze, *Camellia sinensis* (L.) O. KUNTZE (Theaceae), einer Kulturpflanze, die zu einem bis 15 m hohen Baum heranwachsen kann, in Kultur aber strauchförmig gehalten wird und wahrscheinlich durch ständige Auslese coffeinreicher Formen erhalten wurde. Heimatgebiete der Wildformen des Teestrauchs sind wahrscheinlich die Hochländer Südwestchinas, Nordburmas und Nordostindiens. Der Anbau des Teestrauchs ist zwischen 45° nördlicher und 30° südlicher Breite möglich. Hauptproduzenten sind Indien, China, Sri Lanka, Türkei, Indonesien, die GUS und Japan.

Grüner Tee (Theae viridis folium) wird gewonnen, indem man die frischen Blätter in rotierenden Zylindern mit gespanntem Wasserdampf oder in flachen beheizten Pfannen erhitzt und so die Fermente inaktiviert. Anschließend wird gerollt und getrocknet. **Schwarzer Tee** (Theae nigrae folium) wird erzeugt, indem zunächst der Wassergehalt der Blätter mit Warmluft unter Schonung der Fermente nach dem Ausbreiten in dünner Schicht von etwa 75% auf 55% reduziert wird. Während dieser Phase laufen Stoffwechselprozesse ab, die u. a. zu einer Erhöhung des Coffeingehaltes um 20 bis 50% führen. Dann werden die Zellstrukturen durch maschinelles Rollen zerstört und dadurch autolytische Prozesse eingeleitet. Der Fermentationsvorgang wird bei 15 bis 30 °C und 100% relativer Luftfeuchte in 45 bis 180 min zu Ende geführt. Dann wird zur Inaktivierung der Fermente bei 80 bis 100 °C getrocknet. **Weißer Tee** sind die nur leicht gedämpften, getrockneten Blätter von Teesträuchern in Bergregionen Südchinas.

Die Qualität des Tees wird vom Alter der Blätter, aus dem er bereitet wird, und vom Verlauf des Fermentationsvorganges bestimmt. Blatt-Tees werden aus gerollten Blättern und Broken-Tees aus vor oder nach der Fermentation zerkleinerten Blättern gewonnen. Die höchste Qualität hat der Flowery Orange Pekoe, der aus der Pekoespitze (das noch nicht entrollte oberste Blatt) und aus dem folgenden dünnen Blatt erhalten wird. Beim Absieben anfallende kleine Teepartikel (Fannings) werden häufig zur Herstellung von Teeaufgussbeuteln verwendet.

Hauptalkaloid des Chinesischen Tees ist das Coffein (früher als Thein bezeichnet). Sein Gehalt schwankt zwischen ca. 4,7% (in der Spitzenknospe) und 1,4% (Blätter im unteren Stängelteil). Der Gehalt an Theobromin beträgt 0,16 bis 0,20%, der an Theophyllin 0,02 bis 0,04%. Weitere Inhaltsstoffe des unfermentierten Tees sind u. a. 10 bis 25% Catechine, Epicatechine und ihre Gallate. Auch ihr Gehalt nimmt mit dem Alter der Blätter ab. Bei der Fermentation erfolgt eine durch o-Phenoloxidasen katalysierte Dehydrierung der Catechine zu o-Chinonen, die spontan zu einer Vielzahl oligomerer und polymerer Verbindungen reagieren (Theaflavine, Theaflavinsäuren, Thearubigene, wasserunlösliche Polymere), die Gerbstoffcharakter besitzen. Daneben sind Flavonolglykoside, Chlorogensäuren, Triterpensaponine, einige Mineralstoffe und ein hoher Fluoridgehalt (130 bis 260 mg/kg) erwähnenswert. Bei der Fermentation und beim Trocknen entstehen eine Vielzahl von flüchtigen und nichtflüchtigen Aromastoffen. Auf Grund des Gerbstoffgehaltes des Teegetränkes, der bei langem Ziehenlassen bei der Bereitung besonders hoch ist, wirkt Chinesischer Tee stopfend. Der Fluoridgehalt soll zur Erhöhung der Knochendichte und zur antikariogenen Wirkung des Chinesischen Tees beitragen.

♣ **Kolasamen** (Colae semen PhEur, ≥ 1,5% Coffein), fälschlich auch als Colanuss bezeichnet, besteht aus den von der Samenschale befreiten getrockneten Samen von *C. nitida* (VENT.) SCHOTT et ENDL., oder von *Cola acuminata* (P. BEAUV.) SCHOTT et ENDL. (Sterculiaceae). Er enthält bis 3,7% Coffein. Begleitstoffe sind geringe Mengen anderer Methylxanthine und 2 bis 4% Gerbstoffe. Die Droge wird in Form von Extrakten in Fertigarzneimitteln bei geistiger und körperlicher Ermüdung eingesetzt (TD 2,0 bis 6,0 g Droge entsprechend). Im ÖAB offizinell sind **Colaextrakt** (Extractum Colae, 9,75 bis 10,25% Coffein) und **Colafluidextrakt** (Extractum Colae fluidum, 1,4 bis 1,6% Coffein). Die Hauptmenge der Droge wird in der Getränkeindustrie eingesetzt.

Die genannten, im tropischen Westafrika heimischen Cola-Arten sind bis 12 m hohe Bäume. Die Früchte bestehen aus meistens 5 sternförmig angeordneten, 15 bis 20 cm langen, gelben Balgkapseln mit je 5 bis 14 kastaniengroßen, karminroten Samen mit weißer, fleischiger Samenschale. Die Samen werden nach mehrtägigem Wässern von der Samenschale befreit. Dabei fallen die 2 bis 5 Keimblätter meistens auseinander. Sie werden oft schon im Erzeugerland zu Extrakten verarbeitet, die zur Herstellung von Cola-Limonaden verwendet werden. Hauptproduzent der Colasamen ist Nigeria.

♣ **Grüne Mateblätter** (Mate folium viride DAC, ≥ 0,6% Coffein) und **Geröstete Mateblätter** (Mate folium tostum DAC, ≥ 0,4% Coffein), auch als Maté oder Paraguay-Tee bezeichnet, stammen vom Matebaum, *Ilex paraguariensis* ST. HIL. (Aquifoliaceae). Die Blätter enthalten 0,4 bis 2,4% Coffein, etwa 0,3% Theobromin, Spuren von Theophyllin, 10 bis 12% Caffeoylchinasäuren, besonders Chlorogensäure, und Triterpensaponine. Die Droge dient als Stimulans bei geistiger und körperlicher Ermüdung. Die Hauptmenge wird zur Bereitung von Teegetränken für den täglichen Gebrauch verwendet.

Der Matebaum ist in Paraguay, Argentinien und Brasilien beheimatet und wird dort auch kultiviert. Die Hauptmenge der Droge wird in den Erzeugerländern verbraucht. Die geernteten Blätter werden zur Inaktivierung der Fermente in etwa 300 °C heißen, rotierenden Trommeln 20 bis 80 sec oder kurz über offenem Feuer erhitzt, rasch bei künstlicher Wärme getrocknet und gepulvert oder zerschnitten. Die „gerösteten" Blätter werden 20 min auf 100 °C erhitzt und anschließend mit Wasser abgeschreckt.

Kakaosamen (Cacao semen) stammen vom Kakaobaum, *Theobroma cacao* L. (Sterculiaceae), einer Sippe, der die Unterarten *Th. c.* ssp. *cacao* (Criollo-Typ) und *Th. c.* ssp. *sphaerocarpum* (CHEV.) CUATR. (Amelando- oder Forastero-Typ) mit sehr vielen Formen und Hybriden zwischen Vertretern beider Unterarten (Trinitario) angehören. Die Samen enthalten 0,1 bis 0,4% (bis 1,7%) Coffein und 1,0 bis 2,0% Theobromin. Im Kakaopulver sind etwa 0,3% Coffein enthalten, in Bitterschokolade 0,05% und in Milchschokolade 0,02%. Durch den Gerbstoff- und Proanthocyanidingehalt (5 bis 8%) besitzen Kakao und besonders bittere Schokolade leicht stopfende Wirkung. Durch den Gehalt an Phenylethylamin und Tryptamin können Kakao oder Schokolade bei empfindlichen Personen Migräneanfälle auslösen. Nicht nur durch den Gehalt an

Coffein, sondern auch durch den an → Anandamid und andere Acylethanolaminen sollen Kakaoprodukte zentral stimulierend und euphorisierend wirken. Ihre Flavonoide und Proanthocyaninide hemmen die Thrombozytenaggregation und üben kardioprotektiven Effekt aus.

Da der Kakaobaum schon vor etwa 2000 Jahren durch die Indianer Zentralamerikas in Kultur genommen wurde, ist sein Ursprungsgebiet nicht mit Sicherheit feststellbar. Der Anbau erfolgt vorwiegend im Äquatorgürtel (10° ndl. Breite bis 10° sdl. Breite). Hauptanbauländer sind Elfenbeinküste, Brasilien, Malaysia, Ghana, Nigeria, Indonesien und Kamerun.

Der Kakaobaum ist relativ langsamwüchsig und erreicht Höhen bis 8 m. Er trägt das ganze Jahr hindurch aus kaulifloren Blüten hervorgegangene, gurkenförmige, 15 bis 30 cm lange und maximal 500 g schwere, grüne, gelbe, rote oder braune Beerenfrüchte. Die den Früchten entnommenen ovalen, 1,5 bis 3 cm langen Samen (20 bis 40 pro Frucht), die von einem weißen, schleimigen, süßen Samenmantel (Pulpa) umgeben sind, werden eng gepackt etwa 2 bis 8 Tage der Gärung überlassen. Die durch Mikroorganismen aus dem Zucker der Pulpa gebildeten Abbauprodukte Ethanol und Essigsäure töten die Samen ab und lösen postmortale Fermentreaktionen aus, die zur Zerstörung eines Teils der Bitterstoffe, zur Umwandlung der Catechine und Leukoanthocyanidine zu Phlobaphenen, zur Hydrolyse der Proteine unter Bildung nussartig schmeckender Abbauprodukte, zur Freisetzung der Methylxanthine aus ihrer Bindung an Catechine und zur Ausbildung von Aromastoffen führen. Etwa 40 % des Theobromins gehen mit dem ablaufendem Gärsaft verloren. Anschließend werden die Samen getrocknet, 10 bis 45 min bei 70 bis 140 °C „geröstet", gebrochen, geschält, von der Keimwurzel befreit und gemahlen. Zur Gewinnung des Trinkkakaopulvers wird die erhaltene halbfeste Kakaomasse durch heiße Pressung weitgehend vom Fett (→ Adeps Cacao) befreit. Schokolade wird aus Kakaomasse, Kakaofett, Rohrzucker, Milchpulver, Lezithin und Aromastoffen hergestellt.

♣ **Guaranasamen** (Paulliniae cupanae semen tostae) sind die gerösteten Kotyledonen der Samen des Guarana-Strauchs, *Paullinia cupana* H. B. K. (Sapindaceae). Sie enthalten Coffein (3,6 bis 5,8 %), Theobromin (0,03 bis 0,17 %), Theophyllin (0,02 bis 0,06 %) und Catechingerbstoffe (ca. 10 %). Das Pulver der Droge wird bei Ermüdungserscheinungen und bei Kopfschmerzen angewendet (ED 0,5 bis 1 g).

Der Guarana-Strauch ist ein im Amazonasgebiet heimischer Kletterstrauch mit haselnussgroßen, tiefgelben oder orangefarbenen, dreifächrigen Kapselfrüchten. Er wird in Brasilien, Costa Rica oder Panama angebaut. Die Eingeborenen Südamerikas benutzen das durch Rösten der Kotyledonen in Tonöfen und anschließendes Verreiben mit Wasser erhaltene, meistens zu Stangen geformte und 40 bis 60 Tage über einem Schwelfeuer geräucherte Produkt (Guarana) als Stimulans, indem sie aus von den Stangen abgeraspeltem Pulver kalte Aufgüsse (Aqua branca) bereiten. Exportiert werden die gerösteten Samen.

Offizinelle Purinalkaloide sind:

- **Coffein** (Coffeinum PhEur),
- **Coffein-Monohydrat** (Coffeinum monohydricum PhEur),

Gemische von Coffein (Anteil etwa 50%) mit lösungsvermittelnden Substanzen, z. B. mit Natriumbenzoat, Natriumsalicylat oder Citronensäure:
- **Coffein-Natriumbenzoat** (Coffeinum-natrii benzoas DAB, ÖAB),
- **Coffein-Natriumsalicylat** (Coffeinum-natrii salicylas DAB, ÖAB),
- **Coffeincitrat** (Coffeini citras DAC, ÖAB),
- **Theophyllin** (Theophyllinum PhEur),
- **Theophyllin-Monohydrat** (Theophyllinum monohydricum PhEur, Aminophyllin),

Salze des schwach sauer reagierenden Theophyllins und Gemische mit anderen Salzen:
- **Theophyllin-Ethylendiamin** (Theophyllinum et ethylenum diaminum PhEur),
- **Theophyllin-Ethylendiamin-Hydrat** (Theophyllinum et ethylenum diaminum hydricum PhEur),
- **Theophyllin-Natriumglycinat**,
- **Theobromin** (Theobrominum PhEur).

Neben den natürlichen Methylxanthinen werden u. a. auch die besser wasserlöslichen 7-Hydroxyalkylderivate des Theophyllins verwendet: ◆ **Etofyllin** (Etofyllinum PhEur, 7-(2-Hydroxyethyl)-theophyllin), ◆ **Proxyphyllin** (Proxyphyllinum PhEur, 7-(2-Hydroxypropyl)-theophyllin) und ◆ **Diprophyllin** (Diprophyllinum PhEur, 7-(2,3-Dihydroxy-propyl)theophyllin).

Coffein wird bei der Erzeugung coffeinfreien Kaffees, aus Teestaub, partialsynthetisch aus Theobromin oder vollsynthetisch gewonnen. Theophyllin, das in Pflanzen nur in sehr geringen Konzentrationen vorkommt, wird ausschließlich synthetisch hergestellt. Theobromin kann aus den Samenschalen der Kakaobohnen erhalten werden. Es wird teilweise durch Methylierung zu Coffein verarbeitet.

Methylxanthine werden vom menschlichen Organismus rasch resorbiert und rasch in allen Geweben verteilt. Sie passieren die Blut-Hirn-, Blut-Plazentar- und Blut-Milch-Schranke.

Methylxanthine greifen bevorzugt an den purinergen A_1-, A_{2a}- und A_{2b}-Rezeptoren (A = Adenosin) an, ohne intrinsische Aktivität aufzuweisen. Sie sind also Adenosinantagonisten. In höheren Konzentrationen hemmen sie auch die Phosphodiesterase und verzögern damit den Abbau des „second messenger" cAMP in der Zelle, führen zur Freisetzung von Catecholaminen, binden an Benzodiazepinrezeptoren und hemmen die Cyclooxygenasen. In therapeutischen Konzentrationen ist jedoch vermutlich nur der Adenosinantagonismus von Bedeutung. Durch Aufhebung der hemmenden Wirkung des Adenosins auf die Ausschüttung von Neurotransmittern im ZNS, z. B. von

Acetylcholin, Dopamin, γ-Aminobuttersäure und Serotonin, üben die Methylxanthine, besonders Coffein, eine zentralstimulierende Wirkung auf die sensorischen, in höheren Dosen auch auf die motorischen Bezirke der Hirnrinde und in geringerem Maße auf die Medulla oblongata aus. Auf die glatte Muskulatur der Bronchien und der Blutgefäße wirken sie durch Aufhebung der konstriktorischen Adenosinwirkung dilatatorisch. Am Herzen wird die negativ inotrope Wirkung des Adenosins kompensiert. Die genannten Wirkungen sind bei den einzelnen Methylxanthinen unterschiedlich stark ausgeprägt.

Coffein wirkt vor allem zentral stimulierend. Es fördert, besonders beim Ermüdeten, die geistige Reaktions- und Leistungsfähigkeit, beseitigt Ermüdungserscheinungen und wirkt analeptisch auf das Atemzentrum. Seine Herzwirkung ist nur schwach ausgeprägt und von kurzer Dauer. Die Koronargefäße werden durch Coffein erweitert, der Tonus der Hirngefäße wird erhöht. Der Blutdruck wird nur geringfügig angehoben. Auf die glatte Muskulatur der Bronchien hat es spasmolytischen Effekt. Außerdem steigert es die Magensaftsekretion, die renale Flüssigkeitsausscheidung sowie die Lipolyse und Glykogenolyse. Es verstärkt die Wirkung von Analgetika. Bei längerem Coffeingebrauch kommt es zur Toleranzentwicklung. In epidemiologischen Untersuchungen wurde wahrscheinlich gemacht, dass regelmäßige Aufnahme von coffeinhaltigen Getränken die Wahrscheinlichkeit des Auftretens von Parkinsonismus (eventuell auch von Diabetes-Typ-2) mindert. Bei Coffeinentzug können vorübergehend Entzugserscheinungen auftreten, z. B. Kopfschmerzen, Schlafstörungen (!), Depressionen, Ängstlichkeit, Müdigkeit und Antriebsschwäche. Coffein und Theophyllin mindern die Wirkungen des als Antirheumatikum eingesetzten Methotrexats.

Theophyllin wirkt vor allem bronchodilatatorisch und gefäßerweiternd. Die bei Bronchialasthma auftretende Bronchokonstriktion wird gemildert, die muköziliäre Clearance verbessert, die Freisetzung von Mediatoren aus den Mastzellen gehemmt und die Kontraktionskraft des Zwerchfells vergrößert. Besonders Koronar- und Lungengefäße werden erweitert. Durch Erhöhung der glomerulären Filtrationsrate und Hemmung der Na^+-Ionen-Rückresorption hat es natriuretische und volumendiuretische Wirkung. Der zentralstimulierende Effekt ist nur schwach ausgeprägt. Beim partialsynthetischen ♦ **8-Chlortheophyllin** ist besonders der stimulierende Effekt auf das Atemzentrum ausgeprägt.

Dem Theobromin fehlt die zentrale Wirkung. Seine diuretische Wirkung ist gering. Das halbsynthetische Theobrominderivat ♦ **Pentoxyfyllin** (1-(5-Oxohexyl)-theobromin) verbessert die rheologischen Eigenschaften des Blutes und wird bei arteriovenösen und zerebralen Durchblutungsstörungen eingesetzt.

> **Coffein** (ED 50 bis 250 mg, TMD 400 mg) oder coffeinhaltige Fertigarzneimittel werden angewendet bei älteren Patienten zur Unterdrückung des mittäglichen Schlafbedürfnisses im Sinne der Förderung des Nachtschlafes, zur Beseitigung der sedativen Nebenwirkungen anderer Arzneistoffe, z. B.

von Antihistaminika, zur kurzfristigen Überwindung von Ermüdungszuständen, zur Potenzierung der Wirkung von Analgetika vom Typ der Cyclooxygenasehemmer, als Migränemittel bei erwünschter Einschränkung der Hirndurchblutung und seltener, parenteral appliziert, als Analeptika und bei akuter Herzschwäche.

Theophyllin (einschleichende Dosierung, Initialdosis 2 bis 3 mg/kg KG, TMD 8 bis 16 mg/kg KG, Kontrolle des Serumspiegels) wird, p. o., oft in Retardformen, oder i. v. appliziert, neben seinen Derivaten vorwiegend eingesetzt als Bronchospasmolytikum bei reversiblen obstruktiven Atemwegserkrankungen wie Asthma bronchiale, chronischer Bronchitis und Lungenemphysem, bei linksseitiger Herzinsuffizienz, bei Apnoe der Neugeborenen und bei Koliken der Gallenblase sowie der ableitenden Harnwege. Perorale Applikation kann Magenschmerzen auslösen. Während des 1. Trimenons der Schwangerschaft darf es nicht angewendet werden. Die Addition der Wirkung mit der des Coffeins bei reichlichem Kaffeegenuss ist zu beachten!

Theobromin kann zur Behandlung von Koronarspasmen dienen. Es wird heute kaum noch eingesetzt.

Vergiftungserscheinungen können bei einem Erwachsenen bei Dosen von mehr als 500 mg Coffein auftreten. Sie führen zu Unruhe, Tremor und erhöhter Reflexerregbarkeit. Dosen ab etwa 1 g können Erbrechen, Kopfschmerzen, Dyspnoe, Tachykardie, Arrhythmien, pektanginöse Beschwerden, starke Erregungszustände und Krämpfe auslösen. Die letale Dosis für den Menschen liegt bei etwa 10 g Coffein. Coffein kann im Tierversuch in hohen Konzentrationen teratogen oder embryotoxisch wirken. Diese Wirkung kommt möglicherweise über die Freisetzung von Catecholaminen und die dadurch bedingte Konstriktion der Plazentargefäße zustande. Beim Menschen wird nur bei Dosen von mehr als 600 mg Coffein/d während der Schwangerschaft über Frühgeburten und Anomalien bei den Neugeborenen berichtet. Allerdings erhöht sich bereits bei Dosen um 100 mg/d die Gefahr des Auftretens von Fehlgeburten. Für karzinogene Wirkungen von Coffein gibt es keine Anhaltspunkte.

Die Coffeindrogen haben als Genuss- und Anregungsmittel Bedeutung. Von der Menschheit werden jährlich etwa 120 000 t Coffein aufgenommen: etwa 65 000 t im Kaffee und 52 000 t im Tee. In einer Tasse Kaffee sind 60 bis 150 mg, einer Tasse Schwarzem Tee 25 bis 100 mg, in einer Tasse Kakao 2 bis 50 mg (neben 200 bis 300 mg Theobromin), in einem Glas Colalimonade 10 bis 25 mg und in einem Glas Red Bull® 80 mg Coffein enthalten. Die durchschnittlich aufgenommene Coffeinmenge pro Tag und pro Person wurde für die Gesamtweltbevölkerung mit 70 mg berechnet. Sie liegt aber in vielen Ländern wesentlich höher: z. B. in den USA bei 211 mg (bei 10% der Bevölkerung mehr als bei 1 000 mg/Tag), in Großbritannien bei 444 mg und in Schweden bei 425 mg.

30.7.15 Polyketidalkaloide

Polyketidalkaloide sind Pseudoalkaloide, deren Kohlenstoffskelett nicht aus einer Aminosäure, sondern aus einer Polyketosäure hervorgegangen ist. Von toxikologischer Bedeutung ist das Piperidinalkaloid Coniin des Gefleckten Schierlings.

Gefleckter Schierling, *Conium maculatum* L. (Apiaceae), ist ein bis 2,5 m hohes kosmopolitisch verbreitetes, an stickstoffreichen Ruderalstellen vorkommendes Kraut. Sein Hauptalkaloid (+)-Coniin ist in besonders hohen Konzentrationen in den unreifen Früchten enthalten (0,2 – 2,0 %). Nebenalkaloide sind *N*-Methylconiin und γ-Conicein. Coniin wird aus 4 Acetatresten über 5-Oxo-octanal gebildet (Abb. 30-36).

Die Coniumalkaloide werden sowohl nach peroraler Aufnahme als auch über die Haut rasch resorbiert. Sie führen nach kurzer Erregungsphase zur Lähmung der motorischen Zentren des Rückenmarks bis hin zur Medulla oblongata und zur Ganglienblockade. Der Tod erfolgt durch Atemlähmung. Außerdem besitzen sie teratogene Wirkung. Für den Menschen werden 10 mg Coniin/kg KG als tödliche Dosis angesehen (das entspricht etwa 50 g der Früchte). Im Altertum wurde der Gefleckte Schierling, oft vermischt mit Opium, als Mord-, Hinrichtungs- und Selbstmordmittel verwendet. Als klassisches Beispiel sei die Hinrichtung des Sokrates und deren Beschreibung durch Plato genannt.

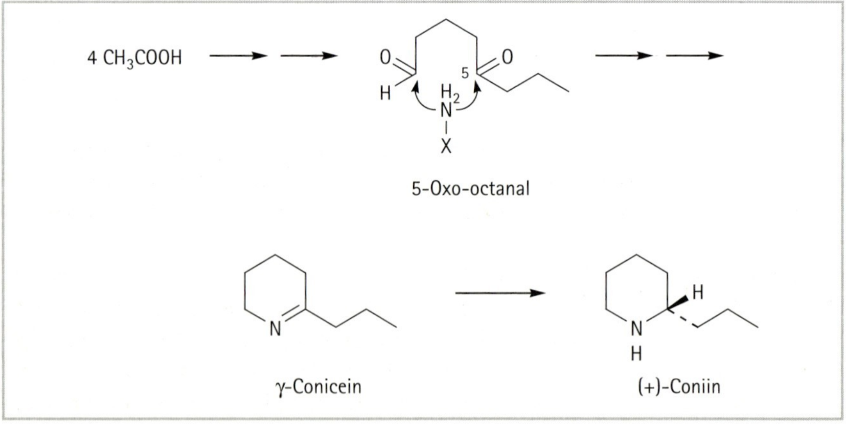

Abb. 30-36 Conium-Alkaloide und ihre Biogenese

30.7.16 Terpenalkaloide

Terpenalkaloide sind Pseudoalkaloide, deren Grundkörper ein Mono-, Sesqui- oder Diterpen ist. Die N-Atome stammen entweder aus Ammoniumlonen bzw. aus Amido- oder Aminogruppen.

Monoterpenalkaloide (Abb. 30-37) treten bei Pflanzen sporadisch auf. Sie sind häufig mit Iridoiden, ihren biogenetischen Vorläufern vergesellschaftet. Da Iridoide in saurem Milieu leicht mit Ammoniumionen zu Monoterpenalkaloiden reagieren, sind sie teilweise Isolierungsartefakte. Sie wurden u. a. bei den Gattungen Gentiana sowie Menyanthes (Gentianaceae, z. B. Gentialutin), Plantago (Plantaginaceae, z. B. Plantagonin) und Valeriana (Valerianaceae, z. B. Actinidin, Abb. 30-37) nachgewiesen. An der Wirkung dieser Arzneipflanzen sind sie wegen ihrer geringen pharmakologischen Aktivität nicht beteiligt.

Sesquiterpenalkaloide wurden u. a. aus Teichrosen, Nuphar-Arten (Nymphaeaceae, z. B. Desoxynupharidin, Abb. 30-37), isoliert. Sie werden von schwefelhaltigen Dimeren begleitet. Die im Sekret der Duftdrüsen des Bibers, *Castor fiber*, enthaltene Hauptkomponente, das Sesquiterpenalkaloid Castoramin (Hydroxiderivat des Desoxynupharidins), stammt aus den von diesem Tier als Nahrung genutzten Nuphar-Rhizomen.

Diterpenalkaloide wurden u. a. bei den Ranunculaceen-Gattungen Aconitum, Delphinium, Consolida und Thalictrum gefunden. Sie werden dort von Nor-Diterpenalkaloiden (mit C_{19}-Grundkörper) begleitet. Diese Nor-Diterpenalkaloide tragen mehr als 5 Hydroxylgruppen, von denen eine oder zwei mit einer aromatischen Säure oder Essigsäure verestert und die übrigen teilweise methyliert sind. Das N-Atom ist entweder methyliert oder ethyliert (Abb. 30-37).

Von toxikologischem Interesse sind Eisenhut-Arten (Aconitum-Arten), besonders ihre Hauptalkaloide Aconitin und Mesaconitin. Ähnliche Wirkungen besitzen auch die Alkaloide von Rittersporn-Arten (Delphinium-Arten).

Eisenhut-Arten, z. B. Blauer Eisenhut, *Aconitum napellus* L. (Ranunculaceae, 0,3 bis 3% Alkaloide), enthalten hochtoxische Nor-Diterpenalkaloide. Diese Staude kommt besonders in subalpinen Hochstaudenfluren Mitteleuropas vor, wird aber auch als Zierpflanze angebaut. Hauptalkaloide sind je nach Varietät und Chemotyp Aconitin oder Mesaconitin. Diese Alkaloide werden über die Schleimhäute sowie über die intakte Haut rasch resorbiert und passieren die Blut-Hirn-Schranke. Sie reagieren mit den Na^+-Kanälen der Membranen reizbarer Zellen, verzögern deren Schließung, verlängern damit den Na^+-Einstrom während des Aktionspotentials und verzögern dadurch die Repolarisation. Aconitin wirkt somit zuerst erregend, später lähmend auf sensible und motorische Nervenendigungen sowie auf das ZNS. Der Herzschlag wird verlang-

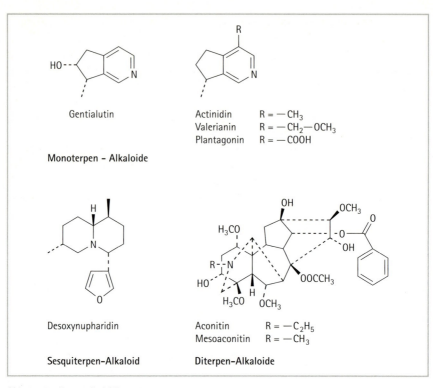

Abb. 30-37 Terpenalkaloide

samt und der Blutdruck dadurch gesenkt. Letale Dosen (2 bis 5 mg, p. o., der Alkaloide, 1 bis 2 g der Eisenhutknollen) führen zum Tod durch Atemlähmung oder Herzversagen. Aconitin, oder Extrakte aus der Wurzeldroge (Aconiti tuber) wurden, vorwiegend perkutan appliziert (1- bis 3%ige Salben), zur Schmerzstillung bei Neuralgien, besonders bei Trigeminusneuralgie, und bei Rheumatismus verwendet. Wegen der bereits bei therapeutischer Anwendung vorhandenen Risiken wird die Anwendung heute abgelehnt.

30.7.17 Steroidalkaloide

Steroidalkaloide (Abb. 30-38) sind Pseudoalkaloide mit Steran-Grundkörper. Auch Alkaloide, die sich von Steroidalkaloiden durch Ringerweiterung bzw. -verengung oder Integration von N-Atomen in das Ringsystem ableiten, werden als Steroidalkaloide bezeichnet.

Die Biogenese der Steroidalkaloide erfolgt aus Cholesterol oder Cycloartenol. Das N-Atom befindet sich am C-3 bzw. C-18 des Grundkörpers, in der Seitenkette am C-20 bzw. C-27 oder ist in den Ring A eingefügt. Bisweilen enthalten die Steroidalkaloide auch 2 N-Atome. Steroidalkaloide, bei denen der Ring D auf Kosten des Ringes C erweitertet wurde, sind C-nor-D-homo-Steroidalkaloide. Vertreter, bei denen die Methylgruppe am C-10 in den Ring B integriert wurde, sind B-homo-Steroidalkaloide. Bei 3-aza-A-homo-Steroidalkaloiden ist in den Ring A ein N-Atom eingefügt.

Steroidalkaloide wurden bei Pflanzen und Tieren gefunden. Sie liegen in Pflanzen entweder frei als sog. Alkamine vor, sind esterartig, z. B. bei Veratrum-Alkaloiden, bzw. amidartig und/oder esterartig mit Säuren verknüpft, z. B. bei Buxus-Alkaloiden, oder, besonders häufig bei Solanum-Alkaloiden, glykosidisch mit Zuckern verbunden.

Steroidalkaloide werden gewöhnlich nach ihrem Vorkommen in große Gruppen eingeteilt, z. B. in die Solanum-Alkaloide (mit C_{27}-Grundkörper, Cholestanderivate), Veratrum-Alkaloide (mit C_{27}-Grundkörper, Cholestan- oder C-nor-D-homo-Cholestanderivate), Buxus-Alkaloide (C_{21}-Grundkörper, Pregnanderivate), Batrachotoxine (C_{21}-Grundkörper, Pregnanderivate) und Salamander-Alkaloide (C_{19}-Grundkörper, 3-aza-A-homo-Androstanderivate).

> Von toxikologischem Interesse sind vor allem die Steroidalkaloide der Kartoffel (*Solanum tuberosum* L., Solanaceae), von Germer-Arten (Veratrum-Arten, Melanthiaceae) und von Buchsbaum-Arten (Buxus-Arten, Buxaceae). Die Droge Bittersüßstängel (von *Solanum dulcamara*, Solanaceae) dient als Adjuvans bei Behandlung chronischer Ekzeme.

Solanumalkaloide (Abb. 30-38) treten bei einer Vielzahl von Solanaceen u. a. bei den Gattungen Nachtschatten (Solanum) und Tomate (Lycopersicon) auf. Sie besitzen einen Cholestangrundkörper, dessen Seitenkette mit einem N-Atom einen Heterozyklus bildet. Wichtige Vertreter gehören zum Solanidan-Typ (mit ankondensiertem Indolizidin-Ringsystem, z. B. Solanidin) oder zum Spirosolan-Typ (mit ankondensiertem 1-Oxa-6-aza-spiro[4,5]decan-Ringsystem, z. B. Soladulcidin, Solasodin und Tomatidenol). Sie liegen mit wenigen Ausnahmen als Glykoside vor. Die Steroidalkaloide der Früchte werden bei den meisten Arten bei der Reife abgebaut (Tomate, Aubergine, Bittersüßer Nachtschatten, Schwarzer Nachtschatten).

Solanumalkaloide werden nach peroraler Aufnahme im Magen-Darm-Trakt teilweise hydrolysiert. Bei intakter Darmschleimhaut werden sie schlecht resorbiert. Erst bei relativ hohen Dosen kommt es durch Schädigung der Darmschleimhaut zur Resorption größerer Alkaloidmengen. Ihre Wirkungen erklären sich größtenteils aus den saponinähnlichen Eigenschaften. Sie schädigen die Zellmembranen und wirken dadurch reizend auf Haut und Schleimhaut. Darüber hinaus sollen sie Cholinesterasen hemmen. Am Herzen wirken sie positiv inotrop, am ZNS zunächst erregend, dann lähmend. Das Aglykon

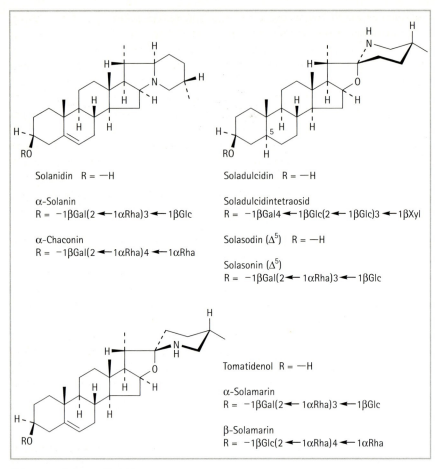

Abb. 30-38 Solanum-Alkaloide

Solasodin hat cortisonähnlichen entzündungshemmenden Effekt. Sie haben auch bakteriostatische, antivirale und fungizide Eigenschaften. Die toxische Dosis der Alkaloide wird bei p. o. Applikation auf 2 bis 5 mg/kg KG geschätzt. In Tierversuchen wurden teratogene und embryotoxische Effekte hoher Alkaloiddosen gefunden. Die Alkamine sind im Unterschied zu den Alkaloidglykosiden pharmakologisch nur wenig aktiv.

Die Kartoffel enthält als Hauptalkaloide die Solanidinglykoside α-Solanin und α-Chaconin (Abb. 30-38). In vorschriftsmäßig (kühl, dunkel, keimgestoppt) gelagerten Kartoffelknollen kommen unmittelbar nach dem Schälen weniger als 10 mg Glykoalkaloide/100 g Frischgewicht vor. Bei Aufbewahrung nach dem Schälen kommt es, ausgelöst durch den Verletzungsreiz, innerhalb von 7 h, gefördert durch Licht und Sauerstoff, zu einer Erhöhung des Alkaloidgehaltes durch Neusynthese um das 3fache. Geschälte Kartoffeln sollten daher nur kurzfristig, dunkel, kühl und unter Wasser aufbewahrt werden. In verletzten, ergrünten oder infizierten Kartoffeln wurden Alkaloidmengen bis zu 200 mg/100 g Frischgewicht gefunden. In niedriger Konzentration tragen die Glykoalkaloide zum typischen Kartoffelgeschmack bei. Der bittere, kratzende Geschmack der Verbindungen wird erst bei einem Alkaloidgehalt über 10 mg/100 g Frischgewicht wahrnehmbar, z.B. bei Pellkartoffeln wegen des hohen Gehaltes in der Schale und der geringen Kochverluste. Knollen mit Alkaloidgehalten über 10 mg/100 g Frischgewicht sind wegen möglicher Gesundheitsgefährdung nicht für den menschlichen Genuss geeignet. 400 mg Solanin gelten als letale Dosis für den Menschen.

♣ **Bittersüßstängel** (Dulcamarae stipes) sind die getrockneten, 2- bis 3-jährigen, zu Beginn des Frühjahrs oder im Spätherbst nach dem Abfallen der Blätter gesammelten Stängel des Bittersüßen Nachtschattens, *Solanum dulcamara* L., eines kletternden oder niederliegenden, von Europa bis Asien verbreiteten Halbstrauchs. Sie enthalten neben bisdesmosidischen Steroidsaponinen (ca. 0,2%) Alkaloide vom Spirosolan-Typ (0,07 bis 0,4%) und Gerbstoffe. Es dominieren rassenspezifisch entweder Glykoside des Soladulcidins, besonders Soladulcidintetraosid, des Solasodins, besonders Solasonin und Solamargin, oder des Tomatidenols, besonders α-Solamarin und β-Solamarin (Abb. 30-38). Die Droge wird, in Form von Flüssig- bzw. Trockenextrakten in Fertigarzneimitteln innerlich bzw. in Form von Salben oder Auszügen äußerlich, zur unterstützenden Therapie bei chronischen Hautkrankheiten, z.B. Ekzemen, angewendet. In der Volksmedizin dient sie, möglicherweise wegen der entzündungshemmenden Wirkung des Solasidins (und der anderen Aglyka?), innerlich angewendet, zur Behandlung von rheumatischen Erkrankungen.

Weißer Germer, *Veratrum album* L., ist eine auf feuchten Gebirgswiesen Zentral- und Südeuropas sowie Nordasiens vorkommende Staude. Er enthält neben Alkaloiden vom Solanidan-Typ solche mit C-nor-D-homo-Steran-Grundkörper, z.B. Protoverin, Protoveratrin A und Protoveratrin B (Abb. 30-39). Diese Alkaloidester werden über Haut und Schleimhaut rasch resorbiert und haben den gleichen Wirkungsmechanismus wie die Aconitine. Sie wirken u. a. haut- und schleimhautreizend und negativ chronotrop, damit auch blutdrucksenkend, lösen aber auch Herzarrhythmien aus. Die letale Dosis beträgt 10 bis 20 mg des Alkaloidkomplexes (etwa 1 bis 2 g des Rhizoms entsprechend).

Buchsbaum-Arten enthalten Alkaloide mit einen 4,14α-Dimethyl- oder 4,4,14α-Trimethyl-5α-pregnangrundkörper, der am C-3 und/oder am C-20 Aminogruppen trägt, die methyliert, dimethyliert oder acyliert sein können (z.B. Cyclobuxin D, Abb. 30-39). Buxus-Alkaloide wirken zuerst erregend, später lähmend auf das ZNS.

Batrachotoxine (z.B. Batrachotoxin, Abb. 30-39), die neben → Piperidinalkaloiden im Hautsekret der zentral- und südamerikanischen Pfeilgiftfrösche

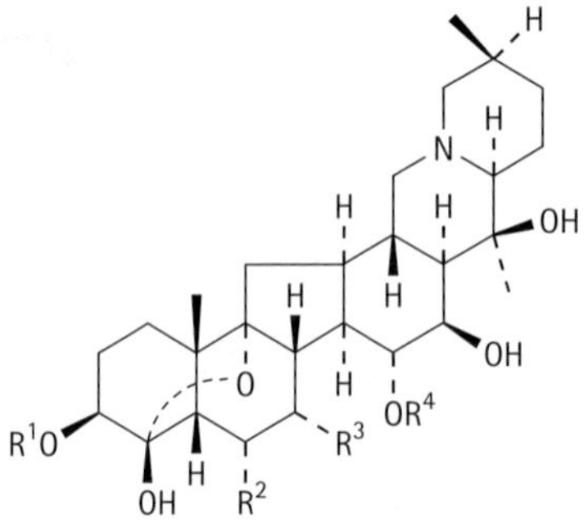

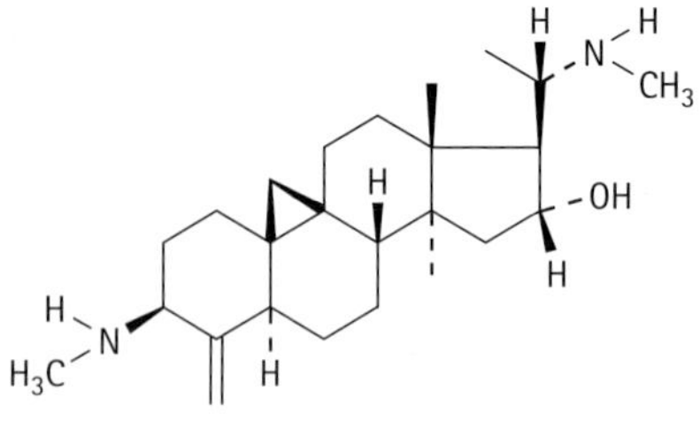

Abb. 30-39 Veratrum-, Buxus-, Phyllobates- und Salamander-Alkaloide

Protoverin $R^1 = R^4 = -H$, $R^2 = R^3 = -OH$
Protoveratrin - A $R^1 = OMB$, $R^2 = R^3 = OAc$, $R^4 = MB$
Protoveratrin - B $R^1 = DMB$, $R^2 = R^3 = OAc$, $R^4 = MB$

Säurereste: Ac = Essigsäure
OBM = (+)-2-Hydroxy-2-methylbuttersäure
DMB = (+)-2,3-Dihydroxy-2-methylbuttersäure

Veratrum-Alkaloide vom Ceveretran-Typ

Cyclobuxin D

Buxus-Alkaloid

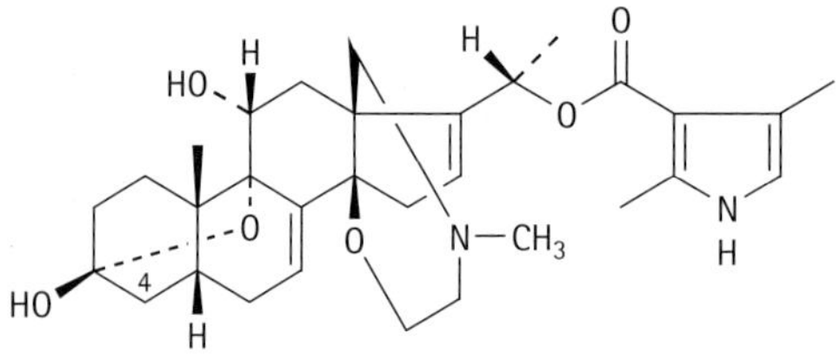

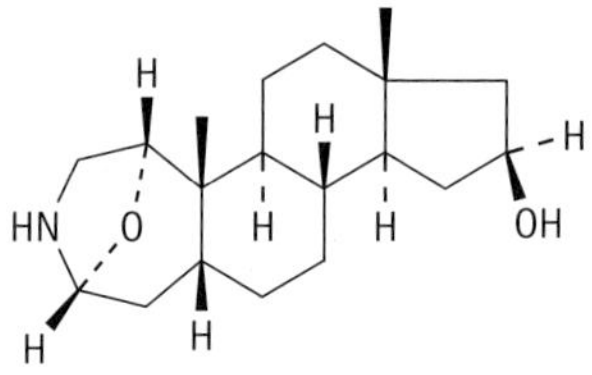

Batrachotoxin

Samandarin

Phyllobates-Alkaloid

Salamander-Alkaloid

(Gattung Phyllobates) vorkommen, wirken wie Aconitin und gehören zu den stärksten biogenen Giften. Die letale Dosis für den Menschen beträgt weniger als 0,2 mg.

Salamander-Alkaloide (z. B. Samandarin, Abb. 30-39) kommen im Hautsekret des Feuersalamanders, *Salamandra salamandra*, vor. Samandarin ist ein zentral wirkendes Krampfgift mit Hauptangriffspunkt im verlängerten Rückenmark. Außerdem wirkt es antibiotisch (Verhinderung der Ansiedlung von Mikroorganismen auf der feuchten Haut des Tieres).

Literatur

Altz C, von der (1996): Medikamentöse Glaukomtherapie: altbewährte und neue Wirkstoffe (Pilocarpin, Physostigmin). Pharm Ztg 141 (8): 617–624
Ammon HPT et al (2002): Morphin. Dtsch Apoth Ztg 142 (17): 2138–2142
Anonym (1996): Zytostatika: Neuer Mitosehemmer Vinorelbine. Dtsch Apoth Ztg 136 (4): 262
Anonym (1996): Moderne Behandlungskonzepte beim Morbus Parkinson: Wird die Monotherapie mit Dopaminantagonisten zum neuen Standard? Pharm uns Zeit 25 (5): 278–279
Anonym (1997): Behandlung chronischer Schmerzen: Capsaicin – Lichtblick für Schmerzpatienten (Referat). Dtsch Apoth Ztg 137 (13): 1027–1028
Anonym (2000): Opioid-Analgetika. Studienergebnisse widerlegen Morphin-Mythos. Dtsch Apoth Ztg 140 (37): 4198–4199
Anonym (2000): Phenolpropylamin birgt Risiko für Schlaganfall (Ephedra). Dtsch Apoth Ztg 140 (46): 5274, siehe auch Dtsch Apoth Ztg 140 (48): 5504–5508
Anonym (2001): Galantamin. Gegen postoperative Verwirrtheit. Dtsch Apoth Ztg 141 (37): 4222
Anonym (2002): Atropin. Alternative zum Pflaster bei Schwachsichtigkeit. Dtsch Apoth Ztg 142 (12): 1446
Anonym (2002): Schmerzbehandlung. Hoffnung der Patienten mit diabetischer Polyneuropathie (Oxycodon). Dtsch Apoth Ztg 142 (37): 4442–4443
Anonym (2002): Guarana-Präparate im Vergleich. Dtsch Apoth Ztg 142 (37): 4452–4453
Bachmann P et al. (1990): Duboisia R. Br. Z Phytother 11 (1): 30–34
Becela-Deller C (1995): Ruta graveolens L. – Weinraute. Z Phytother 16 (5): 275–281
Best A (2002): Raucherentwöhnung – ein Überblick über die Möglichkeiten. Der Neue Apotheker, September:44–46
Bethke T (1993): Codein: Information und Beratung. Dtsch Apoth Ztg 133 (6): 433–437
BfArM (2001): Huflattichblätter zur Anwendung als Teeaufguss. Dtsch Apoth Ztg 141 (28): 3284–3285
Bornkessel B (1991): Sind Kaffeetrinker stärker gefährdet ? Dtsch Apoth Ztg 131 (5): 18
Breschke J: Das fernöstliche Lebenselixier: Grüner Tee. Seehamer-Verlag, Weyarn 2000
Bruhn C (2002): Erektile Dysfunktion. Apomorphin als Therapieoption (Referat). Dtsch Apoth Ztg 142 (21): 2558–2560
Caesar W (1995): Vom Gemüse zum Getränk. Kleine Kulturgeschichte der Teepflanze. Dtsch Apoth Ztg 135 (24): 2215–2218
Chrubasik S et al. (2002): Schmerzbehandlung mit capsaicinhaltigen Externa. Z Phytother 23 (5): 216–218
Czygan FC (1995): Catharanthus roseus (L.)G.DON – Das Madagaskar-Immergrün. Portrait einer Arzneipflanze. Z Phytother 16 (3): 178–186
Eich E (1992): Mutterkornalkaloide: Vom Ergolin-Pharmakophor zu selektiven Arzneistoffen (Vortragsreferat). Dtsch Apoth Ztg 132 (23): 1235–1236
Eiden F (1998): Ausflug in die Vergangenheit: Chinin und andere Chinaalkaloide. Teile 1 bis 3. Pharm uns Zeit 27 (6): 257–271, 28 (1): 11–20, 28 (2): 74–86
Eisenbrand G, Tang W (1998): Mutagene und kanzerogene Inhaltsstoffe offizineller Heilpflanzen (u. a. Pyrrolizidinalkaloide). Z Phytother 19 (1): 39–42
Fessler B (2002): Asthmatherapie. Theophyllin – die „Grand Dame" der Asthmatherapie wird 80. Dtsch Apoth Ztg 142 (35): 4162–4163
Fridrichs E, Straßburger W (2002): Vom Schlüssel-Schloßmodell zur molekularbiologischen Charakterisierung. Opiatrezeptoren. Pharm uns Zeit 31 (1): 31–39

Frohne D (1993): Solanum dulcamara L. – Der Bittersüße Nachtschatten. Z Phytother 14 (6): 337–342

Frohne D (1994): Guaraná – natürliche Ökodroge aus dem tropischen Regenwald. Z Phytother 15 (5): 298

Gresser G (1996): Der Besenginster – Cytisus scoparius (L.) LINK. Z Phytother 17 (5): 320–330

Gröbner W, Walter-Sack I (1991): Gicht und ihre medikamentöse Therapie (Colchicin). Dtsch Apoth Ztg 131 (35): 1789–1797

Hänsel R (1992): Mahonia aquifolium – ein pflanzliches Antipsoriatikum. Dtsch Apoth Ztg 132 (40): 2095–2097

Hellwig B (2001): Demenzerkrankungen. Neue Therapiemöglichkeit mit Galantamin (Referat). Dtsch Apoth Ztg 141 (8): 914–916

Hellwig B (1995): Theophyllin: Eine Substanz mit vielen Wirkungen. Dtsch Apoth Ztg 135 (44): 4143

Hentschel S, Nieber K (2002): Adenosin- und Purinrezeptoren als Targets neuer Arzneimittel. Dtsch Apoth Ztg 142 (36): 4308–4311

Hermann J (2001): Cinchona-Arten. Z Phytother 22 (4): 205–210

Jungmayr P (1999): Zigarettenrauchen: Aufhören mit therapeutischer Unterstützung lohnt sich (Vortragsreferate). Dtsch Apoth Ztg 139 (26): 2562–2564

Jungmayr P (1999): Zigarettenrauch. Passivrauchen erhöht Risiko für Lungenkrebs und Herzinfarkt. Dtsch Apoth Ztg 139 (2): 164–165

Jungmayr P (2001): Gewichtsreduktion: Wie viele Appetitszügler werden eingenommen? (Ephedra). Dtsch Apoth Ztg 141 (48): 5688–5689

Kopp B et al. (1997): PA-freie Huflattichblätter, Teil 1 und 2. Dtsch Apoth Ztg 137 (45): 4066–4069 und 4070–4071

Krieglstein J (2002): Pharmakotherapie und therapeutische Wirksamkeit der Antidementiva (Mutterkornalkaloide, Galantamin). Pharm uns Zeit 31 (4): 362–368

Lackmann GM et al. (1999): Rauchen während der Schwangerschaft. Dtsch Apoth Ztg 139 (41): 3903–3906

Lampert ML et al. (1998): Mahonia aquifolium (Pursh) Nutt. Z Phytother 19 (2): 107–118

Lauterbach L (1994): Guarana. Wunderdroge oder Genussmittel? Dtsch Apoth Ztg 134 (31): 2911–2915

Ludewig R (1995): Schwarzer und grüner Tee als Genuss- und Heilmittel. Dtsch Apoth Ztg 135 (24): 2203–2215

Maelicke A, Weichel C (2002): Galantamin und nikotinisch-cholinerge Neurotransmission. Pharm uns Zeit 31 (4): 390–393

Müller CE (1995): Nicotin – Genussmittel oder Arzneistoff. Dtsch Apoth Ztg 135 (36): 3253–3268

Müller-Bohn Th (1998): Opioide: Neue Möglichkeiten der Schmerztherapie (Referat). Dtsch Apoth Ztg 138 (14): 1237–1238

Noé S (2002): Raucherentwöhnung in Europas Apotheken. Dtsch Apoth Ztg 142 (22): 2717–2719

Oehme P (2001): Capsaicin in der lokalen Schmerztherapie. Dtsch Apoth Ztg 141 (38): 4457–4459

Pallenbach E (2002): Kaffee, Cola und Coffeintabletten. Dtsch Apoth Ztg 142 (22): 2707–2715

Pfeiffer N (2002): Medikamentöse Senkung des Augeninnendrucks (Vortragsreferat, Pilocarpin). Dtsch Apoth Ztg 142 (23): 2821–2823

Rall B (2002): Lungenkrebs ist eines der größten Probleme (Tabak). Dtsch Apoth Ztg 142 (49): 6002–6004

Röder E (1995): Medicinal plants in Europe containig pyrrolizidin alkaloids. Pharmazie 50 (2): 83–98

Schilcher H (1997): Schöllkraut – Chelidonium majus L. – Portrait einer Arzneipflanze. Z Phytother 18 (6): 356–366

Schimmer O (1991): Furochinolinalkaloide als biologisch aktive Naturstoffe. Z Phytother 12 (5): 151–156

Scholz E (1995): Camellia sinensis (L.) O. KUNTZE. Der Teestrauch. Z Phytother 16 (4): 231–250

Seefelder M: Opium. Eine Kulturgeschichte. ecomed Verlagsges. AG & Co KG, Landsberg 1996

Seeger R, Neumann HG (1992): Cytisin. Dtsch Apoth Ztg 132 (7): 303–306

Seeger R, Neumann HG (1992): Spartein. Dtsch Apoth Ztg 132 (30): 1577–1580

Seeger R, Neumann HG (1992): D-(+)-Lysergsäurediethylamid (LSD). Dtsch Apoth Ztg 132 (42): 2244–2250

Seiffer B (1992): Therapie der Akromegalie (Mutterkornalkaloide). Med Mo Pharm 15 (5): 159

Teuscher E, Lindequist U (1993): Toxikologische Bedeutung von Pyrrolizidinalkaloiden. In: Saller R, Feiereis H (Hrsg.): Erweiterte Schulmedizin. Anwendung in Diagnostik und Therapie Bd. 1, H. Marseille-Verlag, München 1993, p. 68–76

Thesen R (1996): Cabergolin, ein langwirksamer Prolaktinhemmer. Pharm Ztg 141 (7): 540–546

Wasielewski S (2002): Acetylcholinesterasehemmer. Galantamin nicht nur bei reiner Alzheimer-Demenz. Dtsch Apoth Ztg 142 (34): 4041–4043

Wenzlaff H (1994): Ergotamin. Dtsch Apoth Ztg 134 (20): 1887–1890

Wenzlaff H (1996): Dihydroergotamin. Dtsch Apoth Ztg 136 (26): 2179–2181

Ziegler A (1995): Pharmakologische Aspekte der Behandlung eines Migräneanfalls (Mutterkornalkaloide). Pharm Ztg 140 (48): 4301–4308

31 Peptide und Proteine

31.1 Chemie und Begriffsbestimmungen

> Peptide sind ketten- oder ringförmige Oligomere oder Polymere amidartig verknüpfter Aminosäuren. Enthalten sie nur Aminoacylreste, so werden sie als homöomere Peptide, anderenfalls als heteromere Peptide oder Peptidoide bezeichnet. Kommen neben Amidbindungen, hier als Peptidbindungen bezeichnet, noch andere Verknüpfungen im Molekül vor, spricht man von heterodeten Peptiden.

Heteromere Peptide, bei denen esterartig gebundene Hydroxysäuren in die Peptidkette integriert sind, werden auch als Peptolide bezeichnet. Acylpeptide tragen Fettsäurereste, Glykopeptide tragen Zuckerreste.

Nach der Anzahl der am Aufbau der Peptide beteiligten Aminosäuren nennt man sie Di-, Tri-, Tetra-, Penta-, Hexa-, Hepta-, Octa-, Nona-, Decapeptide usw. Peptide mit bis zu 10 Aminoacylresten werden meistens als Oligopeptide, die mit mehr als 10 Aminoacylresten als Polypeptide bezeichnet.

> Proteine oder Eiweißstoffe sind hochmolekulare Peptide. Sie sind gewöhnlich aus mehr als 100 Aminosäureresten aufgebaut und/oder haben eine relative Molmasse von mindestens 10 kD. Die amidartige Verknüpfung in den Proteinen erfolgt über die α-Amino- und α-Carboxylgruppe der Aminosäuren. Proteide sind polymere Verbindungen, an deren Aufbau neben Aminosäuren auch andere Moleküle beteiligt sind, z. B. Fettsäuren (Lipoproteine), Mono-, Oligo- oder Polysaccharide (Glykoproteine) oder Phosphorsäure (Phosphoproteine).

Rationelle Namen werden nur bei Peptiden angewendet, die aus wenigen Aminosäuren zusammengesetzt sind. Sie werden gebildet, indem man die Aminosäuren, deren Carboxylgruppen an der Peptidbindung beteiligt sind, als Aminoacylreste betrachtet und bei ihnen die Endungen „in" oder „insäure" durch das Suffix „-yl" ersetzt, z. B. Alanyl-, Glycyl-, Glutamyl-, Aspartyl-. Die endständige Aminosäure mit freier Carboxylgruppe behält den unveränderten Namen (Abb. 31-1). Proteine werden immer mit Trivialnamen, selten mit Semitrivialnamen bezeichnet.

Semitrivialnamen verwendet man, wenn ein Aminosäurerest eines Peptids oder Proteins durch einen anderen ersetzt oder ein Aminosäurerest zugefügt wurde. So bedeutet beispielsweise [Leu^5]-Enkephalin, dass es sich um einen

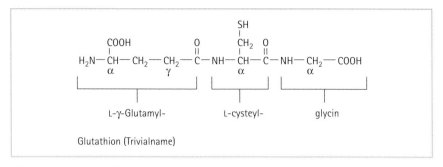

Abb. 31-1 Struktur und Nomenklatur von Peptiden

Abkömmling des Enkephalins handelt, der in Position 5 einen Leucylrest enthält. Die Bezeichnung Arg-[Leu⁵]-Enkephalin zeigt die Verlängerung dieses Moleküls um einen Arginylrest auf der N-terminalen Seite an.

Bei der Darstellung der Aminosäuresequenz von Oligo- und Polypeptiden sowie von Proteinen gibt man die Aufeinanderfolge der Aminosäurereste unter Gebrauch des Drei- oder Einbuchstabencodes an.

Als Dreibuchstabensymbole werden für die proteinogenen Aminosäuren die ersten 3 Buchstaben des Trivialnamens der Aminosäure benutzt, z. B. für L-Alanin Ala. Ausnahmen bilden Tryptophan (Trp), Isoleucin (Ile), Asparagin (Asn) und Glutamin (Gln, Tab. 31-1). Die Abkürzung Glp steht für 5-Oxoprolin, ein zyklisiertes Derivat eines Glutamylrestes, auch als Pyroglutamylrest, pGlu, gekennzeichnet. Glx wird dann verwendet, wenn unklar ist, ob sich in dieser Position Glu, Gln oder Glp befindet. Asx steht für Asp oder Asn. L-Aminosäuren werden nicht, D-Aminosäuren durch Hinzufügen von „D-" (z. B. D-Ala) gekennzeichnet.

Bei den Einbuchstabensymbolen, die aus Platzgründen bei der Kennzeichnung sehr langer Peptide bzw. Proteine zum Einsatz kommen, steht, da mehrere proteinogene Aminosäuren mit dem gleichen Anfangsbuchstaben beginnen, nur für die aliphatischen Monoaminomonocarbonsäuren sowie für Prolin und Histidin der jeweilige Anfangsbuchstabe (Tab. 31-1).

Bei der Wiedergabe der Aminosäuresequenz wird links mit dem N-terminalen Ende (freie α-Aminogruppe) begonnen. Dort beginnt man auch mit der Nummerierung. Das C-terminale Ende (freie Carboxylgruppe) steht rechts (Abb. 31-2). Bisweilen wird das N-terminale Ende durch H- und das C-terminale Ende durch -OH markiert. Bei vielen Peptiden befindet sich am C-terminalen Ende eine Amidogruppe, sie wird, wie auch andere Substituenten, gesondert angegeben (z. B. ...Ala-Gly-NH₂).

Zyklische Peptide oder Peptidteile stellt man entweder einzeilig dar und verbindet die Verknüpfungsstellen durch eine lange Klammer, man klammert die zyklische Sequenz ein und setzt die Silbe cyclo- vor die Klammer oder man wählt eine kreisförmige Darstellung und gibt die Peptidbindungen durch Pfeile von der CO- zur NH-Gruppe wieder (Abb. 31-3).

Tab. 31-1 Einbuchstabensymbole für die proteinogenen Aminosäuren

Einbuchstabencode, alphabetisch	Dreibuchstabencode	Dreibuchstabencode, alphabetisch	Einbuchstabencode
A	Ala	Ala	A
C	Cys	Asn	N
D	Asp	Asp	D
E	Glu	Arg	R
F	Phe	Cys	C
G	Gly	Gln	Q
H	His	Glu	E
I	Ile	Gly	G
K	Lys	His	H
L	Leu	Ile	I
M	Met	Leu	L
N	Asn	Lys	K
P	Pro	Met	M
Q	Gln	Phe	F
R	Arg	Pro	P
S	Ser	Ser	S
T	Thr	Thr	T
V	Val	Trp	W
W	Trp	Tyr	Y
Y	Tyr	Val	V

Zwischen 2 Cysteylresten innerhalb einer Peptidkette auftretende Disulfidbrücken bezeichnet man als intrachenare Disulfidbrücken, solche die 2 Peptidketten miteinander verbinden als interchenare Disulfidbrücken. Sie werden durch die Cysteylreste verbindende Klammern oder Linien, bisweilen unter Einfügung der brückenbildenden S-S-Atome, dargestellt (Abb. 31-5). Wird diese Art der Darstellung bei großen Molekülen zu kompliziert, kann man in Klammern hinter den Cysteylresten die Lage der Brücken angeben. So bedeutet z. B. $S_8 \rightarrow S_{21}$, dass die Disulfidbrücke vom Cysteylrest in Position 8 zu dem in Position 21 geschlagen wurde.

```
      1     2    3    4    5    6    7    8    9
     Arg — Pro — Pro — Gly — Phe — Ser — Pro — Phe — Arg
     (Dreibuchstabencode)

     RPPGFSPFR
     (Einbuchstabencode)

     Bradykinin (Trivialname)
```

Abb. 31-2 Symbolschreibweise linearer Peptide

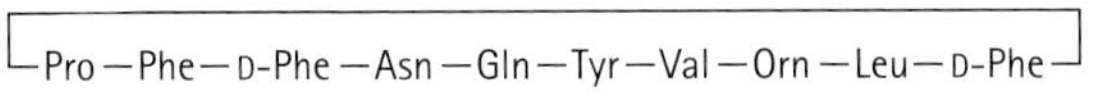

```
     ┌ Pro — Phe — D-Phe — Asn — Gln — Tyr — Val — Orn — Leu — D-Phe ┐
     └──────────────────────────────────────────────────────────────┘

     cyclo (Pro — Phe — D-Phe — Asn — Gln — Tyr — Val — Orn — Leu — D-Phe)

        ┌─→ Pro ──→ Phe ──→ D-Phe ──→ Asn ──→ Gln ─┐
        └─ D-Phe ←── Leu ←── Orn ←── Val ←── Tyr ←─┘

     Tyrocidin A (Trivialname)
```

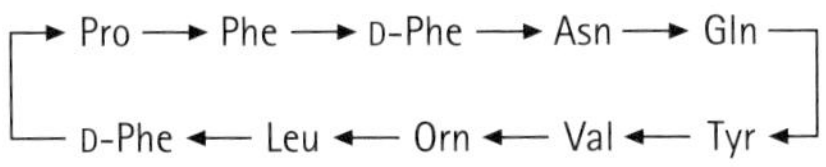

Abb. 31-3 Symbolschreibweise zyklischer Peptide

31.2 Strukturebenen von Proteinen

Man kann bei Polypeptiden oder Proteinen 4 Strukturebenen unterscheiden: **Primärstruktur**, d. h. die Anzahl und Aufeinanderfolge der Aminosäurereste in der Kette (Aminosäuresequenz), **Sekundärstruktur**, die durch Wasserstoffbrückenbildung stabilisierte Konformation der Peptidkette (α-Helix oder Faltblattstruktur), **Tertiärstruktur**, die über die Sekundärstruktur hinausgehende räumliche Faltung der Peptidkette (Verknäulung), und die **Quartärstruktur**, Art, Anzahl und Anordnung der Komponenten bei einem aus mehreren Proteinmolekülen bestehenden Molekülaggregat.

Die **Primärstruktur** von Oligopeptiden und Proteinen lässt eine riesige, auch von der Natur keinesfalls ausgeschöpfte Vielfalt von Proteinen zu. Bei einer durchschnittlichen Anzahl der Aminoacylreste von 400 pro Molekül wären $20^{400} \approx 10^{520}$ unterschiedliche Proteine möglich. Man schätzt die Anzahl der bei höheren Lebewesen, z. B. beim Menschen, vorkommenden Proteine unterschiedlicher Primärstruktur auf 10^5 bis 10^8.

Die Primärstruktur ist für jedes Protein genetisch fixiert und daher für ein bestimmtes Protein in allen Zellen eines Individuums gleich. Das schließt nicht aus, dass bei einem Individuum verschiedene Varianten eines bestimmten Proteins gleicher Funktion vorkommen. Werden die Varianten von verschiedenen Genen codiert, nennt man sie Isoproteine, bei Enzymen gleicher Funktion Isoenzyme. Derartige Proteinvarianten können aber auch Folgen eines Processings („Verschneidens") der m-RNA bzw. von Proteinen vor bzw. nach der Biogenese der Proteine sein. Dann nennt man sie Pseudoisoproteine, im Falle von Enzymen Pseudoisoenzyme. Eine dritte Möglichkeit der Entstehung von Proteinvarianten, die bei der Bildung von Immunglobulinen im Körper genutzt wird, ist die Fusion von Genen im Verlaufe der Individualentwicklung.

Bei verschiedenen Sippen, besonders wenn sie phylogenetisch weit voneinander entfernt sind, unterscheiden sich homolog entstandene Eiweißstoffe gleicher Funktion in mehr oder weniger großen Teilen der Primärstruktur. Funktionell bedeutende Molekülbereiche, z. B. katalytische Zentren von Enzymen, wurden jedoch bei diesen im Verlaufe der Evolution durch Mutationen entstandenen Varianten unter dem Einfluss des Selektionsdruckes konserviert. Das führt dazu, dass beispielsweise tierische Proteine, z. B. Enzyme oder Proteohormone, auch wenn sie denen des Menschen funktionsgleich sind, beim Einbringen in die Blutbahn oder das Gewebe des Menschen, als Antigene wirken und Antikörperbildung auslösen.

> Für die Sekundär-, Tertiär- und Quartärstruktur von Proteinen sind zahlreiche Bindungskräfte verantwortlich: Wasserstoffbrücken, Ionenbeziehungen, hydrophobe Wechselwirkungen und S—S-Brücken.

Wasserstoffbrücken treten vor allem zwischen den positivierten H-Atomen der NH-Gruppen und den freien Elektronenpaaren der O=C-Gruppen von Peptidbindungen auf. Ionenbeziehungen bestehen zwischen freien Carboxyl- und Aminogruppen von Aminodicarbonsäure- und Diaminosäureresten. Durch hydrophobe Wechselwirkungen von apolaren Gruppen, z. B. von Phenyl-, p-Hydroxyphenyl-, Indolyl- und langkettigen Alkylresten, kommt es häufig zur Bildung hydrophober Kluster im Molekülzentrum. S—S-Brücken zwischen Cysteylresten stabilisieren die durch die nebenvalenten Bindungen geschaffene Raumstruktur der Proteine.

Die **Sekundärstruktur** kommt durch nebenvalente Bindungen zwischen benachbarten Aminoacylresten der Peptidkette zustande, besonders durch Wasserstoffbrücken, soweit die Bindungswinkel der Aminosäurereste und die Drehbarkeit um die Bindungsachsen sie zulassen. Wichtige Kettenkonformationen sind die α-Helix, eine Peptidwendel mit etwa 3,6 Aminoacylresten pro Windung, und die β-Faltblattstruktur, die bei Wechselwirkung von zwei parallel oder antiparallel aneinander gelagerten Molekülketten entsteht.

Die **Tertiärstruktur** resultiert aus der Wechselwirkung weiterer, bei der Ausbildung der Sekundärstruktur nicht beanspruchter nebenvalenter Bindungskräfte. Sie kommt in einer Verknäulung der Peptidwendel zum Ausdruck. Dabei treten bei langen Molekülen häufig mehrere miteinander verbundene Knäuel, so genannte Domänen, wie Perlen an einer Kette auf.

Die **Quartärstruktur** ist die Folge der Zusammenlagerung mehrerer Proteinmoleküle zu einem natürlichen Proteinaggregat, das ebenfalls durch nebenvalente Bindungen zusammengehalten wird. Viele Proteine sind derartige Aggregate. So ist z. B. die Glutaminsäuredehydrogenase, M_r 2 000 kD, aus 5 Monomeren, je M_r 400 kD, aufgebaut.

31.3 Eigenschaften von Proteinen

Primärstruktur und Raumstruktur von Proteinen bestimmen ihre physikochemischen Eigenschaften und ihre physiologische Aktivität. Die **Skleroproteine**, z. B. Kollagen, Elastin und Keratin, die aus quervernetzten Fasermolekülen aufgebaut sind, sind wasserunlöslich und haben mechanische Aufgaben. Die **Sphaeroproteine** haben annähernd globuläre Molekülstruktur, z. B. Albumine, Globuline, Histone und Protamine, und lösen sich kolloidal in Wasser oder in verdünnten Salzlösungen.

Die Löslichkeit der Sphaeroproteine wird durch die Hydratation der Moleküle bestimmt. Sie ist bei pH-Werten, die dem isolektrischen Punkt des Proteins entsprechen, am geringsten. Bei diesem pH-Wert gleichen sich die Ladungen im Molekül untereinander aus und das Molekül reagiert nach außen hin, als sei es elektrisch ungeladen. Wechselwirkungen der Proteine mit hydratisierten Ionen, die viele Proteine benötigen, um in Lösung zu gehen („Einsalzen"), sind bei diesem pH-Wert am geringsten. Durch hohe Konzentrationen von gut wasserlöslichen Salzen, z. B. $(NH_4)_2SO_4$, die Proteinen das Hydratationswasser entziehen, lassen sich Proteine ausfällen („Aussalzen"). Während Globuline bei 20 bis 50%iger Sättigung mit $(NH_4)_2SO_4$ gefällt werden, benötigt man zum Fällen von Albumine höhere Salzkonzentrationen. Auch mit Wasser mischbare organische Lösungsmittel, z. B. Ethanol oder Aceton, sind zur Ausfällung von Proteinen geeignet. Geschieht die Fällung vorsichtig und bei Temperaturen nahe dem Gefrierpunkt, so werden Niederschläge erhalten, die sich in Wasser wieder lösen lassen.

Albumine haben hauptsächlich physiko-chemische Aufgaben, z. B. dienen die Serumalbumine der Aufrechterhaltung des onkotischen Drucks des Blutes und dem Transport lipophiler Stoffe. Auch Speicherfunktionen nehmen sie wahr, z. B. Eialbumin oder Lactalbumin. **Globuline** treten in ihrer Mehrzahl mit anorganischen und organischen Molekülen des Organismus in spezifische Wechselwirkung und sind dadurch physiologisch hoch aktiv. Zu ihnen gehören u. a. Enzyme, Proteohormone und Antikörper.

Die Raumstruktur der Sphaeroproteine ist keineswegs starr. Änderungen der Milieubedingungen oder die Bindung von Liganden können zu Konformationsänderungen führen und damit die physiologische Aktivität, beispielsweise im Falle von Enzymen die Enzymaktivität, beeinflussen.

> Die **Denaturierung** von Proteinen ist von besonderer praktischer Bedeutung. Darunter verstehen wir eine, fast in allen Fällen irreversible Zerstörung der natürlichen Raumstruktur von Proteinen und damit ihrer Funktionstüchtigkeit. Sie kann u. a. durch Erhitzen (Sprengung der nebenvalenten Bindungen), durch starke pH-Änderungen (Schwächung der Ionenbeziehungen), durch Detergenzien (Senkung der Oberflächenspannung und damit der Assoziationstendenz apolarer Gruppen), durch organische Lösungsmittel (Dehydratation) oder/und durch Reduktionsmittel sowie Schwermetalle (Sprengung der S—S-Brücken) zustande kommen. Die genannten Faktoren sind beim Umgang mit Peptiden und Proteinen auszuschließen. Eine Sterilisation von Peptid- und Proteinlösungen ist nur durch Keimfiltration möglich.

31.4 Gewinnung und Analytik von Proteinen

> Langkettige Peptide und Proteine werden durch Isolierung aus biologischem Material oder mit Hilfe gentechnischer Verfahren gewonnen (Kap. 5). Kurzkettige Peptide, z. B. Oxytocin und Vasopressin, erhält man durch Totalsynthese. Natürliche Peptide kann man mit Hilfe chemischer Verfahren modifizieren, z. B. verkürzen, verlängern, in Bruchstücke zerlegen oder einzelne ihrer Aminosäurereste entfernen oder durch andere ersetzen.

Zur Kontrolle und Standardisierung von Proteinen, die therapeutisch eingesetzt werden sollen, benutzt man in vielen Fällen biologische Verfahren zur Identitätsprüfung, Reinheitsprüfung und Wertbestimmung. Das gilt besonders für die Prüfung von Impfstoffen, Immunseren, gerinnungsaktiven Substanzen und Hormonen. Chemische oder kombinierte Methoden kommen beispielsweise bei der Aktivitätsbestimmung von Enzymen zum Einsatz. Besondere Anforderungen sind an die Analysenmethoden zu stellen, die zur Reinheitsbestimmung gentechnisch erzeugter Stoffe angewendet werden. Dabei gilt es u. a. das Vorkommen von mikrobiellen Proteinen und von Nucleinsäuren auszuschließen. Dazu können auch physikalisch-chemische Methoden, z. B. die Gelelektrophorese, oder immunologische Verfahren herangezogen werden.

31.5 Pharmakologie von Peptiden und Proteinen

> Peroral applizierte langkettige Peptide und Proteine werden, selbst man sie vor hydrolytischer Spaltung durch Verdauungsfermente und durch die Darmflora schützt, nur in Ausnahmefällen in nennenswertem Maße resorbiert. Sie sind daher, wenn sie p. o. gegeben werden, nur im Verdauungstrakt wirksam. Wenn sie systemische Wirkung entfalten sollen, müssen sie parenteral appliziert werden. Nur kurzkettige Peptide können die Darmwand passieren.

Zu den resorbierbaren Peptiden gehören u. a. β-Lactamantibiotika, einige Immunsuppressiva (z. B. Ciclosporin), kleinmolekulare Peptidhormone bzw. ihre Analoga (z. B. Protirelin, Vasopressin), Peptidtoxine (z. B. die Amanitine der Knollenblätterpilze) und einige Lectine (z. B. Ricin, das toxische Lectin der Ricinussamen). Auch die Immunglobuline der Muttermilch passieren die Darmwand des Säuglings.

> Bei Einbringung körperfremder Polypeptide und Proteine in das Gewebe oder in die Blutbahn des Menschen werden Antikörper gebildet und bei wiederholter Anwendung Antigen-Antikörper-Reaktionen ausgelöst. Folgen wiederholter Applikation können daher allergische Reaktionen sein, die unter Umständen zum Tode führen.

Die Angriffspunkte pharmakologisch aktiver Proteine sind sehr unterschiedlich.

Einige von ihnen reagieren mit Rezeptoren der Zellmembran und aktivieren oder blockieren diese Rezeptoren. Andere nutzen die Fähigkeit von Zellen zur Endozytose aus. Sie lagern sich an Oligosaccharid- oder Lipidstrukturen der Zellmembran an und werden von den Zellen aufgenommen. Häufig sind derartige intrazellulär wirksamen Proteine, z. B. die Proteohormone und toxische Lectine, aus einem Haptomer, das die Bindung an die Zelle vermittelt, und einem Effektomer aufgebaut. Das Effektomer dringt in die Zelle ein und wird durch Reaktion mit intrazellulären Rezeptoren oder durch enzymatische Aktivitäten wirksam. Besonders die Peptidtoxine aktiv giftiger Tiere sind auch Enzyme und zerstören extrazelluläre Moleküle oder greifen, unterstützt durch nichtenzymatische Toxine, die Zellmembran an.

> Therapeutisch bedeutende Peptide bzw. Proteine sind Enzyme (Kap. 31.8), Lectine (Kap. 31.7), Blut und Blutfaktoren (Kap. 32), Peptid- und Proteohormone sowie Zytokine (Kap. 33.6.13), β-Lactamantibiotika (Kap. 34.9), Polypeptidantibiotika (Kap. 34.10) und Immunpräparate (Kap. 35). Von toxikologischem Interesse sind die Peptid- und Proteotoxine in vielen mikrobiellen und tierischen Giften.

31.6 Peptid- und Proteotoxine

31.6.1 Peptid- und Proteotoxine der Mikroorganismen

> **Bakterielle Endotoxine** kommen in den Zellen von Bakterien vor. Sie werden erst bei Lyse der Bakterien frei. **Bakterielle Exotoxine** werden von lebenden Bakterien aus den Zellen freigesetzt. Die Bakterientoxine können entweder mit kontaminierter Nahrung in unseren Körper gelangen oder sie werden bei bakteriellen Infektionen von den Bakterien in unserem Körper gebildet und lösen heftige, bisweilen tödliche Krankheitserscheinungen aus. Sie sind Hauptangriffspunkte der bei bakteriellen Infektionen gebildeten Antikörper.

Endotoxine gram-negativer Bakterien sind Lipopolysaccharide (LPS) von sehr komplexem Aufbau und mit Molmassen von 10 bis 90 kD. Sie sind hitzestabil. Sie regen die Makrophagen und mononukleären Zellen des menschlichen Körpers zur Abgabe von Mediatoren, z. B. von Interleukinen und Tumornekrosefaktoren an, und tragen wesentlich zum Krankheitsgeschehen bei. Schon sehr kleine Mengen der Lipopolysaccharide (1 bis 2 ng/kg KG, i. v.) lösen beim Menschen Fieber, Erbrechen, Schockzustände und eventuell den Tod aus. Die Prüfung auf Bakterienendotoxine kann mit Hilfe von Amöbozyten-Lysaten von Pfeilschwanzkrebsen (*Limulus polyphemus* oder *Tachypleus tridentatus*) erfolgen (PhEur 2.6.14).

> Mit Lipopolysacchariden (LPS) kontaminierte Injektionslösungen, hier als Pyrogene bezeichnet, stellen eine große Gefahr für den Menschen dar. Endotoxine gram-positiver Bakterien können den Menschen ebenfalls gefährden.

Bakterielle Exotoxine haben Molmassen von 3 bis 250 kD. Sie bestehen häufig aus einem Haptomer, das an der Membran menschlicher Zellen andockt, sowie aus einem Toxomer, das von der Zelle durch Endozytose aufgenommen wird und die Wirkungen auslöst. Das Toxomer hat meistens enzymatische Aktivität. Beim Diphtherie-, Cholera-, Pertussis- und Botulinum-Toxin C_1 sowie C_2 überträgt es Adenosindiphosphatribosylreste von NAD auf bestimmte Proteine, die dadurch inaktiviert werden. Daneben gibt es aber auch Bakterientoxine, die nicht in die Zellen eindringen, sondern auf Grund ihres lyobipolaren Charakters oder ihrer Phospholipaseaktivität die Zellmembran schädigen. Auch Zellmembranrezeptoren dienen bisweilen als Angriffspunkte.

> ◆ **Botulinum-Toxin vom Typ A** und **Botulinum-Toxin vom Typ B** wird von *Clostridium botulinum*, Typ A oder B gebildet. Es wird bei halbseitiger spastischer Dystonie der Gesichtsmuskulatur, bei spastischem Schiefhals

(Torticollis spasmodicus), bei Lidkrämpfen (Blepharospasmus), bei dynamischer Spitzfußstellung, bei Analfissuren, bei Hyperhydrosis, bei Migräne und in der kosmetischen Chirurgie zur Glättung von Falten durch Lähmung des mimischen Muskelspiels eingesetzt. Man injiziert es i. m. in die ruhigzustellenden Muskeln oder s. c. bei Hyperhydrosis. Es führt, nach 1 bis 2 Tagen beginnend, zu einer funktionellen Denervierung des Muskels und damit zu seiner Atrophie. Die Funktionsfähigkeit des Muskels ist nach etwa 2 bis 4 Monaten wieder hergestellt. Dann muss die Injektion wiederholt werden. Sollte nach längerer Behandlung durch Antikörperbildung Resistenz eintreten, kann **Botulinum-Toxin vom Typ F** eingesetzt werden.

Clostridium botulinum ist der Erreger des Botulismus, einer schweren, oft tödlich verlaufenden Lebensmittelvergiftung. Das Bakterium lebt im Erdboden oder im Meerwasser. Es gedeiht als strenger Anaerobier gut in vakuumverpackten, eingeweckten oder in Konservendosen gehandelten Nahrungsmitteln (Vorsicht bei Bombagen, Aufbewahrung vakuumverpackter Lebensmittel unter 7° C!). Aber auch in geräuchertem oder gepökeltem Fleisch bzw. in Wurst können die Toxine enthalten sein. Die Sporen des Bakteriums überstehen Erhitzen auf 100 °C, die Toxine werden durch 10-minütiges Erhitzen auf mindestens 80 °C zerstört. Für den Menschen gefährlich sind besonders die Stämme der Typen B (in Europa), A (in den USA) und E (in Meeresprodukten). Die Typen C und G gefährden vor allem Tiere.

Die Moleküle der Botulinum-Toxine bestehen aus 2 über S—S-Brücken verbundenen Fragmenten, einem Haptomer (M_r 100 kD) und einem Toxomer (M_r 50 kD). Sie werden nach den sie produzierenden Serotypen mit Großbuchstaben, untergliedert durch Indexzahlen, benannt (A, B, C_1, C_2, D, E, F, G). Die Toxine dringen in Nervenendigungen ein und blockieren durch Spaltung des Proteins SNAP-25 (synaptosomal associated protein) die Freisetzung von Acetylcholin an den motorischen Endplatten irreversibel und wirken so neurotoxisch. Erst bei Neubildung der Nervenendigungen ist die Neurotransmission wieder möglich. Die Botulinum-Toxine gehören zu den stärksten bekannten Giften. Die letale Dosis für den Menschen beträgt bei peroraler Applikation etwa 10 µg, bei parenteraler 35 ng. Die Behandlung der Vergiftungen erfolgt mit → Botulinum-Antitoxin.

31.6.2 Peptid- und Proteotoxine höherer Pilze

Von besonderer toxikologischer Bedeutung sind die Amatoxine der Knollenblätterpilze (Amanita-Arten). Sie können zu tödlichen Vergiftungen führen.

Amatoxine kommen in hoher Konzentration beim Grünen Knollenblätterpilz, *A. phalloides* (FR.) LINK, aber auch bei einigen anderen Amanita-Arten vor. Die bisher bekannten Amatoxine sind bizyklische Octapeptide. Hauptwirk-

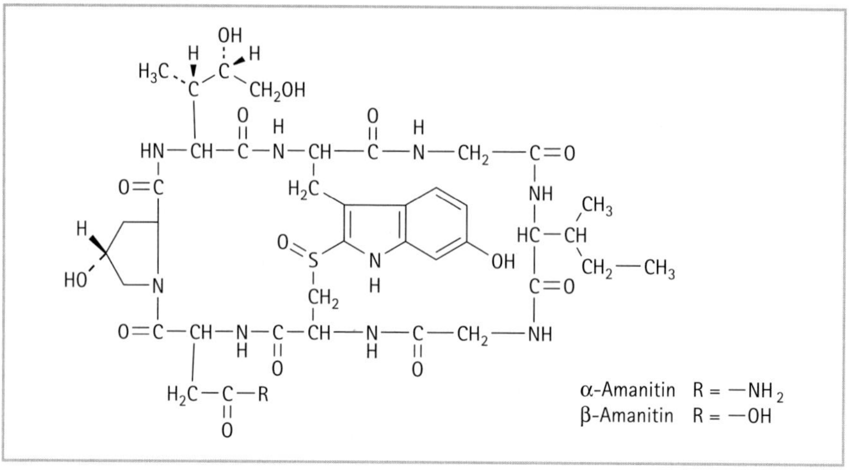

Abb. 31-4 Amanitine

stoffe sind α- und β-Amanitin (Abb. 31-4). Sie sind hitzestabil, werden im Verdauungstrakt nicht abgebaut und nach peroraler Aufnahme resorbiert. Sie blockieren die RNA-Polymerase II menschlicher Zellen und unterdrücken damit die Bildung der m-RNA und somit die Eiweißsynthese. Die letale Dosis beträgt beim α-Amanitin für den Menschen 0,1 mg/kg KG (100 g frischer Pilz enthalten etwa 8 mg). Zur Behandlung von Knollenblätterpilzvergiftungen werden u. a. Zubereitungen aus Mariendistelfrüchten eingesetzt (→ Silymarin).

31.6.3 Peptid- und Proteotoxine in Tiergiften

> Die Peptid- und Proteotoxine der Tiergifte vermögen die unverletzte Haut eines abzuwehrenden Angreifers oder eines Beutetiers nicht zu durchdringen. Sie setzen die Entwicklung geeigneter Giftapparate voraus, z. B. von Giftstacheln oder Giftzähnen, die es dem Tier ermöglichen das Gift ins Gewebe oder in die Blutbahn einzubringen. Als Begleitstoffe sind Hilfsfermente erforderlich, die eine Ausbreitung des Giftes im Gewebe des Opfers begünstigen. Wehrgifte müssen darüber hinaus sofort wirksame schmerzauslösende Stoffe enthalten.

Als die Giftausbreitung fördernde Hilfsfermente dienen meistens Hyaluronidasen, Phospholipasen und Proteinasen. Schmerz auslösende Stoffe sind z. B. Serotonin, Histamin, histaminfreisetzende Faktoren oder/und Catecholamine. Da die Gifte wegen ihrer Molekülgröße nicht in die Zellen einzudringen vermögen, wirken sie häufig auf die Zellmembran oder Membranrezeptoren. Um diese Wirkung möglich zu machen, haben sie oft lyobipolaren Charakter, d. h. sie besitzen Cluster hydrophober und hydrophiler Aminoacylreste im

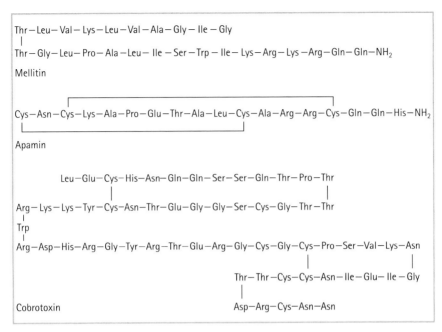

Abb. 31-5 Peptidtoxine tierischer Gifte

Molekül, die eine Verankerung auf der oder ein Eindringen in die Membran ermöglichen.

Peptidtoxine kommen u. a. bei Nesseltieren (Quallen, Blumentiere, Korallentiere), Mollusken (Kegelschnecken), Spinnentieren (Webspinnen, Skorpione, Zecken), Insekten (Bienen, Faltenwespen), Amphibien (Frösche, Kröten, Molche), Reptilien (Krustenechsen, Schlangen) und Fischen vor.

> ♣ **Bienengift** stammt aus dem Stechapparat der weiblichen Honigbiene, *Apis mellifera* (Apidae). Hauptkomponenten sind die Peptidtoxine Mellitin, Apamin (Abb. 31-5) und MCD (mast cell degranulating peptide), die Schmerz auslösenden Substanzen Histamin, Dopamin und Noradrenalin sowie Hilfsfermente, besonders Hyaluronidase und Phospholipase A_2. Bienengift wird in Salben perkutan, kombiniert mit hyperämisierenden Substanzen, oder i. c. appliziert, bei rheumatischen Schmerzen, Neuralgien und Myalgien eingesetzt. Es wird auch zur Diagnose (Hauttest) und Immuntherapie (Desensibilisierung) IgE-vermittelter allergischer Reaktionen vom Soforttyp auf dieses Gift verwendet.

Der aus dem Eilegeapparat hervorgegangene Stechapparat der Arbeitsbienen liegt in der Spitze des Hinterleibes und besteht aus einem rinnenförmigen Stachel, begleitet von 2 sägezahnähnlichen Stechborsten, einer kontraktilen

Giftblase und schlauchförmigen Giftdrüsen. Beim Stich wird der Stachel ausgefahren und durch alternierende Auf- und Abbewegung der unabhängig voneinander beweglichen Stechborsten in die Haut eingeschoben. Die Giftblase enthält 0,3 mg Frischgift (etwa 0,1 mg Trockengift). Mit einem Bienenstich werden etwa 0,5 µl Gift injiziert. Beim Entfernen der Biene, die den Stich mit dem Leben bezahlt, wird der Giftapparat aus ihrem Körper gerissen. Die autonome Muskulatur der Giftblase pumpt jedoch weiter Gift ins Gewebe. Zusätzliche Mengen des Giftes werden beim unvorsichtigen Entfernen des Giftapparates (möglichst hautnah mit einer spitzen Pinzette herausziehen!) durch das Opfer in die Wunde gedrückt.

Zur Gewinnung des Bienengiftes werden die getöteten Bienen entweder fraktioniert mit Ethanol extrahiert, oder man veranlasst die Tiere durch Druck, elektrische Reize oder Behandlung mit Chloroform, das Gift abzugeben.

Melittin, das etwa 45% des Trockengiftes ausmacht, ist ein aus 26 Aminosäuren aufgebautes basisches, lyobipolares Peptid (Aminosäuren 1 bis 20 sind hydrophob, 21 bis 26 basisch und hydrophil, Abb. 31-5). Die Lyobipolarität befähigt zur Einlagerung von Melittintetrameren in die Membran tierischer Zellen. Die so gebildeten kanalförmigen Poren führen durch Verlust von Ionen zum Zusammenbruch des Membranpotenzials und damit zur Ausschüttung von Serotonin und Histamin aus den Mastzellen, die eine Schmerzauslösung zur Folge hat. Apamin ist aus 18 Aminosäuren aufgebaut (Abb. 31-5). Es blockiert Ca^{2+}-abhängige K^+-Kanäle, wirkt dadurch neurotoxisch und kann Krämpfe auslösen. Das aus 22 Aminoacylresten bestehende MCD blockiert ebenfalls K^+-Kanäle. Wegen seines basischen Charakters setzt es auch Histamin aus Mastzellen frei. Die Hilfsfermente und Melittin sind als Antigene wirksam und Ursache von Bienengiftallergien.

Die therapeutische Wirkung des Bienengiftes beruht wahrscheinlich auf der Erzeugung lokaler Entzündungen, die ähnlich wie die durch ätherische Öle ausgelöste (Kap. 23.5, Segmenttherapie), segmental-reflektorisch gezielt auf innere Organe übertragen wird und dort u. a. zu analgetischen Wirkungen führt. Eine Anregung der Bildung von Nebennierenrindenhormonen durch das Bienengift sowie eine Hemmung der Makrophagenfunktion und der von Immunkomplexen ausgelösten Entzündungsreaktionen wird ebenfalls postuliert.

Möglicherweise hat die ausgelöste zusätzliche Entzündung (Counterirritation) auch eine allgemeine Gegenregulation des Körpers gegen die Freisetzung von Entzündungsmediatoren zur Folge, die rheumatische Prozesse positiv beeinflusst. Auch ist es denkbar, dass durch dieses „Gegenfeuer" Leukozyten und Entzündungsmediatoren vom Primärherd abgezogen werden. Schmerzlinderung durch Wärmewirkung, ausgelöst durch verstärkte Durchblutung, wird ebenfalls angenommen.

♣ Wespengifte enthalten ebenfalls Peptidtoxine, Proteotoxine, Schmerz auslösende Faktoren und Hilfsfermente, die als Antigene zu allergischen Reaktionen Anlass geben können. Sie werden wie Bienengift zur Diagnose (Hauttest) und Immuntherapie (Desensibilisierung) IgE-vermittelter allergischer Reaktionen vom Soforttyp auf diese Gifte verwendet.

Schlangengifte enthalten Peptid- und Proteotoxine (z. B. Cobrotoxin aus dem Gift der Ostindischen Brillenschlange, Abb. 31-5) sowie Hilfs- und Verdauungsenzyme. Die Toxine greifen fördernd oder hemmend u. a. an präsynaptischen und postsynaptischen Rezeptoren, Neurotransmitter inaktivierenden Enzymen oder Ionen-Kanälen an. Die Hilfsenzyme dienen der Ausbreitung des Giftes im Gewebe des Opfers und, zusammen mit den Verdauungsenzymen, der Verdauung des unzerkleinert verschluckten Opfers von innen her. Sie werden in umgewandelten paarigen Speicheldrüsen gebildet, die hinter den Augen beginnen und sich teilweise bis in den Leib hinein erstrecken. Sie stehen mit im Oberkiefer befindlichen, gefurchten oder röhrenförmigen Giftzähnen in Verbindung.

Von therapeutischer Bedeutung sind die Fibrin-Koagulasen (Hämokoagulasen) Ancrod und Batroxobin. Darüber hinaus dienen Schlangengifte als Antigene bei Gewinnung von Schlangengift-Immunseren.

♥ **Ancrod** (INN) wird aus dem Gift der Malaiischen Grubenotter, *Calloselasma rhodostoma* (syn. *Agkistrodon rhodostoma*, Crotalidae), gewonnen.

♥ **Batroxobin** wird aus dem Gift der Brasilianischen Lanzenotter, *Bothrops atrox* (Crotalidae), isoliert. Sie werden vor allem bei chronischen peripheren arteriellen Durchblutungsstörungen und Infarkten angewendet. Batroxobin dient auch, unmittelbar vor Operationen s. c., i. m. oder lokal appliziert, zur Prophylaxe und Therapie von Blutungen.

Die Fibrin-Koagulasen führen durch Abspaltung des Fibropeptid A (nicht auch B!) von Fibrinogen zur Bildung fibrinähnlicher Gerinnungsprodukte, die allerdings nicht quervernetzt werden, da Faktor XIII nicht aktiviert wird (Kap. 32.2). Nach parenteraler Injektion treten Mikrogerinnsel auf, die rasch eliminiert werden. Folge ist bei kurzfristiger Anwendung eine Eindämmung von Blutungen. Bei Dauerbehandlung aber kommt es zu einer Verarmung des Blutes an Fibrinogen und damit zur Abnahme der Gerinnungsfähigkeit des Blutes und zur Verbesserung seiner Fließeigenschaften.

Das Nonapeptid Teprotid aus dem Gift der Brasilianischen Viper, *Bothrops jararaca*, war Vorbild für die Entwicklung des ACE-Hemmers Captopril und seiner Analoga.

Von den etwa 2700 Schlangen-Arten sind etwa 400 für den Menschen gefährlich. In Mitteleuropa kommen nur Giftschlangen aus der Familie der Viperidae vor: Kreuzotter, *Vipera berus*, Aspis-Viper, *V. aspis*, Sand-Viper, *V. ammodytes* und Wiesenotter, *V. ursinii*. Antikörper gegen die Gifte dieser Schlangen sind im → Schlangengift-Immunserum (Europa) enthalten. In tropischen Ländern sind es vor allem Vertreter der Elapidae, z. B. die Brillenschlangen und Kobras (Naja-Arten), und der Crotalidae, z. B. Klapperschlangen, Crotalus-Arten, die den Menschen gefährden.

31.7 Lectine

> Lectine sind Glykoproteine, seltener Proteine, die spezifische Affinität zu bestimmten Monosaccharid-, Aminozucker-, Uronsäure- oder Oligosaccharidresten besitzen und mit Stoffen, die derartige Reste tragen, nebenvalente Bindungen eingehen können. Kohlenhydratspezifische Enzyme und Immunglobuline, die ähnliche Affinitäten besitzen, werden nicht als Lectine bezeichnet. Von therapeutischer Bedeutung sind die Lectine des Mistelkrautes.

Lectine mit mehreren Bindungsstellen nennt man Agglutinine oder, bei der Herkunft aus Pflanzen, Phythämagglutinine. Sie greifen gleichzeitig an Kohlenhydratgruppen verschiedener Zellen an. Auf diese Weise vermögen sie suspendierte Zellen zu agglutinieren (verklumpen), die die entsprechenden Zuckerreste als Marker tragen, z. B. Erythrozyten bestimmter Blutgruppen. Diese Wechselwirkung lässt sich oft durch freie Monosaccharide unterdrücken.

Lectinmoleküle sind fast stets aus mehreren Glykoproteinmolekülen aufgebaute Aggregate (M_r 30 und 400 kD). Ihr Kohlenhydratanteil schwankt, wenn vorhanden, zwischen 2 % und 50 %. Auch Metall-Ionen können essentielle Bestandteile sein. Einige Vertreter dieser Gruppe tragen, am Lectinmolekül durch S—S-Brücken gebunden, ein enzymatisch aktives Protein. In diesem Falle kann das Lectin als Haptomer (sog. B-Kette) durch Bindung an Kohlenhydratgruppen der Zielzelle die Aufnahme des enzymatisch aktiven Proteins (als Toxomer oder A-Kette bezeichnet) in die Zelle vermitteln. In vielen Fällen inaktiviert die A-Kette enzymatisch die 60 S-Untereinheiten der Ribosomen.

Lectine kommen bei allen Lebewesen vor. Sie sind entweder in die Zellmembranen integriert oder werden an das Milieu abgegeben. Sie könnten möglicherweise bei Wechselwirkungen der Zellen untereinander oder mit interzellulären Makromolekülen, bei der Bindung und Aufnahme von Glykoproteinen, Glykolipiden oder Polysacchariden, bei Clearing Prozessen, z. B. durch die Leber, oder ähnlichen Vorgängen, eine Rolle spielen. Pathogene Bakterien nutzen ihre Lectine zur Anheftung an die Zellen des Wirtsorganismus, z. B. an seine Schleimhäute.

> ♣ Mistelkraut (Visci herba DAB) und Frisches Mistelkraut (Visci herba recens) stammen von der Mistel, *Viscum album* L. (Viscaceae). Mistelkraut enthält Lectine (0,05 bis 0,2 %), Viscotoxine (0,05 bis 0,1 %), wasserlösliche Polysaccharide (vorwiegend Polygalacturonane), Flavonoide und Glykoside von Phenylallylalkoholen sowie Lignanen. Extrakte aus Mistelkraut werden,

p. o. appliziert, traditionell zur Prophylaxe und Unterstützung bei funktionellen Herz- und Kreislaufstörungen mit Neigung zu erhöhtem Blutdruck eingesetzt. Injektionspräparate, bereitet aus frischem Mistelkraut, möglichst auf einen bestimmten Gehalt an Mistellectin I (ML I) standardisiert, werden zur Palliativtherapie im Sinne einer unspezifischen Reiztherapie bei malignen Tumoren verwendet. Eine Verbesserung der Lebensqualität und der Überlebenszeit von Tumorpatienten scheint erwiesen zu sein. Auch zur Auslösung cutivisceraler Reflexe durch Setzung lokaler Entzündungen mit i. c.-Injektion bei der Segmenttherapie degenerativ-entzündlicher Gelenkerkrankungen werden diese Mistelextrakte benutzt.

Therapeutisch werden eingesetzt:

- Teeaufgüsse des Mistelkrautes (2,5 g/Tasse Wasser, Mazeration über 12 h bei Zimmertemperatur, 1- bis 2-mal tgl.) oder Trocken- bzw. Flüssigextrakte in Fertigarzneimitteln, ihre Wirkung ist unzureichend belegt, und
- Injektionspräparate, bereitet aus frischem Mistelkraut (empfohlene ED 1 ng ML I/kg KG entsprechend).

Die Mistel ist ein immergrüner, zweihäusiger, strauchartiger Halbschmarotzer, der auf Laub- oder Nadelbäumen lebt. Die Mistel bezieht von der Wirtspflanze Wasser und Mineralsalze. Von *V. album* kommen in Mitteleuropa 3 Unterarten vor: Laubholz-Mistel, *V. album* L. ssp. *platyspermum* KELL., Tannen-Mistel, *L. album* L. ssp. *abietis* BECK, und Kiefern-Mistel, *V. album* L. ssp. *laxum* FIEK. Die Gewinnung der Droge erfolgt aus Wildvorkommen, teilweise auch aus firmeneigenen Kulturen der Hersteller von Mistelpräparaten.

Mistellectine sind aus einer A- und einer B-Kette bestehende Glykoproteine (M_r 50 bis 115 kD). Sie können in drei, zahlreiche Isolectine umfassende Gruppen eingeteilt werden. Mistellectine der Gruppe I (ML I, VAA I = Viscum-album-Agglutinin 1) binden an D-Galactosereste, Mistellectin der Gruppe II (ML II) an D-Galactose- oder *N*-Acetyl-D-galactosaminreste, und Mistellectin der Gruppe III (ML III, VAA II) an *N*-Acetyl-D-galactosaminreste. Die A-Ketten sind, ebenso wie die von Ricin und Abrin (s. u.) Ribosomen inaktivierende N-Glykosidasen. Die fehlende Toxizität des Mistelkrautes bei peroraler Aufnahme wird wahrscheinlich durch die geringe oder fehlende Resorption der Mistellectine verursacht. Daneben wurden auch chitinbindene Mistellektine (cbML I, II, III) nachgewiesen. Rekombinante Mistellectine wurden hergestellt. Die Viscotoxine A-2, A-3, B und Ps 1 sind aus 46 Aminoacylresten aufgebaute basische, lyobipolare Peptide.

Peroral aufgenommen sind Mistelkraut und seine Extrakte untoxisch. Bei parenteraler Applikation therapeutischer Dosen (s. c., seltener i. v.) wirken Extrakte aus frischem Mistelkraut immunstimulierend. Es kommt zur Verstärkung der humoralen und zellvermittelten unspezifischen Abwehr, die von einem Anstieg der Blutkonzentration von Interleukinen, Interferonen, Tumornekrosefaktoren und C-reaktivem Protein, aber auch von β-Endorphin begleitet ist. Die Anzahl der peripheren lymphatischen Zellen nimmt zu, darunter die der →NK-Zellen, die direkt an der Tumorabwehr beteiligt sind. Auch die Hämatopoese wird stimuliert. Nebenwirkungen bei i.c.-Injektion sind die Bildung von Quaddeln, bei sehr hohen Dosen auch von Nekrosen. Weitere Nebenwirkung parenteraler Applikation können sein Fieber (wird als positiver Therapieeffekt gewertet), verbunden mit Schüttelfrost und Kopfschmerzen. Die Immunstimulation wird durch die Mistellectine und Polysaccharide, möglicherweise auch durch die membranaktiven Viscotoxine hervorgerufen. Die Immunstimulation muss jedoch nicht unbedingt eine Unterstützung der Vernichtung der nicht als Antigene wirkenden und damit von der Immunabwehr nicht erfassbaren Tumorzellen durch den menschlichen Körper bedeuten. Von einigen Autoren wird postuliert, dass die Erhöhung des Zytokinspiegels des Blutes, besonders von IL-6, das Wachstum einiger Typen von Tumorzellen sogar fördern kann. Die postulierte antihypertonische Wirkung von peroral applizierten Mistelextrakten könnte auf die Flavonoide zurückzuführen sein.

Die Präparate der anthroposophisch orientierten Medizin beanspruchen u. a. die Anwendungsgebiete bösartige und gutartige Geschwulstkrankheiten, bösartige Erkrankungen der Blut bildenden Organe, definierte Präkanzerosen und Vorbeugung gegen Rückfälle nach Geschwulstoperationen.

> Lectine, die **besondere Gefahren für den Menschen darstellen,** sind die der **Samen des Rizinus,** *Ricinus communis* L. (Euphorbiaceae), und der Paternostererbse, *Abrus precatorius* L. (Fabaceae).

→Rizinus, der bei uns auch als Zierpflanze angebaut wird, enthält in den Samen **Ricin** (Ricin D, RCA_{II}, M_r 62 057, Gehalt etwa 120 mg/100 g), ein aus 2 Untereinheiten bestehendes Glykoprotein. Die pantropisch verbreitete **Paternostererbse** (*Abrus precatorius* L., Fabaceae) enthält in den blutroten Samen mit schwarzem Nabelfleck, die häufig zur Herstellung von Schmuckketten benutzt werden, das dem Ricin ähnliche **Abrin**. Die B-Ketten von Ricin und Abrin vermitteln die Aufnahme der A-Kette in die Zellen. Die A-Kette ist eine N-Glykosidase, die einen Adeninrest der 28S-rRNA eukaryotischer Ribosomen entfernt. Dadurch wird die Wechselwirkung von GTP oder GDP mit den Ribosomen und damit die Bindung der Aminoacyl-t-RNA-Moleküle und die Translokation unmöglich, also die Proteinsynthese gestoppt.

Ricin und Abrin sind sehr starke Gifte. Sie werden durch die Verdauungsenzyme nicht zerstört und trotz ihrer Molekülgröße relativ rasch resorbiert. Vergiftungssymptome treten nach einer Latenzzeit von Stunden bis Tagen auf. Der Tod erfolgt durch Lähmung medullärer Zentren, besonders des Atemzentrums. Für den Menschen wird die letale Dosis für Ricin bei peroraler Aufnahme mit ca. 1 mg/kg KG angegeben. Das bedeutet, dass der Verzehr von ca. 8 Rizinus-Samen tödlich sein kann. Todesfälle von Kindern sollen schon nach dem Kauen von einem Samen der Paternostererbse aufgetreten sein.

In Samen der Garten-Bohne, Erdnuss, Sojabohne, Linse, Saubohne und Saat-Wicke (Fabaceae) sind Lectine in hoher Konzentrationen enthalten (bis zu 15% der Gesamteiweißmenge). Diese Lectine sind ebenfalls toxisch. So führt die Verfütterung von Samen der Garten-Bohne, *Phaseolus vulgaris* L., an Tiere zu starken Gewichtsverlusten mit negativer Stickstoffbilanz und in schwereren Fällen auch zum Tode. Einige Samen oder Hülsen der Garten-Bohne können beim Menschen eine hämorrhagische Gastroenteritis und eventuell einen Kollaps auslösen. Bei vielen zur Ernährung verwendeten Fabaceen-Samen wird ein negativ nutritiver Effekt angenommen. Diese Lectine, die weitgehend resistent gegen Verdauungsenzyme sind, werden beim Erhitzen auf 100°C in 20 min (bei 80°C allerdings in 6 h nur zu 90%) inaktiviert.

Lectine finden in der Diagnostik und in der Forschung Anwendung. Sie werden u. a. zum Nachweis und zur Bestimmung von Glykoproteinen im Serum, zur Blutgruppentypisierung, zur Markierung bestimmter Zelltypen in der histologischen Diagnostik (z. B. mit fluorescein-markierten Lectinen), und, gebunden an makromolekulare Träger, zur affinitätschromatographischen Trennung von Gemischen von Oligosacchariden und Glykoproteinen verwendet. Auf Grund ihrer mitogenen Wirkung werden einige von ihnen, z. B. Phythämagglutinin (PHA, aus den Samen der Garten-Bohne) und Concanavalin A (ConA, aus den Samen der Jackbohne, *Canavalia ensiformis* (L.) DC.) im so genannten Lymphozyten-Transformations-Test zum Nachweis von Immundefekten, zur Therapiekontrolle und in der experimentellen Immunologie benutzt.

Mit Hilfe künstlicher Glykoproteine, der sog. Neoglykoproteine, die z. B. aus Rinderalbumin und Zuckern synthetisiert werden, kann man spezielle Lectine in Zellmembranen tierischer Zellen nachweisen und damit Zellen, z. B. Tumorzellen, typisieren. Auch zur Isolierung von Lectinen und zur gezielten Heranführung von Arzneistoffen an spezifische Zellen („drug-targeting") lassen sie sich möglicherweise einsetzen.

31.8 Enzyme

31.8.1 Prinzipien der Enzymwirkung

Enzyme (Fermente) sind Proteine oder Proteide mit katalytischer Wirkung. Sie erniedrigen die Aktivierungsenergie für an einer Reaktion beteiligte Moleküle, die sog. Substrate, indem sie mit einem der Reaktionspartner einen Enzym-Substrat-Komplex bilden, der mit dem zweiten Reaktionspartner zu einem Enzym-Produkt-Komplex umgesetzt wird, der schließlich in das Produkt und das Enzym zerfällt. Sie haben hohe Spezifität, d. h. sie reagieren nur mit einer eng begrenzten Anzahl von Substraten (Substratspezifität) und beschleunigen nur die Gleichgewichtseinstellung einer von mehreren möglichen Reaktionen, die die Substrate eingehen können (Wirkungsspezifität).

Die Wechselwirkung des Substrats erfolgt mit dem aktiven Zentrum des Enzyms, bestehend aus dem Substratbindungszentrum und dem katalytischen Zentrum. Anorganische Ionen können die Substratbindung, z. B. durch Stabilisierung einer bestimmten Proteinkonformation, und die katalytische Wirkung, z. B. durch Elektronenaufnahme- oder -abgabe, beeinflussen oder ermöglichen. Von vielen Enzymen, z. B. von Oxidoreduktasen und Transferasen, werden die zu übertragenden Elektronen, H-Atome oder Molekülgruppierungen oft intermediär an niedermolekulare Verbindungen angelagert, z. B. an Vitamine der B-Gruppe, Nucleotide oder Metallkomplexe von Porphyrinen. Diese niedermolekularen Verbindungen sind entweder an das Enzymprotein als sog. prosthetische Gruppen angeknüpft oder sie sind als sog. Coenzyme oder Cosubstrate nur vorübergehend mit dem Enzymprotein assoziiert.

Funktionsgleiche Enzyme eines Lebewesens, die auf Grund ihrer Codierung durch verschiedene Gene Unterschiede in der Primärstruktur aufweisen, bezeichnet man als Isoenzyme. Resultieren die strukturellen Unterschiede aus unterschiedlichem Processing des gleichen Genprodukts, bezeichnet man sie als Pseudoisoenzyme.

Entsprechend ihrer Aufgaben verbleiben Enzyme entweder in der sie produzierenden Zelle, sog. Endoenzyme, werden an der Außenseite der Zellmembran angelagert, sog. Ektoenzyme, oder an das Milieu abgegeben, sog. Exoenzyme.

> Exoenzyme, die die sie produzierende Zelle schädigen könnten, werden als inaktive Vorstufen, sog. Proenzyme oder Zymogene, aus der Zelle abgegeben. Ihre Namen werden durch die Vorsilbe Pro- oder die Endung -ogen gekennzeichnet. Sie werden erst zellfern durch limitierte Proteolyse aktiviert.

Die Aktivierung von Proenzymen durch limitierte Proteolyse kann durch Hilfsenzyme oder, bei Proteinasen, autokatalytisch erfolgen. Sie geschieht entweder durch Abspaltung von Peptidresten oder/und durch Aufspaltung von Schleifen einer durch intrachenare S—S-Brücken gefalteten Proteinkette. Im letzteren Falle werden aus Einkettenproteinen durch S—S-Brücken verbundene Mehrkettenproteine gebildet. Durch die limitierte Proteolyse der Proenzyme kommt es zu Konformationsänderungen, durch die das aktive Zentrum freigelegt wird.

> Die Geschwindigkeit des Ablaufs enzymkatalysierter Reaktionen wird durch Temperatur, pH-Wert, Anwesenheit von Effektoren (Aktivatoren, Inhibitoren, Coenzyme), Enzymkonzentration und, bis zur Sättigungskonzentration

des Enzyms, durch die Substratkonzentration beeinflusst. Die Sättigungskonzentration für ein Enzym kann aus seiner Michaelis-Menten-Konstante (K_m) ermittelt werden. Beim Einsatz von Enzymen muss berücksichtigt werden, dass sie bei extremen Milieubedingungen denaturiert und damit inaktiviert werden, z. B. bei Temperaturen über 50 °C, bei hohen oder niedrigen pH-Werten, bei Anwesenheit von Detergenzien oder durch hohe Konzentrationen organischer Lösungsmittel.

Die Wirksamkeit eines Enzympräparates, die sog. Enzymaktivität, wird durch Ermittlung der Menge des pro Zeiteinheit umgesetzten Substrates bestimmt und nach dem S. I. (Système International d'Unités) in Katal (kat) angegeben. 1 Katal eines Enzyms bewirkt eine Umsetzung von 1 Mol des Substrates pro Sekunde. Auch die Angabe von U (units, µMol/min) oder anderen Einheiten wird praktiziert. Die spezifische Aktivität eines Enzympräparates ist die Anzahl der pro Proteinmenge umgesetzten Mole des Substrates pro Zeiteinheit (z. B. kat/kg Protein).

Neben den Enzymen gibt es auch katalytisch wirksame RNA-Moleküle sog. Ribozyme. Sie katalysieren spezifisch die Hydrolyse von Bindungen im eigenen Molekül oder in anderen ausgewählten RNA-Molekülen. Es werden Versuche gemacht, maßgeschneiderte Ribozyme als sog. Genscheren einzusetzen, um Virus-RNA, z. B. des HI-Virus, oder Transkriptionsprodukte von Onkogenen in Krebszellen zu zerstören.

31.8.2 Terminologie und Klassifizierung

Die Bezeichnungen der Enzyme tragen, von einigen klassischen Trivialnamen abgesehen (z. B. Pepsin, Trypsin, Thrombin), die Endung -ase (z. B. Lipase). Die Bildung systematischer Namen erfolgt aus dem Namen des Substrates und der katalysierten Reaktion, z. B. wird ein Enzym, das die hydrolytische Abspaltung von Fructose aus einem β-D-Fructosid wie Saccharose katalysierte als β-D-Fructosid-fructohydrolase bezeichnet (Trivialname Invertase). Bei Transferasen werden oft beide am Transfer beteiligte Substrate, getrennt durch einen Doppelpunkt, angegeben. In der pharmazeutischen Praxis verwendet man meistens die kürzeren Trivialnamen und gibt Organ und Species an, aus der das Enzym stammt, z. B. Pankreas-Lipase vom Schwein.

Um die Vielfalt der Enzyme erfassen und ordnen zu können, wurde gemeinsam von der „International Union of Biochemistry (IUB)" und der „International Union of Pure and Applied Chemistry (IUPAC)" 1961 die „Enzyme Commission (EC)" gebildet. Durch sie werden in regelmäßigen Abständen Verzeichnisse der bekannten Enzyme herausgegeben, in denen sie klassifiziert und mit Codebezeichnungen versehen, zusammengefasst sind. Die Klassifizierung erfolgt nach den katalysierten Reaktionen. Bei der Codebezeichnung gibt nach den Buchstaben EC die erste Zahl die Klasse an: 1 = Oxidoreduktasen, 2 = Transferasen, 3 = Hydrolasen, 4 = Lyasen, 5 = Isomerasen, 6 = Ligasen. Die zweite Zahl steht für die Unter-Klasse, die dritte Zahl für die Unter-Unterklasse und die vierte Zahl für die laufende Nummer des Enzyms in dieser Unter-Unterklasse. So trägt beispielsweise die β-D-Fructofuranosid-fructohydrolase die Enzymnummer EC 3.2.1.26. Daraus kann man ersehen, dass es sich um eine Hydrolase handelt (Klasse 3), die Glykoside hydrolysiert (Unterklasse 2 der Klasse 3), in denen der Zuckerrest O-glykosidisch gebunden ist (Unter-Unterklasse 1 der Unterklasse 2).

31.8.3 Enzyme als Arzneistoffe

Allgemeines

> Enzyme, die als Arzneimittel eingesetzt werden, sind, von einigen Ausnahmen abgesehen, Exoenzyme aus der Klasse der Hydrolasen. Sie dienen bei peroralem Einsatz zur Substitution der Verdauungsenzyme und bei parenteraler Applikation der Substitution von Gewebsenzymen bei genetischen Erkrankungen sowie zur Beeinflussung der Blutgerinnung und der Fibrinolyse. Auch topische Anwendung, z. B. zur Wundreinigung, ist möglich.

Bei peroraler Anwendung von Enzymen, die erst im Darm zur Wirkung kommen sollen, ist zu beachten, dass sie in Form magensaftresistenter Darreichungsformen gegeben werden müssen, um sie vor der Zerstörung im Magen zu bewahren. Bei parenteraler Anwendung werden Enzyme durch Proteinasen des Körpers relativ rasch abgebaut oder sie werden durch Immunreaktionen inaktiviert. Das lässt sich vermeiden, wenn lösliche Addukte verwendet werden, die durch Bindung an Dextran oder durch Vernetzung mit Succinsemialdehyd hergestellt wurden, oder wenn die Enzyme in injizierbare Mikrokapseln eingeschlossen sind, die nur den kleinmolekularen Substraten, nicht jedoch körpereigenen Proteinasen oder Antikörpern Zutritt gestatten.

Enzyme werden auch als Hilfsmittel bei der quantitativen Bestimmung von Naturstoffen, besonders im klinischen Labor, als Katalysatoren bei der Halbsynthese von Arzneistoffen, heute häufig in durch Bindung an unlösliche Makromoleküle immobilisierter Form, verwendet.

> Körpereigene Enzyme sind in sehr vielen Fällen Angriffspunkte von Arzneimitteln. Arzneimittel sind oft Enzyminhibitoren, seltener Enzymstimulatoren.

Die Gewinnung von Enzymen erfolgt mit den bei der Eiweißisolierung üblichen Methoden aus Mikroorganismen und ihren Kulturfiltraten, aus Pflanzen und ihren Exkreten sowie aus Organen, Blut und Ausscheidungsprodukten von gesunden Tieren, in einigen Fällen auch aus menschlichem Blut, Harn oder Plazenten. Bei Gewinnung von Enzymen aus Rinderorganen ist zu sichern, dass die Tiere aus BSE-freien Beständen stammen. Bei der Gewinnung von Proteinasen aus tierischem Material isoliert man häufig die Proenzyme und aktiviert sie erst nachträglich, indem man die limitierte Proteolyse begünstigt (z. B. bei der Gewinnung von Trypsin, Chymotrypsin, Thrombin, Plasmin). Die Erzeugung rekombinanter Enzyme hat zunehmende Bedeutung.

Oxidoreduktasen (Klasse 1)

♥ **Rasburicase** (rekombinante Uratoxidase, Tetramer, 301 Aminoacylreste) ist ein mit Hilfe von *Saccharomyces cerevisiae* gewonnenes Enzym aus *Aspergillus flavus*, das Harnsäure oxidativ zu Allantoin abbaut. Es wird, i. v. appliziert, eingesetzt zur Prophylaxe und Therapie von akuter Hyperurikämie bei Patienten mit Leukämie oder Lymphomen mit hoher Tumorlast und einer raschen Tumorlyse nach Beginn der Chemotherapie.

Esterasen (Klasse 3, Unter-Klasse 3.1)

> Von den Enzymen dieser Unter-Klasse dient Lipase als Bestandteil des Pankreas-Pulvers zur Substitutionstherapie bei exokriner Pankreasinsuffizienz, d. h. bei verminderter Ausscheidung von Verdauungsenzymen der Bauchspeicheldrüse in das Duodenum (Zwölffingerdarm). Desoxyribonucleasen werden zur Verflüssigung eitriger Exkrete eingesetzt.

Pankreas-Lipase (Triacylglycerol-acylhydrolase, Carboxylesterase, EC 3.1.1.3, Glykoprotein, M_r 35 kD, pH-Optimum 7,8, säurelabil) ist nur an Grenzflächen von Öl-in-Wasser-Emulsionen wirksam und benötigt als Aktivatoren Ca^{2+}-Ionen, Taurocholate, und das Protein Co-Lipase. Sie spaltet die äußeren beiden Esterbindungen von Triacylglycerolen unter Bildung von freien Fettsäuren und 2-Monoacylglycerolen. Letztere werden nach Umlagerung in 1-Monoacylglycerole ebenfalls hydrolysiert oder zusammen mit den Fettsäuren resorbiert. Ein synthetischer Lipasehemmstoff (Orlistat) kann als Schlankheitsmittel eingesetzt werden. Da bei exkretorischer Pankreasinsuffizienz nicht nur die Lipase, sondern auch die anderen Pankreasfermente ersetzt werden müssen, wendet man meistens Gemische von Pankreasenzymen an. Auch Lipasen aus niederen Pilzen, z. B. Rizolipase, werden bisweilen eingesetzt.

> ♥ **Pankreas-Pulver** (Pancreatis pulvis PhEur, Aktivität ≥1 proteolytische, ≥5 lipolytische, ≥12 amylolytische PhEurE/mg, auch als Pankreatin bezeichnet) wird aus den frischen oder gefrorenen Pankreata von Säugetieren, meistens von Schweinen, gewonnen. Peroral in magensaftresisten-

ten Arzneiformen appliziert, dient es bei ungenügender oder fehlender exokriner Sekretion der Bauchspeicheldrüse zur Substitution von Verdauungsenzymen (ED 0,5 bis 1 g zu den Mahlzeiten).

Zur Herstellung von Pankreas-Pulver überlässt man die zerkleinerten Pankreata zunächst einige Zeit der Autolyse. Dabei werden die Proenzyme aktiviert, zum Teil aber auch zerstört. Dann wird mit verdünnter Salzsäure extrahiert. Anschließend werden die Proteine und damit auch die Enzyme in der Kälte mit Ethanol, Isopropanol oder Aceton gefällt und lyophilisiert. Die Einstellung der Aktivität erfolgt meistens mit Lactose oder Dextrin. Die lipolytischen Enzyme der Bauchspeicheldrüse sind Lipase (Pankreaslipase), Cholesterolester-hydrolase (EC 3.1.1.13) und Phospholipase A_2 (EC 3.1.1.4).

♥ **Pankreasdornase** aus Rinderpankreas, ♥ **Streptodornase** aus Kulturfiltraten von Streptococcus-Arten und ♥ **Rekombinante Dornase alfa** (α-Dornase) aus CHO-Zellen sind Desoxyribonucleasen (DNAsen I), die DNA durch Hydrolyse der Phosphodiesterbindungen in Oligonucleotide zerlegen. Sie dienen, lokal angewendet, allein oder in Kombination mit → Streptokinase oder → Plasmin, zur Beseitigung von Eiteransammlungen, die zu 50% aus DNA bestehen können, z. B. zur enzymatischen Reinigung von Wunden oder von Körperhöhlen. Die Dornase alfa findet auch in Form von Aerosolen bei Mucoviscidose zur Erleichterung des Abhustens eitriger Sekrete der Atemwege Anwendung.

Glykosidasen (Klasse 3, Unter-Klasse 3.2)

Von den Enzymen dieser Unter-Klasse besitzen α-Amylase und Hyaluronidase die größte therapeutische Bedeutung. α-Amylase dient als Bestandteil des Pankreas-Pulvers zur Substitutionstherapie bei exokriner Pankreasinsuffizienz. Hyaluronidase wird zur Verflüssigung zäher, hyaluronsäurehaltiger Körperflüssigkeiten und zur Erweichung erkrankten Bindegewebes eingesetzt.

α-**Amylase** (1,4-α-D-Glucan-glucanohydrolase, EC 3.2.1.1) ist eine Endoamylase, die die 1,4-α-Bindungen der Stärke im Innern des Moleküls unter Bildung von Dextrin spaltet. Dextrin wird bei längerer Einwirkung der α-Amylase weiter in Maltose, Glucose und verzweigte Oligosaccharide zerlegt. Zur Substitutionstherapie benutzt man vorwiegend ♥ **Pankreasamylase** (Glykoprotein, M_r 50 kD, Ca^{2+}-Ionen enthaltend, durch Cl^--Ionen aktivierbar) als Bestandteil des Pankreaspulvers (s. o.). Auch Pilzamylasen werden therapeutisch eingesetzt, besonders die sog. ♥ **Taka-Amylase**, eine α-Amylase, die von *Aspergillus oryzae* an das Milieu abgegeben wird, wenn man diesen Schimmelpilz auf stärkehaltigen Substraten (meistens Kleie) kultiviert. Sie ist im Gegensatz zur Pankreasamylase auch in saurem Milieu wirksam, also auch im Magen. Oft wird auch ein Trockenextrakt aus *A. oryzae* eingesetzt, der neben Amylasen auch Proteinasen und Cellulase enthält.

> ♥ **Hyaluronidase** (Hyaluronidasum PhEur, Aktivität ≥ 300 I. E./mg, Hyaluronat-4-glucanohydrolase, EC 3.2.1.35) wird aus den Hoden geschlechtsreifer Tiere, besonders von Bullen, gewonnen. Sie hydrolysiert Mucopolysaccharide vom Typ der → Hyaluronsäure und wird eingesetzt zur Beschleunigung der Resorption von Arzneistoffen nach parenteraler Applikation, zur Förderung der Resorption von Exsudaten im Gewebe, zur Erleichterung der Entfernung zähflüssiger Gelenk- und Pleuraergüsse durch Punktion, zur Behandlung von Periarthritis humerocapsularis (schmerzhafte Schultersteife infolge Kapselschrumpfung) und anderen Erkrankungen von Bindegewebsorganen.

Hyaluronidase enthält als Begleitfermente β-Glucuronidase (β-D-Glucuronidglucuronohydrolase, EC 3.2.1.31) und β-Acetylglucosaminase (β-2-Acetylamino-2-desoxy-D-glucosid-acetylaminodesoxyglucohydrolase, EC 3.2.1.30). Sie setzen die Hydrolyse der durch Hyaluronidaseeinwirkung gebildeten Tetrasaccharide bis zu den Monomeren fort. Die physiologische Aufgabe der Hyaluronidase der Hoden ist es, das Eindringen der Spermien in die Eizelle zu ermöglichen. Bakterielle Hyaluronidasen (besser Hyaluronat-Lyasen, EC 4.2.2.1) spalten Hyaluronsäure nichthydrolytisch zu Oligomeren mit 4,5-ungesättigten Glucuronsäureresten.

Weitere therapeutisch eingesetzte Glykosidasen sind:

♥ **Lysozym** (*N*-Acetylmuramid-glucanohydrolase, Muramidase, aus Hühnereiklar gewonnen), löst Glykosidbindungen im Mureinmantel der Bakterien und führt so zur Zerstörung der Bakterienzellwand, dient zur lokalen Behandlung von Infektionen mit gram-positiven Erregern im Mund-Rachen-Raum,

♥ **α-Galactosidase** A (Agalsidase alfa, Agalsidase beta) kann bei Morbus Fabry, einer genetisch bedingten Krankheit infundiert werden, bei der, bedingt durch das Fehlen von Ceramidtrihexosidase als unvollständiges Abbauprodukt von Glycosphingolipiden Ceramid-Trihexoside gespeichert werden,

♥ **β-Galactosidase** (Lactase, u. a. aus *Aspergillus oryzae* gewonnen, in saurem Milieu des Magens wirksam), dient zur Behandlung des Lactasemangels,

♥ **β-Glucocerebrosidase** wird bei Morbus Gaucher Typ I infundiert, einer genetisch bedingten Speicherkrankheit. ♥ **Alglucerase** ist aus menschlichen Plazenten gewonnene, partiell deglykosylierte β-Glucocerebrosidase, die in die Lysosomen der Makrophagen aufgenommen wird und das dort gespeicherte Glucosylceramid zu Ceramid und Glucose abbaut, ♥ **Imiglucerase** ist rekombinante, mithilfe von CHO-Zellen gewonnene partiell deglykosylierte β-Glucocerebrosidase. Die partielle Deglykosylierung legt einen Mannoserest frei, der für die Aufnahme in die Makrophagen notwendig ist.

♥ α-Iduronidase ist am Abbau der Glykosaminoglykane Dermatan- und Heparansulfat beteiligt. Das rekombinante Enzym Laronidase kann bei Mukopolysaccharidose I (Morbus Hurler), einer genetisch bedingten, lysosomalen Speicherkrankheit eingesetzt werden.

Peptidhydrolasen (Klasse 3, Unter-Klasse 4)

Klassifizierung

> Die Unter-Klasse der Peptidhydrolasen lässt sich gliedern in Peptidasen (EC 3.4.11 bis 3.4.19) und Proteinasen (EC 3.4.21 bis 3.4.24). Peptidasen benötigen für die Hydrolyse der Peptidbindungen die Nachbarschaft freier, geladener α-Amino- oder/und α-Carboxylgruppen. Proteinasen spalten nur Peptidbindungen im Innern größerer Moleküle, entfernt von geladenen N- oder C-terminalen Gruppen (Endopeptidasen). Die einzelnen Proteinasen greifen meistens spezifisch an solchen Peptidbindungen an, denen bestimmte Aminoacylreste benachbart sind.

Nach der Art des katalytischen Zentrums kann man Proteinasen einteilen in:

- Serin-Proteinasen (EC 3.4.21), dazu gehören Trypsin, Chymotrypsin, Thrombin, Plasmin und Plasminogenaktivatoren,
- Cystein-Proteinasen (EC 3.4.22), dazu gehören Papain, Bromelain und die Cathepsine,
- Asparaginsäure-Proteinasen (EC 3.4.23), dazu gehören Pepsin und Rennin,
- Metallo-Proteinasen (EC 3.4.24), dazu gehört Kollagenase,
- Proteinasen mit unbekanntem katalytischem Zentrum (EC 3.4.99).

Pflanzliche und mikrobielle Peptidhydrolasen

> ♥ **Papain** (EC 3.4.22.2, 212 Aminoacylreste) wird durch fraktionierte Fällung aus dem Milchsaft der ausgewachsenen, unreifen Früchte des Melonenbaumes, *Carica papaya* L. (Caricaceae) gewonnen. Es wird zur Substitutionstherapie bei Verdauungsstörungen, bei Befall mit Spulwürmern, Madenwürmern, Peitschenwürmern oder sonstigen Rundwürmern, bei Gluten-Enteropathie (katalysiert den Gluten-Abbau) und äußerlich zur Behandlung von Nekrosen, Ekzemen und Dekubitalgeschwüren eingesetzt.

Der Melonenbaum ist eine bis 6 m hohe, nur in Kultur bekannte, vermutlich im tropischen Südamerika heimische, in vielen tropischen Ländern angebaute Staude. Die reifen, bis 10 kg schweren Früchte, die roh oder gekocht als Nahrungsmittel dienen, enthalten kaum noch Milchsaft.

Im Handelspapain sind neben Papain und weiteren Proteinasen sowie Peptidasen auch Lysozym, Chitotransferase sowie verschiedene Glykosidasen enthalten. Die Spezifität des Angriffpunktes des Papains am Proteinmolekül ist gering. Begünstigt wird die Spaltung solcher Peptidbindungen, denen N-terminal, durch einen Aminoacylrest getrennt, ein Phenylalaninrest und C-terminal ein Tryptophyl-, Isoleucyl- oder Leucylrest benachbart ist (z. B. -X-Phe-X-↓-Trp-X-). Da wie bei allen Cystein-Proteinasen eine freie SH-Gruppe für die katalytische Wirkung verantwortlich ist, wirken Reduktionsmittel aktivierend. Das pH-Optimum liegt substratabhängig zwischen pH 4,6 und 7,2. Die anthelminthische Wirkung soll auf Zerstörung der Kutikula der Würmer durch Lysozym, Chitotransferase und Proteinasen beruhen.

Vielfältigen Einsatz findet Papain in der Lebensmittelindustrie, z. B. zur Beseitigung der Kältetrübung des Bieres, zur Beschleunigung der Fleischreifung, zur Verflüssigung von Fischproteinen, zur Auslösung der Milchgerinnung und zum Gluten-Abbau.

> ♥ **Bromelain** (EC 3.4.22.4, Glykoprotein, 277 Aminoacylreste, pH-Optimum 4,5 bis 5,0, im Handelspräparat weitere Proteinasen enthalten) wird aus dem Presssaft der Stängel und Fruchtabfälle der Ananaspflanze, *Ananas comosus* (L.) MERR. (Bromeliaceae) durch Fällung mit Aceton gewonnen. Es wird p. o. bei akuten postoperativen oder traumatischen Schwellungszuständen insbesondere der Nase und Nasennebenhöhle und, kombiniert mit anderen Enzymen, in magensaftresistenten Arzneiformen zur Substitution von Verdauungsenzymen angewendet.

Zur peroralen Substitutionstherapie benutzt man bisweilen auch **Ficin** (EC 3.4.22.3, Glykoprotein, M_r 25 kD, pH-Optimum 3,5 bis 4,5) aus dem Milchsaft von Feigen-Arten, z. B. *Ficus carica* L. (Moraceae), und **Pilzproteinasen** (Enzymgemische mit breitem pH-Optimum und unterschiedlichen Angriffspunkten im Proteinmolekül) aus Schimmelpilzen, z. B. *Aspergillus oryzae, A. niger, A saitoi* und *Mucor pusillus*.

Peptidhydrolasen des Verdauungstraktes

> ♥ **Pepsin** (Pepsini pulvis PhEur, Aktivität ≥ 0,5 PhEurE/mg, Pepsin A, EC 3.4.23.1) ist ein Gemisch proteolytischer Enzyme aus Magenschleimhäuten von Schweinen, Schafen oder Rindern. Es enthält die Proteinasen des Magens, die bei pH-Werten von 1 bis 5 aktiv sind. Pepsin (ED 1 g) dient, zusammen mit Säuren (verdünnte HCl, Weinsäure, Zitronensäure) oder stark sauer reagierenden Salzen (z. B. Betain-Hydrochlorid) gegeben, zur Substitutionstherapie bei gestörter Verdauung im Magen. Die Wirksamkeit der Pepsinanwendung bei Verdauungsstörungen ist nicht eindeutig belegt.

Die Gewinnung von Pepsin erfolgt durch Behandeln der zerkleinerten Magenschleimhäute von Schweinen, Schafen oder Kälbern mit verdünnter Salzsäure (Umwandlung des Pepsinogens in Pepsin), Entfetten, Fraktionierung des Rohpepsins durch Fällen mit Salzen oder Ethanol, Dialyse zur Abtrennung von kleinmolekularen Komponenten und Lyophilisation. Pepsin kann mit Lactose, Saccharose oder Glucose auf die vorgeschriebene Aktivität eingestellt werden.

Pepsin (Pepsin A, 327 Aminoacylreste) wird in Form seines Proenzyms Pepsinogen (362 Aminoacylreste) neben weiteren Proenzymen in den Hauptzellen der Schleimhaut des Magens gebildet. Durch limitierte Proteolyse wird Pepsinogen, katalysiert durch H^+-Ionen, schrittweise in Pepsin umgewandelt. Bereits gebildetes Pepsin beschleunigt diese Umwandlung. Das pH-Optimum des Pepsins liegt zwischen 1,5 und 3. Es ist alkalilabil. Begleitet wird es u. a. von dem Pseudoisoenzymen Pepsin B (332 Aminosäuren, alkalistabil, auch als Gelatinase bezeichnet) sowie von dem Isoenzym Pepsin C (298 Aminosäuren, alkalistabil, auch als Gastricin bezeichnet). Pepsin spaltet Proteine bevorzugt an Peptidbindungen zwischen lipophilen Aminoacylresten (-Phe-↓-Leu-, -Phe-↓-Phe-, -Phe-↓-Try-) zu Peptiden mit Molmassen von 600 bis 3000 D (so genannte Peptone). Seine Bedeutung für die menschliche Verdauung ist gering. Nur 10 bis 15 % der Peptidbindungen der Proteine werden im Magen gelöst. Sein Fehlen nach operativer Magenentfernung bleibt ohne Folgen. Seine Aufgabe wird dann von den Pankreasfermenten übernommen.

♥ **Rennin** (EC 3.4.23.4, Chymosin, Labferment, 272 Aminoacylreste) wird autokatalytisch aus dem Proenzym Prorennin in den Mägen von mit Milch ernährten Tieren gebildet. Man gewinnt es aus den Labmägen von Kälbern. Es ist in der Lage, bei pH-Werten um 4,8 das κ-Casein der Milch durch Hydrolyse einer Peptidbindung in para-κ-Casein und ein Glykopeptid zu spalten. κ-Casein bedeckt die aus den anderen Caseinen aufgebauten Micellen mit seinem hydrophilen C-terminalen Teil und verhindert ihre Ausfällung durch die Ca^{2+}-Ionen der Molke. Nach seiner Spaltung werden die Caseine präzipitiert, die Milch gerinnt. Man verwendet Rennin, um Kuhmilch für Säuglinge leichter verdaulich zu machen. Die Hauptmenge dient, gemischt mit Pepsin, als Hilfsmittel bei der Käseherstellung.

> ♥ **Trypsin** (Trypsinum PhEur, Aktivität $\geq 0{,}5$ µkat/mg, β-Trypsin, EC 3.4.21.4, 229 Aminoacylreste) ist ein Gemisch proteolytischer Enzyme, das durch Aktivierung des aus den Pankreata von Säugetieren extrahiertem Trypsinogen erhalten wird. Es dient in Form magensaftresistenter Darreichungsformen entweder als Bestandteil des Pankreas-Pulvers oder allein zur peroralen Substitutionstherapie bei Verdauungsbeschwerden. Darüber hinaus wird es Pudern, Salben oder feuchten Verbänden zur Behandlung von Wunden, Geschwüren oder Fisteln zugesetzt. Es greift nur abgestorbene Zellen an und wirkt durch die Beseitigung von nekrotischem Gewebe sowie von toxischen Eiweißspaltprodukten wundheilungsfördernd. In Aerosolen wird es zur Verflüssigung von Bronchialschleim verwendet.

Trypsin wird in Form seines Proenzyms Trypsinogen (235 Aminoacylreste) aus den exokrinen Acinuszellen der Bauchspeicheldrüse an das Duodenum abgegeben. Dort wird es, eingeleitet durch eine im Duodenum gebildete Proteinase, die Enteropeptidase (EC 3.4.21.9, Enterokinase), in Gegenwart von Ca^{2+}-Ionen, später auch autokatalytisch, in β-Trypsin (einkettig, 6 S–S-Brücken) und ein Hexapeptid (beim Rind) zerlegt. Fortschreitende Autolyse kann zu den ebenfalls aktiven Formen α-Trypsin (2kettig) und Pseudotrypsin (3kettig) sowie schließlich zu inaktiven Spaltprodukten führen. Die Ketten werden durch 6 Disulfidbrücken zusammengehalten. Trypsin greift sehr spezifisch Peptidbindungen an, deren Carboxylanteil von Arginin oder Lysin stammt (-Arg-↓-X-, -Lys-↓-X-). Das pH-Optimum liegt zwischen 7,5 und 8,5, angepasst an die Verhältnisse im Duodenum. Bei pH 3 ist die Aktivität reversibel gehemmt und die Stabilität am größten. Es setzt die im Magen begonnene Eiweißverdauung im Darm fort. Die Gewinnung erfolgt aus Rinder- und Schweinepankreata. Handelspräparate enthalten weitere Pankreasfermente. Bei der Kultivierung tierischer Zellen wird Trypsin zur Zellisolierung (Trypsinierung) eingesetzt.

♥ **Chymotrypsin** (Chymotrypsinum PhEur, Aktivität ≥5 μkat/mg, EC 3.4.21.1) ist ein Gemisch proteolytischer Enzyme, das durch Aktivierung des aus der Bauchspeicheldrüse des Rindes extrahierten Chymotrypsinogens erhalten wird. Man verwendet es, ebenso wie Trypsin, lokal zur Säuberung von Wunden. I. m. injiziert (ED ca. 5 mg) setzt man es auch zur Beschleunigung der Resorption von Hämatomen und Ödemen ein (Wirkung fraglich, Gewebetrypsininhibitoren!). Lösungen verwendet man zur Tränenwegsspülung und vor Staroperationen zur Injektion in die vordere Augenkammer zur Zerstörung der Bindegewebsfasern, die die Linse halten (sog. Zonulolyse).

Chymotrypsin enthält verschiedene Aktivierungsstufen des von der Bauchspeicheldrüse ins Duodenum abgegebenen Chymotrypsinogens A (245 Aminoacylreste). Die Aktivierung erfolgt in Anwesenheit von viel Trypsin über π-Chymotrypsin (245 Aminoacylreste), δ-Chymotrypsin (243 Aminoacylreste) zu γ-Chymotrypsin (241 Aminoacylreste) oder, wenn nur wenig Trypsin im Reaktionsgemisch vorhanden ist, katalysiert durch π-Chymotrypsin, zu Neochymotrypsinogen (243 Aminoacylreste) und dann zu α-Chymotrypsin (241 Aminoacylreste). Die Aktivierungsstufen α-Chymotrypsin und γ-Chymotrypsin haben die gleiche Primärstruktur, unterscheiden sich aber in der Konformation. α-Chymotrypsin ist die aktivste Form. Es ist zu etwa 90% im Chymotrypsin des Handels enthalten und hat ein pH-Optimum von 7,5 bis 8,5. Es spaltet bevorzugt Peptidbindungen, an denen die Carboxylgruppen lipophiler Aminosäuren (-Phe-↓-X-, -Tyr-↓-X-, -Trp-↓-X-) beteiligt sind. Neben Chymotrypsinogen A wird im Rinderpankreas auch das Isozymogen Chymotrypsinogen B gebildet. Im Schweinepankreas findet man die Isozymogene Chymotrypsinogen A und C.

Exopeptidasen sind die Begleiter der Proteinasen des Darmsaftes. Sie sind meistens zinkhaltige Metallo-Proteinasen, die entweder vom Carboxylende

(Carboxypeptidasen) oder vom Aminoende her (Aminopeptidasen) Peptide in Aminosäuren spalten. Dipeptidasen bzw. Tripeptidasen können nur Dipeptide bzw. Tripeptide angreifen. Die Aufgabe der Exopeptidasen ist, die peptisch und/oder tryptisch entstandenen Peptide zu Aminosäuren abzubauen. Sie werden in der Bauchspeicheldrüse (als Proenzyme) oder von der Darmschleimhaut gebildet.

Einige Proteinasen mit pH-Optima im neutralen Bereich, z. B. Trypsin, Bromelain, Chymotrypsin und Papain, werden p. o. appliziert, bei rheumatischen Erkrankungen, entzündlichen Ödemen, Schwellungen nach Traumen, zur Unterstützung der fibrinolytischen Therapie, bei Atherosklerose, zur Langzeitbehandlung und zur Metastasenprophylaxe bei Tumoren, zur Zusatzbehandlung während der Strahlentherapie, bei Entzündungen und Virusinfektionen (z. B. Herpes zoster) eingesetzt. Die Wirkung bei diesen Indikationen ist umstritten.

Peptidhydrolasen des Blutes und ihre Cofaktoren siehe Kap. 32.4.4.

Amidhydrolasen (Klasse 3, Unter-Klasse 5)

> Von den Enzymen dieser Unter-Klasse werden Asparaginase und Penicillinase therapeutisch eingesetzt. Asparaginase wird als Zytostatikum zur Verarmung von Tumorzellen an L-Asparagin appliziert. Penicillinase dient zur Unterbrechung der Penicillinwirkungen bei Penicillinallergien.

♥ **L-Asparaginase** (L-Asparagin-amidohydrolase, EC 3.5.1.1, Aspase, Colaspase, M_r 136 kD) katalysiert die Hydrolyse von L-Asparagin zu Asparaginsäure und Ammoniak. Sie wird mit Hilfe von *Escherichia coli* oder *Erwinia chrysanthemi* gewonnen. Indikationen sind Non-Hodgkin-Lymphome im Kindesalter und akute lymphatische Leukämie. Da die Tumoren einige Aminosäuren, z. B. L-Asparagin, L-Glutamin, L-Arginin und L-Cystein, nicht oder nur in sehr geringen Mengen zu bilden vermögen, wird ihr Wachstum durch Entfernung von L-Asparagin aus dem Blut gehemmt. Die Anwendungsdauer ist wegen der raschen Antikörperbildung zeitlich begrenzt. Die Anwendung erfolgt im Rahmen einer krebshemmenden Kombinationstherapie oder zur Vorbereitung der Behandlung mit anderen Zytostatika.

♥ **Penicillinase** (Penicillin-amidohydrolase, EC 3.5.2.6) wird zur sofortigen Unterbrechung der Penicillin-Wirkung bei Penicillin-Allergien angewendet. Sie wird mit Hilfe von *Bacillus subtilis* erzeugt.

31.9 Kollagen und Kollagenabbauprodukte als Arznei- und Hilfsstoffe

> Kollagen, ein Skleroprotein, ist ein wichtiger Bestandteil des Bindegewebes. Es kann 25 bis 30% der Gesamtproteine des menschlichen Organismus ausmachen. Das in Haut, Knochen, Sehnen und Gefäßen lokalisierte Kollagen vom Typ I ist relativ formstabil, das Kollagen vom Typ II, Hauptbestandteil des hyalinen Knorpels, ist sehr elastisch. Allein vom Kollagen des Typ I enthält der Körper des Erwachsenen etwa 2 kg.

Bauelemente des Kollagens sind Tropokollagenmoleküle (360 kD, 300 nm lang, Durchmesser ca. 1,4 nm), die aus einer Superhelix aus 3 gleichlangen, gleichorientierten, aus etwa 1050 Aminoacylresten aufgebauten, aber zum Teil nicht identischen, glykosylierten Polypeptidketten, sog. α-Ketten, bestehen. Die Primärstruktur der Ketten ist sehr gleichförmig. Die Einheit -Gly-Pro-Hyp- (Hyp = Hydroxyprolylrest) tritt sehr häufig auf. 35% der Aminoacylreste sind Glycylreste, 12% Prolylreste, 11% Alanylreste und 9% 4- bzw. 5-Hydroxyprolylreste. Im Kollagen sind die Tropokollagenmoleküle zu fünft, um $1/4$ ihrer Länge versetzt, zu Mikrofibrillen zusammengelagert. Sie sind durch H-Brücken, aber auch kovalent, miteinander vernetzt. Es kommen verschiedene Isotypen des am Aufbau beteiligten Tropokollagens vor, die durch ihre unterschiedliche Kombination zu über 10 Typen des Kollagens führen, die sich auch durch ihre mechanischen Eigenschaften unterscheiden.

> Für medizinische Zwecke werden das aus nativem Kollagen bestehende Catgut sowie Kollagenfäden und die aus denaturiertem Kollagen bestehende Gelatine verwendet.
>
> ♣ **Steriles Catgut** (Chorda resorbilis sterilis PhEur, meistens in einer konservierenden Flüssigkeit im Handel) besteht aus Fäden, die aus dem Kollagen der Darmwand von Säugetieren gewonnen wurden. Es dient in der Chirurgie als resorbierbares Nahtmaterial. Es hält das Gewebe während der Heilungsphase zusammen und wird in der Folge proteolytisch abgebaut. Es ist auch als **Steriles Catgut im Fadenspender** im Handel, meistens auf Spulen mit Fadenbremse, trocken oder in einer antimikrobiellen, meistens alkoholischen Flüssigkeit. Aus Rinderdarm hergestelltes Catgut darf wegen des BSE-Risikos innerhalb der EU nicht verwendet werden.

Catgut wird u. a. geprüft auf Durchmesser des Fadens, seine Reißkraft, die Reißkraft für die Nadelbefestigung und auf Gehalt an löslichen Chromverbindungen.

Catgut wird aus den Därmen von Schafen oder Rindern (s. o.) hergestellt. Die gereinigten Därme werden frisch verarbeitet, eingefroren, eingesalzen oder getrocknet. Vor der Verarbeitung werden sie in verdünnten Alkalien (pH 12 bis 13) unter Zusatz von Konservierungsmitteln (H_2O_2, quartäre Ammoniumsalze) eingeweicht. Bei Schafsdärmen werden die außen liegende Tunica serosa und die Tunica muscularis maschinell abgeschabt. Der nunmehr aus der Tela submucosa und Tela mucosa bestehende Darmschlauch wird der Länge nach aufgeschnitten und die Mucosa-Schicht maschinell entfernt. Die verbleibende Tunica submucosa schneidet man in Streifen. Rinderdärme werden zunächst längs aufgeschnitten. Anschließend wird mit Hilfe von Spezialmaschinen (Crusher) die Tunica serosa von den übrigen Schichten getrennt und in Streifen zerlegt. Die gewonnenen Bänder werden mit H_2O_2 gebleicht, gespült, zu mehreren zusammengelegt, unter Spannung verzwirnt, getrocknet, auf Spezialmaschinen rund geschliffen und kalibriert. Die Sterilisation erfolgt durch Gamma-Strahlung mit Hilfe von Cobalt-60-Quellen.

Catgutfäden werden im Körper innerhalb von 8 bis 12 Tagen durch körpereigene Kollagenasen abgebaut. Durch Behandlung der Fäden mit Chromsalzen lässt sich die Resorptionszeit verdoppeln (Chromcatgut, Catgut chromic, im Gegensatz zum unbehandelten Plaincatgut, Catgut plain).

Die Aufbewahrung erfolgt trocken oder in einer konservierenden Flüssigkeit (meistens Ethanol, 90 bis 96%iges, mit 3 bis 5% Glycerolzusatz, oder Isopropanol, 90%ig). Die Fäden werden heute fast immer mit Nadel geliefert. Dabei ist der Faden, um seine Doppelung am Ende wie bei einer Nadel mit Öhr zu vermeiden, in das hohle obere Ende der Nadel eingepresst (atraumatisches Nahtmaterial, als Einzelfaden, meistens in Plastikfolie).

Als steriles, resorbierbares Näh- und Unterbindungsmaterial können auch aus regeneriertem Kollagen hergestellte Fäden verwendet werden. Man gewinnt sie aus zerkleinerten Sehnen, die man in Milchsäure dispergiert. Die kolloidale Lösung wird nach Filtration durch Düsen in ein Acetonfällbad gedrückt. Die erhaltenen Fasern verkleben zu Bändern, aus denen man Fäden formt.

Sterile, nicht resorbierbare Fäden (Fila non resorbilia sterilia PhEur), die im Körper nicht abgebaut werden, sind Mono- oder Multifilamente aus

- **Leinen** (Filum lini),
- **Seide** (Filum bombycis), einem hitzesterilisierbaren Gerüstprotein aus dem Kokon des Seidenspinners, *Bombyx mori*,
- **synthetischen Fasern**, z. B. aus Polyester, Polyamid-6, Polyamid 6/6, Polypropylen.

Daneben sind auch **Sterile, resorbierbare, synthetische Fäden** (Fila resorbilia synthetica monofilamenta sterilia PhEur) und **Sterile, resorbierbare, geflochtene, synthetische Fäden** (Fila resorbilia synthetica torta sterilia PhEur) offizinell. Als Materialien werden u. a. Polyglycolid (Polymer der Glycolsäure), Polyglactin 910 (ein Copolymer aus Lactid und Glycolid) oder Polyparadioxanon (Polymer des *p*-Dioxanons) verwendet.

♣ **Kollagen,** gewonnen aus tierischen Häuten, wird, vor allem in der kosmetischen Chirurgie, in Form von Suspensionen zur Erzielung von Konturänderungen des Gewebes, z. B. zur Unterspritzung der Lippen, injiziert. Kollagenflies, -schwamm, -folie oder -puder werden zur lokalen Blutstillung, zur Auffüllung von Gewebsdefekten, als Hautersatz bei Läsionen und großflächigen Verbrennungen sowie zur Füllung von Knochendefekten eingesetzt. Wegen der erheblichen Volumenzunahme von Kollagen im Magen wird es auch als Schlankheitsmittel verwendet.

♣ **Gelatine** (Gelatina PhEur) ist ein gereinigtes Protein, das durch partielle saure (Typ A) oder partielle alkalische Hydrolyse (Typ B) von tierischem Kollagen gewonnen wird. Gelatine quillt in kaltem Wasser und löst sich beim Erwärmen auf 40 bis 50 °C kolloidal. Bereits 1 %ige Lösungen gelieren beim Erkalten. Starkes, längeres Erhitzen beeinträchtigt die Gelierfähigkeit. Gelatine dient zur Herstellung von wasserhaltigen Grundmassen von Globuli und Zäpfchen, von Gelatinekapseln, von Granulierflüssigkeiten bei der Tablettierung, von Hüllmaterial bei der Mikroverkapselung, von Zinkleimverbänden und von sterilen, resorbierbaren Gelatineschwämmen oder -strips. Letztere werden in der Chirurgie und Stomatologie zur lokalen Blutstillung und Tamponade sowie zur Auffüllung von Gewebedefekten, zur Wundversorgung bei oberflächlichen Wunden und bei Ulcus cruris eingesetzt. Innerlich wird Gelatine gegeben bei Wachstumsstörungen der Haare und Nägel, als Adjuvans bei der Nachbehandlung von Nagelmykosen und bei Arthrosen. In der Mikrobiologie benutzt man Gelatine zur Verfestigung von Nährböden. Vielfache Anwendung findet sie in der Lebensmittelindustrie und in der Technik (z. B. als Fotogelatine oder zur Beschichtung von Papier für Tintenstrahldrucker).

Die Molekülmasse der Gelatine liegt zwischen 60 und 90 kD. Bei Vorbehandlung des Ausgangsmaterials mit Alkalien werden die Amidgruppen von Glutaminyl- und Asparaginylresten weitgehend entfernt und die Verknüpfungen der α-Ketten des Tropokollagens größtenteils gelöst. Das so erhaltene Produkt, die Gelatine vom Typ B (B = basic), reagiert leicht sauer (isoelektrischer Punkt zwischen 4,7 und 5,2). Die Gewinnung nach dem alkalischen Verfahren soll Übertragung von BSE-Erregern ausschließen. Bei Vorbehandlung mit Säuren bleiben die Amidgruppen erhalten, das Tropokollagen wird unter Schonung der Kettenvernetzung fragmentiert. Die so gewonnene Gelatine vom Typ A (A = acid) reagiert neutral oder schwach basisch (isoelektrischer Punkt zwischen 6,3 und 9,2).

Die Gewinnung von Gelatine erfolgt vorwiegend aus tierischen Häuten, seltener aus Knochen (keine Wirbelknochen vom Rind, nur aus Materialien vorgeschriebener Länder mit geringem BSE-Risiko, PhEur 5.2.8). Bei der Verarbeitung von frischen Schweineschwarten wird mit verdünnter Salz- oder Schwefelsäure vorgequollen und in saurem Milieu bei 60 bis 70 °C mit Wasser erhitzt (Typ-A-Gelatine). Zur Gewinnung aus Rinderhäuten wird das nach Enthaarung zerkleinerte Material zur Entfernung der Fremdproteine mit Calciumhydroxidsuspension 2 bis 3 Monate stehen gelassen (sog. Äscherung). Anschließend wird durch Erhitzen mit Wasser auf 60 bis 80 °C extrahiert (Typ-B-Gelatine). Bei der Gewinnung aus Knochen wird vor dem Behandeln mit Calciumhydroxidsuspension nach dem Zerkleinern mit organischen Lösungsmitteln oder Natriumcarbonatlösung entfettet und mit Salzsäure entkalkt. Die Lösungen werden nach dem Bleichen mit H_2O_2 oder SO_2 im Vakuum eingedampft und durch Abkühlen zum Erstarren gebracht. Beim Abkühlen auf einem Kühlband erhält man Gelatineblätter. Beim Eintropfen in gekühlte, mit Wasser nicht mischbare Lösungsmittel gelangt man zu Perlen, beim Erstarrenlassen in Blöcken und anschließendem Zerkrümeln zu Granulat, das nach dem Trocknen zu Pulver vermahlen werden kann.

♣ **Gelatinederivate**, durch Bernsteinsäure- oder Harnstoffbrücken quervernetzte Gelatinebruchstücke oder Oxypolygelatine (M_r 30 bis 35 kD), deren Lösungen bis 4 °C flüssig bleiben, werden als kolloidaler Volumenersatz bei Blut- oder Plasmaverlusten eingesetzt.

♣ **Kollagenhydrolysat** (Collagenum hydrolysatum DAC) wird durch begrenzte Hydrolyse von Kollagen gewonnen. Die relative Molekülmasse der Hydrolyseprodukte liegt zwischen 0,4 und 30 kD. Es löst sich leicht in Wasser. Die Lösungen bilden keine Gele. Man verwendet es als Trockenbindemittel und zur Feuchtgranulierung bei der Tablettierung, als Stabilisator für Suspensionen und Emulsionen und zur Arzneistoffeinbettung, z. B. bei der Sprüheinbettung.

Mit Fettsäureresten acylierte Moleküle von Kollagenhydrolysaten (**KHL-Tenside**) dienen als gut verträgliche O/W-Emulgatoren für flüssige und halbfeste Emulsionen zur dermatologischen und kosmetischen Anwendung.

31.10 Protamine als Arzneistoffe

> Protamine sind basische Polypeptide, die, assoziiert mit der DNA, in Spermien vorkommen. Protaminhydrochlorid und Protaminsulfat werden zur Unterdrückung der Heparinwirkung eingesetzt.

Protamine können aus Fischsperma oder -rogen mit verdünnten Mineralsäuren isoliert werden. Clupein, ein Gemisch der Isopolypeptide des Spermas des Herings, *Clupea harengus*, und Salmin, ein Gemisch der Isopolypeptide des Spermas des Lachses, *Salmo salar*, sind aus etwa 30 Aminoacylresten aufgebaut und enthalten neben L-Alanin, Glycin, L-Prolin, L-Serin, L-Threonin und L-Isoleucin 85 bis 90 % L-Arginin, reagieren demzufolge basisch (isoelektrischer Punkt etwa 12). Die relative Molekülmasse liegt zwischen 4 und 5 kD. Protaminsalze sind wasserlöslich.

♦ **Protaminhydrochlorid** (Protamini hydrochloridum PhEur, 1 mg fällt mindestens 100 I.E. Heparin) und ♦ **Protaminsulfat** (Protamini sulfas PhEur, 1 mg fällt mindestens 100 I.E. Heparin) werden vorwiegend aus Sperma und Rogen von Lachsen (Salmonidae) und Heringen (Clupeidae) gewonnen. Man verwendet sie zum Abbruch der Wirkung therapeutisch applizierten Heparins, z. B. nach Anwendung des extrakorporalen Kreislaufs und Blutungen nach Heparin-Gaben. Außerdem können sie, wegen ihrer Fähigkeit mit anderen Peptiden schwer lösliche Salze zu bilden, als Mittel zur Verzögerung der Insulinfreisetzung aus subcutanen Depots verwendet werden.

31.11 Thaumatin

♦ **Thaumatin** ist ein Gemisch basischer Proteine, vorwiegend von Thaumatin I und II, mit einer Kette aus 207 Aminoacylresten mit 8 intrachenaren S—S-Brücken. Thaumatin wird aus den Arilli der Früchte der westafrikanischen Staude *Thaumatococcus danielli* BENTH. (Marantaceae) gewonnen. Es hat einen Süßungsgrad von 1600 und wird, wegen seiner Hitzeempfindlichkeit, nur selten als Süßstoff eingesetzt.

Literatur

Anonym (1995): Berliner Mistelforum 1995. Pharm uns Zeit 24 (6): 342–343
Anonym (2001): Rasburicase. Rekombinante Uratoxidase gegen das Tumorlysesyndrom. Dtsch Apoth Ztg 141 (28): 3302–3304
Anonym (2001): Kausale Enzymtherapie bei Morbus Fabry (alfa-Galactosidase A). Dtsch Apoth Ztg 141 (35): 4050
Anonym (2002): Tumorlysesyndrom. Rasburicase verhindert akutes Nierenversagen. Dtsch Apoth Ztg 142 (14): 1760–1761
Becker H, Berg PA: Grundlagen der Misteltherapie. Hippokrates Verl., Stuttgart 1998
Becker H, Schmoll H (1986): Die Mistel, Arzneipflanze, Brauchtum, Kunstmotiv im Jugendstil. Wissenschaftliche Verlagsgesellschaft Stuttgart 1986
Beuth J et al. (1994): Angewandte Lektinologie. Neue Konzepte in der Onkologie und Infektologie. Dtsch Apoth Ztg 134 (25): 2331–2343
Fessler B (2001): Morbus Fabry. Kausale Enzymtherapie bei lysosomaler Speicherkrankheit. Dtsch Apoth Ztg 141 (27): 3182–3184
Fessler B (2002): Morbus Gaucher Typ I. Enzymsubstitution „repariert" genetischen Defekt (ß-Glucocerobrosidase). Dtsch Apoth Ztg 142 (50): 6147–6148
Gabius HJ (1995): Mythos Mistel: Anspruch und Wirklichkeit. Pharm Ztg 140 (12): 1029–1030
Gabius HJ, Gabius S: Lectins and Glycobiology. Springer-Verlag Heidelberg, Berlin, New York 1993
Ganzer BM (1996): Über ein Jahr Dornase-alpha. Pharm Ztg 141 (8): 638–639

Holtzhauer M: Methoden in der Proteinanalytik. Springer-Verlag, Berlin, Heidelberg, New York 1996

Jakubke HD: Peptide, Chemie und Biologie. Spektrum Akademischer Verlag, Heidelberg, Berlin, Oxford 1996

Junginger HE, Verhoef JC (1992): Perorale Applikation von Peptiden und Proteinen. Dtsch Apoth Ztg 132 (24): 1279-1290

Lares E (2000): Botulinumtoxin. Nervengift gegen Sorgenfalten und Achselschweiß. Dtsch Apoth Ztg 140 (35): 4000

Leidig G (2001): Komplementärmedizin bei Krebs (Mistel). Dtsch Apoth Ztg 141 (33): 3877-3878

Maurer R (2001): Proteasen haben pharmakologische Wirkung (Vortragsreferate). Dtsch Apoth Ztg 141 (9): 1028-1033

Mebs D (2000): Gifttiere. Ein Handbuch für Biologen, Toxikologen, Ärzte und Apotheker, 2. Auflage, Wissenschaftliche Verlagsgesellschaft Stuttgart 2000

Mebs D, Schröter A (1992): Insektenstiche - Bienen und Wespen. Dtsch Apoth Ztg 132 (27): 1415-1418

Mester Z, Unterhalt B (2000): Lactase-Tabletten. Dtsch Apoth Ztg 140 (3): 255-256

Nuhn P (1997): Enzyminhibitoren als Arzneistoffe, Teile 1, 2, 3. Pharm uns Zeit 26 (3): 127-142, 26 (5): 238-248, (1998) 27 (1): 12-17

Reuter G, Gabius HJ (1997): Proteinglykosylierung, Struktur, Funktion und pharmazeutische Bedeutung. Dtsch Apoth Ztg 137 (16): 1319-1335

Rüdiger H et al. (2000): Neues aus der Lectinologie. Dtsch Apoth Ztg 140 (17): 1963-1976

Rüdiger H et al. (2001): Von der Diabetestherapie mit Glucobay(R) zur alternativen Krebsbehandlung mit Mistelextrakt. Z Phytother 22 (4): 182-192

Scheer R et al.: Die Mistel in der Tumortherapie. KVC-Verlag -Karl und Veronica Karstens Stiftung, Essen 2002

Schulz M et al. (1995): Botulinumtoxin, ein Neurologikum. Pharm Ztg 140 (29): 2603-2609

Schürholz Th (2002): Mistel: Aktuelle Erkenntnisse zur Wirksamkeit und Unbedenklichkeit. Z Phytother 23 (2): 81

Stoll G (1997): Misteltherapie in der Onkologie. Dtsch Apoth Ztg 137 (33): 2843-2851

Unterhalt B (1997): Neue Süßstoffe: Neohesperidin-Dihydrochalcon und Thaumatin. Dtsch Apoth Ztg 137 (36): 3077-3078

Wratschko SC, Müller-Bohn Th (2000): Oral anwendbare Peptide. Dtsch Apoth Ztg 140 (39): 4474-4478

32 Blut

32.1 Zusammensetzung des Blutes

Blut macht etwa 8% des Körpergewichtes des Menschen aus. Von seinem Volumen werden ungefähr 44% von den roten Blutkörperchen, den Erythrozyten, 1% von den weißen Blutkörperchen, den Leukozyten, sowie den Blutplättchen, den Thrombozyten, und etwa 55% vom Blutplasma eingenommen. Der Volumenanteil der geformten Blutelemente am Blut wird in Volumenprozent oder in Teilen von 1 (Vol. % × 0,01) als Hämatokritwert angegeben (Normwert 47% (0,47) beim Mann, 42 (0,42) % bei der Frau). Bei Verlust von mehr als 30% des Blutvolumens kommt es zum Volumenmangelschock, ein Verlust von mehr als 50% kann zum Tod führen.

32.2 Blutgerinnung

Die Blutgerinnung (Hämostase) soll bei Verwundungen einen Blutverlust verhindern. Sie ist das Resultat einer Kaskade von limitierten Proteolysen, an denen mindestens 9 Proteinasen (Blutgerinnungsfaktoren IIa, III, VIIa, IXa, Xa, XIa, XIIa, XIIIa, Plasmakallikrein, der Zusatz „a" kennzeichnet die durch limitierte Proteolyse aktivierten Formen), 2 Cofaktoren (VIIIa, HMWK), Ca^{2+}-Ionen und Phospholipide beteiligt sind. Die Proteolysen führen, unterstützt durch die Reaktion der Thrombozyten, schließlich zur Spaltung der Fibrinogenmoleküle des Blutes zu Fibrinmonomeren, die sich zu Fibrinfibrillen zusammenlagern und in einem letzten Schritt untereinander und mit der Basalmembran des Gewebes vernetzt werden.

Die Blutgerinnung wird eingeleitet durch das aus dem Gewebe bei Verletzung frei werdende Gewebsthromboplastin (Faktor III, Tissue Factor, eine Proteinase) und/oder durch die an unphysiologischen Oberflächen erfolgende Konformationsänderung des Faktors XII (eines Proenzyms), die seine Aktivierung durch limitierte Proteolyse mit Hilfe des Kallikreins und damit die Umwandlung zum Faktor XIIa zulässt. Faktor III und Faktor XIIa setzen, unterstützt durch Cofaktoren, zwei Kaskaden weiterer Aktivierungsschritte in Gang, die schließlich zur Bildung des Faktors Xa (Stuart-Faktor) aus dem Faktor X führen. Diese Reaktionen werden durch Bindung an von Blutplättchen gelieferte Phospholipidoberflächen beschleunigt, die durch Ca^{2+}-Ionen vermittelt wird. Durch Xa kommt es, unterstützt durch Va (Proaccelerin), Ca^{2+}-Ionen und Phospholipide (der Komplex wird als Thrombokinase bezeichnet), durch limitierte Proteolyse zur Umwandlung von Prothrombin (Faktor II) in Thrombin (Faktor IIa). Thrombin hydrolysiert die im Blutplasma enthaltene Fibrinogenmoleküle (Faktor I) unter Abspaltung von 4 Glykopeptiden je Molekül (je 2 Fibrinopeptide A und B) zu Fibrinmonomeren. Letztere lagern sich zu Fibrinfibrillen zusammen. Der Prozess wird dadurch abgeschlossen, dass ein weiteres Enzym (Faktor XIIIa, fibrinstabilisierender Faktor, aktiviert durch Thrombin) in Gegenwart von Ca^{2+}-Ionen die assoziierten Fibrinmonomere untereinander und mit dem Fibronectin der Basalmembran kovalent zu einem Thrombus (Blutgerinnsel) verknüpft. Fibronectin (dimeres Glykoprotein, M_r 2 × 250 kD, verknüpft durch S—S-Brücken) ist ein Adhäsionsprotein der extrazellulären Matrix von Bindegewebszellen, das ihre Bindung an Makromoleküle, z. B. Kollagen oder Fibrin, vermittelt.

Um eine Thrombusbildung im Blutgefäßsystem durch eine in geringem Maße spontan erfolgende Aktivierung der Proteinasen auszuschalten, enthält das Blut zahlreiche Proteinaseinhibitoren, z. B. Antithrombin III, TF pathway inhibitor und $α_2$-Makroglobulin. Ein weiteres Regulationssystem der Blutgerinnung ist das Vitamin-K-abhängige Protein-C-System. Durch Thrombin in Verbindung mit dem endothelständigen Thrombomodulin aktiviertes Protein C (Faktor XIVa) kann hydrolytisch die Faktoren Va und VIIIa spalten und damit die Blutgerinnung zum Stillstand bringen.

Bei Blutgerinnungsstörungen (Koagulopathien) werden bestimmte Plasmafaktoren nicht oder nicht in ausreichender Menge gebildet. So fehlt bei der genetisch bedingten Hämophilie A (sog. echte Hämophilie, Bluterkrankheit) der Faktor VIII (Antihämophiles Globulin, AHG, Antihämophiler Faktor A, AHF, Glykoprotein, 2351 Aminoacylreste, M_r 127 kD), der als Cofaktor bei der Aktivierung von Faktor X benötigt wird. Bei der genetisch bedingten Hämophilie B wird Faktor IX (Christmas Faktor, 415 Aminoacylreste, M_r 57 kD) nur in geringen Mengen gebildet. Faktor IX katalysiert in seiner aktivierten Form (IXa, Proteinase, Aktivierung durch Thrombin) die Umwandlung von Faktor X zu Xa.

32.3 Fibrinolyse

> Fibrinolyse, d. h. die Auflösung der aus Fibrin bestehenden Thromben nach erfüllter Aufgabe, ist ebenfalls ein proteolytischer Prozess. Sie wird bereits bei der Bildung der Thromben durch Adsorption von Plasminogen und Plasminogenaktivatoren an spezielle Bindungsstellen am Fibrin vorprogrammiert. Nachfolgend kommt es zu einer in zwei Schritten erfolgenden limi-

tierten Proteolyse des Plasminogens durch die Plasminogenaktivatoren, die zur Bildung der Proteinase Plasmin führt. Das entstandene Plasmin katalysiert die Hydrolyse des Fibrins in lösliche Spaltprodukte.

32.4 Blut und Blutzubereitungen als Arzneimittel

32.4.1 Vollblutkonserven

Vollblutkonserven werden aus den Spendern unter aseptischen Bedingungen entnommenem Human-Blut unter Zusatz von Stabilisatoren bereitet, die der Gerinnung durch Verhinderung der Aktivierung der Blutgerinnungsfaktoren vorbeugen. Außerdem sollen sie die Funktionstüchtigkeit der Erythrozyten für einen möglichst langen Zeitraum durch die Versorgung mit Energielieferanten garantieren. Die Funktionstüchtigkeit der Erythrozyten kann durch Einschränkung ihres Energieumsatzes durch Erhöhung des osmotischen Drucks der Konserven und durch Vergrößerung ihres Nucleotidpools weiter verlängert werden.

Stabilisatorlösungen für Blutkonserven (Solutiones anticoagulantes et sanguinem humanum conservantes PhEur) sind:

- ACD-Stabilisatorlösungen A und B (Acid Citrate Dextrose), Lösungen von Natriumcitrat, Citronensäure und Glucose. Die Citrat-Ionen binden die zur Aktivierung der Blutgerinnungsfaktoren notwendigen Ca^{2+}-Ionen komplex und unterdrücken damit die Blutgerinnung. Die Glucose dient zur Aufrechterhaltung des Energiestoffwechsels der Erythrozyten und damit zur Verlängerung ihrer Funktionstüchtigkeit. 15 ml (Variante A) oder 25 ml (Variante B) dieser Lösungen werden 100 ml Blut zugesetzt.
- CPD-Stabilisatorlösung (Citrate Phosphat Dextrose, 14 ml/10 ml Blut), enthält außerdem zur Pufferung Natriumdihydrogenphosphat. 14 ml dieser Lösung werden 100 ml Blut zugesetzt.

Durch Zusatz von Adenin (Lösung CPDA-1), Adenin und osmotisch wirksamen Stoffen (Kochsalz, Mannitol: SAG-M-Stabilisatorlösung) oder Adenin, Guanosin, Kochsalz und Mannitol (PAGGS-M-Stabilisatorlösung), kann die Funktionstüchtigkeit der Erythrozyten weiter verlängert werden. Nucleoside wie Adenin oder Guanosin sollen die Regeneration des Nucleotidpools, besonders von ATP, ermöglichen. Zusätze von osmotisch wirksamen Stoffen, z. B. Mannitol, führen zu einer Senkung der Stoffwechselaktivität der Erythrozyten.

♥ Human-Vollblutkonserve (Komm. B10) besteht aus dem Blut einer einzelnen (!) Blutspende, hat ein Volumen von 570 ml und enthält etwa 220 ml Erythrozyten, 280 ml Plasma und 70 ml Stabilisatorlösung. Die Grenze der

Lagerfähigkeit zur Sicherung einer Posttransfusionsüberlebensrate der Erythrozyten von 75% im Empfängerorganismus nach 24 h beträgt bei 4 °C bei Verwendung von ACD und CPD etwa 21 Tage, von CPDA-1 28 bis 35 Tage, von SAG-M etwa 42 Tage und von PAGGS-M 49 Tage. Granulozyten verlieren ihre Funktionstüchtigkeit bereits nach wenigen Stunden. Thrombozyten aggregieren in Folge der Abkühlung und sind nicht mehr fähig, die Blutgerinnung zu unterstützen. Der Gehalt an Gerinnungsfaktoren, besonders Faktor VIII, beträgt nach 14 d weniger als 50% des Ausgangswertes. Bei einer Transfusion sind die AB0-Kompatibilität und der Rhesusfaktor zu beachten. Deshalb wird der Konserve eine Extraprobe zur Überprüfung der Blutgruppe und des Rhesusfaktors durch Kreuzprobe mit dem Empfängerblut beigefügt.

Neben den Transfusionsrisiken durch Nichtbeachtung der AB0-Kompatibilität können nach Transfusionen hämolytische Transfusionsreaktionen, thrombozytopenische Purpura, lebensbedrohliche Hämorrhagien und Verstopfungen der Lungenkapillaren durch aggregierte Granulozyten-Antikörper-Aggregate auftreten. Weitere Transfusionsfolgen können sein: allergische Reaktionen, Mikrozirkulationsstörungen durch Aggregatbildung in der Blutkonserve, Transplantatabstoßungen durch vermehrungsfähige Lymphozyten der Konserve und Übertragungen von Infektionserregern (Bakterien, Malariaerreger, Viren).

Auf Grund der oben genannten Fakten und der Tatsache, dass bei notwendigen Transfusionen meistens nur eine Fraktion des Blutes ergänzt werden muss, während die nicht benötigten Fraktionen den Körper belasten, wird der Einsatz von humanen Blutkonserven negativ bewertet (Komm. B10). Es wird vorgeschlagen, bestehende Defizite gezielt auszugleichen und eine Komponententherapie („Hämotherapie nach Maß") zu betreiben, d. h. Konzentrate geformter Blutbestandteile, Blutplasma oder Blutplasmapräparate einzusetzen.

Die Spende von Blut oder Blutbestandteilen und die Anforderungen an die Beschaffenheit ist durch zahlreiche Standards und Verlautbarungen des Europa-Rates, der WHO, der PIC (Pharmaceutical Inspections Convention), der PhEur und in Deutschland u. a. auch durch das Arzneimittelgesetz und das Transfusionsgesetz (TFG) geregelt. Das Material und die Beschaffenheit der Behältnisse für Blut und Blutprodukte, heute fast ausschließlich PVC-Beutel, sowie die von Transfusionsbestecken und ihre Prüfung ist im Allgemeinen Teil der PhEur vorgeschrieben (3.1.1., 3.2.3, 3.2.4, 3.2.5 und 3.2.6)

32.4.2 Blutplasma und Blutserum

> **Blutplasma** ist der flüssige Anteil des Blutes. Es enthält neben Wasser (etwa 90%) 6,5 bis 8,7% Plasmaproteine und etwa 2% anorganische Salze sowie organische Verbindungen. **Blutserum**, kurz Serum genannt, ist die bei der Blutgerinnung aus dem Blutkuchen ausgepresste Flüssigkeit, der die bei der Blutgerinnung verbrauchten Komponenten fehlen, die aber auch einige

bei der Blutgerinnung gebildete Stoffe enthält. Hauptaufgaben der Blutplasmaproteine sind die Aufrechterhaltung des kolloidosmotischen Drucks, der Transport von wasserunlöslichen Stoffen, z. B. von Lipiden und Schwermetallionen, und die Gewährleistung der Immunität, der Blutgerinnung und der Fibrinolyse.

Das Blutplasma, das über 100 Plasmaproteine enthält, lässt sich elektrophoretisch in 5 Hauptfraktionen auftrennen:

- Blutplasmaalbumin, etwa 40 g/l,
- α_1-Globuline, etwa 7 g/l,
- α_2-Globuline, etwa 6 g/l,
- β-Globuline, etwa 9 g/l, darunter etwa 2 bis 4,5 g Fibrinogen,
- γ-Globuline, etwa 14 g/l, mit Immunglobulinen als Hauptfraktion.

Die Hauptmenge der Blutplasmaproteine wird in der Leber gebildet.

Als Ausgangsmaterial für die Herstellung von Blutplasmazubereitungen und Blutplasmaproteinen dient Plasma vom Menschen (Humanplasma) zur Fraktionierung. Alle Blutplasmazubereitungen müssen den Anforderungen entsprechen, die an diese Zubereitung gestellt werden. Für therapeutische Zwecke werden eingesetzt Blutplasma vom Menschen, isolierte Humanplasmakomponenten, z. B. Albumin, Fibrinogen und Blutgerinnungsfaktoren. Als Plasmaersatzmittel werden neben Lösungen von Albumin vom Menschen solche von → Hydroxyethylstärke, → Dextran, → Gelatine und Gelatinederivaten verwendet.

♥ **Plasma vom Menschen (Humanplasma) zur Fraktionierung** (Plasma humanum ad separationem PhEur, empfohlen wird ein Gehalt von ≥50 g/l Proteine, ≥0,7 I.E./ml Blutgerinnungsfaktor VIII-Aktivität) ist der flüssige, gerinnungshemmende Stoffe enthaltende Anteil des Blutes, der nach Abtrennung geformter Bestandteile durch Sedimentation oder Zentrifugation verbleibt. Die Gewinnung kann aus Vollblut oder durch Plasmapherese (Gewinnung unter Rückgabe zellulärer Bestandteile an den Spender) erfolgen. Es ist Ausgangsmaterial für Blutplasmazubereitungen. Es muss von einem gesunden Spender stammen, der, den Empfehlungen des Europarates und der EU entsprechend, frei von nachweisbaren, durch Plasmaprodukte übertragbaren Infektionserregern sein muss. Alle Angaben über den Blutspender und die Spende müssen dokumentiert werden. Die Blutspende darf keine Antikörper gegen HIV 1 bzw. 2 (anti-HIV-1, anti-HIV-2), kein Hepatitis-B-Oberflächenantigen (HBsAg) und keine Antikörper gegen Hepatitis-C-Virus (anti-HCV) enthalten. Plasma von zwei oder mehr Spendern darf nur gemischt werden, wenn es den oben genannten Anforderungen entspricht und dabei aseptisch gearbeitet wird. Plasma aus Vollblut, das zur Herstellung von Konzentraten von Blutgerinnungsfaktoren bestimmt ist, muss innerhalb von 24 h nach der Blutspende von den geformten Bestandteilen getrennt und eingefroren werden. Zur Herstellung von Blutprodukten darf kein Blut verwendet werden, das aus Ländern stammt, in denen mehrere Fälle der neuen Variante der Creutzfeldt-Jakob-Krankheit (vCJK) aufgetreten sind oder dessen Spender sich mehr als 6 Monate in Großbritannien oder Irland aufgehalten hat.

Die Fraktionierung des Plasmas erfolgt u. a. durch Fällung bei steigenden Ethanolkonzentrationen (0 → 40 %) sowie sinkenden pH-Werten (pH 7,7 → 4,8) und sinkenden Temperaturen (0 → -8 °C). Auch Kryopräzipitation durch Abkühlen auf sehr tiefe Temperaturen (etwa -80 °C) führt zur Anreicherung einiger Plasmaproteine, besonders von Faktor VIII, aber auch von Fibrinogen, Fibronectin sowie von Gerinnungsfaktoren V, VII und IX. Human-Albumin kann durch die Hitze-Ethanol-Technik erhalten werden. Dazu wird das Albumin zunächst durch Zusatz von Natriumcaprylat stabilisiert, dann werden die übrigen Proteine durch Erhitzen denaturiert und entfernt, abschließend wird mit Ethanol gefällt. Zur Gewinnung von → Immunglobulinen wendet man zur Fällung neben Ethanol auch Ammoniumsulfat und Ethacridin an.

> ♣ **Plasma vom Menschen, gepoolt, virusinaktiviert** (Plasma humanum collectum deinde conditum ad viros exstinguendos PhEur) ist eine gefrorene oder gefriergetrocknete, sterile, pyrogenfreie Zubereitung aus Plasma vom Menschen von Spendern der gleichen Blutgruppe im ABO-System, die ein gerinnungshemmendes Mittel enthält. Die Zubereitung muss vor der Verwendung aufgetaut oder rekonstituiert werden, um eine Infusionslösung zu erhalten. Blutplasma ist bei -30 °C ein Jahr haltbar. Da es alle Blutgerinnungsfaktoren enthält, kann es bei komplexen Störungen der Blutgerinnung, z. B. Mangel an Faktoren II, VII, IX, X und Fibrinogen, bei Verdünnungskoagulopathien, Verbrauchskoagulopathien und Leberparenchymschäden eingesetzt werden. Bei der Anwendung sind die ABO-Kompatibilität und der Rhesusfaktor zu beachten.

Ein Plasmapool wird durch Mischen von Plasmaeinheiten der gleichen Blutgruppe gebildet. Er muss frei von den oben genannten Antikörpern (anti-HIV-1, anti-HIV-2, anti-HCV), von HBsAg und Hepatitis-C-Virus-RNA sein. Infektionserreger müssen entfernt oder inaktiviert werden. Der Gesamtproteingehalt muss mindestens 45 g/l betragen. Abschließend wird durch ein bakterienzurückhaltendes Filter filtriert, aseptisch in die Endbehältnisse abgefüllt und spätestens 6 h nach der Zellseparation oder innerhalb 24 h nach der Spende auf mindestens -30 °C eingefroren. Geprüft wird u. a. auf Hämagglutinine A oder B (nach PhEur 2.6.20, sie müssen der angegebenen Blutgruppe entsprechen), Citrat- (≤ 25 mmol/l), Calcium- (≤ 5 mmol/l), Kalium- (≤ 5 mmol/l) und Natriumgehalt (≤ 200 mmol/l) sowie auf Sterilität und Pyrogene. Die Aktivitäten an Faktor V und Faktor VIII müssen mindestens 0,5 I. E./ml betragen. Die Blutgruppe im ABO-Sytem und die zur Virusinaktivierung verwendete Methode müssen auf dem Behältnis angegeben werden. Die Entfernung vermehrungsfähiger Viren wird u. a. durch Pasteurisieren in wässriger Lösung, Behandeln mit organischen Lösungsmitteln bzw. Detergenzien (zur Zerstörung der lipophilen Hülle von Viren) oder durch Nanofiltration durchgeführt.

Infektionsrisiken für den Empfänger von Blutzubereitungen, die nicht virusinaktiviert werden können (Erythrozyten- und Thrombozytenkonzentrate, einige Gerinnungsfaktoren), bestehen besonders durch das sog. diagnostische Fenster, d. h. den Zeitraum von einer Virusinfektion bis zum Auftreten von nachweisbaren Antikörpern (bei HIV 6 bis 38 d, bei HCV 54 bis 192 d). Diese Risiken können durch Nachweis des genetischen Materials der Erreger (Genomnachweis mit Hilfe von Nucleinsäureamplifikationstechniken, NAT) und Quarantänelagerung verringert werden. Genomnachweise für das Hepatitis-C-Virus-Genom werden bei Spendern von Erythrozyten- und Thrombozytenkonzentraten durchgeführt. Eine 6-monatige Quarantänelagerung der Zubereitungen bei mindestens −30 °C erfolgt bei Blutzubereitungen, deren Haltbarkeit mindestens 12 Monate beträgt (Blutplasma) und die keiner Virusinaktivierung bzw. -eliminierung unterzogen wurden. Diese Zubereitungen dürfen erst verwendet werden, wenn bei einer nach 6 Monaten wiederholten Blutentnahme beim gleichen Spender keine Antikörper gegen HIV 1 und 2 und HCV und kein HBsAg gefunden wurden.

> ♥ **Albuminlösung vom Menschen** (Albumini humani solutio PhEur) wird aus Plasma gewonnen. Konzentrierte, hyperonkotische Lösungen enthalten 150 bis 250 g Protein/l, isoonkotische Lösungen 35 bis 50 g/l. Der Anteil des Albumins am Gesamtproteingehalt beträgt etwa 95%. Die Lösungen werden durch bakteriendichte Filter filtriert, zur Inaktivierung von Viren mindestens 10 h auf 60 °C erhitzt (häufig mit Natriumcaprylat als Hitzestabilisator) und zur Sterilitätsprüfung mindesten 14 d bei 30 bis 32 °C oder 4 Wochen bei 20 bis 25 °C aufbewahrt. Geprüft wird u. a. auf Pyrogenfreiheit und auf Einhaltung des vorgeschriebenen Gehaltes an Häm oder Präkallikrein-Aktivator. Isotonische Albuminlösungen werden als Plasmaersatzmittel (Infusion 500 ml/h) verwendet, konzentrierte Lösungen bei Hypoalbuminämie, z. B. infolge von mechanischem Ileus, schweren Infektionen, Operationen, Schock, Leberzirrhose oder Verbrennungen sowie zur Ausschwemmung von Ödemen bei Hirntraumen, Leber- und Nierenerkrankungen.

Human-Albumin (Protein, 585 Aminoacylreste, 17 S−S-Brücken, 66 kD, isoelektrischer Punkt 4,7) ist im menschlichen Körper zu etwa einem Drittel seiner Menge im Blutgefäßsystem enthalten. Es hat dort die Aufgabe, den onkotischen Druck des Blutes zu gewährleisten und als Schlepper für den Transport schlecht wasserlöslicher Substanzen zu dienen. Es löst sich gut in Wasser und bildet geringviskose Lösungen.

♥ **Fibrinogen vom Menschen** (Fibrinogenum humanum PhEur, gefriergetrocknet, steril, Anteil an Fibrinogen am Gesamtproteingehalt ≥80%, nach dem Auflösen mindestens 10 g Fibrinogen/l) enthält den löslichen Bestandteil des Plasmas vom Menschen, der durch den Zusatz von Thrombin in Fibrin überführt werden kann. Es wird bei Blutgerinnungsstörungen infolge von genetisch bedingtem, durch Verbrauchskoagulopathien oder schwere Leberschäden ausgelöstem Fibrinogenmangel verwendet. Es wird auch zur Herstellung von Fibrinschaum und Fibrinkleber eingesetzt.

Fibrinogen (Glykoprotein, M_r 340 kD, 6kettig: $(\alpha,\beta,\gamma)_2$, 6 S−S-Brücken, Kohlenhydratanteil etwa 2%) ist das Baumaterial für den bei der Blutgerinnung gebildeten Fibrin-Thrombus. Es trägt wesentlich zur Viskosität des Blutes bei. Für therapeutische Zwecke wird es mit Ethanol in der Kälte aus Human-Plasma ausgefällt, durch mehrfaches Umfällen gereinigt und gefriergetrocknet.

♥ **Fibrin-Kleber** (Fibrini glutinum PhEur, gefroren oder gefriergetrocknet) besteht aus 2 Komponenten, aus einer Proteinfraktion des Blutplasmas mit Fibrinogen sowie Faktor XIII und aus einer Zubereitung, die Thrombin und Calciumsalze enthält. Zur Hemmung des vorzeitigen Abbaus des gebildeten Fibrins durch körpereigenes Plasmin können Aprotinin oder Albumin und zur Verbesserung der Adhäsion am Gewebe Fibronectin zugesetzt werden. Die Komponente 1 der Kleberlösung muss mindestens 60 g/l gerinnbares Protein sowie mindestens 10 Einheiten/ml des Faktor XIII enthalten, die Komponente 2 muss eine Thrombinaktivität von 4 bis 500 I.E./ml aufweisen. Man setzt Fibrin-Kleber in der Chirurgie ein zur Nahtsicherung, Gewebeverklebung, Blutstillung, Abdichtung von Körperhöhlen, Wundversorgung sowie zur endoskopischen Behandlung blutender Magen- und Zwölffingerdarmgeschwüre.

♥ **Fibrinschaum** wird durch Behandlung von Fibrinogenlösungen mit Thrombin und anschließendes Lyophilisieren erhalten. ♥ **Fibrinschwamm** besteht aus mit Fibrinogen, Thrombin und Aprotinin beschichteten Kollagenfasern. Die Zubereitungen werden als resorbierbare Materialien zur Tamponade von Blutungen bei chirurgischen Eingriffen benutzt.

♥ **Proteinfreie Hämodialysate** werden per infusionem, aber auch p. o. oder lokal, eingesetzt bei peripheren arteriellen Verschlusskrankheiten, diabetischer Gangrän und Wundheilungsstörungen, sowie lokal am Auge bei Säure- u. Laugenverätzungen, Keratitis, Mikroläsionen der Kornea durch Kontaktlinsen sowie prophylaktisch bei Kontaktlinsenanpassung und lokal an der Haut bzw. Schleimhaut bei Haut- und Schleimhautgeschwüren, thermischen und radiogenen Gewebsschäden, Dekubitus und zur Vorbehandlung von Wundflächen bei Transplantationen.

32.4.3 Geformte Blutbestandteile

Geformte Blutbestandteile sind Erythrozyten, Leukozyten und Thrombozyten. Sie werden auch als zelluläre Bestandteile bezeichnet, obwohl Erythrozyten kernlose Zellrudimente und die Thrombozyten Zelltrümmer sind.

Erythrozyten

Erythrozyten (rote Blutkörperchen) sind kernlose, scheibenförmige Gebilde, die etwa 28% Hämoglobin enthalten. Im menschlichen Blut kommen etwa 5 Millionen Erythrozyten pro µl vor. Ihre Hauptaufgabe ist der Transport von O_2 und CO_2. Therapeutisch eingesetzt werden Erythrozytenkonzentrate und Gewaschene Erythrozytenkonzentrate vom Menschen bei normovolämischer Anämie.

Die Erythrozyten werden beim Menschen hauptsächlich aus den Stammzellen des Knochenmarks, beim Fetus und unter pathologischen Bedingungen auch in Milz und Leber, über verschiedene Vorläuferstufen, u. a. über die Erythroblasten und Retikulozyten, gebildet. Während ihres Reifungsprozesses verlieren sie ihren Zellkern und erfahren eine starke Zunahme des Hämoglobingehaltes. Sie können ihren Energiebedarf nur durch Glykolyse decken. Durch Schutzmechanismen, z. B. einen hohen Gehalt an Glutathion und Catalase, sind die Erythrozyten weitgehend vor oxidativen Veränderungen geschützt, die Sauerstoffradikale auslösen könnten. Ihre Verweildauer („Überlebenszeit") im Körper beträgt 100 bis 120 Tage.

Die Erythrozyten tragen auf ihrer Oberfläche die Blutgruppenantigene A, B bzw. A und B, die sog. Agglutinogene. Bei Individuen mit der Blutgruppe 0 fehlen Agglutinogene (AB0-System nach Landsteiner). Im Blutplasma sind Antikörper, sog. Agglutinine, und zwar nur die mit den persönlichen Agglutinogenen verträglichen, vorhanden (Landsteinersche Regel), d. h. bei Individuen mit der Blutgruppe A kommen gegen Blutkörperchen der Gruppe B gerichtete Agglutinine (Anti-B, β) vor, bei Individuen mit der Blutgruppe B Agglutinine gegen Blutkörperchen der Blutgruppe A (Anti-A, α) und bei Individuen mit der Blutgruppe 0 Agglutinine gegen Blutkörperchen der Blutgruppen A und B. Individuen mit der Blutgruppe AB weisen im Blut keine Agglutinine auf. Daneben kann das Blut auch noch sog. atypische Agglutinine enthalten (z. B. Anti-H, Anti-O).

Unabhängig von den Agglutinogenen und Agglutininen des AB0-Systems existieren Antigene und Antikörper weiterer Systeme. Von ihnen sind die des Rh-Systems, besonders Antigen D und Antikörper Anti-D, von Bedeutung. Anti-D ist jedoch im Gegensatz zu den Agglutininen zunächst nicht im Blut vorhanden. Es wird erst bei Kontakt mit Rh-positivem Blut, z. B. bei einer Transfusion, gebildet.

Um Transfusionszwischenfälle, die tödlich verlaufen können, weitgehend zu vermeiden, wird nur blutgruppengleiches Blut übertragen, in Ausnahmefällen auch Blut der Gruppe 0, Rh negativ, das allerdings keine Hämolysine enthalten darf (Hämolysine sind hämolytisch wirksame Antikörper gegen Erythrozyten der Blutgruppen A, B bzw. 0). Das geringste Transfusionsrisiko garantiert die Eigenblutspende, d. h. vor voraussehbaren Operationen wird dem Patienten Blut entnommen, das nach Lagerung bei der Operation retransfundiert wird. Eine Verwandtenblutspende ist nicht sinnvoll.

> ♥ **Erythrozytenkonzentrat** ist das Sediment einer einzelnen, weitgehend von Leukozyten und Thrombozyten befreiten Blutspende mit Anteilen von etwa 25 % Plasma und etwa 6 % Stabilisatorlösung. Der Hämatokritwert beträgt etwa 70 %. Die Aufbewahrung sollte erschütterungsfrei bei 2 bis 8 °C erfolgen. Das Erythrozytenkonzentrat hat eine Haltbarkeit von 6 Wochen. Es wird bei Anämie nach Blutungen, bei aplastischen Anämien mit Normovolämie, Tumoranämie und autoimmunhämolytischer Anämie infundiert. Bei der Transfusion ist die ABO-Kompatibilität zu beachten und es sind serologische Verträglichkeitsprüfungen durchzuführen.

Bei der Gewinnung wird die Buffycoat („Krötenhaut") abgetrennt, d. h. der bei der Sedimentation oder Zentrifugation zwischen Plasma und Erythrozytenfraktion auftretende Thrombozyten-Leukozyten-Saum. Die Leukozyten und Thrombozyten können u. a. zu nichthämolytischen Transfusionsreaktionen und zu einer Sensibilisierung des → HLA-Systems führen. Der Einsatz von Erythrozytenkonzentrat mit Buffycoat wird ebenso wie der von Human-Vollblutkonserven negativ bewertet (Komm. B10). Durch Zusatz von → SAG-M oder → PAGGS-M kann die Haltbarkeit des Erythrozytenkonzentrats verlängert werden.

♥ **Gewaschenes Erythrozytenkonzentrat** wird durch mehrfaches Waschen von Erythrozyten mit physiologischer Kochsalzlösung gewonnen. Das Waschen dient der Vermeidung von durch den Plasmaanteil bedingten Unverträglichkeiten. Gewaschene Erythrozyten bleiben 24 h funktionstüchtig. Erythrozyten mit seltenen Antigenmustern werden bisweilen nach Zusatz von Gefrierschutzmitteln, z. B. Glycerol, bei −80 °C für Jahre gelagert. Vor dem Einsatz muss das Gefrierschutzmittel ausgewaschen werden.

Thrombozyten

> **Thrombozyten** (Blutplättchen) sind Fragmente der sog. Megakaryozyten. Sie sind kernlose, mit zahlreichen Vesikeln ausgestattete Gebilde. Ihre Anzahl beträgt beim gesunden Erwachsenen 160 000 bis 300 000 pro μl Blut. Ihre Hauptaufgabe ist die Unterstützung der Blutgerinnung. Therapeutisch werden Thrombozytenkonzentrate vom Menschen bei durch Thrombozytenmangel bedingten Blutgerinnungsstörungen eingesetzt.

Die Megakaryozyten entstammen ebenfalls dem Knochenmark. Die Thrombozyten behalten ihre Aktivität für etwa 10 Tage. Sie adhärieren an durch Verletzungen freigelegten Kollagenfasern des Gewebes, aggregieren dort und erfahren dabei, besonders durch Thrombin begünstigt, eine morphologische Veränderung, bei der die in den Vesikeln gespeicherten biogenen Amine, z. B. Serotonin und Noradrenalin, sowie ADP freigesetzt und die Blutplättchenlipide exponiert werden. Die ausgeschütteten Amine und ADP vermitteln zusammen mit →Thromboxan A_2 (TXA_2) und →PAF die Aktivierung eines Glykoprotein-Rezeptors (IIb/IIIa) auf der Thrombozytenoberfläche, die zu ihrer Vernetzung durch Fibrinogen notwendig ist. Serotonin und Adrenalin fördern u. a., vermutlich durch Verengung der durch Verletzung eröffneten Gefäße, die Blutstillung. Die Blutplättchenlipide spielen eine wesentliche Rolle bei der Aktivierung der Blutgerinnungsfaktoren. Zur Hämostase trägt auch die durch diese Prozesse aktivierte Phospholipase A_2 bei. Sie setzt Arachidonsäure aus den Phospholipiden der Plättchen frei und erlaubt dadurch die Biosynthese von Prostaglandinen, besonders TXA_2 (Kap. 33.2.5). Darüber hinaus geben die Thrombozyten auch das Protein TRAP (TNF-related activation protein, CD40-Ligand) an die Endothelzellen ab, das über die Auslösung einer Entzündungsreaktion die Gefäßreparatur einleitet. Durch ADP-Antagonisten (Clopidogrel, Ticlopidin), Blocker des IIb/IIIa-Rezeptors der Thrombozyten (Abciximab, Tirofiban, Eptifibatid), Hemmstoffe ihrer Phosphodiesterase (Dipyridamol) und Beeinträchtigung der Bildung von TXA_2 durch irreversible Cyclooxygenase-1-Hemmer (Acetylsalicylsäure) kann die Thrombozytenaggregation gehemmt und dadurch Infarkten vorgebeugt werden.

Leukozyten und Thrombozyten besitzen Oberflächenantigene, z. B. solche des HLA-Systems (Histokompatibilitäts-Locus A, human leukocyte antigen), die auch an allen anderen Körperzellen (mit Ausnahme der Erythrozyten) vorhanden sind. Sie spielen besonders bei Transplantationen, aber auch bei Transfusionen von Leukozyten oder Thrombozyten eine Rolle.

> ♥ **Thrombozytenkonzentrat** wird aus Überstandsplasma durch Differenzialzentrifugation oder durch Thrombozytapherese (Thromobozytenspende eines Spenders mit Hilfe von Zellseparatoren) erhalten. Die Aufbewahrung des Thrombozytenkonzentrats sollte zur Verhinderung des Oberflächenkontakts unter Rotation in einem gasdurchlässigen Gefäß bei 20 bis 24 °C erfolgen. Es hat eine Haltbarkeit von etwa 120 h. Man verwendet es bei angeborener oder erworbener Thrombozytopenie, bei Osteomyelosklerose, nach Knochenmarkstransplantationen und bei mit Zytostatika behandelten Tumorpatienten.

Da bei Thrombozytentransfusionen nicht alle Histokompatibilitätsantigene berücksichtigt werden können, kommt es häufig zur Antikörperbildung und bei wiederholten Transfusionen zur Zerstörung der Thrombozyten. Deshalb führt man häufig Blutsverwandtenspenden durch, bei denen dem Spenderblut nur die Thrombozyten entnommen werden und das von den Thrombozyten befreite Blut retransfundiert wird.

Leukozyten

> Leukozyten (weiße Blutkörperchen) sind farblose, kernhaltige, amöboid bewegliche Zellen. Das menschliche Blut enthält beim gesunden Erwachsenen etwa 4 000 bis 10 000 pro µl. Sie stehen im Dienst der immunologischen Abwehr.

Leukozyten haben ihren Ursprung ebenfalls im Knochenmark. Nach der Beschaffenheit ihrer Kerne kann man sie einteilen in (siehe auch Kap. 35.4):

- **Granulozyten** oder polymorph-kernige Leukozyten (Leukozyten im engeren Sinne), die sich nach der Anfärbbarkeit ihrer als Granula bezeichneten Lysosomen bzw. Exozytosevesikel untergliedern lassen in
  - neutrophile Granulozyten oder kurz Neutrophile, 55 bis 68 % der Leukozyten ausmachend, vor allem für die Phagozytose von Mikroorganismen verantwortlich, den Eiter bildend,
  - eosinophile Granulozyten, etwa 2 bis 3 % der Leukozyten ausmachend, vor allem für die Phagozytose von Antigen-Antikörper-Komplexen verantwortlich,
  - basophile Granulozyten, 0,5 bis 1 % der Leukozyten ausmachend, in den Granula, hier Exozytosevesikel, Heparin und Histamin enthaltend,
- **Lymphozyten**, 20 bis 36 % der Leukozyten ausmachend,
- **Makrophagen/Monozyten**, 4 bis 5 % der Leukozyten ausmachend.

Nur etwa 5 % der Leukozyten des Menschen befinden sich im Blut. Der Rest ist im Knochenmark, im Bindegewebe und in anderen Geweben zu finden, z. B. in der Milz, den Lymphknoten und der Leber.

32.4.4 Blutgerinnungsfaktoren als Arzneimittel

> Die Blutgerinnungsfaktoren II, VII, VIII, IX, X, XI und XIII werden im Sinne einer Substitutionstherapie bei Blutgerinnungsstörungen oder zur Beschleunigung der Gerinnung parenteral (außer Faktor IIa!), z. B. bei Operationen, oder lokal angewendet. Der Einsatz erfolgt in Form von den Vorschriften der Monographie „Plasma vom Menschen (Humanplasma) zur Fraktionierung" entsprechenden Plasmafraktionen, in denen diese Faktoren angereichert sind. Auch rekombinante Blutgerinnungsfaktoren (VII, VIII, IX) werden eingesetzt.

Man verwendet bei Hämophilie A:

- **Blutgerinnungsfaktor VIII vom Menschen, gefriergetrocknet** (Factor VIII coagulationis humanus PhEur, ≥ 20 I.E. je ml), eine gefriergetrocknete Plasmaproteinfraktion, sie enthält Blutgerinnungsfaktor VIII und je nach Herstellungsverfahren unterschiedliche Mengen an von-Willebrand-Faktor (Faktor VIII-assoziiertes Antigen, beschleunigt Thrombozytenadhäsion am Gefäßendothel), die Plasmafraktion kann daher auch zur Behandlung des Willebrand-Jürgens-Syndrom eingesetzt werden,
- **Rekombinanter Faktor VIII** (Octagog alfa CHO oder BHK, Moroctocog alfa, Mutein, um die unwirksame B-Domäne, Aminoacylreste 1649–2332, verkürzter Faktor VIII).

Bei Hämophilie B verwendet man:

- **Blutgerinnungsfaktor IX vom Menschen** (Factor IX coagulationis humanus PhEur, ≥ 20 I.E./ml), eine gefriergetrocknete Plasmafraktion, die den Blutgerinnungsfaktor IX enthält, andere Faktoren des Prothrombinkomplexes (Faktor II, VII, X) dürfen nicht enthalten sein, ♥ **Rekombinanter Faktor IX** (Nonacog alfa) zur Routine- und Operationsprophylaxe bei vorbehandelten Patienten mit Hämophilie B,
- **Human-Plasmafraktion PPSB** mit den Faktoren II (Prothrombin), VII (Proconvertin), X (Stuart-Prower-Faktor) und IX (antihämophiles Protein B), auch bei Blutungen und Blutungsrisiken bei kombiniertem oder isoliertem Mangel der Faktoren II, VII, IX u. X eingesetzt.

Darüber hinaus werden weitere Blutgerinnungsfaktoren verwendet.

- **Prothrombinkomplex vom Menschen** (Prothrombinum multiplex humanun PhEur, gefriergetrocknet) enthält Faktor IX und, je nach Fraktionierungsmethode, die Faktoren II, VII und X, er wird, i.v. appliziert,
- **Kombinationspräparate mit den Gerinnungsfaktoren II, VII, IX und X**, eingesetzt bei angeborenen Gerinnungsstörungen mit Mangel an diesen Faktoren und bei Gerinnungsstörungen bei schweren Leberparenchymschäden, bei Ösophagusvarizenblutungen, bei durch Prothrombinkomplexmangel bedingten perinatalen Blutungen, bei Überdosierung von Cumarin- bzw. Indandion-Präparaten, bei Vitamin-K_1-Mangelzuständen sowie in Notfallsituationen und bei Operationen während oraler Antikoagulanzien-Behandlung,
- **Blutgerinnungsfaktorfaktor VII vom Menschen** (Factor VII coagulationis humanus PhEur, gefriergetrocknet, ≥ 15 I.E./ml, Prokonvertin, Glykoprotein, 406 Aminoacylreste) wird aus Blutplasma gewonnen, und ♥ **Rekombinanter Faktor VII** (Eptacog alfa) wird mit Hilfe von BHK-Zellen erzeugt, beide Präparate werden bei Blutungen bei chirurgischen Eingriffen bei

Patienten mit Hemmkörpern gegen Blutgerinnungsfaktor VIII oder IX verwendet,
- ♥ **Blutgerinnungsfaktor XI vom Menschen** (Factor XI coagulationis humanus PhEur, Prothromboplastin-antecedent), aktiviert Faktor IX,
- ♥ **Blutgerinnungsfaktor XIII vom Menschen** (Fibrin-stabilisierender Faktor, Fibrinoligase), eingesetzt bei Mangel an Faktor XIII und daraus resultierenden hämorrhagischen Syndromen, bei erworbenem Faktor-XIII-Mangel, z. B. bei akuten Leukosen und Lebererkrankungen, zur Förderung der Wund- u. Knochenbruchheilung.

Wegen der nicht völlig auszuschließenden Gefahren einer Infektionsübertragung und der Verfügbarkeit von reinen, allerdings noch sehr teuren rekombinanten Blutgerinnungsfaktoren ist die Anwendung von Plasmafraktionen im Rückgang begriffen.

♥ **Thrombin** (EC 3.4.21.5, α-Thrombin, Fibrinogenase, Blutgerinnungsfaktor IIa, Glykoprotein, 300 Aminoacylreste, 33,7 kD) wird aus Rinderblut gewonnen. Neben der partiellen Hydrolyse des Fibrinogens durch die Spaltung von Peptidbindungen zwischen Lysyl- und Glycylresten katalysiert es auch die Aktivierung einer Reihe von Gerinnungsfaktoren und, zusammen mit Kollagen, auch die der Blutplättchen. Daneben übt es rezeptorvermittelte Effekte auf sehr viele Zelltypen aus, z. B. auf Endothelzellen, Gefäßmuskelzellen, Fibroblasten und Monozyten. Es darf nur lokal appliziert werden. Eine Injektion in die Blutbahn würde zu tödlichen Thrombosen führen. Es wird, meistens kombiniert mit Faktor VIII und Fibrinogen, eingesetzt zur Blutstillung in Wundhöhlen oder in Hohlorganen und zur endoskopischen Behandlung blutender Magen- und Zwölffingerdarmgeschwüre. Außerdem ist es in Fibringewebeklebern enthalten.

32.4.5 Blutgerinnungsinhibitoren als Arzneimittel

> Von den Blutgerinnungsinhibitoren des Menschen finden Protein C und Antithrombin III Verwendung. Ebenfalls als Antikoagulanzien werden das aus Säugetierorganen gewonnene Aprotinin, das Hirudin des Medizinischen Blutegels, → Heparin, synthetische Dicumarol-Analoga (→ Dicumarol) und Thrombozytenaggregationshemmer eingesetzt. Sie werden vor allem als Antithrombotika, d. h. zur Verhinderung unerwünschter Thrombenbildung, benutzt.

♥ **Aktiviertes Protein C vom Menschen** (Faktor XIVa) wird bei durch angeborenem Protein-C-Mangel bedingter Bildung von Thromben eingesetzt, z. B. vor Operationen, wenn eine Therapie mit Dicumarolanaloga nicht ausreicht. Es spaltet die Faktoren Va und VIIIa hydrolytisch und kann dadurch die Blutgerinnung unterdrücken.

♥ **Rekombinanter Faktor XIVa** (Drotrecogin alfa, aktiviert, aktiviertes Protein C, APC) kann bei Sepsis durch Minderung des Thromboserisikos die Sterblichkeit verringern.

♥ **Antithrombin-III-Konzentrat vom Menschen** (Antithrombinum III humanum densatum PhEur, gefriergetrocknet, zur Herstellung von Lösungen mit einer Mindestaktivität von 25 I. E./ml geeignet, AT III, M_r 58 kD) ist eine Glykoproteinfraktion aus Humanplasma, die, allerdings relativ langsam, mit Thrombin und den Gerinnungsfaktoren Xa, VIIa und IXa unter Bildung inaktiver Komplexe reagiert. Durch →Heparin wird die Reaktion stark beschleunigt. Es wird bei angeborenem oder erworbenem AT III-Mangel angewendet, bei dem erhöhte Thrombosegefahr besteht. Auch zur Verminderung des Thromboserisikos bei Operationen und bei Hämodialysen sowie therapeutisch bei akutem Leberversagen, Verbrauchskoagulopathien und Venenthrombosen wird es eingesetzt.

♥ **Aprotinin** (Aprotininum PhEur, ≥ 3 PhEurE. Aprotininaktivität, 1 PhEurE. ≈ 1800 Kallikrein-Inhibitor-Einheiten: KIE, basisches Einkettenprotein, 58 Aminoacylreste, in neutraler oder saurer wässriger Lösung kurzzeitig auf 100 °C erhitzbar) ist ein Proteinaseinhibitor, der die proteolytische Aktivität u. a. von Chymotrypsin, Trypsin, Kallikrein, Enzymen der Gerinnungskaskade, Plasmin und Plasminogenaktivatoren hemmt. Konzentrierte Aprotinin-Lösung (Aprotinini solutio concentrata PhEur, ≥ 15,0 PhEur E./ml Aprotininaktivität) wird per infusionem vor allem zur Behandlung hyperfibrinolytischer Blutgerinnungsstörungen, z. B. nach oder während Operationen, bei Traumen und während oder nach der Geburt eingesetzt. Da es die Kontaktaktivierung der Gerinnungsenzyme hemmt, wird es auch bei Operationen mit der Herz-Lungen-Maschine verwendet. Eine weitere Indikation ist die Schockprophylaxe bei akuter Pankreatitis und Pankreasnekrose.

Aprotinin (weitere Bezeichnungen Kallikrein-Inhibitor, Polyvalenter Trypsininhibitor, Trypsin-Kallikrein-Inhibitor, Kunitz-Inhibitor, Antilysin) kann aus tierischen Lungen, Lymphdrüsen, Ohrspeicheldrüsen, Pankreata, Lebern, Milzen oder Seren gewonnen werden. Gewöhnlich werden Lungen von Rindern, die aus BSE-freien Beständen stammen müssen, als Ausgangsmaterial benutzt.

Medizinischer Blutegel (Hirudo), lebendes Exemplar von *Hirudo medicinalis* (Hirudinidae), findet heute besonders in der Naturheilpraxis Verwendung. Um beim Saugakt die Gerinnung des Blutes des Opfers an der Bissstelle zu verhindern, bringt das Tier ein Hirudin enthaltendes Sekret in die Wunde ein. Blutegel werden u. a. bei Blutergüssen, Schwellungen, Venenentzündung und Krampfadern angesetzt (3 bis 6 Tiere, Ansetzen für 1 bis 3 h, 2- bis 3-mal wöchentlich, Entfernen durch Bestreuen mit NaCl).

♥ **Hirudin** (Gemisch von Isoproteinen, einkettig, 64 bis 66 Aminoacylreste, Sulfatrest an Tyrosinrest in Postion 63) ist ein vom Medizinischen Blutegel gebildeter, direkt wirkender, d. h. im Gegensatz zu Heparin von AT III unabhängiger Hemmstoff des Thrombins. Salben oder Gele mit ethanolischen Lösungen aus Blutegelextrakt werden bei oberflächlichen Thrombosen, Thrombophlebitis, Hämatomen, Hämorrhoiden und Ulcus cruris angewendet. ♥ **Rekombinantes Hirudin** (63-Desulfohirudin = Desirudin, [Leu^1,Thre^2]-63-desulfohirudin = Lepirudin) wird bei Patienten mit AT III-Mangel oder zur Prophylaxe Heparin-assoziierter Thrombozytopenie Typ II, z. B. bei Herzoperationen, und, s. c. appliziert, zur Prophylaxe tiefer Beinvenenthrombosen nach Hüft- oder Kniegelenkersatzoperationen eingesetzt.

32.4.6 Fibrinolytische Enzyme als Arzneimittel

Fibrinolytische Enzyme (Fibrinolytika) dienen der Beseitigung von Thromben, die bei Infarkten, besonders beim Herzinfarkt, auftreten. Therapeutisch eingesetzt werden vor allem Plasminogenaktivatoren, seltener auch Plasmin selbst.

♥ **Plasmin** (EC 3.4.21.7, Fibrinolysin, Glykoprotein, 233 Aminoacylreste) ist eine aus Humanblut isolierte plasminreiche Plasmafraktion. Plasmin spaltet, wie auch Thrombin und Trypsin, bevorzugt carboxylseitige Peptidbindungen basischer Aminoacylreste. Injiziert man Plasmin in die Blutbahn, wird ein Teil durch natürliche Plasminogeninhibitoren (z. B. α_2-Plasmininhibitor, α_2-Makroglobulin) inaktiviert. Der nicht gebundene Anteil übt proteolytische Effekte aus. Wegen seines möglicherweise ungezielten Angriffs werden heute bei Herzinfarkt und Thromboembolie statt Plasmin Plasminogenaktivatoren eingesetzt. Nach neueren Untersuchungen greift Plasmin jedoch vorwiegend an Thromben an und soll im Gegensatz zu den Plasminogenaktivatoren nicht zu Hirnblutungen führen können. Es dient zur Zeit, vorwiegend äußerlich in Form von Lösungen oder Salben angewendet, oft kombiniert mit DNAsen, zur enzymatischen Wundreinigung und zur Verflüssigung von Exsudaten.

Plasminogenaktivator t-PA (Alteplase), seine modifizierten Analoga Tenecteplase und Reteplase sowie Urokinase (u-PA) und Streptokinase wandeln das am Thrombus gebundene Plasminogen in Plasmin um. Es kommt zu einer vorwiegend auf die Thromben gerichteten Proteolyse. Sie werden, intravenös appliziert, eingesetzt bei Verdacht auf Herzinfarkt innerhalb 6 bis 12 h nach Symptombeginn, bei akuter Lungenembolie, tiefen Venenthrombosen, akuten peripheren arteriellen Verschlüssen oder zur Rekanalisierung athero-venöser Shunts.

Beim Menschen kommen Plasminogenaktivatoren vom Gewebe-Typ (t-PA, tissue plasminogen activator) und vom Urokinase-Typ (u-PA, urinary plasminogen activator, Urokinase) vor. Der Plasminogenaktivator vom Gewebe-Typ t-PA (527 Aminoacylreste, gentechnisch gewonnen als Alteplase bezeichnet) wird bevorzugt vom Gefäßendothel freigesetzt. Seine Gewinnung erfolgt mit Hilfe der DNA-Rekombinationstechnik mit CHO-Zellen. Urokinase wird vorwiegend in den Nieren in Form ihres Proenzyms Pro-Urokinase (Saruplase, M_r 50 kD, einkettig, 411 Aminoacylreste) gebildet. Das Proenzym wird durch Plasmin aktiviert. Die Gewinnung von Urokinase erfolgt aus Menschenharn, ist aber auch gentechnisch möglich. Streptokinase wird aus den Kulturfiltraten β-hämolysierender Streptococcen (*Streptococcus haemolyticus* Gruppe C) gewonnen.

> ♥ Alteplase (Alteplasmum ad iniectabile PhEur, ≥ 500 000 I. E./mg Protein, Humaner rekombinanter Gewebeplasminogenaktivator, rt-PA, Glykoprotein, 527 Aminoacylreste) wird wegen der großen Affinität zum fibringebundenen Plasminogen und damit wegen seiner großen Effektivität sowie wegen geringer Nebenwirkungen (Hämorrhagien) bevorzugt eingesetzt. Daneben werden die rekombinanten Muteine des Humanplasminogenaktivators vom Gewebe-Typ ♥ Reteplase (INN) und ♥ Tenecteplase (INN) verwendet.

Reteplase ([Ser^{173}, Tyr^{174}, Glu^{175}]-173-527-t-PA) ist ein von den Zuckerketten freies, leicht verändertes Teilstück des humanen Gewebe-Plasminogenaktivators. Tenecteplase (TNK-t-PA) ist ein humaner Gewebe-Plasminogenaktivator, bei dem einige Aminosäuren substituiert [Asp^{103}, Gln^{117}, Ala^{296}, Ala^{297}, Ala^{298}, Ala^{299}] und die Zuckerketten verändert sind. Beide Analoga haben verlängerte Plasmahalbwertszeiten und können daher als Einfach-Bolus verabreicht werden.

> ♥ Urokinase (Urokinasum PhEur, ≥ 70 000 I. E./mg Protein, EC 3.4.21.31, Glykoprotein, 411 Aminoacylreste, M_r 54 kD, daneben Molekülform mit 178 Aminoacylreste, M_r 33 kD) ist eine aus Menschenharn gewonnene Proteinase, die Plasminogen in Plasmin umwandelt.

> ♦ Streptokinase (Streptokinasum PhEur, 600 I. E./mg Stickstoff, 416 Aminoacylreste, M_r 47 kD) ist keine Proteinase. Durch ihre Bindung an das am Fibrin adsorbierte Plasminogen kommt es zu dessen Konformationsänderung, die es dem gebildeten Plasminogen-Streptokinase-Komplex (Aktivatorkomplex) ermöglicht, Plasminogenmoleküle durch limitierte Proteolyse zu aktivieren. ♦ Anistreplase (INN) ist ein Plasminogen-Streptokinase-4-Amidinophenyl(*p*-anisat)-hydrochlorid (1:1:1)-Komplex der in gleicher Weise verwendet wird.

Literatur

Anonym (1998) Rekombinantes Hirudin Desirudin. Dtsch Apoth Ztg 138 (29): 2702
Anonym (2000): Arzneimittelsicherheit bei Blutprodukten nach modernen Standards. Dtsch Apoth Ztg 140 (26): 3019-3022
Anonym (2001): Neues Thrombolytikum. Tenecteplase wird eingeführt. Dtsch Apoth Ztg 141 (12): 1404-1406
Anonym (2001): Behandlung der Sepsis. Drotrecogin alfa rettet Leben. Dtsch Apoth Ztg 141 (23): 2710-2712
Anonym (2001): BSE und Arzneimittel. Pharm uns Zeit 30 (1): 81-84
Anonym (2001): GPIIB/IIIA-Hemmer. Dtsch Apoth Ztg 141 (26): 3067
Anonym (2002): Sepsis. Drotrecogin alfa (aktiviert) senkt Sterblichkeit. Dtsch Apoth Ztg 142 (3): 190-191
Blasius H (1999): Der „Blutskandal". Dtsch Apoth Ztg 139 (12): 1272-1283
Fresenius W (1998): Transfusionsgesetz. Dtsch Apoth Ztg 138 (27): 2531-2535
Haas S (1999): Thrombozytenaggregationshemmer und Antikoagulanzien (Vortragsreferat). Dtsch Apoth Ztg 139 (4): 400-401
Lennartz H, Schult C: Transfusionsgesetz-Programm (Compact Disc). Deutscher Apotheker Verlag, Stuttgart 2000
Meyer-Chlond G (2000): Arterielle und venöse Thrombosen (Referat einer Fortbildungsveranstaltung): Dtsch Apoth Ztg 140 (19): 2169-2173
Mühleisen M (1998): Künstliches Blut: Werden Blutspenden bald überflüssig? Dtsch Apoth Ztg 138 (10): 798-800
Schmidt M (1994): Blutegel. Z PTA 8 (9): 766-772
Schröder H (1998): Fibrinolytika und Thrombocytenfunktionshemmer: Prävention und Therapie des Myokardinfarkts (Vortragreferat). Dtsch Apoth Ztg 138 (28): 2618-2619
Sibrowski W (1993): Infektionssicherheit bei der Therapie mit Blut- und Blutkonserven. Med Welt 44 (11): 658-663
Ziegler R (1991): Thrombolyse. Plasminogenaktivatoren im Fibrinolysesystem. Dtsch Apoth Ztg 131 (28): 1482-1483

33 Hormone

33.1 Allgemeine Prinzipien der Hormonwirkung

> Hormone sind körpereigene Wirkstoffe, die der Signalübertragung zwischen Senderzellen und Empfängerzellen in einem vielzelligen Organismus dienen. Sie garantieren zusammen mit der Reizübertragung durch das vegetative Nervensystem die Koordination der Organfunktionen. Werden Hormone in zu Drüsen zusammengeschlossenen Drüsenzellen gebildet, spricht man von glandulären Hormonen. Entstehen sie in spezialisierten Zellen, die nicht zu Drüsen zusammengeschlossen sind, fasst man sie unter den Begriffen aglanduläre Hormone oder Gewebshormone zusammen. Werden sie an Nervenendigungen ausgeschüttet und vermitteln die Reizübertragung von Nerv zu Nerv bzw. vom Nerv zu Zellen des Erfolgsorgans, nennt man sie Neurotransmitter.

Unter dem Begriff Mediatoren kann man aglanduläre Hormone zusammenfassen, die nicht in Nervenendigungen gebildet werden und an benachbarten Zellen spezifische Effekte auslösen. Hormone, die die Bildung oder Ausschüttung von anderen Hormonen in Hormondrüsen fördern, bezeichnet man als glandotrope Hormone.

Die Regulation der Hormonproduktion und -ausschüttung erfolgt entweder auf nervalem Wege, durch Rückkopplung zwischen Empfänger- und Senderzellen (z. B. beim Regelkreis Hypothalamus, Hypophyse, Nebennierenrinde bzw. Gonaden) oder durch andere physiologische Parameter, z. B. durch solche, für deren Konstanthaltung die der Regulation unterworfenen Hormone verantwortlich sind (z. B. wird die Insulinfreisetzung vorwiegend durch den Blutzuckerspiegel reguliert). Von Interesse ist, dass viele Hormone pulsatil ausgeschüttet werden, d. h. dass Sekretionsspitzen und längere Sekretionspausen auftreten. Dadurch wird eine Desensibilisierung der Rezeptoren verhindert.

> Glanduläre Hormone werden an das Blut abgegeben (endokrine Sekretion) und mit dem Blutstrom, bei lipophilen Hormonen gebunden an spezifische Transportproteine, zu den Empfängerzellen transportiert. Hormone, die dem

Informationsaustausch zwischen benachbarten Zellen dienen, z. B. Gewebshormone, Neurotransmitter und Mediatoren, erreichen ihre Zielzellen durch Diffusion (parakrine Sekretion).

Hormone werden, wenn sie ihre Funktion erfüllt haben, durch inaktivierende Enzyme „vor Ort" oder in anderen Organen, z. B. der Leber, abgebaut. Nicht abgebaute Neurotransmitter werden häufig von den Zellen wieder aufgenommen, aus denen sie stammen (Rückspeicherung).

Hormone tragen meistens zwei Informationen:

- die Adresse, die sie befähigt, mit bestimmten Rezeptoren, die sich meistens nur an oder in bestimmten Zellen befinden, in Wechselwirkung zu treten,
- die Botschaft, als intrinsische Aktivität bezeichnet, die sie befähigt, diese Rezeptoren so zu verändern, dass ein bestimmter Effekt ausgelöst wird.

Rezeptoren sind entweder in die Zellmembran des Erfolgsorgans integriert oder befinden sich in deren Zytoplasma bzw. Zellkern. Sie sind Proteine oder Proteide, die gleichzeitig als Empfänger und Decoder fungieren. Durch die Wechselwirkung mit Hormonen wird die Struktur von Membranrezeptoren (oft in die Membran integrierte Rezeptor/Enzym-Komplexe) so verändert, dass eine bestimmte chemische Reaktion ausgelöst wird, die eine Folge weiterer Reaktionen, die sog. Effektuierungskette, in der Zelle in Gang setzt. Einige Neurotransmitter greifen auch an Ionenkanälen an und ermöglichen bestimmten anorganischen Ionen den Weg ins Innere der Zelle. Lipophile Hormone reagieren vor allem mit intrazellulären Rezeptoren. Die gebildeten Komplexe wandern durch die Kernporen in den Zellkern und treten mit definierten Regulatorgensequenzen der DNA in Wechselwirkung. Damit üben sie eine Kontrolle über die Transkriptionsaktivität bestimmter Abschnitte der DNA aus.

Die Primärwirkungen von Hormonen bestehen vor allem in der:

- Induktion der Biosynthese bestimmter Proteine in der Empfängerzelle durch Beeinflussung der Genexpression (z. B. Steroidhormone, Iodthyronine, Vitamine der A- und D-Gruppe),
- Änderung der Struktur der Zellmembran und der Aktivität der in sie integrierten Ionenkanäle (z. B. Acetylcholin),
- Aktivierung mit den Rezeptoren in Wechselwirkung stehender Nukleotidzyklasen, Proteinkinasen oder Phospholipasen und der dadurch ausgelösten Bildung so genannter „second messenger", z. B. cAMP, cGMP, Diacylglycerol, Inositoltriphoshat, die ihrerseits eine Kaskade zellspezifischer Reaktionen auslösen, z. B. Änderung der Aktivität bestimmter Enzyme bzw. Carrier (z. B. viele Peptid- und Proteohormone, Catecholamine, Histamin, Serotonin, Prostaglandine, Adenosin).

Aus diesen Primärwirkungen resultieren zahlreiche Sekundäreffekte.

Die meisten Hormone werden therapeutisch angewendet. Entsprechend ihrer Stabilität gegenüber den Verdauungsfermenten und ihrer Pharmakokinetik werden sie peroral (Steroidhormone, Thyroxin), lokal (z. B. Adrenalin und Prostaglandine am Auge), oder parenteral (Eicosanoide, Adrenalin, Peptidhormone) appliziert. Um eine rasche Inaktivierung im Körper zu vermeiden, werden oft chemisch modifizierte Abkömmlinge eingesetzt, z. B. solche Stoffe, die von den inaktivierenden Enzymen nicht oder nur langsam angegriffen werden oder Prodrugs, aus denen die aktiven Wirkstoffe langsam freigesetzt werden.

Auch viele Arzneistoffe und Giftstoffe entfalten ihren Effekt durch Eingriff in die Hormonwirkung. Sie können entweder

- mit den Rezeptoren in Wechselwirkung treten und die Wirkung von Hormonen simulieren,
- mit Hormonen um die Wechselwirkung mit den Rezeptoren konkurrieren und, wenn sie keine intrinsische Aktivität besitzen, die Wirkung von Hormonen unterdrücken,
- die Ausschüttung von Hormonen fördern,
- die Ausschüttung von Hormonen hemmen,
- die Rückspeicherung von Hormonen hemmen,
- die enzymatische Inaktivierung von Hormonen hemmen,
- die enzymatische Inaktivierung von Hormonen begünstigen, indem sie deren Rückspeicherung hemmen,
- die Reaktionen in der Effektuierungskette fördern oder hemmen.

> Der chemischen Natur nach sind die bekannten Hormone des Menschen Abkömmlinge von Fettsäuren (Eicosanoide, Kap. 33.2), Steroide (Kap. 33.3), Aminosäuren (Kap. 33.4), biogene Amine (Kap. 33.5), Purine oder Peptide bzw. Proteine (Kap. 33.6).

Die quantitative Bestimmung von Hormonen erfolgt durch die Bestimmung ihres Wirkwertes, mithilfe von RIAs oder ELISAs oder mit chemischen bzw. physikalischen Methoden, meistens nach Trennung durch HPLC.

33.2 Eicosanoide

33.2.1 Chemie und Terminologie

Unter der Bezeichnung Eicosanoide wird eine Gruppe von C_{20}-Verbindungen zusammengefasst, die biogenetisch aus mehrfach ungesättigten C_{20}-Fettsäuren hervorgehen. Dazu gehören Prostaglandine, Thromboxane, Leukotriene, Lipoxine, Hepoxiline und Trioxiline.

Prostaglandine leiten sich formalchemisch von der in der Natur nicht autretenden Prostansäure ab (Abb. 33-1). Alle natürlich vorkommenden biologisch aktiven Vertreter haben eine 15(S)-Hydroxygruppe. Zur Kurzkennzeichnung der über 20 bekannten Prostaglandine werden nach den Buchstaben PG (= Prostaglandin) verwendet:

- Großbuchstaben zur Charakterisierung der Ausbildung des Cyclopentanringes, dabei bedeutet A = 9-Oxo-10-dehydro-, B = 9-Oxo-8(12)-dehydro-, C = 9-Oxo-11-dehydro-, D = 9-Hydroxy-11-oxo-, E = 9-Oxo-11-hydroxy-, F = 9,11-Dihydroxy-, G und H = 9,11-Peroxido-, I = 6,9-Epoxy-11-hydroxy-, J = 11-Oxo-8(9)-dehydro-,
- tief gestellte Indices zu den oben genannten Großbuchstaben zur Angabe der Zahl der Doppelbindungen außerhalb des Cyclopentanringes, dabei bedeutet der Index 1 = $\Delta^{13(E)}$, 2 = $\Delta^{5(Z),13(E)}$, 3 = $\Delta^{5(Z),13(E),17(Z)}$,
- griechische Buchstaben α und β zu den Indices zur Angabe der Stellung der Hydroxygruppen an C-9 und C-11 bei PGF, z.B. PGF$_{2\alpha}$(α = 9α, 11α, Abb. 33-2).

Thromboxane werden unter anderem in den **Thrombo**zyten gebildet. Sie gehen aus PGH durch Integration eines O-Atomes am C-11 in den Cyclopentanring unter Bildung eines Tetrahydropyranringes (**Oxan**ring, Name!) hervor. Sie werden mit den Buchstaben TX gekennzeichnet.

Thromboxane vom Typ TXA sind 11,12-Seco-9,11:11,12-diepoxy-Verbindungen, vom Typ TXB 11,12-Seco-11,12-epoxy-9α,11β-dihydroxy-Verbindungen.

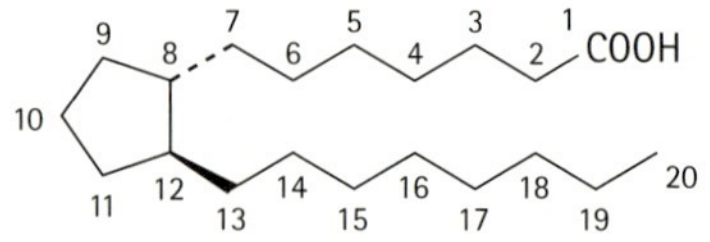

Abb. 33-1 Prostansäure

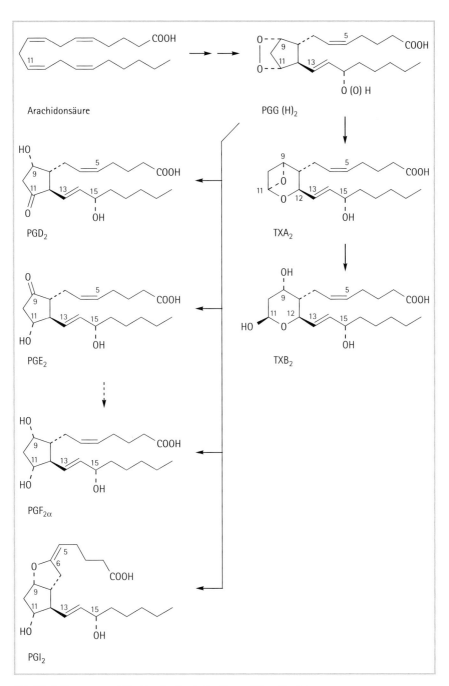

Abb. 33–2 Biogenese und Struktur der Prostaglandine und Thromboxane

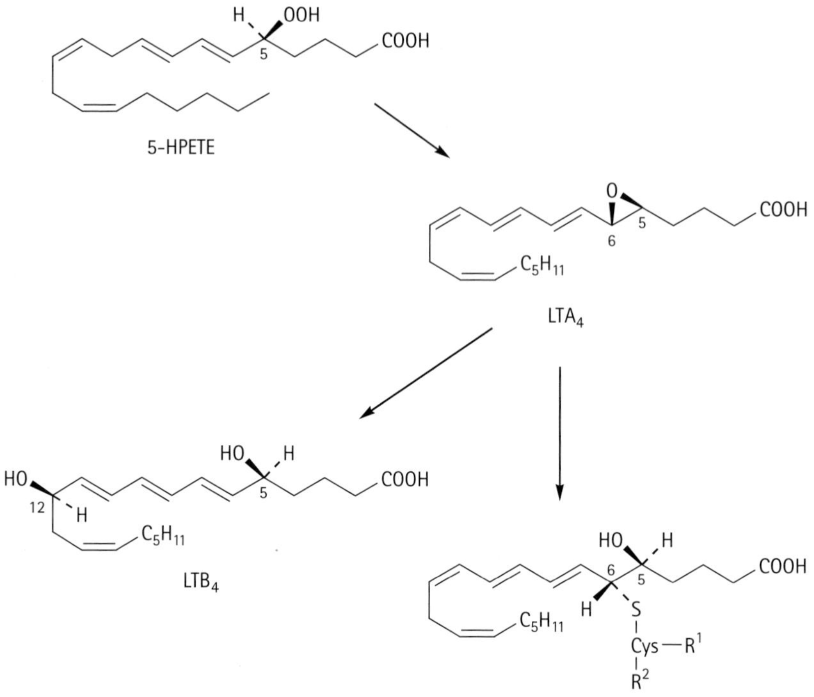

LTC_4 R^1 = —Gly, R^2 = —γ-Glu
LTD_4 R^1 = —Gly, R^2 = —H
LTE_4 R^1 = —H, R^2 = —H

Abb. 33-3 Biogenese und Struktur der Leukotriene

Leukotriene (in **Leuko**zyten gebildete Verbindungen mit 3 konjugierten Doppelbindungen: **Triene,** Abb. 33-3), **Lipoxine** (Tetraene), **Hepoxiline** (Hydroxy-**epoxide**) und **Trioxiline** (Trihydroxy-Derivate) sind Hydroxy- bzw. Hydroxy-epoxy-Derivate ungesättigter aliphatischer C_{20}-Säuren. Die Leukotriene, die Kurzbezeichnung LT führend, sind besonders gut untersucht. Sie tragen 5,6-Epoxy- (LTA), 5,12-Dihydroxy- (LTB) oder 5-Hydroxy-Gruppen (LTC, LTD, LTE, zusätzlich am C-6 einen Glutathionyl-, Glycylcysteyl- bzw. Cysteyl-Rest aufweisend, sog. Peptidoleukotriene).

33.2.2 Stoffwechsel

Ausgangspunkte für die Biosynthese der **Prostaglandine** und **Thromboxane** im menschlichen Körper sind freie Fettsäuren und zwar:

- bei Vertretern der Serie I (Indexzahl 1) Eicosatriensäure,
- bei Vertretern der Serie II (Indexzahl 2) Arachidonsäure,
- bei Vertretern der Serie III (Indexzahl 3) Eicosapentaensäure.

> Die Vorstufen werden aus Glycerophospholipiden der Zellmembranen durch Phospholipase A_2 freigesetzt (zur Biogenese der Vorstufen s. Abb. 10.2). Die gebildeten Prostaglandine werden von den Zellen an das umgebende Gewebe abgegeben.

Die Biogenese der Prostaglandine und Thromboxane (Abb. 33-2) wird gestartet durch die Enzyme

- Cyclooxygenase I (COX-1), konstitutiv exprimiertes Enzym, bewirkt die physiologische Synthese von Prostaglandinen, z. B. im Magen, in Thrombozyten oder in der Niere, oder
- Cyclooxygenase II (COX-2), schnell induzierbares Enzym, bei Entzündungen, Gewebsschädigungen oder bei der Schmerzreaktion u. a. in Zellen der zellulären Immunabwehr, z. B. Makrophagen, gebildet, die Induktion ist durch Glucocorticoide hemmbar.

Erster Schritt ist die Bildung einer 11-Hydroperoxy-Verbindung (bei Arachidonsäure als Vorstufe: 11-Hydroperoxy-eicosatetra-5,7,12,14-ensäure). Als nächstes Produkt entsteht ein 15-Hydroperoxid-9,11-endoperoxid (PGG), das zu einem 15-Hydroxy-9,11-endoperoxid (PGH) reduziert wird. PGH kann umgewandelt werden:

- in verschiedenen Körpergeweben durch Endoperoxid-Isomerasen in PGD oder PGE, durch eine Reduktase in PGF,
- im Blutgefäßendothel durch Prostacyclin-Synthetase in PGI (Prostacycline) oder
- durch Thromboxan-Synthetase in den Blutplättchen in Thromboxane (TXA).

Die Biogenese der **Leukotriene** (Abb. 33-3), die vor allem in den Leukozyten erfolgt, wird durch 5-Lipoxygenase (5-LOX) katalysiert, die, um ihre Funktion erfüllen zu können, an ein membranständiges Protein (FLAP = five-lipoxygenase activating protein) gebunden werden muss. Die zunächst gebildeten 5-Hydroperoxid-Verbindungen (z. B. aus Arachidonsäure 5-Hydroperoxy-eicosatetra-6,8,11,14-ensäure, 5-HPETE) gehen, katalysiert durch eine Dehydrase, in 5,6-Epoxy-Verbindungen über (z. B. LTA_4). Von ihnen leiten sich durch enzymatische Hydrolyse die Leukotriene der B-Reihe (z. B. LTB_4) und durch Reaktion mit Glutathion die Leukotriene C, D und E ab (z. B. LTC_4, LTD_4, LTE_4).

Durch in Thrombozyten vorhandene 12-Lipoxygenase gebildete 12-Hydroperoxy-Verbindungen (12-HPETE) sind die Vorstufen der **Hepoxiline** und **Trioxiline**. Hepoxyline werden in den Langerhansschen Inseln produziert.

Die **Lipoxine** entstehen aus 15-Hydroxy-peroxy-Verbindungen (15-HPETE) in den Granulozyten.

Die Inaktivierung der Prostaglandine und Thromboxane erfolgt bevorzugt durch Dehydrierung der Hydroxygruppe am C-15 zur Ketogruppe und durch Hydrierung der Doppelbindung zwischen C-13 und C-14. PGI_2 wird rasch in das 6-Keto-$PGF_{2\alpha}$ umgewandelt. Das zyklische Acetal TXA wird leicht zum physiologisch inaktiven TXB hydrolysiert.

33.2.3 Vorkommen

Prostaglandine kommen bei allen höheren Tieren vor, allerdings in sehr geringen Konzentrationen. Sie können in fast allen Zellen des tierischen und menschlichen Organismus gebildet werden. Bei Pflanzen wurden sie nur sporadisch gefunden. Besonders hohe Konzentrationen enthalten einige Meerestiere, z. B. die karibische Hornkoralle *Plexaura homomalla* (1 bis 3 % PGA_2 und dessen Acetylester). Auch bei anderen Korallen und der Rotalge *Gracilaria lichenoides* wurden sie nachgewiesen.

> Die Gewinnung für therapeutische Zwecke erfolgt durch Synthese, bei der einige Teilschritte von Mikroorganismen oder enzymatisch durchgeführt werden.

33.2.4 Pharmakologie

> Die Eicosanoide sind Gewebshormone. Aufgrund ihrer raschen Inaktivierung wirken sie nur lokal. Ihre Freisetzung wird auf nervalem Wege, durch verschiedene Mediatoren, z. B. Histamin, Noradrenalin, gastrointestinale Hormone, z. B. Gastrin, oder durch Zellschädigung ausgelöst.

Der Angriff erfolgt über 8 Typen von G-Protein-gekoppelten Membranrezeptoren. PGE_2, PGD_2 und PGI_2 binden über EP2-, DP- und IP-Rezeptoren an das stimulierende G_s-Protein und führen via Aktivierung der Adenylatcyclase zur Erhöhung der intrazellulären cAMP-Konzentration. Nach Bindung an den EP3-Rezeptor aktiviert PGE_2 das inhibitorische G_i-Protein, das durch Hemmung der Adenylatcyclase eine Senkung der intrazellulären cAMP-Konzentration bewirkt. PGF bindet via FP-Rezeptor und TxA_2 via TP-Rezeptor an $G_{q/11}$ und aktiviert die Phospholipase C, verbunden mit einem Anstieg der intrazellulären Ca^{2+}-Konzentration.

Eicosanoide sind in erster Linie Regulatoren, die dafür zu sorgen haben, dass endogene und exogene Störungen zu keinem Entgleisen der Zellfunktionen führen. Ihre Wirkung ist außerordentlich komplex. Teilweise wirken sie synergistisch, teilweise antagonistisch.

Prostaglandine und **Thromboxane** greifen u. a. ein in:

- die Hämostase, TXA_2 induziert die Blutplättchen-Aggregation und führt zur Gefäßkonstriktion, PGI_2 wirkt als TXA_2-Antagonist,
- die Immunfunktion, sie regulieren u. a. die Teilungsintensität der Lymphozyten und die Lymphokinproduktion, hemmen die durch Lymphozyten vermittelte Zytolyse und die Rosettenbildung der T-Lymphozyten,
- die Herz-Kreislauf-Funktion, PGE_2 wirkt durch direkten Angriff am Gefäßmuskel gefäßerweiternd und damit blutdrucksenkend, $PGF_{2\alpha}$ erhöht den Venentonus, das Herzzeitvolumen und den Blutdruck, PGI_2 wirkt vasodilatatorisch sowie antiarrhythmisch und positiv inotrop am Herzen,
- die Magen-Darm-Funktion, PGE_2 wirkt zytoprotektiv, fördert die lokale Durchblutung der Magenwand, hemmt in höherer Konzentration die Magensaftsekretion und verhindert so die Entstehung von Geschwüren im Magen-Darm-Trakt,
- die Lungenfunktion, $PGF_{2\alpha}$ und TXA_2 führen zu Bronchokonstriktion, PGE_2 wirkt bronchodilatatorisch,
- Nierenfunktion, PGE_2 steigert die renale Durchblutung, wirkt als Antagonist des Aldosterons sowie des Vasopressins und steigert die Reninfreisetzung, $PGF_{2\alpha}$ hemmt die Reninfreisetzung,
- Uterusfunktion, PGE_2 und $PGF_{2\alpha}$ führen zur Uteruskontraktion, $PGF_{2\alpha}$ ist an der Menstruationsauslösung beteiligt und wirkt luteolytisch.

Weiterhin sensibilisieren sie die Schmerzrezeptoren und sind für den Dauerschmerz mitverantwortlich.

Gleiche Eicosanoide der unterschiedlichen Serien haben bisweilen unterschiedliche Wirkung. So wirkt TXA_2 vasokonstriktorisch und die Blutplättchenaggregation fördernd, TXA_3 dagegen nicht.

Prostaglandine sind bei pathologischen Zuständen an der Entstehung von Dysmenorrhoen, des Bluthochdrucks, der Thrombose, der Arteriosklerose, diabetischer Mikroangiopathien, der Erkrankungen des rheumatischen Formenkreises und der Ausbildung des entzündlichen Symptomkomplexes beteiligt.

Leukotriene sind wesentliche Komponenten der SRS-A (slow reacting substances of anaphylaxis). LTB_4 wirkt als Entzündungsmediator chemotaktisch für Granulozyten, Makrophagen sowie Lymphozyten, führt zu Leukozytenaggregation, Freisetzung hydrolytischer Enzyme aus polymorphkernigen Leukozyten sowie Makrophagen und steigert die Superoxidproduktion dieser Zellen. LTC_4 und LTD_4 verursachen eine starke Permeabilitätserhöhung der Venolen und ermöglichen damit den Leukozyten die Auswanderung aus dem Blut in Entzündungsgebiete. Unter pathologischen Bedingungen sind sie an den Entzündungserscheinungen bei Colitis ulcerosa und Morbus CROHN beteiligt. LTC_4, LTD_4 und LTE_4 bewirken darüber hinaus eine langsam eintretende, aber sehr starke, langanhaltende Kontraktion der glatten Muskelzellen der Bronchien, Blutgefäße und der Darmmuskulatur sowie eine Steigerung der Mucussekretion. Damit spielen sie eine Schlüsselrolle bei der Pathogenese von hypergisch-anaphylaktischen Reaktionen, z. B. des Bronchialasthmas.

Hepoxiline wirken als Thromboxanantagonisten, sind als Mediatoren an der Insulinwirkung sowie am Entzündungsgeschehen beteiligt.

Lipoxine und **Trioxiline** spielen als physiologische Modulatoren im Entzündungsprozess eine Rolle. Lipoxine können u. a. Killerzellen aktivieren und besitzen auch entzündungshemmende Eigenschaften.

33.2.5 Eicosanoide als Arzneistoffe

Bisher werden nur die Prostaglandine und ihre synthetischen Analoga therapeutisch verwendet.

Die therapeutische Nutzung der natürlichen Prostaglandine wird durch ihre komplexe Wirkung und die extrem kurzen Halbwertszeiten im Körper erschwert. Deshalb werden bevorzugt chemische Analoga eingesetzt. Beispielsweise haben 15-Methyl-, 16,16-Dimethyl-Analoga oder Verbindungen mit C≡C-Bindung zwischen C-13 und C-14 längere Halbwertszeiten.

> ♦ **Dinoproston** (Dinoprostonum PhEur, PGE_2) und ♦ **Dinoprost-Trometamol** (Dinoprostum trometamoli PhEur, $PGF_{2\alpha}$) sowie Prostaglandinanaloga, z. B. das PGE_2-Analogon **Sulproston** und das PGE_1-Analogon ♦ **Gemeprost** sind in der Lage, den Uterus zur Kontraktion anzuregen. Sie werden daher zur Schwangerschaftsunterbrechung, zur Einleitung der Geburt und bei durch Uterusatonie ausgelösten Nachblutungen verwendet.

Die Applikation erfolgt wegen der systemischen Nebenwirkungen oft vaginal, zervikal, intra- oder extraamniotisch ($PGF_{2\alpha}$, PGE_2), aber auch durch i. v.-Infusion (PGE_2), intramuskulär (15-Methyl-$PGF_{2\alpha}$), rektal (15-Methyl-$PGF_{2\alpha}$-methylester) oder peroral (16,16-Dimethyl-$PGE_{2\alpha}$).

> ♦ **Alprostadil** (Alprostadilum PhEur, PGE_1) dient wegen der gefäßerweiternden Wirkung, i. a. oder i. v. appliziert, zur Behandlung von Durchblutungsstörungen.

Auch zur Therapie bei erektiler Dysfunktion wird Alprostadil nach Einbringen in die Harnröhre mithilfe eines Applikators eingesetzt.

♦ **Misoprostol,** ein PGE$_1$-Analogon, wird wegen der zytoprotektiven und die Säuresekretion hemmenden Wirkung als Ulcus-Prophylaktikum und -Therapeutikum verwendet, u. a. bei durch Behandlung mit nichtsteroidalen Antirheumatika ausgelösten Magen- und Duodenalulcera.

Inhalationen von PGE$_2$ wirken bronchodilatatorisch und sind zur Milderung der Asthmasymptome geeignet.

♦ **Epoprostenol** (PGI$_2$) und seine Analoga (z. B. **Iloprost**) werden, i. v. appliziert, bei peripheren arteriellen Verschlusskrankheiten, z. B. bei Thrombangitis obliterans, die besonders bei starken Rauchern auftritt, und zur Verhinderung der Blutplättchenaggregation in Blutkonserven und bei der Hämodialyse benutzt.

Das PGF$_{2\alpha}$-Analogon ♦ **Latanoprost** ist ein Ester-Prodrug und wird lokal am Auge zur Senkung des intraokulären Drucks beim Glaukom eingesetzt.

Viele Pharmaka wirken durch Angriff auf die Prostaglandinbiosynthese. So kommt beispielsweise die analgetische, antipyretische und antiphlogistische Wirkung von Acetylsalicylsäure und Ibuprofen sowie die antirheumatische Wirkung des Indometacins durch Hemmung der Cyclooxygenasen zustande. Hemmung der Cyclooxygenasen bedeutet aber auch eine Begünstigung der Biogenese der Produkte der Lipoxygenasen und damit des Auftretens von Nebenwirkungen (z. B. von Asthmaanfällen). Die bei Anwendung von Acetylsalicylsäure und anderen Cyclooxygenasehemmern auftretenden Magenblutungen sind auf den Wegfall der zytoprotektiv wirkenden Prostaglandine, bes. der E-Reihe, synthetisiert durch die Cyclooxygenase I zurückzuführen.

33.3 Steroidhormone

33.3.1 Allgemeines

Steroidhormone leiten sich formalchemisch vom hypothetischen Grundkörper Steran (Gonan) ab. Ihre Ringe B/C und C/D sind *trans*-verknüpft. Die Zuordnung zur 5α- oder 5β-Reihe entfällt bei den natürlichen Vertretern, da das C-Atom 5 fast stets in eine Doppelbindung einbezogen ist. Ihr Molekül ist durch das Vorhandensein von Doppelbindungen im Ring A weitgehend eingeebnet (Abb. 33-4).

Man kann die Steroidhormone einteilen in:
- Pregnan-Derivate (C$_{21}$-Steroide), dazu gehören die Nebennierenrindenhormone (Corticosteroide, Abb. 33-4) und die weiblichen gestagenen Sexualhormone (Gestagene, Abb. 33-5),

- Androstan-Derivate (C_{19}-Steroide), dazu gehören die männlichen Sexualhormone (Androgene, Abb. 33-5),
- Estran-Derivate (C_{18}-Steroide), dazu gehören die weiblichen estrogenen Sexualhormone (Estrogene, Abb. 33-5).

Steroidhormone werden im Blut, gebunden an spezifische Globuline, transportiert. Ihr Abbau erfolgt in der Leber.

Den Steroidhormonen ist gemeinsam, dass sie nach Eindringen in ihre Zielzellen mit intrazellulären Rezeptoren reagieren. Durch Wechselwirkung gebildeter Hormon-Rezeptor-Komplexe mit spezifischen DNA-Sequenzen (hormon-responsive elements) werden bestimmte Gene zur Transkription freigegeben und Synthesen von speziellen Proteinen eingeleitet. Die Hormon-Rezeptor-Komplexe können aber auch an Transkriptionsfaktoren angreifen. Dann unterbleibt die Transkription und die Synthese entsprechender Proteine.

Ausgangsstoffe für die industrielle Halbsynthese von Steroidhormonen sind Sterole, Steroidsapogenine, Steroidalkaloide oder Cholsäure. Viele Reaktionsschritte auf dem Wege von den Ausgangsprodukten zu den Steroidhormonen werden mit mikrobiologischen Methoden durchgeführt. Eine Totalsynthese wird nur selten praktiziert.

33.3.2 Nebennierenrindenhormone

Die Nebennieren des Menschen liegen den Nieren am oberen Pol kappenförmig auf. Sie wiegen zusammen etwa 10 g. Die Rinde macht etwa 80% der Gesamtorgane aus. Im Rindenanteil werden die Nebennierenrindenhormone (Cortikosteroide, Cortikoide) produziert. In den Markzellen werden Adrenalin und Noradrenalin gebildet (s. u.).

Bisher wurden etwa 50 verschiedene Steroide, vorwiegend Pregnan-Derivate, aus der Nebennierenrinde isoliert. Die meisten dieser Stoffe sind biogenetische Vorstufen der Nebennierenrindenhormone.

Die Nebennierenrindenhormone werden nach der Hauptwirkung eingeteilt in:
- Glucocorticoide, Pregnan-Derivate mit Hydroxy- oder Oxo-Gruppe am C-11: Hydrocortison, Cortison, Corticosteron und 11-Dehydrocorticosteron,
- Mineralcorticoide, Pregnan-Derivate ohne freie Sauerstofffunktion am C-11: Aldosteron und 11-Desoxycorticosteron (Abb. 33-4).

Die Intensität der Biogenese der Glucocorticoide wird durch den Regelkreis CRH/ACTH/Glucocorticoide bzw. Corticoliberin/Glucocorticoide gesteuert

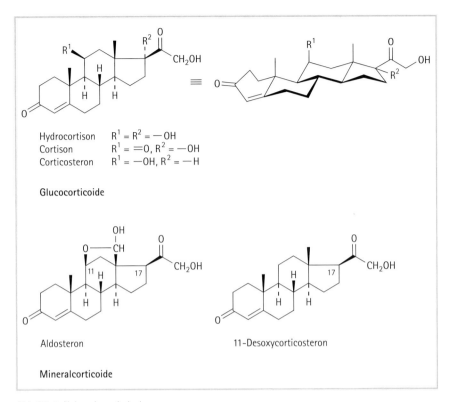

Abb. 33-4 Nebennierenrindenhormone

(Kap. 33.6.4). Die Bildung des Mineralcorticoids Aldosteron wird darüber hinaus durch das Renin-Angiotensin-System beeinflusst (Kap. 33.6.11).

Der Transport der Glucocorticoide im Blut erfolgt durch Bindung an das α_1-Globulin Transcortin. Die Mineralcorticoide werden an Plasmaalbumine gebunden.

> Wirkform der Glucocorticoide ist **Hydrocortison** (Cortisol, 17α-Hydroxycorticosteron).

Durch Induktion der Bildung zahlreicher Enzyme des Protein-, Kohlenhydrat- und Lipidstoffwechsels steigert es die Gluconeogenese in der Leber, bremst es die periphere Gluconeverwertung, hemmt es die Proteinsynthese, fördert es den Protein- und Aminosäureabbau und setzt Fettsäuren aus Triacylglycerolen frei. Es besitzt auch geringe mineralcorticoide Wirkung. Darüber hinaus hemmt es die Phospholipase A_2 sowie die Cyclooxygenase und damit die Eicosanoidbiosynthese. Besonders die Proteinsynthese der lymphatischen

Organe wird durch Hydrocortison stark beeinträchtigt. Damit hemmt es die Bildung von Antikörpern und von einer Reihe von Lymphokinen sowie Interleukinen. Folgen sind immunsuppressive, antiallergische, entzündungshemmende und antiexsudative Wirkungen.

Das Mineralcorticoid **Aldosteron** (seine biogenetische Vorstufe, das 11-Desoxycorticosteron, besitzt nur 1/30 der Wirksamkeit) induziert die Bildung der Na^+/K^+-ATPase im distalen Bereich der Nierentubuli und ist damit für die Na^+-Ionenrückresorption und die K^+- und H^+-Ionenausscheidung verantwortlich.

Therapeutisch einsetzen kann man die nativen Glucocorticoide

- ♦ **Cortison** (Pregn-4-en-17α,21-diol-3,11,20-trion) sowie dessen Ester, z. B.
- ♦ **Cortisonacetat** (Cortisoni acetas PhEur 21-Acetyl-cortison),
- ♦ **Hydrocortison** (Hydrocortisonum PhEur Pregn-4-en-11β,17α,21-triol-3,20-dion) sowie dessen Ester, z. B. **Hydrocortisonacetat** (Hydrocortisoni acetas PhEur, 21-Acetyl-hydrocortison,),
- ♦ **Hydrocortisonhydrogensuccinat** (Hydrocortisoni hydrogenosuccinas PhEur, 21- Succinyl-hydrocortison,), ♦ **Hydrocortisonbutyrat** (Hydrocortison-17-butyrat) und ♦ **Hydrocortisonbuteprat** (Hydrocortison-17-butyrat-21-propionat).

> Die nativen Glucocorticoide, besonders Hydrocortison (TD 30 bis 200 mg, p. o.), werden zur Substitutionstherapie bei partieller oder totaler Nebennierenrindeninsuffizienz (Morbus Addison) verwendet.

Bei chronisch entzündlichen Prozessen und allergischen Erkrankungen, z. B. Bronchialasthma, bei entzündlichen rheumatischen, dermatologischen und ophthalmologischen Erkrankungen, Hirnödemen, Colitis ulcerosa und, kombiniert mit Antibiotika, bei schweren Infektionen, setzt man neben den nativen Glucocorticoiden und ihren Estern, vor allem die peroral oder parenteral applizierten synthetischen Analoga ein. Verwendet werden besonders in Position 16 methylierte, in Position 6- oder 9-fluorierte 1,2-Dehydro-Derivate, die verminderte mineralcorticoide bei verstärkter entzündungshemmender, allerdings erhaltener glucocorticoider Wirkung besitzen (♦ Betamethason, ♦ Budesonid, ♦ Deflazacort, ♦Dexamethason, ♦ Fluocortolon, ♦ Methylprednisolon, ♦ Prednisolon, ♦ Prednison, ♦ Prednyliden, ♦ Rimexolon, ♦ Triamcinolon u. a.). Glucocorticoide werden auch in Form einer Stoßtherapie (0,5 bis 1,5 g Prednisolon über 3 bis 5 Tage) mit Erfolg zur Kupierung akuter Schübe der Multiplen Sklerose benutzt.

Zur lokalen Anwendung, die wegen der Nebenwirkungen, wenn möglich, einer systemischen Anwendung vorzuziehen ist, dienen neben den freien Glucocorticoiden, besonders ♦ Hydrocortison (0,1 bis 1%ige Salben) und dessen Analoga, seine an der OH-Gruppe in Position 17 oder/und 21 veresterten Derivate (z. B. ♦ Hydrocortisonester, ♦ Desoximetason, ♦ Flumetasonpivalat).

Als Folge langandauernder Anwendung von Glucocorticoiden kann je nach Dosierung mehr oder weniger rasch das Cushing-Syndrom auftreten. Symptome sind u.a. gerötetes Vollmondgesicht, Stammfettsucht, Osteoporose, Myopathien, arterielle Hypertonie, Glaukom und Depressionen. Weiterhin führen die Glucocorticoide durch Rückkopplung auf die Hypophyse zur Hemmung der ACTH-Bildung und damit zur Atrophie der Nebennierenrinde.

Als Mineralcorticoid wird heute vor allem das synthetische Analogon ♦ Fludrocortison (Fludrocortisonacetat PhEur, 9α-Fluoro-hydrocortison) eingesetzt, seltener die nur parenteral applizierbaren nativen Mineralcorticoide ♦ Desoxycorton (11-Desoxycorticosteron, 21-Acetoxy-pregn-4-en-3,20-dion) und sein Ester ♦ Desoxycortonacetat (Desoxycortoni acetas PhEur). Sie dürfen nur zusammen mit Glucocorticoiden bei essentieller Hypotonie und peripheren Durchblutungsstörungen appliziert werden. Ihre therapeutische Bedeutung ist gering, Aldosteron als physiologisches Hormon wird nicht mehr eingesetzt. Auf der Suche nach einer Möglichkeit, die Aldosteronproduktion zu senken, wurden selektive Aldosteronantagonisten zur Hypertonie-Therapie entwickelt. ♦ Eplerenon (Epoxymexrenon) ist ein Spirolacton-Abkömmling, der am spätdistalen Tubulus und im Sammelrohr über eine Blockade der Bindung von Aldosteron an dessen zytoplasmatischen Rezeptor wirkt. Die Folge davon ist eine verringerte Natrium- und Wasserretention in der Niere verbunden mit einer Senkung des Blutdrucks.

33.3.3 Weibliche Sexualhormone

Die Sexualhormone stehen mit den Nebennierenrindenhormonen aber auch untereinander in enger biogenetischer Beziehung. So ist es nicht verwunderlich, dass in der Nebennierenrinde auch Sexualhormone auftreten und dass im männlichen Organismus weibliche und im weiblichen Organismus männliche Sexualhormone gefunden werden. Natürlich dominiert jeweils das die sekundären Geschlechtsmerkmale bestimmende Hormon. So beträgt beispielsweise die Plasmakonzentration an androgenen Hormonen beim Mann 0,6 µg/100 ml, bei der Frau 0,05 µg/ml und beim Kind 0,01 µg/ml.

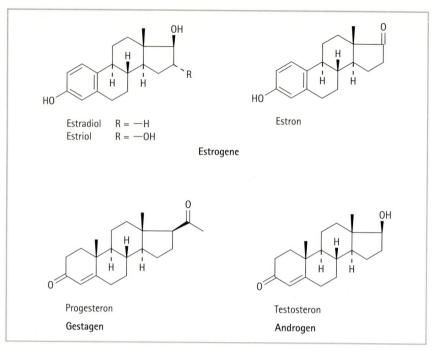

Abb. 33-5 Sexualhormone

Die weiblichen Sexualhormone teilt man ihrer Wirkung nach in 2 Gruppen ein:
- Estrogene (Follikelhormone), Estran-Derivate (mit aromatischen Ring A): Estradiol, Estron, Estriol,
- Gestagene (Gelbkörperhormone, Progestine), Pregnan-Derivate: Progesteron (Abb. 33-5).

Estradiol ist während der fertilen Phase der Frau das bedeutendste Estrogen. Es wird während des Menstruationszyklus im Ovar gebildet, und zwar vor dem Eisprung in den Theka- und Granulosazellen des Graafschen-Follikels und nach dem Eisprung im daraus entstandenen Gelbkörper (Corpus luteum). Nach der Menopause tritt vor allem Estron im Blut auf, das durch Umwandlung des in den Nebennieren produzierten Androstendions im Fettgewebe entsteht. Vom 4. Schwangerschaftsmonat an werden in der Plazenta Estradiol, **Estron** und **Estriol** erzeugt.

Das bedeutendste Gestagen ist das **Progesteron**. Es wird nach dem Eisprung neben den Estrogenen im Ovar, und zwar im Gelbkörper, gebildet. Auch seine Produktion wird während der Schwangerschaft später von der Plazenta übernommen.

Die Bildung der weiblichen Sexualhormone wird in einem Regelkreis durch Wechselwirkung zwischen ihnen, glandotropen Hormonen, „releasing hormones" und „release inhibiting hormones" gesteuert (Kap. 33.6.4).

> Estrogene sind im weiblichen Organismus für die Entwicklung der Fortpflanzungsorgane, die Herausbildung der sekundären Geschlechtsmerkmale und, zusammen mit den Gestagenen, für die während des Menstruationszyklus und der Schwangerschaft auftretenden Veränderungen des Uterus verantwortlich. Die Estrogene führen dabei zur Vergrößerung des Uterus, zur Proliferation des Endometriums und zur Steigerung der Ansprechbarkeit des Myometriums auf Kontraktionsreize.

Darüber hinaus haben sie noch zahlreiche periphere Wirkungen, u. a. fördern sie die Lipidspeicherung in extragenitalen Fettdepots und erhöhen die Plasmakonzentration des HDL. Auch fördern sie den Einbau von Ca^{2+}-Ionen in die Knochen. Beim Mann, wo sie in geringer Menge in den Hoden produziert werden, verursachen sie ein Wachstum der Prostata und der Samenbläschen.

> Das Gestagen Progesteron löst die sekretorische Phase des Endometriums aus und bereitet die Implantation des befruchteten Eies vor, fördert im Zusammenwirken mit den Estrogenen das Wachstum der Uterusmuskulatur sowie des Brustdrüsengewebes und hemmt die Ansprechbarkeit des Uterus für Kontraktionsreize.

Als native Estrogene werden, wegen des hohen First-pass-Effektes meistens parenteral appliziert, angewendet:

♦ **Estradiol**, **Estradiol-Hemihydrat** (Estradiolum hemihydricum PhEur, Estra-1,3,5(10)-trien-3,17β-diol, TD etwa 2 mg und seine Ester ♦ **Estradiolbenzoat** (Estradioli benzoas PhEur), ♦ **Estradioldipropionat** (Estradioli dipropionas PhHelv) und ♦ **Estradiolvalerat** (Estradioli valeras PhEur), ♦ **Estriol** (Estriol PhEur, Estra-1,3,5(10)-trien-3,16,17β-triol), seltener auch ♦ **Estron**.

Auch eine transdermale Anwendung dieser Verbindungen ist möglich (Transdermale Therapeutische Systeme, TTS).

Konjugierte Estrogene (Estrogeni coniuncti PhEur) sind ein Gemisch verschiedener Formen konjugierter Estrogene aus dem Harn trächtiger Stuten oder ein durch Synthese gewonnenes Produkt. Hauptkomponenten sind Natriumestronsulfat und Natriumequilinsulfat (Natrium-7,8-Dihydroestronsulfat).

Als synthetische Estrogene werden u. a. die wegen ihrer längeren Halbwertszeit auch peroral gut wirksamen Derivate 17α-Ethinylestradiol (PhEur) und dessen 3-Methylether Mestranol (PhEur) verwendet.

> Anwendungsgebiete der Estrogene sind vor allem Ausfallserscheinungen im Klimakterium, im Senium und nach Ovarektomie (in Kombination mit Gestagenen u. a. zur Prophylaxe der Osteoporose und der Urogenitalatrophie), Dysmenorrhoe, Amenorrhoe und dysfunktionellen Blutungen.

Auch zur Therapie des Testosteron-abhängigen Prostatakarzinoms werden sie verwendet. Durch Hemmung der LH/FSH-Freisetzung (Kap. 33.6.4) unterdrücken sie die Testosteronproduktion.

Da die Proliferation der Zellen von malignen Tumoren mit Estrogenrezeptoren, z. B. Mamma-Tumoren, durch Estrogene gefördert wird, setzt man zur Therapie dieser Tumorformen auch Antiestrogene ein, z. B. Tamoxifen, ein synthetisches Stilbenderivat, oder unterdrückt die Estrogenbiosynthese durch Hemmung des Schlüsselenzyms der Estrogenbildung, der Aromatase, z. B. durch Gabe von Aminoglutethimid.

Neben den Estrogenagonisten und -antagonisten gibt es eine weitere Gruppe von Pharmaka, die als selektive Estrogenrezeptor-Modulatoren (SERM) bezeichnet werden und die nur bestimmte Teile der Estrogenwirkungen induzieren und andere Teilwirkungen unterdrücken. Gegenwärtig wird lediglich ein synthetisches Estrogen (Raloxifen) therapeutisch zur selektiven Hemmung des Knochenabbaus genutzt. Die Wirkung von → Isoflavonoiden und Drogenextrakten werden gegenwärtig auch mit Hinweis auf eine SERM-Aktivität diskutiert.

Therapeutisch eingesetzte Gestagene sind ◆ **17α-Hydroxyprogesteron** und dessen Ester, z. B. ◆ **17α-Hydroxyprogesteroncaproat**, sowie seine halbsynthetischen Derivate, u. a. ◆ **Chlormadinonacetat** (6-Chlor-17α-acetoxyprogesteron) und Derivate des 19-Nortestosterons, z. B. ◆ **Norethisteron** (17α-Ethinyl-19-nortestosteron), **Norethisteronacetat** und ◆ **Levonorgestrel** (13-Ethyl-17α-Ethinyl-19-nortestosteron). ◆ **Progesteron** (Progesteronum PhEur, Pregn-4-en-3,20-dion) wird wegen seiner sehr kurzen Halbwertszeit nur noch selten eingesetzt.

> Man verwendet Gestagene, meistens kombiniert mit Estrogenen, bei habituellem Abort (TD 250 bis 500 mg) oder zur Substitutionstherapie. Da sie die proliferative Wirkung von Estrogenen im Sinne einer Zelldifferenzierung unterdrücken, werden sie jedoch auch zur Behandlung von Endometrium- und Mamma-Karzinomen eingesetzt.
> Kombinationen von halbsynthetischen Vertretern beider Gruppen dienen als Kontrazeptiva. Sie unterdrücken die Bildung gonadotroper Hormone und damit die Eireifung und Ovulation.

Der Progesteron-Antagonist Mifepriston (RU 486) führt in den ersten 3 Schwangerschaftsmonaten zur Kontraktion der Gebärmutter, erhöht die Empfindlichkeit des Myometriums gegenüber den Kontraktionsreizen von Prostaglandinen und verursacht Dilatation der Zervix. Er wird, kombiniert mit einem

Prostaglandin-Analogon, zur Herbeiführung eines Schwangerschaftsabbruches eingesetzt.

33.3.4 Männliche Sexualhormone

> **Testosteron** ist das bedeutendste männliche Sexualhormon. Es wird in den Leydigschen Zwischenzellen der Hoden produziert. Seine Bildung steht unter der Kontrolle des Lutropins (s. u.). Es kann in den Erfolgsorganen, z. B. der Prostata und den Samenbläschen, durch eine 5α-Reduktase, die durch Östrogene hemmbar ist, in 5α-Dihydro-testosteron (5α-DHT), seine Wirkform, umgewandelt werden. 5α-Dihydro-testosteron fördert die Entwicklung der Fortpflanzungsorgane sowie die Herausbildung der sekundären Geschlechtsmerkmale des Mannes.

Außerdem ist es für die Aufrechterhaltung der Funktion der Nebenhoden, Samenblasen und Prostata verantwortlich. Hervorzuheben ist seine extragenitale anabole Wirkung, so stimuliert es die Eiweißsynthese, fördert die Zunahme der Muskelmasse und das Knochenwachstum.

Testosteron ist peroral gegeben wegen seiner raschen Inaktivierung im Organismus nahezu unwirksam. Zur parenteralen Applikation (i. m.) werden vor allem Testosteronester eingesetzt, z. B. ♦ **Testosteronpropionat** (Testosteroni propionas PhEur) und ♦ **Testosteronoenanthat** (Testosteronenantat, Testosteroni enantas PhEur, ED 200 bis 500 mg, i. m. alle 2 bis 3 Wochen), seltener auch ♦ **Testosteron** (Testosteronum PhEur, Androst-4-en-17β-ol-3-on) selbst. Peroral applizierbar sind u. a. das halbsynthetische ♦ **Methyltestosteron** (Methyltestosteronum PhEur, 17α-Methyl-testosteron) und ♦ **Mesterolon** (Mesterolonum PhEur, 4,5-Dihydro-1α-methyl-testosteron).

> Anwendungsgebiete von Testosteronderivaten sind Hypogonadismus, Infertilität und Impotentia coeundi. Bei der Frau angewendet, dienen sie zur Behandlung inoperabler Mamma- und Genitalkarzinome.

Zur Erzeugung anaboler Effekte werden synthetische Derivate mit reduzierter androgener Wirkung benutzt, z. B. Testolacton und Nandrolon. Sie werden missbräuchlicherweise auch als Dopingmittel und Futterzusatzstoffe in der Tierzucht angewendet.

Hemmstoffe der 5α-Reduktase vom Typ 2 (in der Prostata lokalisiert), z. B. das synthetische ♦ **Finasterid** (PhEur), werden bei benigner Prostatahypertrophie eingesetzt. Antiandrogene, z. B. das ♦ **Cyproteronacetat** (PhEur, ein halbsynthetisches 17α-Hydroxy-progesteron-Derivat mit 1α,2α-Methylengruppe), werden zur Therapie von Prostatakarzinomen verwendet.

Das Steroidhormon ♦ **Dehydroepiandrosteronacetat** (DHEA) wird in den Nebennierenrinden aus Cholesterol synthetisiert und nach Bedarf in zahlreiche andere Hormone umgewandelt. Zwei der wichtigsten Hormone, die aus DHEA entstehen, sind Testosteron und Estrogen. DHEA ist eine Modedroge bei Bodybuildern, weil es körperlich und geistig jünger machen soll. Ernsthafte Beweise für diese „Anti-aging"-Eigenschaften gibt es bis heute allerdings nicht. Die Anwendung des Hormons zur Reduktion von menopausalen Beschwerden, zur Stärkung des Immunsystems und bei chronischem Müdigkeitssyndrom kann nicht empfohlen werden. Erste klinische Erfolge wurden bei der Behandlung von Lupus erythematodes erreicht.

33.4 Iodthyronine

Die Schilddrüse (Glandula thyroidea) ist ein etwa 18 bis 25 g schweres, weiches, hufeisenförmiges Gebilde, das aus 2 Lappen besteht, die durch eine Brücke verbunden, beiderseits dem Kehlkopf und dem oberen Abschnitt der Luftröhre anliegen. Von ihr werden die Hormone Calcitonin (Kap. 33.6.10), L-Thyroxin und L-Triiodthyronin (Abb. 33-6) gebildet. Die beiden letztgenannten Hormone werden aus dem Glykoprotein Thyreoglobulin durch eine lysosomale Proteinase freigesetzt und an das Blut abgegeben. Dort werden sie, an Transportproteine gebunden (besonders an das Thyroxin bindende Globulin TBG), zu den Wirkungsorten transportiert.

Thyreoglobulin (M_r 660 kD, Kohlenhydratanteil etwa 10%) wird aus einem an Tyrosyl-Resten reichen Vorläuferglykoprotein in den sog. Thyreozyten der Schilddrüse gebildet. Dazu werden aktiv aufgenommene und gespeicherte Iodid-Ionen (10 bis 15 mg in der Schilddrüse, bei einem Körpervorrat von etwa 50 mg) durch eine Peroxidase zu elementarem Iod oxidiert, das zur Iodierung der Tyrosyl-Reste zu 3,4-Diiod-tyrosyl-Resten verwendet wird. Durch Reaktion der Diiodtyrosyl-Reste untereinander entstehen das proteingebundene L-Thyroxin (3,3′,5,5′-Tetraiod-L-thyronin, T_4) neben weniger L-Triiodthyronin (3,3′,5 Triiod-L-thyronin, T_3). Von der Schilddrüse werden täglich etwa 90 µg T_4 und 8 µg T_3 freigesetzt. Alle diese Prozesse, wie auch die Vermehrung der Thyreozyten, werden durch das thyreotrope Hormon (TSH, Kap. 33.6.5) gefördert. Seine Bildung wird über eine Hemmung der Ausschüttung des Thyreoliberins (TRH, Kap. 33.6.4) durch die Hypophyse, ausgelöst durch eine hohe Konzentration an Iodthyroninen im Blut, unterdrückt.

Bei Iodmangel, an dem etwa 30% der Bevölkerung Deutschlands leidet, kommt es zunächst zu einer Vergrößerung der Schilddrüse (Iodmangelstruma). Später treten Ausfallerscheinungen auf, die zunächst in nachlassender Leistungsfähigkeit sichtbar werden. Während der Schwangerschaft kann Iodmangel zu Schäden des Fetus führen. Eine Therapie ist bei gesicherter Diagnose (!) mit Iodidgaben möglich. Zur Prophylaxe wird der Einsatz von iodiertem Speisesalz empfohlen (Tagesbedarf 100 bis 200 µg Iodid). Auch der Verzehr

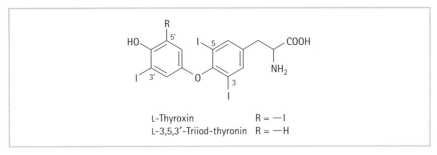

L-Thyroxin R = —I
L-3,5,3'-Triiod-thyronin R = —H

Abb. 33-6 Iodthyronine

von Seefischen (200 bis 800 µg Iod/100 g, niedrige Werte im Hering, hohe Werte im Schellfisch) kann zur Iodversorgung beitragen. Eine Bedarfsdeckung wird durch beide Maßnahmen vermutlich jedoch nicht erreicht.

> Wirkform der Iodthyronine ist vorwiegend das T_3, das in der Peripherie neben dem hormonell inaktiven 3,3′,5′-Triiod-L-thyronin (reverses T_3, rT_3) durch Deiodierung des T_4 entsteht.

Es wird von allen Zellen des Körpers aufgenommen und aktiviert nach Reaktion mit einem Zellkernrezeptor eine Reihe von Genen selektiv. Dadurch steuert es Wachstums- und Entwicklungsprozesse im kindlichen Organismus. Außerdem induziert es eine verstärkte Bildung von Na^+/K^+-ATPase. Folge ist ein erhöhtes Angebot von ADP an die Mitochondrien, damit eine Steigerung der Intensität der Zellatmung und so des Stoffumsatzes im Gesamtorganismus zugunsten einer erhöhten Wärmeproduktion.

> ◆ **Levothyroxin-Natrium** (Levothyroxinum natricum PhEur, T_4) und ◆ **Liothyronin-Natrium** (Liothyroninum natricum PhEur, T_3) werden, peroral appliziert, eingesetzt bei:
> - Schilddrüsenunterfunktion (Hypothyreose),
> - bei Überproduktion an TSH und dadurch bedingtem übermäßigem Schilddrüsenwachstum, der sog. euthyreotischen Struma,
> - zur Therapie von Hyperthyreosen (Morbus Basedow) mit Thyreostatika zur Vermeidung der Strumabildung und
> - zur Rezidivprophylaxe nach Strumektomie.

Seltener wird das rasch, aber kurzzeitig wirkende T_3 mit dem relativ spät, aber langzeitig wirkenden T_4 kombiniert. Diese Kombinationstherapie wird heute negativ beurteilt.

33.5 Neurotransmitter und Mediatoren

Neurotransmitter stehen im Dienste der Erregungsübertragung an den Synapsen. Sie werden in den präsynaptischen Nervenendigungen gebildet und in den präsynaptischen Vesikeln gespeichert. Bei Erregung der Nervenfasern werden sie aus den Vesikeln durch Exozytose in den synaptischen Spalt abgegeben, binden sich spezifisch an die Rezeptoren in der Membran der postsynaptischen Zellen und lösen dort eine Kette von Reaktionen, die sog. Effektuierungskette aus, an deren Ende die sichtbar werdende Wirkung der Zielzelle steht. Bei Beendigung der Erregung werden die Neurotransmitter teilweise vom präsynaptischen Nervenende rückresorbiert, teilweise auch durch spezifische Enzyme inaktiviert oder gehen durch Diffusion verloren.

Durch Bindung an Rezeptoren der präsynaptischen Nervenenden (sog. Autorezeptoren) können die Neurotransmitter ihre eigene Ausschüttung hemmen (Feedback!). Auch regulatorische Rezeptoren für andere Stoffe (sog. Heterorezeptoren) sind an den präsynaptischen Membranen vorhanden.

Zu den Neurotransmittern gehören die Amine L-Noradrenalin, L-Adrenalin und Dopamin (oft als Catecholamine zusammengefasst), Acetylcholin, Histamin und Serotonin (Abb. 33-7). Aber auch Aminosäuren werden zur chemischen Erregungsübertragung vom Körper genutzt, z. B. γ-Aminobuttersäure, L-Glutaminsäure, L-Asparaginsäure und Glycin, ebenso Peptide, z. B. die Enkephaline (Kap. 33.6.12) und Substanz P.

Die therapeutische Beeinflussung der Erregungsübertragung ist vor allem möglich durch die Applikation von

- natürlichen Neurotransmittern, z. B. L-Adrenalin, L-Noradrenalin, Dopamin,
- Naturstoffen und Synthetika, die an den postsynaptischen Rezeptoren gebunden werden und an der Zielzelle die gleichen Wirkungen auslösen, wie die Neurotransmitter (Agonisten), z. B. Pilocarpin, das die Wirkung des Acetylcholins besitzt,
- Naturstoffen und Synthetika, die an den postsynaptischen Rezeptoren gebunden werden, an der Zielzelle keine Wirkungen auslösen aber den Angriff des endogenen Neurotransmitters verhindern (Antagonisten), z. B. Atropin, das den Angriff des Acetylcholins an bestimmten Rezeptoren verhindert,
- Naturstoffen und Synthetika, die die Inaktivierung des Neurotransmitters verhindern und damit seine Wirkung verstärken und verlängern, z. B. Physostigmin, das die Inaktivierung des Acetylcholins durch Hemmung der Acetylcholinesterase blockiert,

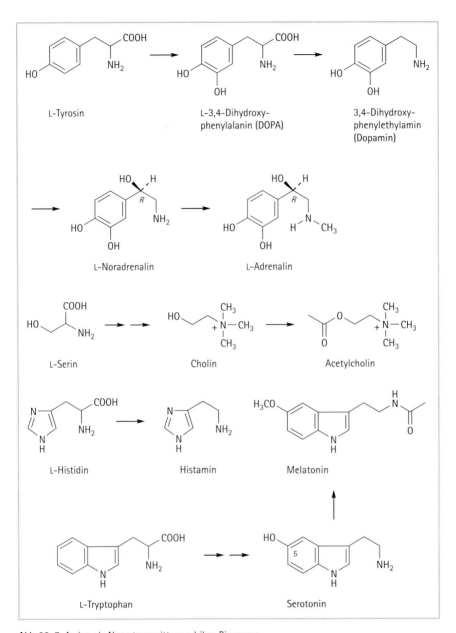

Abb. 33-7 Amine als Neurotransmitter und ihre Biogenese

- Naturstoffen und Synthetika, die die Ausschüttung des Neurotransmitters provozieren und seine Rückspeicherung in das präsynaptische Nervenende verhindern, damit zunächst die Wirkung des Neurotransmitters verstärken, dann aber zu einer Verarmung (Depletion) an Transmitter führen, z. B. Cocain, das die Ausschüttung von Dopamin und Noradrenalin provoziert, und gleichzeitig die Wiederaufnahme von Noradrenalin hemmt,
- Naturstoffen und Synthetika, die in die Effektuierungskette eingreifen und damit die Wirkung des Neurotransmitters unterdrücken oder potenzieren, z. B. Papaverin, das den Abbau von cAMP hemmt, das Glied einer Effektuierungskette ist,
- Naturstoffen und Synthetika, die Ionenkanäle öffnen oder blockieren und damit die Erregung von Nervenzellen und den Zellen des Erfolgsorgans unmöglich machen, z. B. Aconitin, das zu einer Öffnung der Na^+-Kanäle führt.

L-**Noradrenalin** (L-Norepinephrin, Abb. 33-7) wird in den Nervenendigungen des sympathischen Nervensystems gebildet. L-**Adrenalin** (L-Epinephrin, Abb. 33-7) wird in Nervenendigungen des ZNS produziert. Beide Stoffe entstehen aber auch in den sog. chromaffinen Zellen des Nebennierenmarks. Von dort können die Stoffe in Beantwortung spezifischer Reize, z. B. bei Stresssituationen, an die Blutbahn abgegeben werden.

Beide Neurotransmitter reagieren mit den sog. α-adrenergen Rezeptoren (5 Subtypen, u. a. $α_1$- und $α_2$-Rezeptoren) und β-adrenergen Rezeptoren (3 Subtypen, u. a. $β_1$- und $β_2$-Rezeptoren) der Zellen der Erfolgsorgane. Die Hauptwirkungen des Noradrenalins werden an $α_1$-, $α_2$- und $β_1$-Rezeptoren ausgeübt. Adrenalin wirkt an allen adrenergen Rezeptoren etwa gleich stark.

Stimulation der α-Rezeptoren der glatten Muskelzellen der Blutgefäße (vorwiegend $α_1$-Rezeptoren) führt zur Gefäßkonstriktion, ihrer β-Rezeptoren (vorwiegend $β_2$-Rezeptoren) zur Gefäßdilatation. Stimulation der β-Rezeptoren des Herzens (vorwiegend $β_1$-Rezeptoren) hat positiv inotropen und positiv chronotropen Effekt. Die Wirkung von L-Adrenalin und L-Noradrenalin auf die Zielzellen ist von deren Rezeptorausstattung und einer Reihe anderer Faktoren abhängig. Gefäßmuskelzellen beispielsweise antworten je nach Rezeptorausstattung mit Kontraktion oder Relaxation.

L-Noradrenalin hat wegen seiner starken α-adrenergen Wirkung bevorzugt vasokonstriktorischen Effekt und erhöht durch Steigerung des peripheren Widerstandes den Blutdruck.

Seine Salze, ♦ **Norepinephrinhydrochlorid** (Noradrenalini hydrochloridum PhEur) und ♦ **Norepinephrintartrat** (Noradrenalini tartras PhEur), werden daher in erster Linie bei akutem Kreislaufversagen, verbunden mit starkem Blutdruckabfall, besonders in Form von Infusionen (0,1 µg/kg KG pro min) oder i. m. Injektionen (ED 0,25 mg) eingesetzt.

L-Adrenalin führt in physiologischen Konzentrationen zur Gefäßdilatation (β-Wirkung), hohe Dosen haben jedoch ebenfalls Gefäßkonstriktion zur Folge (α-Wirkung). Am Herzen wirkt es positiv inotrop und positiv chronotrop. Auch löst es Broncholyse ($β_2$-Wirkung) aus.

♦ **Epinephrin** (Adrenalinum DAC) und ♦ **Epinephrinhydrogentartrat** (Adrenalini tartras PhEur) werden, i. v. appliziert, bei akutem Herzstillstand (ED 0,5 bis 1,0 mg) und anaphylaktischem Schock (ED 0,05 bis 0,1 mg) sowie, s. c. oder per inhalationem (Dosieraerosole, je Sprühstoß etwa 0,3 mg) appliziert, bei akuten Asthmaanfällen angewendet.

Lokal werden Lösungen der Substanzen zur Stillung parenchymatöser Blutungen und als Zusatz zu Lokalanästhetika zur Schaffung von Blutleere im Operationsgebiet und zur Verhinderung der Ausschwemmung der Lokalanästhetika verwendet. In der Ophthalmologie werden sie in Form von 0,1 bis 2%igen Augentropfen bei Weitwinkelglaukom eingesetzt.

Dopamin (Abb. 33-7) greift bevorzugt an den sog. dopaminergen Rezeptoren (5 Subtypen, D_1- bis D_5-Rezeptoren) an, die sich besonders im ZNS befinden. Daneben übt es auch Wirkungen auf periphere dopaminerge sowie auf α- und β-adrenerge Rezeptoren aus. Beispielsweise wird durch Dopamin eine Vasodilatation im Versorgungsgebiet der Eingeweidenerven und im Nierenbereich ausgelöst (Angriff an D_1-Rezeptoren). In physiologischen Konzentrationen wirkt es am Herzen β-adrenerg, in hohen Konzentrationen α-adrenerg auf das Blutgefäßsystem. Peroral oder parenteral appliziertes Dopamin passiert, wie auch die übrigen Catecholamine, die Blut-Hirn-Schranke nicht und hat somit keine ZNS-Wirkung. Therapeutisch verwendet wird ♦ **Dopaminhydrochlorid** (Dopamini hydrochloridum PhEur) bei kardiogenem Schock, bei schwerer Herzinsuffizienz, bei septischem Schock und zur Verbesserung der Nierendurchblutung (per infusionem 0,5 bis 5 µg/kg KG pro min, bei septischem Schock bis 50 µg/kg KG pro min).

Die Biogenese der Catecholamine erfolgt aus der Aminosäure L-Tyrosin über L-2,4-Dihydroxy-phenylalanin und 2,4-Dihydroxy-phenylethylamin (Abb. 33-7). Die Inaktivierung geschieht durch oxidative Desaminierung, katalysiert durch eine Monaminoxidase (MAO) und/oder durch Methylierung der OH-Gruppe in Position 3, katalysiert durch eine Catecholamin-*O*-methyltransferase (COMT).

Wegen der kurzen Halbwertszeiten der Catecholamine, ihrer geringen Rezeptorspezifität und ihrer Wirkungslosigkeit bei peroraler Gabe (hoher First-pass-Effekt) setzt man heute auch synthetische Analoga ein.

Acetylcholin (Abb. 33-7) wird an den Endigungen des parasympathischen Nervensystems ausgeschüttet und wirkt dort auf die muscarinerg-cholinergen Rezeptoren (5 Subtypen, M_1 bis M_5), z. B. der glatten Muskulatur. Außerdem ist es Neurotransmitter an den motorischen Endplatten der quer gestreiften Muskulatur und in den sympathischen und parasympathischen Ganglien. Dort wirkt es auf nicotinerg-cholinerge Rezeptoren (4 Subtypen von Liganden-gesteuerten Ionenkanälen). Auch im ZNS fungiert es als Neurotransmitter.

Die Biogenese des Acetylcholins (Abb. 33-7) geht vom L-Serin aus, das nach Decarboxylierung zunächst zum Cholin methyliert und anschließend mithilfe von Acetyl-Coenzym A acetyliert wird.

Wegen der extrem kurzen Halbwertszeit des Acetylcholins wird ♦ **Acetylcholinchlorid** (Acetylcholini chloridum PhEur) heute nur noch in der Ophthalmologie zur Beschleunigung der Miosis nach Operationen am Auge eingesetzt. Für andere Indikationen verwendet man Analoga des Acetylcholins, z. B. Pilocarpin, oder Acetylcholinesterasehemmer, z. B. Physostigmin.

Histamin ist ein Decarboxylierungsprodukt der proteinogenen Aminosäure L-Histidin (Abb. 33-7). Es greift an den sog. histaminergen Rezeptoren (H_1-, H_2- und H_3-Rezeptorsubtypen) an. Die Reaktion mit H_1-Rezeptoren führt zur Kontraktion der glatten Muskelzellen des Darmes, der Bronchien und zur Erhöhung der Kapillarpermeabilität, verbunden mit lokaler Ödembildung. Durch Besetzung der H_2-Rezeptoren wird am Herzen Tachykardie und am Magen eine Sekretionssteigerung ausgelöst. Die H_3-Rezeptoren treten präsynaptisch an histaminergen (Autorezeptoren) oder anderen Neuronen (Heterorezeptoren) gehäuft im ZNS auf und haben inhibitorische, erregungsdämpfende Funktionen.

♦ **Histamindihydrochlorid** (Histamini dihydrochloridum PhEur) oder ♦ **Histaminphosphat** (Histamini phosphas PhEur) finden als Vergleichssubstanzen Anwendung beim Prick-Test (Stich-Test), der im Dienste der Diagnostik allergischer Haut- und Schleimhauterkrankungen steht. Bei der Magensaftsekretionsanalyse wird es heute weitgehend durch synthetische Analoga, z. B. ♦ **Betazol**, ersetzt.

Serotonin (5-HT, 5-Hydroxy-tryptamin) geht aus L-Tryptophan hervor, das zunächst in Position 5 hydroxyliert und anschließend decarboxyliert wird (Abb. 33-7). Es reagiert mit sog. serotoninergen Rezeptoren (sehr viele Subtypen, die in Klassen von $5-HT_1$ bis $5-HT_7$ aufgegliedert sind) im ZNS und in der Peripherie. Seine Wirkungen sind sehr komplex. Therapeutisches Interesse haben bisher nur Serotoninantagonisten, z. B. aus der Gruppe der → Mutterkornalkaloide vom Ergopeptin-Typ, erlangt. Auch als Anxiolytika, Antihypertensiva, zur Migränetherapie und zur Behandlung von Zytostatika- und Strahlen-induziertem Erbrechen besitzen sie pharmakologische Bedeutung. Ein Derivat des Serotonins ist das Hormon ♦ **Melatonin** (Abb. 33-7), das in der Epiphyse gebildet wird und die Produktion von Melanin, dem braunen Pigment der Haut auslöst. Außerdem hemmt es die Sekretion von ACTH und der gonadotropen Hormone und soll den „Jet Lag" bei Flugreisen ausgleichen, da es an der Regulation des Schlaf-Wach-Rhythmus beteiligt ist.

Histamin und Serotonin haben neben Eicosanoiden (Kap. 33.2) und Kininen (Kap. 33.6.12) auch die Funktion von Mediatoren. Histamin wird auch in Mastzellen, basophilen Granulozyten und Thrombozyten gespeichert. Zahlreiche physikalische und chemische Faktoren sowie Antigen-Antikörper-Reaktionen können seine Freisetzung auslösen. Damit ist es Mediator allergischer Erscheinungen. Serotonin wird u. a. auch in Thrombozyten gespeichert und begünstigt durch vasokonstriktorische Wirkung die primäre Hämostase.

33.6 Peptid- und Proteohormone

33.6.1 Chemie und Informationsgehalt

> Die Peptid- und Proteohormone bilden die größte Klasse der Hormone. Die bekannten Vertreter sind aus 3 (Thyroliberin) bis 216 (Lutropin) Aminoacylresten aufgebaut. Die kleinmolekularen Hormone tragen oft einen Pyroglutaminsäure-Rest (Glp) am N-terminalen Ende bzw. einen Amidrest an der C-terminalen Carboxylgruppe (aus einem Glycin-Rest hervorgehend). Die Proteohormone sind häufig Glykoproteine, die aus 2 durch S—S-Brücken miteinander verbundenen Ketten aufgebaut sind.

Vermutlich dient eine Kette als Haptomer und hat, ähnlich wie bei den toxischen Lectinen, die Aufgabe, die zweite Kette, das Effektomer, in die Zelle einzuschleusen.

Die Informationen, die das Hormon zu überbringen hat, und die Adressen, an die die Information gerichtet ist, sind in der Primärstruktur, bei Oligopeptid- und Proteohormonen auch in der Sekundär- und Tertiärstruktur verschlüsselt. Sie sind entweder in aus mehreren benachbarten Aminoacylresten bestehenden Teilsequenzen enthalten (sog. sychnologische Organisationsform, z. B. beim ACTH) oder in bestimmten, über das ganze Molekül verstreuten Aminoacylresten niedergelegt, die erst bei einer bestimmmten Tertiärstruktur nebeneinander gelagert werden und das die Information tragende Muster bilden (sog. rhegnylogische Organisationsform, z. B. bei Insulin).

Im Rahmen des „peptid design" durch den Synthetiker ist es besonders bei sychnologisch organisierten Peptidhormonen möglich, durch Weglassen adressen- oder informationsfreier Molekülteile ein Hormon bei erhaltener Wirkung zu minimieren, durch Aminosäureaustausch oder -elimination Adressen oder Informationen zu verändern bzw. auszulöschen oder durch Einführung ungewöhnlicher Aminosäuren (z. B. D-Aminosäuren) bzw. von Substituenten, die biologische Halbwertszeit zu verlängern. So kann beispielsweise beim Nonapeptid Vasopressin, das am Blutgefäß konstriktorisch und an der Niere antidiuretisch wirkt, durch Veretherung der OH-Gruppe eines Tyrosyl-Restes (in Position 2, Abb. 33-10) die Adresse „Blutgefäß" gelöscht werden. Dieses Analogon wirkt nur noch antidiuretisch. Tauscht man den Tyrosyl-Rest gegen einen Phenylalanyl-Rest und den Lysyl-Rest in Position 8 gegen einen Ornithyl-Rest aus, wird die Adresse „Niere" eliminiert. Das Analogon wirkt nur noch vasopressorisch.

33.6.2 Stoffwechsel

Die Biogenese der Peptid- und Proteohormone geht vermutlich ausschließlich von sog. Prä-Pro-Hormonen aus. Prä-Pro-Hormone sind an Ribosomen gebildete Proteine, aus denen nach Abspaltung einer hydrophoben Signalsequenz, die der Einschleusung in das endoplasmatische Retikulum dient, Prohormone hervorgehen. Aus den Prohormonen werden die Hormone durch limitierte Proteolyse (Proteinprocessing) gebildet, katalysiert durch spezifische Endoproteinasen. Nach ihrer Bildung werden sie häufig in sekretorischen Granula gespeichert. Aus diesen Granula werden sie, gesteuert durch Liberine, Statine und bestimmte physiologische Parameter, z. B. den Blutglucosespiegel beim Insulin, durch Exozytose freigegeben.

Neben Prohormonen, aus denen nur ein Peptidhormon gebildet werden kann, existieren auch solche, die mehrere, bisweilen überlappende Sequenzen von Peptidhormonen enthalten. Ein gut untersuchtes Beispiel ist das des Proopiomelanocortins (POMC), das in die Hormone ACTH, α-MSH, β-MSH, γ-MSH, β-Endorphin und [Met^5]-Enkephalin zerlegbar ist (Abb. 33-8). Weitere derartige Hormonvorstufen sind u. a. Proenkephalin (PENK), das mehrere Moleküle [Met^5]-Enkephalin, [Leu^5]-Enkephalin und andere Enkephalinverwandte liefern kann, und das Prodynorphin, das die Sequenzen für Dynorphin, [Leu^5]-Enkephalin und α-Neo-Endorphin enthält. Es ist wahrscheinlich, dass diese Prohormone organspezifisch zerlegt werden und, je nach Stoffwechsellage, eines oder mehrere der enthaltenen Hormone liefern. Die Prohormone sind nicht nur notwendige Durchgangsstationen bei der Biosynthese, sondern vermutlich auch Speicherformen der Peptidhormone.

Die Inaktivierung der Peptid- und Proteohormone erfolgt durch Aufspaltung von Peptidbindungen, katalysiert durch spezifische Peptidhydrolasen. Vor dem Angriff durch unspezifische Amino- oder Carboxypeptidasen sind die kleinmolekularen Hormone oft durch Maskierung der freien N-terminalen NH_2-Gruppen und der freien C-terminalen Carboxylgruppen sowie durch S—S-Brücken geschützt.

33.6.3 Gewinnung und Prüfung

> Viele Peptidhormone können heute synthetisch hergestellt werden, z. B. Angiotensin, Calcitonin, Gonadoliberin, Insulin, Oxytocin, Sekretin, Somatostatin, Thyroliberin, Vasopressin sowie Analoga dieser Hormone und hormonell wirksame Teilsequenzen anderer Hormone, z. B. des ACTH und des Gastrins. Bei Peptiden mit hoher Molekülmasse, z. B. Insulin, ist die Synthese unökonomisch, sodass man in diesen Fällen auf eine Gewinnung mit biotechnologischen Methoden oder notfalls auf die Isolierung aus tierischen Organen angewiesen ist.

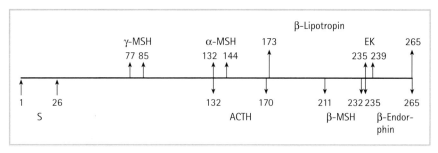

Abb. 33-8 Proopiomelanocortin als Multiprohormon (S = Signalsequenz, EK = [Met^5]-Enkephalin, die Zahlen sind Positionsnummern der Aminosäurereste)

Bei der Gewinnung aus biologischem Material geht man von Hormondrüsen von Schlachttieren aus, die, um eine proteolytische Spaltung zu verhindern, entweder sofort verarbeitet oder tiefgefroren werden müssen. Nach dem Zerkleinern extrahiert man mit verdünnten Salzlösungen bestimmten pH-Wertes, bei Peptiden niederer Molekülmasse auch mit 70 bis 80%igem Ethanol oder Aceton (die höhermolekularen Proteine gehen dabei nicht in Lösung). Anschließend trennt man das Hormon von den Begleitstoffen ab. Das geschieht durch wiederholte fraktionierte Fällung mit Neutralsalzen (NaCl, $(NH_4)_2SO_4$) oder mit mit Wasser mischbaren organischen Lösungsmitteln (Ethanol, Aceton) bei Temperaturen nahe dem Gefrierpunkt. Auch durch Einstellung des pH-Wertes der Lösung auf den isoelektrischen Punkt des Hormons (Bereich geringster Löslichkeit) ist eine Fällung möglich. Anschließend kann durch Affinitäts-, Ionenaustausch-, Adsorptions- oder Gelchromatographie weiter gereinigt werden.

Da tierische Hormone in ihrer Primärstruktur, wenn oft auch nur geringfügig, von menschlichen Hormonen abweichen, treten in einigen Fällen Unwirksamkeit (z. B. beim Somatotropin) oder Antikörperbildung (z. B. beim Insulin) auf. Hier ist der Einsatz von Verbindungen mit der Primärstruktur menschlicher Hormone notwendig, die mit biotechnologischen Methoden, durch Aminosäureaustausch oder Synthese erhalten werden müssen.

Die Identitäts- und Reinheitsprüfungen von Peptid- und Proteohormonen erfolgen u. a. durch Bestimmung der spezifischen Drehung der Hormonlösungen sowie ihrer Absorption im UV, durch Flüssigchromatographie, Peptidmapping (Analyse der Spaltprodukte mit Hilfe der HPLC nach partieller Hydrolyse durch eine Proteinase), automatische Aminosäureanalyse nach hydrolytischer Spaltung, Ausschlusschromatographie, Polyacrylamidgelelektrophorese, Isoelektrische Fokussierung, und immunchemische Methoden (RIA/ELISA). Die Gehaltsbestimmung kann u. a. durch Bestimmung des Wirkwertes mit biologischen Methoden, durch HPLC und Ausschlusschromatographie erfolgen.

33.6.4 Hormone des Hypothalamus

Im Hypothalamus, einem Teil des Zwischenhirns, werden neurogene Reize, die aus anderen Hirnregionen kommen, in hormonelle Reize transformiert. Produkte dieser Transformation sind Peptide mit 3 bis 44 Aminoacylresten (Abb. 33-9, Tab. 33-1).

Die Hypothalamushormone werden von sekretorischen Nervenzellen gebildet, gelangen über ein spezielles Blutgefäßsystem (Portalgefäße) zum Hypophysenvorderlappen und fördern oder hemmen dort die Biosynthese und Freisetzung von Hypophysenvorderlappenhormonen. Die neurosekretorischen Hormone, die die Biosynthese und Freisetzung von Hypophysenhormonen fördern, werden als Releasing-Hormone (abgekürzt RH) oder Liberine bezeichnet. Ihre Gegenspieler bezeichnet man als Release-inhibierende Hormone (abgekürzt RIH) oder Statine. Bisher sind 8 Hypophysenhormone bekannt (Tab. 33-1).

Die genannten Hormone werden auch in anderen Teilen des Gehirns und in Bereichen von Nervenbahnen der Peripherie gefunden und haben neben ihrem Effekt auf die Hypophyse zahlreiche andere Funktionen. So sind z.B. 70% des im Hirn vorhandenen Somatostatins in extrahypothalamischen Bereichen nachweisbar (davon 22% in der Hirnrinde). Es moduliert die lokomotorischen und kognitiven Funktionen des ZNS. Auch in den D-Zellen der Langerhansschen Inseln des Pankreas wird es gebildet und erfüllt zahlreiche Aufgaben im Gastrointestinaltrakt und an der Niere, z.B. hemmt es die endokrine Sekretion der Bauchspeicheldrüse, vermindert die Durchblutung der Mucosa im Magen-Darm-Trakt und schränkt die Sekretion des Magens sowie die Harnbildung ein. Thyroliberin hat im Gehirn auch Neurotransmitterfunktion und ist u.a. an der Thermoregulation, der Magensaftsekretion und der Regulation einiger Kreislauffunktionen beteiligt.

Die natürlichen Hypothalamushormone werden fast ausschließlich nur zur Funktionsprüfung der Hypophyse eingesetzt.

```
Thyroliberin    Glp—His—Pro—NH₂

Melanostatin    Pro—Leu—Gly—NH₂

                 1   2   3   4   5   6   7   8   9   10
Gonadoliberin   Glp—His—Trp—Ser—Tyr—Gly—Leu—Arg—Pro—Gly—NH₂

Somatostatin    Ala—Gly—Cys—Lys—Asn—Phe—Phe—Trp
                             |                        |
                            Cys—Ser—Thr—Phe—Thr—Lys
```

Abb. 33-9 Hormone des Hypothalamus

Tab. 33-1 Hormone des Hypothalamus

Name	Abkürzung	Anzahl der Aminoacylreste	beeinflusst Ausschüttung von
Corticoliberin	CRH, CRF	41 (H,O,R)	Corticotropin + β-Endorphin +
Thyroliberin (Protirelin)	TRH, TSH-RH	3 (S)	Thyreotropin + Prolactin +
Gonadoliberin (Gonadorelin)	GnRH, LH/FSH-RH	10 (S)	Follitropin + Lutropin +
Somatoliberin	SRH, GHRH, GRH	44 (H)	Somatotropin + Prolactin +
Somatostatin	SIH, GHRIH, SRIF	14 (O), zyklisch	Somatotropin –
Melanoliberin	MRH	5 (B)	Melanotropin +
Melanostatin	MIH	3 (B)	Melanotropin –

B = Rind, S = Schwein, O = Schaf, H = Mensch, R = Ratte, + = fördernd, – = hemmend

So dient ♦ **Thyroliberin** (Protirelin, Protirelinum PhEur, ED 0,2 bis 0,5 mg, i. v.), das auch p. o. appliziert werden kann, bei Schilddrüsenerkrankungen zur Überprüfung der Fähigkeit der Hypophyse zur Bildung von Thyrotropin.
♦ **Gonadoliberin** (Gonadorelinacetat, Gonadorelini acetas PhEur, ED 0,1 mg, i. v.) wird zur Differenzialdiagnose bei Fertilitätsstörungen verwendet. Für den therapeutischen Einsatz ist die Halbwertszeit (nur wenige Minuten) der natürlichen Hormone zu gering. Durch Aminosäuresubstitution gewonnene, langsamer abgebaute synthetische Analoga sind auch therapeutisch einsetzbar.

♦ **Corticoliberin** (Corticotropin-Releasing Hormon, CRH) wird zur Überprüfung der corticotropen Partialfunktion des Hypophysenvorderlappens in allen Fällen eingesetzt, in denen eine organische Schädigung dieser Funktion vermutet werden kann (ED 0,1 mg, i. v.).

♦ **Somatostatin** (Somatostatinum PhEur, 3 bis 8 µg/kg KG pro h, i. v.), häufiger jedoch das Somatostatin-Analogon ♦ **Octreotid** (Octapeptid, D-Phe-Cys($S_2 \rightarrow S_7$)-Phe-D-Trp-Lys-Thr-Cys($S_7 \rightarrow S_2$)-Thr), werden bei Akromegalie und zur Milderung der von Tumoren der Hypophyse und endokrin aktiven Tumoren des Magen-Darm-Traktes ausgelösten Symptome (ED 25 µg, i. v.) angewendet. Auch bei peptischen Ulcusblutungen, bei Blutungen von Ösophagusvarizen, juvenilem Diabetes (Einschränkung der Glucagonsekretion) und kongenitalem Hyperinsulinismus (Einschränkung der Insulinsekretion) kann man diese Verbindungen einsetzen.

Das ♦ **Somatoliberin** (Somatorelin) oder sein Analogon ♦ **Sermorelin** (vom C-terminalen Ende her auf 29 Aminoacylreste verkürztes Somatoliberin)

werden zur Funktionsdiagnostik bei Verdacht auf Wachstumshormonmangel aufgrund einer gestörten Funktion der somatotropen Zellen im Hypophysenvorderlappen verwendet. Der Einsatz bei Minderwuchs wurde mit Erfolg erprobt (noch keine zugelassene Indikation).

Bei den Gonadoliberin-Analoga ♦ **Buserelin** (Buserelinum, PhEur), ♦ **Goserelin** (Goserelinum, PhEur), ♦ **Leuprorelin** (Leuprorelinum, PhEur), ♦ **Nafarelin** und ♦ **Triptorelin** wurde der Glycin-Rest in Position 6 durch den Rest einer D-Aminosäure oder einer substituierten D-Aminosäure (z. B. D-Naphthylalanin beim Nafarelin) und in einigen Fällen auch der Glycin-Rest in Position 10 durch einen Aminoethyl-Rest ersetzt. Diese Hormonanaloga desensibilisieren, wie Gonadoliberin selbst, bei Daueranwendung die Gonadoliberin-Rezeptoren, sodass ein Zustand eintritt, der dem nach einer Ovar- oder Orchidectomie gleicht. Dabei wird die Tatsache ausgenutzt, dass unter physiologischen Bedingungen Gonadoliberin in Pulsen mit Abstand von 90 bis 200 min ausgeschüttet wird und dass ein ständig aufrechterhaltener Gonadoliberin-Blutspiegel zur Inaktivierung der Rezeptoren führt. Daher werden diese Stoffe zur Behandlung hormonabhängiger Tumore, z. B. von Prostata- oder prämenopausalem Mammakarzinom, bzw. bei Endometriose verwendet. Ihre Anwendung erfolgt i. v. oder s. c., meistens in Form von Depots alle 4 Wochen, oder intranasal.

Gonadoliberin-Antagonisten, wie ♦ **Cetrorelix** und ♦ **Ganirelix** sind synthetisch hergestellte Dekapeptide, die die Ausschüttung von FSH bzw. LH aus der Hypophyse hemmen und zur Verhinderung eines vorzeitigen Eisprungs bei ovarieller Hyperstimulation im Rahmen einer künstlichen Befruchtung dienen.

33.6.5 Hormone des Hypophysenvorderlappens

Die Hypophyse, eine Hirnanhangsdrüse von etwa 0,7 g Gewicht, besteht aus dem Vorderlappen (HVL, Adenohypophyse), Mittellappen (HML, Pars intermedia) und dem Hinterlappen (HHL, Neurohypophyse).

> Im Vorderlappen werden die glandotropen Hormone Corticotropin, Thyrotropin, Follitropin, Lutropin und Prolactin sowie die nicht glandotropen Hormone Somatotropin und Lipotropin gebildet (Tab. 33–2).

Der beim Menschen rudimentäre Mittellappen produziert die melanozytenstimulierenden Hormone (Melanotropine), die bei wechselwarmen Tieren eine wesentliche Rolle im Pigmentstoffwechsel spielen und beim Menschen möglicherweise regulatorische Funktionen im ZNS ausüben.

Die genannten Hormone sind entweder Einkettenpeptide (Corticotropin und Melanotropin), Einkettenproteine (Somatotropin, Prolactin, Lipotropine) oder aus einer α- und einer β-Kette aufgebaute Glykoproteine (Thyrotropin, Follitropin und Lutropin, die α-Ketten dieser 3 Hormone des Menschen haben

Tab. 33-2 Hormone des Hypophysenvorderlappens

Name	Abkürzung	Anzahl der Aminoacylreste	M_r	Kohlenhydrat-anteil (%)
Corticotropin	ACTH	39 (H)	4 500	–
Thyrotropin	TSH, TTH	96 + 112 (B)	28 000	23
Follitropin	FSH	91 + 118 (H)	36 000	18
Lutropin	LH	96 + 120 (B)	30 000	22
Prolactin	LTH	198 (S)	22 500	–
Somatotropin	STH	191 (H)	21 500	–
Lipotropin	LPH	91 (β-LPH, S)	10 000	–

B = Rind, S = Schwein, H = Mensch

die gleichen Primärstrukturen und dienen vermutlich als Haptomere, Tab. 33-2).

Corticotropin (Corticotrophin, Adrenocorticotropes Hormon, ACTH) wird unter dem Einfluss des Corticoliberins, aber auch des Vasopressins (s. u.), sezerniert. Es fördert das Wachstum der Nebennierenrinde und die Biosynthese sowie Ausschüttung der Nebennierenrindenhormone, besonders der Glucocorticoide. Seine Wirkung basiert auf der Aktivierung einer Cholesterol-Esterase, die aus gespeicherten Cholesterolestern Cholesterol freisetzt, und der Cholesterollyase, die die Seitenkette des Cholesterols verkürzt. Außerdem werden Enzyme aktiviert, die eine Bereitstellung von $NADPH_2$ für Hydroxylierungsreaktionen sichern.

Anstelle des Hormons ♦ **Corticotrophin** (ACTH) nutzt man heute ein Peptid mit einer wirksamen Teilsequenz, wie das ♦ **Tetracosactid** (PhEur, Aminoacylreste 1 bis 24 des Corticotropins, Aktivität 0,25 mg Tetracosactid entsprechen 25 I.E. ACTH, ED 250 bis 1000 µg als Depot initial, i. m., 250 µg alle 2 bis 3 d als Erhaltungsdosis). Es dient als Diagnostikum zur Überprüfung der Funktionstüchtigkeit der Nebennierenrinde und als Therapeutikum im Sinne der Cortisoltherapie, z. B. bei Colitis ulcerosa, Morbus Crohn, rheumatoider Arthritis und Asthma bronchiale bzw. zusammen mit Glucocorticoiden zur Vermeidung der durch die Glucocorticoide ausgelösten Atrophie der Nebennierenrinde eingesetzt.

Thyrotropin (Thyrotrophin, Thyreoidea stimulierendes Hormon, TSH, Thyreotropes Hormon, TTH) fördert das Wachstum der Schilddrüse, die Iodretention in der Schilddrüse, die Produktion von Thyreoglobulin und die Freisetzung der Iodthyronine aus dem Thyreoglobulin. Seine Sekretion wird durch Thyroliberin ausgelöst und durch negatives Feedback, mit Angriff am Hypothalamus und der Hypophyse, durch die Iodthyronine gebremst. Estrogene fördern die Freisetzung ebenfalls, Somatotropin und Glucocorticoide hemmen sie. Neben ◆ **Thyrotropin** aus Hypophysenvorderlappen von Schlachttieren steht heute auch ein rekombinantes humanes TSH ◆ **Thyrotropin alfa** (rhTSH, heterodimeres Glykoprotein) zur Verfügung. Es dient ausschließlich zur Funktionsprüfung der Hypophyse (Radioiod Ganzkörperszintigraphie) in Kombination mit einem Serum-Thyreoglobulintest (Tg). Dabei sollen Schilddrüsenreste und Anteile von differenziertem Schilddrüsenkrebsgewebe bei solchen Patienten festgestellt werden, die nach einer Thyreoidektomie mittels Schilddrüsenhormonsuppressions-Therapie behandelt werden (ED 1 mg, i. m. 24 h vor Radioiodgabe).

> Follitropin, Lutropin und Prolactin sind so genannte gonadotrope, d. h. die Tätigkeit der Keimdrüsen der Frau und des Mannes beeinflussende Hormone.

Follitropin (Follikel-stimulierendes Hormon, FSH) wird ebenso wie **Lutropin** (Luteinisierendes Hormon, LH) unter Einfluss von Gonadoliberin ausgeschüttet. Umsetzungsprodukte des Progesterons bzw. Testosterons und die Estrogene beeinflussen die Relation von freigesetztem FSH und LH. Im weiblichen Organismus stimuliert FSH die Reifung des Graafschen Follikels und dessen Estrogenproduktion, im männlichen Körper fördert es die Spermatogenese. LH löst die Umwandlung des Follikels in den Gelbkörper aus und setzt die Progesteronbiosynthese in Gang. Beim Mann ist das LH für die Biosynthese und Ausschüttung des Testosterons verantwortlich. Es ist mit dem Interstitialzellen-stimulierenden Hormon (interstitial cell stimulating hormone, ICSH) identisch.

Hohe FSH- und LH-Konzentrationen kommen im Harn von Frauen nach der Menopause vor, da das negative Feedback durch die Hormone des Follikels bzw. Gelbkörpers entfällt. Aus dem Postmenopausenharn kann als Präparat mit FSH- und LH-Wirkung Menotropin (humanes Menopausengonadotropin, hMG, Urogonadotropin) und als Präparat ohne oder mit vernachlässigbarer LH-Wirkung Urofollitropin erhalten werden.

Die Sekretion von **Prolactin** (Lactotropin, Luteotropes Hormon, LTH, Mammatropin) wird durch ein Wechselspiel von Somatoliberin (+) und Dopamin (–) gesteuert. Da seine Konzentration während der Schwangerschaft und Stillperiode sehr hoch ist, nimmt man an, dass es die Entwicklung und Funktion der Brustdrüsen fördert. Vermutlich nimmt es aber auch Einfluss auf den Regelzyklus. Überproduktion führt zu Amenorrhoe. Beim Mann soll es für das Wachstum von Prostata und Vesikulardrüse sowie für die Stimulation der Leydigschen Zellen verantwortlich sein.

Die Wirksamkeit von Extrakten aus →Keuschlammfrüchten zur Therapie des prämenstruellen Syndroms wird mit einer Hemmung der Prolactinsekretion erklärt.

Therapeutisch eingesetzt werden Gonadotropine, die aus Hypophysen von Schlachttieren gewonnen oder gentechnisch hergestellt werden. Dazu gehören

♦ **Follitropin** (Follitropin alpha/rhFSH und Follitropin beta) sowie ♦ **Lutropin** (Lutropin alpha/rhLH) bzw. aus dem Postmenopausenharn gewonnenes ♦ **Menotropin** (FSH-:LH-Aktivität etwa 1:1) und ♦ **Urofollitropin** (Urofollitropinum PhEur, Aktivität: ≥90 I. E. FSH/mg, LH:FSH: ≥1:60). Sie dienen der Funktionsdiagnostik der Keimdrüsen und zur Substitutionstherapie. Bei Frauen werden FSH und LH, kombiniert oder nacheinander gegeben, bzw. Menotropin, bei Amenorrhoe und anovulatorischer Sterilität eingesetzt (75 I. E. Lutropin alpha + 75 bis150 I. E. FSH, täglich zur Follikelreifung). LH allein appliziert man bei Uterusblutungen wegen Follikelpersistenz. Bei Männern wird FSH, auch kombiniert mit LH, oder Menotropin bei Hypogonadismus und zur Behandlung von Störungen der Spermatogenese verwendet. LH kann durch humanes Choriongonadotropin (hCG) ersetzt werden (s. u.). Prolactin wird bisher in der Therapie nicht genutzt.

♦ **Somatotropin** (Somatropin, Somatropinum PhEur: Aktivität ≥2,5 I. E./mg, Somatropinum ad iniectabile PhEur, Somatropini solutio ad praeparationem PhEur, Somatotropes Hormon, STH, Wachstumshormon, human growth hormone, hGH) besitzt keine glandotrope Wirkung. Es übt eine Vielzahl peripherer Effekte aus, die zum Teil durch die Somatomedine A, B und C (Peptide mit 59, 44 bzw. 78 Aminoacylresten) und insulinähnliche Wachstumsfaktoren (insuline like growth factors, IGF I, 70 Aminoacylreste, IGF II, 67 Aminoacylreste) vermittelt werden, deren Bildung durch Somatotropin ausgelöst wird. So stimuliert es den Sulfateinbau in die Glykoproteine des Knorpels und das Längenwachstum der Knochen. Beim Kind führt das Fehlen zu gehemmtem Wachstum (Zwergenwuchs) und eine zu hohe Blutkonzentration zu Riesenwuchs. Beim Erwachsenen kann die erhöhte Sekretion von Somatotropin zu Akromegalie führen. Darüber hinaus fördert es die Eiweißsynthese und durch die durch cAMP ausgelöste Lipolyse die Nutzung von Fettsäuren für den Energiestoffwechsel. Da beim Menschen nur humanes Somatotropin (Somatotropinum, hGH) wirksam ist, erfolgt die Herstellung gentechnisch mithilfe von *E. coli* bzw. der transfizierten Mäusezelllinie C127. Das erste gentechnologisch synthetisierte Wachstumshormon-Molekül hatte am Stickstoffende der Kette noch einen zusätzlichen Methioninrest (Met-STH, **Somatrem**). Durch weitere Verbesserung des gentechnologischen Verfahrens konnte schließlich Somatropin synthetisiert werden, dessen Molekül in der Zusammensetzung und Aminosäuresequenz mit dem endogenen Somatotropin identisch ist. Es wird bei hypophysär bedingtem Zwergenwuchs angewendet (ED 0,5 bis 0,7 mg/kg KG und Woche, s. c.).

Lipotropin (Lipotropes Hormon, LPH, β- und γ-Lipotropin), das bei einigen Tierarten die Lipolyse stimuliert, hat beim Menschen keinen hormonellen Effekt. β-Lipotropin ist ein Prohormon des β-Endorphins und des β-Melanotropins.

33.6.6 Hormone des Hypophysenhinterlappens

> Unter Einfluss peripherer Reize werden aus im Hypophysenhinterlappen befindlichen Axonterminalen die Peptidhormone Oxytocin und Vasopressin freigesetzt.

Ihre Biogenese erfolgt aus den Prohormonen Prooxyphysin und Propressophysin, die in den im Hypothalamus befindlichen Perikarya der Neuronen gebildet werden. Während des axonalen Transports werden sie in Oxytocin bzw. Vasopressin, je ein Protein und je ein Glykoprotein zerlegt.

♦ **Oxytocin** (Oxytocinum PhEur, Aktivität: ≥ 560 I.E./mg, Ocytocin), ein zyklisches Nonapeptid (Abb. 33-10), wird für therapeutische Zwecke heute synthetisch gewonnen. Offizinell ist die ♦ **Oxytocin-Injektionslösung** (Oxytocini solutio PhEur). Oxytocin regt den graviden Uterus in späten Schwangerschaftsstadien zu rhythmischen Kontraktionen an. In den Frühstadien der Schwangerschaft wird die Ausbildung von Oxytocinrezeptoren am Uterus durch die hohe Progesteronkonzentration im Blut unterdrückt. In hohen Dosen führt es zur Dauerkontraktion des Uterus und zur Hemmung der Diurese. Nach der Geburt löst es die Milchejektion aus. Es hat auch vasopressorische Wirkung. Weiterhin ist es u. a. an kognitiven Prozessen im ZNS beteiligt.

> Oxytocin wird zur Einleitung der Geburt bei vorzeitigem Blasensprung oder bei Eklampsie, bei Wehenschwäche während der Geburt, zur Lösung der Plazenta sowie zur Blutstillung in der Nachgeburtsperiode gegeben (1 bis 2 E/min, maximal 20 bis 30 E/min per infusionem, Halbwertszeit 4 bis 12 min). Auch zur Förderung der Laktation, z. B. bei Milchstau, wird es eingesetzt (40 I. E./mL als Nasenspray).

Durch Elimination der Aminogruppe am N-terminalen Ende wird Unempfindlichkeit gegen Peptidasen (♦ **Demoxytocin**) erreicht. In der Veterinärmedizin wird das Oxytocin-Analogon ♦ **Carbetocin** zur Stimulation des Milchflusses eingesetzt.

Vasopressin (Adiuretin, Antidiuretisches Hormon, ADH) ähnelt in seiner Struktur dem Oxytocin (Abb. 33-10). Bei verschiedenen Tierspezies kommen Isopeptide mit in Position 3,4 und 5 abweichenden Aminoacylresten vor. Bei Säugetieren wurde bisher nur [Arg^8]-Vasopressin (Argipressin: Mensch, Rind) und [Lys^8]-Vasopressin (Lypressin: Schwein) nachgewiesen. Seine Freisetzung wird durch Erhöhung der Osmolarität des Blutes, gesteuert durch Osmorezeptoren im Hypothalamus, stimuliert. Es erhöht die Durchlässigkeit der distalen Bereiche der Nierentubuli für Wasser (Angriff an V_2-Rezeptoren), fördert dadurch die Wasserresorption aus dem Primärharn und damit die Zunahme des Blutvolumens. Es führt durch Angriff an V_1-Rezeptoren auch zur Kontraktion der glatten Muskulatur, besonders der kleinen Blutgefäße, und damit

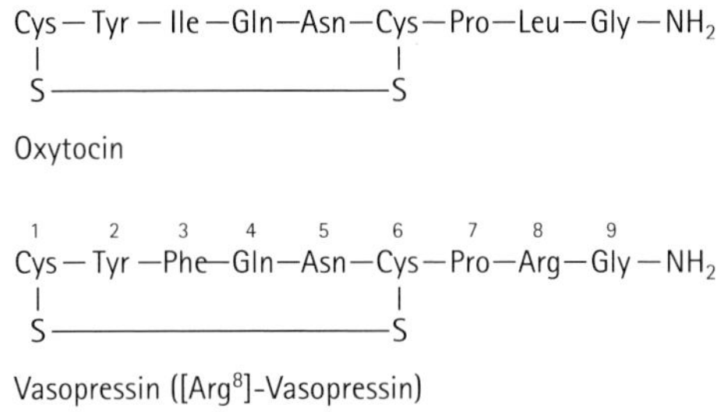

```
Cys — Tyr — Ile — Gln — Asn — Cys — Pro — Leu — Gly — NH₂
 |                             |
 S —————————————————————————— S

Oxytocin

  1     2      3     4     5     6     7     8     9
Cys — Tyr — Phe — Gln — Asn — Cys — Pro — Arg — Gly — NH₂
 |                             |
 S —————————————————————————— S

Vasopressin ([Arg⁸]-Vasopressin)
```

Abb. 33-10 Hormone des Hypophysenhinterlappens

in hohen Dosen zur Blutdrucksteigerung. Auch der Tonus von Darm und Harnblase wird durch Vasopressin erhöht.

Therapeutisch werden ◆ **Argipressin,** ◆ **Lypressin** (Lypressin-Injektionslösung, Lypressini solutio iniectabilis PhEur, ED 3- bis 4-mal tgl. 5 bis 10 I. E.) und ◆ **Desmopressin** (Desmopressinum PhEur, [D-Arg⁸-Desaminocystein¹]-vasopressin, DDAVP, antidiuretische Wirkung 10-mal stärker als die des Vasopressins) verwendet. Sie dienen zur Behandlung der zentralen Polyurie (Diabetes insipidus) und werden meistens i. v. oder s. c. aber auch nasal oder buccal appliziert. Außerdem verwendet man sie zur Blutstillung, z. B. nach gynäkologischen Eingriffen. Desmopressin wird ferner bei nächtlichem Bettnässen der Kinder und zur Steigerung der Faktor-VIII-Aktivität bei Patienten mit Hämophilie A mittleren Schweregrades eingesetzt. ◆ **Terlipressin** dient zur Behandlung von Ösophagusvarizenblutungen. Es ist ein Prodrug des Lysin-Vasopressins, das nach Abspaltung von drei Glycinresten freigesetzt wird. ◆ **Ornipressin** ([Orn⁸]-Vasopressin) wird wegen seiner starken vasopressorischen Wirkung oft Lokalanästhetika zugesetzt, um deren Ausschwemmung zu verhindern.

33.6.7 Hormone der Plazenta

Choriongonadotropin des Menschen (Humanes Choriongonadotropin, hCG) ist ein Glykoprotein mit einer Molmasse von etwa 30 kD (α-Kette 92, β-Kette 147 Aminoacylreste, etwa 30 % Kohlenhydratanteil). Es wird im Chorionepithel erzeugt, also im fetalen Anteil der Placenta. Seine physiologische Aufgabe ist es, in den ersten Schwangerschaftsmonaten den Gelbkörper nach Unterdrückung der Bildung der gonadotropen Hypophysenhormone durch den hohen Estrogenspiegel im Blut, weiter zur Bildung von Gestagenen und Estrogenen anzuregen. Dadurch garantiert es die Aufrechterhaltung der Schwangerschaft bis die Plazenta selbst genügend Estrogene und Progesteron produziert. Seine Wirkung entspricht der des Lutropins. ◆ **Choriongonadotropin** (Gonadotropinum chorionicum PhEur: Aktivität ≥ 2500 I. E./ mg) wird aus dem Urin schwangerer Frauen isoliert und wie Lutropin angewendet: bei der Frau besonders zur Stimulierung der Ovulation, beim Mann zur Behandlung von Kryptorchismus sowie, kombiniert mit Menotropin, von Oligo- oder Azoospermie. Sein immunologischer Nachweis im Harn kann zum Nachweis der Schwangerschaft genutzt werden (Schwangerschaftstest).

Aus dem Serum trächtiger Stuten wird das in der Plazenta gebildete
♦ **Serumgonadotropin** (PMS, Serumgonadotropin R PhEur) gewonnen, das neben LH- auch FSH-Aktivität besitzt.

Chorionmammotropin (Chorion-Somatomammotropin, CS, human placental lactogen, HPL), ein Polypeptidhormon, bewirkt unter Mithilfe von Estrogenen und Progesteron die Vorbereitung der Brustdrüse auf die Laktation. Es wird therapeutisch noch nicht eingesetzt.

♦ **Relaxin** ist ein Zweikettenpeptid (M_r 6 kD, A-Kette 22, B-Kette 26 Aminoacylreste), das in der Plazenta und im Gelbkörper produziert wird. Es bewirkt durch Auflockerung des Bindegewebes an der Symphyse und den Ileosakralgelenken eine Erweiterung des Beckenringes und wird bisweilen, kombiniert mit Oxytocin, in der Geburtshilfe eingesetzt.

33.6.8 Hormone des Pankreas

In der Bauchspeicheldrüse (Pankreas) sind etwa 1 bis 2 Millionen Langerhansscher Inseln enthalten, die etwa 1 bis 2% der Drüsenmasse ausmachen. Sie bestehen aus 3 Zelltypen:

- A-Zellen (α-Zellen), 20% der Inselzellen, Glucagon bildend,
- B-Zellen (β-Zellen), 70% der Inselzellen, Insulin bildend,
- D-Zellen (δ-Zellen), 10% der Inselzellen, Somatostatin bildend.

> **Insulin** ist aus 2 durch interchenare Disulfidbrücken miteinander verbundene Ketten (A-Kette, 21 Aminoacylreste, B-Kette 30 Aminoacylreste) aufgebaut. Eine dritte, intrachenare Disulfidbrücke führt zur Schleifenbildung in der A-Kette. Gegenüber dem dargestellten Schweineinsulin (Abb. 33-11) enthält Humaninsulin in Position 30 der B-Kette Thr und Rinderinsulin in den Positionen 8, 9 und 10 der B-Kette die Sequenz Ala-Ser-Val.

Insulin hat seinen isoelektrischen Punkt bei 5,4 und ist bei pH 4,8 bis 6,8 sehr schwer wasserlöslich.

Insulin dimerisiert in wässriger Lösung zu wasserlöslichen Komplexen. Mit Zink-Ionen werden wasserunlösliche, hexamere Komplexe gebildet, die 2 Zinkatome enthalten. Bei der Fällung werden je nach den Bedingungen amorphe oder kristalline Insulin-Zink-Komplexe erhalten. Auch basische Substanzen, z. B. Protamin, Globulin und Aminochincarbamid (Surfen), ergeben mit

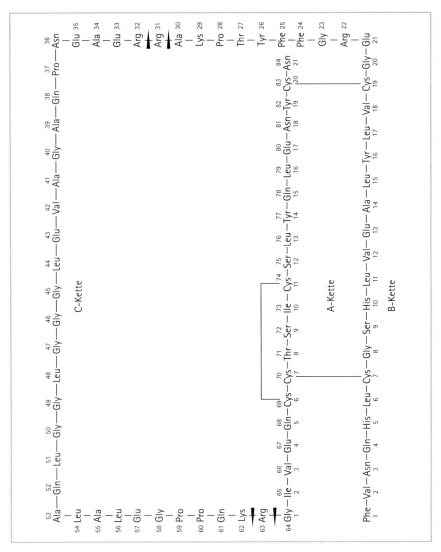

Abb. 33-11 Proinsulin (vom Schwein), geht durch limitierte Proteolyse (Keile) in Insulin (A-Kette und B-Kette), das C-Peptid (Aminosäuren 32 bis 62) und 2 Moleküle Arginin über

Insulin unlösliche Komplexe, die durch Zink-Ionen stabilisiert werden können.

Insulin wird in Form des Prä-Pro-Insulins am Ribosom gebildet. Das gebildete Protein (etwa 120 Aminoacylreste enthaltend) wird, vermittelt durch eine Signalsequenz aus 20 bis 30 Aminosäuren (28 bei Menschen), noch während der Translation von den Ribosomen in das Endoplasmatische Reticulum injiziert. Dabei wird die Signalsequenz abgespalten und die Disulfidbrücken werden geschlossen. Das gebildete Proinsulin (Einkettenpeptid, 84 Aminoacylreste beim Schwein, 86 beim Menschen, 81 beim Rind) gelangt in den GOLGI-Apparat, wo es durch limitierte Proteolyse in vier Fragmente zerlegt wird: Insulin, 2 Moleküle Arginin und das C-Peptid (connecting peptide).

Die Freisetzung des Insulins aus den Speichergranula (Golgi-Vesikel) der B-Zellen geschieht durch Exozytose. Sie wird durch ATP vermittelt, das beim Abbau der Glucose in den B-Zellen angereichert wird. Die Intensität der Ausschüttung wird durch mehrere Faktoren moduliert. Bei der Nahrungsaufnahme erfolgt zunächst ein durch das parasympathische Nervensystem potenzierter Sekretionsschub (kephale Phase). Ein zweiter Schub wird durch eine Vielzahl bei der Resorption der Glucose im Darm gebildeter gastrointestinaler Peptide ausgelöst (u. a. durch Cholecystokinin, Sekretin, GIP, GRP und VIP, sog. Inkretinsystem, gastro-enterale Phase, Kap. 33.6.9). Schließlich wird durch einen Blutglucosespiegel über 80 mg/100 mL eine weitere Freisetzung von Insulin veranlasst. Die Tagesproduktion des menschlichen Pankreas beträgt etwa 45 I. E., d. h. etwa 1,7 mg (1 I. E. = 0,0357 mg). Die Inaktivierung des Insulins im menschlichen Körper geschieht durch Hydrolyse, vor allem in Leber und Niere. Die Halbwertszeit im Blut beträgt etwa 3 min.

> Insulin reguliert die Glucosehomöostase.

Es greift an einem Membranrezeptor an und aktiviert eine in den Rezeptor integrierte Tyrosinkinase, die sich selbst und ein Protein des Zytosols (IRS-1) phosphoryliert. Über eine noch nicht völlig geklärte Effektuierungskette kommt es zu einer Verlagerung der intrazellulär gespeicherten Glucosetransporter in die Zellmembran, zu einer Aktivitätsänderung verschiedener Enzyme und zu einer Beeinflussung der Transkription bestimmter Abschnitte der DNA. Folge ist eine Stimulierung des Glucosetransportes aus Blut und Gewebsflüssigkeit in die Zellen. Durch Erhöhung der intrazellulären Glucosekonzentration, aber auch durch Stimulation glucoseverbrauchender Prozesse, wird der Glucoseumsatz stark gesteigert. Die Glykogensynthese, die Glykolyse, die Biosynthese von Proteinen und Fetten werden gefördert, die Gluconeogenese und die Lipolyse werden gehemmt.

> Zur Bereitung von Insulin-Injektionslösungen werden Insulin (von Tieren) oder gentechnisch produziertes Humaninsulin verwendet.

Aus 1 kg Pankreasmaterial werden etwa 100 mg Insulin erhalten. Um begleitende Proteine, besonders Proinsulin, zu entfernen, die zu Allergien führen können, bedarf es einer sehr gründlichen Reinigung durch Kristallisation und mehrfache Ionenaustausch- oder Gelchromatographie (Monokomponenten-Insuline, MC-Insuline).

♦ **Insulin vom Rind** (Insulinum bovinum PhEur) und ♦ **Insulin vom Schwein** (Insulinum porcinum PhEur) wird aus Bauchspeicheldrüsen von Schlachttieren gewonnen. Die Monospezies-Insuline werden nur noch selten eingesetzt, da es häufig zur Antikörperbildung kommt.

♦ **Humaninsulin** (Insulinum humanum PhEur) wird vor allem gentechnisch (Kap. 5) oder durch Austausch des terminalen Alanyl-Restes der B-Kette des Schweine-Insulins gegen einen Threonyl-Rest erhalten. Dieser Austausch erfolgt bei Behandlung mit Trypsin in Gegenwart hoher Konzentrationen an L-Threonin, das mit tert.-Butanol an der Carboxylgruppe verestert und an der OH-Gruppe verethert ist. Die lipophilen Reaktionsprodukte sind leicht vom nicht umgesetzten Schweineinsulin abtrennbar. Die tert. Butyl-Reste werden nach der Isolierung durch Hydrolyse entfernt.

> Nach der Stärke der Initialwirkung, der Zeit bis zum Wirkungsmaximum und der Wirkdauer unterscheidet man Altinsulin, schnell wirkende Insuline, Verzögerungsinsuline und Mischinsuline. Altinsuline (Normalinsuline) sind Insulinzubereitungen, die gelöstes Insulin ohne resorptionsverzögernde Zusätze enthalten.

Zu den schnell wirksamen Insulinen gehört ♦ **Insulin lispro,** ein durch Vertauschen der Aminosäuren 28 und 29 (Pro und Lys) der B-Kette gewonnenes Derivat des Humaninsulins, das geringere Dimerisierungstendenz zeigt als das unveränderte Humaninsulin und nach s. c. Injektion rascher verfügbar ist. Es kann im Gegensatz zu anderen löslichen Insulinen, die etwa 30 min vor der Nahrungsaufnahme appliziert werden müssen, erst unmittelbar vor dem Essen gegeben werden und trägt damit zur Glättung des Blutspiegels bei. In gleicher Weise wird auch ♦ **Insulin aspart**, das in der B-Kette anstelle der Aminosäure Prolin in Position 28 Asparaginsäure aufweist, genutzt. Durch Ersatz der Aminosäure Asparagin in Position 21 durch Glycin und Verlängerung der B-Kette am C-Terminus um zwei weitere Asparagin-Reste erhält man ♦ **Insulin glargin**, ein lang wirksames Humaninsulin-Analogon, das als klare Lösung ohne Zusatz von Retardierungsfaktoren ca. 24 Stunden wirkt.

Zur Substitutionstherapie bei Diabetes mellitus vom Typ I, bei Versagen diätetischer oder anderer Maßnahmen auch bei Diabetes mellitus vom Typ II, setzt man ein:

Insulinzubereitungen zur Injektion (Praeparationes insulini iniectabilis PhEur, Allgemeine Vorschrift zur Herstellung und Prüfung von Lösungen, Suspensionen oder Kombinationen von Lösungen und Suspensionen von Insulin zur Injektion), dazu gehören:

♦ **Lösliches Insulin als Injektionslösung** (Insulini solubilis iniectabilium PhEur), Schweine-, Rinder- oder Humaninsulin,

♦ **Biphasische Insulin-Suspension zur Injektion** (Insulini biphasici iniectabilium PhEur), Suspension von Kristallen von Rinderinsulin in einer Lösung von Schweineinsulin,

♦ **Insulin-Zink-Kristallsuspension zur Injektion** (Insulini zinci cristallini suspensio iniectabilis PhEur), Suspension von mit einem Zinksalz komplexierten, kristallinen wasserunlöslichen Schweine-, Rinder- oder Humaninsulin,

♦ **Amorphe Insulin-Zink-Suspension zur Injektion** (Insulini zinci amorphi suspensio iniectabilis PhEur), Suspension von mit einem Zinksalz komplexierten, amorphen, wasserunlöslichen Schweine-, Rinder-, oder Humaninsulin,

♦ **Insulin-Zink-Suspension zur Injektion** (Insulini zinci suspensio iniectabilis PhEur), Mischung einer Suspension von Insulin-Zink-Kristall-Suspension und amorpher Insulin-Suspension im Verhältnis 7:3, sog. Lente-Insuline,

♦ **Isophan-Insulin-Suspension zur Injektion** (Insulini isophani iniectabilium PhEur), Protamin-Insulin-Suspension, sog. Isophan-Insuline, NPH-Insuline (Neutrales Protamin-Insulin Hagedorn), Verwendung von Schweine-, Rinder-, oder Humaninsulin,

♦ **Biphasische Isophan-Insulin-Suspension zur Injektion** (Insulini isophani biphasici iniectabilium PhEur) Protamin-Insulin-Suspension, sog. Isophan-Insuline, in einer Lösung von Insulin der gleichen Art.

Die Insulin-Injektionslösungen werden s. c. appliziert (gelöstes Insulin in Notfällen auch i. v.). Normalinsulin erreicht nach 2 bis 4 h sein Wirkungsmaximum und hat eine Wirkungsdauer von höchstens 6 h. Durch die Komplexierung des Insulins mit Zink-Ionen oder basischen Substanzen, z. B. Protamin, kann die Freisetzung aus den subkutanen Depots verzögert, dadurch eine Verlängerung der Insulinwirkung und somit eine Vereinfachung der Therapie, aber nicht unbedingt ihre Verbesserung ermöglicht werden. Auf diese Weise lässt sich eine Wirkungsdauer bis zu 36 h erreichen. Zur Glättung des Insulinspiegels werden den Suspensionen von ungelöstem Insulin häufig Insulinlösungen beigemischt (Biphasische Insulinpräparate). Auch Mischungen von Suspensionen amorphen ungelösten Insulins mit solchen kristallinen ungelösten Insulins werden zu diesem Zweck verwendet (Lente-Insuline).

Die Dosierung erfolgt entsprechend dem persönlichen Bedarf des Diabetikers unter Berücksichtigung der aufgenommenen Kohlenhydratmengen, beim Diabetiker vom Typ I auch des Basalbedarfs. Die ED beträgt in der Regel 4 bis 10 I. E. Normalinsulin (3- bis 4-mal tgl. 15 bis 30 min vor den Mahlzeiten). Bei mit Zink komplexiertem Insulin liegt die Tagesdosis in der Regel zwischen 16 bis 40 I. E..

Sehr wichtig ist häufige Blutzuckerkontrolle durch den Patienten (Blutzuckerteststreifen mit Messgerät!). Durch exakte Blutzuckereinstellung kann das Eintreten diabetischer Spätfolgen (Retinopathie, Nephropathie, Neuropathie, Angiopathie) erheblich verzögert oder verhindert werden.

Relative Insulinüberdosierung führt zu hypoglykämischem Schock (Hungergefühl, Schwäche, Verwirrtheit, Tachykardie, Schweißausbrüche, Krämpfe, Bewusstlosigkeit). Sofortige Gabe von Glucose (p. o. oder i. v.) bzw. Glucagon (1 bis 2 mg, s. c., i. m. oder i. v.) erforderlich!

Als Applikationshilfen für Insulin-Injektionslösungen haben sich besonders bei Diabetikern sog. Insulin-Pens mit einem Injektionsvorrat von 150 bis 300 Einheiten bewährt. Insulin-Infusionspumpen konnten sich bisher nur in beschränktem Maße durchsetzen (hoher Preis, Infektionsgefahr, Fehlen eines subkutanen Depots). Für Insulinpumpen darf nur geeignetes Pumpeninsulin eingesetzt werden (Ausflockungsgefahr!). Den physiologischen Verhältnissen käme sicherlich der Einsatz einer Insulin-Infusionspumpe am nächsten, die durch einen Glucose-Sensor gesteuert wird („artifizielles Pankreas").

Zukunftsträchtig sind neben einer Inselzelltransplantation auch Versuche, den Diabetes mellitus durch somatische Gentherapie zu „heilen". Bei Tieren ist es bereits gelungen, Insulingene unter Benutzung harmloser Retroviren in die Leberzellen einzuschleusen. Diese transgenen Tiere erwiesen sich resistent gegen einen künstlich ausgelösten Diabetes mellitus. Ob es möglich sein wird, auf diese Weise eine dauerhafte, regulierte(!) Insulineigenversorgung bei Diabetikern sicherzustellen, ist noch unklar.

Als erster nichtpeptidischer Naturstoff mit Insulinwirkung wurde aus tropischen Pilzen der Gattung *Pseudomassaria* die Verbindung L-783,281 isoliert. Dies oral applizierbare Hydroxychinonderivat bindet an den Insulinrezeptor und aktiviert die entsprechende Signalkaskade. Gegenwärtig wird L-783,281 als mögliche Leitstruktur für neue Insulin-Mimetika untersucht.

♦ **Glucagon** (Glucagonum PhEur) und **Glucagonum human** (Glucagonum humanum PhEur, Aktivität ≥ 1 I. E./mg) sind aus 29 Aminosäuren aufgebaute lineare Peptide. Humanes Glucagon hat folgende Struktur:

His-Ser-Gln-Gly-Thr-Phe-Thr-Ser-Asp-Tyr-Ser-Lys-Tyr-Leu-Asp-Ser-Arg-Arg-Ala-Gln-Asp-Phe-Val-Gln-Trp-Leu-Met-Asn-Thr.

Seine Biogenese erfolgt in ähnlicher Weise wie die des Insulins aus einem Prä-Pro-Hormon (160 Aminoacylreste). Glucagon wird aus Rinder- und Schweinepankreata isoliert, humanes Glucagon wird rekombinationstechnisch gewonnen.

> Glucagon wird beim Absinken des Glucosespiegels unter 50 mg/100 mL ausgeschüttet und erhöht den Blutzuckerspiegel durch Stimulation der Glykogenolyse.

Das erfolgt über einen Kaskadenmechanismus, der durch Aktivierung der Adenylatcyclase gestartet wird und zur Phosphorylierung und damit zu einer Aktivierung der Phosphorylase führt. Darüber hinaus fördert Glucagon die

Gluconeogenese sowie die Lipolyse, wirkt also glucosesparend. Der durch Insulin gesteigerte periphere Glucoseumsatz wird nicht beeinflusst. Man benutzt es therapeutisch zur Überwindung des hypoglykämischen Schocks bei Insulinüberdosierung, zur Behandlung von Glykogenspeicherkrankheiten und zur Ruhigstellung des Magen-Darm-Traktes bei röntgenologischen oder computertomographischen Untersuchungen.

33.6.9 Hormone des Magen-Darm-Traktes

> In den endokrinen Zellen des Magen-Darm-Traktes werden etwa 30 verschiedene aglanduläre Hormone gebildet, deren Aufgabe darin besteht, in einem komplizierten Wechselspiel mit neuronalen Mechanismen die Steuerung der Funktionen von Magen, Pankreas, Gallenblase und Darm zu übernehmen (Tab. 33-3).

Einige von ihnen kommen auch im zentralen und peripheren Nervengewebe vor, z. B. Secretin, VIP, Gastrin und Cholecystokinin (CCK 8). Die Hormone des Magen-Darm-Traktes können nach gemeinsamen Teilsequenzen zu Familien phylogenetisch verwandter Peptide zusammengeschlossen werden, z. B. zur Gastrin-CCK-Familie und zur Secretin-Glucagon-VIP-GIP-Familie.
♦ **Gastrin, Tetragastrin** (Trp-Met-Asp-Phe-NH$_2$, C-terminale Sequenz des Gastrins) oder ♦ **Pentagastrin** ((CH$_3$)$_3$C-CO-β-Ala-Trp-Met-Asp-Phe-NH$_2$) werden zur Funktionsprüfung des Magens verwendet. ♦ **Secretin** kann zusammen mit Cholecystokinin zur Prüfung der Pankreasfunktion benutzt werden. Darüber hinaus setzt man es auch zur Blutstillung bei Blutungen von Magen- und Duodenalulzera ein (Tropfinfusion, 800 KE/24 h). ♦ **Cholecystokinin** (CCK 8) verwendet man bei der Röntgendiagnostik der Gallenblase und der Gallenwege.

33.6.10 Peptidhormone der Schilddrüse und Nebenschilddrüse

> **Calcitonin** (CT, 33 Aminoacylreste, sehr speziesspezifische Sequenz) wird hauptsächlich in den C-Zellen der Schilddrüse gebildet und bei ansteigendem Blutcalciumspiegel ausgeschüttet.

Es hemmt die Tätigkeit der Osteoklasten und damit die Freisetzung von Ca^{2+}-Ionen aus den Knochen vorübergehend und bremst die Magensäureproduktion, um die externe Ca^{2+}-Ionenzufuhr einzudämmen. Damit ist es in der Lage, alimentär bedingte Ca^{2+}-Ionenspitzen abzufangen. Nach etwa 24-stündiger Anwendung verliert das Hormon seine Wirkung auf die Osteoklasten („escape phenomenon"), vermutlich, um einer zu starken Verarmung an Cal-

Tab. 33-3 Ausgewählte Hormone des Magen-Darm-Traktes

Name	Abkürzung	Anzahl der Aminoacylreste	Bildungsort	Funktion
Gastrin	hG34	34	Magen	MS +++
	hG17	17	(G-Zellen)	MS +++
	hG13	13	Duodenum	MS +++
Gastro-inhibitorisches Polypeptid	GIP	42	Duodenum	MS −, I −−
Gastrinfreisetzendes Peptid	GRP	27		G +++, GK ++
Secretin	−	27	Duodenum (S-Zellen)	PS +++
Cholecystokinin (Pankreozymin)	CCK 39	39	Duodenum	PE +++, GK +++
	CCK 33	33	(I-Zellen)	PE +++, GK +++
	CCK 8	8		PE +++, GK +++
Vasoaktives Intestinalpeptid	VIP	28	Jejunum	MS −, DN +, PS +
Motilin	−	22		DM ++

MS = Salzsäureproduktion des Magens, I = Insulinsekretion, G = Gastrinausschüttung, PS = Pankreassaftausschüttung, PE = Pankreasenzymausschüttung, GK = Gallenblasenkontraktion, DM = Darmmotilität, DN = Durchblutung der intestinalen Gefäße, +++ = sehr stark fördernd, ++ = stark fördernd, + = fördernd, −− = stark hemmend, − = hemmend

cium im Blut vorzubeugen. Auch im ZNS und in anderen Organen wurden Calcitoninrezeptoren gefunden.

Therapeutisch werden synthetisch hergestelltes ♦ **Calcitonin vom Lachs** (Calcitoninum salmonis PhEur) oder ♦ **Calcitonin vom Menschen** (Calcitoninum humanum PhHelv 9, TD 50 bis 200 I. E.) eingesetzt. Das Lachs-Calcitonin hat die 10- bis 30fache Wirksamkeit des Calcitonins des Menschen. Ein Nachteil ist seine Immunogenität.

> Verwendet wird Calcitonin bei Hypercalcämie infolge gesteigerten Knochenabbaus oder bei Knochenerkrankungen mit Calciumverlust, z. B. bei Osteoporose.

Außerdem setzt man es auch bei Sudeck-Syndrom und akuter Pankreatitis ein. Wegen des Escape-Phänomens werden nur kurzzeitige Erfolge erzielt. Sinnvoll ist dagegen seine Anwendung bei der Paget-Krankheit (Osteodystrophia deformans), da die pathologisch veränderten Osteoklasten das Escape-Phänomen nicht zeigen.

Parathyrin (Parathormon, PTH, aus 84 Aminosäuren aufgebaut) wird in den 4 ovalen, zusammen eine Masse von 0,1 bis 0,5 g besitzenden Epithelkörperchen, die hinter der Schilddrüse liegen, den sog. Nebenschilddrüsen, gebildet.

> Parathormon wird bei Erniedrigung des Blutcalciumspiegels in das Blut sezerniert und stimuliert die Umwandlung des Calcifediols (25-Hydroxycolecalciferol) in Calcitriol (1,25-Dihydroxycolecalciferol, Wirkform des Vitamin D = Colecalciferol) in der Niere.

Dadurch kommt es zu einer erhöhten Ca^{2+}-Ionenresorption aus dem Darm und zur Mobilisierung der Ca^{2+}-Ionen der Knochen durch die Osteoklasten. Durch direkte Wirkung auf die Nierentubuli führt es zu einer verbesserten Reabsorption von Ca^{2+}-Ionen und zu einer erhöhten Phosphatausscheidung.

Parathyrin selbst besitzt keine therapeutische Bedeutung, aber das rekombinante ◆ **Teriparatid** (rhPTH 1–34, Teilsequenz des Parathyrins, wird zur Differenzialdiagnose bei Hypoparathyroidismus sowie bei schwerer Osteoporose, insbesondere zum Frakturschutz bei postmenopausalen Osteoporosen, angewendet. Es stimuliert direkt die Knochenneubildung und ist gut verträglich. Zur Therapie des Hypoparathyroidismus werden heute besser Kombinationen von Vitamin D und Calciumpräparaten benutzt.

33.6.11 Im Blut gebildete Hormone

Aus den in der α_2-Globulinfraktion des Blutes vorkommenden Proteinen Angiotensinogen (Hypertensinogen) und Kininogen (Kallidinogen) werden durch limitierte Proteolyse mittles spezifischer Enzyme mehrere Peptidhormone erzeugt.

Unter bestimmten Bedingungen, z.B. bei Verminderung des zirkulierenden Blutvolumens, wird in der Niere die Endopeptidase Renin (EC 3.4.23.15) gebildet und an das Blut abgegeben. Renin spaltet vom N-terminalen Ende des Angiotensinogens das pharmakologisch inaktive Dekapeptid Angiotensin I ab. Angiotensin I wird durch eine spezifische Peptidyl-Dipeptidase, das „angiotensine converting enzyme" (ACE, Konversionsenzym, CE, EC 3.4.15.1), in ein Dipeptid und Angiotensin II zerlegt (Abb. 33-12). Der weitere Abbau erfolgt durch sog. Angiotensinasen (Amino- und Carboxypeptidasen).

> **Angiotensin II** (Hypertensin) wirkt stark konstriktorisch auf die peripheren Arteriolen, besonders der Haut, der Nieren und der Eingeweide, und damit blutdruckerhöhend.

Gleichzeitig stimuliert es die Biosynthese von Aldosteron in der Nebennierenrinde und führt dadurch zu einer verstärkten Reabsorption von Na^+-Ionen

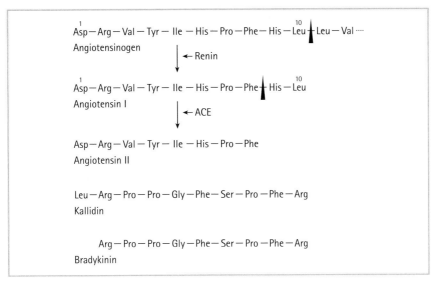

Abb. 33-12 Peptidhormone des Blutes

durch die Niere. Die erhöhte Osmolarität löst dann eine Vasopressin-Ausschüttung aus, die über eine Intensivierung der Wasserresorption der Niere zu einem erhöhten Blutvolumen und so zu einer weiteren Steigerung des Blutdrucks beiträgt.

Für therapeutische Zwecke wird synthetisch gewonnenes ♦ **Angiotensinamid** (Amidgruppe an der β-Carboxylgruppe des N-terminalen Aspartyl-Restes tragend) verwendet. Man infundiert es bei Schock- und Kollapszuständen. Bei durch Angiotensinüberproduktion ausgelöstem Bluthochdruck (renale Hypertonie) setzt man ACE-Hemmer, z. B. ♦ **Captopril**, und Angiotensin-II-Rezeptor-Antagonisten (Sartane, z. B. ♦ **Losartan**) ein.

Vom C-terminalen Ende des Kininogens kann durch limitierte Proteolyse das Undekapeptid Met-Lys-Bradykinin, das Dekapeptid **Kallidin** oder das Nonapeptid **Bradykinin** abgespalten werden. Als Proteinasen fungieren bei dieser Spaltung das Plasmakallikrein (EC 3.4.21.34), das durch Aktivierung des Proenzyms Kallikreinogen mithilfe von Faktor XIIa oder Plasmin gebildet wird, oder das Organkallikrein (EC 3.4.21.35), das im Pankreas nachweisbar ist. Plasmakallikrein spaltet das Bradykinin ab, Organkallikrein das Kallidin.

Diese sog. Kinine relaxieren die glatte Muskulatur der Blutgefäße, wirken damit blutdrucksenkend. Vermutlich besteht ihre physiologische Aufgabe in der Auslösung einer funktional bedingten Hyperämie der Drüsen. Wegen ihrer kurzen Halbwertszeit (30 sec., Abbau durch Kininasen) werden sie nicht therapeutisch verwendet. In der Entwicklung befinden sich Bradykininantagonisten, die der bronchokonstriktorischen Wirkung des Bradykinins entgegenwirken und bei Asthma bronchiale Anwendung finden könnten.

33.6.12 Neuropeptide

Neben kleinmolekularen Substanzen wie Aminen, Aminosäuren, und Nucleosiden bzw. Nucleotiden fungieren auch eine Vielzahl von Peptiden als Neurotransmitter und Neuromodulatoren, die als Neuropeptide bezeichnet werden. Dazu zählen u. a. Angiotensin, Bombesin, Cholecystokinin, Dynorphine, Endorphine, Endotheline, Enkephaline, Galanin, Ghrelin, Gonadoliberin, Motilin, Neuropeptid Y, Oxytocin, Prolactin, Somatostatin, Substanz P, Thyrotropin, VIP und Vasopressin.

Opioid-Peptide sind von besonderem Interesse. Ihr Target sind Opiat-Rezeptoren (opioide Rezeptoren). Wir unterscheiden die **Endorphine** mit 20 bis 30 Aminoacylresten, die **Dynorphine** mit 9 bis 16 Aminoacylresten und die **Enkephaline** mit 5 Aminoacylresten (Abb. 33-13).

Rezeptoren für die Stoffe kommen sowohl im ZNS als auch in der Peripherie vor. Man teilt sie ein in:

- μ-Rezeptoren (Untergruppen μ_1 und μ_2), natürlicher Ligand β-Endorphin, kann durch Morphin und Analoga, z. B. Fentanyl, Sulfatenyl, Pethidin und Alfentanyl, ersetzt werden,
- κ-Rezeptoren, natürlicher Ligand Dynorphin, durch synthetische Benzomorphan-Derivate ersetzbar, z. B. Ethylketocyclazocin, Metazocin, Phenazocin, Pentazocin, Butorphanol und Bremazocin,
- δ-Rezeptoren, natürliche Liganden [Leu^5]-Enkephalin und [Met^5]-Enkephalin, durch das synthetische [D-Ala^2-D-Leu^5]-Enkephalin ersetzbar,
- σ-Rezeptor, natürlicher Ligand unbekannt, reagiert u. a. mit Ketamin, Pentazocin und Butorphanol.

Die Besetzung der μ-Rezeptoren mit β-Endorphin oder unphysiologischen Liganden, z. B. →Morphin, führt zu supraspinaler Analgesie, aber auch zu Atemdepression, Bradykardie und Euphorie. Hier liegt vermutlich auch der Wirkungsmechanismus der Akupunktur, die zur lokalen Ausschüttung von Opioid-Peptiden führen kann. Antagonisten dieser Stoffe, z. B. Naloxon oder Nalorphin, heben die Effekte auf. Liganden für den μ-Rezeptor haben ein hohes Suchtpotenzial.

Die Besetzung von κ-Rezeptoren führt zu spinaler Analgesie, Sedation und Miosis. Sie sind Angriffspunkte der Analgetika vom β-Benzomorphan-Typ. Darüber hinaus vermitteln sie zahlreiche, nur teilweise bekannte Effekte im limbischen System des ZNS. Vorwiegend an diesem Rezeptortyp angreifende Pharmaka haben nur geringes Suchtpotenzial.

Die δ-Rezeptoren spielen eine große Rolle bei der Schmerzverarbeitung, sind aber auch für die Auslösung von Dysphorie, Halluzinationen und die Stimulation des Vasomotoren-Zentrum verantwortlich.

Die σ-Rezeptoren vermitteln Halluzinationen, Dysphorie, Hypertonie, Tachykardie und Hyperthermie.

$\overset{1}{\text{Tyr}}-\text{Gly}-\text{Gly}-\text{Phe}-\overset{5}{\text{Met}}-\text{Thr}-\text{Ser}-\text{Glu}-\text{Lys}-\overset{10}{\text{Ser}}-\text{Glu}-\text{Thr}-\text{Pro}-\text{Leu}-\text{Val}-$

$\text{Thr}-\text{Leu}-\text{Phe}-\text{Lys}-\overset{20}{\text{Asn}}-\text{Ala}-\text{Ile}-\text{Ile}-\text{Lys}-\text{Asn}-\text{Ala}-\text{His}-\text{Lys}-\text{Lys}-\overset{30}{\text{Gly}}-\text{Glu}$

β-Endorphin

$\overset{1}{\text{Tyr}}-\text{Gly}-\text{Gly}-\text{Phe}-\overset{5}{\text{Met}}$

[Met[5]]-Enkephalin

$\overset{1}{\text{Tyr}}-\text{Gly}-\text{Gly}-\text{Phe}-\overset{5}{\text{Leu}}-\text{Arg}-\text{Arg}-\text{Ile}-\text{Arg}-\overset{10}{\text{Pro}}-\text{Lys}-\text{Leu}-\text{Lys}$

Dynorphin

$\overset{1}{\text{Tyr}}-\text{Gly}-\text{Gly}-\text{Phe}-\overset{5}{\text{Leu}}$

[Leu[5]]-Enkephalin

Abb. 33-13 Opioidpeptide

Endorphine spielen auch eine Rolle als Immunmodulatoren. Sie stimulieren über die Wechselwirkung mit Opiat-Rezeptoren an den Lymphozyten die Antikörperbildung, die Teilungsaktivität der T-Zellen und die Aktivität der NK-Zellen. Die Sekretion der Hypophysenhormone wird durch sie ebenfalls beeinflusst.

Therapeutischen Einsatz haben die Opioid-Peptide bisher nicht gefunden. Dem steht u. a. die Tatsache entgegen, dass sie die Blut-Hirn-Schranke nicht oder nur in geringem Maße passieren, also direkt in das Gehirn eingebracht werden müssten, und dass sie sehr rasch abgebaut werden. Die Wirkungen einer Vielzahl natürlicher oder synthetischer Opioide lassen sich jedoch durch die Wechselwirkung mit Opioid-Rezeptoren erklären.

Endotheline (Typ 1 bis 3) sind Peptide aus 21 Aminoacylresten und werden von verschiedenen Zellen des Herz-Kreislaufsystems gebildet. Sie wirken stark gefäßkontrahierend. Zur Therapie der Hypertonie wurden Endothelin-Antagonisten entwickelt, die heute bereits in die Therapie eingeführt sind, z. B. **Bosentan.**

33.6.13 Zytokine

Allgemeines

> Der Begriff Zytokine ist nicht eindeutig definiert. Wir wollen unter Zytokinen Peptide, Proteine und Glykoproteine verstehen, die hormonähnlich wirken und vorwiegend die Teilung und Differenzierung bestimmter Zelltypen des sie produzierenden Menschen oder Tieres steuern.

Die Einteilung derartiger Zytokine in Gruppen stößt wegen der sich überlappenden Bildungsorte und Aktivitäten auf Schwierigkeiten. Wir wollen uns wegen ihrer aktuellen oder potentiellen therapeutischen Bedeutung besonders mit den hämopoetischen Wachstumsfaktoren, Interleukinen, Interferonen und Tumornekrosefaktoren beschäftigen. Auch den auf nicht hämopoetische Zellen wirkenden Wachstumsfaktoren (Tab. 33-4) und weiteren Zytokinen, wie Lymphokinen (lymphozytäre Zytokine) und Monokinen (monozytäre Zytokine), kommt eine gewisse therapeutische Bedeutung zu.

Eine durch genetische Änderungen oder durch Virenbefall ausgelöste, ungebremste Bildung von Wachstumsfaktoren in den Zielzellen selbst, eine überschießende bzw. falsche Signalgabe ihrer Rezeptoren oder der Ausfall der rückgekoppelten Bildung proliferationshemmender Faktoren wird für die Entstehung von Tumoren verantwortlich gemacht.

Hämopoetische Wachstumsfaktoren

Die Hämopoese (Hämatopoiese), d. h. die Bildung der Blutzellen, geht von den pluripotenten Stammzellen des Knochenmarks (PPSC) aus. Die Tochterzellen der PPSC werden zu 2 Typen von oligopotenten Zellen differenziert, zu den

Tab. 33-4 Ausgewählte Peptide und Proteine als nichthämopoetische Wachstumsfaktoren

Name	Abkürzung	Anzahl der Aminosäurereste (M_r)	Zielzellen
Epidermiswachstumsfaktor	EGF	53	Epithelzellen, Bindegewebszellen
Plättchenwachstumsfaktor	PDGF I PDGF II	(31 000) (28 000)	mesenchymale Zellen
Nervenwachstumsfaktor	NGF	118	Nervenzellen
Fibroblastenwachstumsfaktor	aFGF (a = acid) bFGF (b = basic)	140 146	mesodermale Zellen
Bone morphogenic protein	BMP	707	mesenchymale Zellen

lymphoiden und den myeloiden Stammzellen. Aus den lymphoiden Stammzellen gehen die Vorläuferzellen für die T-Lymphozyten und die B-Lymphozyten hervor. Die myeloiden Stammzellen differenzieren sich zu den Vorläuferzellen (colony forming cells, CFC) für

- Erythrozyten,
- Megakaryozyten (werden zu Thrombozyten),
- eosinophile Granulozyten,
- basophile Granulozyten und
- neutrophile Granulozyten, Monozyten/Makrophagen sowie Osteoklasten.

An der Steuerung der Umwandlung der Tochterzellen der pluripotenten Stammzellen zu den Vorläuferzellen sind Interleukine und GM-CSF (letzterer nicht bei lymphoiden Stammzellen) beteiligt.

> Die Umwandlung der Vorläuferzellen in die reifen Blutzellen wird vor allem durch Kolonie-stimulierende Faktoren (CSF, besonders bei den Abkömmlingen der myeloischen Stammzellen) und Interleukine (besonders bei B- und T-Lymphozyten) gesteuert.

Von therapeutischer Bedeutung sind derzeit Erythropoietin, G-CSF, GM-CSF, Thrombopoietin und Bone morphogenic protein (BMP).

> **Erythropoietin** (EPO, Erytropoetin, ein saures Glykoprotein, M_r je nach Glykosylierungsgrad 34 bis 37 kD, 165 Aminoacylreste) wird vorwiegend in den Nieren produziert und beschleunigt die Erythropoiese, d.h. die Bildung und Reifung roter Blutzellen im roten Knochenmark aus den entsprechenden Vorläuferzellen.

Natürlich kommt es als α-, β- und asilano-Erythropoietin vor. Gesteuert wird seine Bildung durch den Sauerstoffpartialdruck im Blut. Beispielsweise wird es bei Aufenthalt in großen Höhen, also bei hypoxischen Bedingungen, verstärkt freigesetzt.

Für therapeutische Zwecke wird gentechnisch hergestelltes ♦ **Erythropoietin** (Konzentrierte Erytropoietinlösung, Erythropoietini solutio concentrata PhEur) verwendet (menschliches Erythropoietin = rhEPO, nichtglykosyliertes Erythropoietin ist wirkungslos). Gegenwärtig werden ♦ **Epoetin alfa** (menschliches 1–165-Erythropoietin, Glycoform α, gentechnisch hergestellt aus Ovarialzellen des chinesischen Hamsters, Zelllinie CHO-K1) und ♦ **Epoetin beta** (1–165-Erythropoietin, β-Form, rekombinantes humanes Erythropoietin) als natürliche Proteine sowie ♦ **Darbepoetin** (gentechnisch hergestelltes, an fünf Aminosäure-Positionen verändertes, hyperglycosyliertes h-EPO aus der chinesischen Hamsterzelllinie CHO-K1, ein Mutein) als Arzneimittel eingesetzt. Sie dienen vor allem zur Behandlung der sog. renalen Anämie, die bei chronischer

Niereninsuffizienz von Prädialyse- oder Dialysepatienten auftreten kann (15 bis 200 U/kg KG, 3-mal wöchentl., s.c.). Auch eine prophylaktische Behandlung von Patienten vor Operationen zur Vermeidung oder Verringerung von Bluttransfusionen während der Operation oder zur Optimierung der Eigenblutspende ist möglich. Die Anwendung bei anderen Anämieformen, z.B. bei Sichelzellanämie, Anämie im Gefolge von HIV-Infektionen und Anämie der Frühgeborenen, wird erprobt. Auch als Dopingmittel bei Ausdauersportarten kommt Erythropoietin missbräuchlich zur Anwendung.

GM-CSF (granulocyte macrophage colony stimulating factor, Glykoprotein, M_r je nach Glykosylierungsgrad 14 bis 35 kD, 127 Aminoacylreste) wird vor allem von aktivierten T-Lymphozyten und Makrophagen produziert.

> GM-CSF ist zusammen mit anderen Faktoren (z. B. IL-1, IL-3, G-CSF) an der Umwandlung der myeloischen Stammzellen des Knochenmarks in determinierte Vorläuferzellen von Erythrozyten, Megakaryozyten, eosinophile Granulozyten und neutrophile Granulozyten sowie Monozyten beteiligt.

Gleichzeitig fördert er u.a. die Reifung von neutrophilen, basophilen und eosinophilen Granulozyten und die Umwandlung von Monozyten in Makrophagen.

G-CSF (granulocyte colony stimulating factor, Glykoprotein, M_r 19,6 kD, 175 Aminoacylreste) wird vorwiegend von aktivierten Monozyten, Makrophagen und Eosinophilen gebildet. Es ist neben GM-CSF (zusammen mit CSF-1, IL-4 und EPO) u.a. für die Reifung der neutrophilen Granulozyten und ihre Freisetzung aus dem Knochenmark verantwortlich.

Therapeutisch eingesetzt werden mit biotechnologischen Methoden gewonnenes Filgrastim, Molgramostim, Sargramostim, und Lenograstim.
♦ **Filgrastim** (r-metHuG-CSF, rekombinanter nicht glykosilierter Methionin-Humangranulozyten-koloniestimulierender Faktor), ♦ **Pegfilgrastim** (Pegylierung der endständigen Methionylgruppe von Filgrastim), ♦ **Molgramostim** (rhuGM-CSF, nicht glykosiliertes menschliches GM-CSF) werden gentechnisch mithilfe von *E. coli* hergestellt. ♦ **Sargramostim** (rhGM-CSF) wird in Hefezellen exprimiert. ♦ **Lenograstim** (humanidentisches rHuG-CSF) wird mit Hilfe von Hamsterovarialzellen (CHO) gewonnen. Die Faktoren werden therapeutisch zur Reduktion des Infektionsrisikos nach Hochdosis-Chemotherapie von Tumoren und nach autologen Knochenmarkstransplantationen eingesetzt, besonders zur Beseitigung der Neutropenie (ED 5 bis 10 µg/kg KG, s.c. oder per infusionem, bis maximal 28 d). Sie führen auch zu einer Verkürzung der Thrombozytopenie. Mit Pegfilgrastim, dem ersten pegyliertem Wachstumsfaktor aus dieser Gruppe, steht ein Arzneistoff mit wesentlich längerer Eliminationshalbwertzeit (ca. 33 h im Vergleich zu ca. 3 h bei Filgrastim) zur Verfügung. Es muss daher nur einmal pro Chemotherapiezyklus appliziert werden. Die Anwendung bei anderen Erkrankungen, z.B. bei aplastischer Anämie, bei angeborener Neutropenie und bei AIDS wird erprobt. Neben den bereits

therapeutisch verwendeten hämatopoetischen Faktoren wird die Nutzung weiterer erprobt.

Auch ♦ CSF-1 (macrophage colony stimulation factor, M-CSF) und ♦ SCF (stem cell colony factor) sind zur Stimulation der Hämopoese zusammen mit den vorgenannten Faktoren bereits in einigen Ländern als Arzneimittel zugelassen.

> **Thrombopoietin** wird in Leber und Nieren produziert und fördert die Thrombozytopoese, d.h. es beschleunigt die Reifung der Megakaryozyten, aus denen durch Plasmaabschnürung die Thrombozyten gebildet werden.

Zwei gentechnisch hergestellte Varianten des natürlichen Wachstumsfaktors (rhTPO) sind gegenwärtig in der klinischen Prüfung. Sie sollen bei Absinken der Thrombozytenanzahl, besonders nach der Therapie mit Zytostatika und nach Bestrahlung bei Tumorpatienten oder nach Knochenmarkstransplantationen, eingesetzt werden.

Bone morphogenic protein (BMP) ist ein Wachstumsfaktor, der die Reifung von Knochenzellen beschleunigt und Wachstumsprozesse viszeraler Organe steuert. Ein rekombinantes Produkt (rh BMP-2) wird gegenwärtig weltweit klinisch untersucht und soll bei Knochenbrüchen, Arthritiden und verschiedenen Zahnerkrankungen eingesetzt werden.

Der **Plättchenwachstumsfaktor** (platelet derived growth factor, PDGF) besitzt mitogene Effekte für verschiedene Zellen im Rahmen der Wundheilung. PDGF besteht aus zwei Peptidketten (A und B) und wird bei Verletzungen durch Entzündungsmediatoren (TNF alpha, Thrombin) verstärkt gebildet. Ein rekombinantes Produkt, ♦ **Becaplermin**, wird in *Saccharomyces cerevisiae* gentechnisch produziert. Dabei handelt es sich um ein Homodimer der B-Kette (glykosiliert, 109 Aminoacylreste, drei intramolekulare Disulfidbrücken). Der Wirkstoff ist in einem Wundgel (0,01%) zur äußerlichen Behandlung von neuropathischen, chronischen diabetesbedingten Geschwüren zugelassen.

Weitere Wachstumsfaktoren, wie Brain-derived neurotropic factor (BDNF), Ciliary neurotropic factor (CNF), Glia derived nerve growth factor (GDNF), Keratinocyte growth factor (KGF), Leptin, Megakaryocate growth and differenziation factor (MGDF), Neurothrophin-3 (NT-3), Osteoproteregin (OPG) und Vascular endothelial cell growth factor (VEGF) werden gegenwärtig auf ihre therapeutische Bedeutung und den Einsatz in der Klinik geprüft.

Interleukine

> Interleukine (Tab. 33-5) werden bevorzugt von verschiedenen aktivierten Leukozytenpopulationen aber auch von anderen Zellen gebildet und dienen u.a. der Kommunikation zwischen diesen Zellen. Bisher werden ca. 20 Vertreter dieser Gruppe zugeordnet.

Tab. 33-5 Ausgewählte Interleukine

Name	Abkürzung	Bildungsort	Hauptwirkungen
Interleukin-1α Interleukin-1β	IL-1α IL-β	Monozyten/ Makrophagen, u. a.	Potenzierung von immunologischen und Entzündungsreaktionen
Interleukin-2	IL-2	T-Lymphozyten	Stimulation der Teilung und Differenzierung von T-Lymphozyten
Interleukin-3	IL-3	T-Lymphozyten, NK-Zellen u. a.	Stimulation der Teilung pluripotenter Stammzellen und myeloischer Stammzellen
Interleukin-4	IL-4	T-Lymphozyten	Stimulation der Teilung und Differenzierung von B-Lymphozyten
Interleukin-5	IL-5	T-Lymphozyten	Differenzierung von Eosinophilen und Basophilen, Aktivierung von B-Lymphozyten
Interleukin-6	IL-6	Monozyten/ Makrophagen u. a.	Enddifferenzierung antigenstimulierter B-Lymphozyten, erhöht Ig-Sekretion aus Plasmazellen, aktiviert T-Lymphozyten
Interleukin-11	IL-11	Knochenmark- Stroma	hämatopoetischer Wachstumsfaktor
Interleukin-12	IL-12	Makrophagen, B-Zellen	Induktion der Zell-vermittelten Immunantwort

Trotz großer Hoffnungen, die in die Interleukine als Tumortherapeutika gesetzt wurden, sind die meisten bisher über das Stadium der klinischen Prüfungen nicht hinausgekommen. Das liegt u. a. darin begründet, dass die meisten Interleukine ihre Wirkung vorrangig lokal in der Nähe ihres Bildungsortes entfalten und keine endokrine Aktivität zeigen. Die dadurch notwendige hohe Dosierung induziert ein breites Nebenwirkungsspektrum, das ihre therapeutische Anwendung einschränkt. Von klinischer Bedeutung sind bisher nur Interleukin 2 und 11.

Interleukin 2 (IL-2, Glykoprotein, M_r 15 kD, 133 Aminoacylreste) wird im Rahmen der Immunantwort auf antigene Reize von T-Lymphozyten gebildet und stimuliert die Teilung und Differenzierung von T-Lymphozyten und einiger B-Zell-Subtypen sowie die Bildung Lymphokin-aktivierter Killer-Zellen (LAK).

Außerdem veranlasst es die Freisetzung von IFN-γ und TNF-α. ♦ **Aldesleukin** (rhIL-2, nicht glykosyliertes humanes IL-2, ohne N-terminale Aminosäure Alanin, in Position 125 ist Cystein durch Serin ersetzt) wird für die therapeutische Anwendung gentechnisch mithilfe von *E. coli* hergestellt und zur Behandlung von metastatasierenden Nierenkarzinomen eingesetzt (TD 1 mg/m² Körperoberfläche über 4 bis 5 d, mehrmalige Wiederholung nach Pausen). Die Nebenwirkungen, z. B. Fieber, Erytheme, Erbrechen, Diarrhoe, Nierenversagen und Atemnot, sind erheblich. Bei einigen anderen Tumorformen, z. B. bei metastasierendem malignen Melanom, bei Neuroblastomen und einigen Lymphomen, ist es ebenfalls wirksam.

Um die starken Nebenwirkungen des IL-2 auszuschalten, werden auch dem Patienten entnommene, in vitro in Gegenwart von IL-2 innerhalb von 10 Tagen vermehrte Lymphozyten zusammen mit einer geringen Dosis IL-2 wieder i. v. appliziert. Während der in-vitro-Vermehrung werden unter dem Einfluss des IL-2 Lymphokin-aktivierte Killer-Zellen gebildet, die den Tumor attackieren (adoptive Immuntherapie). Die gleiche Behandlung kann auch mit tumorinfiltrierenden Lymphozyten (TIL) durchgeführt werden, die aus dem nach der Operation erhaltenem Tumorgewebe des Patienten isoliert wurden.

Interleukin-11 (Glykoprotein, M_r 23 kD) wird in den Stromazellen des Knochenmarks gebildet und ist ein thrombopoietischer Wachstumsfaktor, der die Bildung von Thrombozyten stimuliert.

Therapeutisch wird ♦ **Oprelevkin** (rekombinantes Interleukin-11, rhIL-11) eingesetzt, es dient zur Behandlung der Thrombozytopenie nach Chemotherapien im Rahmen einer Tumorbehandlungen, besonders von Prostatakazinomen.

Weitere Interleukine, wie IL-1, IL-3, IL-4, IL-6, IL-10 und IL-12 sind heute als rekombinante Produkte ebenfalls verfügbar und werden in klinischen Versuchen im Rahmen von Tumortherapiekonzepten überprüft.

Auch Antagonisten von Interleukinen besitzen therapeutische Bedeutung. Der erster Interleukin-1-Rezeptorantagonist ist ♦ **Anakinra** (N^2-L-Methionylinterleukin 1, gentechnisch aus *E. coli* hergestellt) und dient zur Behandlung der rheumatoiden Arthritis in Kombination mit Methotrexat (MTX) bei Patienten, die nur unzureichend auf MTX allein ansprechen.

Der Einsatz von Zytokingenen zur Gentherapie von Tumoren befindet sich noch im Experimentalstadium. Dazu werden in dem Patienten entnommene tumorinfiltrierende Lymphozyten (TIL) Gene für IL-2, IL-4 und TNF-α mit

Tab. 33-6 Human-Interferone

Typ	Abkürzung	Herkunft	Induktoren	Anzahl der Subtypen	M_r (kD)
α-Interferon	IFN-α	B- und T-Lymphozyten	Viren, Makrophagen, ds-RNS	>16	ca. 20
β-Interferon	IFN-β	Fibroblasten	Viren, ds-RNS	1	ca. 20
γ-Interferone	IFN-γ	T-Lymphozyten, Killerzellen	Mitogene, Antigene	3	ca. 17

einem Retrovirus als Vektor („Gentaxi") eingefügt und dem Patienten wieder zugeführt. Klinische Erfolge sind bisher weitgehend ausgeblieben.

Interferone

> Interferone (IF) sind Proteine bzw. Glykoproteine, die man entsprechend ihrer Resistenz gegen Säuren in zwei Klassen einteilen kann, in die:
> - bei pH 2 stabilen α-Interferone (Leukozyten-IF, IFN-α) und β-Interferone (Fibroblasten-IF, IFN-β) und in die
> - säureinstabilen γ-Interferone (Immun-IF, IFN-γ, Tab. 33-6).

Die α-Interferone treten in vielen Subtypen auf, die sich in der Primärstruktur und vermutlich der Funktion unterscheiden.

Interferone werden in verschiedenen Typen von Zellen des Menschen und anderer Wirbeltiere gebildet, wenn diese Zellen mit sog. Induktoren in Kontakt kommen. Induktoren sind vor allem Viren, Doppelstrang-RNA, zahlreiche Antigene, z. B. Bakterientoxine, Mitogene, z. B. PDGF, EGF, FGF, synthetische Polyanionen und Lectine.

Die Interferone werden von den sie produzierenden Zellen an das Milieu abgegeben und an Membranrezeptoren anderer Zellen gebunden. Für IFN-α und IFN-β gibt es gemeinsame Rezeptoren, für IFN-γ einen eigenen Rezeptortyp.

Die Anzahl der durch Rezeptorbindung ausgelösten Effekte ist sehr groß. Es werden beeinflusst: zellphysiologische Parameter, u. a. Teilung, Differenzierung, Migration und Membraneigenschaften, zahlreiche Enzymaktivitäten und Reaktionen des Immunsystems. Von besonderem Interesse sind die antimitotische und die antivirale Wirkung. Darüber hinaus ist die Hemmung der Biotransformation von Xenobiotika durch Beeinträchtigung der Aktivität Cytochrom-P-450 abhängiger Enzyme von Bedeutung (gestörte Biotransformation von Xenobiotika!). IFN-γ stimuliert außerdem u. a. die Expression von tumorassoziierten Antigenen, die Aktivität der natürlichen Killerzellen, der

Makrophagen sowie der neutrophilen Granulozyten und unterdrückt die Bildung des Immunglobulins E (IgE).

Die Mechanismen des zytostatischen und antiviralen Effekts sind bekannt. Rezeptorbindung der Interferone führt zur Aktivierung einer 2′,5′-Oligonukleotid-adenylat-synthetase, die die von Doppelstrang-RNA abhängige Bildung eines regulatorisch wirksamen 2′,5′-Oligonukleotids katalysiert. Das gebildete 2′,5′-Oligonukleotid wandelt eine inaktive Endonuklease, die den Abbau von m-RNA bewirkt, in die aktive Form um. Außerdem wird unter ihrem Einfluss eine Proteinkinase gebildet, die die Phosphorylierung des Initiationsfaktors der Translation eIF-2 auslöst. Durch Zerstörung der m-RNA und die Inaktivierung von eIF-2 kommt es zu einer Blockade der Translation. Dadurch wird die Virusvermehrung in der Zelle und die Teilung rasch proliferierender Zellen, z. B. von Tumorzellen, unterdrückt.

Eine der physiologischen Aufgaben von IFN-α und IFN-β besteht möglicherweise in einer sofort einsetzenden, von der verzögerten Reaktion des Immunsystems unabhängigen Virusabwehr. Nach Infektion einiger Zellen mit Viren kommt es innerhalb weniger Stunden zur Interferonbildung und damit zur Verhinderung des Befalls weiterer Zellen (Interferone abgeleitet von viral interference). Nach Einsetzen der Immunabwehr wird die Interferonbildung eingestellt. Der zytostatische Effekt ist möglicherweise nur eine Begleiterscheinung der Virusabwehr.

Interferone können gentechnisch mithilfe von *E. coli* gewonnen werden. Diese Produkte sind im Gegensatz zu den natürlichen Interferonen nicht glykosyliert und haben teilweise verkürzte Peptidketten, z. B. ist IFN-γ-1b ein Dimer eines Proteins mit 140 Aminoacylresten, das natürliche IFN-γ dagegen ein Dimer eines Proteins mit 146 Aminoacylresten. Auch Hybrid-Interferone, z. B. das Hybrid-Interferon IFN-δ-4, Aminoacylreste 4 bis 62 von IFN-α-2 und 54 bis 166 von IFN-α-1 enthaltend, stellt man her. Diese nicht humanidentischen Interferone können bei Dauerbehandlung Antikörperbildung auslösen. Nebenwirkungen der Interferontherapie sind u. a. grippeähnliche Symptome.

♦ **IFN-α-2a** (Konzentrierte Interferon-alpha-2-Lösung, Interferone alfa-2 solutio concentrata PhEur), ♦ **IFN-α-2b, Interferon alfa-2b liposomal** (Konjugat des rekombinanten Interferon alfa-2b mit Monomethoxy-Polyethylenglycol) und ♦ **IFN alphacon-1** sind mit 166 Aminosäuren um eine Aminosäure länger als die natürlichen Interferone (zusätzlich ein Methioninrest vor dem Cystein in Position 1).

> IFN-α-2a und –2b werden parenteral bei chronischen Erkrankungen appliziert, ausgelöst durch Hepatitis B-, Hepatitis C-, Herpes- und Papillomaviren, und bei Haarzellleukämie eingesetzt. Auch bei HIV-infizierten Patienten mit Kaposi-Sarkom ist die Anwendung erfolgreich.

Bei Tumorpatienten mit metastasierendem malignem Melanom konnte durch Gabe von IFN-α über 3 Jahre die Überlebensrate verdoppelt werden. Interferon alfa-2b liposomal wird hauptsächlich zur Therapie bei Hepatitis C eingesetzt, wenn andere Therapiemöglichkeiten versagt haben. Mittlerweile ist dafür auch ein ♦ **Pegyliertes Interferon-α-2a** zugelassen. IFN alphacon-1 ist ein künstliches Interferon, das durch eine Konsensussequenz (idealisierte Nukleotidsequenz, bei der jede Position das Nukleotid repräsentiert, die am häufigsten an der betreffenden Stelle vorkommt, wenn man alle tatsächlichen Interferone vergleicht) der Interferonfamilie kodiert wird und stärker wirkt als die natürlichen Interferone. Es dient v. a. zur Therapie der chronischen Hepatitic C. Die Applikation bei akuten Virusinfektionen ist wegen der bereits stattfindenden Bildung endogener Interferone nicht sinnvoll. Die topische Anwendung, kombiniert mit Aciclovir, erwies sich u. a. bei epithelialer Herpesviren-Keratitis als nützlich.

> **IFN-β** (β-Human-Interferon, Glykoprotein) ist ein natürliches Interferon, das aus Fibroblastenkulturen isoliert wird. Es wird vor allem bei schweren unbeherrschbaren virusbedingten Erkrankungen eingesetzt, wie Virusenzephalitis, Herpes zoster generalisatus und Varizellen bei immunsupprimierten Patienten, bei viralen Innenohrinfekten mit Gehörverlust und bei Nasopharynx-Karzinom.

Bei akuten Virusinfektionen werden TD von 0,5 bis 25 Mio. I. E./kg KG, i. v., 3–6 Tage lang appliziert, beim Nasopharynx-Karzinom 0,1 bis 5 Mio. I. E./kg KG, 3-mal wöchentlich mind. 6 Monate lang. Auch eine Zubereitung in Gelform wird zur unterstützenden Behandlung bei kleinen Feigwarzen (Condylomata accuminata) bis 3 mm Durchmesser verwendet.

♦ **IFN-β-1a** und ♦ **IFN-β-1b** sind rekombinante Interferone. IFN-β-1a ist humanidentisches Interferon-beta-1a und wird in CHO-Zellen produziert. IFN-β-1b (produziert in *E. coli*) stellt dagegen ein modifiziertes Interferon dar, das nicht glykosiliert ist und eine veränderte Aminosäuresequenz im Vergleich zum natürlichen IFN-beta aufweist (Austausch der Aminosäure Cystein gegen Serin in Position 17).

> IFN-β-1a und IFN-β-1b sind zugelassen für die Behandlung der schubweise verlaufenden multiplen Sklerose. Sie vergrößern den Abstand zwischen 2 Erkrankungsschüben und mildern deren Folgen.

Obwohl die Wirksamkeit dafür erwiesen scheint, ist der genaue Wirkungsmechanismus für die Beeinflussung des pathologischen Geschehens bei der multiplen Sklerose noch nicht genau bekannt. Die Wirkung kommt vermutlich durch eine Aktivierung von T-Suppressorzellen zustande.

Das rekombinante, in *E. coli* hergestellte, ♦ **IFN-γ-1b** (Konzentrierte Interferon-gamma-1b-Lösung, Interferoni gamma-1b solutio concentrata PhEur) wird s.c. appliziert (50 µg/m² Körperoberfläche 3-mal wöchentl.) und unter Ausnutzung der immunmodulatorischen Wirkungen, als Zusatztherapeutikum zur Verringerung der Häufigkeit von schwerwiegenden Infektionen bei Patienten mit chronischer Granulomatose eingesetzt.

Tumornekrosefaktoren

> Tumornekrosefaktoren sind Proteine, die durch Zerstörung von Tumorzellen in bestimmten Tumoren starke hämorrhagische Nekrosen verursachen ohne Normalgewebe zu schädigen (Zytotoxine).

Gut untersucht sind Tumor-Nekrose-Faktor α (TNF-α, Cachectin, M_r 17 kD, 157 Aminoacylreste) und Tumornekrosefaktor β (TNF-β, Lymphotoxin, M_r 25 kD, 171 Aminoacylreste). Die Bildung von TNF-α erfolgt in Makrophagen oder Monozyten, wurde aber auch bei von B-Lymphozyten abgeleiteten Zelltypen nachgewiesen. TNF-β wird von T-Lymphozyten sezerniert.

Therapeutisch wird gegenwärtig ein rekombinanter TNF-α, das ♦ **Tasonermin** (TNF alpha-1a) eingesetzt. Dieser humane TNF-α ist nicht glykosyliert und setzt sich aus drei identischen Polypeptiden von je 157 Aminosäuren Länge zusammen. Das Präparat ist bei strengster Indikation zugelassen als Zytostatikum bei inoperablen Sarkomen der Extremitäten um Amputationen zu verhindern oder hinauszuzögern. Wegen der starken Nebenwirkungen, z. B. Fieber, Stoffwechselstörungen und Hämorrhagien, ist der therapeutischer Einsatz stark eingeschränkt. Die Behandlung erfolgt nur im lokalen Kreislauf der betroffenen Extremitäten nachdem zuvor der Hauptkörperkreislauf für die Dauer der Therapie abgetrennt wird. Erst nach dem Absinken der TNF-α-Konzentration auf verträgliche Konzentrationen erfolgt die Verbindung zum Hauptkörperkreislauf wieder.

Literatur

Ammon HPT et al.: Antidiabetika, Diabetes mellitus und Pharmakotherapie. Wiss. Verlagsges., Stuttgart 1999

Anonym (2001) Behandlung der Osteoporose. Parathormon – neue Kraft für alte Knochen. (Kongressbericht). Dtsch Apoth Ztg 141 (32): 3730-3732

Anonym (2000) Topische Glukocortikoidtherapie. Effektiv und nebenwirkungsarm. Dtsch Apoth Ztg 140 (37): 4201-4202

Baron D (1995) Zytokine: ihre Biologie und klinische Anwendung. Pharm Ztg 140(25):2225 – 2236

Brauer KG (1991) Molekularpharmakologie: Wie wirken Glucocorticoide? (Symposiumsbericht) Dtsch Apoth Ztg 131 (23): 1160-1162

Buschauer A (1998) Antagonisten von Neuropeptid Y als potenzielle Arzneistoffe. Dtsch Apoth Ztg 138(45): 4371-4372

Butz S (1996) Molekulare Pharmakologie: Mechanismus der Glukocortikoidwirkung. Dtsch Apoth Ztg 136 (49): 4443-4444

Crone S (1997): Endotheline und Endothelin-Antagonisten. Dtsch Apoth Ztg 137 (32): 2773-2775

Dingermann T et al. Pharmazeutische Biologie. Springer, Berlin, Heidelberg, New York 2002

Ditzel P et al. (2000) Hormone. Die Botenjungen des Organismus. Dtsch Apoth Ztg 140 (4): 331-333

Eltz Cvd (1996) Medikamentöse Glaukomtherapie: altbewährte und neue Wirkstoffe. Pharm Ztg 141 (8): 617-624

Eschenhagen Th(1992) Haupteinsatzgebiete für Catecholamine. Dtsch Apoth Ztg 132 (16): 813-824

Fessler B (1995) Autoimmunerkrankungen: Interferon beta bei multipler Sklerose. Dtsch Apoth Ztg 135 (19): 1760-1763

Forst T (2001) Schnell wirkende Insulinanaloga. Pharmazie in unserer Zeit 30 (2): 118-123

Hellwig B (2002) DHEA – ein Hormon mit vielfältigen Wirkungen. Dtsch Apoth Ztg 142 (8): 842-845

Hellwig B (1999) Rekombinanter Tumornekrosefaktor Tasonermin. Dtsch Apoth Ztg/ Neue Arzneimittel 46 (12): 95-98

Hellwig B (2002) Interleukin-I-Rezeptorantagonist Anakinra. Dtsch Apoth Ztg/ Neue Arzneimittel 49 (8): 100-103

Hellwig B (2002) Rekombinantes Gonadotropin Choriogonadotropin alfa. Dtsch Apoth Ztg/ Neue Arzneimittel 49 (5): 65-68

Hellwig B (2002) Erythropoetin-Analogon Darbepoetin alfa. Dtsch Apoth Ztg/ Neue Arzneimittel 49 (1): 2-6

Hellwig B (2002) Schilddrüsendiagnostikum Thyrotrophin alfa. Dtsch Apoth Ztg/ Neue Arzneimittel 49 (4): 45-48

Jungmayr P (2001) Diabetes mellitus: Inselzelltransplantation – Fiktion oder Realität? Dtsch Apoth Ztg 141 (4): 396-398

Keck E: Calcitonin und Calcitonintherapie. Wissenschaftliche Verlagsgesellschaft, Stuttgart 1990

Kusnick C (2002) Behandlung der Hypertonie. Zulassung für selektiven Aldosteronantagonisten Eplerenon. Dtsch Apoth Ztg 142 (46): 5612

Lippert TH et al. (2000) Postmenopausale Östrogentherapie. Dtsch Apoth Ztg 140 (28): 3259-3264

Luger Th A (1995) Hauterkrankungen. Therapie mit Zytokinen. Dtsch Apoth Ztg 135 (26): 2451–2452

Meister A et al. (1996) Zelluläre Signaltransduktion. Dtsch Apoth Ztg 136 (48): 4297–4313

Morck H (2003) Neue Arzneistoffe 2002. Pharm Ztg 148 (7) Suppl.: 5

Müller-Bohn T (1998) Die Hypophyse: ein kleines Organ mit großer Wirkung. Dtsch Apoth Ztg 138 (18): 1688–1692

Nagel-Reuper Ch, Willms B (1994) Der insulinpflichtige Diabetiker. Information für die Beratung in der Apotheke. Dtsch Apoth Ztg 134 (1): 13–23

Neye H (1994) Der richtige Einsatz von Thyroxin. Dtsch Apoth Ztg 134 (48): 4815

Peters HD, Gander A (1993) Übersicht über regulatorische Polypeptide (Zytokine) Schwerpunkt: Humane hämopoetische Wachstumsfaktoren. Pharm Ztg Wiss 138 (2): 31–45 und 138 (3/4): 67–83

Schulz M, Peruche B (1993) Molgramostim, hämatopoetischer Wachstumsfaktor. Pharm Ztg 138 (49): 4004–4008

Schulz M, Peruche B (1995) Lenograstim, ein humanidentischer Wachstumsfaktor. Pharm Ztg 140 (12): 1024–1028

Seitz R (2002) Weltweit diskutiert: Phytoöstrogene. Dtsch Apoth Ztg 142 (37): 4450–4452

Steinhilber D (1996) Melatonin Wunderhormon oder Verbindung ohne therapeutischen Wert? Dtsch Apoth Ztg 136 (19): 1647–1654

Steinmetz HT (1990) Rekombinantes Interleukin-2. Dtsch Apoth Ztg 130 (45): 2483–2484

Unterhuber R (1994) Neuer Wachstumsfaktor entdeckt. Thrombopoietin stimuliert Blutplättchenbildung. Dtsch Apoth Ztg 134 (42): 4138–4144

Verspohl EJ, Wunderle G, Zoll C (1988) Darmhormon und Neurotransmitter: Cholecystokinin. Pharm Ztg Wiss 133 (1): 3–11

Wahl MA (1995) Peptidmodulation der Insulinsekretion. Pharmazie in unserer Zeit 24 (1): 27–33

Winckler A (2001) Entdeckung eines oral applizierbaren Insulin-Mimetikums. Pharmazie in unserer Zeit 30 (2): 131–134

34 Antibiotika

34.1 Allgemeines

34.1.1 Begriffsbestimmungen

> Antibiotika sind biogene Stoffe bzw. deren Derivate, die in der Lage sind, die Vermehrung von Mikroorganismen zu verhindern oder diese abzutöten, ohne Menschen oder Tiere in nicht vertretbarem Maß zu schädigen. Einige Antibiotika werden als Zytostatika angewendet.

Die Anzahl der bekannten, natürlich vorkommenden Antibiotika dürfte 10 000 bei weitem übersteigen. Sie wird durch eine Vielzahl halbsynthetisch herstellbarer Derivate deutlich erhöht. Bisher sind aber nur ca. 100 Produkte zur Anwendung gelangt. Die wichtigsten Produzenten sind Mikroorganismen. Die von Tieren und dem Menschen gebildeten Antibiotika, z. B. die Defensine, sind meistens Peptide. Sie werden bisher nicht therapeutisch genutzt. Antibiotisch wirksame Pflanzeninhaltsstoffe, z. B. die Alliine, sind Bestandteile von Phytopharmaka. Die ökologische Funktion der Antibiotika dürfte darin bestehen, den Produzenten gegen Mikroorganismen zu schützen.

Der Mensch nutzt Antibiotika in Medizin, Pflanzenschutz und Tierernährung. Die Weltjahresproduktion liegt zwischen 50 000 und 100 000 t. Die meisten Antibiotika werden biotechnologisch mit Hilfe von Mikroorganismen hergestellt, einige werden vollsynthetisch produziert. Gemessen am ökonomischen Wert stehen Antibiotika an erster Stelle unter den Produkten der Biotechnologie. Chemische und biochemische Derivatisierungen können das Wirkungsspektrum erweitern, die therapeutische Breite vergrößern, Resistenzen brechen und das pharmakokinetische Verhalten verändern. Durch kombinatorische Biosynthese, d. h. molekularbiologische Veränderungen auf der Ebene des für die Antibiotika codierenden genetischen Materials, lässt sich die Variabilität von Antibiotika noch erheblich steigern.

34.1.2 Wirkprinzipien

> Für die Therapie von Infektionskrankheiten eingesetzte Antibiotika dürfen entweder nicht in die menschlichen Zellen eindringen oder sie müssen gegen Zielstrukturen gerichtet sein, die beim Menschen nicht oder in wesentlich anderer Form vorkommen. Die Wirkung der Antibiotika auf

Mikroorganismen kommt zustande durch
- Hemmung der Zellwandbiosynthese (β-Lactame, Glykopeptide, Fosfomycin, Bacitracin, Caspofungin),
- Änderung der Permeabilität der Zytoplasmamembran (Polypeptidantibiotika, Polyen-Antimykotika),
- Hemmung der Proteinbiosynthese (Aminoglykoside, Tetracycline, Chloramphenicol, Makrolide, Lincosamide, Mupirocin, Streptogramine),
- Hemmung der Ausbildung des Spindelapparates und damit der Zellteilung (Griseofulvin).

Die als Zytostatika verwendeten Antibiotika besitzen die gleichen Zielstrukturen in eukaryotischen und prokaryotischen Zellen. Wirkmechanismen sind die Alkylierung der DNA und die Interkalation in den DNA-Doppelstrang, die Hemmung der Topoisomerase II, die Schädigung von Nukleinsäuren über die Bildung von freien Radikalen sowie die Hemmung von RNA-Polymerasen. Dadurch werden sowohl Replikation als auch Transkription und damit die Proteinsynthese verhindert.

Einige als Antibiotika entdeckte Verbindungen werden nur als Immunsuppressiva verwendet (Kap. 35-11).

Hinsichtlich des **Wirkungstyps** lassen sich bakterio- bzw. fungistatisch, d. h. die Vermehrung hemmende, und bakterizid bzw. fungizid, d. h. abtötend, wirkende Antibiotika unterscheiden. Die **Wirkungsstärke** wird durch die minimale Hemmkonzentration (MHK) charakterisiert. Sie gibt die Mindestkonzentration an, bei der unter kontrollierten Bedingungen eine Hemmung des Keimwachstums eintritt. Das **Wirkungsspektrum** gibt Auskunft darüber, gegen welche Erreger das Antibiotikum wirksam ist. Breitspektrum-Antibiotika sind gegen eine breite Palette unterschiedlicher Keime wirksam.

34.1.3 Resistenzproblematik

Mikroorganismen können primäre (natürliche) oder sekundäre (erworbene) Resistenz (Unempfindlichkeit) gegen Antibiotika aufweisen. Die minimale Hemmkonzentration ist in diesem Fall höher als die in vivo erreichbare Konzentration. Während die primäre Resistenz genetisch bedingt ist, beruht die sekundäre Resistenz auf spontanen Ein- oder Mehrschrittmutationen, dem Erwerb von Resistenzgenen oder der verstärkten Ablesung bereits vorhandener Gene.

Die für die Resistenz verantwortlichen Gene (Resistenzfaktoren, R-Faktoren) sind in den Chromosomen oder häufiger in den Plasmiden lokalisiert. Ein Plasmid kann Resistenzeigenschaften gegen mehrere Antibiotika codieren. Der Selektionsdruck der Antibiotika fördert die Vermehrung der resistenten

Zellen. Durch Austausch von genetischem Material (Konjugation, Transformation, Transposition, Transduktion) werden die Resistenzeigenschaften nicht nur innerhalb einer Bakterienspezies, sondern auch zwischen verschiedenen Arten weitergegeben. Die genetischen Modifikationen eröffnen den Bakterien verschiedene Möglichkeiten zur Abwehr von Antibiotika.

> Wichtige Resistenzmechanismen sind
> - die Veränderung der Zielmoleküle, sodass das Antibiotikum seinen Zielort nicht mehr erkennen bzw. besetzen kann (β-Lactame, Makrolide, Glykopeptide, Fusidinsäure, Lincosamide),
> - die Modifikation des Antibiotikums durch bakterielle Enzyme, sodass die Wirksamkeit des Antibiotikums zerstört bzw. blockiert wird (β-Lactame, Aminoglykoside, Chloramphenicol),
> - die Veränderung von Transportmechanismen, sodass entweder das Eindringen des Antibiotikums in die bakterielle Zelle verhindert (Cephalosporine, Fosfomycin) oder das Antibiotikum schneller wieder heraus transportiert wird (Tetracycline, Makrolide) und
> - die Ausbildung von Schutzmechanismen, die das Überleben auch in Anwesenheit des Antibiotikums gestatten (Tetracycline).

Bakterien können gleichzeitig verschiedene Resistenzmechanismen gegen ein Antibiotikum entwickeln (kombinierte Resistenzmechanismen). Von **Kreuzresistenz** spricht man, wenn Mikroorganismen gegen mehrere Antibiotika einer Gruppe mit ähnlicher Struktur und/oder ähnlichem Wirkungsmechanismus resistent sind. **Multiresistente** Erreger sind resistent gegen Antibiotika aus unterschiedlichen Wirkstoffklassen. **Persistenz** ist das unbeeinflusste Überleben sensibler Erreger bei einer Behandlung.

Entstehung und Ausbreitung bakterieller Resistenzen sind weltweit ein ernsthaftes klinisches Problem, bei dem im Krankenhaus-Bereich vorkommende Erreger (nosokomiale Erreger) und der zunehmende Anteil abwehrgeschwächter Patienten eine besonders große Rolle spielen. Möglichkeiten zur Beherrschung bzw. Verzögerung der Problematik sind die Anwendung von Antibiotika nur im Bedarfsfall (nicht bei Bagatellerkrankungen oder nur „auf Verdacht"), die Auswahl des beim jeweiligen Infektionserregers wirksamen Antibiotikums (Anfertigung eines Antibiograms) bzw. geeigneter Kombinationen, der Einsatz von Verbindungen mit möglichst engem Wirkungsspektrum (möglichst keine Breitbandantibiotika), die korrekte Anwendung hinsichtlich Dosis, Zeitdauer, Applikationsart und -zeitpunkt und möglicher Wechselwirkungen, die rechtzeitige Entwicklung von Reserveantibiotika sowie das Vermeiden der Anwendung von Antibiotika in der Tierzucht als Masthilfsmittel. Resistenzgene sollten nicht als Markergene in gentechnisch veränderten Pflanzen verwendet werden. Bei der Suche nach neuen Antibiotika spielen die Aufklärung des bakteriellen Genoms und Proteoms, die Auffindung neuer Zielstrukturen und die Entwicklung von spezifisch dagegen gerichteten Wirkstoffen, darunter der direkte Angriff an Resistenzmechanismen, eine zunehmende Rolle.

34.1.4 Wertbestimmung

Viele biotechnologisch hergestellte Antibiotika sind Gemische eng verwandter Substanzen, die keiner spezifischen chemischen Gehaltsbestimmung unterzogen werden können. Sie werden mithilfe einer biologischen Wertbestimmung (PhEur) standardisiert. Sie beruht auf dem Vergleich des Ausmaßes der Wachstumshemmung eines empfindlichen Mikroorganismus durch bestimmte Konzentrationen des Antibiotikums mit der Wachstumshemmung, die durch bekannte Konzentrationen einer Referenzsubstanz hervorgerufen wird. Dazu wird entweder die Diffusionsmethode oder die turbidimetrische Methode angewendet. Bei ersterer werden Hemmhöfe ausgemessen, die auf beimpften und bebrüteten Agarplatten um die auf- oder eingebrachte Antibiotikalösung herum entstehen. Bei der turbidimetrischen Methode werden flüssige Nährmedien mit dem Testkeim beimpft, und es wird die durch das Keimwachstum entstandene Trübung der Lösung gemessen. Die Angabe der Resultate erfolgt in I. E./ml.

Zum Ausschluss toxischer Verunreinigungen, die beim biotechnologischen Herstellungsprozess entstehen können, schreiben die Arzneibücher weitere Prüfmethoden vor, z. B. die Bestimmung des Endotoxingehalts und den Ausschluss blutdrucksenkender Substanzen.

34.2 Aminoglykosidantibiotika

> Aminoglykosidantibiotika sind den Kohlenhydraten eng verwandte Oligomere, die aus einem Diaminocyclitol (1,3-Diamino-2,4,5,6-tetrahydroxy-cyclohexan- oder 1,3-Diamino-4,5,6-trihydroxy-cyclohexan-Derivat) und glykosidisch mit diesem verknüpften Aminozuckern oder Monosacchariden aufgebaut sind. Die Aminogruppen der Komponenten können durch Methylierung oder Amidinierung verändert sein.
> Bei den therapeutisch wichtigen Aminoglykosidantibiotika sind die Diaminocyclitole z. B. Streptidin, 2-Desoxy-D-streptamin oder Actinamin. Bedeutsame Vertreter sind Streptomycin, die Kanamycine, Tobramycin, die Gentamicine, Netelmicin, die Neomycine, Framycetin, die Paromomycine und Spectinomycin.

Als Zuckerkomponenten kommen vor: 2-D-Glucosamin, N-Methyl-2-D-glucosamin, 6-D-Glucosamin, 3-D-Glucosamin (Kanosamin), 2,6-D-Glucosediamin (Neosamin C), 2,3,6-Desoxy-2,6-diamino-D-glucose (Nebrosamin), 2,3,4,6-

Desoxy-2,6-diamino-D-glucose (Purpurosamin C), dessen 6-C-Methyl- bzw. 6-C,6-N-Dimethyl-Derivate (Purpurosamin B bzw. A), N- Methyl-3-D-xylosamin (Gentosamin), 3-Desoxy-4-C-methyl-3-(methylamino)-L-arabinose (Garosamin), 2,6-L-Idosediamin (das 5-Diastereomere des Neosamins C, Neosamin B oder Paromomose genannt), 3-C-Formyl-5-desoxy-L-lyxose (L-Streptose), D-Mannose oder D-Ribose (Abb. 34-1). Die freien Aminoglykosidantibiotika sind wenig beständig. Verwendet werden meistens die stabilen, gut wasserlöslichen Sulfate.

Aminoglykosidantibiotika werden von Streptomyces- und Micromonospora-Arten gebildet. Die Namen der von den ersteren gebildeten Verbindungen tragen die Endung -mycin, die der letzteren die Endung -micin. Das Kohlenstoffskelett ihrer Bausteine geht biogenetisch aus D-Glucose hervor. Die Diaminocyclitole werden über myo-Inosit gebildet. Die Aminierung erfolgt über die entsprechenden Ketoderivate mit Glutamin oder NH_4-Verbindungen als Aminogruppendonatoren. Die Amidin-Reste stammen aus L-Arginin. Die Methylgruppen werden von Methionin geliefert.

> Aminoglykosidantibiotika beeinträchtigen durch Bindung an die 30S Untereinheit der Ribosomen die bakterielle Proteinsynthese, indem sie zur Fehlablesung der m-RNA (misreading effect) und dadurch zur Bildung fehlerhaft gebauter Proteine führen. Diese Proteine können z. B. Export- oder Membranproteine sein, deren falscher Aufbau die Bildung von Poren in der Plasmamembran bewirkt. Durch diese können die Aminoglykoside verstärkt in die Zelle einströmen. Die dadurch ansteigende intrazelluläre Aminoglykosid-Konzentration verhindert die Bildung funktionsfähiger Initiationskomplexe, was zum Absterben der Zelle führt. Aminoglykosidantibiotika wirken besonders auf aerobe gramnegative Bakterien, inklusive *Pseudomonas aeruginosa* und *Serratia marcescens*, sowie auf die grampositiven Staphylokokken bakterizid.

Resistenzen beruhen auf der Modifikation des Antibiotikums durch bakterielle Aminoglykosid-modifizierende Enzyme (AME), die das Antibiotikum acylieren, phosphorylieren oder adenylieren, oder auf einer Modifikation der Aminoglykosid-Bindungsstelle des Ribosoms.

Wegen der Resistenz- und Kreuzresistenzentwicklung, der relativ großen Nephrotoxizität, Ototoxizität (Schwindel, Gleichgewichtsstörungen, Gehörverluste bis hin zur irreversiblen Taubheit) und der Sensibilisierungsgefahr muss die Anwendung der Aminoglykosidantibiotika auf sehr schwere Infektionen beschränkt werden, deren Erreger resistent gegen andere Antibiotika sind. Überdosierung und Daueranwendung müssen vermieden werden. Wegen der Plazentagängigkeit sollten sie im ersten Schwangerschaftstrimenon nicht angewendet werden.

Um eine systemische Wirkung zu erreichen, müssen Aminoglykosidantibiotika parenteral, meistens i. m., angewendet werden. Peroral gegeben oder

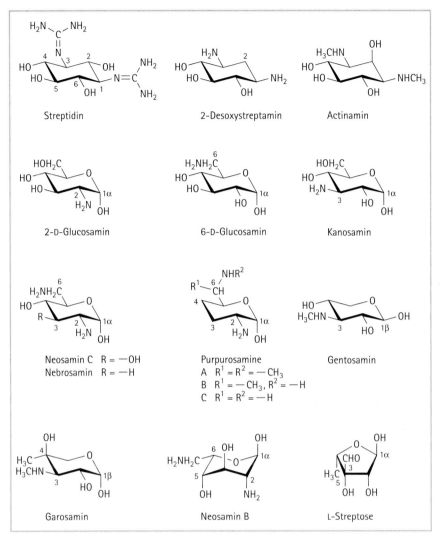

Abb. 34-1 Bausteine von Aminoglykosidantibiotika

durch die intakte (!) Haut werden sie nur in geringem Maße resorbiert. Sie können daher bedingt als Oberflächenantibiotika und zur Behandlung von Darminfektionen eingesetzt werden. Besonders Neomycine, aber auch Kanamycine, sollten wegen des hohen Risikopotentials nicht parenteral appliziert werden. Sie werden bei hoher Dosierung auch aus dem Darm, aus dem Peritoneum, dem Pleuraraum und den Gelenken in toxikologisch bedenklichen Mengen resorbiert und können dann zu starken Nebenwirkungen führen.

Streptomycin (Streptomycin A) ist ein Trimeres aus Streptidin, L-Streptose und N-Methy1-2-L-glucosamin (Abb. 34-2). Es wird neben Streptomycin B (Mannosid des Streptomycins) von *Streptomyces griseus* gebildet. Streptomycin B wird bei der Gewinnung mit Hilfe einer Mannosidase in Streptomycin und Mannose gespalten, fehlt also in den Handelspräparaten. Streptomycin wird in Form von ♦ **Streptomycinsulfat** (Streptomycini sulfas PhEur) in Kombination mit anderen Tuberkulostatika nur noch bei Tuberkulose eingesetzt (TD 0,5 bis 1 g, i. m.). Das durch Halbsynthese gewonnene ♦ **Dihydrostreptomycinsulfat** für Tiere (Dihydrostreptomycini sulfas ad usum veterinarum PhEur, Aldehydgruppe des L-Streptose-Rests zur CH_2OH-Gruppe reduziert) wird nur noch in der Veterinärmedizin verwendet.

Kanamycine sind ebenfalls Trimere. Das in Handelspräparaten zu 95% enthaltene Kanamycin A ist aus 2-Desoxy-D-streptamin, Kanosamin und 6-D-Glucosamin aufgebaut (Abb. 34-2), Kanamycin B ist ein Isolierungsartefakt, gebildet aus einem Carbamoylderivat. Es enthält statt des 6-D-Glucosamins Neosamin C. Im Kanamycin C ist 6-D-Glucosamin durch 2-D-Glucosamin ersetzt. Die Kanamycine werden von *Streptomyces kanamyceticus* und *S. takakuarensis* produziert.

♦ **Kanamycinmonosulfat** (Kanamycini monosulfas PhEur) oder ♦ **Saures Kanamycinsulfat** (Kanamycini sulfas acidus PhEur) wird, wegen der starken Nebenwirkungen bei systemischer Anwendung nur noch lokal, besonders bei Infektionen am Auge, angewendet. Es ist wirksam gegen Staphylokokken und einige gramnegative Keime. Resistent sind Streptokokken, Pseudomonas, Bacterioides, Clostridien und Pilze. Aufgrund der relativ hohen Anzahl an Angriffspunkten für modifizierende bakterielle Enzyme bilden sich recht schnell Resistenzen gegen Kanamycin aus.

Das halbsynthetische Kanamycin A-Derivat Amikacin (1-(4-Amino-2-hydroxybutyryl)-kanamycin A) enthält wesentlich weniger modifizierbare funktionelle Gruppen als z. B. Kanamycin. Es kann auch dann noch wirksam sein, wenn gegen andere Aminoglykosidantibiotika Resistenz besteht. ♦ **Amikacin** (Amikacinum PhEur) und ♦ **Amikacinsulfat** (Amikacinum sulfas PhEur) werden bei schweren infektiösen Erkrankungen, wenn andere Antibiotika versagen, z. B. bei Septikämie, bei Infektionen der Atemwege, des Bauchraumes, im Urogenitalbereich sowie bei Pertussis und bei Abwehrschwäche zur Initialtherapie eingesetzt (TD 15 mg/kg KG, i. m. oder i. v.).

♦ **Tobramycin** (Tobramycinum PhEur) ist dem Kanamycin A strukturell sehr ähnlich. Es trägt statt des 6-D-Glucosamin-Restes einen Nebrosamin-Rest. Tobramycin ist eine der 6 Komponenten des Aminoglykosidantibiotika-Gemisches Nebramycin, das von *Streptomyces tenebrarius* erhalten wird. Es entsteht durch alkalische Hydrolyse aus dem entsprechenden Carbamoylderivat während der Isolierung. Tobramycin wird besonders bei Infektionen der Atemwege, des Urogenitaltraktes, des Endokards und der Knochen mit gramnegativen Erregern, zur Prophylaxe von chronischen Lungenentzündungen bei Mukoviszidose-Patienten, bei Meningitiden und Septikämie benutzt (TD 3

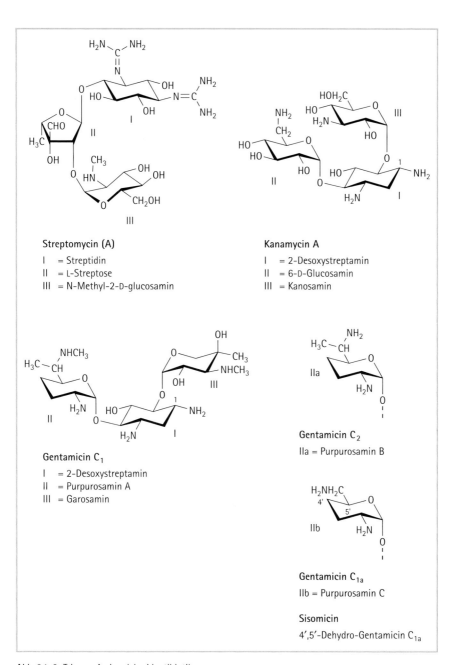

Abb. 34-2 Trimere Aminoglykosidantibiotika

bis 8 mg/kg KG, i. v., i. m.). Auch die lokale Anwendung bei Infektionen am Auge ist möglich. Es ist ein wichtiger Kombinationspartner (z. B. mit β-Lactamantibiotika oder Gyrase-Hemmern) bei Infektionen mit Pseudomonas-Arten. Wie alle Aminoglykosidantibiotika darf es in Lösung wegen Inaktivierungsgefahr nicht mit anderen Medikamenten gemischt werden.

Gentamicine sind ebenfalls Trimerengemische. Das handelsübliche Gentamicin enthält 16 verwandte Verbindungen. Arzneilich genutztes ♦ **Gentamicinsulfat** (Gentamicini sulfas PhEur) besteht zu etwa 25 bis 50% aus dem Sulfat des Gentamicin C1, zu 10 bis 35% aus dem des Gentamicin C1a (Gentamicin D) sowie zu 25 bis 55% aus dem des Gentamicin C2. Die Bausteine der Gentamicine der C-Gruppe sind neben 2-Desoxy-D-streptamin und Garosamin, Purpurosamin A (Gentamicin C1, Abb. 34-2), Purpurosamin B (Gentamicin C2, Abb. 34-2) oder Purpurosamin C (Gentamicin C1a, Abb. 34-2). Gentamicine werden von verschiedenen Micromonospora-Arten, z. B. *M. purpurea, M. echinospora, M. carbonacea, M. halophytia*, produziert.

Gentamicinsulfat wendet man, kombiniert mit Penicillinen, Cephalosporinen oder Vancomycin, besonders bei bakterieller Endokarditis und Septikämie, zur Behandlung von schweren systemischen Infektionen mit gramnegativen Bakterien, z. B. *Pseudomonas aeruginosa*, und mit Staphylokokken an. Allein wird es bei Pyelonephritis (TD 2 bis 8 mg/kg KG, i. v.), sowie vor allem lokal bei Infektionen der Augen, bei infizierten Wunden, bei Verbrennungen und bei Knochen- und Weichteilinfektionen (Implantation von Polymethacrylatkugeln, die Gentamicinsulfat enthalten, oder in Knochenzement) eingesetzt. Vorteil ist die rasche bakterizide Wirksamkeit gegen die meisten gram-negativen Stäbchen. Im Vergleich zu β-Lactam-Antibiotika ist die therapeutische Breite geringer.

♦ **Sisomicin**, ein Produkt von *Micromonospora inoyensis*, unterscheidet sich von Gentamicin C1a durch eine Doppelbindung zwischen den C- Atomen 4 und 5 des Purpurosamin C-Restes (Abb. 34-2). Das halbsynthetisch gewonnene N-Ethylderivat des Sisomicins, das ♦ **Netilmicin** (Netelmicinsulfat, Netelmicini sulfas PhEur), wird wie die Gentamicine eingesetzt.

Neomycine sind Tetramere. Das Handelspräparat ♦ **Neomycinsulfat** (Neomycini sulfas PhEur) besteht aus den Sulfaten der Neomycine B (Anteil etwa 80%), C und A. Neomycin B (= Framycetin) ist aus 2-Desoxy-D-streptamin, Neosamin C, D-Ribose und Neosamin B aufgebaut (Abb. 34-3). Neomycin C enthält statt des Neosamin B-Restes einen zweiten Neosamin C-Rest. Neosamin A (Neamin) ist ein Dimeres aus 2-Desoxy-D-streptamin und Neosamin C. Neomycine werden von *Streptomyces fradiae* und *S. albogriseus* gebildet. Man benutzt Neomycinsulfat ausschließlich zur lokalen Behandlung von Infektionen der Haut, der Schleimhaut oder der Augen, besonders durch Staphylokokken. Zu beachten ist die Sensibilisierungsgefahr. Wegen seiner großen Nephro- und Ototoxizität wird die Anwendung von vielen Autoren völlig abgelehnt.

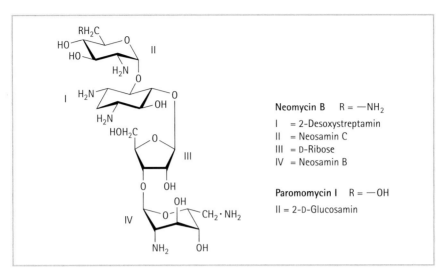

Abb. 34-3 Tetramere Aminoglykosidantibiotika

Als **Framycetin** wird ein von *Streptomyces decaris* oder *S. fradiae* gebildetes Produkt bezeichnet. ♦ **Framycetinsulfat** (Framycetini sulfas PhEur) entspricht Neomycin-B-Sulfat. Es wird äußerlich in Form von Pudern oder Salben bei Haut- und Wundinfektionen eingesetzt.

Paromomycine sind Tetramere, aufgebaut aus 2-Desoxy-D-streptamin, 2-D-Glucosamin, D-Ribose und Neosamin B (Paromomycin I,. Neomycin E, Abb. 34-3) bzw. Neosamin C (Paramomycin II). Sie werden von *Streptomyces rimosus* f. *paromomycinus* und einigen anderen Streptomyces-Arten gebildet. Das Gemisch der Paromomycine wird zur Darmdekontamination gegeben.

Ein strukturell von den oben genannten Vertretern abweichendes, aber mit ihnen biogenetisch verwandtes Antibiotikum ist das ♦ **Spectinomycin**. Es ist aus dem Aminocyclitol Actinamin und der Desoxyhexose Actinospectose aufgebaut. Beide Verbindungen sind glykosidisch und (!) halbacetalisch verknüpft (Abb. 34-4). Produzenten sind *Streptomyces spectabilis* und *S. flavopersicus*. Es wird ebenfalls an die kleine Untereinheit des bakteriellen Ribosoms gebunden und führt zum „Einfrieren" der Proteinsynthese, indem es die Translokation der Peptidyl-tRNA von der Aminoacylbindungsstelle (A-Stelle) auf den Peptidylort verhindert. ♦ **Spectinomycinhydrochlorid** (Spectinomycini hydrochloridum PhEur) wird, parenteral appliziert, zur Einmaltherapie der Gonorrhoe bei Penicillinallergie oder -resistenz eingesetzt (einmalig 2 g, tief i. m.).

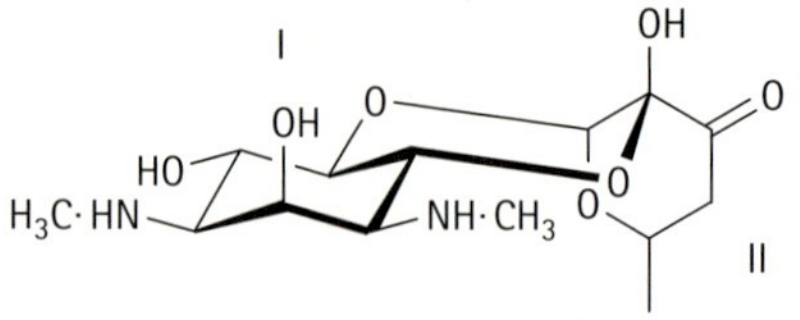

Spectinomycin
I = Actinamin
II = Actinospectose

Abb. 34-4 Spectinomycin

34.3 Triterpenantibiotika

Von den Triterpenantibiotika wird bisher nur das 4-Nor-Triterpen ♦ **Fusidinsäure** (Acidum fusidicum PhEur, Nor-Dammaran-Derivat, Abb. 34-5) therapeutisch genutzt. Fusidinsäure wirkt bakteriostatisch insbesondere auf Staphylokokken, auch MRSA (Methicillin-resistenter *Staphylococcus aureus*, meistens ein Hospitalkeim).

Fusidinsäure wird von bestimmten Stämmen des imperfekten Pilzes *Fusidium coccineum* (*Acremonium fusioides*) gebildet. Sie hemmt die Translokation und damit die Proteinbiosynthese. Resistenzen kommen u. a. durch die veränderte Struktur der Bindungsstelle am Elongationsfaktor G zustande. Fusidinsäure oder ihr Natriumsalz werden bei Bestehen von Penicillinresistenz oder -allergie peroral, parenteral oder lokal appliziert, zur Bekämpfung von Staphylokokkeninfektionen, besonders von Osteomyelitis, Sepsis, sowie von Haut- und Wundinfektionen, und bei Gonorrhoe eingesetzt (TD 1,5 g). Es besteht keine Kreuzresistenz zu anderen Antibiotika.

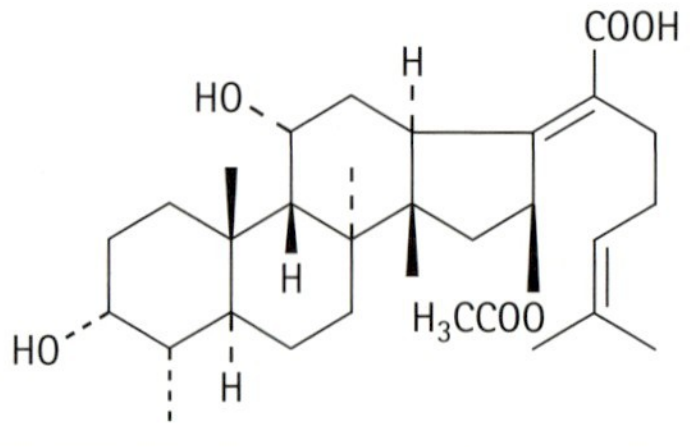

Abb. 34-5 Fusidinsäure

34.4 Polyketidantibiotika

34.4.1 Griseofulvin

Griseofulvin (Griseofulvinum PhEur, Abb. 34-6) besitzt den Grundkörper Grisan (Cumaran-2-spiro-cyclohexan). Es wird systemisch bei Dermato- und Onychomykosen eingesetzt.

Griseofulvin wird von einer Reihe von Penicillium-Arten, u. a. von *P. patulum*, *P. griseofulvum* und *P. nigricans* gebildet. Seine Biogenese erfolgt wahrscheinlich aus einem aus 7 Acetat-Resten aufgebautem Polyketid über ein Benzophenonderivat, das durch Schließen des Furanringes zum Griseofulvin umgewandelt wird.

Die antibiotische Wirkung des Griseofulvins richtet sich gegen alle Trichophyton-Arten, *Microsporum audouinii, M. canis, M. gypseum, M. distortum, Epidermophyton floccosum* und Tinea-Arten außer *T. versicolor*. Bei allen anderen Pilzarten ist Griseofulvin unwirksam. Es verhindert durch Bindung an mit den Mikrotubuli assoziierte Proteine die Ausbildung eines normalen Spindelapparates dieser Dermatophyten und arretiert dadurch die Zellen in der Metaphase. Darüber hinaus kommt es zur Störung der Zellwandbiosynthese.

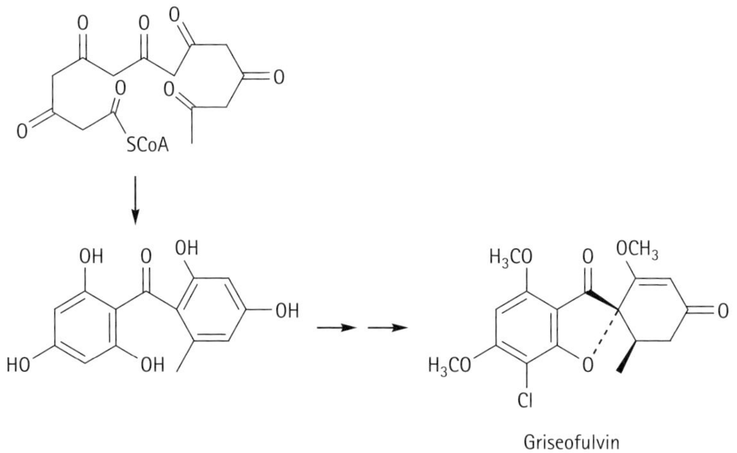

Abb. 34-6 Griseofulvin und seine Biogenese

Griseofulvin wird selektiv in das neu gebildete Keratin der Haarwurzel, Nagelmatrix und Epidermis eingelagert und dringt von dort erst allmählich an die Oberfläche der Haut. Daher ist nur bei ausreichend langer Therapiedauer (perorale Anwendung 2 bis 6 Wochen bei Mykosen der Haut, 6 bis 9 Monate bei Mykosen der Fingernägel, bis 18 Monate bei Mykosen der Zehennägel) ein Fortschreiten der Pilzerkrankung zu verhindern. Hauptindikation ist die Onychomykose. Durch Mikronisierung ist es gelungen, die Resorption der schlecht wasserlöslichen Substanz zu verbessern. Auf Grund der unzuverlässigen Resorption, eines ungünstigen Nutzen-Risiko-Verhältnisses (Teratogenität, Allergiegefahr, Photosensibilisierung, zentralnervöse Störungen, gastrointestinale Störungen) und der Ersetzbarkeit z. B. durch Azole wird Griseofulvin heute nur noch selten angewendet.

34.4.2 Tetracyclinantibiotika

> Tetracyclinantibiotika haben den Grundkörper Octahydronaphthacen (Octahydrotetracen). Sie sind bakteriostatisch wirksame Breitbandantibiotika. Wichtige Vertreter sind Tetracyclin, Chlortetracyclin, Oxytetracyclin, Demeclocyclin und halbsynthetische Abkömmlinge, z. B. Doxycyclin und Minocyclin.

Tetracyclinantibiotika werden von Streptomyces-Arten, besonders von *S. aureofaciens* und *S. rimosus*, gebildet. Bei ihrer Biogenese fungiert Malonylamido-CoA als Starter, Extender sind 8 Moleküle Malonyl-CoA (eingebaut als Acetyl- Reste, Abb. 34-7).

> Durch hochselektive Bindung an die 30S-Untereinheit bakterieller Ribosomen wird die Anlagerung der Aminoacyl-t-RNA-Moleküle an den m-RNA-Komplex verhindert und somit die Proteinsynthese unterbrochen.

Die Wirkung erstreckt sich auf grampositive und gramnegative Stäbchen und Kokken, auf Rickettsien, große Viren, Mykoplasmen und einige Protozoen. Primär resistent gegen Tetracycline sind u. a. Providencia-, Serratia- und Proteus-Arten sowie *Pseudomonas aeruginosa* und *Enterobacter aerogenes*. Mykobakterien werden kaum beeinflusst. Darüber hinaus haben zahlreiche weitere Bakterien, in regional unterschiedlichem Maße, durch die breite Anwendung der Tetracycline Resistenz entwickelt, z. B. viele Staphylokokken-, Pneumokokken- und Enterokokken-Stämme sowie hämolysierende Streptokokken. Resistenzmechanismen sind das verstärkte Ausschleusen des Wirkstoffs aus der Zelle durch ein membrangebundenes Protein und die Interaktion eines weiteren Proteins mit den Ribosomen, die eine Proteinsynthese auch in Anwesenheit von Tetracyclinen ermöglicht.

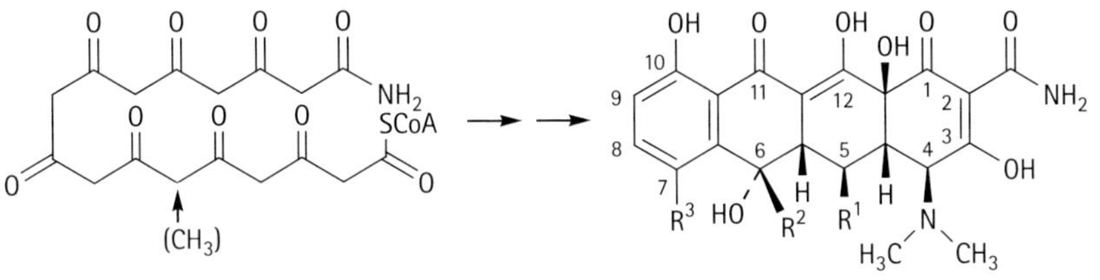

	R¹	R²	R³
Tetracyclin	—H$_2$	—CH$_3$	—H
7-Chlortetracyclin	—H$_2$	—CH$_3$	—Cl
5-Oxytetracyclin	—H,—OH	—CH$_3$	—H
7-Chlor-6-demethyl-tetracyclin	—H$_2$	—H	—Cl

Abb. 34-7 Tetracyclinantibiotika

Von den biogenetisch erhaltenen 6 Tetracyclinen, die sich nur durch die Substituenten in den Positionen 5, 6 und 7 unterscheiden, finden therapeutischen Einsatz ♦ **Tetracyclin** (Tetracyclinum PhEur), ♦ **Tetracyclinhydrochlorid** (Tetracyclini hydrochloridum PhEur) ♦ **Chlortetracyclinhydrochlorid** (Chlortetracyclini hydrochloridum PhEur, 7-Chlor-tetracyclin), ♦ **Oxytetracyclin-Dihydrat** (Oxytetracyclinum dihydricum PhEur, 5-Hydroxy-tetracyclin), ♦ **Oxytetracyclinhydrochlorid** (Oxytetracyclini hydrochloridum PhEur) und ♦ **Demeclocyclinhydrochlorid** (Demeclocyclini hydrochloridum PhEur, 7-Chlor-6-demethyl-tetracyclin). Die natürlichen Tetracycline werden wegen ihrer schlechten Resorption kaum noch peroral appliziert. Vielmehr sind eine Reihe halbsynthetischer, peroral wesentlich besser resorbierbarer, Tetracyclinderivate im Einsatz, z. B. ♦ **Doxycyclin-Monohydrat** (Doxycyclinum monohydricum PhEur, 6-Desoxy-5-hydroxy-tetracyclin), ♦ **Doxycyclinhyclat** (Doxycyclini hyclas PhEur) und ♦ **Minocyclinhydrochlorid** (Minocyclini hydrochloridum PhEur). Die Anwendung erfolgt peroral, lokal und in Notfällen auch parenteral. Die Tagesdosen liegen, je nach Resorptionsquote des eingesetzten Tetracyclinderivats, im Bereich von 4 bis 25 mg/kg KG (p. o.). Da die Resorption durch mehrwertige Metallionen auf Grund der Bildung von schwer löslichen Chelaten gehemmt wird, muss bei peroraler Gabe die gleichzeitige Aufnahme von Milch (Ca^{2+}!) oder Antacida (Ca^{2+}, Mg^{2+}, Al^{3+}!) vermieden werden. Außerdem sind zahlreiche Interaktionen zu anderen Arzneistoffen (Antikoagulanzien, orale Antidiabetika, Ciclosporin A, Methoxyfluran, Digoxin, orale Kontrazeptiva) zu beachten.

Haupteinsatzgebiete sind bei erwiesener Erregerempfindlichkeit Infektionen des Urogenitaltraktes und der Augen durch Chlamydien, atypische Pneumonien, schwere Formen der Akne und selten vorkommende Infektionskrankheiten, z. B. Borreliose, Listeriose, Milzbrand oder Cholera. Wegen seiner günstigen pharmakokinetischen Eigenschaften, geringeren Dosierung und relativ guten Verträglichkeit wird am häufigsten Doxycyclin verordnet. Die Nebenwirkungen, z. B. Verdauungsbeschwerden, Schleimhautentzündungen, Leber- und Pankreasschäden sowie Photodermatosen, sind zahlreich, aber selten schwer. Aufgrund ihrer komplexbildenden Eigenschaften reichern sich Tetracycline in Calcium-reichen Geweben an und sind deshalb bei Schwangerschaft und Kindern bis zu 8 Jahren wegen möglicher irreversibler Gelbfärbung der Zähne und möglicher Knochenwachstumsverzögerungen kontraindiziert.

34.4.3 Anthracyclinantibiotika

> Anthracyclinantibiotika sind Glykoside der so genannten Mycinone (Hydronaphthacen- oder Secohydronaphthacenderivate). Daunorubicin und Doxorubicin und die halbsynthetischen Derivate des Daunorubicins, Zorubicin sowie Idarubicin, und des Doxorubicins, das Epirubicin, werden als Zytostatika verwendet.

Anthracyclinantibiotika werden von verschiedenen Streptomyces-Arten, u. a. von *S. coeruleo-rubidus* und *S. peuceticus* (Daunorubicin), *S. peuceticus* var. *caesius* (Doxorubicin) sowie *S. galilaeus* (Aclarubicin) gebildet. Ihre Biogenese erfolgt mit Propionyl-CoA als Starter, Extender sind 9 Moleküle Malonyl-CoA (eingebaut als Acetyl-Reste). Die terminale Carboxylgruppe geht im Verlauf der Biogenese verloren.

> Anthracyclinantibiotika interkalieren zwischen die Basenpaare des DNA-Doppelstranges und hemmen so die Replikation und Transkription auch in eukaryotischen Zellen. Auch andere Mechanismen, z. B. Beeinflussung der Topoisomerase II und Schädigung der DNA durch Bildung reaktiver Sauerstoffradikale, sind an der Wirkung beteiligt.

Alle bisher bekannten Vertreter zeigen im Verhältnis zu anderen Antibiotika eine relativ hohe Kardiotoxizität und Myelosuppression. Die Kardiotoxizität, die mit der Radikalbildung in Zusammenhang gebracht wird, korreliert mit der Gesamtdosis und ist häufig irreversibel.

Therapeutisch verwendet werden vor allem die nativen Anthracyclinantibiotika ♦ **Daunorubicinhydrochlorid** (Daunorubicini hydrochloridum PhEur, Daunomycin, Rubidomycin) und ♦ **Doxorubicinhydrochlorid** (Doxorubicini hydrochloridum PhEur, Adriamycin; Hydroxidaunorubicin, Abb. 34-8). Daunorubicin ist ein Glykosid des Daunomycinons mit dem Desoxyaminozucker L-Daunosamin (L-Doxosarnin), Doxorubicin ist ein Glykosid des 14-Hydroxydaunomycinons mit dem gleichen Zucker. Daneben verwendet man auch die halbsynthetischen Derivate des Daunorubicins, das ♦ **Zorubicin** (Daunorubicin-13-benzoylhydrazon), oder Doxorubicins, das ♦ **Epirubicin** (4'-Epidoxorubicin).

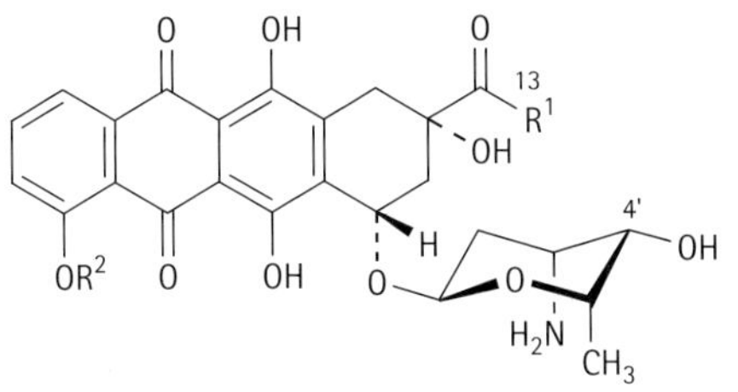

Daunorubicin $R^1 = -CH_3$, $R^2 = -CH_3$
Doxorubicin $R^1 = -CH_2OH$, $R^2 = -CH_3$
Idarubicin $R^1 = -CH_3$, $R^2 = -H$

Abb. 34-8 Anthracyclinantibiotika

Der Einsatz des Daunorubicins und Zorubicins, oft kombiniert mit Vincristin bzw. Cytarabin, erfolgt vor allem bei akuten Leukämien. Liposomales Daunorubicin wird beim Kaposi-Sarkom eingesetzt. Doxorubicin und Epirubicin finden besonders bei Tumoren von Brustdrüse, Endometrium, Harnblase, Leber, Lunge, Magen, Ovar, Prostata und Schilddrüse Anwendung, aber auch bei akuten Leukämien und malignen Melanomen. Doxorubicin ist in Kombination mit Docetaxel zur Primärtherapie des fortgeschrittenen Mammakarzinoms zugelassen. Die Anwendung von pegylierten liposomalen Formulierungen von Doxorubicin (Caelyx) erniedrigt die Kardio- und Knochenmarkstoxizität. Die Anwendung erfolgt parenteral (i.v.), meistens in Form von Bolus-Injektionen alle 3 bis 6 Wochen, je nach appliziertem Pharmakon in Dosen von 50 bis 800 mg/m^2. Während der Schwangerschaft und Stillzeit dürfen Anthracyclinantibiotika nicht eingesetzt werden.

♦ **Idarubicin** (4-Demethoxy-daunorubicin) ist das erste peroral applizierbare Anthracyclinderivat. Es wird besonders bei myeloischer Leukämie und fortgeschrittenen Mammatumoren bei älteren Patientinnen angewendet (20 bis 30 mg/m^2 über 3 Tage, Wiederholung nach 3 Wochen).

34.4.4 Makrolidantibiotika

Allgemeines

> Makrolidantibiotika sind durch einen vielgliedrigen Lactonring mit einer geraden Anzahl der Ringglieder gekennzeichnet, der glykosidisch mit einem oder mehreren Monosacchariden bzw. Aminozuckern verknüpft ist, die zum Teil verzweigt und relativ sauerstoffarm sind. Als Zuckerkomponenten kommen u. a. vor: D-Desosamin, D-Forosamin, D-Mycosamin, D-Mycaminose, L-Cladinose, L-Mycarose und L-Oleandrose (Abb. 34-9 bis 34-11).

Die Biogenese erfolgt mit Acetyl-, Propionyl- oder *p*-Aminobenzoyl-CoA als Startern und mit Malonyl-CoA (eingebaut als Acetat-Rest), Methylmalonyl-CoA (eingebaut als Propionat- Rest), Ethylmalonyl-CoA (eingebaut als Butyrat-Rest) und vereinzelt auch mit Succinyl-CoA (eingebaut als Succinat-Rest) als Extendern. Produzenten sind Streptomyces-Arten.

Man kann die therapeutisch eingesetzten Vertreter einteilen in:
- kleine Makrolidantibiotika mit 12 bis 18 Ringgliedern, dazu gehörend auch die Ketolidantibiotika (Abb. 34-9),
- Polyenantibiotika, auch als große Makrolidantibiotika bezeichnet, mit 26 bis 38 Ringgliedern (Abb. 34-10) und
- Ansamycinantibiotika mit Makrolidring mit integriertem aromatischen Ring oder Ringsystem (Abb. 34-11).

Kleine Makrolidantibiotika

Die am häufigsten verwendeten Vertreter dieser Gruppe sind Erythromycine, Josamycin, Spiramycine und deren halbsynthetische Derivate Clarithromycin, Azithromycin sowie Roxithromycin. Sie werden bei Infektionen mit einigen grampositiven Bakterien und Kokken sowie mit gramnegativen Kokken angewendet.

Die kleinen Makrolidantibiotika reagieren mit der 50S-Untereinheit bakterieller Ribosomen und blockieren die Translokation der Peptidyl-t-RNA von der Aminoacyl-t-RNA-Bindungstelle zur Peptidyl-t-RNA-Bindungsstelle und „frieren" damit die Proteinsynthese ein.

Die Resistenz gegen Makrolide beruht vorwiegend auf der Veränderung der Zielstruktur. Die durch enzymatische Methylierung eines Adeninrestes in der Bindungsdomäne der 23S-rRNA ausgelöste Modifikation des rRNA-Moleküls interferiert mit der Bindung des Antibiotikums an die 50S-Untereinheit. Besonders bei Staphylokokken und Enterokokken führt dieses Phänomen zu Kreuzresistenzen zwischen Makroliden, Lincosaminen und Streptograminen (MLS-Resistenz). Streptokokken können Makrolide mittels Effluxpumpen aktiv aus der Zelle heraustransportieren.

Das relativ schmale Wirkungsspektrum der kleinen Makrolidantibiotika umfasst überwiegend grampositive Bakterien und Kokken sowie gramnegative Kokken. Enterobakterien sind gegen die meisten Makrolide primär resistent. Gut wirksam sind Makrolide bei Infektionen

- der Atemwege, z. B. mit Pneumokokken, Mykoplasmen, Legionellen, *Bordetella pertussis* (Keuchhusten-Erreger) und *Chlamydia trachomatis*,
- durch β-hämolysierende Streptokokken, z. B. bei Erysipel und Scharlach,
- des HNO-Bereiches, z. B. bei Laryngitis, Pharyngitis und Angina,
- der Haut, z. B. bei Furunkeln und Akne vulgaris (lokal oder peroral),
- des Urogenitaltraktes, z. B. bei Syphilis und Gonorrhoe.

Die Anwendung erfolgt vorwiegend peroral, bei einigen Erythromycinderivaten auch parenteral. Nebenwirkungen sind im Allgemeinen gering, u. a. können gastrointestinale Beschwerden auftreten. Makrolide werden in starkem Maße in den Geweben gespeichert. Daraus resultiert eine sehr schlechte Korrelation zwischen Blutspiegelkurven und Wirksamkeit.

Erythromycine werden von *Streptomyces erythreus* (*Saccharopolyspora erythraea*) gebildet. Am Aufbau der Aglyka sind 7 Propionat-Reste beteiligt. Im Handelspräparat ◆ **Erythromycin** (Erythromycinum PhEur) macht Erythromycin A (Abb. 34-9) den Hauptanteil aus (etwa 98%), begleitet von Erythromycin B und Erythromycin C. Großer Nachteil von Erythromycin ist seine Instabilität gegen Säuren (intramolekulare Hemiacetalisierung der Ketogruppe mit der Hydroxylgruppe am C 6 und weitere intramolekulare Ringschlussreaktionen). Es muss drei- bis viermal täglich appliziert werden. Für die perorale Applikation werden säureunlösliche, und damit weitgehend magensaftresistente Derivate des Erythromycins genutzt:

- Salze wie ◆ **Erythromycinstearat** (Erythromycini stearas PhEur) und ◆ **Erythromycinstinoprat** (Salz aus Erythromycinpropionat mit N-Acetylcystein),
- 2'-O-Ester wie ◆ **Erythromycinethylsuccinat** (Erythromycini ethylsuccinas PhEur, 2'- Ethylbernsteinsäureester) und ◆ **Erythromycinestolat** (Erythromycini estolas PhEur, Monolaurylsulfat des Erythromycin-2'-propylesters),
- das 9-O-[(2-Methoxy-ethyloxy)methyl]oxim-Derivat, das ◆ **Roxithromycin** (Roxithromycinum PhEur),
- der 6-O-Methylether, das ◆ **Clarithromycin**,
- das halbsynthetische Erythromycinderivat ◆ **Azithromycin**, erhalten durch Einfügung einer H_3C-N< -Gruppe zwischen die C-Atome 9 und 10 und Reduktion des C-Atoms 9, oder
- ◆ **Dirithromycin** (Dirithromycinum PhEur), das im Darm sehr schnell in das antibakteriell aktive Erythromycyclamin (halbsynthetisches Derivat des Erythromycins, bei dem die Ketogruppe am C 9 durch eine Aminogruppe ersetzt ist) umgewandelt wird.

Erythromycin (TD 1 bis 2 g, p. o.) und seine Derivate dienen vor allem als Reserveantibiotika, wenn Penicilline oder Cephalosporine wegen Allergien oder Resistenz der Erreger nicht angewendet werden können, z. B. bei Scharlach, Erysipel, Syphilis, Gonorrhoe und Diphtherie. Sie können Tetracycline bei Chlamydien-Infektionen vertreten. Antibiotika der ersten Wahl sind sie bei Mykoplasmen- und Legionellen-Pneumonien. Erythromycin wird vor allem als Saft in der Pädiatrie eingesetzt. Roxithromycin kann wegen seiner im Vergleich zu Erythromycin verbesserten Säurestabilität und Resorbierbarkeit niedriger dosiert werden (TD 0,3 g/kg, p. o.). Es ist besser verträglich als Erythromycin und muss nur 1 bis 2-mal täglich appliziert werden. Clarithromycin

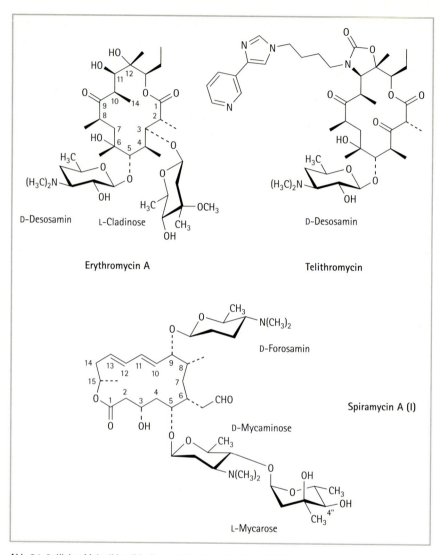

Abb. 34-9 Kleine Makrolidantibiotika und Ketolidantibiotikum Telithromycin

wird auch zur Bekämpfung von *Helicobacter pylori* (Bestandteil der Tripeltherapie) und damit zur Rezidivprophylaxe von Magengeschwüren sowie bei Infektionen durch *Mycobacterium avium* bei AIDS-Patienten verwendet. Vorteile von Azithromycin sind die gute Wirksamkeit gegen Haemophilus, die lange Halbwertszeit und die starke Gewebepenetration. Dadurch wird eine Kurzzeittherapie über 3 bis 5 Tage ermöglicht. Eine Überlegenheit von Dirithromycin gegenüber anderen Makroliden ist nicht erkennbar.

Zur parenteralen Anwendung der Makrolide (TD 20 bis 30 mg/kg KG) benutzt man die wasserlöslichen Salze, z. B. ♦ **Erythromycinlactobionat** (Erythromycini lactobionas PhEur).

♦ **Spiramycin** (Spiramycinum PhEur) wird von *Streptomyces ambofaciens* gebildet. Der Aufbau der Aglyka der Spiramycine erfolgt aus 6 Acetat-Resten, einem Propionat- und einem Butyrat-Rest. Das Handelsprodukt ist ein Gemisch der Spiramycine A (I, etwa 85%, Abb. 34-9), B (II) und C (III). Man verwendet es, wegen ungünstiger pharmakokinetischer Eigenschaften nur noch selten, bei bakteriellen Infektionen im Bereich der Mundhöhle.

♦ **Josamycin** (Leukomycin A3, Josamicinum PhEur) hat das gleiche Aglykon wie Spiramycin A. Im Gegensatz zum Spiramycin fehlt der D-Forosamin-Rest in Position 9, in Position 3 ist es mit Essigsäure, in Position 4″ mit Isovaleriansäure verestert. Es ist ein Produkt von *Streptomyces narbonensis* var. *josamyceticus* var. *nova*. Josamycin und ♦ **Josamycinpropionat** (Josamycini propionas PhEur, im Körper zur aktiven Base hydrolysiert) werden wie Erythromycin angewendet, zeigen aber keine Vorteile und bei bakteriellen Atemwegserkrankungen nur unsichere Wirkung.

Ketolidantibiotika sind Verbindungen, bei denen die Zuckerkomponente der nativen kleinen Makrolidantibiotika halbsynthetisch durch eine Ketogruppe ersetzt wurde. ♦ **Telithromycin** (Abb. 34-9) ist der erste Vertreter dieser neuen Gruppe. Es handelt sich um ein halbsynthetisches Erythromycin A-Derivat mit einer Ketogruppe in Position 3 des Lactonrings (Ketolide!) anstelle der L-Cladinose und einer Carbamat-Seitenkette in Position 11 und 12. Die Substanz ist säurestabiler als herkömmliche Makrolide und besitzt eine höhere Affinität zu den Bindungsstellen am bakteriellen Ribosom. Sie bindet an zwei Domänen der 23S-Untereinheit der ribosomalen RNA und behindert dadurch die Translation. Außerdem hemmt Telithromycin die Bildung der ribosomalen 50S- und 30S-Untereinheiten. Die verschiedenen Angriffspunkte dürften einer schnellen Resistenzentwicklung vorbeugen. Empfindlich sind grampositive Keime wie Streptokokken und Staphylokokken, aber auch Legionellen und Chlamydien. Telithromycin ist zur Behandlung leichter bis mittelschwerer ambulant erworbener Pneumonien, bei plötzlicher Verschlimmerung einer chronischen Bronchitis sowie akuter Sinusitis und Tonsillitis zugelassen. Wegen eines gemeinsamen Metabolisierungsweges über das CYP450-Enzymsystem können sich die Serumspiegel bei anderen ebenfalls über CYP450 metabolisierten Arzneistoffen verändern.

Polyenantibiotika

Polyenantibiotika sind Makrolidantibiotika mit 4 bis 7 konjugierten Doppelbindungen in E-Konfiguration. Auf der gegenüberliegenden Seite des Moleküls sind sie mit zahlreichen Hydroxygruppen und einer Carboxylgruppe substituiert. Im Übergangsbereich zwischen polarem und apolarem Teil des Moleküls ist der Aminozucker β-D-Mycosamin gebunden und bildet mit der Carboxylgruppe ein Zwitterion aus. Durch diese Substituentenanordnung haben die Polyenantibiotika einen amphiphilen Charakter (Abb. 34-10). Von den über 100 Polyenantibiotika finden vor allem Amphotericin B (38gliedriger Ring), Nystatin (38gliedriger Ring) und Natamycin (26gliedriger Ring) als Fungistatika therapeutischen Einsatz.

Polyenantibiotika bilden mit dem nur in Pilzzellwänden vorhandenen Ergosterol stöchiometrisch zusammengesetzte Komplexe. Bei Assoziation von 8 Komplexen entstehen, durch die Amphiphilie bedingt, Poren, durch die Ionen und andere kleinmolekulare Zellbestandteile aus der Zelle herausströmen. Die erhöhte Membranpermeabilität führt zum Zelltod. Polyene werden als Fungistatika verwendet. Ihr Wirkungsspektrum erstreckt sich auf viele humanpathogene Pilze. Die teilweise erheblichen Nebenwirkungen (Fieber, Schüttelfrost, Nierenschäden) sind auf die Reaktion auch mit anderen Sterolen, z. B. Cholesterol, und die verstärkte Freisetzung von Zytokinen zurückzuführen.

Resistente Pilze haben eine veränderte Membranzusammensetzung. Resistenzen gegen Polyenantibiotika sind jedoch nicht von klinischer Relevanz.

Amphotericin B (Abb. 34-10) ist ein Heptaen. Es wird zusammen mit dem weniger aktiven Tetraen Amphotericin A von *Streptomyces nodosus* erzeugt. Es ist wahrscheinlich aus 16 Acetat- und 3 Propionat-Resten hervorgegangen.

♦ **Amphotericin B** (Amphotericinum B PhEur) ist ein wichtiges Antibiotikum zur Behandlung lebensbedrohender Pilzinfektionen. Die Anwendung kann jedoch mit den genannten schweren Nebenwirkungen verbunden sein. Peroral gegeben wird Amphotericin B nicht resorbiert. Perorale Darreichungsformen sind daher nur zur Behandlung oberflächlicher Schleimhautmykosen der Mundhöhle, des Ösophagus und des Darms geeignet. Für die parenterale Applikation der sehr schwer wasserlöslichen Verbindung wurden in den letzten Jahren spezielle galenische Formulierungen, z. B. Liposomen, entwickelt, die eine bessere Verträglichkeit gewährleisten und höher dosiert werden können (TD 1–3 mg/kg). Sie werden z. B. bei Kryptokokkenmeningitis, ausgelöst durch im Taubenkot angereicherte *Cryptococcus neoformans* Stämme, eingesetzt.

♦ **Nystatin** (Nystatinum PhEur, Abb. 34-10), von *Streptomyces noursei* gebildet, ist ein Stoffgemisch mit dem Hexaen Nystatin A_1 als Hauptkomponente. Nystatin A_1 unterscheidet sich vom Amphotericin B durch die Position von 2 Hydroxygruppen sowie durch die Anzahl der konjugierten Doppelbindungen. Nystatin wird aufgrund fehlender Resorption lokal bei Candida-Mykosen der Haut, der Vagina und der Mundhöhle (Soor) eingesetzt. Es ist heute durch das synthetische Clotrimazol ersetzbar. In der Klinik wird es auch inhalativ zur Prophylaxe von systemischen Mykosen nach Organtransplantationen eingesetzt. Parenterale Gabe ist wegen der hohen Toxizität nicht möglich.

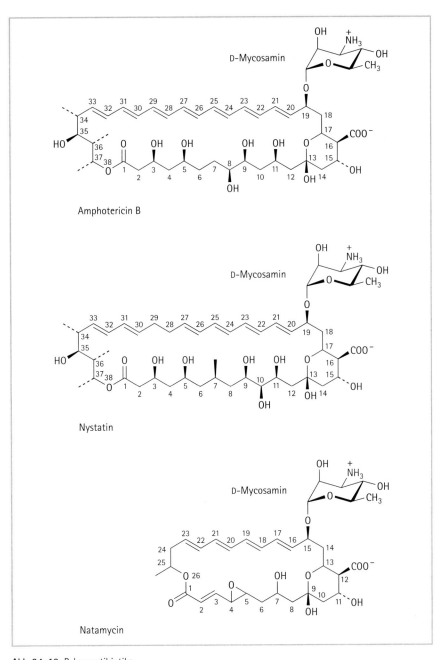

Abb. 34-10 Polyenantibiotika

Polyketidantibiotika

◆ **Natamycin** (Pimaricin, Abb. 34-10), ein Pentaen, ist ein Produkt von *Streptomyces natalensis* und *S. chatta-noogensis*. Sein Einsatz erfolgt bevorzugt lokal bei Haut- und Schleimhautmykosen, die durch Trichophyton-, Candida- und Microsporum-Arten hervorgerufen werden.

34.4.5 Ansamycinantibiotika

> Ansamycine (Ansamakrolide, Abb. 34-11) sind Ansaverbindungen (Cyclophane, Henkelverbindungen), die durch einen Makrozyklus charakterisiert sind, in den ein aromatischer Ring oder ein aromatisches Ringsystem integriert ist. Ihre Vertreter, die Rifamycine, Rifabutin und Rifapentin sowie ihre halbsynthetischen Derivate, z. B. Rifampicin, werden besonders bei Infektionen mit Mykobakterien, z. B. *M. tuberculosis*, eingesetzt.

Die Biogenese erfolgt vermutlich aus einem Aminobenzoesäurederivat und Acetat- sowie Propionat-Resten. Von therapeutischer Bedeutung sind aus dieser kleinen Gruppe die Rifamycine sowie Rifabutin und Rifapentin.

Rifamycine werden von *Amycolatopsis mediterranei* (syn. *Streptomyces mediterranei*) gebildet. Ausgangsprodukt für halbsynthetische Rifamycin-Derivate, besonders Rifampicin, ist Rifamycin SV. Dieses wird entweder partialsynthetisch aus dem nativen Rifamycin B hergestellt oder von einigen Mutanten von *A. mediterranei* auch direkt produziert.

> Die Wirkung der Rifamycine kommt durch Bindung an die β-Untereinheit der DNA-abhängigen RNA-Polymerase von Bakterien zustande. Dadurch wird die Transkription und somit auch die Proteinsynthese gehemmt. Es werden besonders Mykobakterien, grampositive Kokken, aber auch einige gramnegative Bakterien und RNA-Viren beeinflußt. Auftretende Resistenzen beruhen meist auf einer veränderten Zielstruktur. Sie entwickeln sich sehr rasch gegen gramnegative Kokken, jedoch nur langsam (erst nach mehrwöchiger Therapie) gegen Mykobakterien.

◆ **Rifampicin** (Rifampicinum PhEur) und ◆ **Rifamycin-Natrium** (Rifamycinum natricum PhEur, Mononatriumsalz von Rifamycin SV) werden vor allem als Basis-Tuberkulostatika verwendet, die, um eine Resistenzentwicklung zu verhindern, mit anderen Antibiotika (Streptomycin) und/oder Chemotherapeutika (z. B. INH) kombiniert werden können. Auch zur Behandlung von Lepra, Legionellosen und Brucellosen sind sie geeignet. Rifampicin (TD 10 bis 15 mg/kg KG) wird gut resorbiert und daher peroral appliziert, das schwer resorbierbare Rifamycin-Natrium wird für Injektionszwecke verwendet. Nebenwirkungen sind nicht selten (z. B. Leberfunktionsstörungen, Allergien, Kopfschmerzen, Blutbildveränderungen, Nierenfunktionsstörungen). Während der Schwangerschaft sollten die Verbindungen nur in Ausnahmefällen ange-

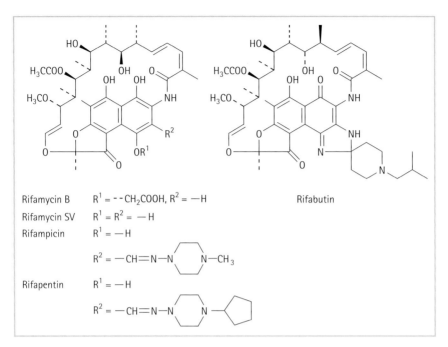

Abb. 34–11 Ansamycinantibiotika

wendet werden (Erhöhung des Missbildungsrisikos!). Rifamycin wird auch lokal bei Augeninfektionen benutzt.

◆ **Rifabutin** (Ansamicin, Rifabutinum PhEur) wird von einem Stamm von *Micromonospora lacustris* produziert. Es hemmt ebenso wie Rifampicin die DNA-abhängige RNA-Polymerase empfindlicher Erreger und blockiert so deren Proteinsynthese. Außerdem soll auch die DNA-Synthese gehemmt werden. Rifabutin ist hochwirksam gegen Mykobakterien, darunter auch gegen viele Rifampicin-resistente Stämme, Legionellen und Chlamydien. Es wird allein zur Behandlung der Tuberkulose (TD 150 mg) und zur Prophylaxe von Mykobakteriosen bei AIDS, besonders ausgelöst durch *Mycobacterium avium* und *M. intracellulare* (TD 300 mg), oder kombiniert mit anderen Antibiotika eingesetzt. Nachteil ist die relativ hohe Wahrscheinlichkeit von Interaktionen mit anderen Arzneistoffen (Induktion von CYP-450-Isoenzymen der CYP-3A-Unterfamilie).

◆ **Rifapentin** wird nach peroraler Gabe gut resorbiert und deutlich langsamer eliminiert als Rifampicin. Es muss in der Initialphase der Tuberkulose-Behandlung nur alle 3 Tage (600 mg), in der Stabilisierungsphase nur einmal wöchentlich gegeben werden.

34.4.6 Mupirocin

Mupirocin (Pseudomon(in)säure A, Abb. 34-12) ist die Hauptkomponente eines von *Pseudomonas fluorescens* produzierten Gemisches von Polyketidantibiotika, die einen dihydroxylierten Tetrahydropyran-Ring mit funktionalisierten Seitenketten in Stellung 2 und 5 enthalten. Mupirocin ist wirksam gegen *Staphylococcus aureus*, auch MRSA, *St. epidermidis* und β-hämolysierende Streptokokken. Es wird topisch angewendet.

Die bakteriostatische Wirkung von Mupirocin beruht auf einer kompetitiven Hemmung der bakteriellen Isoleucin-tRNA-Synthetase. Über die Hemmung der Proteinbiosynthese kommt es zum Tod der Bakterienzelle. Da der Wirkstoff im Blutplasma sehr schnell zu unwirksamen Spaltprodukten hydrolysiert wird, ist er nicht für eine systemische, sondern nur für eine lokale Behandlung geeignet.

♦ **Mupirocin-Calcium** (Mupirocinum calcicum PhEur) wird bei bakteriellen Hautinfektionen mit empfindlichen Erregern, wie Impetigo, Follikulitis, sekundärinfizierten Hautkrankheiten, als Zusatzbehandlung bei Furunkeln und Karbunkeln und in Form einer Nasensalbe zur Elimination von Staphylokokken aus der Nasenschleimhaut (Sanierung von Keimträgern zur Vermeidung nosokomialer Infektionen!) angewendet.

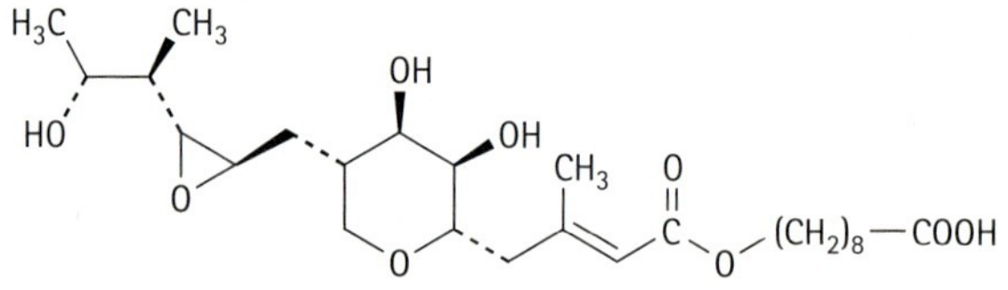

Abb. 34-12 Mupirocin

34.5 Chloramphenicol

Chloramphenicol (D-(–)-threo-2-Dichloracetamido-1 (4-nitro-phenyl)-propan-1,3-diol, Abb. 34-13) ist ein Phenylpropanderivat, das eine Nitro- und eine Dichloracetamidgruppe aufweist. Es ist ein Breitbandantibiotikum, das systemisch oder topisch angewendet, sowohl grampositive als auch gramnegative Bakterien, Rikkettsien, Spirochäten und Mykoplasmen erfasst. Wegen seiner erheblichen Nebenwirkungen wird es fast nur als Reserveantibiotikum verwendet.

Chloramphenicol wird von *Streptomyces venezuelae* und *S. phleochromogenes* var. *chloromyceticus* gebildet. Die Biogenese erfolgt ausgehend von der Chorisminsäure über *p*-Aminophenylbrenztraubensäure, *p*-Aminophenylalanin und *p*-Aminophenylserin. Heute wird es synthetisch hergestellt.

> Chloramphenicol wird von den 50S-Untereinheiten der 70S Ribosomen der Bakterien (aber auch der menschlichen Mitochondrien!) gebunden und hemmt die Peptidyltransferase und damit die Proteinsynthese.

Die Chloramphenicol-Resistenz beruht auf der Induktion von Acetyltransferasen, die zur Veresterung der 3-Hydroxylgruppe des Moleküls führen.

Therapeutisch eingesetzt werden das schwer wasserlösliche ♦ **Chloramphenicol** (Chloramphenicolum PhEur), das besser wasserlösliche ♦ **Chloramphenicolhydrogensuccinat-Natrium** (Chloramphenicoli natrii succii PhEur, 3'-Hemiester) und die weniger bitteren 3'-Fettsäureester, z. B. ♦ **Chloramphenicolpalmitat** (Chloramphenicoli palmitas PhEur). Die Fettsäureester werden peroral gegeben (TD 1,5 bis 3 g, max. Gesamtdosis bei Erwachsenen 25 bis 30 g), Chloramphenicolhydrogensuccinat-Natrium wird in vergleichbarer Dosis vorwiegend parenteral (i. v.) appliziert. Chloramphenicol kann eine schwere Schädigung des Knochenmarks hervorrufen (Häufigkeit von 1:10000 bis 1:40000), die sich meist erst nach langer Latenzzeit (2 bis 8 Wochen) im Auftreten von aplastischer Anämie, Neutropenie und Thrombozytopenie äußert. Es wird daher nur noch dann angewendet, wenn andere Antibiotika versagen. Indikationen sind schwere Salmonelleninfektionen wie Typhus, Paratyphus A und B, eitrige Meningitis und Sepsis aber auch Rickettsiosen, z. B. Fleckfieber, sowie intraokuläre Infektionen. Als Arzneistoff der ersten Wahl gilt es bei durch penicillin-resistente Stämme von *Haemophilus influenzae* und *Neisseria meningitidis* ausgelöster Meningitis (gute Liquorgängigkeit!). Äußerlich wendet man Chloramphenicol und Chloramphenicolhydrogensuccinat-Natrium in Form von Salben, Augentropfen und Ohrentropfen an. Mit den gleichen Indikationen wird auch ♦ **Thiamphenicol** (Thiamphenicolum PhEur) eingesetzt, ein Chloramphenicolanalogon, bei dem die Nitrogruppe durch eine Sulfonylmethyl-Gruppe (Mesyl-Gruppe) ersetzt wurde.

34.6 Lincosamide

> Lincosamide sind Derivate des 1-Methyl-4-propyl- oder 1-Methyl-4-ethyl-L-prolins. Beim Lincomycin (Abb. 34-13) ist das 1-Methyl-4-propyl-L-prolin amidartig mit Methyl-α-thio-lincosamin, einer Thiooctapyranose, verknüpft. Lincosamide wirken auf grampositive Bakterien, besonders auf Staphylokokken, und auf sporenlose Anaerobier bakteriostatisch. Systemisch eingesetzt werden Lincomycin und das partialsynthetische Clindamycin.

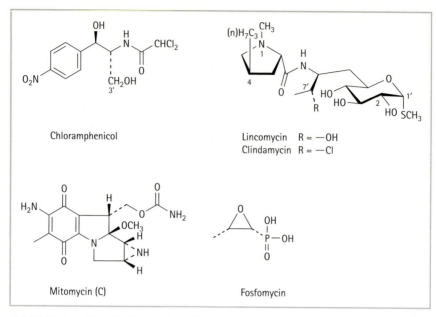

Abb. 34-13 Formelübersicht Chloramphenicol, Lincosamide, Mitomycin und Fosfomycin

Lincosamide werden von *Streptomyces lincolnensis* var. *lincolnensis* gebildet.

> Die Lincosamide besitzen den gleichen antibakteriellen Wirkungsmechanismus wie Chloramphenicol. Sie hemmen die 50S Untereinheit der bakteriellen Ribosomen.

Es besteht partielle Kreuzresistenz mit Makroliden. Resistenzmechanismen sind wie bei den Makroliden die Bildung einer rRNA-Methylase, daneben auch die enzymatische Modifizierung des Wirkstoffmoleküls und Penetrationsbarrieren. Enterokokken und gramnegative Erreger sind primär resistent.

Therapeutisch wird nur noch selten ♦ **Lincomycinhydrochlorid-Monohydrat** (Lincomycini hydrochloridum PhEur), häufiger dagegen das lipophilere, besser resorbierbare Clindamycin (7′-Desoxy-7S-chloro-lincomycin) in Form von ♦ **Clindamycinhydrochlorid** (Clindamycini hydrochloridum PhEur) oder ♦ **Clindamycin-2-dihydrogenphosphat** (Clindamycini phosphas PhEur) peroral oder parenteral (TD 0,6 bis 1,2 g) angewendet. Clindamycin wird bei schweren Anaerobier- und Staphylokokken-Infektionen, z.B. bei Peritonitis, intraabdominellen Abszessen, Osteomyelitiden (gute Gewebegängigkeit in den Knochen!) und in Kombination mit anderen Arzneistoffen bei Infektionen von AIDS-Patienten, z.B. Pneumocystis-Pneumonie, eingesetzt. Die Gefahr einer pseudomembranösen Enterokolitis ist zu beachten.

34.7 Mitomycin

Mitomycin (Mitomycin C) ist ein Indolderivat, das durch einen Aziridinring (3gliedriger Ring mit N-Atom) ausgezeichnet ist (Abb. 34-13). Es wird als Zytostatikum verwendet.

Mitomycin wird neben einer Reihe strukturell ähnlicher Verbindungen von *Streptomyces caespitosus*, *S. ardus* und *S. verticillatus* gebildet.

Wirkform von Mitomycin ist das Semichinon mit geöffnetem Aziridinring und eliminierter Methoxygruppe. Es wirkt nach reduktiver Aktivierung in vivo als bifunktionelles Alkylans. Durch Alkylierung eines DNA-Stranges oder Quervernetzung komplementärer DNA-Stränge werden Replikation und Transkription gehemmt, es können auch Mutationen ausgelöst werden. Die Bildung freier Radikale ist ebenfalls an der zellschädigenden Wirkung beteiligt.

Therapeutisch eingesetzt wird ♦ **Mitomycin** (10 mg einmal wöchentlich), i. v. oder intravesikal appliziert, bei Karzinomen des Pankreas, des Magens, der Speiseröhre und der Harnblase. Wegen der Teratogenität der Substanz ist während der Behandlung eine Schwangerschaft auszuschließen.

34.8 Fosfomycin

Fosfomycin, (–)-(1*R*,2*S*)-(1,2-Epoxypropyl)-phosphonsäure (Abb. 34-13) besitzt einen Oxiranring. Es wird als Reservebreitbandantibiotikum systemisch angewendet, wenn Penicilline oder Cephalosporine wegen allergischer Reaktionen nicht eingesetzt werden können.

Fosfomycin wird aus Kulturflüssigkeiten von *Streptomyces fradiae* oder synthetisch gewonnen.

Fosfomycin hemmt die N-Acetylglucosamin-3-*O*-enolpyruvat-Transferase und blockiert damit den ersten Schritt der Mureinbiosynthese der Bakterienzellwand: die Bildung der N-Acetylmuraminsäure aus N-Acetylglucosamin. Da Fosfomycin eine sehr polare Verbindung ist, kann es die Bakterienzellwand nicht passiv durchdringen und ist auf eine aktive Aufnahme durch Transportsysteme für Glycerol-3-phosphat oder Hexose-6-phosphate angewiesen. Es wirkt bakterizid gegen grampositive (z. B. *Staphylococcus aureus*) und gramnegative Erreger (z. B. *Escherichia coli*, *Proteus mirabilis*, Citrobacter-, Enterobacter, Salmonella-, Shigella- und Haemophilus-Arten).

Bei einer Resistenz ist der aktive Transport des Fosfomycins in das Innere der Mikroorganismen gestört.

Ein wichtiges Anwendungsgebiet für die parenteral einzusetzenden Antibiotika ♦ **Fosfomycin-Natrium** (Fosfomycinum natricum PhEur) oder ♦ **Fosfomycin-Calcium** (Fosfomycinum calcicum PhEur) sind z. B. Knocheninfektionen (Bindung an das Hydroxylapatit der Knochen! TD 6 bis 20 g). ♦ **Fosfomycin-Trometamol** (Fosfomycinum trometamol PhEur) wird peroral bei unkomplizierten Harnwegserkrankungen von Frauen (Einmaltherapie mit 5,6 g Trometamol) appliziert.

34.9 β-Lactamantibiotika

34.9.1 Allgemeines

β-Lactamantibiotika sind durch einen β-Lactam-Ring (Azetidin-2-on-Ring) ausgezeichnet, an den meistens ein zweiter Ring ankondensiert ist (Abb. 34-14). Die wichtigsten Vertreter sind die
- Penicilline, Derivate des hypothetischen Penams (aus einem β-Lactam-Ring mit ankondensiertem Thiazolidin-Ring bestehend) und die
- Cephalosporine, Derivate des hypothetischen Cephams (aus einem β-Lactam-Ring mit ankondensiertem Perhydro-1,3-thiazin-Ring bestehend).
- Daneben sind erwähnenswert:
- Carbapeneme und Carbacepheme, bei denen der Schwefel des Penam- bzw. Cepham- Ringsystems durch Kohlenstoff ersetzt ist,
- Monobactame, die monozyklisch sind und nur noch den β-Lactam-Ring besitzen sowie
- β-Lactamase-Inhibitoren, die ebenfalls einen β-Lactam-Ring enthalten.

Auch das Oligopeptidantibiotikum Bleomycin (Kap. 34.10.3.2) enthält einen β-Lactam-Ring.

β-Lactamantibiotika hemmen die Biosynthese der bakteriellen Zellwand. Hauptangriffspunkt sind die am Aufbau des Mureins beteiligten Peptidoglucan-Transpeptidasen (Penicillin-bindende Proteine, PBP). Die Antibiotika reagieren auf Grund ihrer strukturellen Ähnlichkeit zum Dipeptid D-Alanyl-D-alanin, einem Strukturelement einer Mureinvorstufe, mit diesen Enzymen und inaktivieren sie durch Acylierung eines Serin-Restes in ihrem aktiven Zentrum. Die Quervernetzung von Peptidoglucansträngen zum Murein unterbleibt. Mureinhydrolasen, die während des Wachstums und der Zellteilung Verknüpfungspunkte im Mureinmolekül lösen, werden nicht gehemmt. Das komplizierte Wechselspiel zwischen Synthasen und Hydro-

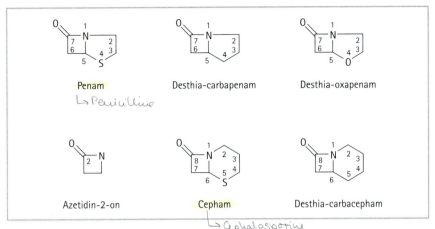

Abb. 34-14 Grundkörper von β-Lactamantibiotika

lasen gerät außer Kontrolle. Folge ist eine Zerstörung des Mureinmantels besonders in den zur Zellteilung vorgesehenen Regionen bis hin zur Lyse der Bakterien.

Die Resistenz gegenüber β-Lactam-Antibiotika beruht vor allem auf der Bildung von β-Lactamasen, die durch Hydrolyse des β-Lactam-Rings die Wirkstoffe inaktivieren, daneben auf der Veränderung der Targetmoleküle (PBPs). Die etwa 200 bekannten β-Lactamasen sind zum größten Teil Serinproteasen, eine kleine Gruppe sind Metalloproteinasen. Je nach Spezifität unterscheidet man Penicillinasen, Cephalosporinasen und Breitspektrum-β-Lactamasen. Grampositive Keime geben das Enzym nach außen an das umgebende Medium ab, gramnegative Keime behalten es im periplasmatischen Raum.

34.9.2 Penicilline

Muttersubstanz der Penicilline ist die 6-Aminopenicillansäure (6-APA, Abb. 34-16) mit dem Grundkörper Penam (Abb. 34-14). 6-Aminopenicillansäure ist bei den natürlich vorkommenden Vertretern mit aliphatischen oder aromatischen Säuren amidartig verknüpft. Auf Grund ihrer guten Verträglichkeit gehören die Penicilline zu den am meisten angewendeten Antibiotika. Sie sind bei sensiblen Erregern Mittel der ersten Wahl.

Beim Dihydropenicillin F ist die 6-Aminopenicillansäure mit Capronsäure amidartig verbunden, beim Penicillin F mit Hex-3-ensäure, beim Flavicidin mit Hex-4-ensäure, beim Penicillin K mit Caprylsäure, beim Isopenicillin N mit L-α-Aminoadipinsäure, beim Penicillin N mit D-α-Aminoadipinsäure, beim Penicillin G mit Phenylessigsäure und beim Penicillin X mit p-Hydroxyphenylessigsäure. Durch ein Überangebot an einer Säure im Fermentationsmedium können sog. „biosynthetische" Penicilline erhalten werden, z. B. mithilfe von Phenoxyessigsäure das Phenoxymethylpenicillin. Zur Herstellung von halbsynthetischen Penicillinen werden natürliche Penicilline enzymatisch mithilfe der Penicillinamidase (EC 3.5.1.11, sog. Acylase, erhalten aus Mutanten von *Escherichia coli*), in 6-Aminopenicillansäure und die entsprechenden Säuren zerlegt. Die 6-Aminopenicillansäure wird nach ihrer Isolierung schonend mit synthetischen Säuren acyliert.

Penicilline werden von Penicillium-, Aspergillus-, Trichophyton-, Epidermophyton- und Streptomyces-Arten gebildet. Im industriellen Maßstab setzt man nur Mutanten von *Penicillium notatum* (syn. *P. chrysogenum*) ein. Die Produktion erfolgt diskontinuierlich in bis zu 200 000 l fassenden Fermentern. Die Ausbeuten betragen bis zu 50 g Penicilline pro Liter.

Die Biosynthese der Penicilline (Abb. 34-15) geht von L-α-Aminoadipinsäure, L-Cystein und L-Valin aus. Über das Dipeptid L-δ(α-Aminoadipyl)-L-cystein und das Tripeptid L-δ(α-Aminoadipyl)-L-cysteinyl-D-valin (Inversion am α-C-Atom des Valins) wird das Isopenicillin N gebildet. Der L-α-Aminoadipyl-Rest kann nachfolgend gegen andere Acylreste ausgetauscht werden. Die Gene für die Enzyme der β-Lactam-Biosynthese sind auf einem relativ kleinen Bereich der DNA in Form eines Clusters zusammengefasst. Bei Hochleistungsstämmen liegen mehrere solcher Cluster vor.

> Penicilline wirken bakterizid auf sich im Wachstum befindliche grampositive und gramnegative Kokken, besonders auf Staphylokokken, Streptokokken, Pneumokokken, Meningokokken und Gonokokken. Auch Corynebakterien, *Bacillus anthracis*, Spirochaeten, Clostridien sowie Salmonella-, Aerobacter-, Haemophilus-, Proteus- und Shigella-Arten werden erfasst, letztere vor allem durch die halbsynthetischen Penicilline.

Bei 1 bis 5% der Patienten treten jedoch Penicillinallergien auf, die bis zum tödlichen anaphylaktischen Schock führen können. Das Antibiotikum als Hapten kann unter Öffnung des β-Lactam-Ringes mit Aminogruppen körpereigener Proteine reagieren und so ein Vollantigen bilden. Wegen der Sensibilisierungsgefahr dürfen Penicilline äußerlich nicht angewendet werden.

Von den natürlichen Penicillinen wird nur das Benzylpenicillin (Penicillin G, Abb. 34-16) therapeutisch eingesetzt. Verwendet werden die Salze ♦ **Benzylpenicillin-Kalium** (Benzylpenicillinum kalicum PhEur), ♦ **Benzylpenicillin-Natrium** (Benzylpenicillinum natricum PhEur), ♦ **Benzylpenicillin-Benzathin** (Benzylpenicillinum benzathinum PhEur, Salz des N,N'-Dibenzylethylendiamins) und ♦ **Benzylpenicillin-Procain** (Benzylpenicillinum procainum PhEur, Salz des Diethylaminoethyl-(4-aminobenzoats). Sie sind wegen der Säurelabilität nur parenteral einsetzbar (TD 1 bis 5 Millionen I.E., etwa 0,6

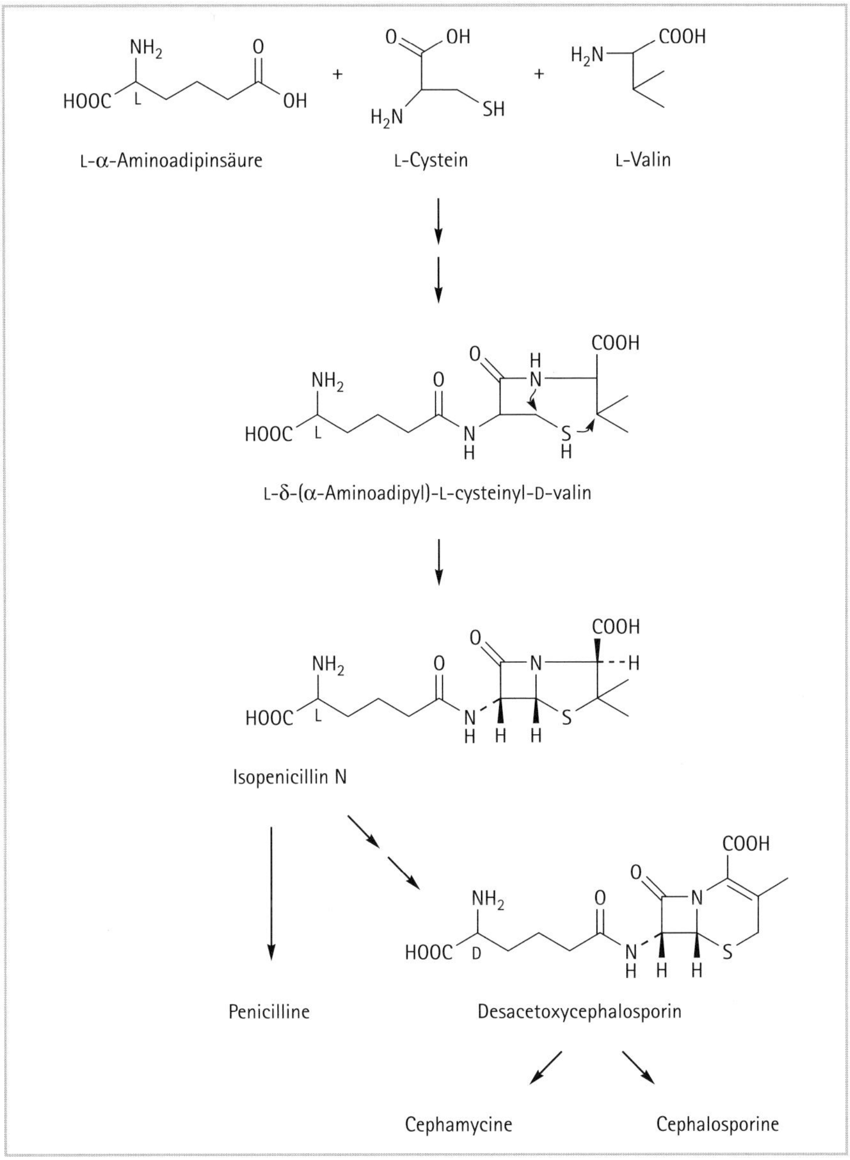

Abb. 34-15 Biogenese der Penicilline und Cephalosporine

bis 3 g Benzylpenicillin-Natrium) und haben ein relativ schmales Wirkungsspektrum. Die schwer löslichen Salze Procain- und Benzathin-Benzylpenicillin besitzen Depoteffekt, sie werden i. m. appliziert. Penicillin G und seine Salze sind immer noch wichtige Antibiotika bei Infektionen durch empfindliche

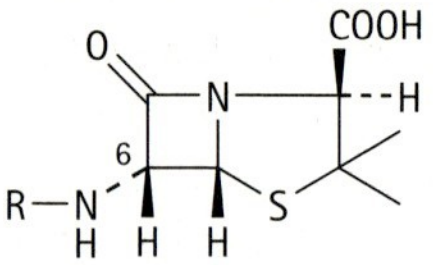

Name	R (N-Acylseitenkette)
6-Aminopenicillansäure	—H
Benzylpenicillin	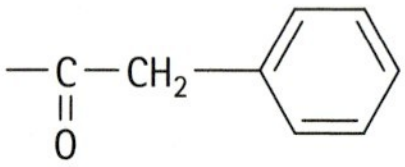 —CO—CH$_2$—C$_6$H$_5$
Phenoxymethylpenicillin	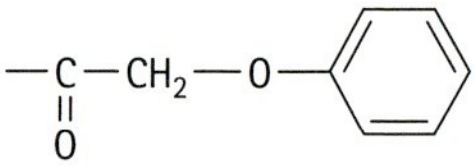 —CO—CH$_2$—O—C$_6$H$_5$
Dicloxacillin	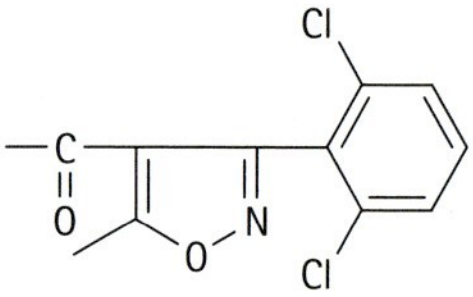 —CO—(5-methylisoxazol-4-yl mit 2,6-Dichlorphenyl)
Ampicillin	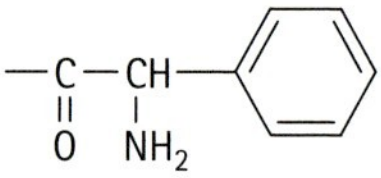 —CO—CH(NH$_2$)—C$_6$H$_5$
Amoxicillin	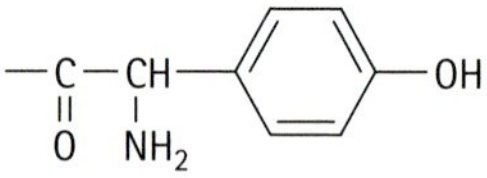 —CO—CH(NH$_2$)—C$_6$H$_4$—OH
Mezlocillin	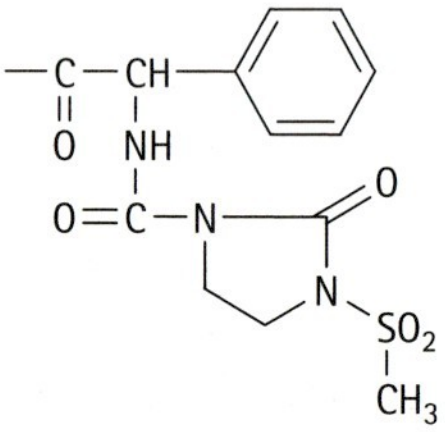 —CO—CH(NH—CO—N(Imidazolidin-2-on-N′-SO$_2$—CH$_3$))—C$_6$H$_5$
Carbenicillin	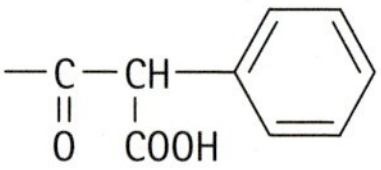 —CO—CH(COOH)—C$_6$H$_5$

Abb. 34-16 Penicilline

grampositive und gramnegative Kokken, grampositive Stäbchen und Spirochaeten.

Das „biosynthetische" ♦ **Phenoxymethylpenicillin** (Phenoxymethylpenicillinum PhEur, Penicillin V, Abb. 34-16), ♦ **Phenoxymethylpenicillin-Kalium**

(Phenoxymethylpenicillinum kalicum PhEur) und ◆ **Phenoxymethylpenicillin-Benzathin** (Phenoxymethylpenicillin benzathinum ÖAB) haben das gleiche Wirkungsspektrum wie Benzylpenicillin. Sie sind jedoch säurefest und werden peroral angewendet.

Vorteile der halbsynthetischen Penicilline sind ihre Widerstandsfähigkeit gegen β-Lactamasen (polarer, raumfordernder Säurerest: penicillinasefeste Penicilline, Staphylokokkenpenicilline) oder ein verbreitertes Wirkungsspektrum (sehr hydrophile Penicilline, sog. Breitspektrumpenicilline). Zu den penicillinasefesten Penicillinen gehören z. B. Dicloxacillin, Flucloxacillin, Oxacillin. Breitspektrumpenicilline sind z. B.

- α-Aminopenicilline, die am α-C-Atom ihres Säurerestes eine Aminogruppe tragen, z. B. Ampicillin, Bacampicillin, Amoxicillin;
- Acylaminopenicilline, die in Position α einen Acylaminorest aufweisen, z. B. Azlocillin, Mezlocillin, Piperacillin und
- Carboxypenicilline, die in Position α eine zusätzliche Carboxylgruppe besitzen, z. B. Carbenicillin.

Penicillinasefeste Penicilline sind vorwiegend gegen Staphylokokken wirksam, gegen gramnegative Erreger sind sie völlig ineffektiv. Neuere Breitspektrumpenicilline, z. B. Mezlocillin, werden auch gegen Enterobakterien eingesetzt. Das Amidinopenicillin Mecillinam ist gegen grampositive Bakterien praktisch wirkungslos, zeigt aber eine starke Wirkung gegen die gramnegativen Enterobakterien.

Unter Berücksichtigung der Applikationsart lassen sich die halbsynthetischen Penicilline einteilen in:

- die auch peroral einsetzbaren penicillinasefesten Penicilline ◆ **Dicloxacillin-Natrium** (Dicloxacillinum natricum PhEur, Abb. 34-16), ◆ **Flucloxacillin-Natrium** (Flucloxacillinum natricum PhEur), ◆ **Cloxacillin-Natrium** (Cloxacillinum natricum PhEur) und ◆ **Oxacillin**,
- die auch peroral applizierbaren Breitspektrumpenicilline ◆ **Ampicillin** (Ampicillinum anhydricum PhEur, Abb. 34-16, und Ampicillinum trihydricum PhEur), ◆ **Ampicillin-Natrium** (Ampicillinum natricum PhEur), ◆ **Amoxicillin Trihydrat** (Amoxicillinum trihydricum PhEur, Abb. 34-16), ◆ **Amoxicillin-Natrium** (Amoxicillinum natricum PhEur), ◆ **Bacampicillinhydrochlorid** (Bacampicillinum hydrochloridum PhEur) und ◆ **Pivampicillin** (Pivampicillinum PhEur),
- die nur parenteral einsetzbaren Breitspektrumpenicilline ◆ **Carbenicillin-Dinatrium** (Carbenicillinum natricum PhEur, Abb. 34-16), ◆ **Mezlocillin** (Abb. 34-16), ◆ **Piperacillin** (Piperacillinum PhEur), ◆ **Piperacillin-Natrium** (Piperacillinum natricum PhEur), ◆ **Pivmecillinamhydrochlorid** (Pivmecillinam hydrochloridum PhEur) und ◆ **Ticarcillin-Natrium** (Ticarcillinum natricum PhEur).

34.9.3 Cephalosporine

> Muttersubstanz der Cephalosporine ist die 7-Amino-ceph-3-em-4-carbonsäure (Abb. 34-17) mit dem Grundkörper Cepham (Abb. 34-14). Bei den natürlich vorkommenden Vertretern, deren bedeutendster das Cephalosporin C ist, ist an der Aminogruppe mit wenigen Ausnahmen ein D-α-Aminoadipinsäurerest gebunden. Die Vielfalt der Cephalosporine ergibt sich durch unterschiedliche Substitution in Position 3. Therapeutisch eingesetzt werden nur halbsynthetische Cephalosporine.

Das Cephalosporin C (Abb. 34-17) trägt in Position 3 eine Acetoxymethylgruppe. Sein vom Aminoadipyl-Rest befreiter Grundkörper wird als 7-Aminocephalosporansäure (7-ACA) bezeichnet. Weitere Substituenten am C-3 können u. a. sein ein Hydroxymethyl-, Methyl-, Carbamoylmethyl- oder Methylthiomethyl-Rest.

Als Cephamycine bezeichnet man 7-Amino-7-methoxy-ceph-3-em-4-carbonsäure-Derivate (Grundkörper Cephem). In Position 3 kann sich eine mit Phenylacrylsäurederivaten, z. B. α-Methoxy-p-sulfo-zimtsäure, veresterte Hydroxymethyl-Gruppe befinden. Cephalosporine werden u. a. von Acremonium- (Cephalosporium-) und Emericellopsis-Arten gebildet. Cephalosporin C ist die erste aus einem marinen Pilz isolierte Verbindung von therapeutischer Relevanz. Für die Produktion werden besonders Stämme von *Acremonium chrysogenum (Cephalosporium acremonium)* eingesetzt. Cephamycine werden nicht von Schimmelpilzen, sondern von Streptomyces-Arten gebildet.

Die Biosynthese der Cephalosporine erfolgt vermutlich aus Isopenicillin N über Penicillin N durch Erweiterung des Thiazolidin-Ringes zum 2,3-Dihydro-1,3-thiazin-Ring. Zunächst entsteht Desacetoxycephalosporin C, das über Desacetylcephalosporin C in Cephalosporin C übergeht (Abb. 34-15).

Die antibiotische Wirkung der natürlichen Cephalosporine erfasst zwar auch penicillinresistente Erreger, sie ist jedoch für eine therapeutische Nutzung zu gering. Deshalb kommen nur halbsynthetische Abkömmlinge zur Anwendung. Ihre Synthese geht in der Regel von 7-ACA aus, die aus Cephalosporin C mit chemischen Methoden freigesetzt und amidartig mit synthetischen Säuren verknüpft wird. Darüber hinaus werden auch Veränderungen des Substituenten am C-3 vorgenommen. Beispielsweise wird die Acetoxygruppe durch H, heterozyklische Reste oder substituierte S-Atome ersetzt.

Die halbsynthetischen Cephalosporine sind, mit Ausnahme der sog. Basiscephalosporine (z. B. Cefazolin), weitgehend unempfindlich gegen β-Lactamasen. Cephamycine (z. B. Cefoxitin, Cefotetan) sind durch die Methoxy-Gruppe am C-7 vor einem Angriff durch β-Lactamasen geschützt. Bei anderen erfolgt der Schutz durch einen raumfordernden Substituenten am α-C-Atom des Säurerestes, z. B. beim Cefixim oder Cefotaxim. Diese Verbindungen sind dadurch Breitspektrumcephalosporine.

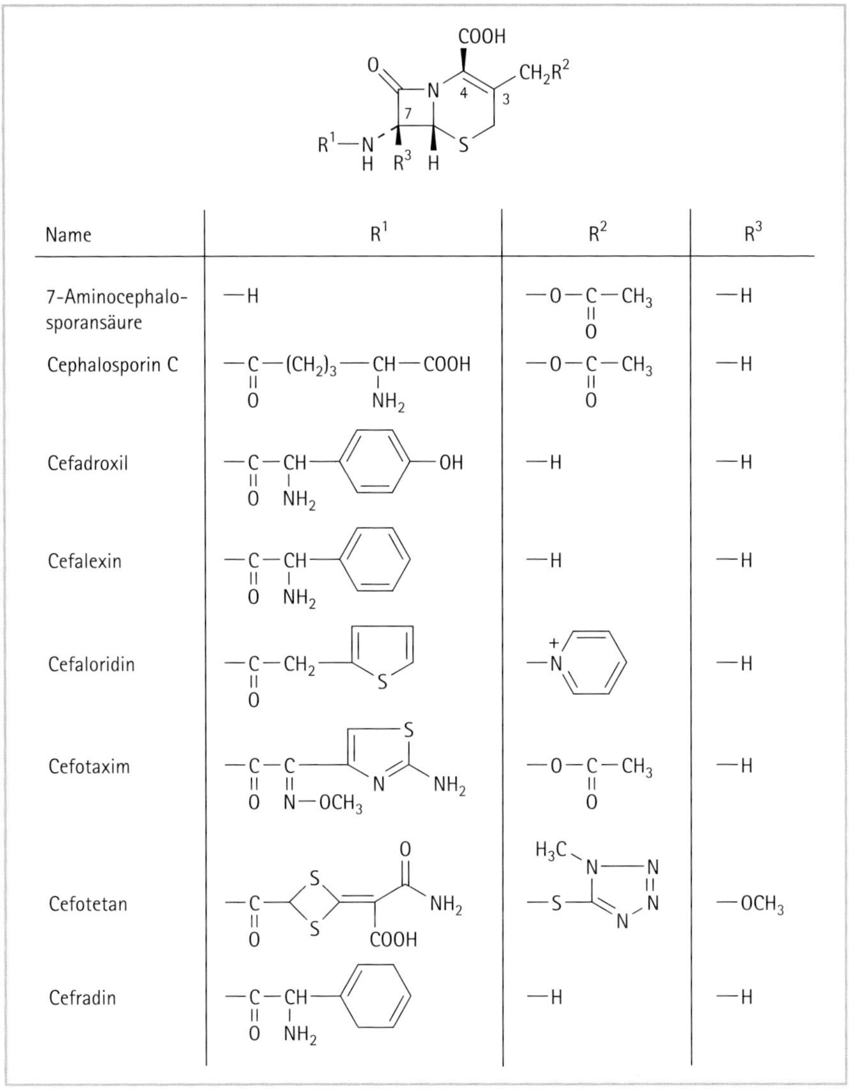

Name	R¹	R²	R³
7-Aminocephalo-sporansäure	—H	—O—C(=O)—CH₃	—H
Cephalosporin C	—C(=O)—(CH₂)₃—CH(NH₂)—COOH	—O—C(=O)—CH₃	—H
Cefadroxil	—C(=O)—CH(NH₂)—C₆H₄—OH	—H	—H
Cefalexin	—C(=O)—CH(NH₂)—C₆H₅	—H	—H
Cefaloridin	—C(=O)—CH₂—(thienyl)	—N⁺(pyridinium)	—H
Cefotaxim	—C(=NOCH₃)—C(=O)—(2-aminothiazol-4-yl)	—O—C(=O)—CH₃	—H
Cefotetan	—C(=O)—C(=C(CONH₂)(COOH))—S—CH₂—S (dithietan)	—S—(1-methyltetrazol-5-yl)	—OCH₃
Cefradin	—C(=O)—CH(NH₂)—(cyclohexadienyl)	—H	—H

Abb. 34-17 Cephalosporine

Durch Veresterung von Cephalosporinen an der Carboxylgruppe in Position 4 ist es gelungen, „Cephalosporin-pro-drugs" zu erzeugen, die wegen ihrer Lipophilie besser resorbiert werden und β-lactamasestabil sind. Die Esterkomponente wird nach oder während der Resorption wieder abgespalten. Beispiele sind Cefuroximaxetil, Cefetametpivoxil und Cefpodoximproxetil.

Therapeutisch werden über 30 halbsynthetische Cephalosporine eingesetzt. Ihre Applikation erfolgt:

- peroral, z. B. ♦ **Cefadroxil-Monohydrat** (Cefadroxylum monohydricum PhEur, Abb. 34-17), ♦ **Cefalexin-Monohydrat** (Cefalexinum monohydricum PhEur, Abb. 34-17), ♦ **Cefaclor-Monohydrat** (Cefaclorum PhEur), ♦ **Cefixim** (Cefiximum PhEur), ♦ **Cefuroximaxetil** (Cefuroximum axetili PhEur), ♦ **Cefpodoximproxetil**, ♦ **Ceftibuten**,
- parenteral (i. v. oder i. m.), z. B. ♦ **Cefazolin-Natrium** (Cefazolinum natricum PhEur), ♦ **Cefotaxim-Natrium** (Cefotaximum natricum PhEur, Abb. 34-17), ♦ **Cefotetan** (Abb. 34-17), ♦ **Cefalotin- Natrium** (Cefalotin natricum PhEur), ♦ **Cefoxitin-Natrium** (Cefoxitinum natricum PhEur, ausgeprägte Wirkung gegen Anaerobier), ♦ **Ceftriaxon-Dinatrium** (Ceftriaxonum natricum PhEur), ♦ **Ceftazidim** (Ceftazidimum PhEur, besonders gute Wirksamkeit gegen Pseudomonas-Arten), ♦ **Cefamandolnafat** (Cefamandoli nafas PhEur), ♦ **Cefoperazon-Natrium** (Cefoperazonum natricum PhEur), ♦ **Cefuroxim- Natrium** (Cefuroximum natricum PhEur), ♦ **Cefotiam**, ♦ **Cefodizim**, ♦ **Ceftriaxon** (Ceftriaxonum natricum Helv VIII, ♦ **Ceftazidim** (Ceftazidimum PhEur), ♦ **Cefepim**, ♦ **Cefsulodin**,
- peroral oder parenteral, z. B. ♦ **Cefradin** (Cefradinum PhEur, Abb. 34-17).

Basiscephalosporine, z. B. Cefazolin, entsprechen in ihrem Wirkungsspektrum etwa dem Ampicillin. Sie sind zur Behandlung leichter Atemwegs- und Wundinfektionen geeignet. Die eine erhöhte Lactamasestabilität aufweisenden Übergangscephalosporine Cefamandol, Cefuroxim und Cefotiam weisen zusätzlich Wirksamkeit gegen gramnegative Stäbchen, insbesondere *Haemophilus influenzae,* auf. Sie können zur ungezielten Therapie bei nicht lebensbedrohlichen Infektionen angewendet werden. Breitspektrumcephalosporine, z. B. Cefotaxim, Cefodizim, Ceftriaxon, Ceftazidim und Cefepim, besitzen ein noch breiteres Wirkungsspektrum. Sie sind besonders zur Behandlung lebensbedrohlicher Infektionen mit multiresistenten Erregern geeignet und können auch Patienten mit Penicillinallergie gegeben werden. Cefotaxim und Ceftriaxon sind bei Meningitiden gut wirksam. Cefsulodin erfasst nur *Pseudomonas aeruginosa.*

Oralcephalosporine sind schwächer wirksam als die parenteral anzuwendenden Präparate. Sie werden bei Infektionen der Atemwege, der Harnwege und der Haut, beispielsweise bei unzureichender Wirksamkeit von Penicillinen oder Penicillinallergie angewendet. Die β-Lactamasestabilität der älteren Oralcephalosporine (z. B. Cefalexin) ist geringer als die der neueren (z. B. Cefixim). Die erweiterte Wirksamkeit neuerer Oralcephalosporine im gramnegativen Bereich geht in der Regel zulasten einer geringeren Effektivität im grampositiven Bereich.

Die Dosierung richtet sich nach der Schwere der Infektion und liegt zwischen 0,2 und 6 mg mittlere Tagesdosis. Cephalosporine sind sehr gut verträglich. Die bei älteren Cephalosporinen (Cefaloridin, Abb. 34-17) beobachtete Nierentoxizität tritt heute kaum noch auf, trotzdem sollte bei niereninsuffizienten Patienten, hoher Dosierung oder Kombination mit Aminoglykosiden eine Kontrolle erfolgen.

34.9.4 Carbapeneme und Carbacepheme

> Muttersubstanz der Carbapeneme ist das Thienamycin (Abb. 34-18) mit dem Grundkörper Desthia-carba-penam (Carbapenam, Abb. 34-14). Carbapeneme besitzen unter den klinisch relevanten Antibiotika das breiteste Wirkungsspektrum. Parenteral angewendet werden Imipenem, Meropenem und Ertapenem.

Sie werden durch einen spezifischen Kanal, durch den auch essentielle Aminosäuren transportiert werden, in Bakterien eingeschleust, erreichen damit eine hohe Konzentration in der Bakterienzelle und sind auch gegen gramnegative Bakterien wirksam. Nicht erfasst werden jedoch *Enterococcus faecium* und MRSA (methicillin-resistente *Staphylococcus aureus*-Stämme). Das Nebenwirkungsspektrum ähnelt dem anderer β-Lactam-Antibiotika.

♦ **Thienamycin** wird von Streptomyces-Arten, z. B. von *Streptomyces cattleya*, gebildet, die anderen Carbapeneme werden halbsynthetisch hergestellt.

♦ **Imipenem** (Imipenemum PhEur, N-Formimidoyl-thienamycin) ist ein Amidin-Derivat des Thienamycins und 5 bis 10fach stabiler gegen β-Lactamase als die natürliche Verbindung. Da es in den Nieren durch die körpereigene Dihydropeptidase-I rasch abgebaut wird, muss es mit dem reversiblen kompetitiven Inhibitor dieses Enzyms Cilastatin, einem Heptancarbonsäure-Derivat, kombiniert werden. Handelspräparate stellen Mischungen von Imipenem und Cilastatin-Natrium im Verhältnis 1 : 1 dar und werden parenteral für die Initialtherapie lebensbedrohlicher bakterieller Infektionen verwendet. In 1 bis 2 % der Fälle werden zentralnervöse Nebenwirkungen beobachtet.

♦ **Meropenem** besitzt durch die Methylgruppe am C 1 eine größere Stabilität gegenüber der humanen Dihydrodipeptidase und kann daher auch allein parenteral verabreicht werden. Es ist zugelassen zur Behandlung schwerer und schwerster Infektionen durch empfindliche Bakterien, z. B. bei Pneumonien, Sepsis, Meningitis und nosokomialen, intraabdominellen Infektionen. Es ist auch für Mukoviszidose-Patienten geeignet. Im Vergleich zu Imipenem besitzt es eine geringere Neurotoxizität.

♦ **Ertapenem** ist zur parenteralen Anwendung für die stationäre, empirische Initialtherapie schwerer ambulant erworbener Mischinfektionen entwickelt worden und wirkt gegen ein breites Spektrum aerober und anaerober Bakterien, insbesondere bei schweren Pneumonien. Aufgrund seiner hohen

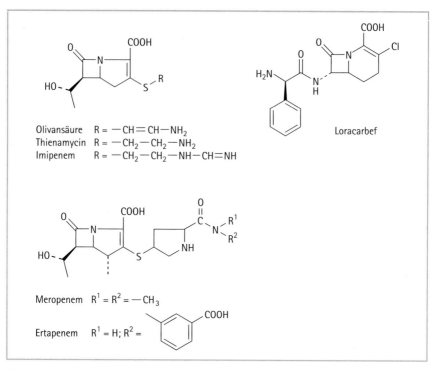

Abb. 34-18 Carbapeneme und Carbacepheme

Eiweißbindung muss es nur einmal täglich i.v. verabreicht werden (in der Regel 1 g).

Der Grundkörper der Carbacepheme (Abb. 34-18) Desthia-carba-cepham (Carbacepham, Abb. 34-14) ähnelt strukturell dem der Cephalosporine, dem Cepham, jedoch ist das S-Atom durch ein C-Atom ersetzt. Der Vertreter Loracarbef wird, peroral appliziert, bei Infektionen im HNO-Bereich, der unteren Atemwege sowie der Haut und des Weichteilgewebes angewendet.

♦ **Loracarbef** wird sehr gut resorbiert und fast unverändert (sehr stabiles Molekül!) über die Nieren ausgeschieden. Die Beeinflussung der Darmflora ist signifikant geringer als bei anderen Antibiotika. Im Wirkungsspektrum gleicht es den älteren Oralcephalosporinen.

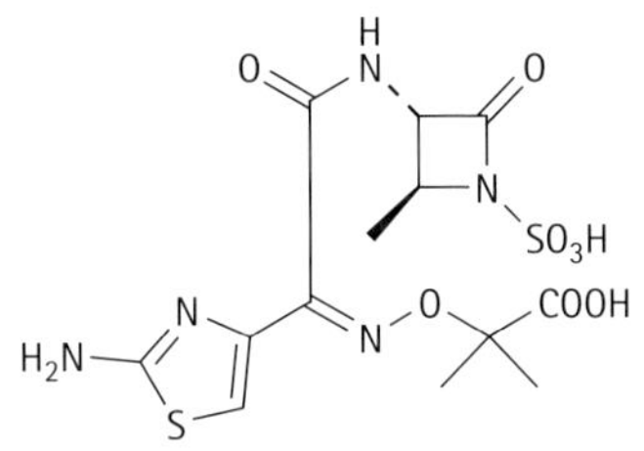

Abb. 34-19 Monobactame

34.9.5 Monobactame

Monobactame (Abb. 34-19) sind als Abkömmlinge der 3-Amino-monobactamsäure mit dem Grundkörper Azetidin-3-on (Abb. 34-14) monozyklische β-Lactamantibiotika. Aztreonam wird vorwiegend bei Infektionen mit gramnegativen, aeroben Bakterien parenteral eingesetzt.

Die durch Bakterien gebildeten natürlichen Monobactame sind biotechnologisch sehr schwer herstellbar. Das erste klinisch angewandte Monobactam ♦ **Aztreonam** wird daher synthetisch produziert. An das Grundgerüst α-Methyl-3-amino-monobactamsäure ist die Seitenkette des Ceftazidims angeknüpft. Durch seine starke Affinität zum Penicillin-bindenden Protein 3 wirkt Aztreonam gegen fast alle gramnegativen Bakterien. Es ist unwirksam gegen grampositive Keime und stabil gegen β-Lactamasen. Aztreonam (TD 2 bis 6 g) wird bei Infektionen durch Enterobakterien und Pseudomonaden angewendet, bei Mischinfektionen in Kombination mit Clindamycin.

34.9.6 β-Lactamasehemmer

β-Lactamasehemmer besitzen selbst nur geringe antibakterielle Aktivität. Sie hemmen sowohl Plasmid- als auch chromosomal-kodierte β-Lactamasen irreversibel durch einen sog. Suizidmechanismus, bei dem sich das Inhibitormolekül kovalent mit dem Enzym verbindet. Sie können daher β-lactamase-labilen Antibiotika ihre Wirksamkeit bei entsprechenden Erregern erhalten. Zu ihnen gehören Clavulansäure und ihre synthetischen Derivate Sulbactam und Tazobactam.

♦ **Clavulansäure** besitzt einen Desthia-oxa-penam-Grundkörper (Oxapenam, Abb. 34-14) und wird u. a. von *Streptomyces clavuligerus* gebildet. Die halbsynthetischen β-Lactamasehemmer ♦ **Sulbactam** und ♦ **Tazobactam** (Pen-

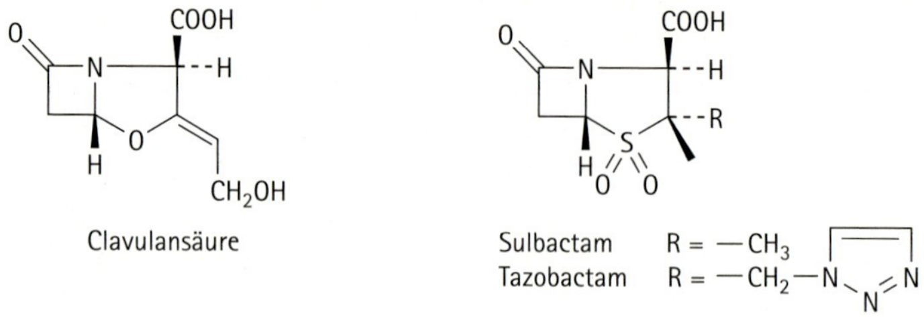

Abb. 34-20 β-Lactamase-Hemmer

Clavulansäure

Sulbactam   R = —CH$_3$
Tazobactam R = —CH$_2$—N (Triazol)

amderivate, Abb. 34-14) werden halbsynthetisch aus 6-Aminopenicillansäure hergestellt (Abb. 34-20).

Im Handel sind Kombinationen von β-lactamase-labilen Penicillinen, z. B. Ampicillin, Amoxicillin, Piperacillin oder Ticarcillin, mit einem der drei Inhibitoren. ♦ **Kaliumclavulanat** (Kalii clavulanas PhEur) und Sulbactam können auch peroral eingesetzt werden. Die Kombination von Sulbactam und Ampicillin stellt eine Esterverbindung dar (= Sultamicillin), durch die neben der Enzymhemmung eine deutlich verbesserte Resorption des Ampicillins erreicht wird. Sulbactam ist auch als Monopräparat zur freien Kombination verfügbar. Clavulansäure kann möglicherweise Leberfunktionsstörungen hervorrufen, sodass eine Überwachung der Leberparameter empfohlen wird.

34.10 Polypeptidantibiotika

34.10.1 Allgemeines

> Polypeptidantibiotika (Abb. 34–21 bis 34–27) haben Molekülmassen von etwa 250 bis 5000 Dalton (meistens von 1000 bis 1500 Dalton). Sie sind durch das Auftreten von ungewöhnlichen Aminosäuren, darunter auch D-Aminosäuren, D-Ornithin und L-Diaminobuttersäure, gekennzeichnet. Häufig besitzen sie zyklische Struktur und/oder modifizierte Kettenenden. Verwandte Vertreter unterscheiden sich gewöhnlich durch Aminosäureaustausch. Auf Grund ihrer ungewöhnlichen Struktur sind sie meistens resistent gegen Hydrolyse durch Peptidasen des menschlichen Körpers. Peroral gegeben, werden sie nicht resorbiert.

Die Biogenese der meisten Polypeptidantibiotika erfolgt, abweichend von der der Proteine, ohne Beteiligung von t-RNA, m-RNA und Ribosomen, mit Hilfe von Multienzymkomplexen. Dabei bilden oft mehrere Enzymkomplexe (bis zu 4) kleinere Peptide, die aus bis zu 6 Aminoacylresten aufgebaut sind und die zu einem Polypeptidantibiotikum vereinigt werden können. Die Gene sind in Clustern angeordnet. Zunächst werden die Aminosäuren mithilfe von ATP in Aminoacyladenylate umgewandelt. Die so aktivierten Aminosäuren werden auf Thiolgruppen der Multienzymkomplexe übertragen. Die Initiation der Peptidbildung beginnt damit, dass ein Aminoacylrest durch Transthiolierung von einem beweglichen 4′-Phosphopantethein-Arm übernommen und spezifisch auf eine ebenfalls thiolgebundene Starteraminosäure unter Ausbildung einer Peptidbindung transferiert wird. Im nächsten Schritt wird das entstandene Dipeptid wiederum vom Phosphopantethein-Arm aufgenommen und unter Bildung eines Tripeptids auf eine dritte thiolgebundene Aminosäure übertragen. Ist die endgültige Kettenlänge erreicht, wird das Peptid entweder einem anderen Multienzymkomplex übergeben oder durch Kopf-Schwanz-Reaktion zyklisiert bzw. mit einer Nichtaminosäure verknüpft. Dieser Biogeneseweg wird als Multienzym-Thiotemplat-Mechanismus bezeichnet.

Homöomere Polypeptidantibiotika bestehen nur aus Aminoacylresten, heteromere Polypeptidantibiotika enthalten noch weitere funktionelle Gruppen.

34.10.2 Homöomere Polypeptidantibiotika

> **Tyrothricin** ist ein Gemisch linearer und zyklischer Polypeptidantibiotika, das von *Bacillus brevis* produziert wird. Es lässt sich in die basischen stärker polaren Tyrocidine (ca. 80 %) und die neutralen lipophilen Gramicidine (ca. 20 %) auftrennen.

Tyrocidine (Abb. 34-21) sind zyklische Decapeptide, die sich in ein oder zwei Aminoacylresten unterscheiden.

Gramicidine sind, mit Ausnahme des Gramicidin S, lineare Pentadecapeptide mit einem N-terminalen Formyl- und einem C-terminalen Ethanolamin-Rest. Nach dem Aminoacylrest in Position 1 kann man sie in die Valin-Gramicidine A, B und C sowie die Isoleucin-Gramicidine A, B und C einteilen, bei denen sich in Position 11 entweder ein L-Tryptophan-, L-Phenylalanin- oder L-Tyrosin-Rest befindet. Das Gramicidin S ist ein zyklisches Decapeptid (Abb. 34-21).

> Der antibiotische Effekt des Tyrothricins wird vorwiegend durch die lipophilen Gramicidine bestimmt. Er erstreckt sich vor allem auf grampositive Bakterien. Durch Integration der Moleküle in die Zellmembran der Bakterien kommt es zur Bildung von Poren für einwertige Kationen und damit durch unkontrollierte Ionenverluste zum Absterben der Mikroorganismen. Wegen seiner hämolytischen Wirkung sowie seiner Hepato- und Nephrotoxizität wird Tyrothricin nur lokal bei oberflächlichen Infektionen angewendet.

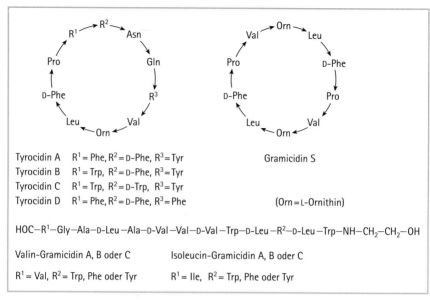

Abb. 34-21 Homöomere Polypeptidantibiotika

♦ **Tyrothricin** (Tyrothricinum PhHelv) wird bei Infektionen der Haut und der Schleimhäute im Mund- und Rachenraum eingesetzt. Es wird allein oder kombiniert mit anderen Antibiotika (z. B. Bacitracin, Neomycin), meistens in Form von Pudern oder Pudersprays (0,1- bis 0,5%ig), zur Behandlung von infizierten oder infektionsgefährdeten Hautverletzungen, Wunden, Verbrennungen, Unterschenkelgeschwüren, Ekzemen und bei Soorpilzbefall der Haut benutzt. In Form von Lutschtabletten (0,5 mg/Tabl.) verwendet man Tyrothricin allein oder kombiniert mit anderen Antibiotika (z. B. Bacitracin) oder Antiseptika (z. B. Benzalkoniumchlorid) bei bakteriellen Infektionen des Mund- und Rachenraumes. Bei Augeninfektionen wird ♦ **Gramicidin** (Gramicidinum PhEur, Gemisch der 6 Gramicidine, Hauptkomponente Valin-Gramicidin A) in Form von Augentropfen oder Augensalben in Kombination mit anderen Antibiotika benutzt.

34.10.3 Heteromere Polypeptidantibiotika

Acylpeptidantibiotika

> Polymyxine und Colistine (Abb. 34-22) sind basische Decapeptide mit einem aus 7 Aminoacylresten aufgebauten Ring, der an der γ-Aminogruppe eines Diaminobuttersäure-Restes einen amidartig angeknüpften Tripeptidrest trägt. Dieser Tripeptidrest wird durch einen amidartig gebundenen Fett-

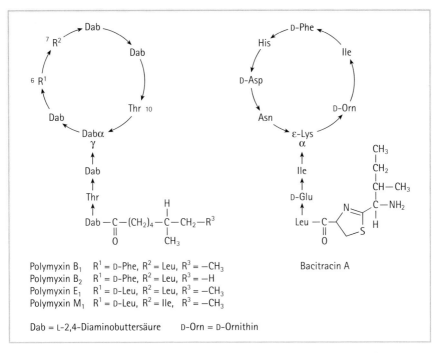

Abb. 34-22 Acylpeptidantibiotika I

säurerest terminiert. Wegen erheblicher Nebenwirkungen bei systemischer Anwendung werden sie nur lokal, besonders zur Wundbehandlung, eingesetzt.

Polymyxine und Colistine werden von *Bacillus polymyxa*, insbesondere *B. polymyxa* var. *colistinus* gebildet.

Polymyxine unterscheiden sich durch die Aminoacylreste in den Positionen 3, 6, 7 und 10 (gekennzeichnet durch Großbuchstaben) und den Fettsäurerest (gekennzeichnet durch Indexzahlen zum Großbuchstaben, 1 = (+)-6-Methyl-octansäure, 2 = 6-Methyl-heptansäure, 3 = Octansäure, 4 = Heptansäure). Die Polymyxine der E-Gruppe werden auch als **Colistine** bezeichnet (Polymyxin E_1 = Colistin A, Polymyxin E_2 = Colistin B).

Polymyxine wirken auf gramnegative Stäbchen, besonders auf *Pseudomonas aeruginosa*, *E. coli*, Haemophilus-, Klebsiella-, Enterobacter-, Salmonella-, Shigella-, Bordetella- und Vibrio-Arten, bakterizid. Proteus- und Neisseria-Arten sind resistent. Der Effekt kommt durch Einlagerung des Fettsäurerestes in die Bakterienzellmembran und die dadurch bedingte Permeabilitätserhöhung zustande. Da die Polymyxine schwere Nebenwirkungen auslösen können, u. a. Nierenschädigungen und schwere neurologische Störungen, sollte auf eine systemische Anwendung verzichtet werden. Sie sind jedoch wichtige Lokalantibiotika. Bei Behandlung großflächiger Wunden und Verbrennungen können toxikologisch bedenkliche Mengen resorbiert werden.

Therapeutisch eingesetzt werden ♦ **Polymyxin-B-sulfat** (Polymyxini B sulfas PhEur, ein Gemisch aus Polymyxin B_1- und B_2-sulfat), ♦ **Colistinsulfat** (Colistini sulfas PhEur, Gemisch aus Colistin A- und Colistin B-sulfat) und ♦ **Colistimethat-Natrium** (Colistimethatum natricum PhEur, Gemisch aus Colistin A- und Colistin B-methansulfonat-Natrium).

Indikationen sind bestehende oder drohende Haut- und Schleimhautinfektionen, Augeninfektionen und Infektionen des Gehörganges (lokal, 1 %ige Zubereitungen, oft kombiniert z. B. mit Neomycin, in Augentropfen mit Glucocorticoiden). Polymyxin-B-sulfat, seltener Colistinsulfat, werden auch bei Enteritiden angewendet, z. B. bei Colidyspepsien der Säuglinge und Kinder (perorale Applikation, 75 bis 100 mg alle 6 h, keine Resorption). Die Wirkstoffe können auch inhalativ bei Infektionen von Mukoviszidose-Patienten angewendet werden.

Bacitracine (A bis E, F_1 -F_3) sind basische Dodecapeptide mit einem aus 7 Aminoacylresten aufgebauten Ring, der an der α-Aminogruppe eines über die ε-Aminogruppe in den Ring integrierten Lysin-Restes einen angeknüpften Rest trägt, der aus den 5 Aminosäuren L-Isoleucin, D-Glutaminsäure, L-Leucin, L-Cystein und L-Isoleucin hervorgegangen ist. L-Isoleucin ist nicht peptidisch angeknüpft, sondern bildet mit dem terminalen L-Cystein-Rest einen substituierten 4,5-Dihydrothiazolring. Bacitracine werden wie die Polymyxine verwendet.

Bacitracine werden von *Bacillus licheniformis* und *Bacillus subtilis* var. *Tracy* produziert.

Am wirksamsten ist das zu 70% im Bacitracin des Handels enthaltene Bacitracin A (Abb. 34-22). Es wirkt auf sich teilende grampositive Kokken und Stäbchen, gramnegative Kokken, Haemophilus- und Brucella-Arten bakterizid. Es bildet, besonders in Gegenwart von Zn^{2+}-Ionen, einen Komplex mit dem bei der Mureinbiosynthese anfallenden Undecaprenylpyrophosphat (Carrier-Lipid) und hemmt so die Desphosphorylierung zum Undecaprenylphosphat. Damit wird die Wiederverwendung als membranständiger Kondensationspunkt für das weitere Wachstum der im Cytoplasma gebildeten Muramylpentapeptide verhindert. Darüber hinaus erhöht es, ähnlich wie Gramicidin und die Polymyxine, die Membranpermeabilität der Bakterienzellmembran.

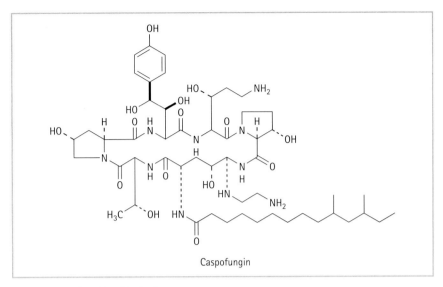

Abb. 34-23 Acylpeptidantibiotika II

♦ **Bacitracin** (Bacitracinum PhEur) wird ausschließlich lokal angewendet, z. B. in Kombination mit anderen Antibiotika (z. B. Neomycin), in Form 1%iger Zubereitungen bei Infektionen der Haut, der Augen, des Rachenraumes und der Nase. Peroral erfolgt keine Resorption. ♦ **Bacitracin-Zink** (Bacitracinum zincum PhEur) ist Bestandteil von Pudern zur Wundbehandlung. Im Unterschied zu vielen anderen Antibiotika, z. B. Tetracyclin oder Gentamicin, verursacht Bacitracin keine Störungen der Wundheilung.

Echinocandine sind neutrale Lipopeptide. Sie werden u. a. von *Aspergillus nidulans* und *Glarea lozoyensis* gebildet und hemmen die Synthese von β-(1,3)-D-Glucan, einem Hauptbestandteil der Zellwände vieler Fadenpilze und Hefen, das in Säugerzellen nicht vorhanden ist.

Die halbsynthetisch aus einem Echinocandin hergestellte Verbindung ♦ **Caspofungin** (Abb. 34-23) ist der erste klinisch angewendete Vertreter dieser neuen Klasse von Antimykotika. Er wird intravenös eingesetzt zur Behandlung von invasiven Aspergillosen und Candidosen (TD 1. Tag 70 mg, dann 50 mg), die besonders bei Patienten mit geschwächtem Immunsystem auftreten. Caspofungin ist relativ gut verträglich und wirkt auch gegen Azol-resistente Candida-Arten.

♦ **Daptomycin** ist ein durch *Streptomyces roseosporus* produziertes Gemisch zyklischer Lipopeptide, das bei allen klinisch relevanten grampositiven Erregern, auch solchen mit Resistenz gegen andere Antibiotika, sehr gute Wirksamkeit zeigt. Mit seiner Zulassung für Patienten mit schweren nosokomialen Infektionen ist zu rechnen.

Glykopeptidantibiotika

Bleomycine (Abb. 34-24) sind Glykopeptide. Ihre Basisverbindung ist die Bleomycinsäure, ein sekundär verändertes Nonapeptid, das über eine an einem Histidyl-Rest in Stellung 2 befindliche Hydroxylgruppe mit einem Disaccharid, bestehend aus L-Gulose und 3-O-Carbamoyl-D-mannose, verknüpft ist. Sie werden als Zytostatika eingesetzt.

Das Aminosäuremuster ist durch sekundäre Veränderungen stark verwischt. Denkbar wäre ein Aufbau der Bleomycinsäure, an der freien Carboxylgruppe beginnend, aus Cys-Cys-Asp-Thr-4-Amino-3-hydroxy-2-methyl-pentansäure (AHM)-His-Asp-Glu-2,4-Diamino-buttersäure. Bleomycine werden von *Streptomyces verticillus* gebildet.

Die verschiedenen Bleomycine unterscheiden sich durch das an der Carboxylgruppe der Bleomycinsäure gebundene Amin. Es sind mehr als 10 natürlich vorkommende Vertreter bekannt, deren Vielfalt, in Analogie zu der der Penicilline, durch Zugabe synthetischer Aminosäuren zum Fermentationsmedium erhöht werden kann. Auch halbsynthetische Derivate, z. B. Liblomycin oder Peplomycin, wurden hergestellt. Hauptkomponenten des natürlichen Bleomycingemisches sind Bleomycin A_2 (BLM A2, ca. 70%) und Bleomycin B_2 (BLM B2, ca. 30%).

Die Bleomycine besitzen ein breites antibiotisches Wirkungsspektrum, das jedoch therapeutisch nicht genutzt wird. Wegen ihrer Fähigkeit, nach Bioaktivierung in der Zelle die Stränge chromosomaler DNA, besonders von Tumorzellen, unter Eliminierung von Basen, z. B. Thymin, zu spalten, setzt man sie als Zytostatika ein. Die Bindung an die DNA erfolgt elektrostatisch durch die C-terminale Aminkomponente. Anschließend werden die beiden planaren Thiazolringe in den Doppelstrang interkaliert. Wirkgruppe ist eine Fe^{2+}-Chelatgruppierung (Abb. 34-24), die O_2 unter Radikalbildung aktiviert und zur Spaltung der DNA befähigt. Auch alle Hauptklassen zellulärer RNA werden angegriffen. Ruhende Zellen sind gegen Bleomycin resistent. Die hohe Empfindlichkeit vieler Typen von Tumorzellen beruht auf ihrem Mangel an Bleomycin-Hydrolase (spaltet den C-terminalen Amin-Rest ab), die in normalen Körperzellen das Bleomycin inaktiviert.

Therapeutisch werden ♦ **Bleomycin**, das natürliche Bleomycingemisch, ♦ **Bleomycinhydrochlorid** oder ♦ **Bleomycinsulfat** (Bleomycini sulfas PhEur) angewendet. Ihr Einsatz erfolgt, parenteral appliziert (i. v. oder i. m., 1 bis 5-60 mg wöchentlich) bei Hodentumoren, malignen Lymphomen und epithelialen Tumoren. Als Nebenwirkungen werden Sklerodermien und Lungenkomplikationen (Lungenfibrose) beobachtet. Es kommt häufig zur Resistenzentwicklung. Die Knochenmarkstoxizität ist eher gering. Durch Herstellung halb-

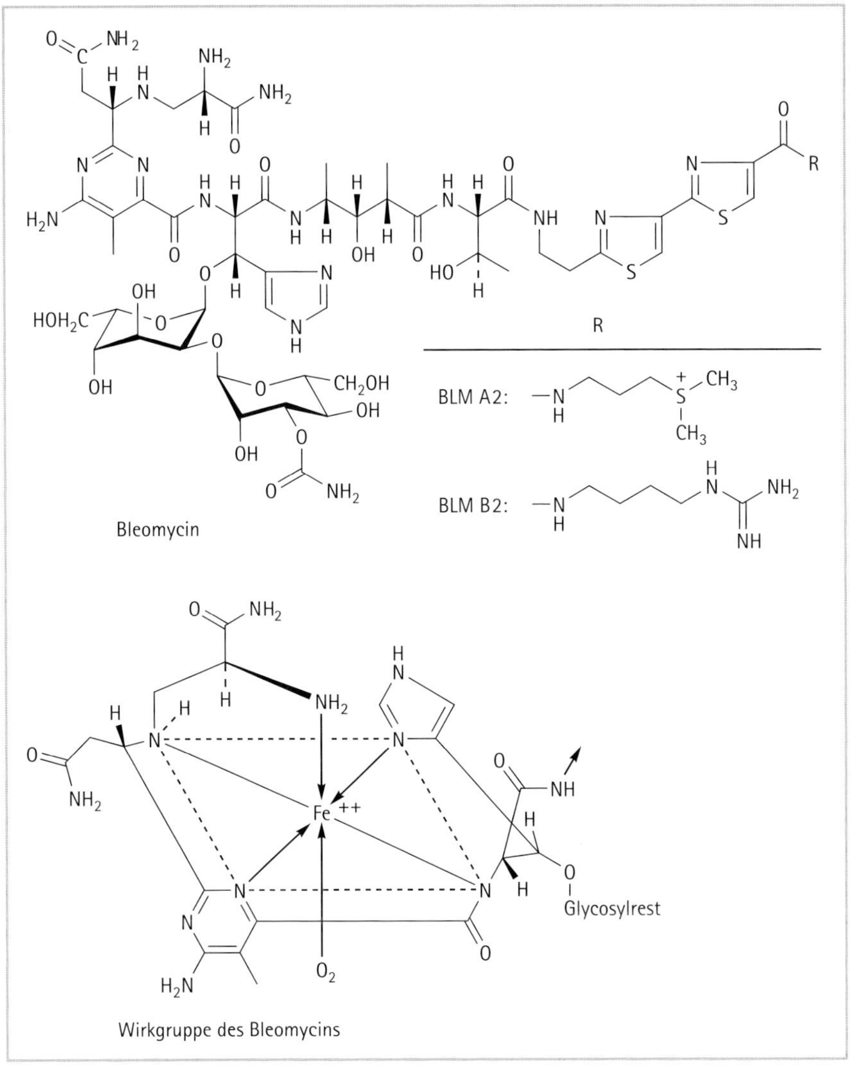

Abb. 34-24 Glycopeptidantibiotika I

synthetischer Bleomycine hat man versucht, das Wirkungsspektrum und die Wirkungsdauer zu vergrößern sowie Nebenwirkungen zu mildern.

Vancomycin (Abb. 34-25) ist ein trizyklisches Heptapeptid, das einen aus D-Glucose und dem Aminozucker Vancosamin aufgebauten Disaccharidrest trägt. Aminosäurekomponenten sind N-Methyl-L-leucin, L-Asparagin, 2 Moleküle 2-Hydroxy-3'-chlor-L-tyrosin und 3 Moleküle 4'-Hydroxyphenyl-

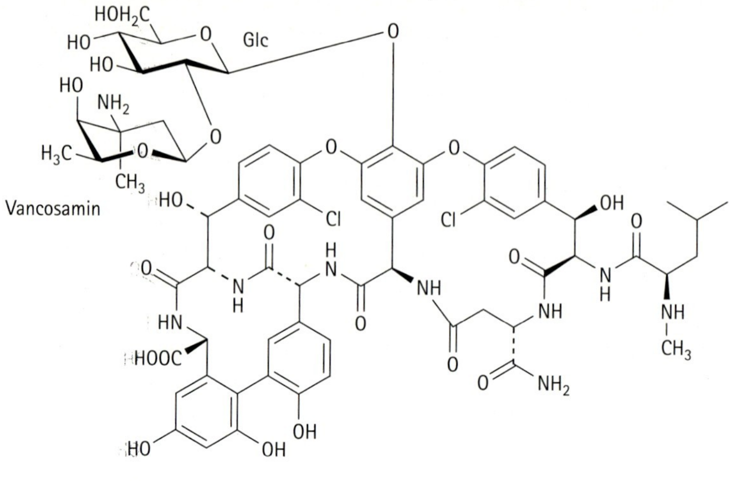

Vancomycin

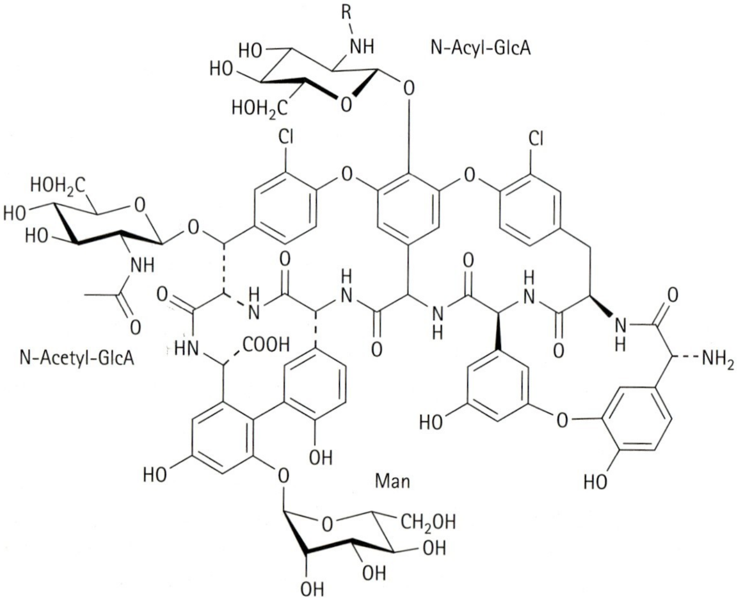

Teicoplanin (R = Fettsäurereste)

Abb. 34-25 Glykopeptidantibiotika II

glycin. Es wird, parenteral appliziert, besonders bei schweren Infektionen mit gegen Penicilline und Cephalosporine resistenten Staphylokokken oder bei Patienten mit Penicillin- oder Cephalosporinallergie angewendet. Peroral angewendet, wird es bei schweren Darminfektionen eingesetzt.

Vancomycin wird von *Amycolatopsis orientalis* (syn. *Streptomyces orientalis*) neben ähnlichen Glykopeptiden gebildet.

Die bakterizide Wirkung des Vancomycins richtet sich gegen grampositive aerobe und anaerobe Kokken und Stäbchen. Es geht eine Bindung mit der endständigen D-Alanyl-D-Alanyl-Gruppe des Muramylpentapeptides ein und verhindert dadurch die Elongation und Quervernetzung mit benachbarten Peptidoglykanketten. Darüber hinaus beeinflusst es die Permeabilität der Zellmembran und hemmt die RNA-Synthese von Bakterien.

In jüngster Zeit wurden erste auch gegen Glykopeptide resistente Stämme gefunden (GREF glycopeptid resistant *Enterococcus faecium*, VRSA vancomycin resistant *Staphylococcus aureus*). Bei resistenten Enterokokken ist das terminale Alanin des Peptidoglykan-Präkursors gegen Lactat ausgetauscht und damit die Affinität des Antibiotikums zum Substrat verringert.

♦ **Vancomycin** oder ♦ **Vancomycinhydrochlorid** (Vancomycini hydrochloridum PhEur, ~ 1050 I.E./mg, Hauptkomponente Vancomycin B) sind bedeutende Notfallantibiotika bei Infektionen mit methicillin-resistenten *Staphylococcus aureus*-Stämmen (MRSA). Einsatzgebiete sind vor allem Endokarditis, Septikämie, Infektionen der Knochen, Pneumokokken-Meningitis und Infektionen implantierter Fremdkörper wie Prothesen oder Venenkatheter (ED 2-mal tgl. 1000 mg, langsam infundiert). Die perorale Anwendung ist angezeigt bei pseudomembranöser Colitis, ausgelöst durch *Clostridium difficile* und bei Staphylokokken-Enterokolitis (ED 125 bis 250 mg, p.o., alle 6 h), die im Verlaufe einer Therapie mit anderen Antibiotika auftreten können. Als Nebenwirkungen können u.a. Hörschäden, Nierenschäden und Thrombophlebitiden auftreten.

Teicoplanin (Abb. 34-25) ist ein Gemisch tetrazyklischer Heptapeptide (T Az-1 bis T Az-5), die mit 3 Zuckerresten (N-Acyl-D-glucosamin, N-Acetyl-D-glucosamin und D-Mannose) verknüpft sind. Teicoplanin wird, parenteral appliziert, bei schweren Infektionen mit grampositiven Erregern angewendet.

Aminosäurebausteine sind 5 Hydroxyphenylglycin- und 2 3-Chlor-tyrosin-Reste. Die Komponenten unterscheiden sich nur im Säureanteil, der am D-Glucosamin-Rest gebunden ist (1 = Dec-4-ensäure, 2 = 8-Methyl-nonansäure, 3 = Decansäure, 4 = 8-Methyl-decansäure, 5 = 9-Methyl-decansäure). Es wird von *Actinoplanes teichomyceticus* gebildet. Die Indikationen von

♦ **Teicoplanin** sind die gleichen wie die von Vancomycin (TD initial 400 mg, dann 200 mg/d). Als Nebenwirkungen wurden u. a. Verdauungsstörungen beobachtet.

Peptidlactonantibiotika

Aus der Gruppe der Peptidlactonantibiotika werden die Actinomycine sowie halbsynthetische Abwandlungsprodukte von Streptograminen therapeutisch eingesetzt.

> **Actinomycine** (Abb. 34-26) besitzen als Grundkörper das Actinocin (2-Amino-4,6-dimethyl-phenoxazin-3-on-1,9-dicarbonsäure). An beiden Carboxylgruppen des Actinocins ist amidartig je ein 16gliedriges zyklisches Pentapeptid mit Peptidlactonstruktur gebunden. Die Pentapeptide eines Moleküls können den gleichen (iso-Actinomycine) oder unterschiedlichen Bau (aniso-Actinomycine) aufweisen. Dactinomycin und Cactinomycin dienen als Zytostatika.

Actinomycine gehen biogenetisch aus 2 Molekülen L-Tryptophan auf dem Wege über 4-Methyl-3-hydroxy-anthranilsäure hervor. Wegen der roten Farbe (Chromophor ist das Actinocin) werden die Actinomycine auch als Chromopeptide bezeichnet. Die Bildung erfolgt u. a. durch *Actinomyces antibioticus.*

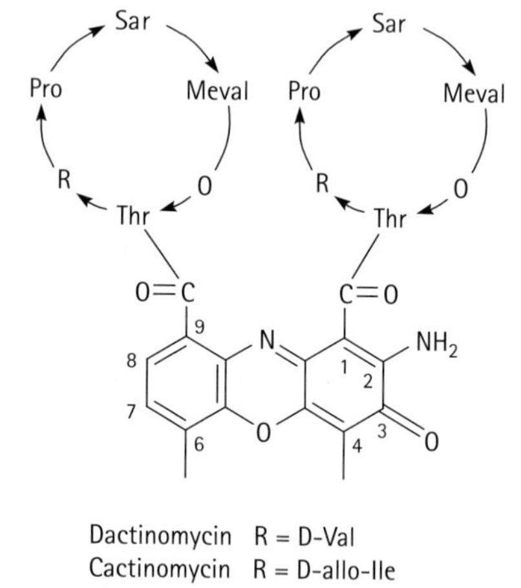

Dactinomycin R = D-Val
Cactinomycin R = D-allo-Ile

Sar = Sarkosin (N-Methylglycin)
Meval = N-Methylvalin

Abb. 34-26 Peptidlactonantibiotika I

> Actinomycine besitzen eine, therapeutisch allerdings nicht genutzte, antibiotische Aktivität gegenüber grampositiven Bakterien. Sie werden nur als Zytostatika verwendet. Der Actinocin-Anteil wird in den DNA-Doppelstrang zwischen die Basenpaare Guanin-Cytosin interkaliert. Die Fixierung erfolgt durch Wasserstoffbrückenbildung, an der die freie Aminogruppe und die Oxogruppe des Phenoxazinons beteiligt sind. Dadurch wird die Transkription, besonders die Bildung der r-RNA, in hohen Dosen auch die Replikation, unterdrückt. Weitere Wirkmechanismen sind die Bildung freier Radikale und eine Hemmung der Topoisomerase II.

Therapeutisch werden ◆ **Dactinomycin** (Actinomycin D, Actinomycin C_1), seltener auch das ◆ **Cactinomycin** (Actinomycin C, Actinomycin C_3) eingesetzt. Die Applikation erfolgt i.v. (TD 0,01 bis 0,015 µg/kg KG für 5 d). Indikationen sind einige Tumoren bei Kindern ab 12 Monaten, z. B. Rhabdomyosarkome, Wilms-Tumore, Ewing-Sarkome, sowie Chorion- und Hodenkarzinome. Trotz der Nebenwirkungen, bedeutsam ist die venöse Verschlusskrankheit der Leber, sind die Actinomycine bei den genannten Erkrankungen noch unentbehrlich.

> **Streptogramine** (Pristinamycine, Virginiamycine, Abb. 34-27) sind zyklische Peptidantibiotika, die zumeist als Gemische von Streptogramin A- und B-Komponenten von Streptomyces-Arten gebildet werden. Die Streptogramine A sind mehrfach ungesättigte Makrolactone, die Streptogramine B sind zyklische Hexadepsipeptide. Charakteristisch ist die synergistische antibakterielle Wirkung von Vertretern der Gruppe A und B. Eingesetzt werden die halbsynthetischen Derivate Quinupristin und Dalfopristin. Sie dienen, meistens kombiniert, als Reserveantibiotika bei Infektionen mit grampositiven Keimen.

Die natürlichen Vertreter sind sehr schlecht wasserlöslich. Therapeutisch verwendet werden daher die halbsynthetisch hergestellten wasserlöslichen Verbindungen ◆ **Quinupristin** (Streptogramin B-Komponente) und ◆ **Dalfopristin** (Streptogramin A-Komponente) in Form eines synergistisch wirkenden Kombinationspräparates (Verhältnis im Handelspräparat 30:70). Es dient als Reserveantibiotikum bei Infektionen mit grampositiven Keimen, z. B. Staphylokokken (auch MRSA und Vancomycin-resistente Keime) und Enterokokken, darüber hinaus bei Infektionen durch Legionellen, Chlamydien und Mykoplasmen (TD 15 mg/kg). Angriffspunkt beider Verbindungen ist das Ribosom. Dalfopristin blockiert die Elongation, Quinupristin die korrekte Bildung der Peptidbindungen. Ergebnis sind unvollständige Peptidketten. Durch Hemmung von Cytochrom P450 beeinflusst die Kombination den Metabolismus anderer Arzneistoffe. Kontraindikationen sind schwere Leberfunktionsstörungen und Schwangerschaft.

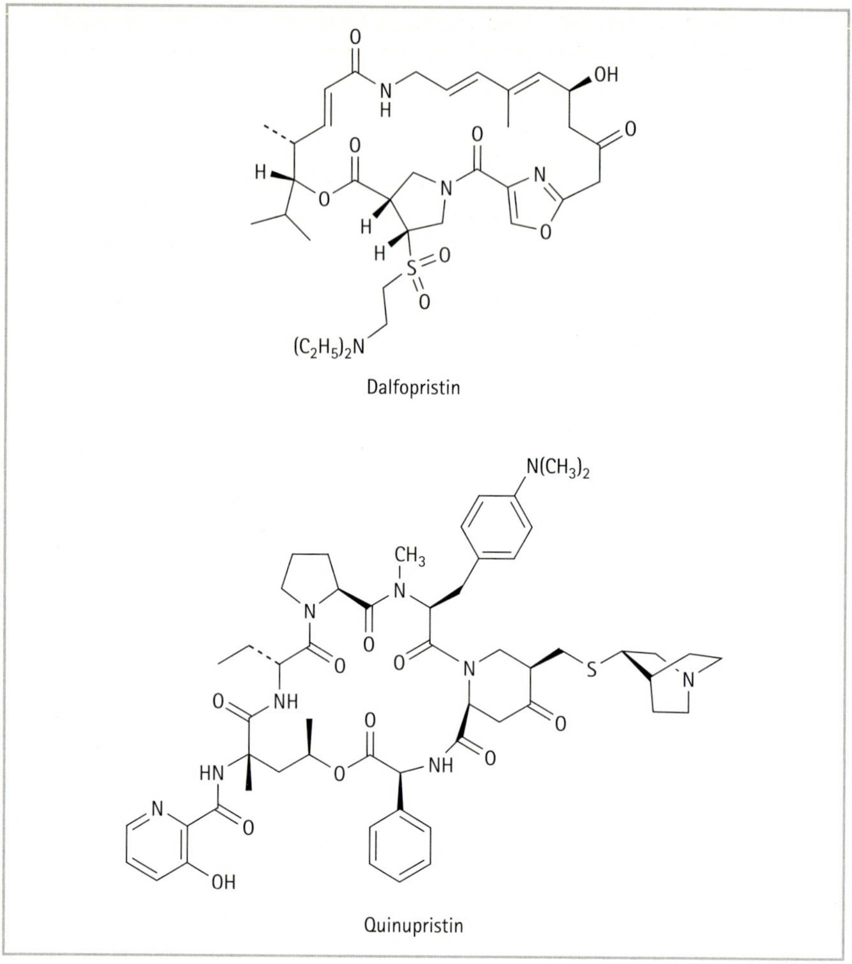

Abb. 34-27 Peptidlactonantibiotika II

34.11 Lebende Mikroorganismen als biogene Arzneimittel

Apathogene, lebende Mikroorganismen werden zur Aufrechterhaltung bzw. Wiederherstellung einer normalen Darmflora und zur symptomatischen Behandlung von Durchfallerkrankungen, die durch pathologische Veränderungen der Darmflora bedingt sind, eingesetzt. Sie werden auch als Probiotika bezeichnet. Als Wirkmechanismen für die Verdrängung pathogener Mikroorganismen werden die Konkurrenz um Nährstoffe, eine pH-Verschiebung im Darmlumen, die Ausscheidung antibiotisch wirkender Substanzen, eine Stimulation des darmassoziierten Immunsystem und eine Konkurrenz um bestimmte Rezeptoren an der Darmwand diskutiert.

Für die Wirksamkeit sind die aufgenommene Anzahl der Mikroorganismen (mindestens 10^9 Kolonie-bildende Einheiten) und deren Fähigkeit, sich im menschlichen Darm über einen Zeitraum von mehreren Tagen zu vermehren, entscheidend. Weitere Anwendungsgebiete, z. B. als Urologika oder Immunmodulatoren, sind bisher nur unzureichend geprüft.

Verwendet werden vor allem Bakterien der Gattungen Lactobacillus und Bifidobacterium sowie *Escherichia coli* und die Hefe *Saccharomyces cerevisiae*.

Lactobacillus-Arten (Lactobacillaceae, 44 Arten) sind sporenlose, stäbchenförmige, fakultativ anaerobe grampositive Bakterien, die als Milchsäurebildner in der Lebensmittelindustrie eine sehr große Rolle spielen. Sie bilden sehr häufig antibiotisch wirkende Peptide, so genannte Bakteriozine. Im Unterschied zu Peptidantibiotika werden diese ribosomal synthetisiert. Die Bedeutung von in der menschlichen Ernährung, z. B. Milchprodukten, enthaltenen Bakteriozinen wird derzeit intensiv untersucht. Therapeutisch wird *L. acidophilus* (syn. *Bacillus acidophilus, Lactobacterium acidophilus, L. odontolyticum*) zur symptomatischen Behandlung von Durchfallerkrankungen und bei Infektionen des weiblichen Urogenitalsystems angewendet.

Die Gattung Bifidobacterium (Actinomycetaceae) umfasst 24 Arten irregulär geformter, nichtsporulierender, unbeweglicher grampositiver Stäbchen, die vorwiegend unter anaeroben Bedingungen gedeihen. Aus Glucose produzieren sie vorzugsweise L(+)-Milchsäure und Essigsäure. Therapeutisch eingesetzt wird besonders *Bifidobacterium bifidum* (syn. *Bacillus bifidus, Lactobacillus bifidus*). Durch die Produktion kurzkettiger Carbonsäuren wird der pH-Wert erniedrigt. Das Bakterium hemmt das Wachstum sehr vieler pathogener Mikroorganismen, darunter auch das des Erregers der pseudomembranösen Colitis *Clostridium difficile*. *B. bifidum* appliziert man, kombiniert mit Lactulose, zur Regeneration der Darmflora nach Behandlung mit Antibiotika oder Chemotherapeutika, nach Bestrahlungen im Rahmen einer Tumortherapie, bei Lebererkrankungen („Abfangen" von Ammoniumionen) und bei chronischer Obstipation. Auch *Bifidobacterium infantis* und *B. longum* werden mit ähnlichen Indikationen verwendet.

Die Gattung Escherichia (Enterobacteriaceae) umfasst 5 Arten gramnegativer, nichtsporulierender, regulär geformter, meistens beweglicher Stäbchen, die unter aeroben und anaeroben Bedingungen gedeihen. Therapeutisch eingesetzt werden apathogene Stämme von *E. coli* oder daraus hergestellte zellfreie Extrakte. Ihre Wirkung beruht vor allem auf der Bildung von Bakteriozinen, die als Colicine und Microcine bezeichnet werden. Die Präparate werden bei Dyspepsien, z. B. nach Antibiotikabehandlung und nach Darminfekten, bei entzündlichen Darmerkrankungen, aber auch bei Allergien und Immunschwäche angewendet.

Die Gattung Saccharomyces (Saccharomycetaceae) umfasst 7 Arten sporenbildender, meistens einzelliger Hefepilze, die unter aeroben und anaeroben Bedingungen gedeihen. Therapeutisch eingesetzt wird die Bäcker- oder Bierhefe, *Saccharomyces cerevisiae* (oft auch mit dem taxonomisch nicht zulässigen Namen *S. boulardii* bezeichnet).

♣ **Trockenhefe** enthält die lyophilisierten, lebensfähigen Zellen des Stammes *S. cerevisiae* HANSEN CBS 5926. Das Präparat wird eingesetzt zur

- symptomatischen Behandlung akuter Durchfallerkrankungen,
- Vorbeugung und Behandlung von Reisediarrhoen,
- Vorbeugung und Behandlung von Diarrhoen unter Sondenernährung sowie als
- Adjuvans bei chronischen Formen der Akne.

Die Hefezellen hemmen das Wachstum zahlreicher pathogener Bakterien, darunter auch das von *Clostridium difficile*. Außerdem unterdrücken sie die Wirkung einer Reihe von Bakterientoxinen und hemmen die Adhäsion der Keime an die Enterozyten.

Literatur

Bertsche T, Schulz M (2003) Die Antibiotika Linezolid und Quinupristin/Dalfopristin. Pharm Ztg 148: 382–392

Brunner U, Gensthaler BM (2002) Caspofungin, Ertapenem und pegyliertes Interferon α-2a. Pharm Ztg 147: 3096–3097

Gräfe U: Biochemie der Antibiotika. Spektrum-Verlag Heidelberg, Berlin, New York 1992

Günther J et al. (2003) Solange sie noch wirken...-Analysen und Kommentare zum Antibiotikaverbrauch in Deutschland. Wiss. Institut der AOK Bonn; zit. Dtsch Apoth Ztg 143: 1154–1158

Holzgrabe U (2002) Ketolide und Oxazolidinone auf dem Prüfstand. Pharm Ztg 147: 1978–1983.

Holzgrabe U, Bechthold A (2000) Antibiotische Chemotherapie. Dtsch Apoth Ztg 140: 813–823

Hugo WB, Russell AD (1998) Pharmaceutical Microbiology, 6. Auflage, Blackwell Science London

Kuhn D et al. (1999) Lactame, die töten und heilen. Pharm Ztg 144: 3405–3410

Kuhn D et al. (1999) Neue Waffen gegen neue Feinde. Pharm Ztg 144: 3497–3505

Laun T et al. B (2002) Probiotika Zwischen Hoffnung und Humbug. Pharm Ztg 147: 4486–4496

Otto HH (1996) Beta-Lactam-Antibiotika: moderne Arzneistoffe und neue Konzepte. Pharm Ztg 141: 259–266

Nuhn P (2002) Resistenz. Dtsch Apoth Ztg 140: 5544–5556

Scholz H, Naber GK (2000) Einteilung der Oralcephalosporine. Med Monatsschr Pharm 23: 2–5

Simon C, Stille W: Antibiotika-Therapie in Klinik und Praxis, 9. Auflage, Schattauer Stuttgart, New York 1997

Schäfer-Korting M, Holzgrabe U (Hrsg.) (2003) Antimykotika, Pharm in unserer Zeit 32, Heft 2

Wenze P (1996) Moderne Makrolid-Antibiotika im Vergleich. Dtsch Apoth Ztg 138: 3197–3202

Widmer HR: Mikrobiologie und Infektologie, Wissenschaftliche Verlagsgesellschaft, Stuttgart 1992

35 Immunpräparate

35.1 Resistenz und Immunität

> Als Resistenz bezeichnet man die Unempfänglichkeit eines Organismus für körperfremde Moleküle oder Zellen oder seine angeborene Fähigkeit zur unspezifischen Abwehr dieser Fremdkörper. Resistent ist ein Lebewesen dann, wenn es sich gegenüber dem eingedrungenen Fremdkörper inert verhält (passive oder inerte Resistenz) oder eingedrungene Fremdkörper mit Hilfe unspezifischer Mechanismen eliminieren kann (aktive Resistenz, auch als unspezifische Immunität bezeichnet).

Von besonderer Bedeutung für die aktive Resistenz ist die Phagozytose von Fremdkörpern durch Zellen des mononukleären phagozytären Systems (MPS, retikulo-endotheliales System = RES). Zum MPS gehören u. a. freie und im Gewebe fixierte Makrophagen (erstere auch als Monozyten, letztere auch als Histiozyten bezeichnet), Retikulumzellen des Bindegewebes, Endothelzellen der Blut- und Lymphgefäße, die Mikroglia und v. Kuppfersche Sternzellen. Von den polymorphkernigen Zellen sind die neutrophilen und eosinophilen Granulozyten zur Phagozytose fähig. Die Phagozytose kann durch Opsonierung, d. h. durch Beladen der Fremdkörper mit Antikörpern oder einer Komponente des Komplementsystems (sog. „Würzen"), begünstigt werden. Auch die NK-Zellen (natural killer cells) stehen im Dienste der unspezifischen Abwehr. Sie zerstören vor allem Viren und Tumorzellen und werden, wie die Makrophagen und Granulozyten, durch Interferone (IFN-γ) aktiviert.

Auch lösliche Faktoren sind an der unspezifischen Abwehr beteiligt. So können durch das auf dem alternativen Weg aktivierte Komplementsystem (Kap. 35.6) in den Körper eingedrungene Zellen lysiert werden. Das im Gefolge entzündlicher Prozesse auftretende C-reaktive Protein (CRP, Akute Phase Protein) wird an glycerophosphatidhaltige Strukturen gebunden, z. B. an Zellwände bestimmter Bakterien, und provoziert eine gegen diese Strukturen gerichtete Komplementreaktion.

Weitere unspezifische Schutzmechanismen sind u. a. die Virusinterferenz, ausgelöst durch → Interferone und die Bakteriolyse durch → Lysozym.

> Immunität ist die aktiv oder passiv erworbene Fähigkeit zur Abwehr von Makromolekülen oder Zellen durch spezifische, nur gegen bestimmte Moleküle oder Molekülteile, so genannte Antigene, gerichtete Reaktionen.

Diese Abwehr erfasst fremde Makromoleküle, Viren, Mikroorganismen und Transplantate (einschließlich Blutzellen) mit körperfremden Oberflächenmarkern sowie entartete Zellen des Körpers, z. B. Tumorzellen, virusinfizierte und degenerierte Zellen. Während die aktive Immunität in der Auseinandersetzung mit eingedrungenen Makromolekülen oder Infektionserregern erworben wird, werden bei der passiven Immunität die Schutzstoffe von außen zugeführt, z. B. diaplazentar im Mutterleib (sog. Leihimmunität) oder im Rahmen der therapeutischen Applikation von Immunglobulinen. Die aktive Immunität kann lebenslangen Schutz verleihen, die passive Immunität ist nur von kurzer Dauer.

35.2 Antigene

Antigene sind körperfremde Makromoleküle, die beim Eindringen in den Organismus des Menschen oder eines höheren Tieres spezifische Immunreaktionen auslösen.

Der Begriff Antigen ist aus dem griechischen Wort Antisomatogen (Gegenkörper verursachend) gebildet worden. Antigene können Proteine (etwa ab M_r 10 kD), Polysaccharide, u. U. auch Nukleinsäuren, und Organismen bzw. Zellen sein, die auf der Oberfläche derartige Stoffe tragen bzw. bei ihrem Zerfall freisetzen. Antigene, die im betroffenen Organismus überschießende Reaktionen auslösen, bezeichnet man als Allergene.

Kleinmolekulare Verbindungen sind nur immunogen wirksam, wenn sie an makromolekulare Antigene gebunden werden. Derartige, erst nach Bindung als Antigene fungierende Stoffe bezeichnet man als Haptene.

Die Immunreaktion des Organismus richtet sich nicht gegen das gesamte Antigenmolekül, sondern nur gegen bestimmte Molekülteile, die sog. Antigendeterminanten (Epitope, meistens mehrere an einem Makromolekül), die bei Proteinen aus maximal 7 Aminoacylresten bestehen. Bei Polysacchariden und Glykoproteinen kann ein Monosaccharidrest als Antigendeterminante dienen.

35.3 Antikörper

Gegen die Antigene werden vom Organismus Antikörper gebildet, die spezifisch, in einer sog. Antigen-Antikörper-Reaktion, mit den Antigendeterminanten unter Ausbildung nebenvalenter Bindungen reagieren. Besitzen verschiedene Antigene, z. B. Infektionserreger, die gleichen oder sehr ähnliche Deter-

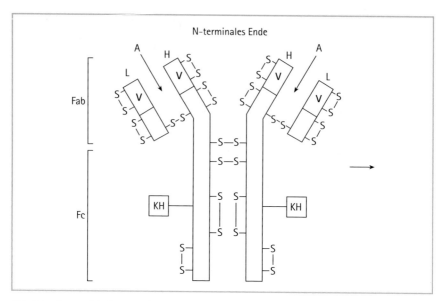

Abb. 35-1 Immunglobulin IgG 1 (A = Antigenbindungsstellen, L = L-Kette, H = H-Kette, KH = Oligosaccharid, V = variable Domäne)

minanten, zeigen die gebildeten Antikörper Kreuzreaktivität, d. h. sie binden an alle Antigene mit ähnlichen Strukturen.

> Antikörper sind γ-Globuline. Sie kommen frei im Blutplasma und in Körperflüssigkeiten vor, treten aber auch als antigenbindende Rezeptoren an Lymphozyten auf.

Diese Immunglobuline bestehen aus 2 Arten von Polypeptidketten, den L-Ketten (L = light, M_r 25 kD, 213 bis 221 Aminoacylreste) und den H-Ketten (H = heavy, Glykoproteine, 2 bis 14% Kohlenhydratanteil, M_r 50 bis 75 kD, etwa 430 Aminoacylreste).

Von den L-Ketten existieren 2 Typen, der κ- und der λ-Typ. Der λ-Typ lässt sich in 3 Subtypen untergliedern. Von den H-Ketten existieren 5 Typen: α (3 Subtypen), γ (4 Subtypen), δ, ε und μ (2 Subtypen). Je 2 identische L-Ketten und 2 identische H-Ketten sind durch Disulfidbrücken zu einem Immunglobulinmonomer verbunden.

Nach der Struktur der H-Ketten teilt man die Immunglobuline in verschiedene Klassen (Isotypen) ein: in Immunglobulin G (IgG, H-Ketten vom γ-Typ), Immunglobulin M (IgM, H-Ketten vom μ-Typ), Immunglobulin A (IgA, H-Ketten vom α-Typ), Immunglobulin E (IgE, H-Ketten vom ε-Typ) und Immunglobulin D (IgD, H-Ketten vom δ-Typ, s. Tab. 35-1, Abb. 35-1).

Tab. 35-1 Zusammensetzung, Vorkommen und Eigenschaften der Immunglobulinklassen des Menschen

	IgG	IgM	IgA	IgD	IgE
Untereinheiten	H_2L_2	H_2L_2 $(H_2L_2)_5J$	H_2L_2 $(H_2L_2)_{2,3}J$	H_2L_2	H_2L_2
Typen der L-Ketten	κ λ_1-λ_3	κ λ_1-λ_3	κ λ_1-λ_3	κ λ_1-λ_3	κ λ_1-λ_3
Typen der H-Ketten	γ_1-γ_4	μ_1, μ_2	α_1, α_2	δ	ε
M_r (kD)	150	185 970	160 340, 600	180	195
Kohlenhydratanteil (%)	3	12	8	14	11
Hauptvorkommen	B, G	B	B, S	B	B, D, A, I
Plasmakonzentration (mg/100 mL)	1000 bis 1400	40 bis 150	40 bis 300	3	0,01 bis 1,0
Biosyntheserate (mg/d pro 70 kg KG)	2300	100	1700	30	0,2
Halbwertszeit (d)	20	5	6	3	2 bis 4
Komplementbindung	+	+	a. p.	−	a. p.

B = Blutplasma, G = Gewebsflüssigkeit, S = interne Sekrete, D = Haut, A = Respirationstrakt, I = Magen-Darm-Trakt
KG = Körpergewicht, a. p. = keine Komplementbindungsstelle, aber Komplementaktivierung durch aggregierte Moleküle auf dem alternativen Weg möglich

Immunglobulinmonomere können durch zusätzliche S—S-Brücken und eine sog. J-Kette (J = joining, M_r 15 kD) zu Dimeren oder Trimeren (bei IgA) bzw. Pentameren (bei nicht membrangebundenem IgM) verknüpft sein. Durch die Schleimhäute sezernierte Immunglobuline (IgA, IgM) tragen außerdem ein Sekretorstück (Protein, M_r 60 kD, Signalsequenz für die Schleimhautpassage, Schutz vor proteolytischem Abbau?).

Sowohl die L- als auch die H-Ketten besitzen am N-terminalen Ende eine variable Domäne, die aus etwa 110 Aminoacylresten besteht und eine hypervariable Region aufweist. Die Primärstruktur und damit auch die Konformation der variablen Domänen sind hochspezifisch an das zu bindende Antigen angepasst. Je eine benachbarte L- und H-Kette bilden mit der variablen Domäne eine Tasche, die der Aufnahme der Antigendeterminante dient. Sie wird dort durch nebenvalente Bindungen fixiert. Jedes Immunglobulinmonomer besitzt somit 2 Antigenbindungsstellen, ist also bivalent. Die C-terminalen Teile der Ketten zeigen eine relativ konstante Primärstruktur, die die Zuordnung zu den verschiedenen Klassen bzw. Subklassen bestimmt.

Immunglobulinmonomere lassen sich durch Papain in 3 Fragmente zerlegen: 2 Fab-Fragmente (fab = fragment antigen binding) und 1 Fc-Fragment (fragment cristalline, leicht kristallisierbar, s. Abb. 35-1).

Die Vielfalt der antigenspezifischen Primärstrukturen der variablen Domänen kommt durch sog. DNA-Rearrangement zustande. Das Gen für die L-Kette weist etwa 150 V-Segmente, 5 J-Segmente und einen Genabschnitt für die konstante Region (κ oder λ) auf. Durch Kombination von je einem V- und einem J-Segment und die Elimination der übrigen ergeben sich mindestens 750 Varianten für die variable Domäne der L-Kette. Bei den H-Ketten kann der Genabschnitt für die variable Domäne aus V-Segmenten (80 vorhanden), D-Segmenten (50) und J-Segmenten (6) zusammengesetzt werden. Daraus resultieren 24 000 Kombinationsmöglichkeiten. Durch unscharfe Abgrenzung zwischen V und D bzw. D und J-Segmenten erhöht sich die Anzahl der möglichen Varianten auf $2,4 \cdot 10^6$.

Man nimmt an, dass die 10^{12} Lymphozyten eines Menschen etwa 10^7 Klone bilden, d. h. 10^7 Zellfamilien, deren Zellen die gleichen genetischen Eigenschaften besitzen. Jede der bereits bei Geburt vorhandenen Zellfamilien kann nur Antikörper bilden, die gegen eine(!) bestimmte Antigendeterminante gerichtet sind. Insgesamt kann der Körper also Antikörper erzeugen, die mit 10^7 verschiedenen Antigendeterminanten reagieren können. Dringen Antigene in den Körper ein, kommen sie mit den Zellen des „passenden" Klons in Kontakt, werden an deren Oberflächenrezeptoren gebunden und regen sie zur Teilung und zur Antikörperproduktion an. Da stets mehrere, mehr oder weniger gut zu den verschiedenen Antigendeterminanten passende Klone aktiviert werden, kommt es zur Bildung einer Serie von unterschiedlichen, sog. polyklonalen, d. h. von verschiedenen Lymphozytenklonen produzierten Antikörpern, die gegen ein bestimmtes Makromolekül oder einen bestimmten Infektionserreger gerichtet sind.

Neben den für die Bindung des Antigens verantwortlichen variablen Domänen tragen die Immunglobuline im konstanten Teil teilweise Bindungsstellen für Komplementfaktoren, Makrophagen und T-Lymphozyten, die aber meistens erst nach Reaktion mit dem Antigen zugänglich werden.

35.4 Zellen und Organe des Immunsystems

Wie die übrigen Blutzellen werden Lymphozyten im Knochenmark gebildet. Es entstehen zunächst sog. lymphoide Stammzellen (Kap. 37), die während der foetalen Periode und kurz danach in sog. immunkompetente Zellen umgewandelt werden. Im Thymus entstehen aus den lymphoiden Stammzellen durch Prägung über einige Zwischenstadien sog. T-Lymphozyten (T = Thymus). In Organen des Menschen (Knochenmark, lymphoide Strukturen im Darmepithel), die der Bursa Fabricii im Enddarm der Vögel entsprechen, werden die lymphoiden Stammzellen in B-Lymphozyten (B = bursa) umgewandelt.

Die T-Lymphozyten differenzieren sich nach Kontakt mit einem Antigen zu:

- T_C-Zellen (CD8$^+$, cytotoxische Zellen, Killerzellen), zerstören Zellen, gegen deren Antigen sie sensibilisiert sind,
- T_M-Zellen (Memory-Zellen), speichern die Information für die Bildung eines spezifischen Antikörpers und ermöglichen es dem Körper, bei späterem Antigenkontakt rasch zu reagieren,
- T_H-Zellen (CD4$^+$, Helferzellen), unterstützen die B-Lymphozyten bei der Bildung humoraler Antikörper,
- T_S-Zellen (CD8$^+$, Suppressorzellen), bremsen überschießende Immunreaktionen.

Die B-Lymphozyten werden bei einem Kontakt mit „ihrem" Antigen zur Teilung und zur Transformation zu Plasmazellen angeregt. Plasmazellen produzieren und sezernieren gegen das Antigen gerichtete Immunglobuline. Dieser Vorgang wird durch verschiedene Faktoren unterstützt, die die T_H-Zellen sezernieren.

Die in den primären lymphoiden Organen geprägten Lymphozyten kursieren im Gewebe sowie im Blut und werden in den sekundären Lymphorganen (Lymphknoten, Milz, Tonsillen, lymphoide Zellen der Schleimhäute) angereichert. Dort erfolgt die Bildung der freien Antikörper der sog. humoralen, d. h. durch lösliche Faktoren vermittelten Abwehr durch die B-Lymphozyten bzw. die Teilung der sensibilisierten T-Lymphozyten, die für die zellvermittelte Abwehr verantwortlich sind.

35.5 Monoklonale Antikörper

35.5.1 Begriffsbestimmung

Im Organismus des Menschen oder eines höheren Tieres kommen weit über eine Million verschiedene Klone von B-Lymphozyten vor. Die Zellen jedes Klons sind nach Stimulation durch ein für sie spezifisches Antigen in der Lage, sich intensiv zu teilen und sich in antikörperproduzierende Plasmazellen umzuwandeln. Jeder Plasmazellen-Klon produziert dabei allerdings nur Antikörper, die ein spezielles Strukturelement (Epitop) eines Antigens erkennen. Da die meisten Antigene mehrere Epitope besitzen, werden je nach den strukturellen Eigenschaften des Antigens auch mehrere B-Zell-Klone stimuliert, d. h. im Ergebnis liegt ein Gemisch von spezifischen Antikörpern (polyklonales Antikörpergemisch) vor. Für diagnostische und therapeutische Zwecke ist es häufig erforderlich solche Antikörper zur Verfügung zu haben, die lediglich ein bestimmtes Epitop erkennen.

> Solche Antikörper, die nur von einem B-Zell-Klon stammen, werden als monoklonale Antikörper bezeichnet.

Prinzipiell ist es möglich, solche Antikörper aus einem polyklonalen Antiserum mittels proteinchemischer Methoden zu isolieren, allerdings rechtfertigt der hohe Aufwand nicht das Ergebnis. Einzelne B-Zell-Klone können isoliert werden, ihre Lebensdauer ist aber relativ kurz und ihre Produktionsleistung an Antikörpern zu gering, um wirtschaftlich nutzbar zu sein. Die Lösung dieses Problems zeigten Köhler und Milstein 1973 auf, indem sie ein ökonomisches Verfahren zur Produktion von monoklonalen Antikörpern auf der Basis einer Zellfusion von Antikörper-produzierenden B-Zellen und sich unbegrenzt teilenden Tumorzellen entwickelten, das heute die Grundlage zur routinemäßigen Gewinnung einer Vielzahl von therapeutisch und diagnostisch genutzten monoklonalen Antikörpern bildet.

35.5.2 Herstellung

> Die Gewinnung monoklonaler Antikörper erfolgt mit Hilfe der Hybridomtechnik.

Am Beginn steht die Immunisierung einer Maus mit dem gewünschten Antigen. Nach mehreren Immunisierungsschritten über einen Zeitraum von mehreren Tagen und Wochen wird die Konzentration entsprechender Antikörper im Blut der Maus (Antikörper-Titer) mittels immunochemischer Methoden bestimmt. Ist ein bestimmter Antikörper-Titer erreicht, wird die Maus getötet und ihre Milz entfernt. Das Milzgewebe wird vorsichtig zu einer Zellsuspension aufgearbeitet, die u. a. auch intakte B-Zellen enthält. Die Milzzellsuspension wird mit einer Myelomzellsuspension gemischt und für einige Minuten mit Polyethylenglykol inkubiert. Dabei fusionieren einzelne B-Zellen mit Myelomzellen unter Bildung von Hybridomen. Myelomzellen sind Tumorzellen mit unbegrenztem Teilungspotenzial, die sich von B-Lymphozyten ableiten, aber selbst keine Antikörper mehr bilden können. Die zur Zellfusion genutzten Myelomzellen haben darüber hinaus einen genetischen Defekt bezüglich des Enzyms Hypoxanthin-Guanin-Phosphoribosyltransferase (HGPRT), d. h. sie können die lebensnotwendigen Purinnukleoside Guanosin und Adenosin nicht aus Hypoxanthin synthetisieren. Diese Eigenschaft nutzt man zur Selektion der Hybridome aus. Das Nährmedium in das die Zellen nach der Zellfusion übertragen werden, enthält neben Aminosäuren und Salzen die drei Komponenten Hypoxanthin, Aminopterin und Thymidin (HAT-Medium). In HAT-Medium können sich nur Hybridome (Fusionszellen aus

Myelom- und B-Zellen der Milz) vermehren, da diese Zellen ein intaktes Gen für HGPRT von der B-Zelle aus der Milz besitzen. Da es neben der Biosynthese von Adenosin und Guanosin aus Hypoxanthin noch einen zweiten Biosyntheseweg über das Enzym Dihydrofolatreduktase gibt, ist dem Medium Aminopterin, ein Inhibitor dieses Enzyms, zugesetzt. Die Zugabe von Thymidin ist notwendig, um die durch Aminopterin auch gehemmte Pyrimidinbiosynthese zu kompensieren. Etwa zehn bis 14 Tage nach der Fusion haben im HAT-Medium nur die Hybridomzellen überlebt und sich vermehrt. Diese Zellen werden dann in die Vertiefungen von Mikrotiterplatten verteilt und in normalem Medium kultiviert.

Nun erfolgt die Identifizierung jener Hybridomzellen, die Antikörper gegen das zur Immunisierung eingesetzte Antigen produzieren. Mittels eines ELISA-Tests wird die Anwesenheit und Konzentration der sezernierten Antikörper in den einzelnen Vertiefungen (wells) der Mikrotiterplatten bestimmt. Alle positiv getesteten Wells enthalten Antikörper-produzierende Myelome, die allerdings noch Mischungen mehrerer Myelome mit unterschiedlicher Epitopspezifität darstellen können. Um diese Mischungen in einzelne Zellen auftrennen zu können, verdünnt man diese Zellsuspension so stark, dass beim erneuten Aussäen in Mikrotiterplatten nur maximal eine Zelle pro Well verteilt wird. Ziel ist hierbei die Etablierung einer Zelllinie, die sich von nur einem Hybridom ableitet (Klonieren). Diese Zellklone werden nach einigen Tagen bis Wochen erneut mittels ELISA auf die Produktion sezernierter epitopspezifischer Antikörper getestet. Hat man mehr als ein Hybridom als Antikörperproduzenten isoliert, muss untersucht werden, ob die verschiedenen Klone Antikörper gegen dieselbe Antigendeterminante herstellen. Jeder Klon lässt sich prinzipiell unbegrenzt in Zellkultur vermehren, einfrieren und nach dem Wiederauftauen erneut kultivieren.

Im industriellen Maßstab werden die Hybridome in Fermentern kultiviert, wobei die Zellen frei flotierend in Nährlösungen durch Rührer oder eingeblasene Luft bewegt werden. Am Ende der Kultivierungszeit erfolgt die Ernte der monoklonale Antikörper in einer Konzentration von 10 bis 50 mg pro L. Da die auf diese Weise erreichte Zelldichte und Produktkonzentration immer noch relativ gering ist, versucht man, durch Perfusionseinrichtungen mit Hilfe semipermeabler Membranen die Nährlösungsbestandteile bei Rückhaltung der Zellen und der sezernierten Proteine, auszutauschen. Im Hohlfaser-Bioreaktor befinden sich in der Zellsuspension sehr viele feine semipermeable Kapillaren, in denen die Nährlösung strömt. Damit werden Antikörperkonzentrationen von ca. 1 g pro L erreicht. Beim Eucapcell-Verfahren wird mit mikroverkapselten Hybridomzellen gearbeitet. Nährlösungsbestandteile und ihre Stoffwechselprodukte passieren die Kapselmembran, makromolekulare Produkte, wie die monoklonalen Antikörper, werden jedoch zurückgehalten. Nach Aufbrechen der Kapseln und Entfernung der Zellen liegt ein Proteinkonzentrat vor, das zu 45 bis 80% aus monoklonalen Antikörpern besteht und relativ leicht gereinigt werden kann. In einem 50-L-Fermenter können so in drei Wochen ca. 20 g Antikörper erzeugt werden.

35.5.3 Rekombinante Antikörper

> Alle monoklonalen Antikörper, die nach dem Hybridom-Verfahren von Köhler und Milstein hergestellt werden, sind murine (Maus) Proteine und können bei längerfristiger Anwendung am Menschen eine gegen sie gerichtete Immunreaktion auslösen und dadurch unwirksam werden.

Grund dafür ist die Bildung körpereigener Antikörpern gegen diese murinen Proteine, die die monoklonalen Maus-Antikörper durch eine Antigen-Antikörper-Reaktion binden und damit inaktivieren können. Dieses Problem kann mithilfe gentechnischer Methoden gelöst werden, wobei die DNA-Abschnitte auf dem Maus-Gen, die bestimmte Bereiche des Antikörpers kodieren, gegen die entsprechenden DNA-Abschnitte des Menschen ausgetauscht werden (rekombinante Antikörper). Je nach dem Anteil der murinen Gene bzw. Proteine im Antikörper unterscheidet man chimäre oder humanisierte Antikörper.

Chimäre Antikörper (Suffix: -iximab) enthalten nur im Bereich der konstanten Regionen humane Proteinanteile, die gesamte variable Region stammt von der Maus. Die humanisierten Antikörper (Suffix: -zumab) besitzen dagegen nur noch im Bereich der hypervariablen Region Proteine murinen Ursprungs, alle anderen Anteile wurden durch Sequenzen menschlicher Antikörper ersetzt. In humanisierten Antikörpern beträgt der murine Sequenzanteil weniger als 10%.

> Rekombinante, humanisierte monoklonale Antikörper induzieren kaum inaktivierende Antikörper und sind daher über längere Zeiträume anwendbar.

35.5.4 Anwendungsbereiche

> Monoklonale Antikörper werden bei Erkrankungen eingesetzt, deren Pathogenese gut erforscht ist. Daraus ergibt sich zumeist ein sehr selektiver Angriffspunkt. Diese Selektivität ist der Vorteil von monoklonalen Antikörpern, die u. a. in der Tumortherapie, zur Immunsuppression, aber auch zur Diagnostik eingesetzt werden.

> ♥ **Muromonab-CD3**, ein muriner monoklonaler Antikörper, der gegen das CD3-Antigen auf humanen T-Zellen gerichtet ist, wird als Immunsuppressivum in der Transplantationsmedizin zur Behandlung der akuten Abstoßungsreaktion eingesetzt.

Der CD3-Komplex vermittelt nach Antigenerkennung durch den T-Zell-Rezeptor die transmembranale Signalübertragung. Seine Hemmung blockiert damit die T-Zell-Aktivierung und führt somit zur Unterbindung eines zytotoxischen Angriffs von T-Zellen auf das Transplantat. Muromonab-CD3 war der erste monoklonale Antikörper, der eine Zulassung zur immunsuppressiven Therapie bei allogenen Nieren-, Herz- und Lebertransplantationen erhalten hatte. Er stellt ein gereinigtes IgG$_{2A}$-Immunglobulin der Maus dar, das aus je zwei leichten und zwei schweren Ketten mit einem Molekülmasse von insgesamt 150 kDa besteht. In der Regel werden 5 mg einmal täglich appliziert, um eine Abstoßungsreaktion wirksam unterdrücken zu können.

♥ MoAb17–1A ist ein muriner monoklonaler Antikörper, der gegen das 17–1A-Antigen, ein Glycoprotein auf der Oberfläche von Epithel- und Tumorzellen, gerichtet ist. Die genaue Funktion dieses Proteins ist nicht bekannt, allerdings scheint es an der Adhäsion von Zellen an der Extrazellulärmatrix beteiligt zu sein. Dieses Antigen wird besonders stark von Karzinomzellen des Kolons, Rektums, Magens sowie von Tumoren der Brust und Prostata exprimiert. Eine Bindung des Antikörpers an Tumorzellen führt zu Zellzerstörung durch eine Antikörper-vermittelte bzw. Komplement-abhängige zytotoxische Reaktion. Die Zulassung dieses Antikörpers bezog sich auf die Behandlung von Rektal- und Kolonkarzinome, allerdings ist der Vertrieb des Produktes seit 2000 eingestellt, da sich die Therapie mit MoAb17–1A gegenüber der Standardchemotherapie als klinisch unterlegen herausgestellt hat.

♥ Abciximab ist das Fab-Fragment eines chimären monoklonalen Antikörpers, der spezifisch an den Glykoproteinrezeptor GPIIb/IIIa auf der Thrombozytenoberfläche bindet und damit die Thrombozytenaggregation verhindert. Die physiologischen Liganden für den Glykoproteinrezeptor GPIIb/IIIa sind Fibrinogen und der von-Willbrand-Faktor. Eingesetzt wird Abciximab zur Vermeidung ischämischer Komplikationen und zur Thrombosehemmung bei Patienten, die sich einer perkutanen transluminalen Koronarangioplastie (PTCA) unterziehen und ein hohes Risiko für einen Verschluss des behandelten Gefäßes aufweisen. Die Halbwertzeit von Abciximab beträgt ca. 2 Tage, appliziert werden 0.25 mg/kg KG als intravenöser Bolus 10 bis 60 Minuten vor dem chirurgischen Eingriff, gefolgt von einer Dauerinfusion von 0.125 µg/kg/min während der nachfolgenden 12 Stunden.

♥ Rituximab ist ein chimärer monoklonaler Antikörper gegen das CD-20-Antigen auf Vorläufer- und ausdifferenzierten B-Zellen. Dieses Antigen ist auf mehr als 95% aller malignen Non-Hodgkin-Lymphome der B-Zell-Reihe vorhanden. Der Einsatz von Rituximab ist daher auf die Behandlung von Lymphomen gerichtet, die entweder rezidivieren oder durch eine Chemotherapie nicht behandelt werden können. Alle Zellen, die den Antikörper an ihrer Oberfläche binden, werden durch das körpereigene Immunsystem eliminiert. Als Nebenwirkung werden auch die gesunden B-Zellen entfernt. Allerdings erfolgt eine Neubildung dieser Zellen aus hämatopoetischen Stammzellen, die kein CD-20-Antigen exprimieren. Rituximab wird in einer Dosierung von 375 mg/m^2 Körperoberfläche 4-mal in wöchentlichen Abständen langsam infundiert.

> ♥ **Basiliximab**, ein chimärer monoklonaler Antikörper, und ♥ **Daclizumab**, ein humanisierter monoklonaler Antikörper, sind rekombinante Antikörper, die gegen die α-Untereinheit des Interleukin-2-Rezeptors (CD25) auf T-Zellen gerichtet sind und zur Verhinderung der akuten Organabstoßung nach Nierentransplantationen eingesetzt werden.

Nach einer Transplantation werden durch körperfremde Antigene des Spenderorgans im Empfängerorganismus T-Zellen aktiviert, die das neue Organ attackieren. Dabei wirkt IL-2 als Wachstumsfaktor für solche aktivierte T-Zellen. Da nur aktivierte T-Zellen die α-Untereinheit des Interleukin-2-Rezeptors exprimieren (ruhende T-Zellen bilden nur die β- und γ- Untereinheiten), können durch beide monoklonalen Antikörper spezifisch nur die das Transplantat angreifenden aktivierten T-Zellen in ihrer Teilung und Entwicklung unterdrückt werden, jedoch nicht die ruhenden T-Zellen. Jeweils 20 mg Basiliximab werden 2 Stunden vor der Transplantation und 4 Tage danach infundiert, damit wird in Kombination mit Ciclosporin und Glucokortikoiden eine effektive Immunsuppresion über 30 bis 45 Tage gewährleistet. Auch Daclizumab wird in Kombination mit den genannten Immunsuppressiva appliziert, allerdings werden 1 mg/kg KG 24 Stunden vor der Transplantation und weitere 4 Dosen im Abstand von 14 Tagen verabreicht.

> ♥ **Alemtuzumab** ist ein humanisierter monoklonaler Antikörper (IgG1-κ), der auf der gentechnischen Veränderung eines monoklonalen Antikörpers aus der Ratte basiert. Er ist gegen CD52, ein Glykoprotein auf der Oberfläche von Lymphozyten und Monozyten gerichtet und wird aus transfizierten CHO-Zellen gewonnen. Die Funktion von CD52 ist noch weitgehend unklar, die Stammzellen des Blut-bildenden Systems tragen CD52 jedoch nicht. Nach Bindung des Antikörpers werden die Lymphozyten durch Antikörper-vermittelte bzw. Komplement-abhängige zytotoxischen Reaktionen zerstört. Alemtuzumab wird zur Therapie von chronisch-lymphatischen B-Zell-Leukämien eingesetzt. Der Hersteller empfiehlt ein genau definiertes Therapieschema. Die Einzeldosen müssen jeweils über zwei Stunden intravenös verabreicht werden. Prophylaktisch sollten die Patienten Antihistaminika, Analgetika, Antibiotika und Virustatika erhalten. Trotz gravierender Nebenwirkungen eröffnet Alemtuzumab in der Leukämietherapie neue Möglichkeiten, besonders für die Patienten, bei denen andere Pharmaka nicht mehr wirken.

> ♥ **Infliximab**, als chimärer monoklonaler Antikörper gegen TNF-α gerichtet, wird eingesetzt zur Behandlung von schweren chronisch entzündlichen Erkrankungen, wie Morbus Crohn oder rheumatoider Arthritis.

TNF-α, ein Glykoprotein, spielt eine ganz entscheidende Rolle im Entzündungsprozess und ist an der Induktion proinflammatorischer Zytokine, der Migrationsstimulation von Leukozyten, ihrer Aktivierung und der Induktion weiterer Akut-Phase-Proteine beteiligt. Infliximab bindet TNF-α und besitzt eine Halbwertzeit von 9,5 Tagen. Die Wechselwirkung mit gelöstem TNF-α führt zu dessen biologischer Inaktivierung. Darüber hinaus kommt es nach Reaktion mit TNF-α, der sich auf der Oberfläche von Tumorzellen befindet, zur Komplement-abhängigen Lyse dieser Zellen.

Die Therapie wird meist in Kombination mit Methotrexat in Dosierungen von 3 bis 10 mg/kg KG als Infusion begonnen und im Abstand von 2, 6 und dann aller 8 Wochen als Erhaltungstherapie wiederholt.

♥ **Palivizumab** ist ein humanisierter monoklonaler Antikörper, der gegen den antigenen A-Teil des Fusionsproteins auf der Hülle des respiratorischen Synzytialvirus (RSV) gerichtet ist. Das Fusionsprotein von RSV ist für die Fusion von Virushülle mit der Plasmamembran der Wirtszelle erforderlich. Palivizumab unterbindet damit das Eindringen der Viren in die Zellen des Respirationstraktes und bietet so einen Schutz vor RSV-Infektionen. Palivizumab wird eingesetzt in einer Dosierung von 15 mg /kg Körpergewicht und einmal monatlich intravenös gegeben, um frühgeborene und immungeschwächte Säuglinge, insbesondere während der RSV-Saison von Oktober bis März, vor RSV-Infektionen zu schützen. RSV-bedingte Atemwegserkrankungen gelten in den Wintermonaten als Hauptursache für die stationäre Behandlung von Säuglingen und Kleinkindern. Insbesondere bei Risikokindern können die RSV-verursachten Pneumonien lebensbedrohlich verlaufen. Palivizumab wird von den Kindern gut vertragen

Ein humanisierter monoklonaler Antikörper (IgG1-κ) der sehr spezifisch an die extrazelluläre Domäne des humanen EGF-Rezeptor-2-Protein (HER2) bindet, ist ♥ **Trastuzumab**. Das Gen für HER2 ist eines der vielen dominanten Onkogene und mitverantwortlich, wenn Zellen onkogen transformiert werden, d. h. zu Tumorzellen entarten. Das Rezeptormolekül beschleunigt nach Interaktion mit dem Wachstumsfaktor EGF die Teilungsrate von Krebszellen und deren Ablösung vom Zellverband. Trastuzumab bindet an HER-2 auf der Zelloberfläche und leitet die Zerstörung der Krebszelle durch das Immunsystem ein. HER2 wird an 25 bis 30 Prozent aller Mammakarzinome überexprimiert. Studien ergaben, dass diese Patientinnen nach Behandlung eine deutlich längere krankheitsfreie Überlebenszeit haben. Trastuzumab eignet sich nur für die Therapie von Brustkrebspatientinnen, deren metastasierende Tumoren das HER2-Protein überexprimieren. Vor der Behandlung mit dem monoklonalen Antikörper muss unbedingt der HER2-Status bei den Patientinnen bestimmt werden. Als First-line-Therapie ist Trastuzumab für das metastasierende Mammakarzinom in der Kombination mit Paclitaxel zugelassen. Es wird in einer Initialdosis von 4 mg/kg KG, an die sich wöchentliche Erhaltungsdosen von 2 mg/kg KG anschließen, verabreicht.

Seit einiger Zeit wird auch ein humanisierter monoklonaler Antikörper gegen IgE, ♥ **Omalizumab**, bei allergischer Rhinitis klinisch geprüft. IgE spielt beim Heuschnupfen eine zentrale Rolle: nur solche Menschen entwickeln einen Heuschnupfen, die dafür veranlagt sind, als Antwort auf die Allergene IgE zu produzieren. IgE zirkuliert im Körper, bis es an IgE-Rezeptoren auf

Mastzellen und basophilen Granulozyten bindet. Sobald IgE rezeptorgebunden ist, wird es durch das Allergen vernetzt. In der Folge werden Mediatoren der allergischen Entzündung freigesetzt, die akute und chronische entzündliche Veränderungen hervorrufen. Durch die Bindung von IgE an Omalizumab werden alle IgE-vermittelten allergischen Reaktionen gehemmt bzw. abgeschwächt.

♥ **Adalimumab** ist der erste TNF-α-Antikörper, der nur aus humanen Sequenzen besteht und zur Behandlung der rheumatoiden Arthritis eingesetzt wird. Er bindet spezifisch an TNF-α und interagiert nicht mit anderen homologen Proteinen der Tumornekrosefaktor-Familie wie zum Beispiel TNF-β. Adalimumab unterscheidet sich nicht vom natürlichen IgG1 und weist dadurch ein geringes immunogenes Potential auf. Wie bei anderen Immunglobulinen der IgG-Klasse beträgt die Eliminationshalbwertszeit ca. zwei Wochen. Dies ermöglicht ein Applikationsintervall von ca. 14 Tagen.

> Eine neue Form von biogenen Wirkstoffen sind **Antikörperkonjugate**, die zumeist aus einem Antikörper und einem Effektormolekül bestehen.

Beim ♥ **Gemtuzumab-Ozogamicin** ist ein humanisierter monoklonaler Antikörper kovalent mit dem bakteriellen Toxin Calicheamicin aus *Micromonospora echinospora* gekoppelt. Die Kopplung erfolgt synthetisch. Dieses Antikörperkonjugat ist von der FDA (Food and Drug Administration, USA) zur Therapie von Rezidiven der akuten myeloischen Leukämie zugelassen. Bei dieser Art von Wirkstoffen wird die Selektivität von monoklonalen Antikörpern zum gezielten Transport einer zytotoxischen Verbindung zur Zielzelle ausgenutzt. Der Antikörperanteil (Gemtuzumab) von Gemtuzumab-Ozogamicin ist gegen CD33, ein Adhäsionsglykoprotein auf der Oberfläche von leukämischen und unreifen myeloischen Zellen, gerichtet. Das bakterielle Toxin Ozogamicin (Calicheamicin) bindet in der Zelle an die schmale Furche der DNA, es tritt eine Konformationsänderung ein und freie Radikale werden gebildet. Dadurch kommt es zu DNA-Doppelstrangbrüchen und in der Folge zu einer Apoptose der betroffenen Zellen. Bindet das Konjugat aus Antikörper und Ozogamicin an eine Zelle, dann wird selektiv diese Zelle abgetötet, andere Zellen werden durch das Konjugat kaum geschädigt.

Weitere Antikörperkonjugate mit einer Erkennungsregion für Tumor-assoziierte Antigene und bakteriellen Toxinen als Effektormoleküle sind gegenwärtig in der klinischen Prüfung.

♥ **Etanercept** ist ein rekombinantes Hybridmolekül aus zwei extrazellulären Domänen des TNF-α-Rezeptors mit 2 angefügten schweren Ketten der konstanten Region des humanen IgG-Moleküls. Dieses Protein aus 935 Aminosäuren (M_r ca. 150 kDa) wird durch eine cDNA kodiert, die Informationen für die Teile des TNF-α-Rezeptors und (!) des humanen IgG-Moleküls enthält. Das rekombinante Protein wird in CHO-Zellen exprimiert. Die Wirkung von Etanercept beruht darauf, dass der TNF-α-Rezeptor-Teil des löslichen rekombinanten Proteins spezifisch TNF-α bindet und somit kein TNF-α mehr für die Bindung an membranständige Rezeptoren bei Entzündungsprozessen zur Verfügung steht. Der Antikörperanteil ist lediglich für die Erhöhung der biologischen Stabilität des Proteins notwendig, er spielt für den Effekt keine Rolle. Etanercept ist für die Therapie der rheumatoiden Arthritis zugelassen, seine Halbwertzeit beträgt ca. 100–150 Stunden. Das Produkt wird in einer Monotherapie oder in Kombination mit Methotrexat eingesetzt. Die mittlere Dosierung beträgt zweimal wöchentlich 25 mg s. c.

35.6 Komplementsystem

> Das Komplementsystem dient zur Ergänzung (daher der Name) sowohl der zellvermittelten als auch der humoralen Immunreaktionen. Bei der unspezifischen Abwehr kann es ebenfalls wirksam werden.

Es besteht aus mindestens 17 Proteinen des Blutplasmas, von denen die Hauptkomponenten mit C1 bis C9 bezeichnet werden. Sie machen etwa 15% der Globulinfraktion des Blutplasmas aus. Ihre Aufgabe ist die Zerstörung der Membranen von Fremdzellen, die Opsonierung derartiger Zellen und die Auslösung von Entzündungsreaktionen.

Ähnlich wie die Blutgerinnung sind diese Ereignisse das Resultat von hauptsächlich 2 Kaskaden nacheinander ablaufender Folgen von limitierten Proteolysen. Dabei werden die zunächst inaktiven Komponenten des Komplements in mindestens 2 Spaltstücke zerlegt: das größere bindet meistens an Zellmembranen oder Immunkomplexe und dient der Aktivierung der nächsten Stufe. Dem kleineren kommen verschiedene Aufgaben zu.

Die erste Kaskade („klassischer Weg"), die sehr rasch und effizient abläuft, wird durch die Bindung der Komponenten C1q, C1r und C1s (Untereinheiten von C1) an Antigen-Antikörper-Komplexe an der Oberfläche der zu attackierenden Zellen eingeleitet, an deren Bildung IgM oder IgG beteiligt ist. Dabei wird C1r aktiviert, das seinerseits C1s in die aktive Form umwandelt, das dann die Komponenten C2 und C4 spaltet. Der entstehende Komplex C4b2a stellt die sog. C3-Konvertase dar, die C3 in C3a und C3b zerlegt. Der Komplex C4b2a3b ist die sog. C5-Konvertase, die C5 in C5a und C5b fragmentiert. C5b bildet mit den Komponenten C6, C7, C8 und C9 einen lytischen Komplex, der in Form eines zylinderförmigen Kanals die Zellwand der zu eliminierenden Zelle perforiert. C3a und C5a werden als Anaphylatoxine bezeichnet. Sie lösen eine Entzündungsreaktion aus, indem sie u. a. die Histaminausschüttung aus Mastzellen und basophilen Granulozyten veranlassen und Makrophagen anlocken. C3a fördert außerdem die Freisetzung von Serotonin aus Thrombozyten.

Die zweite Kaskade („alternativer Weg"), die weniger effizient und rasch als die 1. ist, wird durch Fremdpolysaccharide, z. B. Bakterienendotoxine, oder aggregierte IgA-Moleküle gestartet. Dabei sind u. a. die Komponenten B, D und C3 beteiligt, durch deren Reaktion C3b entsteht, das zusammen mit B und Pr (Properdin) C5 zu C5a und C5b hydrolysiert. Der weitere Verlauf erfolgt wie bei der 1. Kaskade.

35.7 Immunantwort

Das Antigen gelangt entweder durch die Haut bzw. durch die Schleimhäute des Magen-Darm-Traktes, des Urogenitaltraktes oder der Atmungsorgane in den Körper. Zunächst wird es vermutlich von den Makrophagen attackiert, durch Phagozytose aufgenommen und größtenteils zu nicht immunogenen Fragmenten abgebaut. Ein Teil des fragmentierten Antigens wird durch die Makrophagen den B- und T-Lymphozyten präsentiert. Die für die Antigendeterminante „zuständigen" Lymphozyten „erkennen" das Antigen und werden zur Proliferation und Antikörperproduktion angeregt. Bei dieser Aktivierung kooperieren mehrere Zelltypen. Je nach Transportweg des Antigens spielt sich dieser Vorgang in unterschiedlichen Lymphorganen ab: beim Transport durch das Blut vorwiegend in der Milz, beim Transport durch die Lymphe zuerst in den Lymphknoten. Intra- oder perkutane Applikation führt zu Lokalreaktionen.

Die Antikörperproduktion setzt bei Erstkontakt mit einem bestimmten Antigen, z. B. mit bestimmten Bakterien oder Viren, nach einigen Tagen ein, wobei zunächst IgM gebildet wird. Erst später kommt es zur Produktion von IgG. Im Gegensatz zu dieser Primärantwort tritt die Sekundärantwort bei Zweitkontakt mit dem gleichen Antigen schneller, verstärkt und verlängert auf. Bei der Sekundärreaktion entsteht fast ausschließlich IgG.

> Die Immunglobuline reagieren spezifisch mit „ihrem" Antigen zu einem Antigen-Antikörper-Komplex (Immunkomplex). Da die Antikörper und meistens auch die Antigene polyvalent sind, kommt es zu Vernetzungsreaktionen und damit zur Ausfällung gelöst vorliegender Antigene (Präzipitation), zur Verklumpung (Agglutination) partikulärer Antigene, z. B. extrazellulärer Viren bzw. Bakterien oder Blutzellen, zur Markierung zellulärer Antigendeterminanten mit Antikörpern (Opsonierung), die eine komplementvermittelte Lyse oder eine Phagozytose einleiten. Auch Antigen-Antikörper-Präzipitate werden durch Phagozytose entsorgt.

Wesentlich komplexer als die beschriebene humorale ist die zelluläre Immunabwehr. Ihre Träger sind T-Lymphozyten und Makrophagen. Sie ist gegen veränderte körpereigene Zellen, z. B. virusinfizierte Zellen, Tumorzellen oder gealterte Zellen, bestimmte Bakterien, parasitäre Pilze und Protozoen gerichtet. Diese Zellen werden durch T-Effektorzellen zerstört, die gegen ihr Antigen sensibilisiert sind. Auch eine indirekte Wirkung von T-Lymphozyten ist bekannt. Sie produzieren bestimmte Zytokine, die die Makrophagen zur Zerstörung der Zelle, an die ein T-Lymphozyt gebunden ist, befähigen.

Überschießende Reaktionen der Immunabwehr bezeichnet man als Allergien. Richtet sich die Immunreaktion „versehentlich" gegen normale körpereigene Bestandteile, kommt es zu Autoimmunerkrankungen.

35.8 Unspezifische Immunabwehr

Die aktive Resistenz des menschlichen Organismus lässt sich durch eine Reihe von Pharmaka verstärken.

> Die unter dem Einfluss äußerer Faktoren gesteigerte unspezifische Abwehrlage des Körpers bezeichnet man auch als Paramunität. Sie wird vor allem durch einen Angriff an den T-Helferzellen, Makrophagen und Granulozyten ausgelöst, der zur Freisetzung von Interleukinen und γ-Interferon führt.

Diese Zytokine stimulieren u. a. die Lymphozytenproliferation sowie die Aktivität der Makrophagen und NK-Zellen. Außerdem wird das Komplementsystem auf dem alternativen Weg angeregt.

Im Gegensatz zur Immunität, die beim Erstkontakt mit einem Antigen nach etwa 5 Tagen wirksam wird, aber Monate bis Jahre erhalten bleibt, tritt der Effekt von paramunitätssteigernden Präparaten, als Paramunitätsinducer bezeichnet, bereits nach 2 bis 6 Stunden ein, bleibt aber nur wenige Tage wirksam. Eine Förderung der Paramunität wird daher bei Infektionen zur Überbrückung der Zeitspanne bis zum Wirksamwerden der Immunabwehr und bei Noxen, die die Immunabwehr unterlaufen, z. B. bei malignen Tumoren, versucht. Der Effekt von Paramunitätsinducern ist stark abhängig von der Dosis und vom Zeitpunkt, dem Ort und der Art der Applikation. Überdosierung kann zur Einschränkung der Paramunität führen.

Paramunität induzierende Stoffe können auch als Adjuvanzien wirken, d. h. sie können bei gleichzeitiger Applikation mit einem Antigen die Immunabwehr verstärken. Antigenapplikationen, z. B. Schutzimpfungen, haben ihrerseits eine vorübergehende Auslösung der Paramunität zur Folge.

Paramunitätsinducer werden vorwiegend eingesetzt:

- in der Prodromal- oder Initialphase von viralen oder bakteriellen Infekten,
- bei rezidivierenden Erkrankungen besonders der Atmungsorgane, z. B. bei grippalem Infekt, und der ableitenden Harnwege sowie bei Furunkulose,

- bei temporärer Immunschwäche, z. B. nach Stress, bei Zytostatika-, Kortikoid- oder Antibiotikatherapie, sowie
- äußerlich, meistens in Form von Salben appliziert, bei schlecht heilenden, oberflächlichen Wunden.

Zu den Präparaten, die bei parenteraler Applikation paramunitätssteigernd wirken können, gehören Bakterienpräparate, z. B. BCG (s. u.) oder Bakterienautolysate, Hefen, Polysaccharidfraktionen der Hefen (Zymosan, Mannozym) oder höherer Pilze sowie Polysaccharid- oder Glykoproteinfraktionen aus Höheren Pflanzen (→ Immunstimulierend wirkende Polysaccharide und Glykoproteine, Kap. 8.8.4).

35.9 Immunpräparate zur aktiven Immunisierung

35.9.1 Allgemeines

Der Mensch besitzt in den ersten Lebensmonaten durch Übertragung von Immunglobulinen der Mutter über die Plazentarschranke hinweg oder mit dem Colostrum sog. Leihimmunität. Nach dem Verschwinden dieser passiven Immunität müssen durch ständige Auseinandersetzung mit den Mikroorganismen der Umwelt, sei es durch Infektionen oder stille Feiung, eigene Immunitätsbarrieren aufgebaut werden. Die nun erworbene, gegen bestimmte Erreger gerichtete aktive Immunität kann lebenslang bestehen bleiben.

Um diesen Prozess zu unterstützen, werden in den ersten Lebensjahren Schutzimpfungen durchgeführt. Sie sind auch im Erwachsenenalter sinnvoll, wenn die Gefahr des Kontaktes mit Mikroorganismen besteht, gegen die bisher keine Immunität erworben werden konnte. Das ist besonders nötig, wenn aus Nachlässigkeit Impfungen versäumt wurden, vor Reisen in ferne Länder und bei drohender Invasion von lokal bisher nicht präsenten Infektionserregern bzw. von Infektionserregern mit veränderten Determinanten.

Die Schutzimpfung dient jedoch nicht nur dem Individualschutz, sondern durch Abbruch von Infektionsketten, auch dem Kollektivschutz. Bei einem ausreichenden Durchimmunisierungsgrad (etwa 80%) werden auch die nicht geimpften Personen vom Schutz erfasst. Durch Schutzimpfung konnten zahlreiche Infektionskrankheiten in vielen Ländern (z. B. Poliomyelitis und Diphtherie) oder weltweit (Pocken) ausgerottet werden. Zunehmende Nachlässigkeit (in Deutschland wurden 1991 nur ein Drittel der erforderlichen Impfdosen verbraucht) und ökonomische Schwierigkeiten in vielen Ländern führten jedoch zu abnehmendem Durchimpfungsgrad und damit, gefördert durch den internationalen Reiseverkehr und den Verschleiß vieler Antibiotika, zum erneuten Aufflammen vieler überwunden geglaubter Infektionskrankheiten, z. B. Tuberkulose und Diphtherie, auch in Mitteleuropa.

Für viele Infektionskrankheiten existieren heute allerdings auch noch keine verwendbaren Impfstoffe, z. B. für AIDS, Malaria und Borreliose. Einer Schutzimpfung gegen AIDS steht bisher die extrem hohe Mutationsrate der HI-Viren (hohe Fehlerquote bei der reversen Transkription) und die durch ihre Antigene ausgelöste geringe Immunantwort entgegen. Bei der Malariaimpfung bereitet vor allem die Kultivierung der Erreger und damit die Antigengewinnung große Schwierigkeiten. Erste Teilerfolge wurden durch Einsatz von gentechnisch hergestellten, chemisch modifizierten Teilstrukturen der Oberflächenproteine der Sporozoiten und Merozoiten der Malariaerreger (Impfstoff Spf66) erzielt. Impfstoffe gegen die durch Zecken übertragene Lyme-Borreliose, gerichtet gegen die Oberflächenantigene OPS-A und OPS-B (OPS = outer surface protein), werden bereits klinisch geprüft.

> Das Prinzip der Schutzimpfung besteht darin, den menschlichen Körper durch Einbringungen von Impfstoffen (Vakzinen) zu veranlassen, aktive Immunität gegen die applizierten Antigene zu entwickeln. Dadurch wird bei späterem Kontakt mit den Infektionserregern, die Träger dieser Antigene sind, eine Infektion verhindert oder in ihren Folgen stark gemindert. Die verwendeten Impfstoffe müssen volle Antigenität besitzen, dürfen aber selbst keine Erkrankung auslösen.

Der Impferfolg wird als Serokonversion bezeichnet. Er gibt den Prozentsatz der Impflinge an, in deren Serum Antikörper nachweisbar sind. Die Serokonversion sollte möglichst 100% betragen. Die erreichte spezifische zelluläre Immunität wird dabei nicht erfasst.

Die für die Infektionsabwehr wichtigen Antigene der Viren befinden sich an der Oberfläche des kompletten Virions. Ihre Determinanten werden, im Gegensatz zu den im Innern des Virions verborgenen Determinanten, den Kryptotopen, als Metatope bezeichnet. Bei den Metatopen handelt es sich vorwiegend um Strukturelemente der Proteine der inneren Hülle (Kapsid) oder der äußeren Hülle (Envelope, nur bei einigen Virus-Typen vorhanden), u. a. bestehend aus Hämagglutininen, Neuraminidase und Mucinase.

Gegen diese Antigene werden im Blut und im Gewebe besonders Antikörper der IgM- und IgG-Klasse und in den Schleimhäuten besonders sekretorisches IgA gebildet. Sie reagieren mit in den Körper eingedrungenen Viren und hindern sie dadurch an der für die Aufnahme in die menschlichen Zellen notwendigen Wechselwirkung mit den Zellmembranen. Anschließend erfolgt Phagozytose der Immunkomplexe. Viren mit Envelope können auch direkt nach Adsorption der Antikörper durch das Komplementsystem lysiert werden. Intrazelluläre Viren sind auf diese Weise nicht erreichbar. Sie werden durch Zerstörung der Wirtszellen eliminiert, die sich durch die Produktion von Virusantigenen kenntlich macht. Diese Zytolyse erfolgt durch T-Lymphozyten oder durch die Komplementfaktoren nach Bindung virusspezifischer Immunglobuline.

Bei der Immunisierung gegen pathogene Bakterien fungieren vor allem deren Zellwände und Exotoxine als Antigene. Bestandteile der Zellwände sind vor allem Peptidoglykane, Proteine und Lipopolysaccharide. Die Polysaccharide und Mukopolysaccharide des Kapselmaterials der Kapselbildner sind ebenfalls immunogen. Exotoxine sind Polypeptide, Proteine oder Proteide (Kap. 31.6.1). Die vom menschlichen Organismus gebildeten Antikörper werden an die Bakterienzellwand bzw. -kapsel gebunden. Sie potenzieren die Lyse der Bakterien durch das Komplementsystem und die Phagozytose durch Zellen des mononukleären phagozytären Systems. Die Phagozytose führt nur dann zur Abtötung, wenn sensibilisierte T-Lymphozyten die Makrophagen durch Interleukine aktivieren. Die von den Bakterien abgegebenen Exotoxine werden durch die gegen sie gerichteten Antikörper neutralisiert.

> Impfstoffe sind also „antigene Stoffe mit der Fähigkeit, eine spezifische, aktive Immunität gegen das infizierende Agens oder das von ihm gebildete Toxin oder Antigen zu induzieren. Ihre Wirksamkeit beim Menschen muss nachgewiesen werden" (PhEur).

Als Impfstoffe (Vakzine) werden eingesetzt:

- Lebend-Impfstoffe, d. h. lebende, aber virulenzgeminderte, sog. attenuierte, pathogene Viren oder Bakterien,
- Totimpfstoffe, dazu gehören
  - inaktivierte, d. h. „abgetötete" Viren oder nicht mehr teilungsfähige Mikroorganismen,
  - Bruchstücke von Viren oder Mikroorganismen (Spaltimpfstoffe),
  - Exotoxine von Bakterien, deren Toxizität, bei Erhaltung der Immunogenität, durch chemische Agenzien beseitigt wurde (Toxoide).

35.9.2 Herstellung von Impfstoffen

Virusimpfstoffe

Die Verfahren zur Herstellung sowohl von Virusimpfstoffen als auch von bakteriellen Impfstoffen unterliegen strengen Kontrollvorschriften der WHO, sind in allgemeinen und speziellen Monographien der Arzneibücher vorgeschrieben und werden staatlich überwacht.

> Als Virusimpfstoffe werden attenuierte Viren, inaktivierte Viren oder Bruchstücke des Virions eingesetzt.

Bei der Gewinnung des Ausgangsmaterials für die Herstellung von Virusimpfstoffen geht man nach dem sog. Saatgutsystem vor. Der Hersteller bezieht von nationalen oder internationalen Institutionen, z. B. der WHO, geeignete Virusstämme, von denen er durch einmalige Vermehrung so viele Portionen von lyophilisiertem, lebensfähigem, langzeitig haltbarem Saatmaterial (seed lot) erzeugt, dass der Vorrat für einen längeren Zeitraum ausreicht. Dadurch wird eine Veränderung der Eigenschaften der Stämme durch laufende Kultivierung vermieden. Die Pharmakopoen schreiben vor, wie viele Passagen das Virus, das zur Impfstoffgewinnung eingesetzt wird, ausgehend von der Saatcharge oder dem genehmigten Virusisolat, durchlaufen haben darf (je nach Impfstoff 3 bis 15).

Zur Vermehrung der Viren dienen heute vorwiegend Primärkulturen oder Zelllinien (Primärkulturen nach der ersten Passage, Kap. 4.3.4), gewonnen aus Organen von gesunden Tieren, z. B. Affennieren-, Hundenieren- oder Hühnerfibroblastenzellkulturen. Zur Gewinnung des Ausgangsmaterials hat sich der Einsatz sog. SPF-Tiere bzw. ihrer Eier besonders bewährt. SPF-Tiere sind Tiere, die unter Bedingungen aufgezogen wurden, die eine Infektion mit pathogenen Mikroorganismen ausschließen (SPF = specified pathogen free). Die Haltungsbedingungen von SPF-Herden und ihre Prüfung auf Mikroorganismen sind in der Monographie Impfstoffe für Tiere (Vaccina ad usum veterinarium PhEur) vorgeschrieben. Zur Impfstoffherstellung verwendete diploide Zellen vom Menschen müssen der Monographie Impfstoffe für Menschen (Vaccina ad usum humanum PhEur) entsprechen. Die Zellkulturen müssen auf die Abwesenheit von Fremdviren und von Bakterien, Toxoplasmen und zytotoxischen und hämadsorbierenden Agenzien untersucht werden. Die einzusetzenden Virussuspensionen werden vor ihrer Anwendung auf Identität, bakterielle Sterilität und auf Freisein von Fremdviren geprüft. Die Nährmedien, die während der Virusvermehrung anwesend sind, müssen frei von möglichen Allergenen, z. B. Serumbestandteilen, und Antibiotika sein. Der Einsatz von Permanentkulturen zur Virusvermehrung wird wegen möglicher karzinogener Bestandteile in diesen Kulturen abgelehnt.

In einigen Fällen werden die zur Impfstoffherstellung benötigten Viren auch in der Allantoishöhle von Hühner- oder Entenembryonen 10 bis 14 d angebrüteter Hühner- bzw. Enteneier (z. B. Influenza-Viren, Tollwut-Viren, Gelbfieber-Viren) oder in der Haut lebender Tiere (nur bei Pocken-Viren) vermehrt.

Nach etwa 4-tägiger Inkubation erntet man die in den Nährmedien der Zellkulturen oder in der Allantoisflüssigkeit befindlichen Viren. In einigen Fällen bricht man die Zellen durch wiederholtes Einfrieren und Auftauen auf, um die Viren aus den Wirtszellen freizusetzen. Durch Filtration mit Hilfe bakteriendichter Filter wird von Trümmern der Wirtszellen und durch Dichtegradientenzentrifugation oder andere Verfahren möglichst weitgehend von Allergenen befreit, z. B. von Proteinen der Wirtszellen oder Eiproteinen. Die als Lebend-Impfstoffe einzusetzenden attenuierten Viren lyophilisiert man, meistens in Gegenwart von Stabilisatoren (z. B. Gelatine oder Saccharose). Zur Bereitung von Totimpfstoffen werden die Viren inaktiviert und gegebenenfalls an Aluminiumhydroxid oder hydratisiertem Aluminiumphosphat adsorbiert bzw. zu Spaltimpfstoffen verarbeitet.

Die Attenuierung ist entweder eine Folge von Mutationen, die bei Langzeitkultivierung in vitro bzw. durch ständige Übertragung von Tier zu Tier spontan aufgetreten sein können, oder von genetischen Manipulationen, z. B. von Hybridisierungen avirulenter Laborstämme mit virulenten Epidemiestämmen. Attenuierte Viren besitzen nur sehr geringe Virulenz, aber die Fähigkeit, volle Immunität beim Menschen hervorzurufen.

Inaktivierte Viren habe die Fähigkeit verloren, ihre Wirtszellen zur Virusproduktion anzuregen. Sie besitzen aber die gleiche immunisierende Wirkung wie vermehrungsfähige Viren des gleichen Typs. Die Inaktivierung erfolgt durch Behandlung der Viren mit chemischen Agenzien, besonders mit Formaldehyd, seltener auch mit β-Propiolacton, Phenol oder anderen Stoffen. Auch physikalische Verfahren, z. B. Wärmebehandlung oder UV-Bestrahlung, werden zur Inaktivierung eingesetzt. Diese Behandlung der Viren führt bei Schonung der Immunogenität der Hüllproteine zur Veränderung der Virusnukleinsäuren und damit zum Verlust von deren Matrizenaktivität.

Zur Herstellung von Spaltimpfstoffen werden Viren durch Behandlung mit Detergenzien zerlegt. Die Lipidfraktion wird mit organischen Lösungsmitteln abgetrennt. Auch Nukleinsäuren können mit geeigneten Methoden entfernt werden. Die verbleibende Proteinfraktion hat starke immunogene Eigenschaften. Spaltimpfstoffe zeichnen sich durch gute Verträglichkeit aus.

Virus-RNA oder Virus-DNA, die geringere Variabilität als die Hüllproteine aufweisen, als Impfstoffe einzusetzen, wird intensiv untersucht.

Bakterielle Impfstoffe

> Als Bakterien-Impfstoffe werden lebende attenuierte Bakterien, inaktivierte Bakterien oder entgiftete Bakterientoxine verwendet.

Die Kultivierung der Bakterien erfolgt nach den üblichen Methoden in Fermentern. Um die Verunreinigung der Impfstoffe mit Allergenen auszuschließen, werden möglichst keine Eiweißspaltprodukte als Nährlösungsbestandteile verwendet und die Ernten in der frühen log-Phase durchgeführt, d. h. vor Eintreten einer partiellen Autolyse in der stationären Phase und damit der Freisetzung von Proteolyseprodukten. Auch hier wird in den meistens Fällen, immer bei der Vermehrung von BCG (Bacille bilié de Calmette-Guérin), das Saatgutsystem praktiziert.

Die Attenuierung des BCG-Stammes erfolgte durch 230fache Passagierung eines Rindertuberkuloseerregers (*Mycobacterium bovis*) auf Rindergalle-Glycerin-Kartoffel-Nährboden. Sie muss als Defektmutation verstanden werden. Attenuierte Stämme von *Salmonella typhi* wurden durch provozierte Mutationen erreicht.

Die Inaktivierung pathogener Bakterien erfolgt durch chemische Agenzien, z. B. Formaldehyd, Thiomersal, Aceton oder Phenol, bzw. mit Hilfe physikalischer Methoden, z. B. Hitzeinaktivierung bei 56 °C.

Die Umwandlung der Exotoxine in Toxoide geschieht durch Behandlung der Kulturfiltrate mit sehr verdünnter Formaldehydlösung und anschließende Isolierung der Addukte mit proteinchemischen Methoden. Dabei bleibt trotz des Verlustes der Toxizität die Immunogenität erhalten. Häufig wird das Toxoid an Aluminiumhydroxid adsorbiert (Toxoid-Adsorbat-Impfstoffe).

35.9.3 Prüfung von Impfstoffen

Impfstoffe müssen den Vorschriften **Impfstoffe für Menschen** (Vaccina ad usum humanum PhEur) und den in der jeweiligen speziellen Monographie niedergelegten Anforderungen entsprechen.

Die fertigen Impfstoffe werden u. a. geprüft auf:

Identität, Sterilität, anomale Toxizität, Gesamtproteingehalt, Fremdproteine (z. B. Eialbumin), freies Formaldehyd, Gehalt an Konservierungsmitteln (falls enthalten), Gehalt an Phenol (falls bei der Herstellung verwendet), Aluminium- und Calciumgehalt (bei Adsorbatimpfstoffen), Wassergehalt (bei lyophilisierten Impfstoffen), die Zahl der vermehrungsfähigen Viren (Virustiter, bei Virus-Lebend-Impfstoffen), Vollständigkeit der Virusinaktivierung (bei Virus-Totimpfstoffen), Gehalt an Hämagglutinin-Antigen, Anwesenheit von Neuraminidase-Antigen, vermehrungsfähige Einheiten und virulente Mykobakterien (bei BCG-Impfstoff), Haltbarkeit bei Zimmertemperatur (im Hinblick auf den Einsatz in Ländern der Dritten Welt mit unzureichender Möglichkeit kühler Lagerung), Verträglichkeit (z. B. übermäßige Hautreaktion bei BCG-Impfstoff) und Wirksamkeit.

Impfstoffe müssen wegen der Labilität ihrer Proteine dunkel und bei Temperaturen von 2 bis 8 °C gelagert und meistens auch transportiert (!) werden. Lagerung bei Zimmertemperatur kann ebenso wie das Einfrieren von Impfstofflösungen zu Aktivitätsverlusten führen. Poliomyelitis-Lebend-Impfstoff darf auch in gefrorenem Zustand (z. B. bei -25 °C) aufbewahrt werden. Die Verwendbarkeit der Impfstoffe ist zeitlich begrenzt.

35.9.4 Anwendung von Impfstoffen

Impfstoffe werden perkutan, subkutan, intramuskulär, selten als Aerosol intranasal, bei Impfungen gegen Poliomyelitis und Darmerkrankungen (Cholera, Typhus, Ruhr) auch peroral appliziert. Die Dosis wird vor allem durch das Alter des Impflings bestimmt.

Um einen langandauernden, möglichst lebenslangen Schutz zu gewährleisten, muss nach einem bestimmten Impfschema vorgegangen werden. Bei Anwendung von Lebend-Impfstoffen reicht häufig eine Dosis zur Grundimmunisierung aus. Inaktivierte oder fraktionierte Impfstoffe führen zwar meistens zu weniger unerwünschten Impfreaktionen, machen aber mehrere Wiederholungsimpfungen in zeitlichen Abständen für eine erfolgreiche Grundimmunisierung erforderlich. Die Wirkungsdauer der auf diese Weise erworbenen Immunität kann sich über viele Jahre erstrecken. Um den Antigentiter in der notwendigen Höhe zu halten, sind oft in großen, meistens mehrjährigen Abständen, Auffrischungsimpfungen (sog. Booster) erforderlich.

| Die Kombination mehrerer Impfstoffe ist möglich.

So kann beispielsweise der bivalente Diphtherie-Tetanus-Adsorbat-Impfstoff zur sog. DT-Schutzimpfung, der trivalente Diphtherie-Pertussis-Tetanus-Adsorbat-Impfstoff zur sog. DPT-Impfung und der tetravalente Diphtherie-Pertussis-Tetanus-Haemophilus-influenzae-Typ-b-Adsorbat-Impfstoff zur HIB-DPT-Impfung eingesetzt werden. Ebenso werden Impfstoffe gegen Masern, Mumps und Röteln kombiniert, sog. MMR-Impfung. Auch die gleichzeitige Applikation mehrerer monovalenter Impfstoffe ist zulässig. Bei einigen Impfstoffen müssen jedoch bestimmte zeitliche Abstände zwischen der Applikation des Impfstoffes gegen einen Erreger und der gegen einen anderen Erreger eingehalten werden.

Der Impferfolg wird von zahlreichen Faktoren bestimmt, z. B. vom Lebensalter (Neutralisation von Antigenen durch von der Mutter übertragene Antikörper im 1. Lebensjahr, unausgereiftes Immunsystem bis zum 12. Lebensmonat), durch gleichzeitige Arzneimittelanwendung (z. B. Immunsuppressiva wie Zytostatika oder Kortikosteroide), Häufung von Impfungen (Virusinterferenz, Immunerschöpfung) und Adjuvantia (Verstärker der Immunantwort, z. B. Aluminiumhydroxid, Aluminiumphosphat oder Kalziumphosphat).

Nach Impfungen können sich allgemeines Unwohlsein, leichtes Fieber oder, besonders nach Verabreichung von Totimpfstoffen, auch lokale Reaktionen einstellen. Bei peroraler Immunisierung werden nicht selten Durchfälle beobachtet. In sehr seltenen Fällen, besonders wenn Kontraindikationen nicht beachtet werden, können auch schwerwiegendere Impfkomplikationen auftreten.

| Einige Impfungen dürfen während der Schwangerschaft nicht durchgeführt werden: BCG-Impfung, Impfung gegen Masern, Mumps, Pertussis, Röteln und Varicellen.

Von der Ständigen Impfkommission (STIKO) der BRD und Gremien der Bundesländer, in Österreich durch den Obersten Sanitätsrat und in der Schweiz durch die Fachkommission für Impfprobleme werden Empfehlungen über die für die einzelnen Alters- und Personengruppen erforderlichen Impfungen und für die Impfschemata herausgegeben.

Zu den sog. Basisimpfungen im Kindesalter gehören in Deutschland:
- 3. bis 4. Lebensmonat: Diphtherie-Tetanus-Pertussis-Impfung (3-mal, Abstand von 4 Wochen), Hämophilus-Influenzae-Typ-b-Impfung (3-mal, Abstand 4 Wochen), Hepatitis B (mind. 3-mal, Abstand 4 Wochen) und Poliomyelitis-Impfung (3-mal, Abstand 4 Wochen),
- 10. bis 12. Lebensmonat: Diphtherie-Pertussis-Impfung (4. Impfung), Hämophilus-Influenzae-Typ-b-Impfung (4. Impfung), Hepatitis B (4. Impfung), Poliomyelitis-Impfung (4. Impfung), Masern-Mumps-Röteln-Impfung (1-mal),
- 20. bis 24. Lebensmonat Masern-Mumps-Röteln-Impfung (2. Impfung)
- ab 6. Lebensjahr: Tetanus-Diphtherie-Impfung (Booster),
- ab 10. Lebensjahr: Poliomyelitis-Impfung (Booster), Masern-Mumps-Röteln-Impfung (2. Impfung, wenn noch nicht erfolgt), Diphtherie-Tetanus-Impfung (Booster, frühestens 5 Jahre nach letzter Impfung), Hepatitis B (mind. 3-mal, Abstand 4 Wochen, wenn vorher noch nicht erfolgt),
- ab 18. Lebensjahr: Tetanus-Diphtherie-Impfung, Poliomyelitis (Booster, jeweils 10 Jahre nach letzter Impfung).

Bei Erwachsenen, bei denen keine Grundimmunisierung durchgeführt wurde, können die Impfungen gegen Masern, Röteln, Mumps, Diphtherie und Tetanus nachgeholt werden. Darüber hinaus sollten sich Senioren über 65 Jahre und chronisch Kranke einer jährlichen Schutzimpfung gegen Influenza und einer einmaligen Impfung gegen Pneumokokken-Pneumonie (s. u.) unterziehen.

Weitere Impfungen werden für Risikogruppen und vor Reisen in subtropische und tropische Länder empfohlen (s. u.).

35.9.5 Impfstoffe für Menschen

Viren- und Virusspaltprodukte als Impfstoffe

Der Schutz vor spinaler Kinderlähmung (Poliomyelitis acuta anterior) kann durch perorale Immunisierung mit attenuierten Poliomyelitis-Viren nach Sabin-Schumakov oder durch intramuskuläre Injektion von inaktivierten Viren nach Salk erreicht werden. Da 3 menschenpathogene Stämme bekannt sind (Typ 1, 2 und 3), die keine Kreuzimmunität erzeugen, muss 3fach mit monovalenten, d. h. mit gegen jeweils einen Typ gerichteten Impfstoffen, oder mit einem trivalenten Impfstoff, der Viren aller 3 Typen enthält, immunisiert werden.

♥ **Poliomyelitis-Impfstoff (oral)** (Vaccinum poliomyelitidis perorale PhEur) ist eine wässrige Suspension. Er enthält lebende, attenuierte Poliomyelitis-Viren der Typen 1, 2 sowie 3 und wird zur Schluckimpfung nach SABIN benutzt.

Die Grundimmunisierung erfolgt in der Regel ab 3. Lebensmonat, die Wiederholungsimpfung im 10. bis 12. Lebensmonat und 13. bis 14. Lebensjahr. Die perorale Immunisierung führt zur Darmschleimhautimmunität und verhindert das Eindringen der Erreger durch die Darmwand. Der Impfschutz tritt nach etwa 2 Wochen ein und soll nach Wiederholungsimpfung lebenslang bestehen.

♥ **Poliomyelitis-Impfstoff (inaktiviert)** (Vaccinum poliomyelitidis inactivatum PhEur) ist ebenfalls eine wässrige Suspension, gleichfalls trivalent und dient zur parenteralen Applikation (i. m., s. c.) nach SALK.

Die Impfung verhindert die Darmpassage der Viren nicht, mildert aber die Gefahren einer ZNS-Beteiligung nach der Infektion. Die parenterale Immunisierung wird nur noch selten, vorwiegend bei älteren Patienten angewendet.

Zur Immunisierung gegen Masern-Viren können attenuierte bzw. inaktivierte Viren oder Spaltimpfstoffe eingesetzt werden. Als Ausgangsmaterial für Lebend-Impfstoffe dient in westeuropäischen Ländern der sog. Edmonston-Stamm. Impfstoffe mit inaktivierten Viren oder Virusspaltprodukten werden aus virulenten oder attenuierten Viren erzeugt. Da die Immunisierung mit Lebend-Impfstoffen jedoch länger andauernden Schutz als die mit Totimpfstoffen bietet, setzt man vorwiegend ♥ **Masern-Lebend-Impfstoff** (Vaccinum morbillorum vivum PhEur) ein. Er liegt in gefriergetrockneter Form vor und wird kurz vor dem Einsatz suspendiert. Die Applikation erfolgt subkutan.

Die Tatsache, dass Mumpserkrankungen in den letzten Jahren in verstärktem Maße von schweren Komplikationen, besonders Meningitiden, begleitet wurden, hat dazu geführt, der Mumps-Schutzimpfung wieder verstärkte Aufmerksamkeit zu widmen. Zur Gewinnung von ♥ **Mumps-Lebend-Impfstoff** (Vaccinum parotitidis vivum PhEur) wird in Westeuropa und den USA der attenuierte Jerlyl-Lynn-Stamm eingesetzt. Das Lyophilisat wird nach Resuspendierung subkutan angewendet. Über die Dauer des Impfschutzes sind keine sicheren Aussagen möglich. Vermutlich besteht er lebenslang.

Das Auftreten von Röteln (Rubeolae) während der Schwangerschaft kann zu schweren Missbildungen des Kindes führen (Embryopathierate 10 bis 15%). Daher wird die Rötelschutzimpfung besonders für Mädchen empfohlen, die noch keine Röteln-Erkrankungen durchgemacht haben (etwa 10 bis 25% 15-jähriger Mädchen). Jedoch auch Jungen sollten zur Unterbrechung der Infektionskette geimpft werden. Eine Schwangerschaft muss für mindestens 3 Monate nach der Impfung ausgeschlossen werden. Zur Rötelnprophylaxe wird ♥ **Röteln-Lebend-Impfstoff** (Vaccinum rubellae vivum PhEur), eine gefriergetrocknete Zubereitung aus lebenden, attenuierten Viren eingesetzt. Eine Kontrolle des Schutzes von Mädchen im gebärfähigen Alter und gegebenenfalls eine Boosterung ist zweckmäßig.

> Die Impfung gegen Masern, Mumps und Röteln erfolgt gewöhnlich mit einem Mischimpfstoff, ♥ **Masern-Mumps-Röteln-Lebend-Impfstoff** (Vaccinum morbillorum, parotidis et rubellae vivum PhEur, MMR-Impfstoff) nach dem 10. Lebensmonat und wird im 6. Lebensjahr wiederholt. Bei Mädchen sollte im 11. bis 15. Lebensjahr eine Boosterung erfolgen.

Da die Erreger der 3 Krankheiten ausschließlich beim Menschen vorkommen, wird ihre weltweite Ausrottung angestrebt.

Influenza-Viren (*Myxovirus influenzae*) lassen sich anhand ihrer Nukleoproteine (Kryptotope) in die Typen A, B und C gliedern. Eine Untergliederung der Typen erfolgt anhand der Antigeneigenschaften der Metatope Hämagglutinin (H0, H1, H2, H3) und Neuraminidase (N1, N2). Zur vollen Charakterisierung eines Stammes werden Typ, der Isolierungsort, die Stammnummer, das Isolierungsjahr und das Hämagglutinin- sowie Neuraminidase-Antigen angegeben, z. B. A/Erfurt/8/75(H3N3) oder A/Shandong/9/93(H3N2). Durch eine ungewöhnlich hohe genetische Variabilität dieser Viren unterliegt ihre Antigenstruktur einem häufigen Wandel, der zur Entstehung von Neotopen führt, d. h. zu neuen, für die Immunabwehr relevanten Antigendeterminanten. Diese Änderungen können Folgen einer Antigenshift oder Antigendrift sein. Unter Antigenshift versteht man ausgedehnte, sprunghafte Änderungen der Antigenstruktur, die im Abstand von etwa 10 bis 15 Jahren auftreten und vermutlich vor allem durch genetische Rekombination zwischen humanen und animalen Influenza-Viren oder durch ausgedehnte Mutationen zustande kommen und zu neuen Subtypen führen. Als Antigenshift bezeichnet man langsam fortschreitende, relativ geringe Antigenveränderungen der Metatope, die ihre Ursache in Punktmutationen der Virus-RNA haben. Dadurch bilden sich immer neue Stämme, gegen die in der menschlichen Population noch keine Immunität besteht. Dieser Situation müssen die Impfstoffe angepasst werden. Allerdings eilen besonders die antigenveränderten Influenza-A-Stämme der Impfstoffentwicklung meistens voraus. Die entwickelten Impfstoffe erzeugen dann nur partielle oder keine Immunität gegen die aktuellen Stämme.

Eingesetzt werden ♥ **Influenza-Impfstoff (inaktiviert)** (Vaccinum influenzae inactivatum ex viris integris praeparatum PhEur), ♥ **Influenza-Spaltimpfstoff (inaktiviert)** (Vaccinum influenzae ex virorum fragmentis praeparatum PhEur) und ♥ **Influenza-Spaltimpfstoff aus Oberflächenantigen (inaktiviert)** (Vaccinum influenzae inactivatum ex corticis antigeniis praeparatum PhEur).

Die Impfstoffe werden aus einem oder mehreren Stämmen der Typen A und B des Influenza-Virus gewonnen (Typ C löst keine Epidemien aus). Der Influenza-Impfstoff, inaktiviert, ist eine wässrige Suspension inaktivierter Influenza-Viren. Der Influenza-Spaltimpfstoff, inaktiviert, ist eine wässrige

Suspension von Viren, die man so behandelt hat (z. B. mit oberflächenaktiven Substanzen), dass die Viruspartikel gespalten wurden ohne dass sich die antigenen Eigenschaften des Hämagglutinin- und Neuraminidase-Antigens verändert haben. Beim Influenza-Spaltimpfstoff aus Oberflächenantigen, inaktiviert, wurde aus den Viruspartikeln mit oberflächenaktiven Substanzen und organischen Lösungsmitteln das Hämagglutinin- und Neuraminidase-Antigen isoliert. Die Menge an Hämagglutinin in diesen Impfstoffen muss für jeden enthaltenen Stamm mindestens 15 µg/Impfdosis betragen.

Die Applikation erfolgt intramuskulär. Bei Impfung gegen einen neuen Subtyp wird nach einer Grundimmunisierung nach 4 bis 6 Wochen eine Wiederholungsimpfung durchgeführt.

> Eine Impfung gegen Influenza-Viren kann vom 6. Lebensmonat an erfolgen. Der Impfschutz setzt etwa 3 Wochen nach der Erstimpfung ein, erfasst etwa 80 bis 90% der Impflinge und besteht etwa 1 Jahr. Empfohlen wird die Impfung besonders für ältere Menschen (ab 65. Lebensjahr) sowie für Patienten mit bestimmten Grundleiden, z. B. Herz-Kreislauf-Erkrankungen, chronischen Atemwegserkrankungen, chronischen Nierenleiden, Diabetes mellitus und Immundefekten.

> Gegen Tollwut (Lyssa, Rabies), die nach ihrem Ausbruch beim Menschen tödlich verläuft, wird nicht nur prophylaktisch (Tierärzte, Förster, Jäger, Waldarbeiter), sondern auch postinfektionell geimpft.

Das ist möglich, da die Inkubationszeit der Erkrankung 13 bis 388 d beträgt. Diese Inkubationszeit wird genutzt, um bei Verdacht auf eine Infektion Immunität durch aktive Immunisierung zu gewährleisten. Als ♥ **Tollwut-Impfstoff aus Zellkulturen für den Menschen** (Vaccinum rabiei ex cellulis ad usum humanum PhEur) wird das inaktivierte, lyophilisierte Tollwutvirus fixe eingesetzt. Das Virus fixe (frz.) ist ein von PASTEUR erstmals benutztes, durch Kaninchenpassagen modifiziertes Tollwut-Wildvirus, das sich im Gegensatz zum unveränderten Wildvirus („Straßenvirus") durch eine „fixierte", sehr kurze Inkubationszeit auszeichnet. Am verträglichsten sind Präparate, die aus Viren gewonnen wurden, die in menschlichen, diploiden Zellen vermehrt worden sind (HDC-Präparate, human diploid cell). Die Anwendung erfolgt mehrmals in zeitlichen Abständen subkutan, bei HDC-Präparaten auch intramuskulär in den Oberarm. Im Falle sehr großer Infektionsgefahr (schwere Bissverletzungen) wird eine Simultanimpfung durchgeführt, d. h. die Schutzimpfung wird mit der Gabe von Tollwut-Immunglobulin vom Menschen kombiniert. Die prophylaktische Impfung erfolgt an den Tagen 0, 28 sowie 56 und nach einem Jahr. Auffrischungsimpfungen sind aller 2 bis 5 Jahre nötig. Tollwut-Schutzimpfung ist auch als prophylaktische Reiseimpfung zu empfehlen, da in Entwicklungsländern hohe Tollwutgefahr besteht (z. B. in Indien

10 000 bis 20 000 Todesfälle im Jahr). Die postexpositionelle Impfung erfolgt gewöhnlich 6-mal an den Tagen 0, 3, 7, 14, 30 und 90.

♥ **Varizellen-Lebend-Impfstoff** (Vaccinum varicellae vivum PhEur) ist eine gefriergetrocknete Zubereitung aus in diploiden Zellen vom Menschen vermehrten attenuierten Viren des OKA-Stammes des *Herpesvirus varicellae* (Varizella-Zoster-Virus). Varizellen (Windpocken, Spitzblattern) sind eine bei Kindern in der Regel harmlose Erkrankung. Bei Kindern jedoch, die wegen Leukämie unter immunsuppressiver Therapie stehen, führen sie in bis zu 50 % der Fälle zum Tode. Auch bei Erwachsenen werden oft schwere Verläufe beobachtet. Bei Schwangeren können Varizellen, wenn auch selten, Ursache von Embryopathien sein. Schutzimpfung von Risikopatienten und ihren Kontaktpersonen ist daher angezeigt.

> Schutzimpfungen gegen Hepatitis, Frühjahr-Sommer-Meningoenzephalitis und Gelbfieber werden bisher nur bei bestimmten Risikogruppen sowie bei Reisenden in gefährdete Gebiete vorgenommen.

Bisher sind 5 Typen viraler Erreger von Hepatitiden bekannt: Hepatitis-Virus A (HVA), Hepatitis-Virus B (HVB), Hepatitis-Virus C (HVC), Hepatitis-Virus E (HVE) und Hepatitis-Virus D (HVD). Schutzimpfungen sind bisher nur gegen Infektionen mit HVA und HVB möglich. Impfstoffe gegen HVC sind wegen der hohen Variabilität der Epitope dieses Virus schwierig zu entwickeln. Die Erforschung der Viren der Typen D und E steckt noch in den Anfängen.

♥ **Hepatitis-A-Adsorbat-Impfstoff (inaktiviert)** (Vaccinum hepatitidis A inactivatum adsorbatum PhEur) enthält mit Formaldehyd inaktivierte, an Aluminiumhydroxid oder hydratisiertem Aluminiumphosphat adsorbierte Erreger. Zweimalige Impfung im Abstand von 4 Wochen, Booster nach 2 bis 6 Monaten, garantieren einen Impfschutz von voraussichtlich 10 Jahren. Simultanimpfung ist möglich. Impfungen gegen das vorwiegend enteral übertragene Virus sind vor Reisen in Mittelmeerländer (besonders in die Türkei), osteuropäische Länder oder Entwicklungsländer und für Risikogruppen (Kanalarbeiter, Angestellte in medizinischen Laboratorien) empfehlenswert. Durch HVA ausgelöste Erkrankungen verlaufen im Gegensatz zu den durch HVB ausgelösten selten tödlich (Letalität < 0,1 %).

♦ **Hepatitis-B-Impfstoff (rDNA)** (Vaccinum hepatitidis B (ADNr) PhEur) besteht aus Oberflächenantigen des Hepatitis-B-Virus (Produkte des S-Gens, PreS-2-Gens oder einer Kombination beider), das gentechnisch mit Hilfe von Hefezellen (*Saccharomyces cerevisiae*) oder Säugerzellen (CHO-Zellen) hergestellt wird. Simultanimpfung garantiert einen raschen und vollständigen Schutz bei guter Langzeitprophylaxe. Impfungen gegen das vorwiegend parenteral übertragene Virus (Blut, Sperma, diaplazentar), das die in 5 bis 10 % der Fälle chronisch verlaufende Hepatitis B auslöst (meistens tödlich endend, jährlich weltweit 2 Millionen Todesfälle), werden besonders für medizinisches Personal, Sexualpartner von Infizierten, Personen mit sexuellem

Risikoverhalten, Fixer, Patienten, die häufig Blutpräparate erhalten, und Neugeborene virustragender Mütter (Simultanimpfung!) empfohlen. Eine Impfung aller Neugeborenen ab 1997 wurde von der WHO vorgeschlagen.

Auch ein Kombinationsimpfstoff, der zur Prophylaxe beider Hepatitisformen eingesetzt wird, ist heute verfügbar. Diesem ♥ **Hepatitis-A-(inaktiviert)-Hepatitis-B-(rDNA)-Adsorbat-Impfstoff** (Vaccinum hepatitidis A inactivatum et hepatitidis B (ADNr) adsorbatum PhEur) wird heute in der Regel der Vorzug gegeben.

Zusätzlich wurde ein neuer ♥ **Hepatitis-A-Impfstoff (inaktiviert, Virosom)** (Vaccinum hepatitidis A inactivatum virosomale PhEur) entwickelt, der eine Mischung aus inaktivierter Wirtszell-Virussuspension und Virosomen enthält. Die Virosome dienen der Verbesserung der Impfeffektivität und wirken als Adjuvans. Sie sind aus Influenza-Virus-Proteinen und Phospholipiden zusammengesetzt.

♥ **FSME-Impfstoff (inaktiviert)** (Vaccinum encephalitidis ixodibus advectae inactivatum PhEur), Frühjahr-Sommer-Meningoenzephalitis-Adsorbat-Impfstoff, enthält das in Hühnereiern gezüchtete, formaldehydinaktivierte, an Aluminiumhydroxid adsorbierte FSME-Virus (TBE-Virus = tick born encephalitis virus), Erreger der Frühjahr-Sommer-Meningoenzephalitis, das durch Zecken (*Ixodes ricinus*) übertragen wird. Verwendet werden weiterhin Impfstoffe, die in Zellkulturen hergestellt werden und speziell für Kinder oder Erwachsene optimiert wurden. FSME, die zunächst grippeähnliche Symptome zeigt, kann nach einer Periode von 4 bis 14 d ohne Beschwerden zu einer Meningitis oder Meningoenzephalitis und zu bleibenden Lähmungserscheinungen führen (Restschäden bei 10% der Betroffenen, Letalität 1 bis 2%). Viren tragende Zecken kommen in Mitteleuropa besonders in den Wäldern im süddeutschen Raum (vor allem in Bayern und Baden-Württemberg), in Österreich, der Slowakei, Tschechien, Ungarn, Polen, Finnland und Schweden vor (CEE = Zentraleuropäische Enzephalitis). Geimpft werden sollten vor allem Personen, die sich viel in Wäldern aufhalten. Die Impfung wird an den Tagen 0 und 14 bis 90 durchgeführt und 9 bis 12 Monate später wiederholt, eine Auffrischungsimpfung ist aller 5 Jahre nötig. Erreger einer sehr schweren Verlaufsform existieren im osteuropäischen und sibirischen Raum.

♥ **Gelbfieber-Lebend-Impfstoff** (Vaccinum febris flavae vivum PhEur) ist eine gefriergetrocknete Zubereitung des attenuierten Stammes 17D des Gelbfieber-Virus. Die Impfung gegen Gelbfieber wird vor Reisen nach Mittel- oder Südamerika und in den Gelbfiebergürtel Afrikas (zwischen 17° N und 17° S) empfohlen. Einige Reiseländer machen die Impfung zur Vorbedingung für die Genehmigung der Einreise. Der Impfschutz besteht mindestens 10 Jahre.

Die Pockenschutzimpfung hatte, nachdem 1977 in Somalia der letzte Pockenkranke geheilt werden konnte, ihre Bedeutung verloren. Sie wurde mit gefriergetrocknetem ♥ **Pocken-Lebend-Impfstoff** aus einem Kuhpockenstamm durchgeführt, der die gleichen Antigeneigenschaften wie der Erreger der Pocken besitzt, ohne beim Menschen eine Erkrankung auszulösen. Hingewiesen sei dabei auf die geniale und mutige Tat JENNERS, der 1796 die erste aktive Immunisierung mit Kuhpockenviren vornahm. Im Zuge möglicher terroristischer Gefahren und des Einsatzes von Pockenviren in biologischen Waffen, wird die Pockenschutzimpfung erneut diskutiert und es werden bestimmte Militärangehörige prophylaktisch geimpft. Viele Industrieländer legen für den Notfall nationale Impfstoffreserven an.

Bakterien und Bakterientoxine als Impfstoffe

Zur Prophylaxe der Tuberkulose, die sich heute wieder auf dem Vormarsch befindet, wird der **BCG-Impfstoff (gefriergetrocknet)** (Vaccinum tuberculosis (BCG) cryodesiccatum PhEur) eingesetzt, der aus lebenden, lyophilisierten Bakterien des Stammes Bacillus Calmette-Guérin (BCG) von *Mycobacterium bovis* besteht, die apathogen sind, aber volle Immunität gegen *Mycobacterium tuberculosis* erzeugen. Die Anwendung erfolgt intrakutan, gewöhnlich innerhalb der ersten 7 Tage nach der Geburt, und sollte im 16. Lebensjahr wiederholt werden. Der Impfschutz beginnt nach 5 Wochen und besteht mindestens 5 bis 7 Jahre. Wegen häufiger Nebenwirkungen, z. B. Lymphknotenschwellungen mit Einschmelzungen, ist die BCG-Impfung umstritten.

Zur Feststellung, ob Immunität gegen Tuberkulose besteht, eine BCG-Impfung also nicht erforderlich und nicht zweckmäßig ist, wird ♥ **Alttuberkulin zur Anwendung am Menschen** (Tuberculinum pristinum ad usum humanum PhEur) oder ♥ **Gereinigtes Tuberkulin zur Anwendung am Menschen** (Tuberculini derivatum proteinosum purificatum ad usum humanum PhEur) eingesetzt, das aus der hitzesterilisierten Kulturflüssigkeit von *Mycobacterium tuberculosis* oder *M. bovis* durch Einengen (Alttuberkulin) oder durch fraktionierte Fällung der Proteinfraktion dieser Flüssigkeit (PPD = purified protein derivative, Gereinigtes Tuberkulin) gewonnen wird. Es wird in starker Verdünnung intrakutan appliziert. Das Gereinigte Tuberkulin entspricht dem von der WHO empfohlenen renset-Tuberkulin 23 (RT 23, 0,005% Tween 80 enthaltend). Das Auftreten einer tastbaren Infiltration nach 2 bis 7 Tagen deutet auf eine überstandene Infektion, auf erfolgreiche Immunisierung mit BCG oder, bei starker Reaktion ($\varnothing$ der Infiltration > 13 mm), auf eine bestehende Infektion hin. Auch eine intrakutane Injektion mit BCG-Impfstoff ist für diagnostische Zwecke möglich. Eine innerhalb kurzer Zeit auftretende, rasch abheilende lokale Entzündung zeigt Immunität gegen *M. tuberculosis*.

Die Häufigkeit von Erkrankungen durch Keuchhusten, ausgelöst durch *Bordetella pertussis*, ist auf Grund der Impferfolge stark zurückgegangen. Unterbrechungen des Impfprogramms in einigen Ländern zeigen jedoch durch rasches Ansteigen der Erkrankungszahlen, dass die Keuchhustenschutzimpfung auch heute von größter Bedeutung ist. Geimpft wird in der Regel mit ♥ **Pertussis-Impfstoff** (Vaccinum pertussis PhEur) oder ♥ **Pertussis-Adsorbat-Impfstoff** (Vaccinum pertussis adsorbatum PhEur). Pertussis-Impfstoff ist eine Suspension von inaktivierten Ganzzellen eines oder mehrerer Stämme von *B. pertussis*, die vor dem Einsatz über einen geeigneten Zeitraum (meistens

3 Monate) bei 2 bis 8 °C gelagert werden muss, um die Toxizität zu vermindern. Beim Pertussis-Adsorbat-Impfstoff wurden zur Herabsetzung der Toxizität der Suspension hydratisiertes Aluminiumphosphat, Aluminiumhydroxid oder Kalziumphosphat zugesetzt. Der Impfschutz beträgt etwa 3 Jahre und erfasst etwa 90 % der Geimpften. Er verhindert Infektionen nicht, mildert aber den Krankheitsverlauf und senkt die Letalität (antitoxische Immunität).

Heute werden auch Pertussis-Spaltimpfstoffe verwendet, die das Pertussistoxoid (LPF), das sog. Filamentöse Haemagglutinin (FHA) enthalten, ein 69-kD-Protein (Peraktin), und Agglutinogen Typ 2. Im Europäischen Arzneibuch sind dazu ♥ **Pertussis-Adsorbat-Impfstoff (azellulär, aus Komponenten)** (Vaccinum pertussis sine cellulis ex elementis praeparatum adsorbatum PhEur) und ♥ **Pertussis-Adsorbat-Impfstoff (azellulär, co-gereinigt)** (Vaccinum pertussis sine cellulis copurificatum adsorbatum PhEur) aufgeführt. Diese gut verträglichen Impfstoffe werden zur Grundimmunisierung (ab 2. Lebensmonat, 4-mal) und zur Schließung von Impflücken bei Jugendlichen vom 14. bis 18. Lebensjahr (2-mal im Abstand von 4 bis 8 Wochen) empfohlen.

Das über die dringende Notwendigkeit der Pertussisschutzimpfung Gesagte gilt auch für die Diphtherie-Schutzimpfung. Sie wird mit ♥ **Diphtherie-Adsorbat-Impfstoff** (Vaccinum diphtheriae adsorbatum PhEur) oder ♥ **Diphtherie-Adsorbat-Impfstoff für Erwachsene und Heranwachsende** (Vaccinum diphtheriae adulti et adulescentis adsorbatum PhEur) durchgeführt. Diphtherie-Adsorbat-Impfstoff enthält an hydratisiertes Aluminiumphosphat, Aluminiumhydroxid oder Calciumphosphat adsorbiertes, durch Inaktivierung des Toxins von *Corynebacterium diphtheriae* (meistens einer Variante des Stammes PARKE WILLIAMS 8) mit Formaldehyd erhaltenes Toxoid (Diphtherie-Formoltoxoid). Für Kinder bis zum 6. Lebensjahr und für ältere Kinder sowie Erwachsene gibt es unterschiedliche Präparate, die eine altersgruppengerechte Verträglichkeit garantieren. Die Grundimmunisierung erfolgt im Säuglingsalter ab 3. Lebensmonat meistens im Rahmen einer DTP- oder DT-Impfung durch 3 Impfungen im Abstand von mindestens 6 Wochen, die 4. nach dem 10. Lebensmonat, Booster). Der Impfschutz besteht etwa 10 Jahre. Danach sind Auffrischungsimpfungen nötig. Der Impfschutz garantiert nur antitoxischen Immunität (s. o.). Für Heranwachsende und Erwachsene wird ein spezieller Diphtherie-Adsorbat-Impfstoff (s. o.) mit geringerer Wirksamkeit eingesetzt. Mit ihm kann, wenn kein Impfschutz besteht, eine Grundimmunisierung durch 2 Impfungen im Abstand von etwa 8 Wochen durchgeführt werden, die durch eine weitere Impfung nach einem Jahr ergänzt wird.

> Die Tetanus-Schutzimpfung hat wegen der unsicheren therapeutischen Erfolge von Immunglobulinen beim Wundstarrkrampf (Letalität 50 bis 70 %), trotz des seltenen Auftretens der Erkrankung, besondere Bedeutung. Eingesetzt wird ♥ **Tetanus-Adsorbat-Impfstoff** (Vaccinum tetani adsorbatum PhEur).

Er wird in ähnlicher Weise wie der Diphtherie-Adsorbat-Impfstoff hergestellt. Die Immunisierung kann ab 3. Lebensmonat vorgenommen werden und erfolgt meistens im Rahmen einer DPT- oder DT-Impfung (3-mal im 1. Lebensjahr, 4. Impfung nach 10. Lebensmonat, Booster ab 6. Lebensjahr). Auch Erwachsene können gegen Tetanus immunisiert werden (2 Impfungen im Abstand von 4 Wochen, 3. Impfung nach 1 Jahr, Wiederauffrischungsimpfungen aller 10 Jahre, wesentlich frühere Boosterung kann zu Hyperimmunitätsreaktionen führen). Der Impfschutz beträgt mindestens 10 Jahre. Im Verletzungsfall erfolgt bei fehlender Immunisierung meistens eine Simultanimpfung mit dem Impfstoff und Tetanus-Immunglobulin, bei bestehender Immunisierung, die nicht mehr als 5 Jahre zurückliegt, meistens nur eine Boosterung.

♥ **Haemophilus-Typ-B-Impfstoff (konjugiert)** (Vaccinum haemophili stirpe b coniugatum PhEur) ist eine flüssige oder gefriergetrocknete Zubereitung, die aus einem Polysaccharid (HIB-Vaccinol) von *Haemophilus influenzae* besteht, das kovalent an ein Trägerprotein gebunden ist. Als Trägerprotein werden Diphtherietoxoid, Tetanustoxoid, das Diphtherie-Protein CRM197 oder ein Proteinkomplex der äußeren Zellmembran (OMP) von *Neisseria meningitidis*, Gruppe B, verwendet. Durch diese Kombination erlangt das allein nur wenig antigene Kapselpolysaccharid starke Immunogenität. Die Impfung kann vom 3. Lebensmonat ab erfolgen, muss nach 6 bis 8 Wochen und ab dem 10. Lebensmonat wiederholt werden. Die Impfung älterer Kinder (> 5 Jahre) und Auffrischungsimpfungen sind nicht erforderlich (stille Feiung). Der Impfschutz besteht vermutlich 3 Jahre. *H. influenzae* kommt in 6 Serotypen vor. Allerdings werden 95% der durch dieses Bakterium vor allem im Säuglings- und Kleinkindesalter ausgelösten Erkrankungen durch den Typ b verursacht, darunter auch die lebensbedrohliche Haemophilus-influenzae-Meningitis und Epiglottitis sowie zahlreiche weitere Erkrankungen (z. B. Sepsis, Osteomyelitis, Phlegmone, Cellulitis, eitrige Perikarditis). Trotz Antibiotikabehandlung enden 15 bis 20% der Erkrankungen tödlich.

> Um die Belastung der Patienten durch eine große Zahl von Einzelimpfungen einzuschränken, werden besonders für die Grundimmunisierung von Säuglingen und Kindern Impfstoffgemische eingesetzt: ♥ **Diphtherie-Tetanus-Adsorbat-Impfstoff** (Vaccinum diphtheriae et tetani adsorbatum PhEur), ♥ **Diphtherie-Tetanus-Adsorbat-Impfstoff für Erwachsene und Heranwachsende** (Vaccinum diphtheriae et tetani adulti et adolescentis adsorbatum PhEur) zur sog. DT-Schutzimpfung und ♥ **Diphtherie-Tetanus-Pertussis-Adsorbat-Impfstoff** (Vaccinum diphtheriae, tetani et pertussis adsorbatum PhEur) zur sog. DPT-Schutzimpfung.

Vom 7. Lebensjahr an sollte ein Impfstoff eingesetzt werden, der einen reduzierten Gehalt an Diphtherie-Toxoid enthält. Auch Diphtherie-Pertussis-Tetanus-Haemophilus-Typ-B-Impfstoff zur HIB-DPT-Impfung ist im Handel sowie die Kombination Diphtherie-Pertussis-Tetanus-Haemophilus-Typ-B-Poliomyelitis-Hepatitis-B-Impfstoff aus sechs Einzelkomponenten zur Grund- und Auffrischungsimmunisierung. Als sinnvolle Kombination ist ebenfalls ein Haemophilus-Typ-B-Hepatitis-B-Impfstoff verfügbar.

Personen ab 65 Jahre sowie Patienten mit chronischen Erkrankungen, Immunschwäche oder Leberzirrhose wird eine Schutzimpfung gegen *Streptococcus pneumoniae* empfohlen. Dieser Erreger ist für über 25% aller Pneumonien und Pneumokokken-Meningitiden verantwortlich (bei älteren Patienten beträgt die Letalität bis zu 60%). Der dazu geeignete ♥ **Pneumokokken-Polysaccharid-Impfstoff** (Vaccinum pneumococcale polysaccharidum PhEur) besteht aus den Kapselpolysacchariden von 23 Subtypen von *S. pneumoniae*. Geimpft wird einmalig. Eine Boosterung ist frühestens nach 5 Jahren nötig.

Eine Reihe weiterer bakterieller Impfstoffe sind der Anwendung vor Auslandsreisen vorbehalten. Dazu gehören:

- ♥ **Choleraimpfstoff** (Vaccinum cholerae PhEur) oder ♥ **Choleraimpfstoff (gefriergetrocknet)** (Vaccinum cholerae cryode siccatum PhEur) enthält inaktivierte Erreger jeweils von der WHO empfohlener Epidemie-frischer Stämme von *Vibrio cholerae*, er wird oral oder parenteral appliziert (2-mal im Abstand von 1 bis 4 Wochen) und dient der Prophylaxe bei Reisen in Choleragebiete, besonders Südostasiens und Afrikas, die Impfung bewirkt einen etwa 30 bis 60%igen Schutz für 2 bis 6 Monate, wegen der zahlreichen Nebenwirkungen wird diese Impfung von der WHO heute nicht mehr empfohlen, wird aber von einigen Reiseländern verlangt,
- ♥ **Cholera-Lebend-Impfstoff** mit attenuierten Erregern ist in einigen Ländern bereits im Einsatz (Schweden, Schweiz), in Deutschland aber noch nicht zugelassen;
- ♥ **Typhus-Impfstoff** (Vaccinum febris typhoidi PhEur) oder ♥ **Typhus-Impfstoff (gefriergetrocknet)** (Vaccinum febris typhoidi cryodesiccatum PhEur) enthält inaktivierte Erreger des Stammes Ty 2 oder Endemiefrischer Stämme von *Salmonella typhi*, er dient der Prophylaxe bei Reisen in Entwicklungsländer, besonders Nordafrikas und Südostasiens, die Impfung kann bei Aufnahme geringer Erregerzahlen einen etwa 70%igen Schutz bewirken, der Impfschutz besteht bei peroraler Impfung 6 Monate, bei parenteraler Impfung 2 Jahre, wirksamer ist die perorale Immunisierung mit
- ♥ **Typhus-Lebend-Impfstoff, oral (Stamm Ty 21a)** (Vaccinum febris typhoidis vivum perorale (Stirpe Ty 21a PhEur) mit attenuierten Erregern (Mutante Ty 21a). Es gibt weiterhin einen Typhus-Polysaccharid-Impfstoff (Vaccinum febris typhoidis polysaccharidicum PhEur), der eine Zubereitung aus gereinigten Vi-Kapselpolysacchariden von *S. typhi* Ty2 darstellt. Dieser gut verträgliche Impfstoff wird häufig zur Impfprophylaxe bei Fernreisen eingesetzt, der Impfschutz muss aber aller 3 Jahre aufgefrischt werden,

- ♥ **Meningokokken-Polysaccharid-Impfstoff** (Vaccinum meningitidis cerebrospinalis PhEur), bestehend aus gereinigten Polysacchariden der Kapseln von den Stämmen A, C, Y und W 135 von *Neisseria meningitidis*, Erregern der Meningokokken-Meningitis, vorwiegend für die Prophylaxe bei Reisen in Endemiegebiete Afrikas (Sahelzone), in die Golfstaaten, nach Indien oder Nepal, für Stamm B, der für etwa 80 % der Meningitisfälle in Deutschland verantwortlich ist, gibt es noch keinen Impfstoff.

In der PhEur sind auch zahlreiche Impfstoffe für Tiere beschrieben, die den Vorschriften **Impfstoffe für Tiere** (Vaccina ad usum veterinarium PhEur) und den in der jeweiligen speziellen Monographie niedergelegten Anforderungen entsprechen müssen.

> Aktuelle Informationen zu Impfstoffen und Impfempfehlungen sind der Webseite des Robert-Koch-Instituts (www.rki.de) zu entnehmen.

35.10 Immunpräparate zur passiven Immunisierung

35.10.1 Allgemeines

> Im Gegensatz zur aktiven Immunisierung, die bei Infektionen oder Schutzimpfung zur Bildung körpereigener Immunglobuline, sensibilisierter Lymphozyten und von Gedächtnis-Zellen führt, wird bei passiver Immunisierung eine vorübergehende, aber sofort eintretende Immunität durch Applikation von menschlichen oder tierischen Immunglobulinen erreicht (Leihimmunität).

Eine passive Immunisierung ist sinnvoll, wenn eine Infektion mit einem Erreger erfolgte, gegen den der Patient keine Antikörper besitzt und der mit Antibiotika oder Chemotherapeutika nicht beherrscht werden kann. Gabe von Immunglobulinen kann auch als Unterstützung einer medikamentösen Therapie bei sehr schweren Infektionskrankheiten oder bei Insuffizienz des Immunsystems notwendig sein. Eine derartige Therapie ist nur in den Anfangsstadien der Erkrankung effektiv. Auch zur passiven Prophylaxe werden Immunglobuline eingesetzt, z.B. bei drohendem Tetanus oder drohender Tollwut, zur Hepatitis-Prophylaxe, zur Masern-Prophylaxe und zur Prophylaxe von Embryopathien bei an Röteln erkrankten Schwangeren. Daneben gibt es weitere spezielle Indikationen, z.B. Gabe von Immunglobulin-Anti-D an Schwangere zur Vorbeugung eines Morbus haemolyticus neonatorum.

Nicht selten wird auch bei der postinfektionellen Impfprophylaxe gleichzeitig mit einem Totimpfstoff an einer anderen Körperstelle (meistens kontralateral) ein Immunglobulin gegeben (Simultanimpfung, Serovakzination), um den Zeitraum bis zum Wirksamwerden des Impfschutzes zu überbrücken.

Virus-Lebend-Impfstoffe allerdings dürfen nicht vor Ablauf von 3 Monaten nach der Gabe des entsprechenden Immunglobulins gegeben werden (Ausnahme Virus-Lebend-Impfstoffe zur Schluckimpfung), um die Neutralisation der attenuierten Erreger durch die Antikörper zu vermeiden.

Angewendet werden Immunglobulinmischungen vom Menschen, die dem Antikörperspektrum eines „Durchschnittsgesunden" entsprechen (Immunglobulin vom Menschen), oder spezifische Immunglobuline vom Menschen (z. B. Hepatitis-A-Immunglobulin, Masern-Immunglobulin etc.), die von Gesunden mit hohem Antikörpertiter gegen einen speziellen Erreger oder dessen Toxin stammen.

> Immunseren von Tieren zur Behandlung von Infektionskrankheiten sind heute wegen ihrer unsicheren, kurzfristigen Wirkung und zahlreicher Nebenwirkungen auf vielen Gebieten von Immunglobulinen vom Menschen verdrängt worden. Dennoch kann auf ihre Anwendung zur Neutralisation einiger stark wirksamer Bakterienproteotoxine und bei Bissen durch Tiere, deren Gifte Peptid- oder Proteotoxine sind, nicht verzichtet werden.

Die Wirkungsdauer einer passiven Immunisierung ist nur kurz. Die Halbwertszeit beträgt für intravenös applizierte Humanglobuline je nach Art der Herstellung zwischen 2 bis 20 d (bei sofort eintretender Wirkung!), für intramuskulär applizierte Humanglobuline etwa 21 d (maximaler Titer im Blut nach 3 bis 5 d). Heterologe, d. h. von anderen Spezies stammende Immunglobuline, werden innerhalb einer Woche eliminiert.

Immunglobuline vom Menschen und von Tieren sowie Plasmaderivate können in dringenden Fällen aus Notfalldepots bezogen werden, die in Deutschland von den Landesapothekerkammern in speziellen Krankenhäusern eingerichtet wurden (Adressen für Deutschland siehe Rote Liste, Anhang).

Hinsichtlich der Herkunft und Zusammensetzung unterscheidet man bei den zur passiven Immunisierung anzuwendenden Präparaten nach offiziellen Definitionen:
- Immunglobuline: aus menschlichem Blutplasma oder Blutserum gewonnene Zubereitungen,
- Immunsera: aus dem Serum immunisierter Tiere gewonnene gereinigte Zubereitungen, die Immunglobuline enthalten.

Wir wollen hier jedoch in Human-Immunglobuline, d. h. Präparate mit allogenen Antikörpern, und Immunglobuline von Tieren, d. h. Präparate mit xenogenen Antikörpern, gliedern.

35.10.2 Human-Immunglobuline

Human-Immunglobuline werden mit den für die Isolierung von Plasmaproteinen üblichen Methoden (Kap. 32.4.2) gewonnen. Als Ausgangsmaterialien dient Blutplasma vom Menschen mit normaler Immunitätslage oder von gegen ein bestimmtes Antigen unter kontrollierten Bedingungen immunisierten Spendern.

♥ **Immunglobulin vom Menschen** (Immunoglobulinum humanum normale PhEur) ist eine flüssige oder gefriergetrocknete, sterile, pyrogenfreie Zubereitung, die vorwiegend IgG-Antikörper gesunder Spender enthält und zur intramuskulären Injektion bestimmt ist. Es wird zur Erreichung eines möglichst breiten Antikörperspektrums aus dem gesammelten Blutplasma von mindestens 1000 Spendern isoliert. Das verwendete Plasma muss den Anforderungen der Monographie →Plasma vom Menschen (Humanplasma) zur Fraktionierung (PhEur) entsprechen. Das Herstellungsverfahren muss Infektionserreger entfernen oder inaktivieren. Das Immunglobulin muss im Tierversuch auf das Fehlen unerwünschter Wirkungen geprüft werden, und in ihm muss bei einer Proteinkonzentration von 16 % mindestens eine antibakterielle und eine antivirale Antikörperspezies mit Standardmethoden in einer Konzentration nachweisbar sein, die die Konzentration für diesen Antikörper im Ausgangsplasma mindestens um das 10fache übertrifft. Artfremde, d.h. tierische Proteine, dürfen nicht enthalten sein. Wird es zur Prophylaxe von Hepatitis A eingesetzt, muss es zusätzlich auf Anti-Hepatitis-A-Aktivität geprüft werden.

Immunglobulin vom Menschen wird, intramuskulär oder subkutan appliziert, zur Prophylaxe und Mitigierung (Abschwächung) von Viruserkrankungen, bei schweren bakteriellen Infektionen sowie bei angeborenen oder erworbenen Defekten der humoralen Immunabwehr angewendet. Häufig wird es zur Prophylaxe von Hepatitis A vor Reisen in tropische Länder appliziert und garantiert einen etwa 3 Monate bestehenden Schutz. Auch zur Masern- und Röteln-Prophylaxe kann es eingesetzt werden.

Zur intravenösen Anwendung wird ♥ **Immunglobulin vom Menschen zur intravenösen Anwendung** (Immunoglobulinum humanum normale ad usum intravenosum PhEur) benutzt. Es wird durch Fragmentation mit enzymatischen oder chemischen Verfahren (z.B. Aufbrechen der S–S-Brücken) aus Immunglobulin vom Menschen hergestellt. Im Gegensatz zum intakten IgG, das leicht Aggregate bildet, die zur Komplementaktivierung führen, zeigen die Immunglobulinfragmente stark eingeschränkte Fähigkeit zur Komplementaktivierung. Dadurch wird bei intravenöser Applikation eine anaphylaktische Reaktion weitgehend ausgeschlossen. Überwachung der Patienten wegen möglicher lebensbedrohlicher Kreislaufreaktionen ist dennoch erforderlich.

Auch die spezifischen Immunglobuline (sog. Hyperimmunglobuline) müssen den Anforderungen der Monographie „Immunglobulin vom Menschen PhEur", mit Ausnahme der Anzahl der geforderten Spender, entsprechen. Sie müssen einen, in der jeweiligen Monographie vorgeschriebenen Mindestgehalt an spezifischen Antikörpern aufweisen.

Spezifische Immunglobuline sind u. a.:

> ♥ **Anti-D-Immunglobulin vom Menschen** (Immunoglobulinum humanum Anti-D PhEur) und ♥ **Anti-D-Immunglobulin vom Menschen zur intravenösen Anwendung** (Immunoglobulinum humanum Anti-D ad usum intravenosum PhEur), erhalten von D-Antigen-negativen Spendern, die mit D-Antigen immunisiert wurden; eingesetzt zur Behandlung rh-negativer Schwangerer (d), die Kinder Rh-positiver Väter (D) austragen,

Anwendung im letzten Drittel der Schwangerschaft und post partum (im Hinblick auf spätere Schwangerschaften) zur Vermeidung der Bildung von D-Antikörpern und damit eines Morbus haemolyticus der Neugeborenen,

- ♥ **FSME-Immunglobulin vom Menschen** dient zur passiven Immunisierung gegen die durch Zecken übertragene Frühsommer-Meningoenzephalitis (FSME),
- ♥ **Hepatitis-A-Immunglobulin vom Menschen** (Immunoglobulinum humanum hepatitidis A PhEur, HAIG), vorwiegend zur passiven Prophylaxe oder zur Simultanimpfung eingesetzt,
- ♥ **Hepatitis-B-Immunglobulin vom Menschen** (Immunoglobulinum humanum hepatitidis B PhEur, HBIG) und ♥ **Hepatitis-B-Immunglobulin zur intravenösen Anwendung** (Immunoglobulinum humanum hepatitidis B ad usum intravenosum PhEur), vorwiegend zur passiven Prophylaxe, z. B. auch bei Neugeborenen virustragender Mütter, oder zur Simultanimpfung eingesetzt,
- ♥ **Masern-Immunglobulin vom Menschen** (Immunoglobulinum humanum morbillicum PhEur), vorwiegend zur passiven Prophylaxe, besonders bei Personen mit Immundefekten oder unter immunsuppressiver Therapie, in hohen Dosen auch zur Mitigierung der Erkrankung verwendet,
- ♥ **Röteln-Immunglobulin vom Menschen** (Immunoglobulinum humanum rubellae PhEur), angewendet zum Schutz der Frucht bei Rötelninfektion in der Frühschwangerschaft, bis zum 5. Tag nach der Exposition sinnvoll,
- ♥ **Tetanus-Immunglobulin vom Menschen** (Immunoglobulinum humanum tetanicum PhEur), gerichtet gegen das Toxin von *Clostridium tetani*, angewendet zur passiven postinfektionellen Prophylaxe, kombiniert mit Tetanus-Adsorbat-Impfstoff, bei bereits ausgebrochener Erkrankung ist wegen der Bindung des Tetanustoxins an das Nervengewebe die Anwendung meistens wenig sinnvoll,
- ♥ **Tollwut-Immunglobulin vom Menschen** (Immunoglobulinum humanum rabicum PhEur), meistens angewendet zur passiven postinfektionellen Prophylaxe nach Kontakt mit tollwutkranken Tieren, kombiniert mit Tollwut-Impfstoff,

- ♥ **Varizellen-Immunglobulin vom Menschen** (Immunoglobulinum humanum varicellae PhEur) und ♥ **Varizellen-Immunglobulin vom Menschen zur intravenösen Anwendung** (Immunoglobulinum humanum varicellae ad usum intravenosum PhEur), zur postinfektionellen passiven Prophylaxe, innerhalb von 72 h nach Kontakt mit einer mit dem Varizella-Zoster-Virus infizierten Person, nur bei Erwachsenen und Kindern unter immunsuppressiver Therapie sinnvoll, alle anderen Kinder sollten eine Windpockeninfektion „absolvieren", um im Erwachsenenalter immun zu sein, in dem eine Windpockenerkrankung sehr komplikationsreich verlaufen kann,
- ♥ **Zytomegalievirus-Immunglobulin vom Menschen** wird zur Prophylaxe und Therapie von Zytomegalievirus-Infektionen bei Organtransplantat-Empfängern oder bei Patienten die wegen anderen Erkrankungen immunsupprimiert sind, eingesetzt.

35.10.3 Immunglobuline von Tieren zur Anwendung am Menschen

> Immunglobuline von Tieren, auch als Immunseren (-sera) oder Antitoxine bezeichnet, werden aus dem Blutserum immunisierter Tiere gewonnen, besonders von Pferden, seltener von anderen Säugetieren.

Die Immunisierung der Tiere erfolgt ähnlich wie die Schutzimpfung des Menschen durch wiederholte parenterale Applikation des Antigens. Häufig kommen jedoch Adjuvantia zur Unterstützung der Antikörperbildung zum Einsatz, deren Anwendung sich beim Menschen verbietet, z. B. Freundsches Adjuvans (Mineralöl-in-Wasser-Emulsion unter Zusatz inaktivierter Mycobakterien). Auch erfolgt die Wiederholungsimpfung (Boosterung) oft mit Toxinen, nicht mit Toxoiden.

Da tierische Proteine im menschlichen Organismus eine Antikörperbildung und damit eine Sensibilisierung hervorrufen, wird eine besonders sorgfältige Aufbereitung durchgeführt. Durch Proteinasen werden die Proteine fermentativ (sog. Fermoseren!) zu Bruchstücken mit geringer oder fehlender Antigenität abgebaut. Der Vorgang wird so geführt, dass die Immunglobuline trotz der Fragmentation ihre Antikörperwirksamkeit weitgehend behalten. Durch fraktionierte Fällung wird gereinigt. Beim Endprodukt handelt es sich um fast reine, fragmentierte Immunglobuline, also nicht um Seren. Falls sie zur Verfügung stehen, sind dennoch Human-Immunglobuline vorzuziehen.

Am Menschen angewendete Immunglobuline von Tieren müssen der allgemeinen Vorschrift ♥ **Immunsera von Tieren zur Anwendung am Menschen** (Immunosera ex animale ad usum humanum PhEur) entsprechen. Sie müssen einen in der jeweiligen Monographie vorgeschriebenen Mindestgehalt an spezifischen Antikörpern aufweisen.

Therapeutisch eingesetzte Immunglobuline von Tieren sind fast ausschließlich gegen Bakterien-Exotoxine sowie gegen Peptid- und Proteotoxine von Tieren gerichtet. Antibakterielle und antivirale Immunglobuline von Tieren haben heute ihre Bedeutung verloren.

Für die Anwendung am Menschen werden genutzt u. a.:

- ♥ **Botulismus-Antitoxin** (Immunoserum botulinicum PhEur), gerichtet gegen die Exotoxine von *Clostridium botulinum* der Typen A, B und E, angewendet bei Verdacht auf Aufnahme von mit Botulinus-Toxin kontaminierten Lebensmitteln, entscheidend für den Erfolg ist die frühzeitige Anwendung,
- ♥ **Diphtherie-Antitoxin** (Immunoserum diphthericum PhEur), gerichtet gegen die Exotoxine von *Corynebacterium diphtheriae*, angewendet bei Infektionen mit dem Erreger, entscheidend für den Erfolg ist die frühzeitige Anwendung,
- ♥ **Gasbrand-Antitoxin (Cl. Novyi)** (Immunoserum gangraenicum (Clostridium novyi) PhEur), gerichtet gegen das α-Toxin des Erregers,
- ♥ **Gasbrand-Antitoxin (Cl. Perfringens)** (Immunoserum gangraenicum (Clostridium perfringens) PhEur), gerichtet gegen das α-Toxin des Erregers,
- ♥ **Gasbrand-Antitoxin (Cl. Septicum)** (Immunoserum gangraenicum (Clostridium septicum) PhEur) gerichtet gegen das α-Toxin des Erregers,
- ♥ **Gasbrand-Antitoxin, polyvalent** (Immunoserum gangraenicum mixtum PhEur), Mischung der oben genannten Gasbrand-Antitoxine; Gasbrand-Antitoxine werden zur Unterstützung der Antibiotika- und Sauerstofftherapie bei Gasbrand eingesetzt, in der Praxis wird fast ausschließlich polyvalentes Gasbrand-Antitoxin verwendet,
- ♥ **Tetanus-Antitoxin** (Immunoserum tetanicum ad usum humanum PhEur), gerichtet gegen das Toxin von *Clostridium tetanicum*, wird heute fast vollständig durch das Tetanus-Immunglobulin vom Menschen ersetzt,
- ♥ **Schlangengift-Immunserum (Europa)** (Immunoserum contra venena viperarum europaearum PhEur), gerichtet gegen die Gifte der Sandotter, *Vipera ammodytes*, Aspis-Viper, *Vipera aspis*, Kreuzotter, *Vipera berus*, oder Wiesenotter, *Vipera ursinii* bzw. gegen die Mischung dieser Gifte.

> Antitoxine gegen die Schlangen anderer Erdteile, gegen Skorpiongifte, Spinnengifte, Fischgifte stehen ebenfalls zur Verfügung. Ein Kataster mit allen Antiserumdepots in Europa wird vom Giftnotruf der Toxikologischen Abteilung der II. Med. Klinik, Klinikum Rechts der Isar der Technischen Universität München (Tel.: 089 19240) verwaltet.

Neben Immunseren zur Anwendung am Menschen stehen auch eine Reihe von Immunseren zur Anwendung am Tier zur Verfügung. Sie müssen der allgemeinen Vorschrift ♥ **Immunsera für Tiere** (Immunosera ad usum veterinarium PhEur) entsprechen und ebenso wie die Immunglobuline vom Menschen, einen, in der jeweiligen Monographie vorgeschriebenen Mindestgehalt an spezifischen Antikörpern aufweisen.

35.11 Immunsuppressiva

> Immunsuppresiva sind Stoffe, die Immunreaktionen unterdrücken oder abschwächen. Große therapeutische Bedeutung besitzen diese Arzneimittel zur Behandlung von Autoimmunerkrankungen und nach Organtransplantationen.

Dabei steht die Hemmung der T-Zell-Aktivierung im Vordergrund. Sie ist Angriffspunkt von biogenen Arzneistoffen, die die Erfolge der Transplantationschirurgie erst möglich gemacht haben.

Neben Zytostatika, die generell immunsuppressiv wirken, werden auch Glucocorticoide (Kap. 33.2.3) und monoklonale Antikörper (Kap. 35.5) mit diesem Ziel therapeutisch eingesetzt. Aus der Gruppe der Antibiotika (Kap. 34) stammen Immunsuppressiva, die ursprünglich als antibakteriell oder antimykotisch wirksame Naturstoffe im Wirkstoffscreening entdeckt wurden, deren antibiotische Wirkung aber nicht genutzt wird und die ausschließlich in der immunsuppressiven Therapie Verwendung finden. Dazu zählen v. a. Ciclosporin, Tacrolimus, Sirolimus und semisynthetische Derivate der Mykophenolsäure.

> ◆ **Ciclosporin** (Ciclosporinum PhEur, Abb. 35-2), ein zyklisches Undekapeptid (Cyclosporin A) aus *Beauveria nivea* (*Tolypocladium inflatum*), wird vor allem zur Verhinderung der Transplantat-Abstoßung nach allogenen Transplantationen von Niere, Leber, Herz, Lunge, Pankreas und Knochenmark sowie zur Prophylaxe und Therapie der Graft-versus-Host-Krankheit eingesetzt (Initialdosis 10–14 mg/kg KG, Erhaltungsdosis 2–6 mg/kg KG, verteilt auf zwei Einzeldosen).

Auch bei schweren Autoimmunerkrankungen, wie endogener Uveitis, rheumatischer Arthritis, Glomerulonephritis und therapieresistenten Formen der Psoriasis wird es verwendet (TD 3–5 mg/kg KG, verteilt auf zwei Einzeldosen). Es wird meist peroral in Form einer verkapselten ethanolischen Lösung, seltener als Infusion appliziert. Ciclosporin bindet an intrazelluläres Ciclophilin aus der Gruppe der Immunophiline (intrazelluläre Isomerasen, die für die Signaltransduktion in T-Zellen wichtig sind). Der Komplex hemmt eine spezielle Proteinphosphatase, die in T-Zellen den sogenannten nukleären Faktor aktivierter T-Zellen (NF-AT) dephosphorylieren kann. Dadurch wird die Translokation dieses Transkriptionsfaktors in den Zellkern und damit die Synthese von IL-2 inhibiert. In der Folge kommt es nicht zur Reifung zytotoxischer

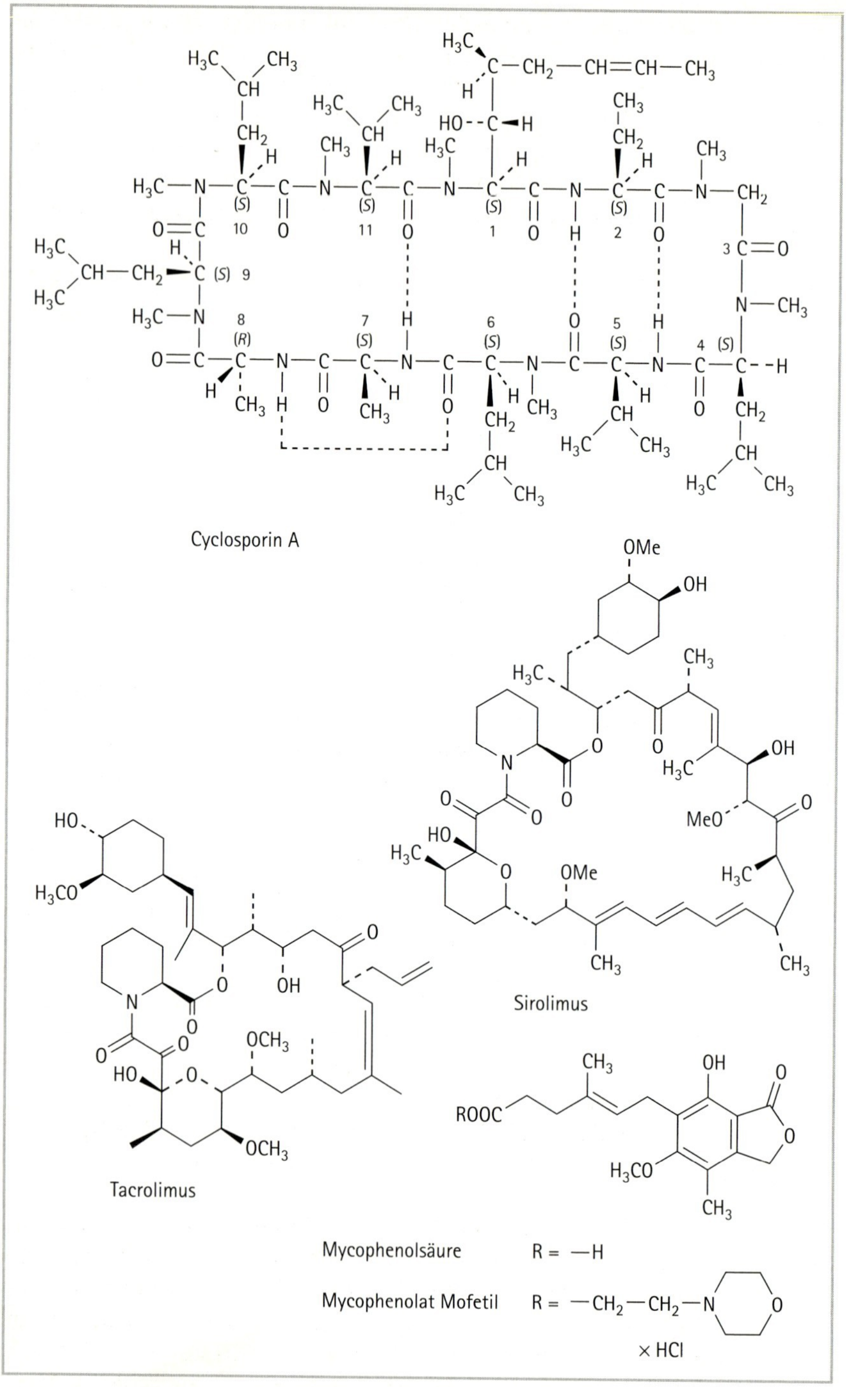

Abb. 35.2 Therapeutisch eingesetzte Immunsuppressiva

T-Zellen und die zelluläre Immunabwehr ist unterbunden. Das unspezifische Immunsystem des Organismus ist dabei nur wenig beeinflusst. Als mögliche Nebenwirkungen sind u. a. zu beachten: Nephrotoxizität, Neurotoxizität (Kopfschmerzen, Schlafstörungen, Tremor, Lähmungen, Krämpfe), arterielle Hypertonie, Dysmenorrhoe, Amenorrhoe, Verdauungsstörungen sowie eine Zunahme der Körperbehaarung. Außer mit Glucocorticoiden darf Ciclosporin nicht mit anderen Immunsuppressiva kombiniert werden (erhöhte Infektionsgefahr, Gefahr des Auftretens maligner Lymphome). Zahlreiche Wechselwirkungen mit anderen Arzneimitteln (auch Phytopharmaka) sind zu beachten.

◆ **Tacrolimus**, ein Makrolid-Lacton (Abb. 35-2) von *Streptomyces tsukubaensis* gebildet, wird zur Prophylaxe der Transplantatabstoßung nach Nieren- und Lebertransplantation in Kombination mit Corticosteroiden eingesetzt (TD 0.1 bis 0.3 mg/kg KG, in zwei Einzeldosen).

Der Wirkungsmechanismus von Tacrolimus (FK 506) weist große Ähnlichkeiten mit dem des Ciclosporins auf. Es bindet jedoch an das Immunophilin Makrophilin (FKBP-12) und verhindert die Transkription bzw. Synthese von Interleukinen (v. a. IL-2). Im Ergebnis wird nicht nur die T-Zellreifung gehemmt sondern zusätzlich die Aktivierung von B-Zellen unterbunden. Die Nebenwirkungen sind vergleichbar mit denen von Ciclosporin, dazu kommen aber noch depressive Verstimmungen und Störungen des Sehvermögens. Auch für eine Anwendung bei atopischem Ekzem ist Tacrolimus in Form einer 0,03 bis 0,1 %igen Salbe zugelassen. Nebenwirkungen sind hierbei u. a. Hautbrennen, Pruritus und Hautrötung. In gleicher Weise wird auch das partialsynthetische ◆ **Pimecrolimus**, das 32-epi-Chlor-Derivat des Makrolid-Lactons Ascomycin (gebildet von *Streptomyces hygroscopicus* var. *ascomyceticus*) bei der Behandlung des atopischen Ekzems eingesetzt. Der Wirkungsmechanismus entspricht dem von Tacrolimus, allerdings ist das Nebenwirkungsspektrum nicht so stark ausgeprägt und die Wirkung bleibt lokal begrenzt.

◆ **Sirolimus** (Rapamycin, Abb. 35-2) ist ebenfalls ein Makrolid-Lacton, das von *Streptomyces hygroscopicus* gebildet wird. Obwohl es auch an Makrophilin (FKBP-12) bindet, vermittelt es keine Transkriptionshemmung für die Interkeukine, sondern blockiert die IL-2-Signaltransduktion und hemmt damit die Proliferation von B- und T-Lymphzyten. Es wird zur Prophylaxe der Organabstoßung bei Nierentransplantationen eingesetzt.

Die Anwendung erfolgt in Kombination mit Ciclosporin Mikroemulsion und Corticosteroiden für 2–3 Monate (Initialdosis von 6 mg für 2–3 Monate sofort nach Transplantation, danach 1-mal täglich 2 mg). Sirolimus kann zusammen mit Corticosteroiden als Erhaltungstherapie fortgeführt werden, wenn es möglich ist, Ciclosporin stufenweise abzusetzen. An Nebenwirkungen sind v. a. Lymphozele, periphere Ödeme, Unterleibsbeschwerden, Diarrhoe, Anämie,

Thrombozytopenie, Hypercholesterinämie und Hypertriglyceridämie zu beachten.

♦ **Mycophenolat mofetil** (Abb. 35-2) ist der partialsynthetische Ester der Mykophenolsäure, einem Polyketid, das von *Penicillium glaucum* produziert wird. Mycophenolat mofetil wirkt als Prodrug und setzt die biologisch aktive Mykophenolsäure nach Esterhydrolyse im Organismus frei. Dieses 3-Oxo-isobenzofuran-Derivat hemmt die Inosinmonophosphatdehydrogenase, ein Schlüsselenzym für die *de-novo*-Purinsynthese. Da B- und T-Zellen dieses Enzym für ihre Teilung benötigen, hemmt Mycophenolat mofetil die Lymphozytenproliferation und Antikörperbildung. Eingesetzt wird es in Kombination mit Ciclosporin und Corticosteroiden zur Prophylaxe der akuten Transplantatabstoßung nach allogener Nieren-, Herz- oder Lebertransplantation (TD 2-mal 1-1.5 g; Applikation i. v. bzw. peroral sobald eine orale Medikation möglich ist). Das Nebenwirkungsspektrum ist vielfältig, u. a. Sepsis, Leukopenie, Thrombozytopenie, Anämie, Harnwegsinfektionen, Candidose, Erbrechen, Diarrhoe, Übelkeit, Bauchschmerzen und Herpesinfektionen.

Der neue gentechnisch erzeugte Immunmodulator ♥ **Alefacept** hemmt die Aktivität aktivierter T-Zellen bei der Immunantwort, indem er das Andocken der Antigen-präsentierenden Zellen an die T-Lymphozyten unterbindet. Alefacept wird zur Therapie bei mittelschwerer bis schwerer Psoriasis eingesetzt. Bei dieser Erkrankung spielen sich in der Haut zahlreiche Vorgänge ab, die zu einer Hautentzündung führen. In den Läsionen der Epidermis sammeln sich neutrophile Granulozyten in Form von mikroskopisch kleinen Pusteln an. In der Dermis finden sich eine erhöhte Anzahl von Mastzellen sowie zahlreiche, zum Teil aktivierte T-Lymphozyten, von denen etwa 5% in die Epidermis auswandern. Diese aktivierten T-Lymphozyten spielen eine Schlüsselrolle in der Pathogenese der Psoriasis. Alefacept ist ein rekombinantes Fusionsprotein, das aus zwei funktionellen Gruppen besteht: Teile des Signalmoleküls LFA3 von den antigenpräsentierenden Zellen wurden biotechnisch mit einem Abschnitt von Immunglobulin G fusioniert. Dieses neue Molekül hat zwei Wirkungen:

- Zum einen dockt es mit LFA3 an die Bindungsstelle CD2 der Molekülbrücke auf seiten des T-Lymphozyten an. Durch den IgG-Anteil ist Alefacept sehr groß und behindert die Zell-Zell-Kommunikation des T-Lymphozyten während der Immunantwort.
- Zum anderen lockt der Immunglobulin G (IgG1)-Anteil Granulozyten an, die auf ihrer Oberfläche Rezeptoren für dieses Molekül besitzen. Sie erkennen den blockierten T-Lymphozyten; ihre Rezeptoren binden an den IgG1-Anteil des Fusionsproteins und eliminieren den Lymphozyten.

Alefacept schaltet damit die T-Lymphozyten aus, die am Krankheitsprozess der Psoriasis beteiligt sind. Klinische Versuche haben eine deutliche Besserung unter Alefacept-Therapie nachgewiesen.

Literatur

Anonym (1994) Neuer Impfstoff: Keuchhusten – nicht nur eine Kinderkrankheit. Dtsch Apoth Ztg 134 (51/52): 5098–5099

Anonym (1994) Cholera-Impfstoff – Eine alte Seuche – immer noch aktuell. Dtsch Apoth Ztg 134 (45): 4468–4469 (Referat)

Anonym (1994) Malariaimpfstoff: Wann kommt der Durchbruch? Dtsch Apoth Ztg 134 (45): 4466–4468 (Referat)

Anonym (1994) Am Impfschutz nicht sparen (Hinweise zu Reiseimpfplänen). Pharm Ztg 139 (26): 2088

Anonym (1994) Immunschutz: Impfungen in der Schwangerschaft. Dtsch Apoth Ztg 134 (25): 2372–2374

Anonym (1997) Virushepatitiden. Dtsch Apoth Ztg 137 (16): 1311–1314

Anonym (1997) Impfempfehlungen. Dtsch Apoth Ztg 137 (18): 1553–1557

Anonym (1999) Poliomyelitis: Projekt zur Ausrottung der Kinderlähmung. Dtsch Apoth Ztg 139 (15): 1532–1534

Anonym (1999) Infektionskrankheiten: Fünffacher Impfschutz in einer Injektion. Dtsch Apoth Ztg 139 (34): 3195–3196

Anonym (2002) Die aktuellen Empfehlungen der ständigen Impfkommission (STIKO). Dtsch Apoth Ztg 142 (13): 1666–1668

Arzneimittelkomm. der Deutschen Ärzteschaft: Humane Immunglobuline – unerwünschte Wirkungen und Indikation. Dtsch Apoth Ztg 133 (25): 2311–2312

Banga B (2000) Gentechnik: Impfstoffe der Zukunft. Dtsch Apoth Ztg 140 (2): 128–133

Bodem SH (1995) Antikörper gegen TNF-α bei Polyarthritis. Pharm Ztg 140 (10): 877

Bruhn C (2002) Rheumatoide Arthritis. Adalimumab – erster rein humaner monoklonaler Antikörper bei rheumatoider Arthritis. Dtsch Apoth Ztg 14 (45): 5492–5494

Bundschuh G et al.: Lexikon der Immunologie. Hrsg. Medical Service München, 2. erw. Aufl, München 1992

Dingermann T (1999) Monoklonale Antikörper. Das Immunsystem so gezielt wie möglich angreifen. Dtsch Apoth Ztg 139 (42): 4017–4018

Ditzel P (2000) Neuer Kombinationsimpfstoff. Sechs auf einen Streich. Dtsch Apoth Ztg 140 (43): 4966–4968

Ditzel P, Kusnick C, Rall B (2002) Herausforderungen für das Immunsystem (Kongressbericht). Dtsch Apoth Ztg 142 (5): 482–510

Fessler B (2000) Neue STIKO-Empfehlungen. Dtsch Apoth Ztg 140 (3): 236–237

Hellwig B (1999) Interferon alfacon-1 gegen Hepatitis C. Dtsch Apoth Ztg 139 (43): 4124–4128

Hellwig B (2002) Neuer Wirkstoff gegen Psoriasis. Alefacept stoppt überaktive T-Lymphozyten. Dtsch Apoth Ztg 142 (20): 2466–2469

Huppertz C (1995) Interzelluläre Signalübertragung: Zytokine – Koordinatoren von Immun- und Entzündungsreaktionen. Dtsch Apoth Ztg 135 (51/52): 4723–4728

Jungmayr P (1998) Selektive Immunsuppression durch monoklonale Antikörper. Dtsch Apoth Ztg 138 (30): 2816–2817

Jungmayr P (2002) Nierentransplantation. Tacrolimus oder Ciclosporin. Dtsch Apoth Ztg 142 (45): 5496–5498

Kreis W et al.: Biotechnologie der Arzneistoffe. Deutscher Apotheker Verl, Stuttgart 2001

Müller-Bohn T (1999) Influenza. Warum das Grippevirus so gefährlich ist. Dtsch Apoth Ztg 139 (5): 500–502

Neye H (1998) Immunsuppression: Abstoßung von Spenderorganen. Dtsch Apoth Ztg 138 (5): 314–315

Rall B (2000) Monoklonale Antikörper. Für einen gezielten Angriff auf das Immunsystem. Dtsch Apoth Ztg 140 (23): 2688–2690

Schmidt S (1999) Gelbfieber: Von den Tropen nach Deutschland. Dtsch Apoth Ztg 139 (34): 3192–3194

Schwarz G (1995) Virushepatitis: Erregertypen, Therapie und Prophylaxe (Symposiumsbericht). Pharm Ztg 140 (11): 913–918

Stein M (1999) Autoimmunerkrankungen: Immunglobuline bei multipler Sklerose. Dtsch Apoth Ztg 139 (22): 2206–2208

Warzecha H (2000) Essbare Impfstoffe. Dtsch Apoth Ztg 140 (31): 3585–3590

Wasiliewski S (1995) Consensus: Intravenöse Immunglobuline: Empfehlungen für den Einsatz. Dtsch Apoth Ztg 135 (47): 4415–4416

Wasiliewski S (2001) Influenza. Prävention durch Impfung oder Behandlung mit Arzneimitteln. Dtsch Apoth Ztg 141 (38): 4352–4354

Wasiliewski S (2001) Bewährte und neue Immunsuppressiva bei Organtransplantationen. Dtsch Apoth Ztg 141 (7): 774–778

Wasiliewski S (2002) Saisonale allergische Rhinitis. Omalizumab reduziert freies IgE und Heuschnupfensymptome. Dtsch Apoth Ztg 142 (11): 1332–1334

36 Stammzellen

36.1 Begriffsbestimmung

> Stammzellen sind undifferenzierte Zellen, aus denen wiederum Stammzellen entstehen oder aus denen durch Differenzierung alle Zelltypen des Körpers, mit Ausnahme von totipotenten Embryonalzellen, hervorgehen können (z. B. Muskelzellen, Nervenzellen, Blutzellen). Diese Fähigkeit der Stammzellen bezeichnet man als Pluripotenz.

Im Gegensatz zu Zellen in frühen Embryonalstadien, die totipotent sind, kann sich aus Stammzellen kein eigenständiges Lebewesen entwickeln.

Stammzellen finden sich in Embryonen sowie Feten und wurden bislang auch in ca. 20 Organen des menschlichen Körpers nachgewiesen (z. B. im Knochenmark). Je nach Herkunftsort der Stammzellen unterscheidet man embryonale (aus dem Embryo), fetale (aus dem Fetus) und adulte Stammzellen (von Säuglingen, Kindern, Erwachsenen). Die Stammzelltherapie ist gegenwärtig ein Behandlungsverfahren, das sich abgesehen von ihrer Anwendung im Rahmen einer Hochdosischemotherapie noch weitgehend im Versuchsstadium befindet, dem aber große Perspektiven eingeräumt werden. Ziel einer solchen Therapie ist der Ersatz bzw. die Reparatur defekter Zellen und Gewebe mit Hilfe dieser pluripotenten Zellen, die sich in die gewünschten Zielzellen bzw. Gewebe differenzieren und damit die funktionelle Integrität des Organismus wiederherstellen können.

36.2 Embryonale Stammzellen

> Embryonale Stammzellen werden aus dem Inneren von wenige Tage alten Embryonen entnommen.

Eine Möglichkeit zur Gewinnung solcher Zellen besteht in der Entnahme aus „überzähligen" Embryonen, die bei einer künstlichen Befruchtung gewonnen und nicht mehr zur Implantation benötigt werden. Nach einer in-vitro-Fertilisation, das heißt bei der Verschmelzung von Ei und Samenzelle im Reagenzglas, entsteht eine Zelle, die sich in rascher Folge teilt (Abb. 36-1). Bis zum Acht-Zell-Stadium sind die Zellen totipotent. Aus diesem Zellverband ent-

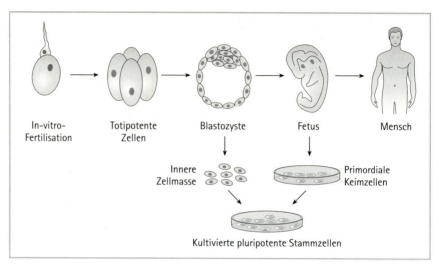

Abb. 36-1 Gewinnung von embryonalen Stammzellen aus Blastozysten und Feten

wickelt sich dann die Blastozyste, aus deren innerer Zellmasse am vierten Entwicklungstag die pluripotenten embryonalen Stammzellen gewonnen werden können. Bei der Gewinnung von Stammzellen aus „überzähligen Embryonen" werden die verwendeten Embryonen zerstört. Daher sind diese Methoden der Stammzellgewinnung in Deutschland durch das Embryonenschutzgesetz verboten.

36.3 Fetale Stammzellen

Stammzellen können auch aus fünf- bis neunwöchigen abgetriebenen Föten gewonnen werden. Diese so genannten fetalen Stammzellen sind Vorläufer der Ei- bzw. Samenzellen. Man bezeichnet sie daher als primordiale Keimzellen, die im Labor zu embryonalen Keimzellen weiterentwickelt werden. Sie sind pluripotent und unterscheiden sich nicht von den embryonalen Stammzellen, die aus einer Blastozyste gewonnen werden (Abb. 36-1). Die Erzeugung embryonaler Stammzellen aus abgetriebenen Feten ist in Deutschland nur unter bestimmten Voraussetzungen erlaubt.

36.4 Adulte Stammzellen

> Adulte Stammzellen sind teilungsfähige Zellen, die bislang in 20 Organen des Körpers, beispielsweise im Knochenmark, im Blut und im Gehirn, nachgewiesen wurden und dort lebenslänglich vorhanden sind. Sie haben die Aufgabe, die unterschiedlichsten Arten von Ersatzzellen zu bilden.

Adulte Stammzellen haben nach dem gegenwärtigen Forschungsstand gegenüber fetalen und embryonalen Stammzellen ein reduziertes Entwicklungspotenzial. Aber auch sie können mit Hilfe von Wachstumsfaktoren im Labor dazu angeregt werden, sich zu einem spezialisierten Zelltyp zu entwickeln. Im Gegensatz zu embryonalen Stammzellen ist ihr Teilungsvermögen limitiert und ihre Lebensdauer somit begrenzt. Ihr unbestreitbarer Vorteil liegt darin, dass sie dem Patienten entnommen werden können, bei dem sie angewendet werden sollen. Dadurch gibt es später keine Abstoßungsreaktionen. Ethische Probleme treten bei der Gewinnung von adulten Stammzellen nicht auf.

Die Knochenmark-Stammzelltherapie ist ein Behandlungsverfahren, das im Rahmen einer Hochdosischemotherapie bei Ovarialkarzinomen, Keimdrüsentumoren, akuten myeloischen und lymphatischen Leukämien und Neuroblastomen seit ca. 10 Jahren mit Erfolg angewendet wird. Dabei wird im Vergleich zur konventionellen Chemotherapie eine 5 bis 10fach höhere Dosis des Chemotherapeutikums eingesetzt. Dadurch wird das Knochenmark irreversibel geschädigt und nur durch eine Retransplantation von vorher gewonnenen Blut- oder Knochenmarkstammzellen ist ein Weiterleben des Patienten möglich. Knochenmarkstammzellen werden durch Stanzbiopsien am Beckenknochenskelett gewonnen, Blutstammzellen gewinnt man durch Sammlung von im Blut zirkulierenden peripheren Zellen nach medikamentöser Vorbehandlung mit hämatopoetischen Wachstumsfaktoren. Bis zur Retransplantation werden die Zellen eingefroren. Werden körpereigene Stammzellen verwendet, spricht man von autologen Transplantaten, es gibt keine Abstoßungsreaktionen. Bei weitestgehender Übereinstimmung der Histokompatibilitätsantigene von Empfänger und Spender können auch fremde Blut- oder Knochenmarkstammzellen (Xenotransplantate) zur Transplantation verwendet werden.

Auch das Nabelschnurblut von Neugeborenen enthält adulte Stammzellen. Diese Zellen sind zwar schon geringfügig geprägt, entsprechen aber noch am ehesten den embryonalen Stammzellen. Stammzellen aus dem Nabelschnurblut können das Blut bildende System des Menschen neu aufbauen oder für die Bildung von Leber-, Knorpel-, Muskel-, Herzmuskel- und anderem Gewebe eingesetzt werden. Diese Stammzellen sind ohne medizinischen Eingriff problemlos und ohne Risiko gewinnbar. Sie können für den Eigenbedarf gelagert aber auch gespendet werden.

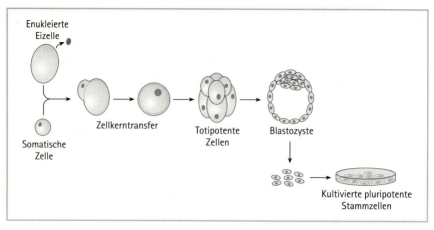

Abb. 36-2 Durch Klonen gewonnene embryonale Stammzellen

36.5 Therapeutisches Klonen

Das therapeutische Klonen soll dazu benutzt werden, für Patienten Ersatzgewebe wie z. B. Herzmuskelzellen oder Nervenzellen, aus körpereigenem Material herzustellen.

Dazu wird eine gespendete Eizelle entkernt und dafür das genetischen Material (der Kern) einer Körperzelle des Patienten, z. B. einer Hautzelle, eingebracht. Der Zellkern der Körperzelle wird durch Übertragung in eine Eizelle reprogrammiert, das heißt in eine Art Urzustand versetzt. Hierbei entsteht eine neue totipotente Zelle, die sich analog einer befruchteten Eizelle zur Blastozyste entwickeln kann. Aus der inneren Zellmasse der Blastozyste können die pluripotenten Stammzellen entnommen werden. Diese Methode wurde auch beim Klonschaf Dolly angewandt. Das Klonverfahren besitzt den Vorteil, dass das mit der Körperzelle eines Patienten gewonnene Material mit dem Patienten genetisch identisch ist und deshalb später nicht abgestoßen wird. Lediglich die mitochondrialen Gene stammen von der Eizellspenderin (Abb. 36-2).

Für das therapeutische Klonen existieren in Deutschland noch keine abschließenden gesetzlichen Regelungen, das Verfahren befindet sich noch in der Forschungsphase.

Literatur

Bruhn C (2001) Stammzellforschung. Dtsch Apoth Ztg 141 (33): 3875–3876
Glick BR, Pasternak JJ. Molekulare Biotechnologie, Spektrum Akademischer Verlag, Heidelberg 1995
Oduncu F et al. Stammzellenforschung und therapeutisches Klonen, Vandenhoeck & Ruprecht, 2002
Schmidt M (2001) Nabelschnurblut als Quelle von Stammzellen. Individuelle Einlagerung als „biologische Lebensversicherung". Dtsch Apoth Ztg 141 (7): 783–793.
Stachel D (2002) Stammzelltransplantation. Information für Therapeuten, Sprecher und Patienten. Dtsch Apoth Ztg 142 (16): 1993–2000
Wurm T (2002) Embryonale Stammzellen. Stammzellforschung und -therapie in der Diskussion. Dtsch Apoth Ztg 142 (36): 4300–4307

37 Nukleinsäuren und Nukleinsäure-Konstrukte

37.1 Allgemeines

Allen genetischen und zahlreichen erworbenen Erkrankungen (z. B. Tumore) liegen Veränderungen der Erbinformation zu Grunde. Diese Veränderungen bedingen defekte oder fehlende Proteine, die mit Funktionsstörungen im Organismus verbunden sind. Nicht immer ist es möglich oder sinnvoll, die fehlenden oder defekten Proteine zu ersetzen bzw. sie an ihren Wirkort zu bringen. Daher wurde als neues Wirkprinzip die Übertragung von Erbinformation entwickelt, die fehlende Gene ersetzen und defekte durch intakte DNA ersetzen soll. Damit werden Gene oder Teile davon zu Arzneimitteln. Dieses Prinzip ist allerdings an eine Reihe von Voraussetzungen geknüpft und stößt gegenwärtig noch auf viele praktische Schwierigkeiten. Dazu zählen die zumeist fehlende Steuerung der Expression der eingebrachten DNA in definierten Organen und Geweben sowie die Probleme bei der Aufrechterhaltung des induzierten Effektes über definierte Zeiträume.

> Soll eine dauerhafte Veränderung der Erbinformationen erzielt werden, spricht man auch von Gentherapie, das heißt dem Ersatz eines defekten durch ein gesundes Gen.

Man unterscheidet zwei Arten der Gentherapie, die somatische und die Keimbahn-Gentherapie. In der Testphase befindet sich derzeit nur die somatische Gentherapie. Dabei werden veränderte Gene in betroffene Organe oder Körperzellen eingeschleust. Bei der Keimbahntherapie wird ein verändertes Gen in die Eizelle oder in Spermien eingebracht. Die genetische Veränderung wird dadurch auf die Nachkommen übertragen. Die Keimbahntherapie am Menschen ist in den meisten Ländern verboten.

Die Ermöglichung des Gentransfers in das gewünschte Zielgewebe ist eine wichtige Voraussetzung für jede Gentherapie. Erfolgt der Gentransfer direkt in Gewebe des Patienten, so spricht man von in-vivo-Gentherapie. Werden dem Patienten Zellen entnommen, die mittels Gentransfer manipuliert und anschließend wieder in den Organismus wieder zurückgegeben werden, dann handelt es sich um eine ex-vivo-Gentherapie. Man unterscheidet dabei zwischen viralem und nicht-viralem Gentransfer. Zu den nicht-viralen Verfahren zählen die direkte DNA-Injektion in das Zielgewebe, die Verwendung liposomal verpackter DNA oder von DNA-Protein-Konjugaten. Dabei wird zumeist nur eine zeitweilige (transiente) Expression des kodierten Proteins erreicht.

37.2 Virale Konstrukte

> Für eine dauerhafte oder zumindest langanhaltende Expression eines kodierten Proteins werden heute virale Vektorsysteme eingesetzt.

Viren sind dafür besonders geeignet, da sie im Zuge von Infektionen ihr genetisches Material in das Genom der Wirtszelle übertragen. Außerdem lassen sich Viren relativ leicht gentechnisch verändern und erlauben damit die Herstellung rekombinanter Virus-DNA. Problematisch bei viralen Genfähren ist die Gefahr, dass unerwünschte Immunreaktionen oder pathologische Prozesse ausgelöst werden. Daher wird von solchen viralen Vektoren gefordert, dass sie nicht pathogen, nicht immunogen und leicht herstellbar sind. Die virale DNA soll sich nicht vermehren können und für die einzufügende DNA soll genügend Platz im Virusgenom vorhanden sein. Es ist weiterhin erwünscht, dass nach erfolgreichem Gentransfer eine langfristige und stabile Genexpression gewährleistet ist.

In der experimentellen Therapie werden heute retrovirale und adenovirale Vektorsysteme sowie Vektorsysteme aus adenoassoziierten Viren eingesetzt. Die Verwendung von retroviralen Vektorsystemen ermöglicht eine Integration der DNA in das Wirtsgenom und damit auch zumeist eine langfristige Expression. Die potentielle Mutagenität dieses Systems wirft dagegen große Sicherheitsbedenken auf. Adenoviren sind komplexer gebaut, besitzen eine DNA-Doppelhelix und können ruhende Zellen infizieren. Eine Integration in das Wirtsgenom erfolgt kaum, daher kommt es nur zu kurzzeitigen Expressionen der rekombinanten DNA. Bei Adenoviren ist eine unerwünschte Immunantwort des Wirtsorganismus nicht auszuschließen. Auch bei adenoassoziierten Viren als Vektorsysteme kann die Expression viraler Proteine zu Immunreaktionen führen, wenngleich diese Systeme große DNA-Abschnitte aufnehmen und stabil in das Wirtsgenom integrieren können.

Alle vorgestellten Transfersysteme werden gegenwärtig ausschließlich in der experimentellen Therapie eingesetzt und haben, von Einzelfällen abgesehen, noch keine klinisch relevanten Erfolge gebracht.

37.3 Antisense-Therapeutika

Die Expression von Genen kann auch auf der Ebene der Translation beeinflusst werden. Dazu können Oligonukleotide, DNA oder RNA als inhibierende Nukleinsäuren eingesetzt werden.

> Für therapeutische Zwecke kommen Antisense-Oligonukleotide zum Einsatz, die aus kurzen Nukleotidsequenzen (15–20 Basen) aufgebaut sind und eine exakt komplementäre Sequenz zu Abschnitten des Gens besitzen, dessen Expression verhindert werden soll.

Treffen diese Antisense-Oligonukleotide in der Zelle auf eine komplementäre mRNA, so bildet sich eine mRNA-Doppelhelix aus, die nicht mehr am Ribosom translatiert werden kann und das in der mRNA codierte Protein wird nicht gebildet. Ein Problem bei der Antisense-Therapie ist die biologische Stabilität der Antisense-Oligonukleotide, die durch körpereigene Enzyme ziemlich schnell abgebaut werden. Durch chemische Veränderungen der Phosphatgruppen (Methylphosphonate, Thiophosphate, Phosphoamidate) wird eine Stabilisierung erzielt.

Das erste auf den Markt gekommenes Antisense-Oligonukleotid ist **Fomivirsen**. Diese Verbindung kann zur Behandlung der Zytomegalievirus-Retinitis bei AIDS-Patienten eingesetzt werden. Das Antisense-Nukleotid besteht aus einer komplementären Nukleotidsequenz, die spezifisch an einem definierten Bereich der Virus-mRNA bindet und somit die Produktion von Proteinen unterdrückt, die das Virus für seine Vermehrung benötigt. Die Substanz wird unter lokaler Betäubung in den Glaskörper des Auges injiziert. Fomivirsen darf allerdings nur angewandt werden, wenn die üblichen Virustatika, wie Ganciclovir, Cidofovir und Foscarnet kontraindiziert sind oder nicht mehr wirken. Die Behandlung umfasst eine Initial- und eine Erhaltungsphase. In der Initialphase des Dosierungsschemas sollten bei neu diagnostizierter Erkrankung drei aufeinander folgende, wöchentliche Injektionen von 165 µg/Auge (0,025 ml) verabreicht werden. Anschließend muss als Erhaltungsbehandlung alle zwei Wochen eine Injektion folgen.

Im September 2002 hat der Hersteller aus kommerziellen Gründen auf die Vermarktung des Präparates verzichtet, es ist nur noch aus der Schweiz direkt vom Hersteller importierbar.

Literatur

Anonym (2001) AP 20009. Ein Antisense Oligonukleotid gegen Gehirntumor. Dtsch Apoth Ztg 141 (31): 3592

Cohen JS, Hogan ME (1995) Arzneimittel aus Erbsubstanz: Antisense- und Triplex-DNA. Spektrum der Wissenschaft (2): 28–34

Lares E (2000) Fomivirsen: Erstes Antisense-Arzneimittel auf dem Markt. Dtsch Apoth Ztg 140 (3): 230–231

Indikationsverzeichnis

Abkürzungen: SYNA = synthetische oder halbsynthetische Analoga

1 Mund- und Rachentherapeutika

Lokale Antiinfektiva: Antibiotika (Neomycin, Tetracyclinantibiotika, Amphotericin B, Natamycin), Tyrothricin, Bacitracin, ätherische Öle und Bestandteile (Nelkenöl, Salbeiöl, Eugenol, Thymol), Myrrhe

Adstringentia/entzündungshemmende Mittel: Gerbstoffdrogen (Ratanhiawurzel, Rhabarberwurzel, Tormentillwurzelstock, Tannin), Drogen mit ätherischen Ölen (Bibernellwurzel, Kamillenblüten, Myrrhe, Salbeiblätter, Schafgarbenkraut), Arnikablüten, Ringelblumenblüten

2 Magen und Darm

Antazida und die Magensaftsekretion hemmende Mittel: Natriumalginat, Belladonnablätter, Gerbstoffdrogen

Säurepräparate: Citronensäure, Betainhydrochlorid, Glutaminsäurehydrochlorid

Mittel zur Behandlung von Schleimhautentzündungen und Geschwüren des Magens und Darms: Schleimdrogen (Eibischwurzel, Leinsamen, Spitzwegerichblätter, Pektin), Kamillenblüten, Propolis, Süßholzwurzel, Prostaglandinanaloga (Misoprostol), Corticosteroide und SYNA, Corticotrophin und SYNA

Spasmolytika: Alkaloiddrogen und Alkaloide (Belladonnablätter, Boldoblätter, Erdrauchkraut, Schöllkraut, Atropin/Hyoscyamin, Scopolamin und SYNA, Papaverin), Flavonoiddrogen (Kamillenblüten, Schafgarbenkraut, Süßholzwurzel)

Karminativa: Drogen mit ätherischen Ölen, ätherische Öle und Bestandteile (Anis, Fenchel, Kamillenblüten, Koriander, Kümmel, Pfefferminzblätter, Schafgarbenkraut, Zimtrinde, Kümmelöl, Lavendelöl, Minzöl, Pfefferminzöl, Carvon), Boldoblätter, auch appetitanregende und verdauungsfördernde Pharmaka wirken carminativ

Antiemetika: Ingwerwurzelstock, Kirschlorbeer, Scopolamin

Laxanzien
- **Gleitmittel:** Fette Öle

- **Hydragog wirkende Laxanzien:** Anthranoiddrogen (Kap-Aloe, Cascararinde, Curaçao-Aloe, Faulbaumrinde, Kreuzdornbeeren, Rhabarberwurzel, Sennesblätter, Sennesfrüchte), Rizinusöl
- **Quellstoffe:** Agar, Flohsamen, Indische Flohsamen, Indische Flohsamenschalen, Karaya-Gummi, Kutira-Gummi, Leinsamen, Tragant
- **Osmotisch wirksame Laxanzien:** Fruchtsäuren (Fruchtsäfte, Tamarindenmus, Kalium-Tartrat, Kalium-Hydrogentartrat, Kalium-Natrium-Tartrat), Zucker- und Zuckeralkohole (Manna, Lactitol, Lactose, Lactulose, Mannitol, Sorbitol)
- **Klistiere:** Glycerol, fette Öle

Antidiarrhoika, Mittel zur Behandlung von Darminfektionen
- **Antiinfektiva:** Polyenantibiotika (Amphotericin B, Nystatin), Aminoglykosidantibiotika (Kanamycin, Neomycin, Paromomycin), Tetracyclinantibiotika, Chloramphenicol, Peptidantibiotika (Polymyxin-B, Bacitracin), lebende Mikroorganismen (*Bifidobacterium bifidum*, *Lactobacillus acidophilus*, *Escherichia coli*, *Saccharomyces cerevisiae*)
- **Adsorbenzien:** Heidelbeeren, Flohsamen, Indische Flohsamen, Indische Flohsamenschalen, Johannisbrotkernmehl, Pektin,
- **Adstringenzien/entzündungshemmende Mittel:** Gerbstoffdrogen (Brombeerblätter, Erdbeerblätter, Heidelbeeren, Rhabarberwurzel, Tormentillwurzelstock, Tannin-Eiweiß), Schleimdrogen (Isländisches Moos)
- **Darmmotilitätshemmende Mittel:** Opium und SYNA
- **Sonstige:** Uzarawurzel

Appetitanregende und verdauungsfördernde Pharmaka
- **Amara:** Andornkraut, Benediktenkraut, Bitterholz, Bitterkleeblätter, Chinarinde, Condurangorinde, Enzianwurzel, Löwenzahnkraut, Safran, Tausendgüldenkraut, Teufelskrallenwurzel, Wermutkraut
- **Aromatica:** Drogen mit ätherischen Ölen und ätherische Öle (Bohnenkraut, Dostenkraut, Gewürznelken, Kardamomen, Koriander, Kümmel, Kümmelöl, Majorankraut, Melissenblätter, Muskatnuss, Pfefferminzblätter, Wacholderbeeren, Zimtrinde, Minzöl, Krauseminzöl, Pfefferminzöl)
- **Aromatica amara:** Angelikawurzel, Bitterorangenschale, Kalmus, Schafgarbenkraut
- **Aromatica acria:** Cayennepfeffer, Galgant, Ingwerwurzelstock, Knoblauchzwiebel, Küchenzwiebel, Paprika, Schwarzer Pfeffer, Weißer Pfeffer
- **Substitution von Gallensäuren:** Rindergallenblasen-Trockensubstanz
- **Verdauungsenzyme:** Amylasen, Bromelain, Ficin, Lipasen, Pankreaspulver, Papain, Pepsin, Pilzproteinasen, Rennin, Trypsin

3 Galle und Leber

Gallentherapeutika: Andornkraut, Artischockenblätter, Berberitzenrinde, Boldoblätter, Erdrauchkraut, Gallensäuren, Gamanderkraut, Javanische Gelbwurz,

Curcumawurzelstock, Löwenzahnkraut, Mariendistel, Pfefferminzblätter, Ruhrkrautblüten, Schöllkraut, Minzöl, Pfefferminzöl, auch Aromatika und Amara haben cholagoge Wirkung

Cholelitholytika: Ursodesoxycholsäure, Chenodesoxycholsäure

Lebertherapeutika: Äpfelsäure, Artischockenblätter, Mariendistelfrüchte, Cholinsalze, Lactitol, Lactulose, Lezithin, myo-Inositol, Silymarin, Aminosäuren (Betaindihydrogencitrat, L-Glutaminsäure, L-Ornithin, L-Asparaginsäure, L-Arginin, L-Methionin, L-Cystein, L-Cystin)

4 Blut

Blutgerinnungshemmende Mittel
- **Thrombinhemmer:** Antithrombin-III-Konzentrat vom Menschen, Heparin, Heparinoide, Enoxaparin-Natrium, Nadroparin-Calcium und SYNA, Hirudin
- **Fibrinolytika:** Plasminogenaktivator t-PA, Alteplase, Reteplase, Tenecteplase-Plasmin, Streptokinase, Urokinase
- **Thrombozytenaggregationshemmer:** Prostaglandine und SYNA (Epoprostenol, Iloprost)
- **Vitamin-K-Antagonisten:** Dicumarol und SYNA
- **Sonstige:** Aktiviertes Protein C vom Menschen, Rekombinanter Faktor XIVa, Aprotinin, Konzentrierte Aprotinin-Lösung

Blutgerinnungsfördernde Mittel
- **Antifibrinolytika:** Aprotinin, Konzentrierte Aprotinin-Lösung
- **Blutgerinnungsfaktoren, Blutgerinnungsfaktoren aktivierende Stoffe:** Ancrod, Batroxobin, Kombinationspräparate mit den Gerinnungsfaktoren II, VII, IX und X, Blutgerinnungsfaktorfaktor VII vom Menschen, Blutgerinnungsfaktor VIII vom Menschen, gefriergetrocknet, Blutgerinnungsfaktor IX vom Menschen, Rekombinanter Faktor VIII, Blutgerinnungsfaktor IX, Rekombinanter Faktor IX, Blutgerinnungsfaktor XIII vom Menschen, Human-Plasmafraktion PPSB, Prothrombinkomplex vom Menschen, Fibrinogen vom Menschen
- **Lokal wirkende Hämostyptika:** Chitinderivate, Gelatine, Fibrin-Schaum, Fibrin-Schwamm, Kollagen, Natriumalginat, Pektin, Thrombin, Terlipressin

Blutpräparate: Human-Vollblutkonserve, Plasma vom Menschen (Humanplasma) zur Fraktionierung, Blutplasma vom Menschen, gepoolt, virusinaktiviert, Albuminlösung vom Menschen, Erythrozytenkonzentrat, Gewaschenes Erythrozytenkonzentrat, Thrombozytenkonzentrat, siehe auch Gerinnungsfaktoren, Fibrinolytika, Thrombinhemmer

Blutbildung beeinflussende Stoffe: Erythropoietinanaloga (Epoetin, Darbepoetin), Kolonie-stimulierende Wachstumsfaktoren (Filgrastim, Pegfilgrastim,

Molgramostin, Sargramostim, Lenograstim), Thrombopoietin, PDGF (Becaplermin), IL-2 (Aldesleukin), IL-11 (Oprelevkin)

Lipidsenker: Alliine (Bärlauch, Knoblauchzwiebel), fette Öle mit essentiellen Fettsäuren (Fischöle, Nachtkerzenöl), Lovastatin und SYNA, Phospholipide (Lezithin), Phytosterole (β-Sitosterol), D-Thyroxin, auch galletreibende Mittel senken den Lipidgehalt des Blutes

Antiatherogene Mittel: Radikalfänger und Antioxidanzien (β-Carotin, Flavonoide, Flavonoiddrogen, Knoblauch, Bärlauch), auch Lipidsenker (s. o.) und fette Öle mit hohem Gehalt an essentiellen Fettsäuren, γ-Linolensäure und ω3-Polyenfettsäuren verringern das Atheroskleroserisiko

Plasmaersatzmittel und Infusionslösungen
- **Plasmaersatzmittel:** Dextran, Albumin vom Menschen, Gelatinederivate, Hydroxyethylstärke
- **Infusionslösungen:** Aminosäuren, Monosaccharide und Alditole (Fructose, Glucose, Mannitol, Xylitol), Sojaöl, Lezithin

Antidiabetika: Acarbose, Insuline

5 Kardiovaskuläres System

Herztherapeutika
- **Cardenolide:** α-Acetyldigoxin, β-Acetyldigoxin, Cymarin, Deslanosid, Digitoxin, Convallatoxin, Digoxin, Helveticosid, Oleandrin, Ouabain, Periplocin, Peruvosid, k-Strophanthin
- **Cardenoliddrogen:** Adoniskraut, Digitalis-lanata-Blätter, Digitalis-purpurea-Blätter, Maiglöckchenkraut, Oleanderblätter, Strophanthussamen
- **Bufadienolide:** Proscillaridin und SYNA
- **Bufadienoliddrogen:** Meerzwiebel
- **Antiarrhythmika:** Alkaloide (Ajmalin und SYNA, Atropin und SYNA, Chinidin, Atropin/Hyoscyamin, Spartein, Besenginsterkraut)
- **Kardiotonika:** Flavonoiddrogen (Weißdornblätter mit Blüten, Weißdornblüten, Weißdornfrüchte), Herzgespannkraut
- **Koronardilatatoren:** Purinalkaloide (Theophyllin, Theobromin), Furochromone und Pyranocumarine (Khellin, Visnadin)

Antihypertonika: Indolalkaloide (Dihydroergopeptine, Deserpidin, Raubasin, Rescinnamin, Reserpin, Yohimbin, Rauwolfia-Gesamtalkaloide), Mistelkraut

Antihypotonika: Besenginsterkraut, Norepinephrin

Kreislaufanaleptika: Epinephrin, Dopamin, Angiotensin bzw. Angiotensinamid

Diuretika
- **Osmodiuretika:** Zucker und Zuckeralkohole (Fructose, Glucose, Saccharose, Mannitol, Sorbitol), s. auch Nieren, Harnblase, Harnwege: Diuretika zur Durchspülungstherapie

Mittel bei peripheren Durchblutungsstörungen: Ginkgoblätter, Yohimbin, Vincamin, Dihydroergopeptine, Prostaglandine (Alprostadil), Mineralcorticoide (Desoxycorton, Aldosteron und SYNA), Ancrod, Batroxobin

Vasoprotektiva
- Antiexsudativa/Venotonika: Flavonoide (Buchweizenkraut, Rotes Weinlaub, Hesperidin, Quercetin, Rutin), Saponine (Rosskastaniensamen, Mäusedornwurzelstock, Aescin), Cumarine und Hydroxycumarine (Steinkleekraut, Aesculin, Cumarin), Bromelain, Dihydroergotamin
- Antivarikosa/Hämorrhoidenmittel: Hamamelisrinde, Hamamelisblätter, Rosskastaniensamen, Mäusedornwurzelstock, Steinkleekraut, bei Hämorrhoiden auch milde Laxanzien (Schleimdrogen)

6 Haut

Emolienzien: Glycerol, Fette Öle

Therapeutika bei Wunden und Geschwüren
- Kataplasmen: Bockshornsamen, Leinsamen
- Salben: Kamillenöl, Lebertran, Perubalsam, Propolis, Chamazulen, Shikonin- und Alkannin-Ester
- Puder/Lösungen: Dextranomer, Propolis, Proteinasen (Chymotrypsin, Kollagenase, Papain, Plasmin, Trypsin), Streptokinase

Antipruriginosa/Anästhetika: Menthol, Gerbstoffdrogen (s. u.)

Antipsoriatika: Mahoniarinde, Fumarsäure, Tetracyclinantibiotika und SYNA, Methoxsalen, Chrysarobin, Fischöle, Ciclosporin, Alefacept

Aknetherapeutika: Stiefmütterchenkraut, Walnussblätter, Teebaumöl, Azelainsäure, Fumarsäure, Tetracyclinantibiotika und SYNA

Entzündungshemmende Mittel, Antiekzematosa
- Topische Mittel: Aloe-vera-Gel, Arnikablüten, Ringelblumenblüten, Kamillenblüten, Gerbstoffdrogen (Eichenrinde, Hamamelisblätter, Hamamelisrinde, Walnussblätter), Spitzwegerichblätter, Benzoe, Myrrhe, Lebertran, Propolis, Papain, Corticosteroide und SYNA, Harnstoff,
- Innerlich anzuwendende Mittel: Bittersüßstängel, Nachtkerzenöl, Stiefmütterchenkraut

Antibiotika zur topischen Anwendung: Aminoglykosidantibiotika (Framycetin, Gentamicin, Netelmicin, Kanamycin, Neomycin), Fusidinsäure, Tetracyclinantibiotika (Chlortetracyclin, Oxytetracyclin, Tetracyclin und SYNA), Kleine Makrolidantibiotika (Erythromycin), Mupirocin, Chloramphenicol, Peptidantibiotika (Polymyxin-B, Colistin, Bacitracin, Tyrothricin)

Antimykotika: Polyenantibiotika (Amphotericin B, Natamycin, Nystatin), Griseofulvin, Teebaumöl

Antiseptika: Cadexomer-Iod, Eugenol, Propolis, Teebaumöl, Thymol

Anthidrotika
- Innerlich anzuwendende Anthidrotika: Belladonnablätter, Salbeiblätter,
- Topische Anthidrotika: lokal Eichenrinde, Walnussblätter, Botulinum-Toxin

Mittel zur Verflüssigung von pathologischen Körpersekreten: DNAsen (Pankreasdornase, Rekombinante Dornase alfa, Streptodornase), Hyaluronidase

7 Weibliche Geschlechtsorgane

Antiinfektiva zur topischen Anwendung: Aminoglykosidantibiotika (Neomycin), Tetracyclinantibiotika (Chlortetracyclin, Oxytetracyclin und SYNA), Polyenantibiotika (Nystatin), Chloramphenicol

Uterotonika: Ergometrin und SYNA, Oxytocin und SYNA, Prostaglandine (Dinoprost, Dinoproston, Sulproston, Gemeprost und SYNA),

Antidysmenorrhoika: Frauenmantelkraut, Gänsefingerkraut, Kamillenblüten, Keuschlammfrüchte, Odermennigkraut, Rautenkraut, Ringelblume, Römische Kamillenblüten, Schafgarbenkraut, Traubensilberkerzenwurzelstock, Estrogene (Estradiol, Estron und SYNA), Atropin/Hyoscyamin

Mittel bei klimakterischen Beschwerden: Traubensilberkerzenrhizom, Estrogene (Estradiol, Estron), Gestagene (17α-Hydroxyprogesteron, Progesteron und SYNA), Rhaponticosid

Sexualhormone und Modulatoren des Genitalsystems: Estrogene (Estradiol, Estron und SYNA), Gestagene (17α-Hydroxyprogesteron, Progesteron und SYNA), Hypothalamushormone (Gonadoliberinanaloga: Buserelin, Goserelin, Leuprorelin, Nafarelin, Triptorelin, Gonadoliberin-Antagonisten: Cetrorelix, Ganirelix), Hypophysenhormone (Follitropin, Menotropin, Lutropin), Urofollitropin, Choriongonadotropin, Relaxin

8 Niere, Harnblase, Harnwege

Harnantiseptika: Bärentraubenblätter, Kapuzinerkressenkraut, Meerrettichwurzel, Preiselbeerblätter, Antibiotika (Gentamicin, Tobramycin, Tetracyclinantibiotika)

Diuretika zur Durchspülungstherapie: Saponindrogen (Bruchkraut, Echtes Goldrutenkraut, Riesengoldrutenkraut) Flavonoiddrogen (Birkenblätter, Orthosiphonblätter, Schachtelhalmkraut), Drogen mit ätherischen Ölen und ätherische Öle (Hauhechelwurzel, Liebstöckelwurzel, Wacholderbeeren, Petersilienwurzel, Wacholderöl), Brennnesselkraut

Mittel zur metaphylaktischen Behandlung von Harnsteinleiden/Antihyperurikämika: Kalium-Citrat, Kalium-Natrium-Citrat; Rasburicase

Diaphoretika: Holunderblüten, Lindenblüten

Spasmolytika: Papaverin, Atropin/Hyoscyamin

Mittel zur Behandlung der benignen Prostatahypertrophie: Brennnesselwurzel, Afrikanische Pflaumenbaumrinde, Kürbissamen, Gräserpollen, Sägepalmenfrüchte, Phytosterole

Mittel bei erektiler Dysfunktion: Apomorphin, Prostaglandine (Alprostadil)

9 Muskel- und Skelettsystem

Antirheumatika
- Systemisch anzuwendende Antirheumatika: Guajakholz, Teufelskrallenwurzel, Weidenrinde, Bromelain, Corticosteroide und SYNA, Corticotrophin und SYNA, Interferone (IFN-γ, IFN-γ-1b), Vitamine der E-Gruppe, monoklonale Antikörper (Etanercept, Adalimumab)
- Topisch anzuwendende Antirheumatika: Ätherische Öle und Bestandteile (Ätherisches Muskatnussöl, Fichtennadelöl, Kiefernnadelöl, Kümmelöl, Latschenkiefernöl, Lavendelöl, Menthol, Minzöl, Nelkenöl, Pfefferminzöl, Rosmarinöl, Gereinigtes Terpentinöl, Wacholderöl, Wintergrünöl, Campher), Capsaicinoide (Capsaicin, Cayennepfeffer, Paprika), Glucosinolate (Weißer Senfsame, Schwarzer Senfsame, Allylsenföl), Arnikablüten, Spanische Fliegen, Cantharidin, Bienengift
- Balneotherapeutika: Ätherische Öle und Bestandteile (Cajeputöl, Eucalyptusöl, Fichtennadelöl, Kamillenöl, Kümmelöl, Latschenkiefernöl, Lavendelöl, Niaouliöl, Pfefferminzöl, Rosmarinöl, Salbeiöl, Gereinigtes Terpentinöl, Thymianöl, Wintergrünöl, Campher, Cineol, Menthol, Methylsalicylat)

Gichtmittel: Tropolonalkaloide (Herbstzeitlosenblüten, Herbstzeitlosenknollen, Herbstzeitlosensamen, Colchicin, Demecolcin)

Therapeutika bei degenerativen Gelenkerkrankungen: Glucosaminsulfat, Natriumhyaluronat, Gelatine, Hyaluronidase

Therapeutika bei Knochenerkrankungen: Vitamine der D-Gruppe, Calcitonin, Estrogene kombiniert mit Gestagenen (bei Frauen im Klimakterium und Senium)

Muskelrelaxanzien: Alcuroniumchlorid, Tubocurarin, Botulinum-Toxin

10 Respiratorisches System

Rhinologika: Ätherische Öle und Bestandteile (Eucalyptusöl, Minzöl, Pfefferminzöl, Thymianöl, Campher, Cineol, Menthol), Ephedrin, Kamillenblüten, bei Heuschnupfen auch Pestwurz, Schwammgurke

Rachentherapeutika

- **Antiinfektiva:** Drogen mit ätherischen Ölen, ätherische Öle (Bibernellwurzel, Salbeiblätter, Dreilappiger Salbei, Salbeiöl), Tyrothricin, Lysozym
- **Adstringenzien/entzündungshemmende Mittel:** Gerbstoffdrogen (Ratanhiawurzel, Tormentillwurzelstock, Tannin), Arnikablüten, Ringelblumenblüten, Kamillenblüten, Myrrhe, Salbeiblätter

Antiasthmatika: Alkaloide (Quebrachorinde, Theophyllin, Ephedrin, Atropin/Hyoscyamin und SYNA), Süßholzwurzel, Glucocorticoide und SYNA, Corticotrophin und SYNA, Epinephrin

Bei Bronchitis eingesetzte Mittel

- **Expektoranzien:** Alkaloide (Ephedrakraut, Ephedrin, Ipecacuanhawurzel, Emetin), osmotisch wirksame Mittel (Honig, Saccharose), Saponine (Efeublätter, Primelwurzel, Seifenrinde, Senegawurzel, Süßholzwurzel, Weiße Seifenwurzel), ätherische Öle, Harze und Bestandteile (Anis, Benzoe, Bibernellwurzel, Eucalyptusblätter, Bitterer Fenchel, Süßer Fenchel, Quendelkraut, Sternanis, Thymian, Tolubalsam, Anisöl, Cajeputöl, Eucalyptusöl, Bitterfenchelöl, Niaouliöl, Thymianöl, Anethol, Cineol, Myrtol), Glucosinolate (Kapuzinerkressenkraut, Weißer Senfsame, Meerrettichwurzel), Andornkraut, Acetylcystein, Trypsin
- **Antitussiva:** Alkaloide (Codein und SYNA, Noscapin), Schleimdrogen (Irländische Alge, Eibischwurzel, Eibischblätter, Kirschlorbeer, Küchenzwiebel, Isländisches Moos, Lungenkraut, Malvenblüten, Malvenblätter, Spitzwegerichblätter, Huflattichblätter, für letztere Anwendungsbeschränkungen beachten, Wollblumen), Sonnentaukraut,
- **Immunstimulanzien:** siehe Punkt 15

11 Sinnesorgane

Ophthalmologika

- **Antiinfektiva:** Augentrostkraut, Berberin, Fenchelöl, Aminoglykosidantibiotika (Gentamicin, Netilmicin, Kanamycin, Neomycin, Tobramycin), Rifamycin, Tetracyclinantibiotika (Chlortetracyclin, Oxytetracyclin, Tetracyclin und SYNA), Erythromycin und SYNA, Polyenantibiotika, Fusidinsäure, Chloramphenicol, Peptidantibiotika (Bacitracin, Colistin, Gramicidin, Polymyxin
- **Entzündungshemmende Mittel:** Augentrostkraut, Frische Heidelbeeren, Corticosteroide und SYNA
- **Antiglaukomatosa und Miotika:** Pilocarpin, Physostigmin, Epinephrin, Acetylcholin, Prostaglandine (Latanoprost)
- **Mydriatika:** Atropin/Hyoscyamin, Scopolamin
- **Lokalanästhetika:** Cocain
- **Tränenersatzflüssigkeiten:** Natriumhyaluronat

Otologika: Chloramphenicol, Neomycin, Polymyxin B, Colistin

12 Nervensystem

Lokalanästhetika: Cocain

Analgetika: Morphin und SYNA, Codein, Dronabinol

Migräneprophylaktika und -therapeutika: Mutterkraut, Pestwurz, Coffein, Ergotamin und SYNA, Coffein, Menthol

Antiparkinsonika: Belladonnablätter, Atropin und SYNA, Levadopa, SYNA von Ergopeptiden

Psycholeptika
- **Anxiolytika:** Johanniskraut, Kavakavawurzelstock, Hopfenzapfen, Hopfendrüsen
- **Antidepressiva:** Johanniskraut, L-Tryptophan

Hypnotika/Sedativa: Baldrianwurzel, Hopfenzapfen, Hopfendrüsen, Lavendelblüten, Melissenblätter, Passionsblumenkraut, Citronellöl, Melissenöl, L-Tryptophan

Psychoanaleptika: Chinesischer Tee, Colasamen, Guarana, Kaffee, Mateblätter, Coffein, Ephedrin

Analeptika: Coffein, Epinephrin, Ephedrin, Quebrachorinde, Strychnin

Mittel zur Behandlung von Neuralgien: Capsaicinoide (Cayennpfeffer, Paprika, Capsaicin)

Geriatrika/Nootropika: Ginsengwurzel, Taigawurzel, auch einige Mittel zur Therapie peripherer Durchblutungsstörungen werden als Geriatrika eingesetzt (s. o.)

Antidementiva: Galantaminsalze, Ginkgoblätter

13 Hormonales System (ausgenommen Sexualhormone)

Hypophysen/Hypothalamushormone und Antagonisten: Somatostatin und SYNA, Corticotrophin und SYNA (Tetracosactid), Somatoliberin bzw. Sermorelin, Oxytocin, Vasopressin und SYNA, SYNA von Ergopeptiden (Bromocriptin, Lisurid, Metergolin)

Corticosteroide: Cortison, Hydrocortison und SYNA

Schilddrüsentherapeutika: L-3,4-Diiodtyrosin, Levothyroxin bzw. Liothyronin, Getrocknete Schilddrüsen

Calcium-Homöostasetherapie: Calcitonin, Parathyrin und SYNA (Teriparatid)

14 Systemische Antiinfektiva

Antibakterielle Substanzen: Aminoglykosidantibiotika (Amikacin, Gentamicin, Paromomycin, Netelmicin, Spectinomycin, Tobramycin und SYNA), Fusidinsäure, Tetracyclinantibiotika (Oxytetracyclin, Tetracyclin und SYNA), Kleine Makrolidantibiotika (Erythromycin, Josamycin, Spiramycin und SYNA), Rifampicin, Rifamycin, Chloramphenicol, Lincomycin und SYNA (Clindamycin), Fosfomycin, Penicilline und SYNA, halbsynthetische Cephalosporine, halbsynthetische Carbapeneme und Carbacepheme, synthetische Monobactame, Peptidantibiotika (Vancomycin, Teicoplanin und SYNA), Emetin

Antimykobakterielle Substanzen: Ansamycinantibiotika (Rifampicin, Rifamycin, Rifabutin, Rifapentin), Streptomycin

Virostatika: Interferone (IFN-α-2a, IFN-α-2b), monoklonale Antikörper (Palivizumab), Melissenblätter, Podophyllotoxine

Antimykotika: Polyenantibiotika (Amphotericin B), Griseofulvin, halbsynthetische Peptidantibiotika (Caspofungin), äußerlich Teebaumöl

Impfstoffe
- Impfstoffe gegen Infektionen mit Viren: Kap. 35.9.5 (Viren- und Virusspaltprodukte als Impfstoffe)
- Impfstoffe gegen Infektionen mit Bakterien: Kap. 35.9.5 (Bakterien und Bakterientoxine als Impfstoffe)

Immunseren und Immunglobuline
- Human-Immunglobuline: Kap. 35.10.2
- Immunglobuline von Tieren (Immunseren): Kap. 35.10.3
- Monoklonale Immunglobuline: Kap. 35.5

15 Immunsystem

Immunstimulanzien: Interferone, Polysaccharide (Baptisiawurzel, Echinacea-angustifolia-Wurzel, Echinacea-pallida-Wurzel, Purpursonnenhutkraut, Purpursonnenhutwurzel, Thujatriebspitzen, Lentinan, Schizophyllan, Krestin), Lectine (Frisches Mistelkraut), Weiße und Rote Zaunrübe, Taigawurzel, Umckaloabo, Saponindrogen

Immunsuppressiva: Ciclosporin, Tacrolimus, Pimecrolimus, Sirolimus, Mykophenolat, Alefacept, monoklonale Antikörper (Muromonab, Basiliximab, Daclizumab, Infliximab, Omalizumab) Corticosteroide und SYNA

16 Antineoplastika

Zytostatika: Anthracyclinantibiotika (Aclarubicin, Daunorubicin, Doxorubicin und SYNA), Mitomycin, Peptidantibiotika (Bleomycin, Cactinomycin, Dactinomycin), Podophyllotoxine und SYNA, Paclitaxel, Docetaxel, Vinblastin sowie Vincristin und SYNA, L-Asparaginase, monoklonale Antikörper (Rituximab, Alemtuzumab, Trastuzumab)

Endokrine Therapeutika: Androgene (Testosteron und SYNA), Estrogene (Estradiol und SYNA), Hypothalamushormone (Gonadoliberinanaloga: Buserelin, Goserelin, Leuprorelin, Nafarelin, Triptorelin), Interferone (IFN-ß)

17 Vitamindrogen

Lebertran (Vit. A, D), Malzextrakt (Vitamine der B-Gruppe), Fruchtsäfte (Vit. C), Hagebutten (Vit. C), Hagebuttenschalen (Vit. C), Maiskeimöl (Vit. E), Weizenkeimöl (Vit. E)

18 Parasitenmittel

Antiprotozoika: Artemisinin (Malariaerreger), Chininsalze (Malariaerreger), Emetin (Erreger der Amöbenruhr)

Anthelmintika: Papain

Ektoparasitenmittel: Pyrethrine (Insekten), Perubalsam (Scabies)

19 Mittel zur Behandlung von Genopathien

Rekombinante Dornase alfa, α-Galactosidase A, β-Galactosidase, β-Glucocerebrosidasen (Alglucerase, Imiglucerase), α-Iduronidase, siehe auch Blutgerinnungsfaktoren

20 Antidota

Acetylcystein (bei Vergiftungen mit Paracetamol, Acrylnitrilen, Methylbromid), Apomorphin (als Emetikum), Atropin (bei Vergiftungen mit Physostigmin, mit Muscarin der Risspilze und Trichterlinge, mit Organophosphorsäureestern), Emetin (als Emetikum), Glucagon (bei Insulinüberdosierung), Silibinin, Silymarin (bei Vergiftungen mit Knollenblätterpilzen), Naloxon (bei Vergiftungen mit Morphin), Physostigmin (bei Vergiftungen mit Atropin), Protamin (bei Heparinüberdosierung).

21 Diagnostika

Atropin, Cholecystokinin, Colchicin, Galactose, Gastrin und SYNA (Tetragastrin, Pentagastrin), Histamin, Hypophysenhormone (Corticotrophin und SYNA, Follitropin, Lutropin, Menotropin, Tetracosactid, Thyrotropin), Hypothalamushormone (Corticoliberin, Gonadoliberin, Somatoliberin, Somatostatin, Thyroliberin), Inulin, Lectine, Secretin, Teriparatid, Tuberkulin, Xylose

22 Diätetika

Diabetikernahrung: Fructose, Isomalt, Sorbitol, Xylitol, auch Ballaststoffe als Additive der Diabetikernahrung zur Vermeidung postprandialer Blutzuckerspitzen (s. u.)

Diätetika bei Resorptionsstörungen: Mittelkettige Triglyceride, Aminosäuren

Säuglingsnahrung: Lactose, Johannisbrotkernmehl

Roboranzien: L-Carnitin, Glucose, L-Glutaminsäure, Maltose, Malzextrakt

Kalorienreduzierte Diätetika: Agar, Carrageenan, mikrokristalline Cellulose, Cellulosepulver, Pektin

Mittel zur Behandlung von Alkalosen/Acidosen: L-Arginin, Methionin, Salze von Fruchtsäuren

Ballaststoffe: Agar, Bockshornsamen, Carrageenan, Guar, Guargalactomannan Johannisbrotkernmehl, Mikrokristalline Cellulose, Weizenkleie

23 Verband- und Unterbindungsmaterial

Verbandmaterial: Verbandmull aus Baumwolle, Verbandwatte aus Baumwolle, Verbandwatte aus Viskose, Verbandzellstoff, Verbandwatte aus Viskose, Verbandwatte aus Baumwolle und Viskose, Mischverbandwatte, Verbandmull aus Viskose, Tamponadebinden aus Baumwolle und Viskose

Wundverschlussmaterial: Collodium, Collodium elasticum

Naht- und Unterbindungsmaterial: Catgut, Kollagenfaden, Leinenfaden, Nichtresorbierbare Fäden

Heftpflaster: Kautschuk

Gewebekleber: Fibrin-Kleber

Kapitelüberschreitende Literatur

Adam KP, Becker H (Hrsg.): Analytik biogener Arzneistoffe. Wissenschaftliche Verlagsgesellschaft, Stuttgart 2000

Auterhoff H et al.: Lehrbuch der Pharmazeutischen Chemie. 14. neu bearbeitete Auflage. Wissenschaftliche Verlagsgesellschaft, Stuttgart 1999

Becker H, Reichling J: Grundlagen der Pharmazeutischen Biologie. Wissenschaftliche Verlagsgesellschaft, Stuttgart 1999

Bickel-Sandköter S: Nutzpflanzen und ihre Inhaltsstoffe. Quelle u. Meyer-Verlag, Wiebelheim 2001

Czygan FC, Hrsg.: Biogene Arzneistoffe. Vieweg-Verlag, Braunschweig 1984

Dachler M, Pelzmann H: Arznei- und Gewürzpflanzen – Anbau, Ernte, Aufbereitung. Österreichischer Agrarverlag, Klosterneuburg 1999

Dingermann Th: Gentechnik, Biotechnik. Wissenschaftliche Verlagsgesellschaft, Stuttgart 1999

Dingermann Th et al.: Pharmazeutische Biologie. Molekulare Grundlagen und klinische Anwendung. Springer-Verlag, Berlin, Heidelberg, New York 2002

Dingermann Th, Loew D: Phytopharmakologie. Wissenschaftliche Verlagsgesellschaft, Stuttgart 2003

ESCOP: Monographs on the medicinal uses of plant drugs. European Scientific Cooperative on Phytotherapy, Bde. 1–6, 2. Aufl.

Ennet D, Reuter HD: Lexikon der Pflanzenheilkunde. Hippokrates-Verlag, Stuttgart 1998

Eschrich W: Pulver-Atlas der Drogen. 8. Auflage. Deutscher Apotheker Verlag, Stuttgart 2003

Fintelmann V, Weiss RF: Lehrbuch der Phytotherapie, 10. Auflage. Hippokrates-Verlag in MVS Medizinverlage, Stuttgart 2002

Frohne D: Anatomisch-mikrochemische Drogenanalyse. 3. Auflage. Thieme-Verlag, Stuttgart 1984

Frohne D: Heilpflanzenlexikon. 7. Auflage. Deutscher Apotheker Verlag, Stuttgart 2002

Frohne D, Pfänder HJ: Giftpflanzen. Ein Handbuch für Apotheker, Ärzte, Toxikologen und Biologen. 4. Aufl., Wissenschaftliche Verlagsgesellschaft, Stuttgart 1997

Frohne J, Jensen U: Systematik des Pflanzenreichs. Unter besonderer Berücksichtigung chemischer Merkmale und pflanzlicher Drogen. 4. Auflage. Wissenschaftliche Verlagsgesellschaft, Stuttgart 1998

Fugmann B et al. (Hrsg.): RÖMPP Lexikon Naturstoffe. Thieme-Verlag, Stuttgart 1997

Gaedcke, F, Steinhoff B: Phytopharmaka – Wissenschaftliche und rechtliche Grundlagen für die Entwicklung, Standardisierung und Zulassung in Deutschland und Europa. Wissenschaftliche Verlagsgesellschaft, Stuttgart 2000

Gassen HG, Hammes WP: Handbuch der Gentechnologie und Lebensmittel. Behr's Verlag, Hamburg 2000

Gehrmann B et al.: Arzneidrogenprofile für die Kitteltasche. Deutscher Apotheker Verlag, Stuttgart 2000

Hahn A: Nahrungsergänzungsmittel. Wissenschaftliche Verlagsgesellschaft, Stuttgart 2001

Hamacher H, Wahl MA: Selbstmedikation. Arzneimittelinformation und Beratung in der Apotheke. Fortsetzungswerk. Deutscher Apotheker Verlag, Stuttgart 1991–2003

Hänsel R et al. (Hrsg.): Hagers Handbuch der Pharmazeutischen Praxis, Drogen. Bde. 4–6, Folgebände 2–3, Springer-Verlag, Berlin, Heidelberg, New York 1992–1998

Hänsel R, Sticher O: Pharmakognosie – Phytopharmazie, 7. Aufl., Springer-Verlag, Berlin, Heidelberg, New York 2004

Hausen BM, Vieluf IK: Allergiepflanzen, Handbuch und Atlas, 2. Auflage. Nikol Verlagsges. mbH & Co, Hamburg 1997

Hildebrandt H (Redakteur): Wörterbuch Naturheilkunde. 2. Auflage. Walter de Gruyter, Berlin, New York 2000

Hiller K, Melzig MF: Lexikon der Arzneipflanzen, 2 Bde. Spektrum Akademischer Verlag, Heidelberg, Berlin 1999

Hohmann B et al: Mikroskopische Drogenmonographien der deutschen Arzneibücher. Pharmazeutische Biologie, Bd. 3. Wissenschaftliche Verlagsgesellschaft, Stuttgart 2001

Kayser FH et al.: Medizinische Mikrobiologie. Thieme-Verlag, Stuttgart 1997

Kayser O, Müller RH: Pharmazeutische Biotechnologie. Wissenschaftliche Verlagsgesellschaft, Stuttgart 2000

Kreis W et al.: Biotechnologie der Arzneistoffe. Deutscher Apotheker Verlag, Stuttgart 2001

Leistner E, Breckle SW: Pharmazeutische Biologie, Bd. 1. Grundlagen und Systematik. 6. Auflage. Wissenschaftliche Verlagsgesellschaft, Stuttgart 2000

Meyer-Buchtela E: Tee-Rezepturen. Grundwerk mit 3 Erg.lief. Deutscher Apotheker Verlag, Stuttgart 2003

Michel N: Internet Guide Pharmazie, Loseblattwerk, 2. Auflage und 1. Ergänzungslieferung. Wissenschaftliche Verlagsgesellschaft, Stuttgart 2003

Mills S et al. (Eds.): Principles and Practice of Phytotherapy. Modern Herbal Medicine. Churchill Livingstone, Edinburgh 2000

Mutschler E: Arzneimittelwirkungen. Lehrbuch der Pharmakologie und Toxikologie. 8. Auflage. Wissenschaftliche Verlagsgesellschaft, Stuttgart 2001

Nuhn P: Naturstoffchemie: Mikrobielle, pflanzliche und tierische Naturstoffe. Hirzel Verlag, Stuttgart 1997

Pfänder HJ: Farbatlas der Drogenanalyse. 2. Auflage. Deutscher Apotheker Verlag, Stuttgart 2002

PharmaMed, CD-ROM, Arzneimittel-Monographien. Aufbereitungsmonographien für chemisch definierte Arzneistoffe und Phytopharmaka (Kommissionen B und E). Deutscher Apotheker Verlag, Stuttgart 2004, Software

Rätsch Ch: Enzyklopädie der psychoaktiven Pflanzen – Botanik, Ethnopharmakologie und Anwendungen. Wissenschaftliche Verlagsgesellschaft, Stuttgart 1998

Reinhard E et al.: Pharmazeutische Biologie. Die biologischen Grundlagen für Studium und Praxis. 6. Auflage. Wissenschaftliche Verlagsgesellschaft, Stuttgart 2001

Reuter HD: Phytopharmaka in der Apotheke. Fischer-Verlag, Stuttgart 1996

Rimpler H, Hrsg.: Biogene Arzneistoffe. 2. Auflage. Deutscher Apotheker Verlag, Stuttgart 1999

Roberts MF, Wink M: Alkaloids. Biochemistry, Ecology, and Medicinal Application. Plenum Publ. Corp., New York 1998

Saller R et al.: Phytotherapie- klinische, pharmakologische und pharmazeutische Grundlagen. K. F. Haug-Verlag, Heidelberg 1995

Schilcher H: Phytotherapie in der Urologie. Hippokrates-Verlag, Stuttgart 1992

Schilcher H, Kammerer S: Leitfaden Phytotherapie, 2. Aufl., Urban & Fischer-Verlag, München 2003

Schneider G, Hiller K: Arzneidrogen. 4. Auflage. Spektrum Akademischer Verlag, Heidelberg, Berlin 1999

Schröder R: Kaffee, Tee und Kardamom. Tropische Genußmittel und Gewürze. Geschichte, Verbreitung, Anbau, Ernte, Aufbereitung. Ulmer-Verlag, Stuttgart 1991

Schulz V, Hänsel R: Rationale Phytotherapie. Ratgeber für die ärztliche Praxis. 4. Auflage. Springer-Verlag, Heidelberg, Berlin, New York 1999

Tang W, Eisenbrand G: Chinese Drugs of Plant Origin. Springer-Verlag Berlin, Heidelberg, New York 1992

Teuscher E: Gewürzdrogen. Ein Handbuch der Gewürze, Gewürzkräuter, Gewürzmischungen und ihrer ätherischen Öle. Wissenschaftliche Verlagsgesellschaft, Stuttgart 2003

Teuscher E, Lindequist U: Biogene Gifte, Biologie, Chemie, Pharmakologie. 2. Auflage. Deutscher Apotheker Verlag, Stuttgart 1994

WHO: Monographs on selected medicinal plants. Bde. 1 und 2. World Heath Organisation, Genf 1999 und 2002

Wagner H: Arzneidrogen und ihre Inhaltsstoffe, Pharmazeutische Biologie, Bd. 2., 6. Auflage. Wissenschaftliche Verlagsgesellschaft, Stuttgart 1999

Wagner H, Wiesenauer M: Phytotherapie - Phytopharmaka und pflanzliche Homöopathika, 2. Aufl., Deutscher Apotheker Verlag, Stuttgart 2003

Wichtl M (Hrsg.): Teedrogen und Phytopharmaka. Ein Handbuch für die Praxis auf wissenschaftlicher Grundlage. 4. Auflage Wissenschaftliche Verlagsgesellschaft, Stuttgart 2002.

Sachregister

Die **fettgedruckten** Seitenzahlen verweisen auf Hauptfundstellen, die *kursiv* gedruckten auf Seiten, auf denen eine Strukturformel oder ein systematischer Name Auskunft über die chemische Struktur der genannten Verbindung gibt. Zubereitungen aus mehreren Drogen bzw. Wirksubstanzen wurden nicht in das Sachverzeichnis aufgenommen. Die Anwendungsgebiete sind über das Indikationsverzeichnis zu erschließen.

A

Abciximab 749
Abies sibirica 401
Abietinsäure *440*, 442
Abrin 586
Abrus precatorius 586
Absinth 376
Absinthii herba 374
Absinthin 374 f.
Acacetin *305*, 325
Acacia-Arten 118
Acacia catechu 365
– *senegal* 118
– *suma* 365
Acaciae gummi 118
–, dispersione desiccatum 118
Acarbose 98
Acarviosin *94*
ACE-Hemmer 669
Acer saccharum 95
Aceteugenol 420
Acetogenine 288
5-Acetoxy-2-methoxy-furanoger-macr-1(10)-en-6-on 443, *444*
8α-Acetoxy-10-epi-artabsin 407
2-Acetoxyvalerensäure 188 f.
Acetylacteol *203*, 204
Acetylcholin *645*, 647 f.
Acetylcholinchlorid 648
Acetylcholini chloridum 648
Acetylcystein 450
L-Acetylcystein *451*
Acetyldigitoxin *234*
β-Acetyldigitoxin 235
α-Acetyldigoxin 235
β-Acetyldigoxin 235
β-Acetyldigoxinum 235
α-Acetylgitoxin 235
Acetyl-11-keto-β-boswelliasäure 445
Acevaltrat *189*
Achillea-Arten 177
Achillea millefolium 407
Achillicin 407, *409*
Acidum alginicum 115
– azelaicum 138

– chenodeoxycholicum 223
– cholicum 224
– citricum anhydricum 136
– – monohydricum 136
– dehydrocholicum 224
– fumaricum 136
– fusidicum 694
– maleicum 136 f.
– tartaricum 137
– ursodeoxycholicum 223
Aconitin 561
Aconitum napellus 561
Acoraceae 423
Acoragermacron 423, *425*
Acorenon 423, *425*
Acoron 424, *425*
Acorus calamus 423 f.
Acremonium-Arten 718
Acremonium chrysogenum 718
– *fusioides* 694
Acridin *475*
Acridinalkaloide 528
Acrylamid 102
Actaeaepoxid-3-O-β-D-xylosid 204
Actaea racemosa 204
Actein *203*, 204
Acteol 204
Acteosid 186, 263
ACTH 655
Actinamin *689*
Actinidin 186, 190, 561
Actinomyces antibioticus 734
Actinomycetes 98
Actinomycine 734 f.
Actinoplanes 98
Actinoplanes teichomyceticus 733
Acylethanolamine 555
Acylglyceride, partialsynthetische 167
Acylpeptidantibiotika 726 ff.
Acylphloroglucinole **291 ff.**, 296
Adalimumab 752
Adeps lanae 170
– – cum aqua 170
– hydrogenatus 171

– solidus 167
– suillus 160
ADH 658
Adhumulon 292 f.
Adhyperforin 294 f.
Adipinsäure *138*
Adiuretin 658
Adlupulon 292 f.
Adonidis herba 234
Adoniis pulvis normatus 234
Adoniskraut 234
Adonispulver, eingestelltes 234
Adonisröschen, Frühlings- 234
Adonis vernalis 234
Adonitoxigenin *225*
Adonitoxin *234*
Adrenalini tartras 647
Adriamycin 698
Aescin-Gel, hydrophiles 254
Aescinum solubile 254
Aescin, wasserlösliches 254
α-Aescin 254
β-Aescin *243*, 254
Aesculetin 269
Aesculin 269, 270
Aesculus hippocastanum 254
Aflatoxin B_1 10
Agalsidase alfa 593
– beta 593
Agar 111 ff.
Agaropektin 113
Agarose 113
Aggrekane 132
Agkistrodon rhodostoma 583
Aglykon 90
Agmatin *540*
Agni casti fructus 187
Agnusid *187*
Agrimoniae herba 367
Agrimonia eupatoria 367
Agrimoniin *359*, 360, 367
Agroclavin *509*
Agrostemma githago 247
Ahorn, Zucker- 95
Ajmalicin 515, *526*
Ajmalin 515, 518 f.

Ajoene 469, 471
(E)-Ajoen 470
Ajowan 430
Ajowani fructus 430
Akute Phase Proteine 740
β-Alanin 448
Alant, Echter 195
Alaria esculenta 116
Albumine 575
Albumini humani solutio 611
– tannas 364
Albuminlösung vom Menschen 611
Albumintannat 364
Alceae flos 120
Alcea rosea 120
Alchemilla vulgaris 367
– xanthochlora 367
Alchemillae herba 367
Alcoholes adipis lanae 171
Alcuronii chloridum 522
Alcuroniumchlorid 522
Aldesleukin 677
Alditole 85 f.
Aldosteron 635, 636
Alefacept 782
Alemtuzumab 750
Aleppogallen 364
Aleuritinsäure 169
Alge, Irländische 114
Alginsäure 115, 116
Alglucerase 593
Alizarin 344, 351
Alkaliseifen 154
Alkaloide 473 ff.
–, Chemie 473
–, Grundkörper 475
–, Metabolismus 476
–, ökologische Bedeutung 477
–, Pharmakologie 477 ff.
–, Speicherung 476
–, Verbreitung 477
Alkamide 127, 177, 408
Alkanna 338, 540
Alkanna tuberculata 338
Alkannin 338, 339
Alkanninangelat 339
Alkanninester 338
Alk(en)yl-alkan/alkenthiosulfonate 467, 468
Alk(en)ylsulfensäure 468
Alkylphthalide 433
Alkylsulfensäure 467
Alliaceae 469, 471
Alliaria petiolata 461
Allicin 467, 469 ff.
Alliin 467, 468, 469, 471
(+)-Alliin 470
Allii sativi bulbis pulvis 469
– ursini herba 471
Allium cepa L. var. cepa 471

– sativum 469
– ursinum 471
Allocryptopin 492, 497
Allylalliin 469
Allylisothiocyanat 463 f.
Allyl-methanthiosulfinat 471
Allylsenföllösung, alkoholische 463
1-Allyltetra-2,4-dimethoxybenzen 389
1-Allyl-2,3,4,5-tetramethoxybenzen 434
Alnuston 298, 300
Aloe-Arten 119
Aloe, Echte 355
–, Kap- 355
Aloe africana 355
– barbadensis 119, 355
– capensis 355
– ferox 355
– spicata 355
– vera 119
Aloeemodin 344
Aloeextrakt, Eingestellter 356
Aloenine 119
Aloeresine 356
Aloes extractum siccum normatum 356
Aloesin 356
Aloeson 356
Aloe-vera-Gel 119
Aloin 353, 355
– A 346
– B 346
Aloin-8-O-glucoside 353
Aloinoside 355
Alpenveilchen 247
alpha-Acetyldigoxinum 235
Alpinia officinarum 299
Alprostadil 632
Alraune 546
Alteplase 620 f.
Alteplasmum ad iniectabile 621
Althaeae folium 120
– sirupus 120
Althaea officinalis 120
Altinsulin 663
Alttuberkulin zur Anwendung am Menschen 769
Amanita-Arten 579
Amanita citrina 502
– muscaria 449
– phalloides 579
Amanitine 580
α-Amanitin 580
β-Amanitin 580
Amara 370
Amarogentin 371 ff.
Amaryllidaceae 500
Amaryllidaceenalkaloide 500 ff.
Amatoxine 579

Amentoflavon 294, 316
Amide 454 f.
Amikacin 690
Amikacinsulfat 690
Amikacinum sulfas 690
Amine, einfache 454
γ-Aminobuttersäure 190, 448
Aminocarbonsäuren 446
7-Aminocephalosporansäure 719
Aminoglykane 128
Aminoglykosidantibiotika 687 ff.
–, tetramere 693
–, trimere 691
6-Aminopenicillansäure 716
Aminophyllin 557
Aminosäuren 446
– als Arzneistoffe 449
–, Bedeutung 447
–, Chemie 446
–, Dreibuchstabensymbole 573
–, Einbuchstabensymbole 573
–, essentielle 447
–, proteinogene 446, 448 f.
D-Aminosäuren 449
Aminozucker 89 f.
Aminseifen 155
Ammi visnaga 273
Ammi visnagae fructus 273
Ammodytidae 163
Ammoidin 273
Ammonii glycyrrhizas 251
Ammoniumchlorid-Lösung, lakritzenhaltige 251
Ammoniumglycyrrhizat 251
Amoxicillin 716, 717
Amoxicillin-Natrium 717
Amoxicillin-Trihydrat 717
Amoxicillinum natricum 717
– trihydricum 717
Amphotericin B 704 f.
Ampicillin 716, 717
Ampicillin-Natrium 717
Ampicillinum anhydricum 717
– natricum 717
– trihydricum 717
Amycolatopsis mediterranei 706
– orientalis 733
Amygdalae oleum raffinatum 156
– – virginale 156
Amygdalin 458, 460
α-Amylase 93, 101, 592
β-Amylase 93, 101
Amylopektin 99 ff.
Amylose 99 f.
Amylum pregelificatum 102
α-Amyrenon 440, 443
Anabaena flos-aquae 529
Anabasin 531 f.
Anacardiaceae 364, 441
Anacyclus-Arten 177
Anacyclus pyrethrum 178

Anadenanthera peregrina 503
Anakinra 677
Ananas comosus 595
Ananaspflanze 595
Anandamid 329f., 555
Anatoxin-A(s) 529
Anchusa 338
Ancrod 583
Andira araroba 350
Andorn, Gemeiner 378
Andornkraut 378
Andricus gallae-tinctoriae 364
Androcymbin *498*
Androstan 215
Anethol *389*, 426ff.
trans-Anethol 326, 427ff.
cis-Anethol 427, 429
Angelica archangelica 424f.
Angelicae radix 424
Angelicin *271*
Angelikawurzel 424
8-Angelolyloxyartabsin *409*
8α-Angeloyloxy-10-epi-artabsin *407*
Angiotensin 668
– I *669*
– II 668, *669*
Angiotensinamid 69, 669
angiotensine converting enzyme 668
Angiotensinogen *669*
L(-)3,6-Anhydrogalaktose *80*
Anis 428
Anisaldehyd 282, 427, 429
Anisatin 197f.
Anisi aetheroleum 428
– fructus 428
– stellati fructus 428
Anisöl 428
Anistreplase 621
Ansamakrolide 706
Ansamicin 707
Ansamycinantibiotika 706f.
Anserinae herba 367
Anteisoalkohole 170
Anteisofettsäuren 148, 170
Anthemis cotula 194
Anthemosid 408
Anthocyane 138, 314, 326
– als Arzneimittel 326
Anthocyanidine 303, **308**
Anthocyanoside 308
Anthoxanthum odoratum 267
Anthracenderivate 342ff,
– als Laxanzien **351**
–, biogene *343*
–, Biogenese 345
–, Chemie 342ff.
–, Pharmakologie 348f.
–, Toxikologie 350f.
–, Verbreitung 347

Anthrachinone 342f.
Anthracyclinantibiotika 698f.
Anthraglykoside *346*
Anthranilsäuremethylester 422
Anthranole *343*
Anthrone *343*
Antibiotika 684ff.
–, Begriffsbestimmung 684
–, Hemmkonzentration, minimale 685
–, Kreuzresistenz 686
–, Resistenzproblematik 685f.
–, Wertbestimmung 687
–, Wirkprinzipien 684
Anti-D-Immunglobulin vom Menschen 776
– – – zur intravenösen Anwendung 776
Antigendeterminanten 741
Antigene 741
Antikörper 741ff.
–, chimäre 748
–, humanisierte 748
–, monoklonale 745ff.
–, –, Anwendungsbereiche 748
–, –, Herstellung 746
–, rekombinante 748
Antikörperkonjugate 752
Antilysin 619
Antisense-Therapeutika 792
Antithrombin-III-Konzentrat vom Menschen 619
Antithrombinum III humanum densatum 619
Antitoxine 777
Apamin 581f.
APC 619
Apfel 459
Äpfelsäure 84, 137, 139
L-Äpfelsäure *137*
Apfelsine 423
Aphis sinensis 364
Apiaceae 174, 176, 273, 411, 416f., 424, 426, 428, 433f., 472, 560
Apigenin *305*, 325, 405f., 429
Apigeninglucoside 321
Apigenin-7-*O*-β-D-glucosid 406, 408
Apigenin-7-*O*-β-D-(6''-*O*-acetyl)-glucosid 406
Apigenin-7-*O*-neohesperidosid 406
Apiin *307*
Apiol 389, 434
Apis mellifera 83, 169, 322f., 581
Apium graveolens 433
Apoatropin 544f., 547
Apocarotinoide 206
Apocynaceae 236, 515, 518f., 521
Apocynum cannabinum 236

Apomorphinhydrochlorid 490
Apomorphini hydrochloridum 490
Aprikose 460
Aprotinin 619
Aprotinini solutio concentrata 619
Aprotinin-Lösung 619
Aquifoliaceae 555
L(+)-Arabinose *80*
Arabinsäure 118
Arabsin 374f.
2-Arachidinoylglycerol 329
2-Arachidinoylglycerolether 329
Arachidis oleum 157
– – hydrogenatum 167
Arachidonsäure 142, 150f., *697*
Arachinsäure 142, 157
Arachis hypogaea 157
Aralia-Arten 176
Araliaceae 251, 255, 257
Arborinin 528f.
Arbutin 284f.
Arbutosid 284
Arctiin 276
Arctium lappa 266
– *minus* 266
– *tomentosum* 266
Arctostaphylos uva-ursi 284
Areca catechu 534
Arecaceae 103, 157, 169, 219, 534
Arecae semen 534
Arecaidin *532*, 535
Areclin *532*
Arecolin 535
Arenol 321
L-Arginin 448, 540
L-Arginin-hydrochlorid 450
Argipressin 659
Argyreia nervosa 514
Armoracia rusticana 465
Arnebia nobilis 338
Arnicae flos 195
– tinctura 195
Arnica montana 174, 195
Arnika-Arten 194
Arnikablüten 195
Arnikatinktur 195
Aromadendren 412
Aromatica amara 422
Aromatika 412ff.
–, bittere 422ff.
–, scharfe 426
Arrowroot 103
Art 63
Artabin 374f.
Artabsin 374f.
Artemether 198
Artemisia absinthium 374
– *annua* 198
– *dracunculus* 376
– *pontica* 376

Sachregister 813

- *vulgaris* 376
Artemisia-Arten 174
Artemisiaketon *408*
Artemisinin *197*, 198
Artemisininhemisuccinat 198
Artemisininmethylether 198
Artesunat 198
Artischocken 194, 265
Artischockenblätter 265
Artname 63
Artracea 201
Arzneidrogen 3
Arzneimittel, traditionell angewendete 26
Arzneipflanzen 62 ff.
-, Anbau 69
-, Aufbereitung 72
-, Ernte 72
-, Sammlung 69
-, Züchtung 67
Arzneistoffe, biogene, Halbsynthese 35
-, -, Partialsynthese 35
-, -, Vollsynthese 35
-, chemisch definierte biogene 31
Asa foetida 472
Asant 472
α-Asaron *389*
β-Asaron *389*, 423 f.
Ascaridol *384*, 408, 494
Asclepiadaceae 236, 379
Ascomycetes 508
Ascomycin 781
Ascophyllum nodosum 116, 453
Ascorbinsäure 137 ff.
L-(+)-Ascorbinsäure 88
L-Asparagin *448*
L-Asparaginase 598
L-Asparaginsäure *448*, 450
Aspartinsäure *448*
Aspergillus-Arten 714
Aspergillus flavus 591
- *nidulans* 729
- *niger* 595
- *oryzae* 593, 595
- *saitoi* 595
- *terreus* 340
Asphodelaceae 355
Aspidiaceae 296
Aspidosperma quebrachoblanco 518
Aspidospermin 518 f.
Asteraceae 111, 121, 127, 159 f., 174, 176, 178, 195 f., 198, 201, 253, 265 f., 320 f., 374, 376 f., 405, 407 f., 540
Astragalin *307*, 320
Astragalus-Arten 118 f.
Astragalus brachycentrus 119
- *echidnaeformis* 119
- *gummifer* 119

AT III 619
Atorvastatin 340
Atropa belladonna 545
Atropin 544 ff.
Atropin-Base 547
Atropini sulfas 546
Atropinsulfat 546 f.
Atropinsulfat-Injektionslösung 0,1 % 546
Attenuierung 760
Aucubin 121, 186 f.
Aufbereitungsmonographien 22
Auffrischungsimpfung 762
Aufgüsse 19
Aurantii amari 423
Aurantii amari epicarpii et mesocarpii tinctura 423
- - epicarpium et mesocarpium 422
- - extractum liquidum normatum 423
- - floris aetheroleum 423
- dulcis flavedo recens 423
- - tinctura 423
Aurantii flavedinis sirupus 423
(S)-Autumnalin *498*
Avicularin *307*
Avocadobirne 156
Avocadoöl 156
Avocado oleum 156
Ayahuasca 506
Azelainsäure 137 f.
Azithromycin 701
Azlocillin 717
Aztreonam *723*

B

baby hamster kidney cells 59
Bacampicillin 717
Bacampicillinhydrochlorid 717
Bacampicillinum hydrochloridum 717
Bacillus acidophilus 737
- *bifidus* 737
- *licheniformis* 728
- *macerans* 104
- *polymyxa* 727
- - var. *colistinus* 727
- *subtilis* 598
- - var. Tracy 728
Bacitracin 728 f.
- A *727*
Bacitracin-Zink 729
Bacitracinum zincum 729
Badoh negro 514
Bakterien, attenuierte 760
-, inaktivierte 760
Bakterientoxine 760
Bakteriozine 737
Baldrian 186, 189

-, Echter 188
-, Indischer 191
Baldriantinktur 188, 191
-, ätherische 188
Baldrianwurzel 188
Baldrianwurzeltrockenextrakt 191
Baldrinal 190
Ballaststoffe 123 f.
Balsame **438**
Balsami tolutani sirupus 444
Balsamum peruvianum 443
- tolutanum 444
Banisteriopsis caapi 506
- *inebrians* 506
Baptisiae tinctoriae radix 127
Baptisia tinctoria 127
Baptisiawurzel 127
Baptisin *127*
Barbaloin 355
Bardanae radix 266
Bärentraube, Echte 284
Bärentraubenblätter 284
Bärlauch 471
Bärlauchkraut 471
Barringtogenol C *242*, 254
Bartflechte 289
Basiliximab 750
Basisimpfungen 763
Bassorin 118
Batate 103
Batrachotoxin 565, 566
Batroxobin 583
Baumwolle 105
Baumwollsamenöl 158
-, hydriertes 167
Bayogenin 242, 252
BCG 760
BCG-Impfstoff (gefriergetrocknet) 769
Beauveria nivea 779
Becaplermin 675
Behensäure 142, 157
Beifuß-Arten 174
Beifuß 376
- Einjähriger 198
Beinwell 540
Belladonnablätter 545
Belladonnae extractum siccum normatum 545
Belladonnae folium 545
- pulvis normatus 545
- radix 545
- tinctura normata 545
Belladonnapulver, Eingestelltes 545
Belladonnatinktur, Eingestellte 545
Belladonnatrockenextrakt, Eingestellter 545
Belladonnawurzel 545
Belladonnin 544 f.

Benediktenkraut 377
Benzaldehyd 281 f.
Benzaldehyderivate 281
Benzencarbonsäuren *281*
Benzoe 441
-, Siam- 441
Benzoesäure 279, 281, 441 ff.
Benzoesäurebenzylester 443
Benzoesäurederivate 279
Benzoes tinctura 442
Benzoetinktur 442
Benzoe tonkinensis 441
Benzylalkohol 283
Benzylalkoholderivate 283
Benzylbenzoat 419
Benzylcaffeat 325
Benzylisothiocyanat *464*
Benzylpenicillin 714, *716*
- Benzathin 714
- Kalium 714
- Natrium 714
- Procain 715
Benzylpenicillinum benzathinum 714
- kalicum 714
- natricum 714
- procainum 715
Berberidaceae 275, 493
Berberin 492 f.
Bergapten *271*
Bergenia crassifolia 284
Berg-Wohlverleih 195
Bertram, Römischer 178
Besenginster 537
Besenginsterkraut 537
Betacarotin 208
Betain-Dihydrogencitrat 451
Betain-Hydrochlorid 451
Betamethason 636
Beta vulgaris ssp. *vulgaris* var. *altissima* 95
Betazol 648
Betelnuss 534
Betelnusspalme 534
Betelpfeffer 535
Betula pubescens 318
- *lenta* 403
- *pendula* 318
Betulaceae 318, 403
Betulae folium 318
BfArM 24
Bibernelle, Große 411
-, Kleine 411
Bibernellwurzel 411
Bidesmethoxycurcumin 298, 300
Bienengift 581 f.
Bienenkittharz 322
Bienenwachs 169
Bifidobacterium bifidum 737
- *bifidus* 97
- *infantis* 737

- *longum* 737
Bifidobacterium-Arten 737
Biflavonoide 294, 315
Bignoniaceae 339
Bilobalid *316*
Bilobetin *316*
Bilsenkraut, Ägyptisches 546
-, Schwarzes 546
Biochanin A 326 f.
Bioflavonoide 306
Biologie, pharmazeutische 1
Bipindogenin *225*
Biramentaceon *336*
Birke, Hänge- 318
-, Moor- 318
-, Zucker- 403
Birkenblätter 318
Birnbaum 284
β-Bisabolen 297, *387*
(-)-β-Bisabolen 299
α-Bisabolol *387*, 405
(-)-α-Bisabolol 405
Bisabololoxid 405
- A, -B, -C 406
Bischofskrautfrüchte 273
Bishomo-γ-linolensäure 151
Bitterholz 379
Bitterklee 374
Bitterkleeblätter 374
Bitterorange 422
Bitterorangenblüten 423
Bitterorangenblütenöl 423
Bitterorangenfluidextrakt 423
Bitterorangenschale 422
Bitterorangenschalenliquidextrakt, Eingestellter 423
Bitterorangenschalensirup 423
Bitterorangenschalentinktur 423
Bitterorangensirup 423
Bitterstoffdrogen 371
- als Stomachika 371
Bitterstoffe 369 ff., 425
Bittersüßstängel 563, 565
Bitterwert 370
Blättertragant 119
Blaubeere 367
Blaugummibaum 431
Bleomycin 730 f.
Bleomycinhydrochlorid 730
Bleomycini sulfas 730
Bleomycinsulfat 730
Blut 605 ff.
Blutegel, Medizinischer 619
Blutgerinnung 605 ff.
Blutgerinnungsfaktoren 616 f.
Blutgerinnungsfaktor VII vom Menschen 617
- VIII vom Menschen, gefriergetrocknet 617
- IX vom Menschen 617
- XI vom Menschen 618

- XIII vom Menschen 618
Blutgerinnungsinhibitoren 618
Blutgerinnungsstörungen 606
Blutkonserven, Stabilisatorlösungen 607
Blutplasma 608 f.
Blutplättchen 614
Blutserum 608
Blutwurz 366
B-Lymphozyten 745
BMP 672, 675
rh BMP-2 675
Bockshornklee 125
Bockshornsamen 125
Bohnen, Garten- 587
Bohnenkraut 416
Boldi folium 494
Boldin *494*
Boldoblätter 494
Bombyx mori 600
bone morphogenic protein 672, 675
Booster 762
Boraginaceae 121, 162, 338, 540
Borago officinalis 162
Bordetella pertussis 769
Borneol 402, 410
Bornylacetat 376, 401 f., 410
(-)-Bornylacetat 188
(-)-Bornylisovalerat 188
Borretsch 162, 540
Bos taurus 157
Boswellia-Arten 445
β-Boswelliasäure 440, 445
Bothrops atrox 583
- *jararaca* 583
Botulinum-Toxine 578 f.
Botulismus-Antitoxin 778
Bradykinin 572, 669
Brassica campestris 158
- *cernua* 463
- *integrifolia* 463
- *juncea* 463
- *napus* 158
- *nigra* 463
- *oleracea* 462
- *rapa* 158
Brassicaceae 158, 236, 463, 465
Braunalgen 115
Brautmyrte 432
Brechnuss 523
Brechnussbaum 523
Brechsirup 496
Breiapfelbaum 210
Brennnessel, Große 219, 318
-, Kleine 318
Brennnesselkraut 318
Brennnesselwurzel 219
Bringham-Tee 483
Brombeerblätter 367
Brombeere 367

Sachregister 815

Bromelain 595
Bromeliaceae 595
Bromocriptin 511 ff.
Bromocriptini mesilas 511
Bromocriptinmesilat 511
Bruchkraut 253
–, Kahles 253
Brucin 523 f.
Bryonia alba 205
– *cretica* 205
Buchsbaum 565
Buchsbaum-Arten 563
Buchweizen, Echter 313
Buchweizenkraut 313
Buchweizen, Tataren- 313
Budesonid 636
Bufadienolide 221, 224, 228
Bufotenin *502*
(+)-Bulbocapnin 494, 497
Bupleurotoxin 176
Bupleurum longiradiatum 176
Burseraceae 442, 445
Büschelbohne 124
Buserelin 654
Butterfisch 163
Buttersäure *142*
Butylidenphthalid 433
E-Butylidenphthalid *432*
Butylphthalid 433
2-Butyl-prop-1-enyl-disulfid 472
Butylscopolaminiumbromid 548
Buxaceae 168, 563
Buxus-Alkaloide 565
Buxus-Arten 563

C

Cabergolin 511, 513
Cacao oleum 160
Cacao semen 555
Cachectin 681
Cactaceae 484
Cactinomycin 734 f.
Cadexomer-Iod 104
Caelyx 699
Caesalpiniaceae 125, 139, 351
Caffeoyläpfelsäure 319, 378
Caffeoylchinasäure 253
Caffeoylglucosen 263
Caffeoylputrescin 263
3′-*O*-(8″-Caffeoyl-)rosmarinsäure 429
5-*O*-Caffeoylshikimisäure 319
Caftarsäure 376
Cajeputi aetheroleum 432
Cajeputöl 432
Calabarbohne 505
α-Calacoren 424
Calami aetheroleum 424
Calcitonin 666
– vom Lachs 667

– vom Menschen 667
Calcitoninum humanum 667
– salmonis 667
Calciumalginat 116
Calebassencurare 522
Calendula officinalis 201
Calendulae flos 201
Calenduloside 201
Calicheamicin 752
Callosellasma rhodostoma 583
Camellia sinensis 553
Campesterol 216 f., 219
Camphen 386, 401 f.
Campher 386, 402 f., 409 ff., 431
–, Racemischer 404
D(+)-Campher 403, 404
L(–)-Campher 196, 404, 408
Campherbaum 403
Campheröl 404
Camphersalbe 404
Campherspiritus 404
Canavalia ensiformis 587
Cannabaceae 291, 329
Cannabichromen *330*
Cannabichromensäure *330*
Cannabidiol 330
Cannabidiolsäure 330
Cannabigerol *330*
Cannabigerolsäure *330*
Cannabinoide 329 f.
Cannabinol *330*
Cannabinolsäure *330*
Cannabis sativa 329
Cannogenin *225*
Cantharidin 190, 192
Canthaxanthin 206 ff.
Capaene 467
Capillin 174 f.
Caprifoliaceae 320
Caprinsäure *142*, 157
Capronsäure *142*
Caprylsäure *142*, 157, 160
Capsaicin *480*
Capsaicinoide 480 ff.
Capsanthin 207, 480
Capsici acris extractum spissum normatum 482
Capsici acris tinctura normata 482
– fructus 480
Capsicoside 480
Capsicum annuum 481
– *frutescens* 480
Captopril 669
Carangidae 163
Carbacepheme 721 f.
Carbamidsäureamid 455
Carbapeneme 721 f.
Carbenicillin 716 f.
Carbenicillin-Dinatrium 717
Carbetocin 658
Carbocistein 450

β-Carbolinalkaloide, einfache *507*
Carboxymethylamylum natricum 104
Carboxymethylstärke-Natrium 104
Cardamomi fructus 418
Cardenolide 221, 224, 228
Cardenolidglykosidaglyka *225*
α-Cardinen *388*
Cardui mariae fructus 321
– – – extractum 322
Car-3-en 386, 401, 424, 535
Caricaceae 594
Caricae fructus 84
Carica papaya 594
Carlina acaulis 174
Carlinaoxid 174 f.
Carmin 348
Carminsäure *347*
Carnaubawachs 169
Carnauba-Wachspalme 169
L-Carnitin 448, 451 f.
Carnosol 409
Carnosolsäure 377, 402, 410
β-Carotin 206 ff.
γ-Carotin *207*
Carotinoide 138, **206 f.**
Carrageen 114
Carrageenan 112 f.
γ-Carrageenan 114
κ-Carrageenan 114
Carrageenin 113
Carthami oleum 159
Carthamus tinctorius 160
Carubin 125
Carum carvi 417
Carvacol 416
Carvacrol *384*, 416, 429 f.
Carveol *384*
Carvi aetheroleum 417
Carvi fructus 417
Carvon 384, 414
D-Carvon 417
D(+)-Carvon 418
L(–)-Carvon 415, 417
Caryophyllaceae 252 f.
α-Caryophyllen 292, 387
β-Caryophyllen 292, 388, 401, 407, 419 f., 535
Caryophylli floris aetheroleum 420
– flos 420
Cascararinde 353
Cascarosid B *346*
– A *346*
Caseinhydrolysat, Phenylalaninfreies 452
Caspofungin *729*
Cassia acutifolia 351
– *angustifolia* 351
– *senna* 351
Cassie, Ägyptische 351

-, Indische 351
Castalagin 366
Casticin *305*
Castoramin 561
Catalpol 121, 186 f.
(+)-Catechin 307, 323
Catechine 307, 323, 554
Catechingerbstoffe 314, 361, 366, 418, 525, 535, 556
Catecholamine 646 f.
Catechu 365
Catgut, Steriles 599
 - im Fadenspender 599
Catha edulis 484
Catharanthi herba 519
Catharanthus roseus 519
L(-)-Cathinon 484
Cayennepfeffer 480
Cayennepfefferdickextrakt, Eingestellter 482
Cayennepfefferextrakt 482
Cayennepfeffertinktur, Eingestellte 482
CCK 667
Cefaclor-Monohydrat 720
Cefadroxil *719*
 - Monohydrat 720
Cefadroxylum monohydricum 720
Cefalexin *719*, 720
 - Monohydrat 720
Cefalexinum monohydricum 720
Cefaloridin *719*, 721
Cefalotin natricum 720
Cefalotin-Natrium 720
Cefamandol 720
Cefamandoli nafas 720
Cefamandolnafat 720
Cefazolin 720
Cefazolin-Natrium 720
Cefazolinum natricum 720
Cefepim 720
Cefixim 720
Cefodizim 720
Cefoperazon-Natrium 720
Cefotaxim *719*, 720
Cefotetan *719*
Cefotiam 720
Cefoxitin-Natrium 720
Cefoxitinum natricum 720
Cefpodoximproxetil 720
Cefradin *719*, 720
Ceftazidim 720
Ceftibuten 720
Ceftriaxon 720
 - Dinatrium 720
Ceftriaxonum natricum 720
Cefuroxim 720
Cefuroximaxetil 720
Cefuroxim-Natrium 720
Cefuroximum axetili 720
 - natricum 720

Celastraceae 484
Cellophan® 108
Cellulose 99, **104 f.**, 107
 -, mikrokristalline 109
 -, regenerierte 107
Celluloseester 109
Celluloseether 109
Cellulosepulver 109
Cellulose pulvis 109
Cellulosum foliatum 107
 - - sterile 107
 - ligni depuratum 107
 - microcristallinum 109
Centapikrin 372 f.
Centaurii herba 373
Centaurium erythraea 373
 - *minus* 373
Centranthus 189
Cephaelin 495 f.
Cephaelis acuminata 495
 - *ipecacuanha* 495
Cephalosporin C 718 f.
Cephalosporine 718 ff.
Cephalosporium-Arten 718
Cephalosporium acremonium 718
Cephamycine 718
Cera carnauba 169
 - flava 169
 - Lanae cum Aqua composita 171
Ceratoniae semen 125
Ceratonia siliqua 125
Cerivastatin 340
Cerotinsäure *142*
Cetaceum 171
Cetiolan® 171
Cetoleinsäure *164*
Cetraria ericetorum 290
 - *islandica* 289 f.
 - *tenuifolia* 290
Cetrarsäure 289 f.
Cetrorelix 654
Cetylpalmitat 171
Ceylonzimtbaum 419
(C$_{15}$:1)-Ginkgolsäure *316*
10-C-Glucosyl-emodin-anthron-8-β-glucoside 353
α-Chaconin *564*
Chalepensin *271*, 528
Chalkone 303, *304*
Chamaemelosid 408
Chamaemelum nobile 408
Chamazulen 376, 405 ff.
Chamomillae romanae flos 408
Chanoclavin I *509*
Charley 550
Chelerythrin 492 f.
Chelidonii herba 492
Chelidonin 492 f.
Chelidonium majus 492
Chelidonsäure *488*

Chemotaxonomie 65
Chenodesoxycholsäure 222 ff.
Chenodiol 223
Chenopodiaceae 95
Chicle 210
Chiclegummi 210
Chikusetsuninjin 257
Chinaextrakt 525
Chinafluidextrakt 525
Chinarinde 525
Chinarindenbaum 525
Chinasäure 525
Chinasäureester 195
Chinatinktur, Eingestellte 525
Chinazolin *475*
Chinazolinalkaloide 541 f.
chinese hamster ovary cells 59
Chinesisches Tannin *360*
Chinidin 525 f.
Chinidini sulfas 528
Chinidinsulfat 528
Chinin 525 ff.
Chininhydrochlorid 527
Chinini dihydrochloridum 527
 - hydrochloridum 527
 - sulfas 527
Chininhydrochlorid 527
Chininsulfat 527
Chinolin *475*
Chinolinalkaloide 524 ff.
Chinolinsäure *532*
Chinolizidin *475*
Chinolizidinalkaloide 127, **537 f.**
Chinovasäure *525*
Chitin 99, 128
Chitosan 128
Chitosanhydrochlorid 128
Chloramphenicol *708*, 709
Chloramphenicolhydrogensuccinat-Natrium 709
Chloramphenicoli natrii succi 709
 - palmitas 709
Chloramphenicolpalmitat 709
6-Chlorapigenin 319
7-Chlor-6-demethyltetracyclin 697
Chlormadinoacetat 640
Chlorogensäure 262, 264, 319 f., 553, 554 f.
7-Chlortetracyclin *697*
Chlortetracyclinhydrochlorid 697
Chlortetracyclini hydrochloridum 697
8-Chlortheophyllin 558
Cholan *215*
Cholecystokinin 667
Choleraimpfstoff (gefriergetrocknet) 772
Cholera-Lebend-Impfstoff 772
Cholestan *215*
Cholesterol 170, *215*, 216 f., 220

Cholesterolester-hydrolase 592
Cholin *645*
Cholinchlorid 454
Cholincitrat 454
Cholinhydrogentartrat 454
Cholinsalze *455*
Cholsäure 222 ff.
Chondodendron tomentosum 494
Chondrillasterol 222
Chondrus crispus 113 f.
- *ocellatus* 113
Chorda resorbilis sterilis 599
Choriongonadotropin 659 f.
-, Humanes 659
Chorionmammotropin 660
Chorion-Somatomammotropin 660
Chrysanthemen 194
trans-Chrysanthenylacetat 196
cis-Chrysanthenol 376
cis-Chrysanthenylacetat 376
Chrysarobinum 349
Chrysin *305*, 323, 325
Chrysoeriol *305*, 406
Chrysophanol 344
Chymosin 596
Chymotrypsin 597
Cichoreesäure 376
Cichoriensäure 127
Ciclosporin 779
Cicuta virosa 176
Cicutoxin **175 f.**
Cilastatin 721
Cimicifugae racemosae rhizoma 204
Cimicifuga racemosa 204
Cimicifugasäure A *264*
Cimicifugasäuren 204, 263
Cimicifugosid 204
Cimifugosid *203*
Cimigenol 204
Cimiracemoside 204
Cinchona-Alkaloide 526
Cinchona calysaya 525
- *ledgeriana* 525
- *officinalis* 525
- *pubescens* 525
- *succirubra* 525
Cinchonae cortex 525
- tinctura normata 525
Cinchonaminal *526*
Cinchonidin 525 ff.
Cinchonin 525 ff.
1,8-Cineol 188, 297, 299, *384*, 402 ff., 407, 409 ff., 418 f., 431 f., 494
1,4-Cineol *384*
Cinerin I und II *190*
Cinnamein 443
Cinnamomi cortex 419
- corticis tinctura 419

- zeylanici corticis aetheroleum 419
- - folii aetheroleum 419
Cinnamomum camphora 403
- ceylanicum 419
- verum 419
Cinnamoylcocain *549*
Cirsilineol *429*
Citral 297, 299, 415, 422, 430 f., 434
- a *383*
- b *383*
Citreorosein 344
Citrolellal 431
L-Citrullin 448, 450 f.
Citronellae aetheroleum 435
Citronellal *383*, 415, 430, 433, 435
Citronellgras 435
Citronellöl 435
-, Ceylon- 435
Citronellol *383*, 435
Citronellylacetat 422
Citronenöl 434
Citronensäure *84*, 136 ff.
-, Wasserfreie 136
Citronensäurealkylester 138
Citronensäure-Monohydrat 136
Citrus-Arten 271, 422
Citrus aurantium ssp. *amara* 422
- - ssp. *aurantium* 422
- *limon* 423, 434
- *sinensis* 423
Citrusbioflavonoide 313
Citrus-Früchte 313
Clarithromycin 701
Claviceps paspali 510
- *purpurea* 508
Clavicipitaceae 508
Clavulansäure 723 f.
Clindamycin *708*, 710
Clindamycin-2-dihydro-genphosphat 710
Clindamycinhydrochlorid 710
Clindamycini hydrochloridum 710
- phosphas 710
Clitocybe-Arten 455
Clostridium botulinum 578 f.
- *novyi* 778
- *perfringens* 778
- *septicum* 778
Cloxacillin-Natrium 717
Cloxacillinum natricum 717
Clupea harengus 602
Clupeidae 163
Clupein 602
Cnici benedicti herba 377
Cnicin *375*, 377
Cnicus benedictus 377
Cobrotoxin 581, 583
Coca-Alkaloide 549

Cocablätter 548 f.
Cocain 550
(-)-Cocain *549*
Cocainhydrochlorid 549
Cocaini hydrochloridum 549
Cocamine 549
Cocastrauch 548
Cochenille, Echte 348
Cochlospermaceae 119
Cochlospermum gossypium 119
Cocois oleum raffinatum 160
Codein 486 ff., 490
Codeinhydrochlorid 490
- Dihydrat 490
Codeini hydrochloridum 490
- - dihydricum 490
- phosphas hemihydricus 490
- phosphas sesquihydricus 490
Codeinphosphat-Hemihydrat 490
Codeinphosphat-Sesquihydrat 490
Codergocrini mesilas 511
Codergocrinmesilat 511
Cofeperazonum natricum 720
Coffea arabica 551, 553
- *canephora* 551, 553
Coffein 552 ff.
Coffeincitrat 557
Coffeini citras 557
Coffein-Monohydrat 557
Coffein-Natriumbenzoat 557
Coffein-Natriumsalicylat 557
Coffeinum monohydricum 557
Coffeinum-natrii benzoas 557
- salicylas 557
Cohumulon 292 f.
Cola acuminata 554
- *nitida* 554
Colae semen 554
Colaextrakt 555
Colafluidextrakt 555
Colanuss 554
Colchicaceae 499
Colchici flos 499
- semen 499
Colchicin *498*, 499 f.
Colchicosid *498*
Colchicum-Alkaloide *498*
Colchicum autumnale 499
Colchisosid 499
Colfoscerilpalmitat 172
Colicine 737
Colistimethat-Natrium 728
Colistimethatum natricum 728
Colistine 726
Colistini sulfas 728
Colistinsulfat 728
Collagenum hydrolysatum 602
Collodium 108
- elasticum 108
Collodiumwolle 108

Colophonium 442
α-Colubrin *523*
β-Colubrin *523*
Colupulon 292 f.
Commiphora-Arten 442
Commiphora abyssinica 442
- *molmol* 442
- *schimperi* 442
complementary DNA 55
ConA 587
Concanavalin A 587
Condurangamine 380
Condurangin 379
Condurango cortex 379
- extractum liquidum 380
Condurangoextrakt 380
Condurangogenin A, -C, -E 380
Condurangoglykoside 380
Condurangorinde 379
Condurangoside 380
Condurangostrauch 379
Condurango vinum 380
Condurangowein 380
Coniferylalkohol *274*
γ-Conicein *560*
Coniferin 274
Coniferylbenzoat 441 f.
(+)-Coniin *560*
Conium-Alkaloide *560*
Conium maculatum 560
Convallariaceae 233
Convallariae herba 233
- pulvis normatus 233
Convallaria keiskei 233
- *majalis* 233
Convallatoxin 233
Convallatoxol *233*
Convallosid *233*
α-Copaen 388, 443
Copernicia cerifera 169
- *prunifera* 169
Coprin *449*
Coprinus atramentarius 449
Coptisin 492 f.
Coriandri fructus 417
Coriandrum sativum 417
Corticoliberin 653
Corticosteron *635*
Corticotrophin 655
Corticotropin 655
Corticotropin-Releasing 653
Cortisol 635
Cortison *635*, 636
Cortisonacetat 636
Cortisoni acetas 636
Corydalidis cavae rhizoma 497
Corydalis cava 497
Corynantheal *526*
Corynebacterium diphtheriae 770
Costunolid 194, 196
Coxycyclini hyclas 697

C-Peptid *661*
CPMP 24
Crack 550
Crataegi extractum fluidum 314
- - siccum 314
- folii cum flore extractum siccum 314
- folium cum flore 314
Crataegolsäure *314*
Crataegus-Arten 314
Crataegus laevigata 314
- *monogyna* 314
Crateagi flos 314
- fructus 314
CRF 653
CRH 653
Crinum-Arten 501
Crocetin 209
Crocin A *208*, 209
Croci stigma 208
Crocus sativus 208
CRP 740
Cryptofauronol 188 f., 388
Cryptopin 492 f.
CS 660
CSF-1 675
Cucurbitaceae 205, 222
Cucurbitacine 205
Cucurbitae semen 222
Cucurbita pepo 222
Cumarin 261, **266 ff.**, 419
Cumarinderivate 423
Cumarine 266 ff.
Cumarinsäure 266 f.
p-Cumaroylbenzoat 441 f.
p-Cumarsäure 261, 263
p-Cumarylalkohol *274*
Cumestanderivate 250
Cumestrol 326 f.
Cupressaceae 127, 402
Curaçao-Aloe 355
C-Curarin I 522, 523
Curcuma, Echte 300
-, Javanesische 300
Curcuma domestica 300
- *xanthorrhiza* 300
- *zedoaria* 301
Curcumae longae rhizoma 300
- xanthorrhizae rhizoma 300
Curcumawurzelstock 300
β-Curcumen 300, 387
ar-Curcumen 297, 300, 387
(+)-*ar*-Curcumen 299
Curcumin 298, 300
Curcuminoide **297 f.**, 300
Curlon 300, 387
Curzeren 443
Curzerenon 443 f.
Cutin 154
Cutina® 171
Cyamopsis tetragonoloba 124

Cyanhydrine 457
Cyanidin 324
L-β-Cyanoalanin 449
1-Cyanoepithioalkane 461
1-Cyano-2,3-epithiopropan *464*
Cyclamen-Arten 247
Cyclitole 87 f.
Cycloalliin 467, 470 f.
Cycloartenol *217*
Cyclobuxin 565
- D *566*
β-Cyclodextrin *99*
Cyclodextrine 104
Cyclolinopeptide 122
α-Cyclopiazonsäure *10*
Cyclosporin A *780*
Cymarin 234, 236
D-Cymarose 226
Cymbopogon martinii 435
- *nardus* 435
- *winterianus* 435
p-Cymen 297, 299, 384, 412, 416, 429 ff., 494
Cynara cardunculus 265
- - ssp. *flavescens* 195
- *scolymus* 265
Cynarae folium 265
Cynarin 262, 264
Cynaropikrin 265, 375
Cynosbati fructus 139
Cyproteronacetat 641
L-Cystein 448, 450
Cytisin 127
(−)-Cytisin 537 f.
Cytisus scoparius 537

D

Daclizumab 750
Dactinomycin 734 f.
Dactylopius coccus 348
Dalfopristin 735 f.
Danaparoid 132
Daphnetin *269*
Daptomycin 729
Darbepoetin 673
Dattel, Indische 139
Datura fastuosa 546
- *metel* 546
- *stramonium* 545
Daucosterol *257*
Daucus carota 174
Daunorubicin *699*
Daunorubicinhydrochlorid 698
Daunorubicini hydrochloridum 698
DDAVP 659
Deca-4,7-dienal 424
Deca-2,4-diensäure-isobutylamid 177 f.
Deca-2,4-diensäure-piperidid 177

Deca-2*E*,4*E*-diensäure-isobutylamid 177
Deca-2*E*,4*E*-diensäure-piperidid 177
Decylpelargonat 422
Decylvanillylamid 480
Deflazacort 636
Dehydodianthrone 343
Dehydro-α-lapachon 339
4,5-Dehydro-β-cyclocitral 209
7-Dehydrocholesterol 220
Dehydrocholsäure 223 f.
Dehydrodianthrone 344
Dehydrodigallussäure 358
Dehydroemetindihydrochlorid 497
Dehydroemetini hydrochloridum 497
Dehydroepiandrosteronacetat 641
Dehydro-iso-α-lapachon 339
3-Dehydro-nobilin 408
Demeclocyclinhydrochlorid 697
Demeclocyclini hydrochloridum 697
Demecolcin 498 f.
Demoxytocin 658
Dendranthema-Arten 194
26-Deoxyactein 204
Deoxycholsäure 222
Depside 289
Depsidone 289
Derris elliptica 328
Derriswurzel 328
Desacetylcentapikrin 373
Desacetyllanatosid C 234 f.
Deserpidin 515, 519
Desglucoruscin 255
Desirudin 620
Deslanosid 235
Desmethoxycurcumin 298, 300
Desmethoxyyangonin 301
Desmopressin 659
Desoximetason 637
11-Desoxy-aloin-8-*O*-β-glucoside 353
Desoxyaminozucker 89
11-Desoxycorticosteron 635
Desoxycortin 637
Desoxycortonacetat 637
Desoxycortoni acetas 637
Desoxynivalenol 10
Desoxynupharidin 561
Desoxypodophyllotoxin 275 f.
Desoxyribonuclease 592
3-Desoxy-silychristin 321
2-Desoxystreptamin 689
Detajmiumbitartrat 518
Determinanten 741, 757
Dexamethason 636
Dextrane 109 f.
Dextranomer 110
Dextransulfat 131

Dextrin 103
Dextromethmorphani hydrobromidum 491
Dextromethorphanhydrobromid 491
Dextropimarsäure 442
Dextrose 81
DHA 151, 163 f.
DHEA 641
Diacetylmorphin 490
6β,7β-Diacetoxy-13-hydroxy-labda-8,14-dien 187
Diacylglycerole 152
Dialk(en)disulfide 472
Dialk(en)sulfide 471
Dialk(en)yldisulfide 467, 468
Dialk(en)ylmonosulfide 468
Dialk(en)yltrisulfide 467, 468, 472
Dialk(en)yl-trithia-alkanmonoxide 467, 468
Dialkyloligosulfide 467
Dialkylthiosulfonate 467
Diallyldisulfid 470
Diallylsulfid 470
Diamorphin 490
Dianthranole 343 f.
Dianthrone 343 f.
1,7-Diarylheptanoide 300
Dibenzofurane 289
Dicaffeoyl-meso-weinsäure 319
Dicaffeoylweinsäure 318
Dicinnamoylmethanderivate 300
Dickextrakte 20
Dicloxacillin 716
– Natrium 717
Dicloxacillinum natricum 717
Dictamnin 528 f.
Dicumarol 268
Didrovaltrat 189
Diepishyobunon 424
7,9':7',9-Diepoxylignane 190
Diginatigenin 225
Diginatin 234
D-Diginose 226
Digitalinum verum 234 f.
Digitalis lanata 235
– *purpurea* 232
Digitalis purpurea folium 232
Digitalis purpurea pulvis normatus 232
Digitalis-lanata-Blätter 235
Digitalis-purpurea-Blätter 232
Digitalis-purpurea-Pulver 232
D-Digitalose 226
Digitanolglykoside 228
Digitogenin 241
Digitonin 232
Digitoxigenin 225
Digitoxin 232, 234
Digoxigenin 225
Digoxin 234 f.

D-Digitoxose 226
Dihydroartemisinin 198
Dihydrocapsaicin 480
Dihydrocarveol 384
Dihydrocarvon 384
Dihydrocodeini hydrogenotartras 491
Dihydrocodein[R,R]-tartrat 491
Dihydrocornin 372
Dihydrocristini mesilas 510
Dihydrocuminol 384
Dihydroergocristinmesilat 510
alpha-Dihydroergocryptin 513
Dihydroergocryptini mesilas 510
alpha-Dihydroergocryptinmesylat 510
Dihydroergopeptine 512 f.
Dihydroergotamin 512
Dihydroergotamini mesilas 510
– tartras 510
Dihydroergotaminmesilat 510
Dihydroergotamintartrat 510
Dihydroergotoxin 513
Dihydroergotoxinmesilat 511
7',8'-Dihydro-foliamenthin 374
Dihydroguajaretsäure 257
11α,13-Dihydrohelenaline 195, 196
11α,13-Dihydrohelenalin-Ester 195
7,8-Dihydro-(+)-kavain 301
Dihydrolanosterol 170
7,8-Dihydro-(+)-methysticin 301
2,3-Dihydro-ononin 326
5α-Dihydro-testosteron 641
Dihydrostreptomycini sulfas ad usum veterinarum 690
Dihydrostreptomycinsulfat 690
6,8-Dihydroxy-5,7-dimethoxycumarin 269
L-3,4-Dihydroxyphenylalanin 451, 645
3,4-Dihydroxyphenylethylamin 645
L-3,5-Diiodtyrosin 451
1,2-Dilinoleoylphosphatidylcholin 172
4,4'-Dimethoxy-stilben 429
2-Dimethylaminoethanol 454
3,7-Dimethyl-octa-1,5-dien-3,7-diol 320
3,7-Dimethyl-octa-1,5,7-trien-3-ol 320
Dinoproston 632
Dinoprost-Trometamol 632
Dinoprostum trometamoli 632
Dinorcantharidin 192
1,3-Di-*O*-caffeoylchinasäure 262
1,5-Di-*O*-caffeoyl-D-chinasäure 262
Diollipide 145

Dioscorea-Arten 103
Dioscoreaceae 103
Diosgenin 241
Diosmetin *305*
Diosmin *307*, 312f.
Diphtherie-Adsorbat-Impfstoff 770
- für Erwachsene und Heranwachsende 770
Diphtherie-Antitoxin 778
Diphtherie-Pertussis-Tetanus-Haemophilus-influenzae-Typ-b-Adsorbat-Impfstoff 762
Diphtherie-Tetanus-Adsorbat-Impfstoff 762, 771
- für Erwachsene und Heranwachsende 771
Diphtherie-Tetanus-Pertussis-Adsorbat-Impfstoff 771
Dipalmitoylphosphatidylcholin 172
Diprophyllin 557
Dipteryx odorata 267
Dirithromycin 701
Diterpenbitterstoffe 377, 402, 409
Diterpene *179*, 187, **198f.**, 201
- als Arzneistoffe 198
-, Grundkörper *199*
3,4-Divanillyltetrahydrofuran *276*
(–)-3,4-Divanillyltetrahydrofuran 219
DMAE 454
DNA, rekombinante 53
DNA-Ligasen 54
DNA-Polymerase 54
Docetaxel 199f.
Docosahexaensäure 150f.
Docosahexaensäure (DHA) *142*
Docosapentaensäure 151
Dollarfisch 163
Dornase alfa, Rekombinante 592
α-Dornase 592
L-DOPA 451, 645
Dopamin 537, 645, 647
Dorschlebertran 164
Dost, Echter 416
Dostenkraut 416
Doxorubicin *699*
Doxorubicinhydrochlorid 698
Doxorubicini hydrochloridum 698
Doxycyclin 697
Doxycyclinhyclat 697
DPT-Schutzimpfung 762, 771
Drachenblutbaum 347
Drogen 3ff., 11ff., 15f.
-, Begriffsbestimmung 3
-, Extrakte 16
-, Gehaltsbestimmung 11
-, Haltbarkeit 15
-, Handels- und Gebrauchsformen 4

-, Lagerung 13
-, mikrobiologische Qualität 8
-, nicht strukturierte 3
-, Nomenklatur 4
-, Normierungen 12
-, Prüfung der Identität 6
-, Prüfung der Reinheit 7
-, Risiken beim Umgang 15
-, schleimstoffhaltige 120f., 123
-, -, als Diätetika 123
-, -, als Volumenabführmittel 121
-, -, Antitussiva 120
-, Standardisierung 6
-, strukturierte 3
-, Wertbestimmung 11
-, Zubereitungen 16
Dronabinol 331
Droseraceae 336
Droserae herba 336
Drosera madagascariensis 336
- *peltata* 336
- *ramentacea* 336
- *rotundifolia* 336
Drotrecogin alfa 619
Dryopteris-Arten 288
Dryopteris filix mas 296
DS-1 252
DS-2 252
DT-Schutzimpfung 762
Duboisia leichhardtii 546
- *myoporoides* 546
Dulcamarae stipes 565
Dynorphin *671*
Dynorphine 670

E

EC 590
Ecgonin 542, 543, 548
Echinacea-Arten 177
Echinacea angustifolia 127
- *pallida* 127
- *purpurea* 127, 174
Echinacea-angustifolia-Wurzel 127
Echinacea-pallida-Wurzel 127
Echinaceae angustifoliae radix 127
- pallidae radix 127
- purpureae herba 127
- - radix 127
Echinacosid *264*
Echinocandine 729
Echium 338
Ecklonia-Arten 116
Efeu 251f.
-, Gemeiner 176
Efeublätter 251
EGF 672
Eiben-Arten 199

Eibisch, Echter 120
-, Sabdariffa- 139
Eibischblätter 120
Eibischsirup 120
Eibischwurzel 120
Eiche, Flaum- 365
-, Gall- 364
-, Stiel- 365
-, Trauben- 365
Eichenrinde 365
Eicosanoide 626ff.
- als Arzneistoffe 632
-, Chemie 626
-, Pharmakologie 630f.
-, Stoffwechsel 628ff.
-, Terminologie 626
-, Vorkommen 630
Eicosapentaensäure (EPA) 142, 150f.
Eicosatetraensäure 151
Eicosensäure 164
Ei-Lezithin 171
Einbeere 247
Eisenhut-Arten 561
Eisenhut, Blauer 561
Elaeis guineensis 157
Elaterinid 203, 205
β-Elemen *387*
δ-Elemen *443*
Elemicin *389*
Elettaria cardamomum 418
Eleutherane 257
Eleutherococci radix 257
Eleutherococcus senticosus 257
Eleutheroside 257
Ellagitannine 359, 366
Ellagsäure 358
Ellagsäuregentiobiosid 359
Elymoclavin *509*
EMEA 24
Emericellopsis-Arten 718
Emetin 495f.
Emetindihydrochlorid-heptahydrat 497
Emetindihydrochlorid-pentahydrat 497
Emetini hydrochloridum heptahydricum 497
- - pentahydricum 497
Emodin 344
Emodin-8-O-β-Glykoside 353
Endorphine 670f.
β-Endorphin *671*
Endotheline 671
Endotoxine, bakterielle 578
Engelwurz, Echter 424
Engraulidae 163
En-In-Dicycloether (Z-Form) **175**, 406
Enoxaparin-Natrium 131
Enzian, Gelber 371

Enziantinktur 373
Enziantrockenextrakt 373
Enzianwurzel 371
Enzymaktivität 589
Enzyme 587 ff.
- als Arzneistoffe 590 ff.
-, fibrinolytische 620
-, Klassifizierung 589 f.
-, Terminologie 589 f.
-, Wirkungsmechanismen 587
EPA 151, 163 f.
Ephedra-Alkaloide *483*
Ephedra-Arten 482
Ephedra gerardiana 482
- *shennungiana* 482
- *sinica* 482
Ephedraceae 482
Ephedrae herba 482
Ephedrakraut 482 f.
Ephedrin, Racemisches 482
-, Wasserfreies 482
L(-)-Ephedrin *483*
Ephedrin-Hemihydrat 482
Ephedrinhydrochlorid 482
Ephedrini hydrochloridum 482
- racemici hydrochloridum 482
Ephedrinum anhydricum 482
- hemihydricum 482
3-epi-α-Amyrin 440, 443
(-)-Epicatechin *307*, 323 f.
23-epi-26-Deoxyactein 204
Epidermiswachstumsfaktor 672
Epidermophyton-Arten 714
(-)-Epigallocatechin *307*, 323
Epinephrin 647
L-Epinephrin 646
Epinephrinhydrogentartrat 647
3-Epinobilin 408
Epirubicin *698*
6-Epishyobunon 424 f.
Epitheton 63
Epitope 741, 745
Eplerenon 637
EPO 673
rhEPO 673
Epoetin alfa 673
- beta 673
Epoporstenol 633
Epoxyartemorin 196 f.
7,9'-Epoxylignane 190
Epoxymexrenon 637
1,10-Epoxy-nobilin 408
trans-Epoxypseudoisoeugenyl-
2-methylbutyrat *411*
trans-Epoxypseudoisoeugenylti-
gliat *411*
3β,4β-Epoxyvalerensäure 189
Eptacog alfa 617
Equiseti herba 319
Equisetum arvense 319
Erdbeerblätter 367

Erdbeere, Wald- 367
Erdnuss 157, 587
Erdnussöl, Hydriertes 167
-, Raffiniertes 157
Erdrauch, Gemeiner 492
Erdrauchkraut 492
Eremophilen 197
Ergin 514
Ergocornin *509*
Ergocristin *509*
α-Ergokryptin *509*
β-Ergokryptin *509*
Ergometrin *509*, 511 f.
Ergometrinhydrogenmaleat 510
Ergometrini maleas 510
Ergonin *509*
Ergopeptame 507
Ergopeptine 507, 511
α-Ergoptin *509*
Ergolinalkaloide *509*
α-Ergosin *509*
Ergosterol *216*
Ergostin *509*
Ergotamin *509*, 512 f.
Ergotamini tartras 510
Ergotamintartrat 510
Ergovalin *509*
Ericaceae 284 f., 326, 367, 403
Eriocitrin *307*
Eriodictyol 305
Ertapenem 721 f.
Erucae semen 463
Erucasäure *142*
Erwinia chrysanthemi 598
Erysimin *236*
Erysimum-Arten 236
Erythrolaccin *169*
Erythromycin 701, 702
Erythromycinestolat 701
Erythromycinethylsuccinat 701
Erythromycini estolas 701
- ethylsuccinas 701
- lactobionas 703
- stearas 701
Erythromycinlactobionat 703
Erythromycinstearat 701
Erythromycinstinoprat 701
Erythropoetin 673
Erythropoetini solutio concentrata 673
Erythropoietin 673
Erythroxylaceae 548
Erythroxylum coca 548
- *novogranatense* var. *truxillense* 548 f.
Erythrozyten 613 ff.
Erythrozytenkonzentrat 614
-, gewaschenes 614
Esche, Manna- 86
Escherichia coli 598, 679 f., 737
Eschscholzia californica 497

Eschscholziae herba 497
Eschscholzienkraut 497
ESCOP 23
Eseramin *505*
Eserini sulfas 505
Eserolin 505
Esterwachse **148**, 154
Esterzahl 147
Estradiol *638*, 639
Estradiolbenzoat 639
Estradioldipropionat 639
Estradiol-Hemihydrat 639
Estradioli benzoas 639
- dipropionas 639
- valeras 639
Estradiolum hemihydricum 639
Estradiolvalerat 639
Estragol 389, 427 ff.
Estragon 376
Estran *215*
Estriol 638 f.
Estrogene, Konjugierte 639
Estrogeni coniuncti 639
Estron 638 f.
Etanercept 752 f.
17α-Ethinylestradiol 639
Ethylmorphinhydrochlorid 491
Ethylmorphini hydrochloridum 491
Etofyllin 557
Etopophos 277
Etoposid 277
β-Eudesmol 299, 388, 443
Eucalypti aetheroleum 431
Eucalypti folium 431
- tinctura 431
Eucalyptol 431
Eucalyptus-Arten 313
Eucalyptus citriodora 432
- *dives* 432
- *fruticetorum* 431
- *globulus* 431
- *smithii* 431
- *viridis* 431
Eucalyptusblätter 431
Eucalyptusöl 431
Eucalyptustinktur 431
Eugenol 389, 419 f.
Euglobale 431
Eupatorin *305*, 318
Euphorbiaceae 103, 165, 209, 296, 586
Exons 55
Exopeptidase 598
Exotoxine, bakterielle 578
Extractum Aurantii amari fluidum 423
- Capsici 482
- Chinae 525
- - fluidum 525
- Colae 555

- – fluidum 555
- Frangulae fluidum 353
- Liquiritiae 251
- – fluidum 251
- – siccum normatum 251
- Malti 97
- Primulae fluidum 248
- Rhei 354
- Thymi fluidum 430
Extrakte 19
-, zähflüssige 20

F

Fabaceae 118, 124f., 157, 249, 267, 313, 326, 328, 350, 365, 505, 586f.
Fabales 124
Fab-Fragmente 744
Fächerblattbaum 315
Factor
- VII coagulationis humanus 617
- VIII coagulationis humanus 617
- IX coagulationis humanus 617
- XI coagulationis humanus 618
Fadenspender für Tiere 107
Fäden, sterile, nicht resorbierbare 107, 600
Fagaceae 364f.
γ-Fagarin 528f.
Fagopyri exculenti herba 313
Fagopyrin 313
Fagopyrum esculentum 313
- *tataricum* 313
Faktor, Blutplättchenaktivierender 317
-, Fibrin-stabilisierender 618
- XIVa, Rekombinanter 619
Falcarindiol 174f.
Falcarinol 174f.
Faradiol 203f.
α-Farnesen *387*
β-Farnesen *387*
Färberdistel 160
Färberröte 348, 351
Farfarae folium 121
Farnesen 292
β-trans-Farnesen 405
Farnesol *387*, 444
Fatsia-Arten 176
Faulbaum 352
-, Amerikanischer 353
Faulbaumfluidextrakt 353
Faulbaumrinde 352
Faulbaumrindentrockenextrakt, Eingestellter 353
Feigen 84
Feigenbaum, Echter 84
Feigenkakteen 348
Fenchel, Bitter- 426f.
-, Garten- 427

-, Gemeiner 427
-, Gemüse- 427
-, Knollen- 427
-, Pfeffer- 427
-, Süß- 426f.
Fenchelöl, bitteres 427
Fenchon *386*, 426
(+)-Fenchon 427
Fermentation 44
Fermente 587
Feroxine *356*
Ferula assa-foetida 472
Ferulasäure *263*
Ferulasäurebenzylester 443
Fettalkohole 166
-, als pharmazeutische Hilfsstoffe 166
Fettbegleiter 144
Fette 145
ω6-Fettsäure 141
ω3-Fettsäure 141
cis-Fettsäuren 162
trans-Fettsäuren 162
Fettsäureester 141
-, partialsynthetische, als pharmazeutische Hilfsstoffe 167
Fettsäureethylester 219
Fettsäuren 141, 166
- als pharmazeutische Hilfsstoffe 166
-, essentielle 151, **161**, 172
-, gesättigte 142
-, ungesättigte 142
Fettsäuren und Fettsäureester, Abbau 151
-, Biogenese 149
-, Chemie 141
-, Vorkommen und Gewinnung 153
Feuersalamander 566
FGF 672
Fibrini glutinum 612
Fibrin-Kleber 612
Fibrin-Koagulasen 583
Fibrinogen 612
Fibrinogenum Humanum 612
Fibrinogen vom Menschen 612
Fibrinoligase 618
Fibrinolyse 606
Fibrinolysin 620
Fibrinschaum 612
Fibrinschwamm 612
Fibroblastenwachstumsfaktor 672
Fichte, Gemeine 401
Fichtennadelöl 401
Ficin 595
Ficus carica 84, 595
Fieberklee 374
Fila non resorbilia sterialia 107, 600
Filgrastim 674

Filicis rhizoma 296
Filipendula ulmaria 280
Filum bombycis 600
Filum lini 600
- – sterile in receptaculo 600
- – – in fuso ad usum veterinarium 107
Finasterid 641
Fingerhut, Roter 232
, Wolliger 235
Fingerkraut, Gänse- 367
Finocchio 427
Fischöl 163
Flavan *303*
Flavanderivate 303ff.
-, Biogenese 303
-, Chemie 303
Flavandiole 303f.
Flavanole 303
Flavanone 303f.
Flavanonole 303f.
Flavogallussäure 358
Flavone 303f.
-, freie 323, 325
-, lipophile 187
Flavonglykoside 250
Flavonoidaglyka *305*
Flavonoide 138, 201, 253, 280, 292, 294, 306, 309ff., 314f., 318ff., 325, 378, 408, 418, 429, 528, 584
- als Arzneimittel 309, 312, 314
-, -, Antiseptika 322
-, -, Cholagoga 320
-, -, Diaphoretika 320
-, -, Diuretika 321
-, -, Hepatika 321
-, -, Kardiotonika 314
-, -, Nootropika 315
-, -, Pharmakologie 309
-, -, Sedativa 325
-, -, Venotonika 312ff.
-, Chemie 306
-, Definition 306
Flavonoidglykoside *312*
Flavonole 303f.
-, freie 323
Flavonolglykoside 315, 554
Flavonolignane 321f.
Flavonone, freie 323
Flavyliumsalze 303, 304
Flechte, Isländische 289
Flechtensäuren 289f.
Fliegenpilz 449
Fliege, Spanische 192
Flohsamen 122
-, Indischer 122
Flohsamenschalen, Indische 123
Flucloxacillin-Natrium 717
Flucloxacillinum natricum 717
Fludrocortison 637

Fluidextrakte 20
Flumetasonpivilat 637
Fluocortolon 636
Fluorid 554
Fluvastatin 340
Foeniculi amari aetheroleum 427
– – fructus 426
– dulcis fructus 426
Foeniculin 389, 428
Foeniculum vulgare 426 f.
Foliamenthin 372, 374
Folinerin 236
Follikelhormone 638
Follitropin 655 ff.
– alpha 657
– beta 657
Fomivirsen 792
Fondaparinux-Natrium 131
Formononetin 250, 326 f.
Fosfomycin 708, *711*, 712
– Calcium 712
– Natrium 712
– Trometamol 712
Fosfomycinum calcium 712
– natricum 712
– trometamol 712
Fragariae folium 367
Fragaria vesca 367
Framycetin 692 f.
Framycetini sulfas 693
Framycetinsulfat 693
Frangula alnus 352
– *purshiana* 353
Frangulae cortex 352
– corticis extractum siccum normatum 353
Franguline 353
Frauenmantel 367
Frauenmantelkraut 367
Fraxetin *269*
Fraxin *269*
Fraxinus ornus 86
Fruchtmuttersäfte 138
Fruchtsäfte 138
Fruchtsäuren **135**, 137, 140
Fruchtzucker 83
Fructane 110 f., 469
Fructosane 110
Fructose 83
D(–)-Fructose 80
FSH 655
rhFSH 657
FSME-Immunglobulin vom Menschen 776
FSME-Impfstoff (inaktiviert) 768
Fucaceae 453
Fucoidin 131
D-Fucose 226
L(–)-Fucose 80
Fucus 452
– *serratus* 452

– *vesiculosus* 452
Fukinolsäure 204, 263 f.
Fumaria officinalis 492
Fumariaceae 492
Fumariae herba 492
Fumarprotocetrarsäure *290*
Fumarsäure 136 f.
Furanocumarine **270 f.**, 425, 433, 528
Furanoeremophilan 197
Furochinolinalkaloide 528
Furoeudesma-1,3-dien 443 f.
5β-Furostan *240*
Fusidinsäure 694
Fusidium coccineum 694
Fußblatt 275

G

Gadidae 164
Gadoleinsäure 142, 164
Gadus morrhua 164
Gagaimogenin A 380
Gagaimonin C 380
Galactane 111
Galactansulfate 111
D-Galactosamin 89
D-2-Galaktosamin *90*
D-Galakturonsäure *89*
Galactose 83
α-Galactosidase 593
β-Galactosidase 593
Galacturonsäure 88
Galaktane *112*
D(+)-Galaktose *80*
L(–)-Galaktose *80*
Galangae rhizoma 299
Galangin 305, 323, 325
Galangol 298 f.
Galantamin 500, 502
Galantaminhydrobromid 501
Galantaminum hydrobromidum 501
(–)-Galanthamin 501
Galanthus-Arten 501
Galanthus nivalis 501
Galgant 299
–, Echter 299
Galium-Arten 348
Galium odoratum 267
Galla 364
Gallae chinensis 364
– turcicae 364
Gallen, Chinesische 364
–, Japanische 364
–, Türkische 364
Gallenäpfeltinktur 364
Gallensäuren 220, 222 f.
(+)-Gallocatechin 307, 323
Gallotannine **359 f.**, 364
Gallussäure 281, *358*

Gamander, Berg- 378
–, Katzen- 378
–, Polei- 378
Gamanderkraut 378
Gambir 365, 535
Gamolensäure 162
Ganirelix 654
Gänsefingerkraut 367
Garosamin *689*
Gasbrand-Antitoxin, Polyvalentes 778
Gasbrand-Antitoxin (*Cl. novyi*) 778
Gastrin 666 f.
Gaultheria procumbens 403
GCP-Regeln 24
G-CSF 674
Gelatine 601 f.
Gelatinederivate 602
Gelbfieber-Lebens-Impfstoff 768
Gelbkörperhormone 638
Gelbwurz, Javanische 300
Gelée Royale 84
Gelidium-Arten 111
Gemeprost 632
Gemtuzumab 752
– Ozogamicin 752
Geneserin *505*
Genin 90
Genistein 326 f.
Genkwanin *305*
Genkwaninglucoside 319
Gentamicine 692
Gentamicini sulfas 692
Gentamicinsulfat 692
Gentamycin C_1 *691*
– C_{1a} *691*
– C_2 *691*
Gentherapie 790
–, Keimbahn- 790
–, somatische 790
Gentialutin 373, 561
Gentianaceae 371
Gentianae extractum siccum normatum 373
– radix 371
– tinctura 373
Gentiana lutea 371
Gentianose *373*
Gentiobiose *373*
Gentioflavosid *372*
Gentiopikrin 373
Gentiopikrosid 373
Gentisin 328, *373*
Gentosamin *689*
Gentransfer 790
Geraniaceae 269, 435
Geranial 383, 434
Geraniol 383, 435
Geranylacetat 422

Gerbstoffe 121, 284, 292, 339, 354, 357ff., 365ff., 419f., 554f.
- als Arzneimittel 364
-, Chemie 357
-, Pharmakologie 362
-, Toxikologie 363
Gereinigtes Terpentinöl 400
- Tuberkulin zur Anwendung am Menschen 769
Germacren D 387, 402, 411
Germer-Arten 563
Germer, Weißer 565
Gestagene 638ff.
Gewebshormone 623
Gewürznelken 420
Gewürznelkenbaum 420
Gewürzpflanzen 62
GHRH 653
GHRIH 653
Giftsumach 288
Gigartina pistillata 113
- *stellata* 113f.
Gingerdiole 297
Gingerdione 297
(6)-Gingerol 297
Gingerole 297ff.
Gingerolmethylether 297
Gingkolide 315
Ginkgetin *316*
Ginkgoaceae 315
Ginkgobaum 315
Ginkgo biloba 315
Ginkgo extractum siccum normatum 315
- folium 315
Ginkgoblätter 315
Ginkgoextrakt 315
Ginkgolid A, B, C, J *316*
Ginkgowirkstoffe *316*
Ginsane 256
Ginseng 255
- radix 255
-, Roter 255
-, Sibirischer 257
-, Weißer 255
Ginsengwurzel 255
Ginsenoside 255f.
Ginsenosid Rb₁ 255
- Rg₁ 255
GIP 667
Gitaloxigenin *225*
Gitaloxin *234*
Gitogenin *241*
Gitonin 232
Gitoxigenin *225*
Gitoxin *234*
Glandulae lupuli 291
Glarea lozoyensis 729
Globuline 575
γ-Globuline 742

Gloriosa superba 499
Glucagon *665*
Glucagonum humanum 665
Glucane 99f.
D-Glucitol 86
Glucobrassicin 462, 464
β-Glucocerebrosidase 593
Glucocorticoide 635f.
Glucodigifucosid 234f.
Glucofrangulin A *346*
Glucofranguline 352
Glucogallin 354, 360
Glucogitaloxin *234*
Glucogitorosid *234*, 235
Glucoibervirin *464*
Glucolanodoxin *234*, 235
Gluconasturtiin 464f.
Gluco-p-cumarylalkohol *274*
Glucorapiferin 463
D-Glucosamin 89
D-2-Glucosamin *90*
2-D-Glucosamin *689*
6-D-Glucosamin *689*
D(+)-Glucosaminsulfat 89
Glucose 81f.
-, Wasserfreie 81
D(+)-Glucose 78, 79f., 226
Glucose-Monohydrat 81
Glucose-Sirup 81
Glucosinolate 461ff.
Glucosum anhydricum 81
- liquidum 81
- monohydricum 81
Glucotropaeolin 464f.
Glucoverodoxin 234f.
Glucuronsäure 88
D-Glucuronsäure *89*, 129
D-Glucuronsäure-3,6-lacton *89*
L-Glutamin *448*
L-Glutaminsäure *448*, 451
γ-Glutamyl-alliin *470*
Glutathion *571*
Glycerol 85f.
- 85% 85
Glyceroli monostearas 40–50 168
Glycerolmonostearat 40–50% 168
Glycerol-3-phosphat 152
Glycerolum (85 per centum) 85
Glycerophosphatide *148*, 152f., 155, **171**
- als Arznei- und Hilfsstoffe 171
Glycin *448*
Glycine max 159, 326
Glycopeptidantibiotika *731*
Glycyrol 250
Glycyrrhetinsäure 242
18β-Glycyrrhetinsäure 250
Glycyrrhiza glabra 249
Glycyrrhizane 249
Glycyrrhizin 250

Glycyrrhizinsäure 243, 249f.
Glykocholsäure 222f.
Glykopeptidantibiotika 730ff.
Glykosaminoglykane 128, 130
Glykosidase 592ff.
Glykoside 90
-, cyanogene 122, **457**, 460
-, herzwirksame siehe auch Steroide 224
GM-CSF 674
rhGM-CSF 674
rhuGM-CSF 674
GnRH 653
Goitrin 463ff.
Goldregen, Gemeiner 537
Goldrute, Gemeine 253
-, Kanadische 253
-, Riesen- 253
Goldrutenkraut, Echtes 253
-, Riesen 253
Gonadoliberin *652*, 653
Gonadorelin 653
Gonadorelini acetas 653
Gonadotropinum chorionicum 660
Goserelin 654
Gossypii oleum 158
- - hydrogenatum 167
Gossypium-Arten 158
Gossypium hirsutum 105
Gossypol *203*
(+)-Gossypol 205
(−)-Gossypol 205
Gramicidin 725f.
- S *726*
Granulozyten 616
Gras 329
Gräserpollen 222
Grayanotoxine 201
Greiskraut 540
GRH 653
Griseofulvin 695
GRP 667
Grubenotter, Malaiische 583
Guajaci lignum 257
Guajacum officinale 257
- *sanctum* 257
Guajakholz 257
(−)-Guajaretsäure 257
Guar 124
Guarana 556
Guaranasamen 556
Guarana-Strauch 556
Guargalactomannan 124
Guar-Mehl 124
L-Guluronsäure *89*
Gummi arabicum 118
- - desenzymatum 118
-, Arabisches 118
-, Enzymfreies arabisches 118
-, Getrocknetes arabisches 118
-, Guar- 124

–, Karaya- 119
–, Kutira- 119
–, Sterculia- 119
Gummiharze 438
Gummischleim 118
β-Gurjunen 424
Guttapercha 210
Guttaperchabaum 210
Guvacin 532, 535
Guvacolin 532, 535
Gypsogenin *242*
Gypsogensäure *242*
Gypsophila-Arten 252

H

Haemanthamin 500
Haemophilus influenza 771
Haemophilus-Typ-B-Impfstoff
 (konjugiert) 771
Hagebutten 139
Hagebuttenschalen 139
Hagenia abyssinica 296
HAIG 776
Hakenlilie 501
Hamamelidaceae 365
Hamamelidis aqua 365
– cortex 365
– corticis aqua 365
– extractum liquidum normatum 365
– folium 365
Hamamelisblätter 365
Hamamelisextrakt, Eingestellter 365
Hamamelisrinde 365
Hamamelis virginiana 365
Hamamelitannin 359, *360*, 365
Hämodialysate, Proteinfreie 612
Hämokoagulasen 583
Hanf 329
Harmalin *507*
Harman *507*
Harmin *507*
Harmol *507*
Harnstoff *455*
Harpagophyti radix 187
Harpagophytum procumbens 187
– *zeyheri* 187
Harpagosid *187*
Hartfett 167
Harungana madagascariensis 347
Harze 356, **438**
Harzester 439
Harzkomponenten *440*
Harzsäuren 439
Hasch 329
Haschisch 329
Hasenohr, Langwurzeliges 176
Hauhechel, Dornige 326
Hauhechelwurzel 326

Hausschwein 160
HBIG 776
hcG 659
HDC-Präparate 766
Hederacosid C 252
Hederae helicis folium 251
Hederagenin 242, *252*
Hedera helix 176, 251
Hederasaponin C 243, 251, *252*
α-Hederin *252*
Heidelbeeren 326, 367
–, Frische 326
Helenaline 195 f.
Helenalin-Ester 195
Helianol 203 f.
Helianthi annui oleum raffinatum 159
Helianthrone 294, 343
Helianthus annuus 159
– *tuberosus* 111
Helichrysi flos 320
Helichrysin A, -B 321
Helichrysum arenarium 320
Helidianthrone 344
Helveticosid *236*
Hemiterpene 179
Hennastrauch 337
Henna-Tattoos, temporäre 338
Heparin 129 f.
–, halbsynthetisches *130*
α-Heparin 129
Heparina massae molecularis minoris 131
Heparin-Calcium 130
Heparin-Natrium 130
Heparine, Niedermolekulare 131
Heparinoide 131
Heparinsalze 131
Hepatitis-A-Adsorbant-Impfstoff (inaktiviert) 767
Hepatitis-A-Immunglobulin vom Menschen 776
Hepatitis-A-(inaktiviert)-Hepatitis-B-(rDNA)-Adsorbat-Impfstoff 768
Hepatitis-B-Immunglobulin vom Menschen 776
Hepatitis-B-Immunglobulin zur intravenösen Anwendung 776
Hepatitis-B-Impfstoff (rDNA) 767
Hepoxiline 628, 632
Heptacosan 365
Heptan-2-on 420
Heracleum mantegazzianum 270
Herbstzeitlosenblüten 499
Herbstzeitlosensamen 499
Hering 163, 602
Herniaria glabra 253
– *hirsuta* 253
Herniariae herba 253
Herniarin 250, 253, 269, 406

Heroin 490
Herzgespann 378
Herzgespannkraut 378
HES 104
Hesperidin 307, 312 f.
Hesperitin 305, 422
Heteroside 90
Heu 329
Hevea brasiliensis 209
Hexahydrocurcumin 297
Hexahydroxydiphensäure 358
hG3 667
HIB-DPT-Impfung 762
Hibisci sabdariffae flos 139
Hibiscus sabdariffa 139
Hibiscusblüten 139
Hibiscussäure *137*, 139
Hierochloe odorata 267
Himbeerblätter 367
Himbeere 367
Himbeersirup 139
Hippocastanaceae 254
Hippocastani extractum siccum normatum 254
– semen 254
Hirudin 620
–, Rekombinantes 620
Hirudo medicinalis 619
Histamin 645, 648
Histamindihydrochlorid 648
Histamini dihydrochloridum 648
– phosphas 648
Histaminphosphat 648
HMP 23
HMPWP 23
Holoside 90
Holunderblüten 320
Holunder, Schwarzer 320
Homatropinbromid 547
Homatropini hydrobromidum 547
– methylbromidum 547
Homatropinmethylbromid 547
Homoarenol 321
Homobaldrinal 189 f.
Homodianthrone 344
Homopterocarpin *327*
Homopterocarpin-7-β-D-glucosid 326
Homospermidin 540
Honig 83
Honigbiene 83, 169
Hopfen, Gemeiner 291
Hopfenbittersäuren 291, 294
Hopfendrüsen 291
Hopfenöl, ätherisches 292
α-Hopfensäure *293*
β-Hopfensäure *293*
Hopfenzapfen 291
Hormon, adrenocorticotropes 655
–, antidiuretisches 658
–, Follikel-stimulierendes 656

–, Interstitialzellen-stimulierendes 656
–, lipotropes 657
–, luteinisierendes 656
–, luteotropes 656
–, somatotropes 657
–, Thyreoidea stimulierendes 655
–, thyreotropes 655
Hormone 623 ff.
–, aglanduläre 623
–, glandotrope 654
–, glanduläre 623
–, gonadotrope 656
–, nicht glandotrope 654
–, Rezeptoren 624
–, Wirkungen 623 ff.
Hotrienol *320*
5-HPETE *628*
HPL *660*
Huflattich 121
Huflattichblätter 121
Huflattichblüten 121
r-methHuG-CSF 674
Hülsenfrüchtler 124
Human-Albumin 611
Humaninsulin 663
Human-Plasmafraktion PPSB 617
Humulen 292, 387
Humulon 292 f.
Humulus lupulus 291
Hundskamille, Stinkende 194
Hundswürger, Hanfartiger 236
Hundszunge 540
Hyacinthaceae 237
Hyaluronidase 593
Hyaluronsäure 130, 132
Hybridome 746
Hybridomtechnik 746
Hydrocodonhydrogentrat 491
Hydrocodoni tartras 491
Hydrocortison *635*, 636 f.
Hydrocortisonacetat 636
Hydrocortisonbuteprat 636
Hydrocortisonbutyrat 636
Hydrocortisonester 637
Hydrocortisonhydrogensuccinat 636
Hydrocortisoni acetas 636
– hydrogenosuccinas 636
Hydromorphonhydrochlorid 489
Hydromorphoni hydrochloridum 489
1β-Hydroperoxyisonobilin 408, 409
Hydroplumbagin-4-β-D-glucosid 337
Hydropyzimtsäurederivate 413
Hydroxethylstärke 104
7-Hydroxy-aloine 355
5-Hydroxy-aloine 355
Hydroxyanthracenderivate 353 ff.

Hydroxyanthracenglykoside 351, 353
4-Hydroxy-β-cyclocitral 208 f.
Hydroxybenzene 284
Hydroxycumarine 195, 250, 253, 269 f., 408, 424, 433, 528
10-Hydroxy-dec-2-en-säure 84
8-Hydroxy-5,7-dimethoxycumarin-6-sulfat 269
Hydroxylzahl 147
7-Hydroxy-5-methoxy-phthalid 321
3-Hydroxy-3-methyl-glutaryl-CoA 180
3-Hydroxymethyl-indol 463 f.
α-Hydroxynitrile 457
α-Hydroxypalmitinsäure *170*
Hydroxypelenolid *375*
α-Hydroxyisooctadecansäure 170
8'-Hydroxypinoresinol 276
(+)-8'-Hydroxypinoresinol 190
17α-Hydroxyprogesteron 640
17α-Hydroxyprogesteroncaproat 640
2-Hydroxyvalerensäure 189, 191
o-Hydroxyzimtsäure 261, 266
Hydroxyzimtsäurederivate 186, 402, 410 f., 415
Hyoscini hydrobromidum 546
(–)-Hyoscyamin 544 ff.
(+)-Hyoscyamin 547
Hyoscyamini sulfas 546
Hyoscyaminsulfat 546 f.
Hyoscyamus muticus 546
– *niger* 546
Hyperforin 294 f., 295
Hypericaceae 294
Hyperici herba 294
Hypericin 294, 347
Hypericodehydrodianthrone 294
Hypericum perforatum 294
Hyperimmunglobuline 775
Hyperosid 204, 294, 307, 313 f., 318, 320
Hypertensin 668
Hypophysenhinterlappenhormone 658 f.
Hypophysenvorderlappenhormone 654 f.
Hypothalamushormone 652 ff.
Hypoxidaceae 218
Hypoxis rooperi 218

I

Ibotensäure *449*
ICSH 656
Idarubicin *699*
Iduronsäure 88
α-Iduronidase 594
L-Iduronsäure 89, 129

IFN-α 678 f.
IFN-α-2a 679
IFN-α-2b 679
IFN alphacon-1 679 f.
IFN-β 678 ff.
IFN-β-1a 680
IFN-β-1b 680
IFN-γ 678 f.
IL-1α 676
IL-1β 676
IL-2 676 f.
rhIL-2 677
IL-3 676
IL-4 676
IL-5 676
IL-6 676
IL-11 676
rhIL-11 677
IL-12 676
Ilex paraguariensis 555
Illiciaceae 198, 428
Illicium anisatum 198, 428
– *verum* 428
Iloprost 633
Imidazol 475
Imidazolalkaloide 529 f.
Imiglucerase 594
Imipenem 721 f.
Immergrün, Gemeines 521
–, Madagaskar- 519
Immergrünblätter 521
Immunabwehr, unspezifische **755**
Immunantwort 754 f.
Immunglobulin vom Menschen 775
– – – zur intravenösen Anwendung 775
Immunglobuline 742 f., 774
–, Human- 774 ff.
– IgG 742
– von Tieren 774, **777**
Immunglobulinklassen 743
Immunisierung, passive 773
Immunität 740
–, aktive 741
–, passive 741
Immunoglobulinum humanum hepatitidis A, B 776
–, rabicum 776
– – Anti-D 776
– – morbillicum 776
– – normale 775
– – rubellae 776
– – tetanicum 776
– – varicellae 777
Immunosera ad usum veterinarium 778
– ex animale ad usum humanum 777
Immunoserum botulinicum 778

- contra venena viperarum europaearum 778
- diphthericum 778
- gangraenicum 778
- tetanicum ad usum humanum 778

Immunpräparate 740ff.
- zur aktiven Immunisierung 756ff.
- zur passiven Immunisierung 773ff.

Immunschwäche, temporäre 756
Immunsera 774, 777
- für Tiere 778
- von Tieren zur Anwendung am Menschen 777

Immunsuppressiva 779ff.
Immunsystem 744ff.
Impfempfehlungen 773
Impfstoffe 757f.
-, Anwendung 761ff.
-, bakterielle 760, **769ff.**
- für Menschen 759, 761, **763**
- für Tiere 759, 773
-, Herstellung 758
-, Kombinationen 762
-, Lagerung 761
-, Prüfung 761
-, Toxoid-Adsorbate 761

Index, hämolytischer 247
Indigoblätter 337
Indigofera tinctoria 337
Indigo, Wilder 127
Indikationsverzeichnis 794
Indol 475
Indolalkaloide 503ff.
-, Grundkörper 504
Indolylalkylamine 502f.
3-Indolylmethyl-isothiocyanat 462
Industriedrogen 3
Infliximab 750
Influenza-Impfstoff (inaktiviert) 765
Influenza-Spaltimpfstoff (inaktiviert) 765
- - aus Oberflächenantigenen 765

Ingwer, Echter 297
Ingweröl, ätherisches 299
Ingwertinktur 299
Ingwerwurzelstock 297
Inocybe-Arten 455
Inonotus-Arten 138
myo-Inosit 87
Inositol-1,4,5-triphosphat 88
Inositolum 87
Insektenblume, Dalmatinische 191
D-Isolysergsäure 507
Insulin 660, 661, 662
- aspart 663

- lispro 663
-, lösliches, als Injektionslösung 664
- vom Rind 663
- vom Schwein 663
Insulini biphasici iniectabilium 664
- isophani biphasici iniectabilium 664
- isophani iniectabilium 664
- solubilis iniectabilium 664
- zinci amorphi suspensio iniectabilis 664
- - cristallini suspenio iniectabilis 664
- - suspensio iniectabilis 664
Insulinpräparate, biphasische 664
Insulin-Suspension, biphasische Isophan-, zur Injektion 664
-, biphasische, zur Injektion 664
-, Isophan-, zur Injektion 664
Insulinum bovinum 663
- humanum 663
- porcinum 663
Insulin-Zink-Kristallsuspension zur Injektion 664
Insulin-Zink-Suspension, Amorphe, zur Injektion 664
- zur Injektion 664
Insulinzubereitungen zur Injektion 663
Integerrimin 197, 540
Interferon-α-2a, Pegyliertes 680
Interferon-α-2b liposomal 679
α-Interferon 678
β-Interferon 678
γ-Interferon 678
Interferone 678ff.
Interferoni alfa-2 solutio concentrata 679
- gamma-1b solutio concentrata 680
Interleukin-1α, -1β, -2, -3, -4, -5, -6 676f.
Interleukin-11, -12 676f.
Interleukine 675ff.
Intestinalpeptid, vasoaktives 667
Introns 55
Inula helenium 195
Inulin 111, 266
Invertzucker 84, 140
Iodthyronine **642f.**
Iodzahl 147
Ipecacuanha, Costa-Rica- 495
-, Matto-Grosso- 495
Ipecacuanhae extractum siccum normatum 496
- pulvis normatus 496
- radix 495
- tinctura normata 496

Ipecacuanhafluidextrakt, Eingestellter 496
Ipecacuanhapulver, Eingestelltes 496
Ipecacuanhatinktur, Eingestellte 496
Ipecacuanhawurzel 495
Ipomoea batatas 103
- *violacea* 514
Ipratropii bromidum 547
Ipratropiumbromid 547
Iridaceae 208
Iridane 183
==Iridoide 121, 183, 185f.==
Iridoidglykoside *187*
Iso-α-säuren 292
Isoacoron 424
Isoalkohole 170
Isoalliin 469, 471
Isochinolin 475
Isochinolinalkaloide **484ff.**, 492
-, Grundkörper 485f.
Isochlorogensäuren *262*
Isodianthrone 344
Isoenzyme 588
Isoeugenol *389*
Isoeugenylisovalerianat 188
Isoeugenylvalerianat 188
Isofettsäuren 148, 170
Isoflavan 303, **309**
Isoflavanderivate *327*
Isoflavonglykoside 127, 250
Isoflavonoide als Arzneimittel 326
Isofuranogermacren 443f.
Isogentisin *328*
Isoginkgetin *316*
Isoglycyrol 250
Isohexenylnaphthazarine 338f.
Isolaricinolglykoside 122
Isoleucin-Gramicidine *726*
L-Isoleucin 448
Isolichenan 290
Isolichenin 290
Isoliquiritigenin 250, 305
Isomalt 94f.
Isomasticadienonsäure 441
Isomenthol *414*
Isomenthon 413
(+)-Isomenthon 414
Isoorientin 307, 325
Isopent-3-en-1-yl-diphosphat (IPP) 180
Isopetasin *197*
Isopetasol *197*
Isophan-Insuline 664
Isopilocarpin 529
Isopimarsäure 442
Isopulegol 414
Isoquercitrin *307*, 314, 320
Isorhamnetin *305*, 323, 406
- 3-*O*-glucosid 319

Isosalipurpol 305
Isosalipurposid *307*, 321
Isoschaftosid *307*, 325
Isoshyobunon 424
Isosilibinin INN 321
Isosilybin A 321
- B 321
Isovaleriansäure 188
Isovitexin 307, 325
IVHD-Valtrat 189

J

Jaborandiblätter 529
Jaborandi folium 529
Jaceidin 305, 406
Jackbohne 587
Jalarinsäure 169
Jasmolin I, -II *190*
Jasmon *414*
Javatee 318
Jecoris aselli oleum A 164
- - - B 164
Johannisbeere, Schwarze 162
Johannisbrotbaum 125
Johannisbrotkernmehl 125
Johannisbrotsamen 125
Johanniskraut 294
-, Tüpfel- 294
Jojobastrauch 168
Jojobawachs, Flüssiges 168
Josamycin 703
Josamycini propionas 703
Josamycinpropionat 703
Juglandaceae 338, 367
Juglandis folium 367
Juglans regia 338, 367
Juglon 337 f.
Juniperi aetheroleum 402
- pseudo-fructus 418
- spiritus 402
Juniperus communis 402, 418

K

Kabeljau 164
Kaffee, Berg- 551
-, Robusta- 551
Kaffeesamen 551
Kaffeesäure 263, 408
Kaffeesäureamide 263
Kaffeesäurederivate 190
Kaffeesäureester 263, **265**
-, gerbend wirksame 359, 362
-, Pharmakodynamik 265
-, Pharmakokinetik 263
Kaffeesäuremethylester 263
Kafferntulpe 218
Kakaobaum 160, 555 f.
Kakaobutter 160
Kakaosamen 555

Kaktusschildlaus 348
Kalii citras 136
- clavulanas 724
Kaliumcitrat 136
Kaliumclavulanat 724
Kaliumhydrogentartrat 140
Kalium-Natrium-Hydrogencitrat 136
Kaliumsalze 318, 320
Kallidin 669
Kallikrein-Inhibitor 619
Kalmus 423
Kalmusöl 424
Kalmustinktur 424
Kamala 296
Kamille, Echte 405
-, Römische 408
Kamillenblüten 405
Kamillenfluidextrakt 407
Kamillenöl 407
Kamillentinktur 407
Kampfergeist 404
Kämpferol 305
Kämpferolglucoside 319, 321
Kämpferol-3-*O*-(6-*O*-rhamnosyl)glucosid 318 f.
Kanamycin 690, 691
Kanamycini monosulfas 690
- sulfas acidus 690
Kanamycinmonosulfat 690
Kanamycinsulfat, Saures 690
Kanosamin **689**
Kappenmohn, Kalifornischer 497
Kapuzinerkressekraut 465
Kardomome, Malabar- 418
Kardobenediktenkraut 377
Karkade 139
Karobenkernmehl 125
Kartoffel 102, 563 f.
Kartoffelstärke 102
Kat 484, 589
Katal 589
Katzengamander 378
Katzenminze, Echte 186
Katzenpfötchenblüten, Gelbe 320
Kautschuk 209
Kautschukpflaster 210
Kava-Kava-Wurzelstock 301
Kava-Lactone 301
Kava-Pyrone 301
(+)-Kawain *302*
Kawaine 301
Kawalactone *302*
Kermes 348
Kermesbeere 247
Kermessäure 348
Kermes vermilio 348
Kerria lacca 169, 348
Ketoaldonsäuren 88
Ketolidantibiotika 703
Ketopelenolid A, -B *375*

Ketopelenolide 374
Keuschlamm 187 f.
Keuschlammfrüchte 187
Khat 484
Khatstrauch 484
Khellin 271, 273
KHL-Tenside 602
KIE 619
Kiefernnadelöl 401
Kiefernrohbalsam 400
Kieselsäure, lösliche 121
Kif 329
Kinine 669
Kino 365
Kirsche 459
Kirschlorbeer 459 f.
Kirschlorbeerwasser, Eingestelltes 460
Klatschmohnblüten 493
Klee, Rot- 326
Klee, Weiß- 326
Kleinart 63
Kletten-Arten 266
Klettenwurzel 266
Klonen, therapeutisches 788
Klonierungsvektoren 56 f.
Knoblauch 469
Knoblauchpulver 469
Knoblauchsrauke 461
Knoblauchzwiebel 469
Knollenblätterpilz 502
-, Gelber 502
-, Grüner 579
Knorpelbaum, Behaarter 494
Knotenblume 501
Koagulopathien 606
Kohl-Arten 462, 465
Kohlenhydrate 76 ff.
Kohlensäurediamid 455
Kokosfett, raffiniertes 160
Koks 550
Kolasamen 554
Kollagen 599 ff.
Kollagenhydrolysat 602
Kolophonium 442
Kommission E 22 f., 27
Komplementsystem 753 f.
Koniferennadelöle 401
Königskerze, Großblumige 121
-, Kleinblütige 121
-, Windblumen- 121
Königskerzenblüten 121
Kooperation Phytopharmaka 23
Koriander 417
Kornrade 247
Kosoblüten 296
Koso flos 296
Krameria lappacea 366
- *triandra* 366
Krameriaceae 366
Krapp 348

–, Indischer 348
–, Japanischer 348
Krappwurzel 351
Krauseminzöl 415
Kreatin 451 f.
Kreosotstrauch 277
Krestin 126
Kreuzdornbeeren 353
Kreuzdorn, Echter 353
Krokus, Safran- 208
Kryptochlorogensäure *262*
Küchenzwiebel 471
Kümmel 417
–, Echter 417
Kümmelöl 417
Kunitz-Inhibitor 619
Kürbiskernöl 222
Kürbissamen 222

L

L-783,281 665
Labferment 596
Labiatengerbstoffe 265, 409
Labkraut-Arten 348
Laburnum anagyroides 537
Lacca 169
Laccainsäure 348
Laccifera lacca 169
Lachs 602
Lackschildlaus 169, 348
β-Lactamantibiotika 712 ff.
–, Grundkörper *713*
Lactase 593
β-Lactamasehemmer 723 f., 724
β-Lactamasen 717
Lactitol-Monohydrat 97
Lactitolum monohydricum 97
Lactobacillus-Arten 737
Lactobacillus acidophilus 737
– *bifidus* 737
– *odontolyticum* 737
Lactobacterium acidophilus 737
Lactose *94*
–, Wasserfreie 96
Lactosum anhydricum 96
– monohydricum 96
Lactotropin 656
Lactulose 94, 96 f.
Lactulose-Sirup 96
Lactulosum liquidum 96
L-Adrenalin 645 ff.
Laevane 211
Laevigatin F 359, 367
Laevopimarsäure 440, 442
L-Alanin *448*
Lamiaceae 186, 318, 378, 402 f., 409, 413, 415 f.
Lamiaceengerbstoffe 429
Laminaria-Arten 116
Lanae alcoholum unguentum 171

– – – aquosum 171
Lanatosid A, -B, -D, -E 234
– C 227, 234 f.
Lanatoside 235
Lanolin 170
Lanosterol 170, 217
Lanugo cellulosi absorbens 108
– gossypii absorbens 106
Lanzenotter, Brasilianischer 583
Lapacho 339
Lapachoholz 339
Lapachol *339*
Lärchenterpentin 444
Laricinolsäure 444
Lariciresinol 444
Larix decidua 444
Larixol 444
Larixylacetat 444
Larrea divaricata 277
– *tridentata* 277
Latanoprost 633
Lathyrus-Arten 449
Latsche 401
Latschenkieferöl 401
Lauchöle 467, 469
Lauraceae 156, 403, 419
Laurinsäure 142, 157, 160
Laurocerasi aqua normata 460
Laurocerasus officinalis 459
Lavandinöl 403
Lavandula angustifolia 403
– *latifolia* 403
– × *hybrida* 403
Lavandulae aetheroleum 403
– flos 403
Lavandulol 403
Lavandulylacetat 403
Lavendelblüten 403
Lavendel, Echter 403
Lavendelöl 403
Lävulose 83
Lawson *337*
Lawsonia inermis 337
Lebend-Impfstoffe 758
Lebensbaum, Abendländischer 127
Lebertran (Typ A), – (Typ B) 164
Lecanorsäure 289 f.
Lecithinum ex ovo 171
– vegetabile 171
Lectine 219, **584 ff.**
Legföhre 401
Leihimmunität 756, 773
Leinenfaden 106
–, Steriler 107
Leinenfasern 600
Leinöl, natives 159
Leinsaat 106, 122, 159, 459
Leinsamen 122
Leiocarposid 253, *284*
Lenograstim 674

Lente-Insuline 664
Lentinan 126
Lentinula edodes 126
Leocardin 377 f.
Leonuri cardiacae herba 378
Leonurin *378*
Leonurus cardiaca 378
Leosibiricin 377 f.
Lepirudin 620
Lerchensporn, Hohler 497
Lerchenspornknolle 497
L-Leucin 448
Leucojum aestivum 501
– *vernum* 501
Leuconostoc mesenteroides 109
[Leu⁵]-Enkephalin 671
Leukoanthocyanidine **308**, 323
Leukocyanidin 308, 323
Leukodelphinidin 308, 323
Leukomycin 703
Leukotriene 628 f., 631
Leukozyten 616
Leuprorelin 654
Leurocristin 520
Levistici radix 433
Levisticum officinale 433
Levocarnitin 452
Levodopa 451
Levomenol 405
Levomentholum 415
Levonorgestrel 640
Levothyroxin-Natrium 643
Levothyroxinum natricum 643
Lezithin 171 f.
LH 655
rhLH 657
LH/FSH-RH 653
L-Histidin 448, 450, 530, 645
Liberine 652
Liblomycin 730
Lichenan 289 f.
Lichenin 289
Lichen islandicus 289
Licoricidin 250, 327
Liebstöckel, Garten- 270, 433
Liebstöckelwurzel 433
Lignane 219, **274 ff.**, 444
Lignanglykoside 122
Lignocerinsäure 142, 157
Ligusticumlacton 433
Limonen 384, 401, 403, 414 f., 417, 423, 427 f., 431 f., 434, 535
(+)-Limonen 417, 422
Limonin *379*
Limonis aetheroleum 434
– flavedo recens 423
– sirupus 139, 423
– tinctura 423
Limonoide 379, 423
Linaceae 106, 122

Linalool 383, 403f., 410f., 417, 419, 423, 429f., 432
cis-Linalooloxid 320
D(+)-Linalool 417
Linalylacetat 297, 299, 403, 411, 422f.
Linamarin 459f.
Lincomycin 708
Lincomycinhydrochlorid-Monohydrat 710
Lincomycini hydrochloridum 710
Lincosamide 710
Linde, Holländische 320
-, Sommer- 320
-, Winter- 320
Lindenblüten 320
Lindleyin 354, 359f.
Linimentum gaultheriae compositum 403
Lini oleum 159
- semen 122
Linolensäure 151, 158f.
α-Linolensäure 142, 151
γ-Linolensäure 142, 150f., **162**
Linolsäure 142, 150f., 156ff., 162, 164
Linolylacetat 418
Linse 587
Linum usitatissimum 106, 122, 159
Linustatin 459f.
Liothyronin-Natrium 643
Liothyroninum natricum 643
Lipase 151, 165
Lipopolysaccharide 578
Lipotropin 655, 657
Lipoxine 628, 630, 632
Liqcumarin 250, 269
Liquiritiae extractum fluidum 251
Liquiritiae extractum fluidum ethanolicum normatum 251
- radix 249
Liquiritigenin 250, 305
Lisurid 511 ff.
Lithocholsäure 222
Lithospermsäure 263f.
- B 263
Lithospermum erythrorhizon 338
LMWH 131
Loganiaceae 523
Loganin 372, 374
Lokundjosid 233
Lophophora williamsii 484
Loracarbef 722
Losartan 669
Lotaustralin 459f.
Lovastatin 340
Löwenzahn, Gemeiner 376
Löwenzahnkraut 376
LPH 655
LPS 578

LTA$_4$ 628
LTB$_4$ 628
LTC$_4$ 628
LTD$_4$ 628
LTE$_4$ 628
LTH 655
Lucidin 344, 351
Luffa operaculata 205
Lungenkraut 121
(+)-Lupanin 537f.
Lupuli flos 291
Lupulon 292f.
Luteolin 305, 325, 406, 429
Luteolinglucoside 319, 321
Luteolin-7-O-β-D-glucosid 408
Lutropin 655, 657
- alpha 657
Luzerne, Saat- 326
Lycopersicon 563
Lycopin 206f.
Lycorin 500f.
Lymphozyten 616, 744
T-Lymphozyten 744f.
Lypressin 659
Lypressini solutio iniectabilis 659
D-Lysergsäure 507, 509
L-Lysin 448, 532
Lysozym 593
Lythraceae 337
Lytta vesicatoria 192

M

Maackiain 327
Macadamiae oleum 157
Macadamia ternifolia 157
Macis 421
Macrocarpale 431
Macrocystis-Arten 116
Macrogol 168
Madacasgarin 347
Madagaskar-Immergrün-Kraut 519
Mädesüßblüten 280
Magnoflorin 494
Mahonia aquifolium 493
Mahoniae cortex 493
Mahoniarinde 493
Mahonie 493
Ma-huang 483
Maiapfel 275
Maiglöckchen 233
Maiglöckchenkraut 233
Maiglöckchenpulver, eingestelltes 233
Mais 102, 159
Maiskeimöl 164
Maisöl, Raffiniertes 159
Maisstärke 102
Majoran 416
Majoranae herba 416

Majorankraut 416
Makadamiaöl 157
Makrelen 163
Makrolidantibiotika 699ff.
-, kleine 702
Makrophagen 616
Maleinsäure 136f.
Mallotus philippinensis 296
Malpighiaceae 506
Maltit 96
Maltitol 94, 96
Maltitol-Lösung 96
Maltitolum liquidum 96
Maltose 94, 97
Malvaceae 105, 120, 139
Malvae arboreae flos 120
- folium 120
Malva neglecta 120
- silvestris 120
- sylvestris 120
Malvenblätter 120
Malvenblüten 120
Malventee 139
Malzextrakt 97
Mammatropin 656
Mandel, Bittere 156, 459f.
-, Süße 156
Mandelöl, Natives 156
-, Raffiniertes 156
Mandragora officinarum 546
Mangiferin 328
Manihot esculenta 103
Manilkara zapota 210
Maniok 103
Manna 86
Mannitol 86
D(-)-Mannitol 86
D(+)-Mannose 80
Mannuronsäure 88
D-Mannuronsäure 89
Maranta arundinacea 103
Marantaceae 103, 603
Mariendistel 321
Mariendistelfrüchte 321
Mariendistelfrüchtetrockenextrakt 322
Mariengras, Duft- 267
Marihuana 329
Marijuana 329
Marmesin 272
Marrubii herba 378
Marrubiin 377f.
Marrubium vulgare 378
Marsdenia condurango 379
- reichenbachii 379
Marsdenin 380
Märzbecher 501
Maser-Mumps-Röteln-Lebend-Impfstoff 765
Masern-Immunglobulin vom Menschen 776

Masern-Lebend-Impfstoff 764
Masticadienonsäure 440 f.
Mastix 441
Mastixbaum 441
Matebaum 555
Mateblätter, Geröstete 555
–, Grüne 555
Mate folium tostum 555
– – viride 555
Matricaria recutita 405
Matricariae aetheroleum 407
– extractum fluidum 407
– flos 405
Matricin 374, 405 f.
Mäusedorn, Stechender 255
Mäusedornwurzelstock 255
Maydis amylum 102
– oleum raffinatum 159
MCD 581 f.
m-Digallussäure 358
Mecillinam 717
Mecosäure 486
Mediatoren 623, **644**
Medicagensäure 242, 253
Medicago sativa 326
Medigoxin 235
Meerrettichwurzeln 465
Meerzwiebel, Echte 237
Meerzwiebelpulver, Eingestelltes 237
Megakaryozyten 614
Mehndi-Öl 338
Mekonsäure *488*
Mel 83
Melaleuca-Arten 411
Melaleuca alternifolia 411
– *dissitiflora* 411
– *leucadendra* 432
– *linariifolia* 411
– *quinquenervia* 432
– *viridiflora* 432
Melaleucae aetheroleum 411
Melanoliberin 653
Melanostatin *652*, 653
Melanthiaceae 563
Melatonin 645, 648
Meliloti herba 268
Melilotosid 266 f.
Melilotsäure *268*
Melilotus altissima 268
– *officinalis* 268
Melissae aetheroleum 416
– folium 415
Melissa officinalis 415
Melisse, Zitronen- 415
Melissenblätter 415
Melissenöl, Ätherisches 416
Melissinsäure *142*
Melittin 582
Mellitin *581*
Melonenbaum 594 f.

Meningokokken-Polysaccharid- Impfstoff 772
Menispermaceae 494
Menotropin 657
Mentha-Arten 415
Mentha aquatica var. *crispa* 415
– *arvensis* var. *piperascens* 414
– *canadensis* 414
– *spicata* var. *crispa* 415
– *longifolia* var. *crispa* 415
– × *piperita* 413
Menthae arvensis aetheroleum parim mentholi privum 414
– crispae aetheroleum 415
– piperitae aetheroleum 413
– – folium 413
– – spiritus 414 f.
– – tinctura 414
Menthiafolin 372, 374
Menthofuran 384, 414
Menthol 384, 413 ff.
(–)-Menthol 415
Mentholstereoisomere *414*
Menthon 384, 413
(–)-Menthon 414
Menthylacetat 413
(–)-Menthylacetat 414
Menyanthaceae 374
Menyanthes trifoliata 374
Meproscillarin *237*
Meropenem 721 f.
Mesaconitin 561
Mescal buttons 484
Mesoaconitin *562*
meso-Inosit 87
meso-Nordihydroguajaretsäure 276 f.
Mesterolon 641
Mestranol 639
Metallseifen 155
Metatope 757
[Met⁵]-Enkephalin 671
Metergolin 511, 513
Methiin 469, 471
L-Methionin 448, 450
Methoxsalen 273
2-Methoxy-furano-guaia-9-en 443
2-Methoxy-furano-guaia-9-en-8-on *444*
5-Methoxy-methylsalicylat 248
trans-2-Methoxyzimtaldehyd 419
Methylalliin 469
Methylallyldisulfid-mono-S-oxid 469
Methylarbutin *284*
2-Methyl-but-3-en-2-ol *293*, 294
Methylchavicol *389*
Methylcytisin 127
Methylergometrin 512

Methylergometrinhydrogenmaleat 510
Methylergometrini maleas 510
Methyleugenol 297, 389
6-Methyl-hept-5-en-2-on 416
7-Methyl-hydrojuglon-4-β-D-glucosid 337
8-O-Methyl-7-hydroxy-aloine 355
Methylis salicylas 403
Methyl-methanthiosulfinat 471
Methylprednisolon 636
Methyl-prop-1-en-thiosulfinat 471
Methyl-prop-2-en-thiosulfinat 471
α-Methylpyrrylketon 190
Methylsalicylat 403
Methyltestosteron 641
4-Methylthio-3-butenyl-glucosinolat 464 f.
4-Methylthio-3-butenylisothiocyanat 464
1-Methyl-xanthin *552*
7-Methyl-xanthin *552*
Methylxanthine 555
Methysergid 511 f.
Methysergidhydrogenmaleat 510
Methysergidi maleas 510
(+)-Methysticin 301 f.
Metildigoxin *235*
Metroxylon sagu 103
Mevinolin *340*
Mezcalin *484*
Mezlocillin 716 f.
MHK 685
Michael-Addition 194
Microcine 737
Micromonospora carbonacea 692
– *echinospora* 692, 752
– *halophytia* 692
– *inoyensis* 692
– *lacustris* 707
– *purpurea* 692
Mifepriston 640
MIH 653
Mikroorganismen, lebende, als biogene Arzneimittel 736
Milchzucker 96
Millefolii herba 407
Mimosaceae 118, 365, 503
Mineralcorticoide 635, 637
Minocyclinhydrochlorid 697
Minocyclini hydrochloridum 697
Minze, Ähren- 415
–, Japanische 414
–, Pfeffer- 413
–, Ross- 415
–, Wasser- 415
Minzöl 414
Mischextrakte 20

Mischverbandwatte 108
Misoprostol 633
Mistel 584 f.
Mistelkraut 584
–, Frisches 584
Mistellectine 585
Mitomycin 708, 710 f.
Mixtura solvens 251
Mixtur, Schleimlösende 251
MMR-Impfstoff 765
MMR-Impfung 762
MoAb17-1A 749
Mohn, Arznei- 488
–, Klatsch- 493
–, Schlaf- 486 f.
Mohrrübe 174, 270 f.
Molgramostim 674
Monacolin K 340
Monascus purpureus 340
– *ruber* 340
Mönchspfeffer 188
Monimiaceae 494
Monobactame 723
Monosaccharide 76, 79 ff.
– als Arzneistoffe 81
–, Chemie 76
–, Stoffwechsel 79
Monoterpenbitterstoffe *372*
Monoterpene 179, 183 f.
– als Arzneistoffe 183
–, Grundkörper 184
Monoterpen-Indolalkaloide 514 ff.
Monotropitosid 280 f.
Monozyten 616
Montansäure *142*
Moos, Isländisches 289
8-MOP 273
Moraceae 84, 595
Mormonen-Tee 483
Moroctocog alfa 617
Morphin 486 ff.
Morphinhydrochlorid 488
Morphini hydrochloridum 488
Motilin 667
Moxaverin 491
MPA 201
MPS 740
MPSE 131
MRH 653
Mucilago Gummi arabici 118
Mucopolysaccharidschwefelsäureester 131
Mucor pusillus 595
Mumps-Lebend-Impfstoff 764
Mupirocin 708, 711
Mupirocin-Calcium 708
Mupirocinum calcium 708
Muromonab-CD3 748
Muscarin *455*
Muskatblüte 421
Muskatbutter 421

Muskatellersalbeiöl 410
Muskatnuss 420
Muskatnussbaum 420
Muskatöl 421
Muteine 60, 617, 621
Mutterkornalkaloide 506 ff.
Mutterkornpilz 508
Mutterkraut 195 f.
Mycobacterium bovis 760, 769
– *tuberculosis* 769
Mycophenolat Mofetil *780*, 782
Mycophenolsäure *780*
Myelomzellen 746
Mykophenolsäure 782
Mykotoxine 10
Myo-Inositol 87 f.
Myosmin 531 f.
Myrcen 292, 383, 402
Myricetin 305
Myricetin-3-galactosylgalactosid 318
Myricylcerotat 169
Myricylpalmitat 169
Myristicaceae 420, 503
Myristicae arillus 421
– fragrantis aetheroleum 421
– oleum expressum 421
– semen 420
Myristica fragrans 420
Myristicin 389, 421, 434
Myristinsäure 142, 157, 160
Myristoyl-phorbol-acetat 201
Myrj® 168
Myroxylon balsamum var. *balsamum* 444
– – var. *pereirae* 443
Myrrha 442
Myrrhae tinctura 443
Myrrhe 442
Myrrhentinktur 443
Myrtaceae 411, 420, 431 f.
Myrtenol 386, 432
Myrtenylacetat 432
Myrtilli fructus recens 326
– – siccus 367
Myrtol 432
Myrtus communis 432

N

N-Acetyl-L-cystein 450
Nachtkerze, Gemeine 162
Nachtkerzenöl, Raffiniertes 162
Nachtschatten, Bitter-süßer 565
Nachzulassung 25
Nadroparin-Calcium 131
Nafarelin 654
Nahrungsergänzungsmittel 27
N-Alkylisothiocyanate 461
Naloxonhydrochlorid-Dihydrat 490

Naloxoni hydrochloridum dihydricum 490
Naphthalenderivate **336 ff.**, 354
1,4-Naphthochinonderivate 336
Naphthodianthrone 294, 343 f., 347
Naphthohydrochinonglykoside 336
Narcein 486 f.
Narcissus-Arten 501
Narcotin 486, 491
Naringenin 305, 422, 429
Naringenin-5-glucosylglucosid 321
Naringin 307, 422
Narzisse 501
Natamycin 705 f.
Natrii alginas 116
– citras 136
– hyaluronas 132
Natriumalginat 116
Natriumcitrat 136
Natriumhyaluronat 132
Natriumpentosanpolysulfat 131
Natterkopf 338
N^β-Oxalyl-L-2,4-diamino-propionsäure 449
n-Decanal 422
N-Desacetyl-N-formylcolchicin 498 f.
NDGA 277
n-Duodecanal 422
Neamin 692
Nebennierenrindenhormone 220, **634 ff.**
Nebenschilddrüsenhormone 668
Nebramycin 690
Nebrosamin *689*
Necine 539
Necinsäuren 539
Neisseria meningitidis 771, 773
Nelkenöl 420
Neoabietinsäure 440, 442
Neochlorogensäure 262
Neoflavan 303
Neoflavane 309
Neohesperidin 307, 422
Neohesperidose 423
Neoisomenthol 414
Neolinustatin 459 f.
Neomenthol 414
Neomycin B 693
Neomycine 692
Neomycini sulfas 692
Neomycinsulfat 692
Neoolivil 219
Neoquassin 379
Neoruscogenin 241 f.
Neosamin B, -C *689*
Nepeta cataria 186
Nepetalacton 186

Neral 383, 434
Nereocystis luetkeana 116
Nerium oleander 236
Nerol 383, 435
β-Nerolidol 387, 443
Nervenwachstumsfaktor 672
Netelmicini sulfas 692
Netelmicinsulfat 692
Netilmicin 692
Neuropeptide 670 ff.
Neurotransmitter 644 f.
Neutralfette 143
NGF 672
Niauli aetheroleum 432
Niauliöl 432
Nicergolin 511, 513
Nicotellin 532 f.
Nicotiana tabacum 531
– *rustica* 531
Nicotin 531 ff.
Nicotinsäure *532*
Nierentee, Indischer 318
Nigella sativa 160
Nigellae, Oleum 160
Nitrile 457, 461
Nitrosamine, kanzerogene 455, 533, 535
Nitrosonornicotin 533 f.
N-Methylconiin 560
NMF 455
N,N-Dimethyl-5-methoxytryptamin 502, 503
N,N-Dimethyltryptamin 502
N-Nonanal 422
Nobilin 408 f.
Noethisteronacetat 640
Nonacog alfa 617
Nonandisäure 138
Nonan-2-on 528
Non-1-en 197
Noracotin *487*
L-Noradrenalin 645 f.
Noradrenalini hydrochloridum 646
– tartras 646
Norbelladin 501
Nordihydrocapsaicin *480*
D,L-Norephedrin 483
L-Norepinephrin 646
Norepinephrinhydrochlorid 646
Norepinephrintartrat 646
Norethisteron 640
Nor-isocorydin 494
D(+)-Norpseudoephedrin *483*
(+)-Norpseudoephedrinhydrochlorid 483
(+)-Norpseudoephedrini hydrochloridum 483
Norstaminol A 318
Noscapin 486 f., 491
Noscapinhydrochlorid-Monohydrat 491

Noscapini hydrochloridum 491
Notoginsenoside 256
NPH-Insuline 664
Nukleinsäurekonstrukte 790 ff.
–, virale 791
Nuphar-Arten 561
Nusticae, Oleum 421
Nystatin 704 f.

O

8-*O*-β-Glucosyl-10-hydroxy-10-*C*-β-glucosyl-rhein-9-anthron 354
4'-*O*-β-Glucosyl-9-*O*-(6''-desoxysaccharosyl)-olivil 190
Obturamenta gossypii absorbentia 106
Ochratoxin A *10*
β-Ocimen *383*
Ochsenzunge 338
Octacosan-14-ol 219
Octadecatetraensäure 151
Octagog alfa CHO 617
Octan-2-on 420
Octreotid *653*
Ocytocin 658
Odermennig 367
Odermennigkraut 367
Oenanthe crocata 176
Oenanthotoxin 176
Oenothera biennis 162
Oenotherae oleum raffinatum 162
Ölbaum 156
Oleaceae 86, 156
Olea europaea 156
Oleanan 240
Oleander 236
– gelber 236
Oleandrigenin *225*
Oleandrin 236
L-Oleandrose *226*
Oleanolsäure 201, 219, 242, 252, 440 f.
Öle, ätherische 120, **382 ff.**
–, –, als Antineuralgika und Antirheumatika 400
–, –, als Antiseptika 409
–, –, als Diuretika 432
–, –, als entzündungshemmende Arzneimittel 405
–, –, als Expektoranzien 426
–, –, als Geruchskorrigenzien 434
–, –, als Stomachika 412
–, –, Analytik 385
–, –, antiseptische Wirkung 395
–, –, appetitanregende Wirkung 396
–, –, Bildung 388
–, –, direkte Wirkung 394
–, –, diuretische Wirkung 398

–, –, Eigenschaften 382
–, –, entzündungserregende Wirkung 395
–, –, Geruchsempfindungen 394
–, –, Geschmacksempfindungen 394
–, –, Gewinnung 391 f.
–, –, Haltbarkeit und Lagerung 392
–, –, Pharmakologie 393
–, –, Speicherung 390
–, –, Toxikologie 399
–, –, Verbreitung 391
–, –, verdauungsfördernde Wirkung 396
–, –, Zusammensetzung 382
–, fette 145
–, –, halbtrocknende 157
–, –, nichttrocknende 156
–, –, raffinierte 154
–, –, trocknende 159
–, –, und Fette 143
Oleum camphoratum 20 per centum 404
Oleyloleat 171
Olibanum 445
Oligosaccharide 94
–, Abbau 92
– als Arznei- und Hilfsstoffe 93
–, Biogenese 92
–, Chemie 90
–, Nomenklatur 90
Olivae oleum raffinatum 156
– – virginale 156
Olivansäure *722*
Olivenöl, Natives 156
–, Raffiniertes 156
Ölkürbis, Steirischer 222
Ölpalme 157
Ölsäure 142, 156 ff., 164
Oluliuqui 514
Omalizumab 751
Omega-3 acidorum esteri ethylici 164
Omega-3 acidorum triglycerida 164
Omega-3-Säurenethylester 60 164
Omega-3-Säuren-reiches Fischöl 163
Omega-3-Säuren-Triglyceride 164
Onagraceae 162
α-Onocerin 326
Ononid 326
Ononidis radix 326
Ononin 326
Ononis spinosa 326
Opii pulvis normatus 488
– tinctura normata 488
Opioid-Peptide 670 f.
Opium 486

– crudum 486
Opium-Alkaloide 487
Opiumpulver, Eingestelltes 488
Opiumtinktur, Eingestellte 488
Oprelevkin 677
Opsonierung 754
Opuntia-Arten 348
Orange 423
Orangenschale, Frische 423
Orangentinktur, Süße 423
Orchidaceae 282
Ordnung 63
Oregano 416
Orientin 307, 314
Origani herba 416
Origanum majorana 416
– *vulgare* 416
Orlistat 591
Ornipressin 659
L-Ornithin 448, 450 f., 532, 540
Ornithinaspartat 450
Ornithini aspartas 450
– hydrochloridum 450
Orthosiphole 318
Orthosiphon aristatus 318
– *stamineus* 318
Orthosiphonblätter 318
Orthosiphonis folium 318
Oryzae amylum 102
Oryza sativa 102
Osmeridae 163
Östriol 639
Östrogene 221, 638 ff.
Östrogenrezeptor-Modulatoren, selektive 640
Ouabagenin *225*
Ouabain *236*
Ovis aries 170
Oxacillin 717
Oxazolidin-2-thioderivate 463
Oxitropiniumbromid 548
(–)-17-Oxo-spartein 537
Oxycodonhydrochlorid 490
Oxytetracyclin 697
5-Oxytetracyclin *697*
Oxytetracyclinhydrochlorid 697
Oxytetracyclini hydrochloridum 697
Oxytocin 658, 659
– Injektionslösung 658
Oxytocini solutio 658

P

Paclitaxel 199 f.
rt-PA 621
PAF 317
Palaquium gutta 210
Palatinit® 95
Palivizumab 751
Palmarosaöl 435

Palmitinsäure 142, 156 ff.
Palmitoleinsäure 142, 157, 164
Palmkernfett 157
Palmöl 157
Palustrinsäure 442
Paluther® 198
Panaxane 256
Panax ginseng 255
– *japonicus* 257
– *notoginseng* 257
– *quinquefolius* 257
Pancreatis pulvis 592
Pankreasamylase 592
Pankreasdornase 592
Pankreashormone **660 f.**
Pankreas-Lipase 591
Pankreas-Pulver 592
Pankreatin 592
Pankreozymin 667
Papain 594
Papaveraceae 486, 492, 497
Papaver bracteatum 488
– *rhoeas* 493
– *somniferum* ssp. *somniferum* 486
Papaverin 486 f.
Papaveris rhoeados flos 493
Paprikatinktur 482
Parakautschukbaum 209
Paramunität 755
Paramunitätsinducer 755
Parathormon 668
Parathyrin 668
Paris quadrifolia 247
Parmeliaceae 289
Paromomycine 693
Paromomycin I *693*
Parthenolid 196 f.
Partialglycerida longicatenalia 168
– mediacatenalia 168
Partialglyceride, Höherkettige 168
–, Mittelkettige 168
Pasaniapilz 126
Passagierung 48
Passifloraceae 325
Passiflorae herba 325
Passiflora incarnata 325
Passionsblume, Fleischfarbene 325
Passionsblumenkraut 325
Pastinak 270
Paternostererbse 586
Paullinia cupana 556
Paulliniae cupanae semen tostae 556
Pausinystalia yohimbe 515
PDG₂ *627*
PDGF 672, 675
Pedaliaceae 158, 187
Pedi tauri oleum raffinatum 157

Pedunculagin 366 f.
Pegfilgrastim 674
Pektase 114
Pektin 114 f.
Pektinase 114
Pektinesterase 114
Pelargonie, Rosen- 435
Pelargonii sidoidis radix 269
Pelargonium graveolens 435
– *reniforme* 269
– *sidoides* 269
Pelargoniumöl 435
α-Peltatin 275 f.
β-Peltatin 275 f.
Penduculagin 359, 367
Penicillinase 598
Penicilline 713 ff.
Penicillin G 714
– V 717
Penicillium-Arten 714
Penicillium chrysogenum 714
– *glaucum* 782
– *griseofulvum* 695
– *nigricans* 695
– *notatum* 714
– *patullum* 695
Pentacosan 365
15-Pentadecanolid 424
Pentagastrin *666*
Pentoxyfyllin 558
Peplomycin 730
Pepsin 595 f.
Pepsini pulvis 595
Peptide 570 ff.
–, Chemie 570
–, heteromere 570
–, homöomere 570
–, Pharmakologie 577
Peptid, Gastrinfreisetzendes 667
Peptidhormone des Blutes *669*
Peptidhydrolasen 594
Peptidlactonantibiotika 734 ff.
Peptidtoxine 578 ff.
Peptid- und Proteohormone 649 ff.
–, Chemie 649
–, Gewinnung 650 f.
–, Prüfung 650 f.
–, Stoffwechsel 650
Peptolide 570
Pergolid 511 ff.
Periploca graeca 236
Periplocin 236
Periplogenin 225
Perlschnurbaum, Japanischer 313
Peroxidzahl 147
Perprilus triacanthus 163
Persea americana 156
Pertussis-Adsorbat-Impfstoff 770
Pertussis-Impfstoff 769
Perubalsam 443

Perubalsambaum 443
Peruresitannol 444
Peruvosid 236
Pestwurz 197, 540
-, Gemeiner 197
Petaol *197*
Petasin *197*
Petasites hybridus 197
Petasitidis rhizoma 197
Petasol 197
Petersilie 270
-, Garten- 434
Petersilienfrüchte 434
Petersilienkraut 434
Petersilienwurzel 434
Petroselinum crispum 434
Peumus boldus 494
Peyotl 484
Pfeffer, Grüner 536
-, Heller 536
-, Roter 536
-, Schwarzer 535
-, Weißer 536
Pfefferminzblätter 413
Pfefferminzgeist 414
Pfefferminzöl 413
Pfefferminzspiritus 415
Pfefferminztinktur 414
Pfefferstrauch 535
Pfeilwurz 103
Pfirsich 459 f.
Pflanzen, Benennung 63
-, transgene 51
Pflanzenlezithin 171
Pflanzenschleimstoffe, komplexe 116
Pflanzenschutzmittel 71
Pflasterkäfer 192
Pflaume 459
Pflaumenbaumrinde, Afrikanische 222
$PGF_{2\alpha}$ *627*
PGG (H)$_2$ *627*
PGI$_2$ *627*
Phaeophyta 115, 453
Phagozytose 740
Pharmakognosie 1
Phaseolus vulgaris 587
α-Phellandren 384, 424, 431
β-Phellandren 401, 433 f.
Phenoxymethylpenicillin 716 f.
 - benzathinum 717
Phenoxymethylpenicillin-Benzathin 717
Phenoxymethylpenicillin-Kalium 717
Phenoxymethylpenicillinum kalicum 717
Phenylacrylaldehyde 274
Phenylacrylsäureester 264
Phenylacrylsäuren 262

L-Phenylalanin 260, 448
Phenylalkylamine 479 ff.
Phenylallylalkohole 274
Phenylchromanderivate 302 ff.
-, Biogenese 302
-, Chemie 302
-, Verbreitung 302
Phenylethanoidglucoside 186
Phenylethylalkohol 435
Phenylethylamin 555
Phenylethylcaffeat 325
2-Phenylethylisothiocyanat *464*
Phenylpropanderivate 259, 262, **279 ff.**
-, Abbauprodukte 279, 281
 - als Arzneistoffe 262
-, Biogenese 259, 281
-, Chemie 259
-, Stoffwechsel 259
Phenylpropanolaminhydrochlorid 483
Phenylpropanolaminum hydrochloridum 483
Phenylpropene 274
Phlein 111
Phleum pratense 222
Phosphatidsäuren 152
Phosphatidylethanolamine 148, *152*, 171
Phosphatidylcholin 148, *152*, 171
Phosphatidylinositol 148, 171
Phosphatidylserin 148, *152*
Phospholipase 153
 - A$_2$ 592
p-Hydroxybenzaldehyd 282
p-Hydroxybenzoesäure *281*
p-Hydroxybenzylalkohol 282
p-Hydroxybenzylglucosinolat 463
p-Hydroxybenzylisothiocyanat *464*
p-Hydroxybenzylmethylether 282
Physcion 344
Physcion-8-β-gentiobiosid 354
Physostigma-Alkaloide 505
Physostigma venenosum 505
Physostigmin 505
Physostigmini salicylas 505
 - sulfas 505
Physostigminsalicylat 505
Physostigminsulfat 505
Physovenin *505*
Phytinsäure 88
Phytoalexine 66
Phytoen 181, 207
Phytolacca americana 247
Phytoöstrogene 326
Phytopharmaka 21 ff.
-, Aufbereitungsmonographien 23
-, Bedeutung 21
-, Zulassung 24

PhytoSERM 326
Phytosterole **216**, 218, 222, 250, 319
Picarasma excelsa 379
Picea abies 401
Piceae aetheroleum 401
Picrocrocin 208 f.
Pikrosalvin 377, 402
Pilocarpidin 529 f.
Pilocarpin *530*
Pimpinellae radix 411
Pimpinella major 411
 - *saxifraga* 411
Pinaceae 444
α-Pinen 188, 386, 400 ff., 404, 407, 412, 421, 424, 427, 431 f., 441, 444, 535
β-Pinen 386, 400 ff., 407, 421, 423, 431, 434
Pini aetheroleum 401
 - pumilionis aetheroleum 401
Pinocembrin 305, 323, 325
Pinus halepensis 400
 - *mugo* 401
 - *nigra* 400
 - *palustris* 400
 - *pinaster* 400
 - *sylvestris* 401
Piperaceae 301, 535
Piperacillin 717
 - Natrium 717
Piperacillinum natricum 717 f.
Piperanin 535
Piper betle 535
TTT[1]-Piperidein 532
Piperin *532*, 535 f.
Piperis nigri fructus 535
Piperiton 384, 432
Piper methysticum 301
 - *nigrum* 535
Piperolein A 535 f.
 - B 535 f.
Piperonal *282*
Piperylin 535 f.
Piscis oleum omega-3 acidis abundans 163
Pistacia lentiscus var. *latifolius* 441
Piule 514
Pivmecillinamhydrochlorid 718
Pivmecillinam hydrochloridum 718
Placentahormone 659 f.
Placenta seminis lini 122
Plantaginaceae 122, 186
Plantaginis lanceolatae herba 186
 - ovatae semen 122
 - ovatae seminis tegumentum 122
Plantago afra 122
 - *arenaria* 122
 - *indica* 122

- *ispaghula* 123
- *lanceolata* 186
- *ovata* 122
- *psyllium* 122
Plantagonin 561
Plasma vom Menschen (Humanplasma) gepoolt 610
- vom Menschen (Humanplasma) zur Fraktionierung 609
Plasmide 56
Plasmin 620
Plasminogenaktivator t-PA 620
Plättchenwachstumsfaktor 672, 675
Plumbagin 336f.
p-Mentha-1,3,8-trien 434
PMS 660
Pneumokokken-Polysaccharid-Impfstoff 772
Poaceae 95, 102, 159, 267, 435
Pocken-Lebend-Impfstoff 768
Podophyllin 275
Podophylli rhizoma 275
Podophyllotoxin *276*
(-)-Podophyllotoxin 275
Podophyllum hexandrum 275
- *peltatum* 275
Podophyllwurzelstock 275
Poliomyelitis-Impfstoff 763, 764
Polyacetate 288
Polyacetylene 174
Polyenantibiotika 703ff.
ω3-Polyenfettsäure 163
Polygalaceae 249
Polygalae extractum siccum normatum 249
- radix 249
- sirupus 249
- tinctura 249
Polygalasäure 242, 253
Polygala senega 249
- *tenuifolia* 249
Polygonaceae 313, 354
Polyine 127, **174ff.**, 195, 252, 266, 376, 433
Polyisoprene 209
Polyketidalkaloide 560
Polyketidantibiotika 695f.
Polyketide 286ff.
-, Biogenese 286
-, Chemie 286
-, Verbreitung 288
Polymerase-Ketten-Reaktion (PCR) 54
Polymixin B_1, B_2, E_1, M_1 *727*
Polymyxin-B-sulfat 728
Polymyxine 726f.
Polymyxini B sulfas 728
Polyoxyethylen 168
Polyoxyethylensorbitan 168

Polypeptid, gastro-inhibitorisches 667
Polypeptidantibiotika 724ff.
-, Homöomere *726*
Polypropionate 288
Polysaccharide, immunmodulatorisch wirkende 126, 195, 204
Polysorbate 168
Polyterpene 179, **209f.**
Polyuronide 114f.
Pomeranze 422
Ponticaepoxid *408*
Pot 329
Potentilla anserina 367
- *erecta* 366
- *tormentilla* 366
PPA 483
Praemarrubiin 377f.
Praeparationes insulini iniectabilis 663
Pravastatin 340
Prednisolon 636
Prednison 636
Prednyliden 636
Pregnan 215
Pregnanglykoside 380
Preiselbeerblätter 285
Preiselbeere 285
8-Prenylnaringenin 293
Presenegin *242*
Pretazettin 500
Primärstoffe 31
Primelfluidextrakt 248
Primelsirup 249
Primeltinktur 248
Primelwurzel 248
Primin 288
Primulaceae 248
Primula elatior 248
- *veris* 248
Primulae flos cum calyce 249
- radix 248
Primulasaponin 1, -2 *248*
Primulaverosid 248, 280
Pristinamycine 735
Priverogenin B *242*, 248
Proanthocyanidine 294, **308,** 314f., 324
Procumbid 187
Procyanidin B-2 324
Producta ad ADN recombinante 53
Produkte, DNA-rekombinationstechnisch hergestellte 53
-, rekombinante 53ff.
Proenzyme 588
Progesteron 220, 638, 640
Progestine 638
Progoitrin 463f.
Proinsulin 661
Projmaliumbitartrat 518

Prolactin 655f.
L-Prolin 448
Propanal *471*
Prop-1-enylalliin 469
Prop-1-enyl-propanthiosulfinat 471
Prop-1-enyl-sulfensäure *469*, 471
Prop-1-enylthiol 471
Propiin 471
Propolis **322**
Propyl-propanthiosulfinat 471
Propyl-prop-1-enthiosulfinat 471
Proscillaridin 237
- *A 237*
Prostaglandine 626f., 629, 631
Protamine 602
Protaminhydrochlorid 603
Protamini hydrochloridum 603
Protamini sulfas 603
Protaminsulfat 603
Proteaceae 157
Protein, C-reaktives 740
- C vom Menschen, aktiviertes 618
Proteine 570ff.
-, Analytik 576
-, Chemie 570
-, Denaturierung 576
-, Eigenschaften 575
-, Gewinnung 576
-, Pharmakologie 577
-, Strukturebenen 572ff.
Proteotoxine 578ff.
Prothrombinkomplex vom Menschen 617
Prothrombinum multiplex humanum 617
Protirelin 653
Protoaescigenin 242, 254
Protocatechualdehyd 282
Protocatechusäure *281*
Protocetrarsäure 290
Protocrocin 209
Protofagopyrin 313
Protohypericin 294
Protolichesterinsäure *290*
(+)-Protolichesterinsäure 290
Protopanaxadiol *256*
Protopanaxatriol *256*
Protopin 492f., 497
Protoprimulagenin A *242*
Protopseudohypericin 294
Protoveratrin *566*
- A, -B 565
Protoverin 565f.
Proxyphyllin 557
Prüfungen, klinische 24
Prunasin 459f.
Pruni africanae cortex 222
- spinosae flos 319
Prunkwinde 514

Sachregister 837

Prunus africana 222
– *laurocerasus* 460
– *spinosa* 319
Pseudoalkaloide 473 f., 562
Pseudochlorogensäure 262
D(–)-Pseudoephedrin *483*
Pseudoeugenylester *428*
Pseudohypericin 294, 347
Pseudoisoenzyme 588
Pseudomassaria-Arten 665
Pseudomonas fluorescens 708
Pseudopurpurin 344, 351
Psilocybin *502*
Psoralen 271 f.
P/S-Quotient 161
Psyllii semen 122
Psyllium, Indisches 122
Pterocarpane 327
Pterocarpus marsupium 365
PTH 668
rhPTH 668
PUFA 161
Pulegon 384, 414
Pulmonariae herba 121
Pulmonaria officinalis 121
Purin *475*
Purinalkaloide 551 ff.
Purpureaglykosid A, -B *234*
Purpurin 344, 351
Purpurosamine *689*
Purpursonnenhutkraut 127
Purpursonnenhutwurzel 127
Putrescin *540*
Pygeumrinde 222
Pyranocumarine 271, **273**, 528
Pyrethrine 190 f.
Pyrethri radix 178
Pyrethroide 191
Pyridin *475*
Pyridinalkaloide 190, **531 ff.**
Pyrogene 578
Pyrosid *285*
Pyroxilinum 108
Pyrrolidin *475*
Pyrrolizidin *475*
Pyrrolizidinalkaloide 121, 195, 197, **539 ff.**

Q

Qinghaosu 198
Qin Hao 198
Quabain 236
Quassia amara 379
Quassiae lignum 379
Quassin *379*
Quassinoide 379
Quebracho cortex 518
–, Weißer 518
Quebrachorinde 518
Queenslandnuss 157

Quellungszahl 117
Quendelkraut 430
Quercetin 305, 312 f., 323, 406
Quercetinglucoside 319, 321
Quercetin-3-*O*-β-D-glucuronid 314
Quercetin-3-*O*-β-rutinosid 312
Quercitrin 294, 307, 313, 318, 320
Quercitrin-3-glucuronid 318
Quercus cortex 365
Quercus infectoria 364
– *petraea* 365
– *pubescens* 365
– *robur* 365
Quillaiae cortex 252
– tinctura normata 252
Quillaja saponaria 252
Quillajasaponin 21 252
Quillajasäure 242, 252
Quinupristin 735 f.
Quitte, Echte 458

R

Rainfarn 195
Raloxifen 640
Rama 139
Ramentaceon *336*
Ramenton 336 f.
Ranunculaceae 160, 204, 234, 561
Rapae oleum raffinatum 158
Raps 158
Rapsöl, Raffiniertes 158
Rapünzchen 189
Rasburicase 591
Rasse, chemische 64
–, geographische 64
Ratanhiae radix 366
– tinctura 366
Ratanhiatinktur 366
Ratanhiatrockenextrakt, Eingestellter 366
Ratanhiawurzel 366
Raubasin 515, *519*
Rauschpfeffer 301
Rautenkraut 528
Raute, Wein- 313
Rauvolfia serpentina 515
Rauwolfiae radix 515
Rauwolfiawurzel 515
R1-Barrigenol *254*
Red Rice 340
Reinstoffe, biogene 34 f.
–, Gewinnung 34
–, Prüfung 35
Reis, Saat- 102
Reisstärke 102
Relaxin 660
Release-inhibierende Hormone 652

Releasing-Hormone 652
Reng 338
Renin 668
Rennin 596
Rescinnamin 515, *519*
Reserpin 515, 518, *519*
Resine 439
Resistenz 685, 688, 700
–, aktive 740
–, passive 740
Restriktionsendonukleasen 54
trans-Resveratrol 310
Reteplase 620 f.
Retronecin *540*
reverse Transkriptase 55
RH 652
Rhabarber, Kanton- 354
–, Krauser 355
–, Medizinal- 354
Rhabarberextrakt 354
Rhabarbertrockenextrakt, Eingestellter 354
Rhabarberwurzel 354
Rhamnaceae 352 f.
Rhamnetin 305
Rhamni cathartici fructus 353
– purshianae cortex 353
L-Rhamnose *226*
L(+)-Rhamnose *80*
Rhamnus catharticus 353
– *frangula* 352
– *purshianus* 353
Rhaphanus sativus var. *niger* 465
Rhaponticin *355*
Rhaponticosid *355*
Rhapontik 355
Rhei extractum siccum normatum 354
Rhein 344
Rhei radix 354
Rheum officinale 354
– *palmatum* 354
–, *rhabarbarum* 355
–, *rhaponticum* 355
Rhoeadin 493
Rhus chinensis 364
Ribes nigrum 162
D(–)-Ribose *80*
Ribozyme 589
Ricin 165, 586
Ricinin 165
Ricini oleum hydrogenatum 167
– – virginale 165
Ricinolsäure *165*
Ricinus communis 165, 586
Riesenbärenklau 270
Rifabutin *707*
Rifampicin 706 f.
Rifamycin B *707*
– SV 706 f.
Rifamycin-Natrium 706

Rifamycinum natricum 706
Rifapentin *707*
Rimexolon 636
Rind 157
Rinderfußöl, Raffiniertes 157
Rindergallenblasen-Trockensubstanz 223
Ringelblume 201
Ringelblumenblüten 201
Risspilze 455
Rituximab 749
Rivea corymbosa 514
Rizinus 165, 586 f.
Rizinusöl, Hydriertes 167
- Natives 165
RNA-Spleißen 55
Roggen 222
Rohrzucker 93
Rosa canina 139
- *damascena* 435
- *gallica* 435
- *pendulina* 139
- × *alba* 435
- × *centifolia* 435
Rosaceae 87, 139, 156, 252, 280, 296, 314, 319, 366 f., 435, 459 f.
Rosae aetheroleum 435
- pseudo-fructus 139
- - cum fructibus 139
Rosen-Arten 139
Rose, Alpen- 139
-, Damaszener- 435
-, Hundertblättrige 435
-, Hunds- 139
-, Samt- 435
-, Weiße 435
Roselle 139
Rosenöl 435
Rosmadial 377, 402
Rosmanol 377, 402
Rosmarichinon 377, 402
Rosmarin 402
Rosmarinblätter 402
Rosmarini aetheroleum 402
- folium 402
Rosmarinöl 402
Rosmarinsäure 262, 264, 318, 402, 409, 411, 413, 415, 429
Rosmarinus officinalis 402
Rosskastanie, Gemeine 254
Rosskastaniensamen 254
Rosskastaniensamentrockenextrakt, Eingestellter 254
Rossolisid 337
Rotalgen 113
Röteln-Immunglobulin vom Menschen 776
Röteln-Lebend-Impfstoff 764
Rotenoide 327
Rotenon 327 f.

Rotundifuran 187, 200
Roxithromycin 701
Rübenzucker 93
Rubia akane 348
- *cordifolia* 348
- *tinctorium* 348, 351
Rubiaceae 267, 351, 365, 495, 515, 535, 551
Rubiadin 344, 351
Rubiae radix 351
Rubi fruticosi folium 367
- idaei folium 367
- sirupus 139
Rübsen 158
Rubus fruticosus 367
- *idaeus* 367
Ruchgras, Gemeines 267
Ruhmeskrone 499
Ruhrkrautblüten 320
Ruscaceae 255
Rusci aculeati rhizoma 255
Ruscin 242, 255
Ruscosid 255
Ruscus aculeatus 255
Rutaceae 271, 273, 313
Rutae herba 528
Ruta graveolens 313, 528
Rutin 204, 294, 307, 312 ff., 318, 320, 528
Rutosidum trihydricum 312

S

Sabalis serrulatae fructus 219
Sabal serrulata 219
Sabinen 188, 386, 416, 421, 535
Sabinenhydrat 386
cis-Sabinenhydrat 416
cis-Sabinylacetat 374, 376, 416
Saccharomyces boulardii 738
- *cerevisiae* 675, 737 f.
Saccharopolyspora erythraea 701
Saccharose 84, **93 ff.**, 120
Saccharum 93
- lactis 96
- officinarum 95
Saflor 160
Safloröl 159
Safran 208 f.
Safranal 208 f.
Safran-Rebendolde 176
Safrol 389, 404, 419, 421
Sägepalme 219
Sägepalmenfrüchte 219
Sagopalme 103
Salamander-Alkaloide 566
Salamandra salamandra 566
Salbei, Dreilappiger 411
-, Echter 409
-, Muskateller- 410
-, Spanischer 410

Salbeiblätter 409
Salbeiöl, Dalmatinisches 410
-, Spanisches 410
Salbeitinktur 410
Salicaceae 283
Salicin 283
Salicis cortex 283
Salicortin 283
Salicylaldehyd *282*
Salicylsäure 281
Salicylsäuremethylester 281
Saligenin *283*
Salipurposid 307, 321
Salix daphnoides 283
- *fragilis* 283
- *purpurea* 283
S-Alkyl-L-cystein-sulfoxide 467
S-Alkylthiocyanate 461
Salmin 602
Salmonella typhi 760, 772
Salmo salar 602
Salvia fruticosa 411
- *lavandulifolia* 410
- *officinalis* 409
- *sclarea* 410
- *triloba* 411
Salviae lavandulifoliae aetheroleum 410
- officinalis aetheroleum 410
- officinalis folium 409
- sclareae aetheroleum 410
- tinctura 410
- trilobae folium 411
Salvin 410
Samandarin 566
Sambuci flos 320
Sambucus nigra 320
Sammelart 63
Sanchi-Ginseng 257
Sandaale 163
Sanguinarin 492 f.
Sapindaceae 556
Saponaretin *307*
Saponariae albae radix 252
- rubrae radix 252
Saponaria officinalis 252
Saponin 120
Saponindrogen 248, 253 f.
- als Antiexsudativa 254
- als Diuretika 253
- als Expektoranzien und Antitussiva 248
- als Geriatrika 255
Saponine 235, **239**
-, Biogenese 241
-, Chemie 239
-, Pharmakodynamik 245
-, Pharmakokinetik 245
-, Standardisierung 247
-, Verbreitung 244
Saponium album 252

Sachregister 839

Saponoside 239
Sapotaceae 210
Sapotillbaum 210
Sardellen 163
Sargramostim 674
Sarothamni scoparii herba 537
Sarothamnus scoparius 537
Sarsapogenin 241
Saruplase 621
Satureja herba 416
Satureja hortensis 416
Saubohne 587
Säureamide 535
α-Säuren 292
β-Säuren 292
Säurezahl 146
Saxifragaceae 162
SCF 675
Schachtelhalme, Acker- 319
Schachtelhalmkraut 319
Schaf 170
Schafgarbe, Gemeine 407
Schafgarbenkraut 407
Schaftosid 307, 325
Schefflera-Arten 176
Schellack 169 f.
Schellolsäure 169
Schierling, Gefleckter 560
Schilddrüsenhormone 666
Schizophyllan 126
Schizophyllum commune 126
Schlangengifte 583
Schlangengift-Immunserum (Europa) 778
Schlangenholz 515
Schlehdorn 319
Schlehdornblüten 319
Schleimstoffe 16, 84, 117, 120 ff., 125, 139, 186, 237, 320, 406, 419, 442 f., 445, 463
–, isolierte, als Drogen 117
Schlüsselblumenblüten 249
Schlüsselblume, Wald- 248
Schlüsselblume, Wiesen- 248
Schminkwurz 338
Schnee 550
Schneeglöckchen 501
Schöllkraut 492
–, Großes 492
Schotendotter 236
Schutzimpfung 756 f.
Schwammgurke 205
Schwarzkümmel, Echter 160
Schwarzkümmelöl 160
Schwarzrettichwurzeln 465
Schweinefett 160
Schweineschmalz 160
Sciadopitysin *316*
Scillae bulbus 237
– pulvis normatus 237
Scillaren A *237*

Scillarenin *226*
Scillicyanogenin *226*
Scillicyanosid *237*
Scilliphaeosidin *226*
Scilliphaeosidinglykoside 237
Scillirosid *237*
Scillirosidin *226*
Scombridae 163
Scopin *543*
(–)-Scopolamin 544 ff.
Scopolaminhydrobromid 546, 548
Scopolamini butylbromidum 548
Scopolamini hydrobromidum 546
Scopoletin *269*
Scopolia carniolica 546
Scopolin *269*
Scrophulariaceae 121, 232, 235
Scutellarein *305*
Scutellareintetramethylether 318
Secale cereale 222
– *cornutum* 510
Secoiridoide **183**, 185
Secoisolaricinol *276*
Secoisolariciresinol 219
Secolariciresinol-9-*O*-β-D-glucosid 219
Secretin 666 f.
Sedanenolid 433
Seide 600
Seidenspinner 600
Seifen 466
Seifenkraut, Echtes 252
Seifenleime 155
Seifenrinde 252
Seifenrindentinktur, Eingestelltes 252
Seifenwurzel, Rote 252
Seifenwurzel, Weiße 252
Sekundärstoffe 31
–, Biosynthese 32
Selective Estrogen Receptor Modulators 326
α-Selinen 388, 424
Sellerie 270
Senecionin 121, 197, 540
Senegasirup 249
Senegatinktur 249
Senegatrockenextrakt, Eingestellter 249
Senegawurzel 249
Senegine 249
Senegin-II 249
Senf, Sarepta- 463
–, Schwarzer 463
 Weißer 463
Senföle 462
Senfölglykoside 461
Senfsamen, Schwarze 463, 465
–, Weiße 463
Senkirkin 121, 540
Senkyunolid 432 f.

Sennae folii extractum siccum normatum 352
– folium 351
– fructus acutifoliae 351
– fructus angustifoliae 351
Sennesblätter 351
Sennesblättertrockenextrakt, Eingestellter 352
Sennesfrüchte, Alexandriner 351
–, Tinnevelly 351
Sennosid A_1, -C 346
Sennoside 352, 354
Sephadex®-Gele 110
Serenoa repens 219
L-Serin 448, 645
SERM 326, 640
Sermorelin 653
Serokonversion 757
Serotonin 502, 645, 648
Serovakzination 773
Serpylli herba 430
Serumgonadotropin 660
Sesam 158
Sesamin 158, 276
(+)-Sesamin 257
Sesami oleum raffinatum 158
Sesamöl, Raffiniertes 158
Sesamum indicum 158
Sesquiphellandren 297
(–)-β-Sesquiphellandren 299
Sesquiphellandrol 299
Sesquiterpenbitterstoffe 321, 375
Sesquiterpene 179, **192 f.**
– als Arzneistoffe 192
–, Grundkörper 193
Sesquiterpenlactone 194, 197
Sesterterpene **179**
Sexualhormone *638*
–, männliche 641
–, weibliche 637 ff.
Shiitake-Pilz 126
Shikonin *339*
Shikoninester 338
Shit 329
(6)-Shoagol 299
Shoagole *298*, 299
Shyobunon 424 f.
S. I. 589
Siaresinolsäure 440, 442
SIH 653
Silandrin *321*
Silberdistel 174
Silberkerze, Trauben- 204
Silberkraut 514
Silibinin-C-2′-3-dihydrogensuccinat 321
Silibinin 321
Silicristin 321
Silidianin 321
Silikate, wasserlösliche 319
Silybin A, -B 321 f.

Silybum marianum 321
Silychristin 321 f.
Silydianin 321 f.
Silymarin 321
Silymonin 321
Simaroubaceae 379
Simavastin 340
Simmondsia chinensis 168
Simmondsiae cera liquida 168
Simultanimpfung 773
Sinalbin 463 f.
Sinapinsäure 263
Sinapis alba 463
Sinapis semen nigrae 463
Sinapylalkohol 274
Sinensetin 305, 318, 423
(+)-Singaresinol 257
Sinigrin 464 f.
Sirolimus 781
Sirup, Brecherregender 496
Sirupus Aurantii amari 423
- emeticus 496
- Primulae 249
- Senegae 249
- simplex 93
Sisomicin 692
Sisomycin 691
β-Sitosterin 218
β-Sitosterol 216, 218 f., 319
β-Sitosterol-3-(6'-acyl)-glucoside 219
β-Sitosterol-3-O-β-D-glucosid 319
β-Sitosterol-3-O-(6-O-myristoyl)-β-D-glucosid 219
Skimmianin 528 f.
γ-Sitosterol 216
Skimmin 269
Skleroproteine 575
Sojabohne 159, 171, 326, 587
Sojae oleum hydrogenatum 167
- - raffinatum 159
Sojaöl, Hydriertes 167
- Raffiniertes 159
Soladulcidin 564
Soladulcidintetraosid 564 f.
Solamargin 565
α-Solamarin 564 f.
β-Solamarin 564 f
Solanaceae 102, 480, 531, 545 f., 563
Solani amylum 102
Solanidin 564
α-Solanin 564
Solanum-Alkaloide 564
Solanum dulcamara 563, 565
- tuberosum 102, 563
Solasodin 564
Solasonin 564, 565
Solidaginis herba 253
- virgaureae herba 253

Solidago canadensis 253
- gigantea 253
- virgaurea 253
Somatoliberin 653
Somatorelin 653
Somatostatin 652 f.
Somatotropin 655, 657
Somatrem 657
Somatropin 657
Somatropini solutio ad praeparationem 657
Somatropinum ad iniectabile 657
Sonnenblume 159
Sonnenblumenöl, Raffiniertes 159
Sonnenhut, Blasser 127
-, Purpur- 127, 174
-, Schmalblättriger 127
Sonnentau, Knospenschuppiger 336
Sonnentaukraut 336
Sophora japonica 313
Sorbit 86
Sorbitol 86
D(-)-Sorbitol 86
Sorbitol-Lösung 70 %, kristallisierend 86 f.
- -, nicht kristallisierend 87
Sorbitolum liquidum cristallisabile 87
- - non cristallisabile 87
Sorbus aucuparia 87, 137
Spaltblättling 126
Spaltimpfstoffe 758, 760
Span® 168
(+)-Spartein 127
(-)-Spartein 537 f.
SPC 23
Spectinomycin 693 f.
Spectinomycinhydrochlorid 693
Spectinomycini hydrochloridum 693
Speedball 550
Speisezwiebel 469
Spezialextrakte 20
Sphaeroproteine 575
Sphingoglykolipide 171
Spiköl 403
Spinasterol 222
Spiraeosid 307, 314
Spiramycin 703
- A 702
Spireae flos 280
Spiritus camphoratus 404
- Menthae 415
5α-Spirostan 240
Spissumextrakte 20
Spitzwegerichblätter 186
Spornblume 189
(20S)-Protopanaxadiol 256
Squalen 181, 217
SRH 653

SRIF 653
Stachelmakrelen 163
Stachydrin 378
Staminolactone 318
Stammzellen 785 ff.
-, adulte 787
-, embryonale 785
-, fetale 786
-, lymphoide 744
Stammzelltherapie 785
-, Knochenmark- 787
Standardzulassungen 26
Stärke 100 ff.
-, Vorverkleisterte 102
Statine 652
Stearinsäure 142, 157
Stechapfel, Weißer 545
Steinklee-Arten 267
Steinklee, Echter 268
-, Hoher 268
Steinkleekraut 268
Steinsame 338
Steran 215
Sterculia-Arten 119
Sterculiaceae 160, 555
Sterculia urens 119
- villosa 119
Sterine 216
Sterinsäure 160
Sternanis 428
-, Japanischer 198
Sternanisbaum, Japanischer 428
Steroidalkaloide 562 ff.
Steroide 213 ff.
-, Biosynthese 215
-, Chemie 215
-, Gallensäuren 222
-, Grundkörper 215
-, herzwirksame, als Arzneistoffe 231
-, -, Biogenese 227
-, -, Chemie 224
-, -, Normierung 231
-, -, Pharmakodynamik 229
-, -, Pharmakokinetik 228
-, -, Standardisierung 231
-, -, Verbreitung 228
-, Stoffwechsel 215
-, Verbreitung 216
Steroidhormone 633 ff.
Steroidsapogenine 220, 241
Steroidsaponine 232 f., 239, 469, 480
Sterole 216, 218
- als Arzneistoffe 218
Stevia rebaudiana 201
Steviosid 200
STH 655
Stiefmütterchen, Wildes 280
- mit Blüten 280
Stigmast-4-en-3-on 219

Stigmasterol 216, 219
STIKO 762
Stinte 163
Stockrosenblüten 120
Stoff 329
Stoffproduzenten, mikrobielle 43
Stomachika 396
Stramonii folium 545
Stramoniumblätter 545
Stramoniumpulver, Eingestelltes 545
Streptidin *689*
Streptococcus haemolyticus 621
– *pneumoniae* 772
Streptodornase 592
Streptogramine 735
Streptokinase 620 f.
Streptomyces albogriseus 692
– *ambofaciens* 703
– *ardus* 710
– *aureofaciens* 696
– *caespitosus* 710
– *cattleya* 721
– *chatta-noogensis* 706
– *clavuligerus* 723
– *coeruleo-rubidus* 698
– *decaris* 693
– *erythreus* 701
– *flavopersicus* 693
– *fradiae* 692 f., 711
– *galilaeus* 698
– *griseus* 690
– *hygroscopicus* 781
– *kanamyceticus* 690
– *lincolnensis* 710
– *mediterranei* 706
– *mutans* 109
– *narbonensis* 703
– *natalensis* 706
– *nodosus* 704
– *noursei* 704
– *orientalis* 733
– *peuceticus* 698
– *phleochromogenes* 709
– *rimosus* 696
– – f. *paromomycinus* 693
– *roseosporus* 729
– *salviarius* 109
– *spectabilis* 693
– *takakuarensis* 690
– *tenebrarius* 690
– *tsukubaensis* 781
– *venezuelae* 709
– *verticillatus* 710
– *verticillus* 730
Streptomyces-Arten 714, 721
Streptomycin 690 f.
– A, -B 690
Streptomycini sulfas 690
Streptomycinsulfat 690
L-Streptose *689*

Strohblume, Sand- 320
Strophadogenin *225*
Strophanthidin *225*
Strophanthidol *225*
g-Strophanthin 236
k-Strophanthin 234
k-Strophanthin-α 236
k-Strophanthosid 234, 236
k-Strophanthosid-β 234, 236
Strophanthus gratus 236
– *kombe* 236
Strychnin 523 f.
Strychninnitrat 523
Strychninum nitricum 523
Strychni Semen 523
Strychnos castelnaei 522
– *ignatii* 523
– *toxifera* 522
Strychnosalkaloide *523*
Studentenblume 176
Stufenplanverfahren 25
Stylopin 492 f.
Styracaceae 441
Styrax tonkinensis 441
Suberin 154
Sucrose 93
Sulbactam 723 f.
α-Sulfinyldisulfide 467
Sulproston 632
Sultamicillin 724
Sumach-Arten 364
Sumach,Gallen- 364
Sus scrofa var. *domestica* 160
Süßholzextrakt 251
Süßholzfluidextrakt 251
–, Eingestellter 251
–, Eingestellter ethanolischer 250
Süßholzliquidextrakt 251
Süßholzwurzel 249
Swerosid 372 ff.
Swertiamarin 372 f.
Synonym 63
Syringasäure *281*
Syringin *274*
Syzygium aromaticum 420

T

Tabak 531
–, Bauern- 531
–, Virginischer 531
Tabebuia-Arten 339
Tabebuia impetiginosa 339
Tabebuiae cortex 339
Tacrolimus 780 f.
Tagetes patula 176
Taigawurzel 257
Taka-Amylase 592
Tall-Öl 218
Tamarindenmus 139
Tamarindorum pulpa 139

Tamarindus indica 139
Tamponadebinden aus Baumwolle 106
Tanaceti parthenii herba 196
Tanacetum cinerariifolium 191
– *coccineum* 191
– *parthenium* 195 f.
– *vulgare* 195
Tang 452
–, Blasen- 452
–, Knoten- 453
–, Säge- 452
Tanne, Sibirische 401
Tannin 364
–, Chinesisches 359
–, Türkisches 359
Tannin-Eiweiß 364
Tanninum albuminatum 364
Taraxaci herba cum radice 376
Taraxacolid-β-D-glucosid 376
Taraxacolid-9β-D-glucosid 376
Taraxacum officinale 376
Taraxinsäure-β-D-glucosid *375*, 376
ψ-Taraxasterol 203 f.
Tasonermin 681
Taurocholsäure 222 f.
Tausendgüldenkraut 373
–, Echtes 373
Taxaceae 199
Taxifolin 305
Taxol® 199
– A 199 f.
Taxon 62
Taxonomie 62
Taxotere® 199
Taxus baccata 199
Tazobactam 723 f.
Tecomin 339
Tectochrysin *305*, 323
Tee, Chinesischer 553
–, Grüner 554
–, Mexikanischer 483
–, Schwarzer 554
Teebaumöl 411
Teefilterbeutel 18
Teegemische 17
Teegetränke 17
Teepflanze 553
Teicoplanin 732 ff.
Tela cellulosi 108
– gossypii absorbens 106
Telithromycin 702 f.
Tellimagrandin 359
Temu Lawak 300
Tenecteplase 620 f.
Teniposid 277
Teprotid 583
Teracrylshikonin *339*
Terebinthinae aetheroleum rectificatum 400

Terebinthina laricina 444
Teriparatid 668
Terlipressin 659
Terpenalkaloide 561 f.
Terpene **179**
—, Biogenese 182
—, Chemie 179
Terpentin 400
Terpentinöl, Gereinigtes 400
Terpinen-4-ol 376, 402, 411, 416
α-Terpinen *384*, 412
γ-Terpinen *384*, 412, 416, 430 f., 434
Terpineol-4 *384*
α-Terpineol *384*, 403 f., 412, 429, 432
Terpinolen *384*, 401, 412
α-Terpinylacetat 418
α-Terthienyl 175 f.
Testosteron 84, 221, 638, 641
Testosteroni enantas 641
– propionas 641
Testosteronoenanthat 641
Testosteronpropionat 641
Tetanus-Adsorbat-Impfstoff 770
Tetanus-Antitoxin 778
Tetanus-Immunglobulin vom Menschen 776
Tetracosactid 655
Tetracyclin *697*
Tetracyclinantibiotika 696 ff.
Tetracyclini hydrochloridum 697
Tetracyclinhydrochlorid 697
Tetradeca-4,6-diin-10,12-diensäure-isobutylamid 408
12-Tetradecanoyl-phorbol-13-acetat 200
12-O-Tetradecanoyl-phorbol-13-acetat 201
Tetragastrin *666*
1,3,6,7-Tetrahydroxyxanthon 294
Δ^9-Tetrahydrocannabinol *330*
Δ^9-Tetrahydrocannabinolsäure *330*
Δ^9-Tetrahydrocannbinol 329
5,6,7,8-Tetramethoxycumarin 269
Tetraterpene 179, 206
Tetrodotoxin 541 f.
Teucrii Herba 378
Teucrium marum 378
– *montanum* 378
– *polium* 378
Teufelskrallen-Arten 187
Teufelskrallenwurzel 187
Thaumatin 603
Thaumatococcus danielli 603
Δ^1-THC 329
Δ^9-THC 329, 331
Theaceae 553
Theae nigrae folium 554
– viridis folium 554

Theaflavine 554
Theaflavinsäuren 554
Thearubigene 554
Thebain 486 f., 491
Thein 554
Theobroma cacao 160, 555
Theobromin 552 ff., 559
Theophyllin 552 ff., 556 ff.
Theophyllin-Ethylendiamin 557
Theophyllin-Monohydrat 557
Theophyllin-Natriumglycinat 557
Theophyllinum et ethylenum diaminum 557
– hydricum 557
– monohydricum 557
Thevetia peruviana 236
L-Thevetose 226
Thiamphenicol 709
Thienamycin 721 f.
Thioacrolein *470*
Thiopropanal *471*
Thiopropanal-S-oxid 469, *471*
Thioxlucosinolate 463
L-Threonin *448*
Thrombin 618
Thrombopoietin 675
Thromboxane 626, 629, 631
Thrombozyten **614**
Thromoboxane *627*
Thuja occidentalis 127
Thujae summitates 127
Thujatriebspitzen 127
Thujol 386
Thujon 127, 374, *386*, 408 ff.
Thymi aetheroleum 430
Thymian 429
–, Echter 429
–, Sand- 430
–, Spanischer 429
Thymianfluidextrakt 430
Thymianliquidextrakt, Eingestellter 430
Thymianöl 430
Thymiansirup 430
Thymiantinktur 430
Thymi extractum fluidum 430
– – liquidum normatum 430
– herba 429
Thymol 384, 429 ff.
Thymonin *430*
Thymus pulegioides 430
– *serpyllum* 430
– *vulgaris* 429
– *zygis* 429
Thyreoglobulin 642
Thyroliberin 652 f.
Thyrotrophin 655
Thyrotropin 655 f.
– alfa 656
L-Thyroxin 642 f.
Ticarcillin-Natrium 718

Ticarcillinum natricum 718
Tiere, als Produzenten von Arzneistoffen 75
–, transgene 52
Tigogenin *241*
Tigonin 232
Tiliaceae 320
Tilia cordata 320
– *platyphyllos* 320
– × *vulgaris* 320
Tiliae flos 320
Tilirosid 320
Timothee-Gras 222
Tinctura Calami 424
– Capsici 482
– Chamomillae 407
– Gallae 364
– Valerianae aetherea 188
Tinkturen 19
Tinktur, Lösende 251
Tintling, Grauer 449
Tiotropiniumbromid 548
Tirucallol 441
Tlitliltzin 514
TNF-α, β 681
TNF alpha-1a 681
Tobramycin 690
Tollkirsche 545
Tollwut-Immunglobulin 776
Tollwut-Impfstoff 766
Tolubalsam 444
Tolubalsamsirup 444
Tolypocladium inflatum 779
Tomate 563
Tomatidenol *564*
Tonkabohnen 267
Topinambur 111
Tormentillae rhizoma 366
– tinctura 367
Tormentilltinktur 367
Tormentillwurzelstock 366
Totimpfstoffe 758
Toxicodendron quercifolium 288
C-Toxiferin I 522, 523
Toxoide 758
TPA 201
t-PA 621
rhTPO 675
Trachispermum ammi 430
Tragacantha 118
Tragacanthin 118
Tragacanthsäure 118
Tragant 118
–, Indischer 119
Tragantin 118
Tramete, Schmetterlings- 126
Trametes versicolor 126
Transkriptase, reverse 55
Trastuzumab 751
Trauben-Silberkerze 204

Traubensilberkerzenwurzelstock 204
Traubenzucker 81
Traumaticin 210
TRH 653
Triacylglycerole 143, 145, 152 f.
−, gemischtsäurige 144
−, gleichsäurige 144
Triamcinolon 636
Trichophyton-Arten 714
Trichterlinge 455
Tricosan 365
13-Tridecanolid 424
Trifolii fibrini folium 374
Trifolirrhizin 326
Trifolium pratense 326
− *repens* 326
Triglycerida saturata media 167
Triglyceride 143, 145
−, Mittelkettige 167
Trigonella foenum-graecum 125
Trigonellin 125, 553
L-Triiodthyronin 642
L-3,5,3'-Triiod-thyronin *643*
5,6,7-Trimethoxycumarin 269
Trimethylglycin 451
Trioxiline 628, 632
Triptorelin 654
Triterpenantibiotika 694
Triterpenbitterstoffe *379*
Triterpene 179, 201 f.
− als Arzneistoffe 201
−, Grundkörper 202
Triterpenglykoside 204
Triterpensapogenine *242*
Triterpensaponine 121, 201, **239**, 554 f.
Tritici aestivi oleum 159
− − − virginale 164
− − amylum 102
Triticum aestivum 102, 125, 159
Trockenextrakte 20
Trockenhefe 738
Tropaeolaceae 465
Tropaeolum majus 465
Tropan 475
Tropanalkaloide 542 ff.
Tropeine 542, 546, 548
Tropicamid 548
Δ-Tropin *543*
Tropolonalkaloide 497 ff.
Trospiumchlorid 548
Troxerutin *312*
α-Truxillin *549*
Trypsin 596
Trypsininhibitor, Polyvalenter 619
Tryptamin 555
L-Tryptophan 448, 450, 645
TSH 655
rhTSH 656
TSH-RH 653

TTH 655
TTX 541
Tubawurzel 328
Tubocurare 494
(+)-Tubocurarin *495*
Tubocurarinchlorid 494
Tubocurarini chloridum 494
Tumornekrosefaktor 681
α-Turmeron 300, *387*
β-Turmeron 300
ar-Turmeron 300, 387
Tussilagin 121, 195, 539 f.
Tussilago farfara 121
Tween® 168
TXA_2 627
TXB_2 627
Typhus-Impfstoff 772
Tyramin 537
Tyrocidin A 572, *726*
− B, -C, -D 726
Tyrocidine 725
L-Tyrosin 260, 448, 645
Tyrothricin 726

U

UAW 25
Umbelliferon 250, 253, 269, 272, 406
Umckaloabo 269
Uncaria gambir 365, 535
Undecan-2-on 292, 528
u-PA 620 f.
Uratoxidase 591
Ureum 455
Urginea maritima 237
Uridindiphosphat-Glucose *81*
Urofollitropin 657
Urokinase 620 f.
Uronsäuren 88 f.
Ursodesoxycholsäure 223 f.
Ursolsäure 219
Urticaceae 219, 318
Urtica dioica 219, 318
− *urens* 219, 318
Urticae herba 318
Urushiole 288
Usnea barbata 289
Usninsäure 289 f.
Uvae ursi folium 284
Uzarae radix 236
Uzarawurzel 236
Uzarigenin *225*
Uzarin *236*

V

Vaccina ad usum humanum 759, 761
− ad usum veterinarium 759, 773
Vaccinium myrtillus 326, 367

− *vitis-idaea* 285
Vaccinum
− cholerae 772
− cryodesiccatum 772
− diphtheriae adsorbatum 770
− diphtheriae adulti et adulescentis adsorbatum 770
− diphtheriae et tetani adsorbatum 771
− diphtheriae tetani et pertussis adsorbatum 771
− encephalitidis ixodibus advectae inactivatum 768
− febris flavae vivum 768
− febris typhoidi 772
− febris typhoidi cryodesiccatum 772
− febris typhoidis vivum perorale (Stirpe Ty 21a) 772
− haemophili stirpe b coniugatum 771
− hepatitidis A inactivatum adsorbatum 767
− hepatitidis B (ADNr) 767
− influenzae ex virorum fragmentis praeparatum 765
− influenzae inactivatum ex corticis antigeniis praeparatum 765
− meningitidis cerebrospinalis 772
− morbillorum parotidis et rubellae vivum 765
− parotitidis vivum 764
− pertussis 769
− pertussis adsorbatum 769
− pertussis sine cellulis copurificatum adsorbatum 770
− pneumococcale polysaccharidum 772
− poliomyelitidis inactivatum 764
− poliomyelitidis perorale 763
− rabiei ex cellulis ad usum humanum 766
− rubellae vivum 764
− tetani adsorbatum 770
− tuberculosis (BCG) cryodesiccatum 769
− varicellae vivum 766
Vakzine 757
Valepotriate 188 ff.
Valeranon 188 f.
Valerenal 188 f.
Valerensäure 188 f., 191
Valeriana edulis ssp. *procera* 191
− *officinalis* 188
− *wallichii* 191
Valerianaceae 188 f.
Valerianae extractum siccum 191
− radix 188

- tinctura 188
Valerianella 189
Valerianin 190, 562
Valerianol 188 f.
Validen-4,5-dihydrophthalid 432, 433
L-Valin *448*
Valin-Gramicidine *726*
Vallota-Arten 501
Vallote 501
Valtrat 189 f.
-, IVHD- 190
Valtroxal 189 f.
Vancomycin 731 ff.
Vancomycinhydrochlorid 733
Vancomycini hydrochloridum 733
Vanillae fructus 282
Vanilla planifolia 282
Vanille 282
Vanillefrüchte 282
Vanillin *282*, 442
Vanillinsäure 281
Vanilloide 481
Vanillolosid 282 f.
Vanillosid *282*
Vanillylalkohol 282 f.
Varizellen-Immunglobulin vom Menschen 777
- zur intravenösen Anwendung 777
Varizellen-Lebend-Impfstoff 766
Vasopressin 658 f.
VCR 520
VDS 520
Veratrum-Arten 563
Veratrum album 565
Verbandmull aus Baumwolle 106
- aus Viskose 108
Verbandwatte aus Baumwolle 106
- aus Baumwolle und Viskose 108
-, sterile 108
- aus Viskose 108
Verbandzellstoff, Gebleichter 107
-, Hochgebleichter 107
Verbasci flos 121
Verbascosid 186 f., 264, 378
Verbascum densiflorum 121
- *phlomoides* 121
- *thapsus* 121
Verbenaceae 187
Verfahren, biotechnologische 41, 45 f.
-, halbsynthetische 45
-, mikrobiologische 41
-, genetische 51 f.
Verhältniszahl 147
Vernadigin *234*
Verseifungszahl 146
Vescalagin 366
Vibrio cholerae 772

Vicenin-1 307, 314
Vinblastin 520, *521*
Vinblastini sulfas 520
Vinblastinsulfat 520
Vinca-Alkaloide *521*
Vincae minoris folium 521
Vincaleukoblastin 520
Vincamin 521 f.
(+)-Vincamin 521
Vinca minor 521
Vincristin 520, *521*
Vincristini sulfas 520
Vincristinsulfat 520
Vindesin 520, *521*
Vindesini sulfas 520
Vindesinsulfat 520
Vindolin 519, *521*
Vinorelbin 520
Vinorelbinditartrat 520
Vinpocetin *521*, 522
Vinyldithiine 471
2-Vinyl-[4H]-1,3-dithiin *470*
3-Vinyl-[4H]-1,2-dithiin *470*
5-Vinyl-oxazolidin-2-thion 463
Viola arvensis 281
- *tricolor* 280 f.
Violaceae 281
Violae herba cum floris 280
Violutosid 280 f.
VIP 667
Viper, Brasilianische 583
Viren, attenuierte 758, 760
-, inaktivierte 758, 760
Virgaureosid 253
Virgaureosid A 283 f.
Virginiamycine 735
Virola-Arten 503
Virusimpfstoffe 758, **763** ff.
Viscaceae 584
Visci herba 584
- - recens 584
Viscotoxine 584 f.
Viscum album 584 f.
Viskose 107 f.
Visnadin 271, 273
Vitaceae 137, 313
Vitamin A 164
- C 137, 480
- D$_3$ 164
- E 164
- P 310
Vitamine der B-Gruppe 138
Vitex agnus-castus 187
Vitexilacton 187
Vitexin 307, 314
Vitexin-2''-O-α-L-rhamnosid 314
Vitexin-2''-O-(4'''-O-acetyl)-α-L-rhamnosid 314
Vitis-idaeae folium 285
Vitis vinifera 313
VLB 520

VMA 326
Vogelbeere 87, 137, 459
Vollblutkonserven 607
-, Human- 607

W

Wacholder 402
-, Gemeiner 418
Wacholderbeeren 418
Wacholdergeist 402
Wacholderöl 402
Wachse **168**
Wachs, Gebleichtes 169
Wachs, Gelbes 169
Wachtumsfaktoren, hömopoetische 672
Waldmeister 267
Walnussbaum 338, 367
Walnussblätter 367
Walnussfruchtschalen 338
Walrat 171
Wasserschierling, Giftiger 176
Wegerich, Flohsamen- 122
-, Sand- 122
-, Spitz- 186
Weiden-Arten 283
Weidenrinde 283
Weihrauch 445
Weinlaub, Rotes 313
Weinraute 313, 528
Weinsäure 137 ff.
L-Weinsäure 137
Weinstein 138
Weinstock 313
Weiselfuttersaft 84
Weißdorn, Eingriffiger 314
-, Zweigriffiger 314
Weißdornblätter mit Blüten 314
Weißdornblätter-mit-Blüten-Trockenextrakt 314
Weißdornblüten 314
Weißdornfluidextrakt 314
Weißdornfrüchte 314
Weißdorntrockenextrakt, Eingestellter 314
Weizen 102, 125
Weizenkeimöl, Natives 164
-, Raffiniertes 159
Weizenkleie 125
Weizenstärke 102
Wermut 374
Wermutkraut 374
Wermut, Römischer 376
Wespengifte 583
WHO 23
Wicke, Saat- 587
Wintergrün 403
Wintergrün-Liniment 403
Wintergrünöl 403

Wirkstoffe, DNA-rekombinationstechnisch hergestellte 53
-, Rolle im produzierenden Organismus 31
Wirkstoffsuche 36 ff.
Wirtsorganismen 59
-, *Escherichia coli* 59
-, *Saccharomyces cerevisiae* 59
-, Zelllinien des Hamsters 59
Wohlverleih, Berg- 174
Wollblumen 121
Wollwachs 170 f.
-, Zusammengesetztes wasserhaltiges 171
Wollwachsalkohole 171
Wollwachsalkoholsalbe 171
-, Wasserhaltige 171
Wollwachs, Hydriertes 171
-, Wasserhaltiges 170
Wurmfarn-Arten 288
Wurmfarn, Gemeiner 296
Wurmfarnrhizom 296

X

Xanthohumol 292
Xanthonderivate 373
Xanthone 294, **328**
Xanthophylle 206
Xanthorrhizol 300, 387
Xanthotoxin 271, 273
Xanthyletin *272*
Xylitol 85
D-Xylitol *86*
Xyloidon 339
D(+)-Xylose *80*
Xysmalobium undulatum 236

Y

Yam 103
Yamogenin *241*
Yangonin 301 f.
α-Ylangen 365
Yohimbebaum 515
Yohimbin 515, 518, *519*
Yohimbinhydrochlorid 518
Yohimbini hydrochloridum 518

Z

Zackengallen 364
Zahnwurz 178
Zaubernuss, Virginische 365
Zaunrübe, Rotbeerige 205
-, Weiße 205
Zeae oleum 164
Zea mays 102, 159
Zearalenon *10*
Zedoariae rhizoma 301
Zeitlose, Herbst- 499
Zellkulturen als Arzneistoffproduzenten 49 f.
-, Nährmedien 47
-, Wachstumsphase 48
Zellstoff 107
Zellstoffverbandwatte 107
-, sterile 107
Zellwolle 107
(Z)-Epoxy-ocimen 376
Zimtaldehyd 274, 389
trans-Zimtaldehyd 419
Zimtalkohol *274*
Zimtblätteröl 419
Zimtöl 419
Zimtrinde 419
Zimtsäure 261, 263, 443
Zimtsäurebenzylester 443
Zimttinktur 419
Zingeron 298 f.
Zingiberaceae 297, 299 f., 418
Zingiberen 300, 387
α-Zingiberen 297
(−)-α-Zingiberen 299
Zingiberis rhizoma 297
- tinctura 299
Zingiber officinale 297
Zingiberol 299
Zitrone 423, 434
Zitronenschale, Frische 423
Zitronensirup 139, 423
Zitronentinktur 423
Zitwerwurzelstock 301
Z-Ligustilid 432 f.
Zorubicin 698
Zuckeralkohole 85 f., 138
Zuckerrohr 95
Zuckerrübe 95
Zuckersirup 93
Zygophyllaceae 257, 277
Zymogene 588
Zytokine 672 ff.
Zytomegalievirus-Immunglobulin vom Menschen 777
Z,Z-Deca-4,7-dienal 424